神经外科疾病
临床诊疗与危重症处置

（上）

刘 念等◎编著

吉林科学技术出版社

图书在版编目（CIP）数据

神经外科疾病临床诊疗与危重症处置 / 刘念等编著
. -- 长春 : 吉林科学技术出版社，2016.3
ISBN 978-7-5578-0352-0

Ⅰ. ①神… Ⅱ. ①刘… Ⅲ. ①神经外科学－诊疗②神
经外科学－急性病－诊疗③神经外科学－险症－诊疗
Ⅳ. ①R651

中国版本图书馆CIP数据核字(2016)第068481号

神经外科疾病临床诊疗与危重症处置

SHENJING WAIKE JIBING LINCHUANG ZHENLIAO YU WEIZHONGZHENG CHUZHI

编　著	刘　念等	
出 版 人	李　梁	
责任编辑	隋云平　端金香	
封面设计	长春创意广告图文制作有限责任公司	
制　版	长春创意广告图文制作有限责任公司	
开　本	787mm×1092mm　1/16	
字　数	1000千字	
印　张	44.5	
版　次	2016年4月第1版	
印　次	2017年6月第1版第2次印刷	

出　版　吉林科学技术出版社
发　行　吉林科学技术出版社
地　址　长春市人民大街4646号
邮　编　130021
发行部电话/传真　0431-85635177　85651759　85651628
　　　　　　　　　85652585　85635176
储运部电话　0431-86059116
编辑部电话　0431-86037565
网　址　www.jlstp.net
印　刷　虎彩印艺股份有限公司

书　号　ISBN 978-7-5578-0352-0
定　价　175.00元

编 委 会

主　编

刘　念　山东中医药大学第二附属医院

王常贞　山东省立医院(西院)

刘春雷　曲阜市中医院

刘德华　赣南医学院第一附属医院

杨化强　临沭县人民医院

刘庆利　新汶矿业集团中心医院

副主编

宋瑞洪　嘉祥县人民医院

魏可欣　保定市第一医院

颜水祥　中国人民解放军第二五五医院

马军强　武安市第一人民医院

郭小记　垦利县人民医院

邱会斌　河南省安阳地区医院

编　委　（按姓氏拼音字母排序）

底爱英　　丁攀峰　　杜德运　　郭小记

刘春雷　　刘德华　　刘　念　　刘庆利

路顺利　　马军强　　牛志强　　邱会斌

宋瑞洪　　汪大庆　　王常贞　　魏可欣

颜水祥　　杨化强

前　言

　　神经外科是一个朝气蓬勃、发展迅猛的学科，一百余年来，神经外科经历了由 Cushing 为代表的经典神经外科时代，以 Yasargil 为代表的显微神经外科时代，现在又朝着微创神经外科时代迅猛发展。

　　日新月异的现代化影像学技术，给神经外科医生增添了一双明亮的"眼睛"，高尖端的显微手术设备，使神经外科医生的双手更加灵活精巧。时代的进步，科技的发展，使我们对神经外科疾病临床诊疗的理念产生了根本性的变化，尽管新设备，新技术层出不穷，但基本的手术规范还需要去学习和掌握。

　　本书以近年来神经外科临床理论和技术的发展状况为基础，着重论述颅内肿瘤、颅脑损伤、脑血管病、脊髓疾病、中枢神经系统感染、癫痫等基础疾病的病理机制、诊断方法、治疗方式、预后效果和一些常用手术入路，同时介绍了相关危重症临床处置与诊疗进展。本书的宗旨是面向临床实际应用，对所涉及的疾病用准确、简洁的方式进行论述，便于神经外科医生学习掌握。

　　虽然在本书的编写过程中，各位编者反复多次的讨论、修改，力求对全书的体例、内容进行统一，不敢稍有懈怠，但限于学识及临床经验不足，加之编写时间仓促，书中难免会存在疏漏或不足之处。还望广大读者不吝指正，以期再版时修订完善。

目　录

第一章　中枢神经系统的解剖学和生理学基础

对中枢神经系统(CNS)解剖学和生理学相关问题的理解,是神经重症监测和治疗的基础。如对大脑解剖学特点的掌握,是神经系统影像学阅片所必需。而诸如脑血流、代谢及颅内压等生理学知识的了解,对临床神经功能监测参数的解读和疗效的准确评价,均有很大帮助。本章将对与临床密切相关的 CNS 解剖学和生理学关键问题进行概述。

第一节　解剖学基础

CNS 大致上可分为五个双侧对称的部分:大脑半球、间脑、小脑、脑干和脊髓。神经外科领域一般习惯将脑分为幕上和幕下两大部分,幕上脑组织包括大脑半球和间脑,幕下包括小脑和脑干。脑由三层被膜覆盖,由外至内分别为硬脑膜、蛛网膜和软脑膜。脑的被膜与脊髓被膜相连续。在脊髓其硬膜称之为硬脊膜。硬膜附着于颅骨的内面,向下延伸至脊髓终丝。由于神经组织本身没有痛觉,而硬膜是有痛觉的,硬膜刺激引起的交感神经兴奋可导致心率和血压的升高。最内层的软脑膜与脑组织紧密相连,中间一层是蛛网膜。软脑膜与蛛网膜之间称蛛网膜下腔,内有蛛网膜小梁,腔内充满脑脊液。硬脑膜表面有供应脑膜的血管,此处的血管破裂将会导致硬膜外血肿。软脑膜含有供应脑组织的血管,此处的血管破裂将会导致硬膜下血肿。这些血管在颅底形成大脑动脉环(Willis 环),为网状血管结构,以保证左右脑血液供应的互相调节。

一、脑和脊髓的解剖结构

(一)大脑

大脑半球包含大脑皮质、白质以及深部结构(基底节和海马)。大脑皮质有一系列旋绕折叠的脑沟和脑回。大脑被半球间裂、位于额叶后部的胼胝体沟和大脑外侧裂分为左右两个半球。每一侧大脑半球分为四个部分:额叶、顶叶、枕叶和颞叶。额叶主导抽象思维、眼球随意运动、成年人的判断和自我控制。额叶与顶叶通过垂直的中央沟分开,中央前回包括大脑的初级运动区和前运动区的部分,中央后回是大脑体感皮层的所在处,接受来自丘脑的传入纤维,管理全身痛、温、触、压以及位置和运动等躯体感觉。身体各部分在感觉中枢的投射和运动中枢相似。枕叶位于大脑半球的最后部,主导视觉。在大脑外侧裂下方为颞叶,颞叶的深部结构是具有记忆和学习等重要功能的边缘系统。

(二)间脑

间脑由丘脑和下丘脑构成,位于中脑上方。丘脑是重要的感觉信息处理中枢,除嗅觉外所有的感觉模态都经过丘脑,同时也是觉醒和运动控制中枢。因此,丘脑与大脑皮层以及小脑间存在许多相互连接。丘脑损伤可导致昏迷、颤抖、运动障碍以及包括疼痛综合征在内的感觉异常。

下丘脑位于丘脑下方,主要调节内分泌、自主及内脏功能。下丘脑通过漏斗与垂体相连,漏斗向下延伸成为垂体蒂。垂体位于鞍区内,即视交叉的后下方。因此,垂体肿瘤可压迫视交叉并产生视觉障碍,如双颞侧偏盲。下丘脑释放调节因子控制垂体激素的释放,也发出影响交感和副交感自主神经系统的下行纤维。下丘脑内散在分布的核团对维持机体内稳态起着重要的作用,如对体温、饱腹感以及觉醒的控制。

(三)小脑

小脑位于颅后窝,由小脑幕与大脑分隔,在第四脑室水平通过三个小脑脚与脑干相连。由于小脑和脑干存在密切的解剖关系,急性小脑水肿也可危及患者生命。小脑中最古老的结构是位于绒球小结叶前下部的原小脑。原小脑接受来自前庭核的输入信号并调节眼球运动。原小脑由中线小脑蚓部和脊髓小脑束上行纤维的本体感受传入纤维组成,后者通过大脑新皮层调节轴向姿势。新小脑主要由小脑半球外侧组成,通过中脚接受来自大脑新皮层的传入信号,并通过丘脑对新皮层输出信息。小脑损伤的典型表现为同侧躯体功能障碍,典型症状包括共济失调、原小脑(内侧)损伤造成的步态蹒跚或运动失调、新小脑(外侧)损伤造成的震颤。

(四)脑干

脑干由延髓、脑桥和中脑构成,体积虽小但功能重要。脑干网状系统是意识的解剖所在,最重要的功能是保持觉醒。网状系统还同时接受下丘脑的信号,参与调节血压、心率、呼吸频率等重要生命功能。脑干是大脑、小脑与脊髓上行和下行信号的传导通路。脑干内包含有12对脑神经及其核团。这些神经支配着头、面及大部分颈部的运动和感觉功能。迷走神经同时还支配胸部、心脏和腹部,压迫颈动脉鞘会导致心动过缓。由于这些脑神经及其核团的位置与脑干毗邻,因此该部位出现问题时,往往是几对脑神经同时受到影响,很少表现为单一脑神经受损。例如听神经瘤往往压迫面神经,在切除听神经瘤时,可能需要同时监测面肌电图和脑干听觉诱发电位。即便简单的三叉神经操作,也很容易影响到邻近的疑核,从而导致心动过缓。脑干的功能如此重要,不难理解,当出现脑干梗死或出血时,将会给患者带来灾难性打击。

(五)脊髓

脊髓从颅底一直向下延伸至圆锥,在胸12和腰2之间形成终丝。中央灰质传导身体大部分的运动功能(除面、舌和口外),包括前角细胞和调节它们的间接通路(反射弧)。脊髓接受外周神经的感觉传入,并将其传导到更高级结构。重要的上行传导束有后索和脊髓丘脑束。后索传导精细感觉、振动感觉和本体感觉。脊髓丘脑束传导对侧痛和温度感觉。背根痛觉神经纤维先上升或下降 1～3 个节段，然后在脊髓内建立突触连接。脊髓白质包含许多由较高级结构调整脊髓功能的下行传导束，作用方式是通过直接刺激细胞或调节中间神经元增加或减少传导信号效率而完成的。在这些传导束中，皮质脊髓束最有临床意义，传导对侧自主运动和熟练运动。还有很多其他源于皮质和脑干的运动通路，以及调节疼痛的纤维下行通路通过脊髓。

二、脑和脊髓的血液循环

脑是全身代谢需求最高的器官。成人大脑约需要 15％心输出量的血液供应（约 750ml/min），约占全身氧耗量的 20％（约 50ml/min）。灰质和白质的脑血流差异很大，灰质的脑血流量[110ml/（100g 脑组织·min）]是白质[22ml/（100g 脑组织·min）]的 5 倍。

（一）脑的动脉血液供应

两大脑半球的前 2/3 由左右颈内动脉供血，基底动脉系统供应大脑半球的后 1/3、脑干和小脑。颈总动脉、颈内静脉以及其后的迷走神经包裹于颈部的颈动脉鞘内，交感神经干行走在颈动脉鞘外，位于颈总动脉的后方。大致在甲状软骨水平，颈总动脉分为颈内动脉和颈外动脉，在分叉水平的上缘，颈外动脉在眼球壁和颈内动脉之间通过，颈外动脉供应颈部软组织、眼、脸和头皮。颈内动脉在颈部的颈动脉鞘内垂直向上行走，没有分支，在颈动脉三角，其位置比较表浅，然后逐渐往深部行走于二腹肌后腹的内侧。在颈内动脉的起始部有一梭形扩张，即为颈动脉窦，在颈动脉窦壁含有能感应动脉血压变化的压力感受器。颈内动脉从颅底裂孔进入颅内，在海绵窦的前方进入蝶骨的颈动脉沟。颈内动脉在终末段分为大脑前动脉和大脑中动脉之前，与后交通动脉连接。大脑前动脉先向前内侧水平走行，然后比较垂直的上升于两侧大脑半球的纵裂，供应额叶的表面下和新纹状体的内侧面。大脑中动脉先从其起始部的内侧行走，然后发出一系列小的分支，包括豆纹动脉，这些分支是供应纹状体外侧部唯一动脉。然后大脑中动脉继续从内侧行走并分为几个重要的分支供应额叶、颞叶和项叶的外侧表面。

椎动脉在颈部起源于锁骨下动脉，在脑桥下缘与延髓连接处，两侧椎动脉汇合形成基底动脉，基底动脉行走于脑干的腹侧面并供应脑桥、中脑和小脑。在中脑水平，基底动脉分叉形成两支大的大脑后动脉，从大脑后动脉又分出许多小的分支包括后交通动脉。

颈内动脉系统和椎-基底动脉系统在脑底部的吻合形成大脑动脉环（Willis 环），位于脚间池内，环绕视交叉、垂体蒂和乳头体，形成典型的多边形吻合环。大脑动脉环发出分支供应大脑表面，同时发出深穿支供应深部的灰质。这些深穿支是功能性终末动脉，虽然在小脑动脉和大脑远支动脉之间有吻合，两动脉供应的边缘地带仍有可能发生缺血。低血压（如心脏停搏）引起的大脑缺血，典型表现为两血管供血交汇处区域的损害，如大脑前动脉、大脑中动脉和大脑后动脉之间供应的皮质区，和小脑上和小脑后下动脉之间供应的皮质区。但是，解剖变异可能改变这种大血管阻塞引起的梗死模式。

（二）脑的静脉系统

脑静脉包括一系列浅部和深部静脉，共同汇入静脉窦。脑静脉没有静脉瓣且缺乏肌肉组织。这些静脉窦经静脉孔再汇入到颈内静脉，在颈静脉的上端，有一个由静脉壁扩大形成颈静脉球。在颈静脉球水平,颈内静脉只接收极少量来自颅外组织的静脉回流。因此,监测此处的静脉血氧饱和度能了解大脑的氧合状态。现有证据表明,颈静脉球部的血流中,约70%来源于同侧脑组织,30%来源于对侧脑组织。很多临床医生担心颈内静脉导管会影响大脑静脉回流,导致颅内压升高,术野出血增多。然而,目前尚无临床证据支持上述观点。

(三)脑微循环

大脑微循环具有高度组织模式。位于脑表面软脑膜的血管来源于垂直穿过大脑的小动脉,在所有层面水平形成微血管。每一支微动脉供应一个六角形区域的脑组织,且这些区域相互重叠,形成圆柱模式的局部脑血流。这些平行的圆柱状微血管排列见于神经元群和生理功能单元集中的区域。在成年人,毛细血管的密度与突触的数量有关,且与相关部位氧代谢水平密切相关。

(四)脊髓血液供应

脊髓的血液供应来自成对的脊髓后动脉和单支的脊髓前动脉,脊髓后动脉供应背角和白质,脊髓前动脉供应脊髓的前部2/3。有6~8支主要的动脉供应脊髓前动脉网,绝大部分位于颈部,极少位于胸部。根髓动脉(Adamkiewicz动脉)是主要的胸腰段根动脉,供应胸8~圆椎的脊髓,此动脉存在于胸9~腰2之间。脊髓动脉灌注压非常重要,俯卧位时静脉压升高,此时应充分考虑体位对脊髓灌注压的影响。

脊髓中部和前部(包括皮质脊髓束和脊髓丘脑侧束)的供血来源于脊髓前动脉和根髓动脉,脊髓的下胸髓和腰髓的供血主要来自根髓动脉,脊髓前动脉是椎动脉的一个分支。由于这种特殊的供血解剖结构关系,不同的动脉系统故障将会导致不同的脊髓缺血症状。例如,颈椎过度屈曲损伤、脊柱骨折移位、椎间盘突出或脊髓前动脉阻塞引起缺血将会导致脊髓前角综合征,引起脊髓丘脑侧束和皮质脊髓束损伤,而很少影响到后索,引起的症状主要为瘫痪和受损平面以下的痛觉和温度觉消失,而轻触觉、振动觉和关节本体感觉仍然完整保留。脊髓前动脉的脊支(起自小脑后下动脉或椎动脉)支配脊髓的后1/3,此动脉吻合支广泛,如果只有其中一支受到损伤,一般不会导致缺血。

(王常贞)

第二节　脑血流及其调节

虽然大脑的重量仅占全身体重的2%,但基础氧耗量和葡萄糖消耗量却分别占全身氧耗量和基础血糖消耗量的20%和25%,且对缺血缺氧的耐受性很低,故需要持续稳定又能根据代谢需求进行调节的脑血流(CBF)灌注。

一、脑血流的整体调节

(一)血流-代谢

偶联神经元活动的增加引起脑代谢率(CMR)增加,导致CBF增加,这种CBF和CMR的同步改变称为"血流-代谢偶联",目前尚不清楚其确切机制,有报道与乙酰胆碱、一氧化氮、血清素和 P 物质等有关。已有证据表明,大脑功能性活动增加导致 CBF 升高时,脑葡萄糖消耗量的增加远大于氧耗量的增加,说明此时 CBF 可能更多地受到糖耗量的调节,而非氧耗量。代谢改变对 CBF 的调节需要一定时间(约 1 秒),并可能由局部代谢或神经元旁路介导。在健康人群中,CBF 可有效满足代谢的需要,而且局部 CBF 和 CMR 的变化并不导致大脑氧摄取率的显著改变。

(二)自身调节

正常情况下,当脑灌注压(CPP)在一定范围内波动时,CBF 维持在相对恒定的水平。这是通过自身调节机制实现的,当 CPP 变化时,血管透壁压的改变引起阻力血管肌源性反射,使脑血管阻力(CVR)发生变化,维持 CBF 稳定,因此也称之为肌源性调节。

MAP 为平均动脉压,ICP 为颅内压。

脑血流的自身调节是一个复杂的过程,该过程至少包括两个反应速度不同的机制:快反应对血压波动敏感,为动态自身调节,随后是对 MAP 改变较为敏感的慢反应,为静态自身调节。

脑血流的自身调节范围有限,CPP 在 50～150mmHg 之间时可通过自身调节机制使脑血流量保持不变,当超过或低于这一范围时,CBF 将随 CPP 的变化而变化。CBF 开始降低时的 CPP 或 MAP 为自动调节的下限,虽然存在一定的个体差异,目前研究基本认为其临界点为平均动脉压(MAP)75～80mmHg。当 MAP 低于下限值的 60% 时才可能出现脑缺血症状。当 MAP 超过上限时,CPP 升高导致脑血管扩张从而引起脑血容量(CBV)和颅内压(ICP)升高,并可能破坏血-脑脊液屏障,逆转流体静力学梯度,以及导致脑水肿和(或)出血。

与脑代谢对 CBF 的调节相比,自身调节的反应较为滞后,约为 5～60 秒。CVR 改变可引起阻力血管的肌源性反射,而且神经源性因素,如交感神经系统活动,和代谢因素可能也参与其中。慢性高血压或交感活性增加可使得自身调节曲线右移,交感活性减弱则可使得曲线左移。

(三)动脉血二氧化碳分压(PaCO_2)

二氧化碳是有力的血管扩张剂。CBF 随 $PaCO_2$ 的变化而变化。一般来说,在生理范围内,$PaCO_2$ 每改变 1mmHg,CBF 将改变 1～2ml/(100g 脑组织·min),CBV 也相应升高或降低 0.3ml/100g 脑组织。$PaCO_2$ 对 CBF 的影响源于细胞外或间质 H^+ 浓度的改变。当 $PaCO_2$ 低于下限时,CBF 因脑血管收缩而减少。当 $PaCO_2$ 达到上限时,脑血管可最大程度舒张。

对于颅内顺应性降低的患者,CBV 轻微变化即可导致 ICP 的显著改变。对于神经危重患者,应避免通气不足导致 $PaCO_2$ 升高,ICP 升高。相反,当采用过度通气手段来降低 ICP 时也应小心谨慎,$PaCO_2$ 降低可能导致局部 CBF 降低,进而出现反应性脑缺血。

CBF 对 $PaCO_2$ 的反应性也有一定时限,6～8 小时后,由于脑脊液(CSF)碳酸氢盐的排出,pH 逐渐恢复正常,CBF 也将逐渐恢复到基础水平。因此,目前临床仅将过度通气作为颅内高压处理的紧急抢救措施,应避免长期预防性应用。

(四)动脉血氧分压(PaO_2)

以往研究认为,PaO_2 在 50mmHg 以上时,CBF 不受影响。近期来自健康志愿者的研究证据表明，引起低氧性血管扩张的阈值是动脉血氧饱和度 90％～92％，局部缺氧将导致血管扩张以及 CBF 的增加。

（五）其他影响因素

其他影响 CBF 的全身因素还包括：交感神经张力、中心静脉压和体温。β_1-肾上腺素能受体激动将导致脑血管舒张，而 α_2-肾上腺素能受体激动导致颅内大血管收缩。中心静脉压升高，脑血液回流受阻，CBV 增加，ICP 升高。当自身调节、代谢调节以及二氧化碳反应均正常时，体温每升高 1℃，CBF 约升高 5％。体温降低时，$CMRO_2$ 和 CBF 也降低。高热可导致脑氧耗量和 CBF 增加。此外，血液黏滞度也可以影响 CBF，血细胞比容是一个非常重要的决定因素。多项研究表明，30％～34％的血细胞比容最合适氧输送。然而，如果脑血管已经最大程度地扩张，氧输送会随着血液稀释而减少。

二、脑血流的局部调节

代谢因素主要通过影响血管张力而对局部 CBF 进行调节。脑代谢增高时，具有脑血管扩张作用的代谢物质生成增多，CBF 升高。脑血流增加后可将相关代谢物质带走，也是一种 CBF 调节的负反馈机制。其中研究较多的是内皮介导的舒张因子———氧化氮（NO），是降低脑血管紧张性的主要因素。在静息情况下，内皮细胞合成 NO 后，NO 弥散入肌层，并促发环—磷酸鸟苷（cGMP）介导的血管舒张。NO 参与多种情况下的脑血流反应，如功能性活动、呼吸性酸中毒、高碳酸血症、脑缺血、蛛网膜下腔出血。

除代谢因素外，神经因素也参与局部脑血流调节。虽然交感神经对脑血管的作用较其他部位血管为弱，但神经源性旁路在 CBF 的调控（尤其是自身调节）中仍起到重要作用。也有研究显示，乙酰胆碱、NO 和 5-羟色胺、多巴胺、P 物质和神经肽 Y 等物质是由神经纤维释放并作用于脑血管的。

（王常贞）

第三节　颅内压

颅内压（ICP）指的是颅腔内相对于大气压的压力，反映了颅腔内容积的动态变化以及大脑适应这一变化的能力。ICP 的正常值低于 10～15mmHg，但是 ICP 并不恒定且具有个体差异，在体位改变、咳嗽和身体用力时可出现生理性波动。Kety 等在 1948 年证实，ICP 的显著升高导致 CBF 下降。由于结合 MAP 可计算 CPP，临床中 ICP 监测的应用越来越普遍，逐渐成为神经外科重症处理中的一项基本监测。

一、颅内压力-容量关系

颅腔内容物的体积约 1700ml，并可被分为三个部分，即脑实质（约为 1400ml，占 80％）、血液（约为 150ml，占 10％）和脑脊液（CSF，约为 150ml，占 10％）。Monro 和 Kellie 在假设脑实质不可压缩的基础上，首次描述了完整颅腔与其内容物之间的压力.容量关系。依据这一描述，为了保持 ICP 的稳定，任何流入颅内的动脉血都必须在完成循环后以静脉血的形式排出颅内。然而在发现 CSF 后，人们对他们的观点进行了修正，即颅腔内容积增加后可通过改变 CSF 的量来避免 ICP 升高。常见的 Monro-Kellie 理论认为任一颅腔内容物容积的增加将可导致 ICP 的升高，除非有其他内容物容积出现等量下降。因为脑实质主要由不可压缩的流质构成，故可通过两种机制避免 ICP 的升高，即增加静脉血的排出以减少 CBF，或减少颅内 CSF 的容积。对婴儿来说，开放的囟门为容量代偿提供了额外的机制。由于 CBV 和 CSF 的容量相对较小，许多病理过程常可超出上述两种代偿能力而导致 ICP 升高。

颅内容积和压力之间的动态关系可描记为压力-容积曲线。该曲线的形态提示，颅内容积增加伊始，可通过相应代偿维持 ICP 不变（该曲线的水平段）或仅表现为轻微升高。当超出颅腔代偿能力时（失代偿点），颅内容积的轻度增加即可导致 ICP 显著升高。颅内顺应性可用下列公式表示，反映颅腔的代偿储备能力。

二、颅内压升高

任何颅腔内容物容积的进行性增加都可导致 ICP 升高。

（一）脑水肿

脑水肿时，脑实质内液体容量增加。脑水肿可由多种原因所致，常见类型包括：

1.细胞毒性脑水肿　表现为脑细胞内肿胀，常因细胞的离子和液体转运功能受损或能量代谢受损所致。

2.血管源性脑水肿　继发于血-脑脊液屏障通透性增加导致的脑细胞外水肿。

3.间质水肿　血浆和脑组织之间渗透压的差异导致组织水肿。

（二）颅腔血液流入和流出失衡

颅腔血液流入和流出失衡可导致脑血容量增加。造成血液流入和流出失衡的原因包括：

1.静脉血流出减少　见于颅内或颅外静脉的机械梗阻、头低位、呼吸道梗阻、应用呼气末正压通气等。

2.CBF 增加　CPP 升高或降低时，脑血管自身调节功能丧失，$PaCO_2$ 升高、缺氧、酸中毒和代谢增加均可导致 CBF 升高。

（三）脑积水

颅内 CSF 容积增加与 CSF 吸收量不符时可致脑积水。CSF 容量增加常见的原因包括：

1.蛛网膜绒毛对 CSF 的吸收量降低，称为交通性脑积水，多见于蛛网膜下腔出血和感染。

2.CSF 循环梗阻，称为梗阻性脑积水，见于肿瘤、外伤、自发性出血和感染。

3.CSF 生成增加　多见于脑膜炎和脉络丛肿瘤。

（四）颅内占位

颅内占位使颅内容积增加，导致 ICP 升高，常见的原因包括肿瘤、出血和外伤后血肿。许多旨在降低 ICP 的临床策略都以上述病理生理机制为基础。例如，纠正缺氧和低血压以预防细胞性脑水肿；给予渗透制剂以减轻间质性脑水肿；抬高头部以增加静脉流出量；镇静、镇痛、肌肉松弛和低温以降低脑代谢；CSF 引流、切除损伤组织并进行去骨瓣减压以增加颅腔容积。

（王常贞）

第二章　脑功能的多元化监测

　　脑损伤一直是致残和致死的主要原因,临床表现为急性脑功能障碍。引起脑损伤的原因多为脑卒中、颅内感染、颅内肿瘤和脑创伤。脑损伤包括创伤部位的直接损伤和创伤后缺血缺氧、氧化应激、炎性反应和钙通道异常等病理生理过程所介导的继发性损伤,创伤后数日甚至数月内,继发性脑损伤仍在进行。因此,脑损伤是一个进展性的病理损伤过程。已经受到损伤的大脑对"继发性损伤"极度敏感,脑细胞一旦进入不可逆性损害阶段,将完全没有自身修复的能力。现代神经重症治疗策略是为机体提供最佳的生理环境,从而使受损伤大脑避免再损伤,最大限度维持机体自身的再修复过程。据此治疗理念,神经重症监测的目标是在未造成不可逆损伤前,明确导致继发性损伤的因素,指导治疗和评价治疗效果。以往神经重症的监测常使用一种监测手段,但多项研究表明,单独使用任何一种监测手段都不能明显改善脑损伤患者的预后。近年来,随着对脑损伤病理生理变化认识的不断深入和医学工程技术的快速进展,相继出现了多种脑功能的监测技术,从脑血流灌注监测、脑代谢监测和脑电生理监测等多个方面反映脑功能情况,提出了脑功能多元化监测的理念。近年来的研究表明,采用和整合脑功能的多元化监测提供的信息指导治疗,可改善脑损伤患者的预后。

第一节　脑损伤的病理生理变化

一、脑容量

　　脑位于一个坚硬的骨性颅腔内,骨性颅腔无伸缩性。脑容量($V_{intracran}$)由脑血容量(V_{blood})、脑组织(V_{brain})、脑脊液(V_{CSF})以及有占位效应的颅内病灶($V_{mas\ lesion}$),如颅内血肿和肿瘤等构成。$V_{intracran} = V_{blood} + V_{brain} + V_{CSF} + V_{mas\ lesion}$颅内压和脑容积之间的关系,如 Monro-Kellie 定律所述,因为颅腔无伸缩性,所以颅内脑的容积是不变的,颅腔内压力和脑容积之间处于一种平衡状态,也就是当颅腔内一种成分的容积增加时,为维持颅内压的相对恒定,通过脑容量的调节机制,其他成分的容积代偿性降低。因此,颅内压的高低由脑组织、脑血流和脑脊液三种成分的变化所决定。与机体的其他器官相比,脑容量的调节更为精细而严格。

　　颅内任何一种成分体积的增大,是以其他成分体积的缩小为代价的。颅内高压时所有外科及非外科的治疗,均是针对缩小一个或多个颅内成分的体积为目的。其中外科的治疗包括:有占位效应的颅内病灶的清除、脑脊液的引流以及对一些选择的病例,进行大骨瓣切除以增大颅腔的容积。

二、血-脑脊液屏障

与机体的其他器官一样,脑容量的调节也是经毛细血管的液体交换为主要的调节机制。但大脑有别于机体其他组织器官的是,大脑有着更为复杂的毛细血管膜的功能——血-脑脊液屏障。脑毛细血管缺少一般毛细血管所具有的孔,或者这些孔既少且小,内皮细胞彼此重叠覆盖,连接紧密,能有效地阻止大分子物质从内皮细胞连接处通过。内皮细胞还被一层连续不断的基底膜包围着。基底膜之外许多星形胶质细胞的血管周足把脑毛细血管约 85% 的表面包围,这就形成了脑毛细血管的多层膜性结构,构成了脑组织的防护性屏障,因此,血-脑脊液屏障的通透性极其有限,以至于 Na^+ 和 Cl 等小分子溶质都不能自由通过脑毛细血管进入到脑组织间隙,维持着脑细胞周围微环境的衡定,对调节脑容积起到非常重要的作用。对机体其他组织而言,有些溶质,如菊花粉、依地酸、蔗糖和甘露醇可自由经毛细血管进入到细胞间隙,在医学研究中常作为测定细胞外容量的标志物。但上述这些溶质却不能透过血-脑脊液屏障,因为血-脑脊液屏障对这些溶质的有效通透面积极小,这些溶质的交换半衰期较长。安替比林(解热镇痛药物)的血-脑脊液屏障通透率最大,曾被作为测定脑血流量的标志物,但随后的研究表明,安替比林血-脑脊液屏障的通透性仍有限,并不能作为精确测定脑血流量的标志物。尽管 Na^+ 和 K^+ 的弥散性、脂溶性和原子的大小相似,但血-脑脊液屏障的有效通透面积和交换半衰期却有着显著的差异,这是因为 Na^+ 和 K^+ 的交换受血-脑脊液屏障的高度调节,且依赖于细胞膜 ATP 泵。

毛细血管中的蛋白经血-脑脊液屏障与脑组织的交换非常低,白蛋白的有效通透面积约为 $1.5 \times 10^6 \, ml/(g \cdot min)$,血-脑脊液屏障对菊花粉的通透率约是白蛋白的 $20 \sim 30$ 倍。外源性蛋白和许多氨基酸是经主动转运通过血-脑脊液屏障的。血-脑脊液屏障对有机离子、氨基酸以及蛋白的主动转运,不仅可控制脑细胞外的液体量,还可经渗透作用将脑组织中的水分移出。

水在毛细血管和脑组织间液之间的流动是经溶解及弥散作用,通过有孔及无孔细胞膜和毛细血管内皮的胞浆而实现的。水的对流流动取决于经毛细血管的静水压和渗透压差,但因为血-脑脊液屏障类似于一种阻隔膜,对水的对流转移阻力等同于对水的弥散转移阻力。与骨骼肌及心肌组织相比,水在脑组织的转移还受毛细血管膜通透性的限制,其血-脑脊液屏障的有效通透面积约为 $0.65 \sim 1.75 ml/(g \cdot min)$。血-脑脊液屏障的水滤过分数约为 $4\mu l/min$,而骨骼肌是 $33\mu l/min$、心肌是 $270\mu l/min$、肠系膜毛细血管是 $1110\mu l/min$。

溶质经细胞膜的部分通透性就引导出有效渗透压这一概念,但因其理论计算值与实际值存在差异,故又引入一个折射分数 σ,依赖于细胞膜对水及溶质相对通透性,σ 值波动在 $0 \sim 1$ 之间,如细胞膜对某溶质没有通透性,则 σ 为 1,若细胞膜对某溶质的通透性等同于其在水中的弥散分数,则 σ 为 0。表 2-1 列举了各种溶质对血-脑脊液屏障及脑脉络丛的 σ 值,甘露醇、蔗糖以及白蛋白的脑毛细血管的 σ 值约为 1。体液中两种主要的溶质 Na^+ 和 Cl^-,其血-脑脊液屏障的 σ 值也只为 1。

表 2-1　溶质的折射分数 σ

溶质	折射分数 σ：血-脑脊液屏障	脑脉络丛
尿素	0.44～0.59	0.56
甘油	0.48	0.81
甘露醇	0.90	0.53～1.00
蔗糖	0.91～1.00	1.00
氯化钠	1.00	1.00
白蛋白	1.00	

病理情况下血-脑脊液屏障毛细血管内皮细胞间的紧密粘合处开放，由于内皮细胞肿胀重叠部分消失，很多大分子物质可随血浆滤液渗出毛细血管，进入脑组织，破坏脑组织内环境的稳定。

三、脑容量的调节——经血-脑脊液屏障的水转运

生理状态下，脑容量的调节主要依赖于血-脑脊液屏障的低液压传导、低通透性以及溶质的高渗透压（主要是晶体渗透压）。而脑灌注压对脑容量的影响极小，脑毛细血管压力与脑血流量具有严密的生理自动调节，机体的血压波动一般不会引起脑毛细血管压力的明显变化。血-脑脊液屏障对晶体的通透性极低，其有效的渗透压可达 5700mmHg；而机体的其他组织器官，其毛细血管的渗透压主要是来源于血浆蛋白，毛细血管的静水压约为 25mmHg。大脑皮质区域的毛细血管滤过面积是脑白质的 2～5 倍，脑皮质水对流转移要大于脑白质，交换的速率亦是脑皮质要快于白质。

与机体其他组织器官不同，淋巴系统对引流脑组织间液及脑容量调节方面的作用非常有限。实验研究表明，蛋白、菊花粉、尿素和水，无论这些物质分子量的大小，都要经室管膜和软脑膜神经胶质层转移。到目前为止，这一途径对脑容量的调节作用仍不十分明确。在实验性脑水肿的研究中，已证实脑灰质及白质区域的细胞外液转移入脑室系统，但这一转移脑水肿液的机制并不能转移因受损毛细血管的漏出而形成的水肿液。

四、脑血流及其调节

正常情况下，大脑具有完善的维持脑血流稳定的机制，虽然动脉压有一定的波动，但脑血流却维持相对稳定，这种调节机制主要通过脑血管的自动调节功能来完成，其他还包括动脉血二氧化碳分压的调节和代谢性调节。脑血流量精细调节的作用之一是持续稳定地向大脑供给氧和能量代谢底物，以满足脑细胞的代谢需求。第二个作用是通过维持稳定的毛细血管静水压和脑血容量，从而对颅内压进行调节。

脑血管平滑肌的肌性调节是脑血流量自动调节的重要部分，脑血管通过改变自身阻力来维持稳定的脑血流，当脑灌注压在一定范围内波动时，脑血管通过改变血管自身阻力使脑血流

量始终保持恒定。机体的其他器官均有这一类似的调节现象，但在肾脏及大脑表现得尤为突出。在神经外科学领域，可以这样解释脑血管压力的自动调节功能，当平均动脉压降低，脑灌注压随之下降，脑血管扩张进而维持脑血流量（如图 2-1 所示，脑灌注从 A_B 点降至 Ac 点）。病理情况下，一旦脑血管自身调节功能受损时，脑血流量与脑血容量将随动脉压的波动而被动变化。

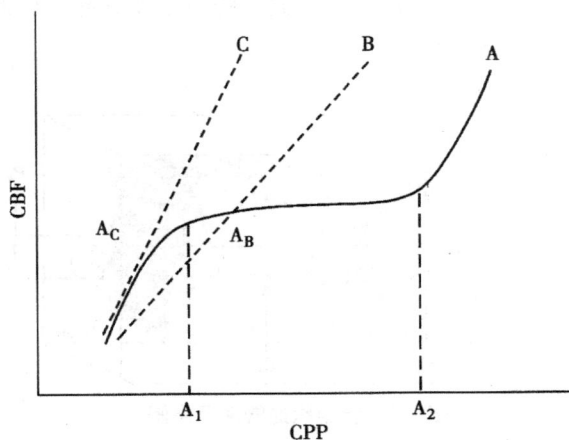

图 2-1 脑血管压力的自动调节

五、脑损伤时脑容量调节的紊乱

如上所述，生理状态下，脑容量的调节主要依赖于血-脑脊液屏障的低液压传导、低通透性以及溶质的高渗透压（主要是晶体渗透压），而此时毛细血管的静水压对调节脑容量的作用非常有限。但在病理状态下，血-脑脊液屏障结构受损，情况就完全不同了。假若血-脑脊液屏障允许所有的溶质包括大分子物质，如蛋白跨毛细血管水转运，且转运的趋势完全取决于毛细血管与脑组织间隙之间的静水压差，或者血-脑脊液屏障类似于机体的其他组织器官，允许小分子溶质、而不是大分子物质通过脑毛细血管转运水分，在这些情况下，毛细血管内外水分的流动取决于静水压与胶体渗透压之差，即符合 Starling 定理。脑血管压力调节功能受损时，脑毛细血管的静水压随体循环的血压波动。到目前为止，仍未能找到一种适用于定量测定脑毛细血管静水压数值的技术，以及定量测定脑毛细血管静水压对跨毛细血管水转移的作用，但有一种实验模型可模拟血-脑脊液屏障受损这一病理过程，类似于机体的其他组织器官，允许小分子溶质、而不是大分子物质通过脑毛细血管转运水分。去神经的猫骨骼肌体积描记仪实验，可用于定量研究组织的静水压与动脉血压对跨毛细血管水交换的作用。

图 2-2 表示脑组织的血管床被包在一个密闭腔内的示意图：在这一实验情况下，脑组织压力（P_{tissue}）的增加造成血管床出口端存在一个被动的静脉流出道阻力（R_{out}），这一阻力的大小直接取决于脑组织压力（P_{tissue}）与静脉流出道压力（Pv）之差，随着脑组织压力（P_{tissue}）缓慢的增加，且刚好超出静脉流出道的压力（Pv），静脉流出道阻力（R_{out}）开始增加。在静脉流出道阻力

(R_{out})的上游,大静脉的压力(P_{out})伴随于脑组织压力(P_{tissue})的增加而增加,但还未出现静脉的塌陷,此时,毛细血管的静水压(Pc)跟随脑组织压力(P_{tissue})的增加,而呈现出90％比率的增幅。因此,脑组织压力(P_{tissue})的增加,跨毛细血管的静水压下降,导致经毛细血管的液体吸收效应。图2-3显示脑组织压力(P_{tissue})对跨毛细血管的液体交换量$(\triangle Vol)$、Pc、P_{out}以及脑血流量(Q)的影响。在这一实验中动脉血压维持在115mmHg,因为脑血管的压力自动调节受损,随着脑灌注压的降低,脑血流量减少,反之亦如此。跨毛细血管静水压的降低$(Pc-P_{tissue})$,导致脑组织液的吸收增多$(\triangle Vol$的减少$)$。

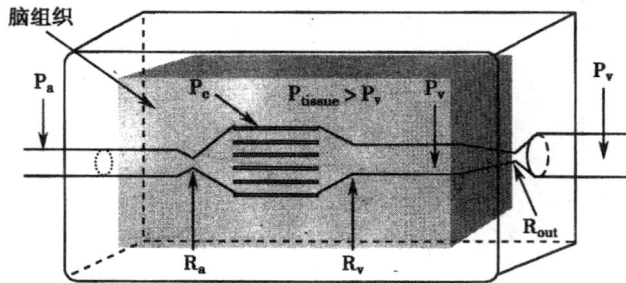

图2-2 脑组织血管床示意图

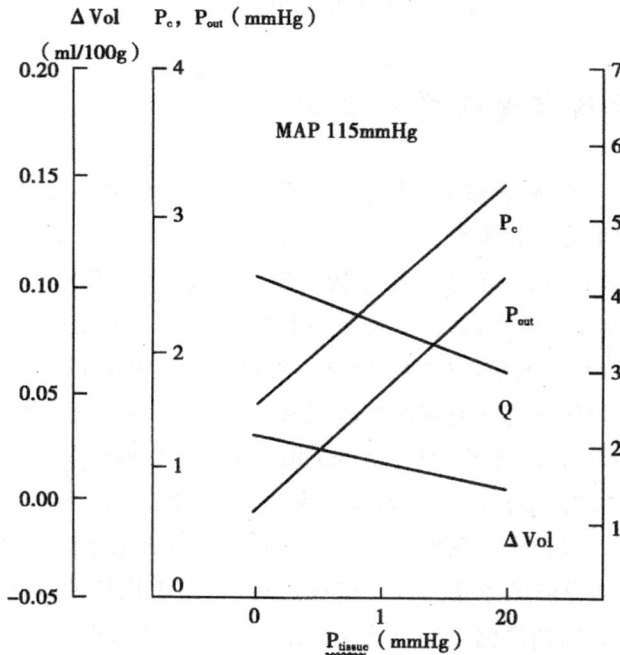

图2-3 脑组织压(P_{tissue})对脑血流量(Q)、毛细血管静水压(P_c)、大静脉的压力(P_{out})以及跨毛细血管的液体交换量$(\triangle Vol)$的影响
MAP 为平均动脉压

图 2-4 显示体循环的血压(P_a)对脑血流量(Q)、毛细血管静水压(P_c)以及跨毛细血管的液体交换量$(\triangle Vol)$的影响。在这一实验中脑组织压力(P_{tissue})维持在 20mmHg,动脉血压从

95mmHg 升至 115mmHg、或降至 75mmHg。因为脑血管的压力自动调节受损,脑灌注压的变化将对脑血流量(Q)、毛细血管静水压(P_c)产生直接的、平行性的影响。又因为脑组织压力(P_{tissue})是保持恒定的,因此,毛细血管静水压(P_c)的升高,导致跨毛细血管静水压((P_c-P_{tissue})的增加,造成经毛细血管流出的液体增多($\triangle Vol$ 的增加)。

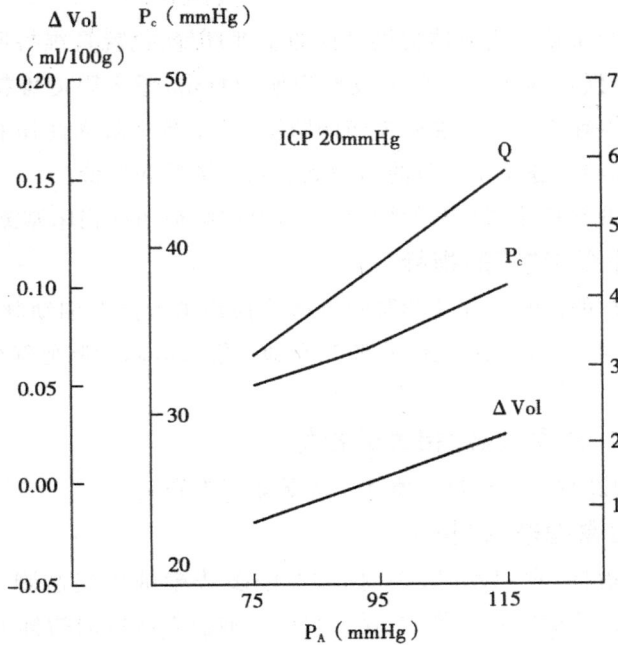

图2-4 体循环的血压(P_a)对脑血流量(Q)、毛细血管静水压(P_c)
以及跨毛细血管的液体交换量($\triangle Vol$)的影响
ICP 为颅内压

    这一实验的临床意义在于:颅脑创伤后,提高脑的灌注压以及外科的治疗,如有占位效应的颅内病灶的清除、脑脊液的引流以及对一些选择的病例,进行大骨瓣切除以增大颅腔,都将会导致经毛细血管流入脑组织的液体量增多,加重脑水肿。

    总之,脑血管的自动调节功能是建立在血-脑脊液屏障完整的基础之上,血-脑脊液屏障是调节脑容量的重要神经功能单元。在神经学领域,脑血管的自身调节可以理解为当大脑的灌注压降低时,大脑防止脑血流量减少的一种机制。脑血流量的精细调节,其目的是持续稳定向大脑供给氧和能量代谢底物,以满足脑细胞的高代谢需求。脑损伤伴有血-脑脊液屏障的部分破坏,脑血管的自动调节功能受损,脑的灌注压将直接影响到脑毛细血管的静水压,也就意味着脑毛细血管的静水压与体循环的血压呈正相关,此时满足于 Starling 定律。血-脑脊液屏障的破坏,加之脑的跨毛细血管静水压的增加,导致脑水肿,颅内压增高。

(底爱英)

第二节   脑损伤患者的脑功能监测

一、脑功能监测的分类

现代神经重症治疗策略是为机体提供最佳的生理环境,也就是维持所谓的"颅内原稳态"和"颅外原稳态",减少损伤的大脑受到继发性损伤的打击,最大限度维持大脑自身再修复功能。脑损伤的救治重点在于对继发性脑损伤的防治,其中维持脑灌注压和脑氧代谢是临床处理的关键,而临床正确的处理需要及时的脑功能监测来指导和评价。

依据上述的治疗理念和监测指标的性质,可将急性脑损伤的临床监测分为三类。

(一)监测"颅外原稳态"的指标

即全身性生理指标的监测。如持续监测重型脑损伤患者的有创动脉血压,实时连续监测和评估血容量,监测血红蛋白和血浆蛋白,监测心肺功能,体温,动脉血气分析和电解质等全身性的生理指标。

(二)监测"颅内、外原稳态"相关的指标

如脑灌注压、颈动静脉的氧含量差值和颈静脉球氧饱和度。

(三)监测"颅内原稳态"的指标

主要监测全脑的指标:意识水平、颅内压、经颅多普勒脑血流监测、全脑的神经影像学CT/MRI检查和床旁持续的脑电监测;主要监测局部脑损伤区域的指标如脑微透析和脑组织氧分压的监测等。

多发性创伤的临床救治经验表明,单纯性颅脑创伤患者的死亡率低于伴有严重失血的颅脑创伤患者,因为患者严重失血和休克时,脑的灌注压和氧供给降低,因此对急性脑损伤的救治首先应关注全身性生理指标,并尽可能维持最佳的生理状态。高渗性利尿剂治疗或控制脑水肿不能以牺牲机体的正常血容量为代价。针对所有局部性监测指标的解读应建立在全身性生理指标正常的基础之上,否则,在面对脑血流灌注监测、脑代谢监测和脑电生理监测等大量的监测数据时,临床医生就不能正确解读和不能正确利用这些数据指导治疗。因此,这一监测分类方法的优势是强调救治急性脑损伤时的"整体"概念。

二、脑功能的监测方法

继发性脑损伤发生的严重程度和持续时间的长短可源于脑部和许多脑外因素,如创伤后强烈应激反应所致的循环衰竭、失血性休克、神经源性肺水肿和炎性反应等。因此,全身性生理指标的监测也尤为重要。

(一)全身性生理指标的监测

持续监测重型脑损伤患者的有创动脉血压,维持平均动脉压稳定,实时连续监测和评估血

容量,及时纠正贫血和低蛋白血症,心肺功能的监测,动脉血气分析和电解质的监测。

(二)意识水平的监测

最基本的脑功能监测是床旁连续的神经系统检查,定时严密观察患者的神志、体动、语言和瞳孔等情况。床旁连续的神经系统体检是最简单、最经济和最可靠的评估手段,其中意识水平的评估是临床医生最常用的评估手段,利用这种床旁评估能及时发现病情变化,采取相应的治疗措施。

(三)神经影像学检查

脑损伤是一个进展性的病理损伤过程,创伤后没有直接受到损伤的脑组织,可能遭受继发性脑损伤。头颅 CT 检查可以获得全脑清晰的结构影像,病情变化时需要重复 CT 检查以指导神经专科的治疗。然而重复的 CT 检查也不切合临床实际,在绝大多数情况下,神经影像学的检查无法在床旁实施,而且无法提供连续的监测信息。因此,神经影像学往往只能作为一种诊断手段,而不能称为真正意义上的监测手段。

(四)颅内压的监测

颅内压的增高表明脑容量的调节功能已出现障碍,且已伴有脑的损害。颅脑创伤的患者若出现动脉血压显著增高是 Cushing 反应的特征,脑疝即将发生。与脑微透析监测相比,颅内压以及全身性的生理指标如动脉血压的监测指标都不能及时发现脑组织的损伤。

(五)持续脑电监测
重型颅脑创伤患者中约有 $5\% \sim 25\%$ 的患者伴有癫痫发作,尤其是非痉挛性癫痫,床旁持续的脑电监测(EEG)有利于及时发现这一造成继发性脑损伤的因素,并可以及时评估治疗的效果。

(六)颈内静脉血氧饱和度监测

颈内静脉血氧饱和度是评价脑氧供需平衡的间接指标,反映整个脑供需平衡。正常值为 $55\% \sim 75\%$,低于全身混合静脉血氧饱和度。颈内静脉血氧饱和度监测反映的是全脑氧合,对脑缺血具有高度特异性,但是对局部尤其是小面积脑缺血不敏感,即局部脑缺血时颈内静脉血氧饱和度仍有可能正常。目前认为颈内静脉血氧饱和度可探测隐匿性缺血发作和脑内氧的释放,可反映脑的氧耗情况,但技术要求较高,限制了其应用,而且仰卧位时从脑内流出的静脉血中有相当一部分从椎前静脉丛流走,因此也不能准确反映脑的氧耗。临床单独应用颈内静脉血氧饱和度进行脑功能监测的价值是有限的。

(七)脑代谢监测
微透析技术作为一种新型床旁生化监测手段,用于脑的研究已有 40 年,其中瑞典的生理及药理学家 Urban Ungerstedt 率先开展了前驱性的研究工作,为该项技术进入临床运用作出了杰出的贡献。1990 年瑞典隆德大学临床神经科学的神经外科学专家 Carl-Henrik Nordstrom 对重型颅脑创伤和蛛网膜下腔出血等疾病进行了大量而深入的临床研究,并阐明了脑损伤区域的生化物质的变化规律,极大地推动了这一技术在神经外科学的临床运用,使得临床脑功能的监测从观察宏观的脑结构性损伤发展到脑代谢水平的监测,也就是脑的病理改变之前脑细胞能量代谢物质的变化。

(八)脑血流监测

脑组织氧供与脑血流密切相关,故通过监测脑血流可以间接了解脑氧供状况。近年来,随着影像及生物医学工程学的发展,监测脑血流的手段越来越多。经颅多普勒(TCD)是目前唯一能够测量血流速度及方向的无创方法,已成为临床监测脑血流动力的常规仪器,广泛用于脑血管疾病的诊断、脑血管功能状况的评价和危重患者术中脑血流监测。

在上述这些监测技术中,颅内压/脑灌注压(ICP/CPP)和颈静脉球氧饱和度监测的应用最为广泛,脑微透析和脑组织氧分压的监测则代表了脑功能监测的最新进展。

（杨化强）

第三节　颅内压/脑灌注压(ICP/CPP)监测

脑血流的驱动源于 CPP,CPP= MAP -ICP,ICP 是计算 CPP 不可缺少的参数。对脑损伤患者而言,ICP 增高接近或达到平均动脉压水平时,CPP 急剧降低,脑血流量完全终止,通常是进入脑死亡的最后共同通路。因此,为控制 ICP 增高而展开的治疗,是许多神经重症监测治疗病房(ICU)的治疗重点。动态 ICP 监测是利用传感器和监护仪对 ICP 连续监测并记录的方法。监测的目的是用于计算灌注压和指导治疗,因此 ICP 监测成为指导治疗颅脑损伤不可缺少的手段。ICP 监测分为有创和无创两类。

一、ICP 的有创监测方法

（一）脑室内置管测压

脑室内置管测压被称为 ICP 监测的"金标准"。将导管安置在侧脑室前角内,另一端连接压力传感器,作为参考零点,将传感器固定在室间孔水平。脑室内置管测压简便且准确性高,还可适量引流脑脊液,降低颅内压,可同时达到监测和治疗的目的。缺点是如果存在严重脑肿胀时,放置脑室测压管可能会很困难,并增加并发脑室脑炎的风险,脑室脑炎的发生率为 10%～20%,保留置管 5 天后发生脑室脑炎的危险明显增加。

（二）脑实质内光纤传感器置入测压

将一条细纤维光缆经颅骨进入脑实质或硬膜下腔,经与纤维光缆顶端相连的压力传感器转换后,作用于可随压力变化而移动的镜片光缆,使光束折射发生变化,信号由纤维光缆传出,作为计算 ICP 的依据。其感染率<1%,如引流脑脊液需另置引流导管。其优点是无论在神经 ICU 或神经外科手术过程中放置传感器,并发症和感染率的发生率较低。这一系统在预试验中有较好的可行性和准确性。然而在外伤性颅脑损伤中,由于小脑幕和大脑半球间存在压力梯度,因此监测到的压力不一定能准确反映真实 ICP。

（三）硬膜外置管测压

将内含换能器的微型扣式光纤探头置入硬膜外。此法优点是探头置于硬脑膜外,安置方便,感染机会减少,放置时间可相应延长。缺点是因与蛛网膜下腔间隔有硬膜,故精确性较差,放置时间过长,可引起硬膜反应性增厚,降低测压敏感性,现临床已较少应用。

（四）腰椎穿刺测压法

腰椎穿刺测压法是最先应用于临床的 ICP 监测方法，操作简单但并非监测颅腔内的真实压力。对颅内高压患者而言，这种测压法有可能导致或加重脑疝的危险，在已有脑疝的情况下，颅腔与脊腔已不相通，则腰椎穿刺测压便不能代表 ICP。

二、颅内压的无创监测法

（一）视网膜静脉压监测法

Firsching 等利用脑室内置管监测 ICP，同时用视网膜血管血压测定法测定视网膜中央静脉压，发现 ICP 与视网膜中央静脉压之间有很好的相关性，可通过测定视网膜中央静脉压计算出 ICP，ICP（mmHg）＝ $0.903 \times$ 视网膜静脉压－8.87（r＝0.983，P＜0.001）。视网膜静脉压测定为测定瞬间 ICP 提供了方便、实用的检测方法，容易重复测定，使用范围广，但不适合长期监测。

（二）闪光视觉诱发电位监测法

闪光视觉诱发电位监测法可反映从视网膜到枕叶皮质视觉通路的完整性，当颅内发生病变如 ICP 升高时，导致电信号在颅内传导速度减慢，闪光视觉诱发电位波峰潜伏期延长，延长时间与 ICP 成正比。这种方法对判断颅内高压疾病的预后和脑死亡有一定帮助，但易受脑代谢、严重视力障碍、眼底出血和颅内占位性病灶等因素影响。

（三）经颅多普勒测压法

TCD 通过观察颅高压时脑血流动力学改变来估计 ICP。其优点在于：能反映脑血流动态变化；可观察脑血管自身调节机制是否完善。缺点包括：TCD 测量流速而非流率指标，脑血管活性受动脉血氧分压、二氧化碳分压、pH 值、血压和脑血管的自身调节等多种因素影响时，用 TCD 准确算出颅内压有一定困难；脑血管痉挛时的流速增加需与脑充血相鉴别。

ICP 增高表明脑容量调节已发生障碍，且已伴有脑的损害，颅高压与重度颅脑损伤的死亡率直接相关。在斯堪的纳维亚地区，1960 年瑞典隆德大学医院神经科学中心的 Lundberg 教授在临床已率先进行经脑室穿刺置管连续监测 ICP。目前 ICP 监测已成为脑损伤患者的常规监测项目。针对重型颅脑创伤患者的治疗，1990 年以来推出以控制脑容量为目标，进而达到控制颅内高压的治疗方法。以 ICP≤20mmHg，CPP 维持在 $50 \sim 60$ mmHg 为目标指导治疗，重型脑创伤患者的神经系统转归显著改善。近年来的非随机对照研究表明，ICP 监测可改善脑创伤、脑出血和蛛网膜下腔出血患者的转归，但尚缺乏随机的对照研究。对于重型颅脑损伤患者，在病程某一时期以，降低 ICP 为目标的治疗，可能是无效的，或是不必要甚至是有害的，因此，ICP 监测可能对指导治疗一些重型脑损伤患者有利，但这种指导作用远小于一些文献报道。另外 ICP 监测可能增加患者在神经 ICU 的滞留时间，增加治疗费用和并发症，多中心研究报道使用 ICP 监测指导治疗颅脑创伤的结果不一。然而大规模的临床观察证实，ICP 监测能提前发现颅内弥漫性病变，指导治疗和评估预后。因此，颅脑创伤指南一致推荐使用 ICP 监测，但此类患者能否从 ICP 监测中获益，尚需大样本随机对照研究证实。

（刘德华）

第四节　脑血流监测

脑组织对缺氧高度敏感且耐受牲差,短暂的缺血便可引起脑组织损害并使脑功能发生改变。脑组织的氧供与脑血流密切相关,通过监测脑血流可以间接了解脑组织氧供及其动能状况。近年来,随着影像及生物医学工程的发展,脑血流的监测手段越来越多。目前 TCD 是唯一能够测量脑血流速度及方向的无创方法,现在已成为临床监测脑血流动力学的常规仪器,广泛用于脑血管疾病的诊断、脑血管功能状况的评价和危重患者术中脑血流监测。TCD 监测的优点在于无创、价廉和操作简单,并能实时动态显示病理生理情况下的颅内血流状态,且测量结果可重复。其缺点是测量结果受颅骨密度、声窗大小、待测部位、探头方向、取样深度和操作者的熟练程度及血流信号强弱等因素影响。正电子发射断层扫描(PET)被誉为评价脑血流动力学的"金标准",采用能发射正电子的短半衰期放射性核素作为放射源,其发射的正电子在其行径上和正电子相撞被湮没,同时产生一对能量相同方向相反的高能 γ 光子,探测器可在不同时间以各个不同的角度同时接 γ 光子,输入到计算机系统后,经过一系列的图像处理,得出组织的切面图像,显示出脑组织内部的放射性分布情况,并据此得出此区域的血流量。其优点是分辨率和准确性高、非侵入性和危险性小。采用的放射性核素为人体所需的基本元素,且为超短半衰期放射性核素,适合于快速动态研究。不仅能进行脑血流的定量测定,同时也可获得代谢方面的参数。其缺点是价格昂贵,所用同位素衰期短,必须就近配置生产正电子核素的加速器和标记热室,临床难以床旁实施。

（魏可欣）

第五节　脑电监测

脑电图(EEG)是通过应用电子放大技术将脑部自发的和有节律的生物电活动放大后,通过头皮电极记录出的脑电波图线,用以研究大脑的功能状态。EEG 能够及时、无创和动态评估脑功能,随着计算机技术、网络和数据存储技术的发展,床边持续脑电图(cEEG)监测变得实用和产泛。

cEEG 在非痉挛性癫痫和癫痫持续状态的诊断中具有广阔的应用前景。目前非痉挛性癫痫及癫痫持续状态逐渐被认识,且常在神经 ICU 患者中检出。临床研究发现,大约存 $80\% \sim 48\%$ 的昏迷患者存在非痉挛性癫痫,这些患者很少甚至没有明显的临床抽搐表现,多数患者只表现为脑电图可以捕获的癫痫波。非痉挛性癫痫发作可发展成痉挛性癫痫持续状态,如果没有床边 cEEG 监测,多数患者在发作期无法做出诊断,也就无法指导治疗和评估治疗效果。

cEEG 监测也广泛用于蛛网膜下腔出血(SAH)患者。SAH 患者多留有癫痫后遗症,大量临床观察研究表明,SAH 早期癫痫的发生率高达 $4\% \sim 9\%$。在未使用 cEEG 监测的 SAH 患者中,癫痫发生率常被低估,特别是发生非痉挛性癫痫的比例可高达 $10\% \sim 19\%$。SAH 并发非痉挛性癫痫,可加重脑损伤,且这些患者预后较差。

cEEG 监测发现 $3\% \sim 19\%$ 的颅内出血患者在住院期间发作癫痫。在使用 cEEG 监测的患者中,18%～21%并发非痉挛性癫痫。cEEG甚至可评估颅内出血患者的预后。Vespa等发现,颅内出血并发非痉挛性癫痫患者,颅中线的偏移与预后呈正相关。2%～9%的缺血性卒中患者并发癫痫,但使用cEEG监测后发现,癫痫发生率高达11%,非痉挛性癫痫的发生率高达79%。大量研究表明,癫痫发作可增加此类患者的死亡率。

颅脑创伤主要的病理生理变化导致了创伤性癫痫的发生。最初的流行病学资料显示,颅脑创伤患者伤后一周时癫痫的发生率为4%～14%,重型颅脑损伤患者中癫痫的发生率超过15%。由于临床上抗癫痫药物在这类患者中广泛预防性应用,使得癫痫的发生率小于1%。然而部分研究发现,22%颅脑创伤患者并发非痉挛性癫痫,8%并发非痉挛性癫痫持续状态,发生非惊厥癫痫意味着预防性应用抗癫痫药物量不足。4%～17%的神经外科手术患者,特别是涉及幕上病变的患者,存在术后临床癫痫发作的风险,发生率与手术部位有关。术后癫痫发作不仅局限于神经外科手术,还可发生在任何手术后,如合并代谢紊乱和急性神经损伤时。一项哥伦比亚研究报道用cEEG监测作为其主要的神经诊断手段,发现约21%的代谢性脑病患者发作非痉挛性癫痫。

cEEG监测可及时发现继发性脑损伤。Miller等报道91%的颅脑创伤患者并发继发性脑损伤,临床表现为ICP升高、低钠血症和高热,低钠血症和高热被认为是预后不好的两个独立危险因素。在ICU中使用cEEG监测能及时发现SAH、颅内出血、颅脑创伤和神经外科术后患者的继发性颅脑损伤,并给予及时治疗。

总之,cEEG已经成为一项评估危重患者神经功能状态的重要技术。cEEG分析技术的发展,使得实时床旁大脑活动的监测成为可能,能及时监测和评估神经功能状态。颅脑创伤、缺血性卒中、SAH和结构性脑损伤等危重患者,均伴有非痉挛性癫痫或癫痫持续状态的风险,通常可由cEEG检测发现。因此,cEEG可应用于所有有意识改变的ICU患者,同时cEEG对于评估癫痫发作或评价降低脑代谢药物的治疗效果,提供其预后信息,均有较大价值。cEEG对大脑活动的实时动态监测,有助于及时防治脑损伤患者的继发性损伤。

(魏可欣)

第六节　脑组织氧监测

脑组织的血流量和耗氧量较其他组织为高。虽然脑的重量仅占体重的2%,但是在静息状态下,脑的血流量大约占心输出量的15%,耗氧量大约占全身耗氧量的20%。脑对缺血缺氧非常敏感,短时间缺氧和缺血即可导致脑组织不可逆损害,颅脑损伤后脑组织缺血缺氧及脑氧代谢紊乱是颅脑损伤后继发性损害的重要原因。因此,保证脑组织得到充足的血供和氧供,防止脑缺血缺氧,对临床脑保护非常重要,及时和正确判断危重患者脑组织氧供和氧耗的平衡,并及时纠正,可减轻脑组织的继发性损害,降低致死率和致残率。临床上监测大脑氧供氧耗的方法主要有以下三种。

一、脑组织氧分压（$PbtO_2$）监测

脑损伤后脑血流的自动调节功能受损，易发生缺血缺氧性损害。在一些病理生理情况下，即使机体的血压和血气分析监测均在正常范围内，但仍可能出现脑组织缺氧，即选择性缺氧。因而准确有效地监测脑组织氧合情况，有助于早期发现和纠正脑缺血缺氧，减轻继发性脑损伤，改善患者的预后。颅脑损伤后早期低氧血症的发生率约为 48%～72%。临床观察发现，颅脑创伤后前 4 天，脑缺氧的发生率分别为 37%、17%、13% 和 16%。$PbtO_2$ 监测设备主要有两种：一种为德国生产的 LICOX 监测系统，该系统有两个直径为 0.5mm 的氧探头和温度探头，能监测探头周围 $17mm^2$ 内的 $PbtO_2$ 和温度。另一种为英国 Codman 公司生产的 Neurotrend-7 多参数监测仪，可以连续动态监测 $PbtO_2$、脑组织二氧化碳分压（$PbtCO_2$）、pH 值和脑温。$PbtO_2$ 为脑组织氧供与氧需动态平衡的结果，氧供是由动脉血氧含量和脑血流量（CBF）所决定的，氧需求是由包括线粒体功能的脑代谢水平所决定。$PbtO_2$ 的正常值为 20～40mmHg，10mmHg～15mmHg 为缺氧状态，5～10mmHg 为中度缺氧状态，<5mmHg 为重度缺氧状态。维持脑皮质功能的 $PbtO_2$ 必须高于 5mmHg。$PbtO_2$ 降低，理论上可被认为是由氧供不足，如脑血流量减少或代谢增加所引起。$PbtO_2$ 增加，则是由于 CBF 与代谢之间失衡，或氧自动调节机制障碍所致。有研究通过观察 46 名因动脉瘤蛛网膜下腔出血患者（GCS ≤8）的 $PbtO_2$，并且调查 $PbtO_2$ 和 1 个月生存率的关系。结果显示，存活者 $PbtO_2$ 要高于死亡者，且死亡患者 CPP 显著低于存活者。$PbtO_2$ 监测作为一种安全、准确和微创的脑功能监测方法，在临床上，尤其在欧美得到了广泛应用。

$PbtO_2$ 监测的优点在于操作简单、可信度高和感染发生率低，监测值无明显漂移，可以更直接反映脑组织氧供需是否平衡。脑死亡早期，由于脑组织摄氧停止，$PbtO_2$ 迅速降至接近 0mmHg 水平，可以用于脑死亡的判定。但 $PbtO_2$ 监测也存在局限性，只能反映局部脑组织的氧代谢状况，其直接测定范围仅 $17mm^2$，并且受到动脉血氧分压和二氧化碳分压以及镇静和麻醉深度的影响。

二、颈静脉血氧饱和度监测

$PbtO_2$ 监测只是对脑代谢局部监测，缺乏对全脑代谢的整体认识，因此具有一定的局限性和片面性。持续颈静脉血氧饱和度（S_jVO_2）监测在欧美国家已经广泛应用于重型颅脑创伤患者的救治。S_jVO_2 监测技术是利用颈内静脉逆行置管至颈静脉球部（约第 1～2 颈椎水平），测定脑组织回流静脉血中氧饱和度的方法。在导管末端有一个光导纤维探头，可以直接连续性测量静脉血氧饱和度，同时还可沿导管内中空管腔抽取静脉血进行血气分析。S_jVO_2 是评价全脑氧供需平衡的间接指标。重型颅脑损伤后，随着脑水肿的发生发展，出现 ICP 增高，CBF 和 CPP 下降，脑组织缺血缺氧。脑血流相对减少时，脑组织从血流中摄取的氧比例相对增多，脑静脉血中氧含量就会下降；反之，脑血流增多超过代谢需要时，脑组织从血流中摄取氧的比例相对减少，脑静脉血中氧含量增高。持续监测优势侧 S_jVO_2 可以反映整个大脑的氧供情

况，S_jVO_2 正常值为 55%～75%，低于全身混合静脉血氧饱和度。$S_jVO_2 < 55\%$，提示脑氧供不能满足脑代谢的需要[氧供减少和(或)伴有氧耗增加]。$S_jVO_2 > 75\%$ 时，在排除导管异位情况下，使 S_jVO_2 增加的因素包括低温和镇静治疗时脑氧耗下降、脑血流增加和脑死亡。对于 S_jVO_2 与预后的关系，多认为 S_jVO_2 下降与预后不良呈正相关。但是 Cormio 等研究发现，与 S_jVO_2 降低患者相比，S_jVO_2 异常增高患者的死亡率更高，同时上述两组患者死亡率均比正常组高。临床上多用脑氧利用率(O_2UCc)来评估脑氧供需和代谢状况。根据 FICK 公式可以得到 $O_2UCc = (SaO_2 - S_jVO_2) / SaO_2$，其中 SaO_2 和 S_jVO_2 分别为颈内动脉和颈内静脉血氧饱和度。颈内动-静脉血氧含量差表示脑组织摄氧量或耗氧量。颅脑创伤导致脑缺血及脑氧供不足，为保证脑氧代谢率的稳定，动-静脉血氧含量差代偿性增加。O_2UCc 是由动静脉血氧饱和度两项指标结合而成，因此脑氧利用率比其他任何单项的监测更能真实客观地反映脑组织的代谢情况。

S_jVO_2 和脑氧利用率主要反映全脑氧代谢的综合情况，可以提示脑组织氧供给与消耗之间的平衡状况，可间接反映脑血流状况。但是对于颅脑局灶性病变的监测，其灵敏性可能存在问题。目前没有研究得出颅脑创伤患者 S_jVO_2 具体维持在何范围内预后更好。S_jVO_2 受其他非疾病因素影响较大，如患者头部扭动和导管位置的改变，均会造成 S_jVO_2 出现较太波动。

三、近红外光谱脑氧饱和度监测技术

1977 年 Jobsis 首次发现利用近红外光对人体组织良好的穿透性，通过放置在头皮上的探头可以获得大脑组织的深层信息。近红外光谱脑氧饱和度<MRS)监测是一种创、连续和实时的光学检测方法。原理是利用被检查组织中氧合血红蛋白和还原血红蛋白在近红外光谱区有不同吸收光谱的特征，选择遁适当的波长，通过吸收定律算出氧合血红蛋白和还原血红蛋白的含量，进而获得脑组织混合血氧饱和度应用 NIRS 监测技术测定脑组织混合血氧饱和度，始于 20 世纪 90 年代初，该技术较多用于外科手术和新生儿的缺血缺氧性脑损伤的监测，近年来已广泛用于神经重症的监测，虽然只监测了大脑局部区域的混合血氧饱和度，但在氧合自动调节和新陈代谢方面的实时信息，能准确反映脑氧代谢的异常。Clay 给予健康志愿者吸入造成缺氧的氮氧混合气体，结果发现 rSO_2 的下降与吸氧浓度的下降几乎同时出现，比脑电图监测到韵改变要早，rSO_2 在急性缺氧性脑病和昏迷患者脑功能状态的监测优越于脑电图。Dunham 等研究发现 rSO_2 监测与颅内灌注压监测具有较好的相关性。当 $rSO_2 > 75\%$ 时，意味着颅内灌注压充分，当 $rSO_2 < 55\%$ 意味着颅内灌注压不足。但是也有学者提出相反观点。Muellner 等研究认为，是 ICP 升高影响了 rSO_2。脑氧饱和度用于神经重症的监测有它特殊的临床意义，连续监测其变化趋势能及时发现脑组织的缺氧情况，对脑水肿程度以及危重患者的预后进行估计。虽然，NIRS 监测技术县有无创、简单和实时监测等诸多优点，但是其仍旧具有很多局限性。Buchner 等学者孰为，由矛脑氧饱和度监测失败率高和灵敏性有限，存在以下干扰因素：传感器和皮肤之间潮湿，在颅骨瓣切开之后有瓣下血肿或者硬膜下有空气时不适合采用 NIRS 监测脑氧饱和度。

综上所述，临床上常用的监测脑组织氧代谢的三种方法各有优缺点，临床上可以灵活选用,同时选择其他脑功能的监测方法,综合分析处理才能改善患者预后。

(魏可欣)

第七节　脑代谢与脑微透析监测

一、微透析技术

微透析技术是一种活体细胞外液生化物质采样分析技术。因其独有的微创伤性和取样的连续性,现已被广泛应用于脑组织各种生物代谢方面的探索性实验、神经生物化学的监测和药物代谢研究。微透析技术用于脑的研究已有 40 年,其中瑞典的生理及药理学家 UrbanUnger-steat 率先开展了前驱性的研究工作,为该项技术进入临床运用作出了杰出的贡献;1990 年瑞典隆德大学临床神经科学的神经外科学专家 Carl-Henrik Nordstrom 对重型颅脑创伤和 SAH 等疾病进行了大量而深入的临床研究,阐明了脑损伤区域生化物质的变化规律,极大地推动了这一技术在神经外科学领域的临床运用,从而使脑功能的临床监测从观察宏观的脑结构性损伤发展到脑代谢水平的监测,也就是在监测到脑组织的病理改变之前监测脑细胞能量代谢物质的变化。

二、脑微透析监测的原理

微透析的原理与普通透析技术相同,即小分子物质顺着浓度梯度通过半透膜进行扩散,通过改变半透膜的通透性,可以筛选出相对分子量为 5000～20000 道尔顿范围内的化学物质。将半透膜的微透析探针插入脑组织,用微里蠕动泵连续灌注如生理盐水或人工脑脊液,当灌流液通过半透膜的探针时,细胞外液中相对分子量的物质会顺浓度梯度通过半透膜进入灌流液中。由丁透析管中的灌流液不断流动更新,因此,跨膜浓度梯度始终存在,透析液与组织间的液体交换得以持续进行。微透析液是在非平衡条件下进行的,所测得的透析液中化学物质的浓度只是探针周围组织实际浓度的一部分,而影响透析物质的浓度主要与半透膜的面积成正比、而与灌流液的流速成反比。使用体内相对回收率来修正测量值,即先测定透析管内透析物的浓度和组织间隙中透析物浓度的比值,再根据这一比值推算组织中的浓度。脑微透析膜探针的长度为 10mm,膜管的外径为 0.6mm,允许透过的最大分子量为 20000,灌流液的流速多选择 0.3～0.5um/ml,其相对回收率达到脑组织实际浓度的 70%。

现代神经重症监护主要针对严重颅脑损伤和脑血管疾病,其目的是尽可能防止急性脑损伤患者可存活的脑组织受剑继发性损伤,以及保护已经受伤的神经细胞。因此,如何尽早检查和持续监控继发性脑损伤并及时采取治疗措施是影响急性脑损伤患者预后的关键。不同于其他脑功能的监测。脑微透析能存细胞病理损伤出现明显变化之前,从分子水平连续地观察脑细胞的代谢改变,例如与 ICP 的监测联合使用,可以提供最佳的监测与治疗。在脑组织中能用微透析检测到的化学物质有很多,在神经重症监护中常监测上述 5 类物质。

（一）脑细胞能量代谢相关物质

脑细胞能量代谢物质主要包括葡萄糖、乳酸、丙酮酸、腺苷和黄嘌呤等。

葡萄糖是脑能量代谢极其重要的代谢底物。正常脑组织的葡萄糖含量约为血糖的 40%；脑组织葡萄糖浓度由外周血糖浓度、局部脑血管的血流最和脑细胞的摄取能力等因素决定。临床研究发现，急性脑损伤后脑组织的葡萄糖浓度呈现出快速大幅度下降，蛛网膜下腔出向所导敛的严重脑血管痉挛时葡萄糖的浓度甚至为零。

生理状态下，脑细胞将葡萄糖代谢为丙酮酸，有氧代谢时进入三羧酸循环产生 ATP，而这是需要异柠檬酸脱氢酶参与的过程。在缺血缺氧时，丙酮酸不能进入三羧酸循环进行有氧代谢，丙酮酸转而被无氧酵解生成乳酸。细胞内的乳酸和丙酮酸可以经受损的脑细胞膜而弥散到细胞外，因此，细胞外乳酸/丙酮酸（L/P）比值可以反映细胞的氧化还原状态。相对于乳酸而言，L/P 比值更能反映脑缺血的严重程度，其理由包括：①脑组织完全缺血时，细胞外乳酸浓度不一定会升高，因为乳酸由细胞内向细胞外迁移的过程也由能量依赖的转移系统完成；②乳酸的产生由葡萄糖的供应决定，而在缺血时葡萄糖的供应会下降；③缺血和脑水肿时，细胞间液的容积变化也会影响细胞间液的乳酸水平，L/P 比值消除了相对回收率的影响。细胞外液乳酸/葡萄糖比值（L/G），乳酸源于组织的缺氧，葡萄糖的降低源于组织的缺血，因此，L/G 更多地反映组织的缺氧/缺血。

（二）自由基相关物质

氢氧基和次氯酸基等自由基半衰期很短，因而它们浓度的改变可以通过自由基清道夫如尿酸、抗坏血酸和尿囊素等的改变来反映。缺血时黄嘌呤积聚后在其氧化酶的作用下会产生过量的尿酸，当内源性自由基清道夫如尿酸被高度活化的自由基攻击后，尿囊素及其他氧化产物如丙酮酸、乙二酰脲和尿草酸在级联反应中形成。Hillered 等在使用脑微透析监测蛛网膜下腔出血伴严重继发性脑损伤患者时，发现次黄嘌呤水平显著升高，并且与 L/P 有显著的相关性，随后也观察到尿酸水平的显著上升。

（三）氨基酸类神经递质

兴奋性氨基酸包括谷氨酸和天冬氨酸，在脑细胞缺血损伤中的作用已得到广泛认同。急性局灶性脑缺血模型中，谷氨酸浓度几乎达到缺血前的 100 倍。缺血时细胞间液中兴奋性氨基酸增多可来源于：①细胞去极化时轴突末梢释放；②细胞的再摄取障碍；③从损伤细胞逸出或梗死组织的自溶；④由血液经受损的血，脑脊液屏障进入细胞间液；⑤白细胞吞噬损伤组织释放兴奋性氨基酸。细胞间液谷氨酸的含量也是反映细胞缺血或损伤的指标。

（四）脑组织损伤的标志物

细胞膜的磷脂降解被认为是细胞膜功能改变的基础。能量供应不足导致 Ca^{2+} 内流，激活磷脂酶，进而导致细胞膜的崩解。而游离脂肪酸和甘油是此反应的终产物。因此，甘油可以作为细胞膜损伤的标志物。然而儿茶酚胺的脂肪分解作用也会导致外周甘油浓度的升高，故需要参考皮下微透析来区分这种途径的甘油来源。

（五）血-脑脊液屏障损伤相关物质

尿素几乎遍布全身，因而可利用其作为微透析的内源性参考物质。大脑也能产生少量的尿素,但与血液中的尿素相比,其量甚微,所以当大脑中的尿素浓度在短时间内迅速改变,只能说明局部灌注有改变或者是血-脑脊液屏障的损伤。

三、脑微透析的装置以及导管的放置

脑微透析装置主要由脑微透析导管、微透析泵、透析液以及微透析分析器组成。脑微透析是一种能连续从脑组织中监测化学物质变化的技术装置,化学物质由微透析导管和探针在细胞间液透析取样,使用酶反应试剂与比色计测量方式,监测脑细胞能量代谢物质的变化。目前微透析主要用于脑缺血的早期监测,敏感指标是 L/P 比值和葡萄糖浓度,预警界限分别为 ≥ 30 和 $\leq 0.8\text{mmol/L}$。微透析监测技术的进展主要体现在监测导管半透膜的孔径,随着孔径的增大,生物大分子透过半透膜的可能性越大,对细胞损伤和炎症反应的提示越强。

急性脑损伤区域内脑细胞的损伤存在着差异,坏死核心区域的血供急剧减少,导致细胞的能量衰竭、细胞膜 ATP 泵衰竭和脑电活动消失。生物学易损区域(半暗带)的血供不足以维持正常的细胞功能和神经冲动的传导,但仍可以维持细胞膜的静息电位。

导管应放置在坏死核心区周围的半暗带区域,其反映的是局部的代谢改变,因此,临床如有可能应根据损伤范围的大小放置数根导管,并在脑损伤的对侧,也就是所谓的损伤较轻一侧的额角无功能区位置放置一根参照导管,腹部脐周皮下脂肪垫再放置一根参照导管。

四、脑微透析监测的临床应用

1990 年瑞典隆德大学临床神经科学神经外科学专家 Carl-Henrik Nordstrom 针对重型颅脑创伤高死亡率的现状,创立了控制脑容量,进而控制 ICP 的治疗方法,又简称隆德概念,并对颅脑创伤实施床旁连续脑微透析的监测,使脑损伤患者脑功能的监测从脑结构性损伤的宏观观察发展到脑代谢水平的监测,也就是脑组织在病理改变之前脑细胞能量代谢物质变化的监测,阐明了脑损伤区域生化物质的变化规律,并测定了大脑能量代谢物质的正常范围,极大地推动了这一技术在神经外科学的临床运用,将重型颅脑创伤的死亡率从 50% 降低到 15%,取得了巨大成就。

隆德概念的核心理念包括:

(一)降低机体的应激反应及脑能量代谢

在患者未转入 ICU 之前,就给予镇静镇痛治疗,降低机体的应激反应。患者在转入 ICU 之后,进一步降低机体的应激反应和降低体内儿茶酚胺的释放,给予镇静镇痛治疗的同时,给予 β_1 受体阻断剂美托洛尔和 α_2 受体激动剂可乐定。病情加重时,亦可给予小剂量的硫喷妥钠[$0.5\sim3\text{mg/(kg·h)}$]持续静脉输注,这一治疗方法在降低应激反应的同时,也具有降低脑能量代谢的作用。

(二)降低脑毛细血管静水压

对患者施予个体化治疗,每日静脉输注美托洛尔 $0.2\sim0.3\text{mg/kg}$ 和每 $4\sim6$ 小时静脉给予可乐定 $0.4\sim0.8\mu\text{g/kg}$,在生理范围内适当降低平均动脉压。经输注红细胞、白蛋白和血浆,

使患者血浆白蛋白、血容量和血红蛋白达到正常水平,是进行控制性降压治疗的先决条件。对成年患者理想的 CPP 维持在 $60\sim70$mmHg,对 ICP 显著升高的患者,短暂的 CPP 降低到 50mmHg(成年人)或 40mmHg(儿童)仍是可以接受的。如血容量正常,CPP 仍很低,则应减少镇静和抗高血压药物的治疗。二氢麦角酸和硫喷妥钠对脑毛细血管前阻力血管具有不同程度的收缩作用,可用于降低脑毛细血管的静水压。

(三)维持胶体渗透压和液体的出入平衡

维持血红蛋白 $125\sim140$g/L,血浆白蛋白 40g/L,维持正常的血容量和最佳的供氧状态。输注洗涤红细胞、白蛋白和血浆的目的之一,就是试图获得正常的胶体渗透压,有利于脑组织液向毛细血管的吸收转移。液体的平衡或轻度的液体负平衡亦是治疗的一部分,可通过使用利尿剂[如静脉输注呋塞米 $0.01\sim0.03$mg/(kg·h)]和输注白蛋白来达到这一治疗目的。主要经胃肠的低热卡代谢支持(对成年患者每日最大热量供给量为 $15\sim20$kcal/kg)。避免高血糖,控制血糖在 $5\sim7.5$mmol/L 的范围。

(四)降低脑血容量硫喷妥钠主要使脑毛细血管的前阻力血管收缩,二氢麦角酸主要收缩脑静脉血管,两者均具有降低脑血容量的作用。尽可能地给予小剂量的二氢麦角酸,将 ICP 控制在 $20\sim25$mmHg。二氢麦角酸的给药应慎重,尤其是伴随有肢体骨折,或肾脏功能不全的患者,给药时间不应超过 5 天,以避免外周血管的代偿性收缩。降低脑血容量的最大给药剂量如下:第 1 天 0.8μg/(kg·h),第 2 天 0.6μg/(kg·h),第 3 天 0.4Ug/(kg·h),第 4 天 0.2μg/(kg·h),第 5 天 1.1μg/(kg·h)。绝大多数患者按这一给药方法治疗,可将 ICP 控制在 $20\sim25$mmHg 内,并可在 5 天后快速撤离。

为降低脑毛细血管静水压,"隆德概念"的治疗理念是通过适当降低平均动脉压和增加毛细血管的收缩,但这些治疗措施可能造成脑局部血流量减少的潜在危险,尤其是脑易损区域的继发性损害。这一治疗矛盾的解决可通过脑微透析有效监控局部脑代谢来进行。

(马军强)

第八节　脑功能的多元化监测

现代神经重症治疗策略是为机体提供最佳的生理环境,也就是维持"颅内原稳态"以及"颅外原稳态",以减少受到损伤的大脑避免继发性损伤的打击,最大限度维持大脑自身的再修复过程。脑损伤的救治重点在于对继发性脑损伤的防治,其中维持脑灌注压和脑氧代谢是临床处理的关键。导致脑能量代谢障碍的继发损伤因素可来源于大脑,即所谓的"颅内失稳态",如脑水肿、颅内高压、脑灌注压下降、脑血管的痉挛和癫痫等,也可以源于全身生理变化,即所谓的"颅外失稳态",如休克、低氧血症、高热和低血糖等。各种脑功能的监测技术都具有各自的优点和局限性,目前尚缺乏任何单一准确有效的监测手段,但颅脑创伤救治的临床思路是综合评价判断,也就是针对所有脑功能的监测指标的解释应建立在全身性指标正常的基础之上,否则,就不能正确解读监测数据和不能正确应用这些监测指导治疗。近年来逐渐形成了脑功能多元化监测理念。其包括两个概念:监测指标的有效组合和实时数据的采集分析。

一、脑微透析与 ICP 监测

ICP 监测被认为是诊断颅内高压最迅速、客观和准确的方法，也是观察患者病情变化、早期诊断、判断手术时机、指导临床药物治疗、判断和改善预后的重要手段。但是 ICP 的增高表明脑容量的调节已出现障碍，且已伴有脑的损害。有研究采用床旁连续脑微透析监测重型颅脑创伤患者脑代谢的变化，结果表明脑组织的甘油早于 ICP 升高前 12 小时就显著升高。2004 年发表的专家共识推荐，微透析监测可用于已经建立 ICP 监测的重型颅脑损伤的患者。

二、脑微透析与 TCD 监测

蛛网膜下腔出血导致脑血管痉挛，脑血流量减少，从而产生严重的脑缺血缺氧性损害。床旁 TCD 脑血流监测显示大脑中动脉的血流速度、脉压的搏动指数和阻力指数均明显增加。床旁微透析监测显示蛛网膜下腔出血的迟发性脑缺血能量代谢衰竭。蛛网膜下腔出血时床旁连续的脑微透析监测显示，葡萄糖浓度呈现出快速的犬幅下降，其浓度甚至为零。

三、脑微透析与 $PbtO_2$ 监测

$PbtO_2$ 监测是近年来广泛应用于局部脑组织氧的监测手段，包括近红外光谱和光纤电极两种技术。$PbtO_2$ 监测与吸入氧浓度、脑灌注压、脑血流和血红蛋白呈正相关，与脑氧摄取率呈负相关，是反映局部脑氧代谢的综合指标。由于受探头周围细胞外液的影响，$PbtO_2$ 较动脉血氧分压低，维持在 $15\sim50mmHg$。颈静脉血氧饱和度＜50％时，脑组织氧分压的范围为 $3\sim12mmHg$。作为一种脑缺血的预警指标，多数研究认为 $PbtO_2\leqslant10mmHg$ 时应引起重视，可能提示存在局部脑缺血的发生。有多个源于颅脑创伤的临床研究表明，颈静脉血氧饱和度＜50％、或 ICP$\geqslant25mmHg$、或 $PbtO_2\leqslant10mmHg$ 时，脑微透析所监测到的 L/P、L/G 均显著升高，L/G 比值升高尤其明显。正常脑组织 L/G 的比值为（1～2）：1，要远高于血液中 L/G 的比值，脑组织的乳酸含量升高是因为脑胶质细胞将葡萄糖分解为乳酸，再提供给脑细胞作为能量代谢的底物。严重蛛网膜下腔出血的患者 L/G 可高达 15：1，脑组织的乳酸升高源于缺氧，脑组织的葡萄糖降低源于缺血，所以 L/G 更多反映了脑局部的缺氧/缺血的程度。

临床实践证明，脑微透析是一项安全的微创监测技术，其局限性就是只能从分子水平上检测细胞间液的化学物质，不能完全反映细胞内和脑脊液的化学组成，不能像 CT、MRI 那样反映全脑的结构改变，也不能像 ICP 监测能反映脑容量和颅内压的变化，更不具备 EEG 的脑电检查功能，其所反映的也只是导管插入处的代谢变化和神经化学改变。因此，要从全方位多角度了解患者病情的变化，必须将微透析和传统的检测方法如 CT、ICP 监测等到结合起来，才能更好地提高临床诊断的价值。其次，物质的交换高度依赖所使用的设备和技术。因此，建立统一的技术参数，使微透析的结果具有可重复性，各医学中心的数据具有可比性，还需要进一步努力。

四、监测技术的有效整合

脑灌注、脑血流、颅内压、脑氧代谢和脑电活动之间相互联系、互为因果,监测指标也具有互补性,并且都受到全身性因素的影响。脑功能的多元化监测并不是指应用的监测手段越多越好,盲目采用多种监测势必会增加操作并发症的发生率,并且增加患者的医疗费用。不同类型的颅脑损伤,其病理生理的改变也不尽一致,因此,脑功能监测的重点不同,监测方法的组合也各有侧重。针对不同的颅脑创伤患者,在全身生理性指标正常的基础之上,选择不同的监测方法,优化组合这些监测手段提供的信息,正确指导治疗。

随着监测项目的增多,单位时间内所获得的信息量增加,数据处理的困难也同时增加,强调实时的数据采集分析,迅速明确继发性损伤的因素,展开有效的治疗,并能及时反馈治疗的效果,其目的是达到优化治疗策略以尽可能减轻继发性的损伤,提高患者的生存率及预后。

（郭小记）

第三章　神经系统临床诊疗技术

神经外科诊疗技术经过几十年的改进,许多经典技术随着现代科技的不断发展已很少使用,但疾病演变之复杂,有时尚需使用到一些经典技术,所以本章仍简述之。

第一节　常用诊疗技术

一、腰椎穿刺术

【适应证】

（一）诊断性穿刺

一些神经外科的疾病常通过诊断性穿刺确定诊断,如化验脑脊液以了解出血、感染等。

（二）治疗性穿刺

1.排出脑脊液降低颅内压有助于颅内手术的进行,释放血性脑脊液可减少对脑膜及血管的刺激。

2.注入抗生素或其他药物(鞘内治疗)。

【禁忌证】

1.显示有颅内压增高症状。

2.休克期间,病情重危或已出现脑疝体征。

3.躁动不安或难于配合的患者。

4.腰区有脑脊液漏经久不愈。

5.穿刺部位存在感染。

6.严重脊髓压迫,特别是有高颈段脊髓压迫患者。

7.出血性疾病患者,如血友病等。

【操作技术】

1.体位　一般采取侧卧位,腰背部表面与床面垂直,腰部后弓,髋关节和膝关节尽量屈曲,头颈稍向前倾,头下垫枕头使与身体保持在同一水平,特殊情况采取坐位(伏在椅靠背上)。

2.穿刺方法　穿刺间隙可在第 2 腰椎棘突间隙以下的任何腰椎棘突间隙选择,并在确定的穿刺点做指甲压痕记号,严格消毒皮肤后,以 1% 的利多卡因在穿刺点的各层软组织上做浸润麻醉,但勿注入蛛网膜下腔内。

在选定腰椎间隙的穿刺点,先将腰椎穿刺针刺过皮肤,接着用左手食指和拇指挟持针的前段,右手持针蒂,针尖垂直或稍倾向头侧刺入,针斜面须朝上方,以均匀的力量及速度缓慢推进穿刺针,针尖穿过黄韧带和硬脊膜时有轻度的阻力突破感,此时针尖可能进入蛛网膜下腔,抽出针芯即见脑脊液流出。若无脑脊液流出,转动针芯,缓慢进或退出针直到有脑脊液滴出;或退至皮下,稍稍改变方向后再行刺入。当肿瘤塞满腰池或马尾部严重粘连时,往往没有脑脊液流出。成功穿刺后的患者平卧6小时。如果有头痛、恶心,则延长平卧时间及给予对症处理。

【注意事项】

1.测压,若压力很高,仅将滴出的少量脑脊液送化验,拔针后马上静脉滴注20%甘露醇。

2.奎氏试验(也称压颈)仅在脊髓病变或疑有横窦阻塞的患者进行。目前已很少使用。

【辅助检查】

(一)测压

侧卧位腰椎穿刺测定,成人正常压力为 $0.7\sim2.0$ kPa($70\sim200$ mmH$_2$O),儿童正常压力为 $0.5\sim1.0$ kPa($50\sim100$ mmH$_2$O)。高于 2.0 kPa(200 mmH$_2$O)时称为颅内压增高,低于 0.7 kPa(70 mmH$_2$O)时称为颅内压降低。

未曾取出脑脊液时的原始压力为初压。初压若超过正常压力,意味着颅腔内容物的体积有增加。初压低于正常,可能有椎管内完全或部分阻塞和枕骨大孔疝等存在。取出脑脊液后的压力称为终压。

(二)动力学检查

压迫双侧颈静脉,了解脑脊液压力的变化以及脊髓蛛网膜下腔是否有阻塞。但是疑有颅内压增高或颅内出血者禁做此检查,因有可能引起脑疝及加重出血。

1.压腹试验　作为压颈试验的预先试验,腰穿后,助手以手掌压迫患者腹部15秒,压力上升,手放松后下降,则证实穿刺针头位于椎管蛛网膜下腔内。

2.奎氏试验　患者侧卧位,颈部用血压表气袋缠绕,松紧适度,由一人颈部加压,另一人做记录,因较繁琐而少用。常用手指压迫两侧或一侧颈静脉,观察压力变化。

(1)压迫两侧颈静脉20秒,压力(水柱)比初压迅速上升 0.3 kPa(30 mmH$_2$O)以上,松手后迅速下降至初压水平,表明蛛网膜下腔通畅。

(2)压迫两侧颈静脉20秒,压力上升缓慢不足 30 mmH$_2$O,松手后15秒内不能回到初压,表明蛛网膜下腔存在部分阻塞。

(3)压迫两侧颈静脉,压力不能上升,表明蛛网膜下腔完全阻塞。

(4)压迫一侧颈静脉,压力不升,压迫对侧压力升降正常,表明不升侧存在横窦或乙状窦阻塞。

(5)压迫颈静脉,压力上升快、下降慢,表明穿刺针斜面开口一半在蛛网膜内,一半在蛛网膜外。

(三)脑脊液化验

脑脊液化验据病情诊治需要可选做常规检查(外观、显微镜检查)、生化检查(蛋白质、糖、氯化物)及特殊检查(蛋白电泳、免疫球蛋白、酶、瘤细胞等)。

二、延髓池穿刺术

【适应证】

1.宜做腰椎穿刺,但因有禁忌证而不能做者。

2.要做下行性椎管造影,目前极少用。

3.经小脑延髓池注入空气、造影剂、药物等做诊断或治疗,目前极少用。

【禁忌证】

1.有明显颅内压增高,以及疑有枕骨大孔疝者。

2.穿刺部位有感染者。

3.不合作、体弱者及婴幼儿。

【操作方法】

1.体位

(1)侧卧位:头部下垫枕头,使头颈和躯干保持在回一水平,头向前倾,下颌角贴近胸部,全身肌肉放松;

(2)坐位:头前倾,下颌贴近胸部,头额与手臂要有扶靠,其下垫薄枕。若患儿坐矮凳,由助手固定头部。

2.穿刺部位　做枕外隆凸与颈椎棘突的连线及双耳垂下缘在颈后的连线,取两连线相交点;或在颈后正中线,枢椎棘突上方凹陷处。穿刺针向眉间。

3.穿刺深度　皮肤到小脑延髓池的距离,成人为 4～6cm,小儿一般不超过 3～4cm。

4.操作步骤　剃除枕项头发并消毒皮肤,穿刺部位逐层做软组织局部麻醉(局麻药勿注入蛛网膜下腔)。术者用左手拇指沿着枕外隆凸向下按压,找到相当于或接近枕骨大孔上缘处,右手持有深度预先做标记的腰椎穿刺针,刺入左拇指按压的皮肤,向眉间的方向不偏离中线缓缓刺入,若针尖触及枕骨,可稍退出,转向尾端沿枕骨大孔边缘滑进,刺针进入 0.5cm 左右,遇到有明显的阻力顿减,感到刺破硬脊膜,进入蛛网膜下腔,拔出针芯往往可见脑脊液流出,若没有,随之每进针 1～2mm 重复观察一次。

【并发症】

只要按操作规程严密消毒,针刺方向无偏差,进针不过深,是可防止出现并发症的。主要并发症为延髓损伤,一旦发生应立即停止操作并做相应处理,严密观察。疑有后颅窝血肿时,应紧急行开颅探查。

三、脑室穿刺术

【适应证】

(一)诊断性穿刺

1.用于脑室测量、脑室造影、脑室注入染料后从脑池穿刺或腰椎穿刺,以了解脑脊液循环梗阻的部位及程度等,目前已少用。

2.收集脑脊液做实验室检查。

(二)治疗性穿刺

1.用于排放脑室液,是暂时缓解由于各种病变导致脑室系统扩大而引起脑积水、脑疝形成的一种紧急抢救措施。

2.开颅手术时或术后以降低脑张力和引流血性脑脊液。

3.用于脑脊液分流手术,置入各种分流导管治疗脑积水。

4.脑室内注入药物用以治疗颅内感染等。

5.蛛网膜下腔出血时,脑室穿刺并行脑室持续引流作为治疗措施之一。

【禁忌证】

1.穿刺部位有感染者。

2.蛛网膜下腔出血者,若明确有动脉瘤破裂出血、动脉瘤栓塞或夹闭前最好不做引流。

3.大脑半球占位病变者,患者侧脑室往往移位受压变形,如做健侧脑室穿刺,有加重移位的可能。

4.存在明显出血倾向者,勿行脑室穿刺。

【操作方法】

1.前入法(穿刺侧脑室前角) 仰卧位,颅骨钻孔部位在发际后2cm、中线旁2～2.5cm,进针方向与矢状面平行,指向外耳道连线或稍内侧,正常深度为4～6cm。

2.后入法(穿刺侧脑室枕角) 多取侧卧或俯卧。颅骨钻孔部位于枕外隆凸上4～7cm、中线旁3cm,穿刺方向与矢状面平行,对准眶上缘中点(眉弓),穿刺深度4.5～5.5cm。

3.侧入法(穿刺侧脑室颞角后部或三角区) 多取侧卧,或仰卧位使头稍转向对侧。颅骨钻孔在外耳道上3cm、后3cm处或耳轮顶点上1cm、后1cm处钻孔,穿刺针垂直方向刺入,正常深度为4～5cm。

4.经眶穿刺法(穿刺侧脑室前角) 多用于急救时。穿刺点在眉前中点下缘穿过眼睑,在眶板前部用骨钉钉穿眶板及硬膜后,用腰穿针经骨孔刺入,方向向上45°角与矢状面平行或稍向内侧,刺向后方,深入约4～5cm。一般少做。

四、经皮前囟穿刺术

患儿前囟未闭时,可经前囟侧角做硬脊膜下腔、蛛网膜下腔或脑室前角穿刺,用于诊断或治疗颅内病变。

【适应证】

1.疑有硬膜下积液、积脓或血肿。

2.严重颅内压增高并有脑疝危象。

3.外伤或感染疑有脑与脑膜间局限性粘连。

【禁忌证】

1.前囟周围有感染。

2.前额部有巨大头颅血肿。

3.前囟处有脑膜膨出或前囟异常狭小者。

【操作方法】

术前剃除前囟附近头发。患儿仰卧,头近台前,助手固定头部。术者用右手持 19～20 号斜面较短的腰椎穿刺针,或斜面短的普通 7～8 号针头,经前囟侧角穿刺,其方向与前入法穿刺侧脑室额角法相同,前囟大者与矢状面平行稍向内侧刺入;前囟小者,针尖稍向外侧,刺入 0.2～0.5cm 穿过硬脑膜时有突破减压感,表示针尖已进入硬脑膜下腔,再以毫米为进度将针缓慢向前推进,边推进边观察,遇有脑脊液或病理性改变的液体流出即表示进入蛛网膜下腔,当硬脑膜下积血、积液时,可经此交换插入一较粗大的 18 号针头进入硬脑膜下腔,再连接一引流管做持续引流。硬脑膜下血肿流出的血性液体较多,间或呈黄色;脑膜炎并发硬脑膜下积脓时,液体呈淡黄色或脓性。

若硬脑膜下无病理性液体、为明确临床诊断与治疗目的,穿刺方法按以上所述方向推进,深 3～4cm,如有减压感,拔出针芯,见有脑脊液流出,表示穿入脑室。

五、脑血管造影术

脑血管造影术是指直接穿刺或动脉导管插入法做选择性血管造影技术和数字减影血管造影技术(DSA)。

【适应证】

1.脑血管疾病,如动脉瘤、血管畸形、动静脉瘘,以及脑血管栓塞和狭窄等。

2.某些颅内外病变(如颈动脉瘤、头皮血管畸形及脑膜瘤等)引起的血供和静脉回流障碍。

3.血管内介入治疗。

【禁忌证】

1.患有严重出血倾向者。

2.对老年性动脉硬化者要慎重。

3.有严重肝、肾、心脏疾病患者。

4.碘过敏者。

5.脑疝或脑干功能衰竭或休克者。

六、外周神经肌肉活检术

外周神经肌肉活检术适合于诊断各种原因所致的周围神经病,还可用于儿童异染性脑白质营养不良、肾上腺脑白质营养不良和 K 等的鉴别诊断。最常用于神经活检的部位为腓肠神经,经取材固定后,常规行 HE 染色、刚果红染色、俄酸染色以及各种免疫组织化学染色等,电镜标本还需做铅染色等。腓肠神经活检术应用有其局限性,因为腓肠神经为纯感觉神经,对于纯运动神经病变或以运动神经损害为主的神经病变,不能全面反映神经病理的变化和程度,尚需要做尺神经活检。取肌肉活检时,需注意固定肌纤维的方向,便于病理检查时取材。

(刘庆利)

第二节 影像诊疗技术

一、X 线检查

(一)头颅 X 线检查

【检查方法】

包括常规拍摄正位(前后位)和侧位外,还可根据临床特殊需要拍摄特殊位置。如:

1.颏顶位 即颅底位,可观察颅底尤其颅中凹,如卵圆孔、棘孔、破裂孔等结构;

2.额枕位 即汤氏位,观察后颅凹、内听道、岩骨锥部、枕大孔和枕骨等处;

3.眼眶位 即柯氏位,观察眼眶、蝶骨大小翼和眶上裂;

4.53°后前斜位 即视神经孔位,观察视神经孔、前床突、眶顶和后组筛窦;

5.45°后前斜位 即斯氏位,观察内听道、岩骨锥部、乳突和内耳;

6.蝶骨局部位 观察蝶鞍情况。

【结果分析】

1.正侧位片 是最常用的头颅 X 线摄片。

(1)后前位片:标准前后位像上岩骨与眼眶重叠,矢状缝应成一条直线与蝶骨嵴垂直,居颅骨之正中。可观察头颅之大小、形状及颅盖骨,并可通过眼眶观察岩骨及内听道。

(2)侧位片:侧位像上,蝶鞍之前床突两侧应重叠,下颌关节也应彼此重合。可观察头颅大小及形状,清楚地显示蝶鞍形态。还能看到前、中、颅后窝的关系,颅缝、血管压迹、脑回压迹及钙化松果体的位置。

随着 CT 的发展,头部平片的应用在逐渐减少。但是在观察颅骨的整体改变时 X 线平片仍有自己特殊的价值。例如在观观察骨缺损的范围、骨折线的走向、颅骨本身的病变整体关系时要优于 CT。

头颅正侧位片的适应证:

(1)颅脑先天发育和后天因素所致头颅的大小与外形异常。儿童头颅的增大可见于各种脑积水,儿童佝偻病、婴儿慢性硬膜下血肿等。成人的头颅增大多见于生长激素垂体腺瘤,常伴有该病的其他特征如蝶鞍的扩大、鼻窦扩大、颅骨增厚、枕外粗隆肥大、下颌前突等。头颅的狭小则多见于大脑发育障碍、狭颅症等。由于涉及的颅缝不同可形成各种头颅的畸形,如舟状头、尖头、短头、偏头等。

(2)颅内压力增高。颅缝分裂与囟门增宽是幼儿、儿童颅内压增高的表现。成人颅内压增高引起蝶鞍的骨质吸收和扩大。骨质变化开始于后床突和鞍背，表现为骨质疏松、模糊。进一步加重时，鞍底亦萎缩吸收，鞍背和后床突可完全破坏消失，蝶鞍扩大类似鞍内肿瘤所引起的改变，但鞍背并不向后竖起，前床突和鞍结节的形态保持正常。

（3）颅内病理性钙化。脑寄生虫病、脑膜及脑的结核、脑肿瘤及某些脑部退行性病变（结节性硬化）可出现病理性钙化灶。

（4）局限性骨质破坏和增生。颅骨的破坏缺损常见开放性颅脑损伤、先天性颅骨裂、多发性神经纤维瘤病、颅内上皮样囊肿、颅脑手术后及某些溶骨性的颅骨病变，如颅骨结核、炎症、转移瘤和肉芽肿等。颅骨的局限性增厚见于颅骨瘤、颅骨纤维结构不良及某些成骨性灼肿瘤，如颅骨血管瘤、颅骨成骨骨肉瘤等。

（5）颅颈交界的畸形。如扁平颅底、颅底凹陷症时，齿状突高过腭枕线 3mm 以上。

2.颅底片　用来观察颅底中颅窝的情况，一些颅后窝的结构如颅底的卵圆孔、棘孔、破裂孔、翼内外板和岩骨及中耳乳突均可清楚显示。内听道也经常显示较好。鼻咽癌常有颅底骨破坏。

3.内听道片　用来观察颅后窝的情况，尤其是内听道、岩椎、枕大孔和枕骨。正常人内听道管径为 4～7mm，两侧常不完全等大，但相差不应超过 2mm，超过此限度应提示病变存在。听神经瘤可引起病变侧内听道扩大。

4.蝶鞍侧位片　用于观察蝶鞍。蝶鞍的大小因人而异，用径线测量其前后径为 8～16mm，平均 11.5mm，深度为 7～14mm，平均 9.5mm。老年骨萎缩时，蝶鞍的轮廓因骨质稀疏而欠明显。鞍内肿瘤引起蝶鞍骨壁的压迫而使之呈球状扩大，严重时可有骨质结构的吸收破坏。鞍旁肿瘤常使一侧鞍背侵蚀而缩短，蝶鞍呈蝶形，上口较宽，前后径加大，亦可伴骨质吸收破坏。

5.视神经孔片　投射时要求患者俯卧于摄影台上，肘部弯曲。两手放于胸旁，头部转向对侧，被检测眼眶放于暗盒中心。颧骨、鼻尖和下颌隆凸部三点紧靠暗盒，使头部矢状面与暗盒成 53°角，听鼻线与暗盒至直。视神经孔在眼眶外下方显影。视神经孔扩大见于视神经和视神经鞘的原发性或继发性肿瘤。

（二）脊柱 X 线检查

【检查方法】

各椎骨的椎孔相连成为椎管，脊髓由其内通过，椎管前为椎体及椎间盘，后为椎板及黄韧带，两侧为椎弓根。椎管两侧相邻椎骨的椎弓切迹形成椎间孔，脊神经由此穿出。椎骨骨折、椎间盘突出、骨质增生及骨质退行性变时，常引起脊髓和脊神经损伤。脊柱前、后位平片用来观察椎管的形态及椎骨骨质结构；侧位片用来观察椎管间隙和椎管的情况；斜位片用来观察椎间孔，椎间孔扩大和破坏是神经根肿瘤常见的征象。在腰椎并可观察椎弓有否断裂。

【结果分析】

1.脊椎 X 线检查　主要观察脊柱的生理弯曲，椎体有无发育异常、骨质破坏、骨折、脱位、变形或骨质增生、椎弓根的形态及弓根间距有无变化，椎间孔有无扩大、椎间隙有无狭窄、椎板及棘突有无破裂或脊柱裂、脊椎横突有无破坏、椎旁有无软组织阴影。

2.椎管内肿瘤的 X 线表现

（1）正位片表现为椎弓根距离增大；侧位片显示椎管前后径增宽。其增大的范围和肿瘤的大小密切相关；

（2）椎体和附件的骨质改变：椎体的变形或破坏最易出现于它的后缘。呈弧形向前凹陷；附件的改变最常见于椎弓根和椎板，亦可延及其他结构，表现为椎弓根变形、变薄甚至消失，椎板的吸收腐蚀等；

（3）椎间孔的改变：表现为椎间孔的扩大或破坏，是神经根肿瘤常见征象；

（4）椎管内异常钙化：见于少数脊膜瘤和血管母细胞瘤，表现为斑片状钙化影；

（5）椎旁软组织块影：是肿瘤通过椎间孔向外生长所致。

3.椎体或附件的病变累及脊髓，引起脊髓压迫征　常见的 X 线表现有：

（1）脊椎外伤性骨折或脱位，脊椎骨折多见为椎体压缩或楔形变，亦可表现为椎体或附件的断裂。脱位为椎体之间位置排列的异常，可向前后或左右移位；

（2）脊柱结核，显示椎间隙狭窄，伴相邻椎体骨质缺损，严重者可累及数个椎体，成后凸畸形、椎旁常有梭形软组织肿胀；

（3）脊柱先天畸形，常见的有脊柱裂、椎体分节不全和半椎体畸形；

（4）脊柱肿瘤，以转移瘤、脊索瘤、血管瘤等多见，可出现骨质破坏和增生。良性肿瘤的破坏边界清楚、边缘常有硬化；恶性肿瘤的骨质破坏边界模糊、形态不规则，一般都不累及椎间盘；

（5）脊柱退行性骨关节病及椎间盘病变，可见椎体、附件和关节等有增生肥大，关节面及椎体边缘有硬化增生和骨刺形成。椎间盘突出病变包括变性或突出。椎间隙狭窄是椎间盘突出常见征象；

（6）颈椎病时，X 线上常常显示颈椎前凸消失或呈反曲线，椎间隙变窄、骨质增生，斜位片有时可见骨刺，使椎间孔变小，颈脊神经根、椎动脉或颈髓受压而产生上肢麻木、疼痛、椎动脉供血不足及颈髓受压症状；

（7）腰椎病时，正侧位显示腰椎侧凸，侧位片可见腰椎生理性前凸消失，病变椎间隙变窄，相邻椎体边缘有骨赘增生，使腰脊神经根受压产生下肢麻、痛等症状。

4.体层摄影　可对颅骨某部或脊椎某段进行检查，发现骨质改变或钙化。

（三）正常 X 线表现

【头颅平片】

正常头颅因个体、年龄和性别而有明显差别。

1.颅壁　儿童较薄，成人较厚，还因部位不同而有差异。成人颅壁分内、外板及板障三层。内、外板为致密骨，呈高密度线状影，板障居其间为松质骨，密度较低。

2.颅缝　冠状缝、矢状缝及人字缝为颅盖骨缝，呈锯齿状线状透明影。儿童期比较清楚。后囟和人字缝间有时可见多余之骨块，为缝间骨，数目不定。缝间骨多无病理意义。但不可误认为骨折。

3.颅壁压迹

（1）脑回压迹是大脑脑回压迫内板而形成的局限变薄区，X 线表现为圆形或卵圆形的较透

明影,见于颅盖骨。其多少与显著程度正常差别较大。2 岁以前和成人较不明显,囟门闭合后,脑发育较快,压迹较显著;

(2)脑膜中动脉压迹是脑膜中动脉对内板压迫所致,侧位上呈条状透明影,分前、后两支,前支较清楚,居冠状缝稍后,后支细小,较不易显示;

(3)板障静脉压迹粗细不均,呈网状或树状排列,多见于顶骨。粗细、多少及分布正常差别较大;

(4)蛛网膜粒压迹表现为边缘清楚而不规则的低密度区,位于额顶骨中线两旁。多在内板,有时形成薄的外突骨壳,甚至造成骨缺损。压迹本身无病理意义,但应同骨破坏鉴别。

4.蝶鞍　侧位上可观察蝶鞍大小、形状及结构。正常蝶鞍差别较大。正常蝶鞍前后径为 7 ～16mm,平均为 11.5mm,深径为 7～14mm,平均为 9.5mm。分为椭圆形、扁平形和圆形。蝶鞍各部厚度与密度不同,老年可因骨质疏松而密度减低。正位上可观察鞍底,呈一平台。正常宽度为 8～20mm,平均为 15mm。

5.岩骨及内耳道　后前位片可从眶内观察。内耳道两侧基本对称,大小相差一般不超过 0.5mm。内耳道宽径最大为 10mm,平均为 5.5mm。内耳道口居内端,呈弧状。

6.颅内非病理性钙斑

(1)松果体钙斑:侧位上居岩骨上后方,后前位上居中线。大小、形状及密度不同。成人显影率高达 40%。其位置较恒定,可根据其移位方向,判断肿瘤或血肿的大致位置;

(2)大脑镰钙斑:后前位上呈三角或带状致密影,居中线。显影率近显影率近 10%;

(3)床突间韧带骨化:侧位上呈带状致密影居蝶鞍前后床突之间,使蝶鞍呈"桥形"。显影率为 4%;

(4)侧脑室脉络丛球钙斑少见,显影率不到 0.5%。

(四)神经系统疾病的常见 X 线检查

【颅内肿瘤的 X 线检查】

脑瘤在头颅平片可表现为:①出现颅内压增高征;②出现脑瘤定位征,有时可估计其病理性质;③无异常发现,但仍不能除外脑瘤的存在。

1.颅内压增高征　脑瘤由于本身的占位性和继发的脑水肿使颅内容体积增加或者脑瘤梗阻脑脊液循环路径,致使颅内压增高。一般持续 3～6 个月即可出现 X 线变化。

颅内压增高的主要 X 线变化是颅缝增宽,脑回压迹增多而显著,蝶鞍增大及后壁骨破坏。后壁骨吸收自上而下,表现为后床突变小或消失,鞍背变短、变薄或消失。颅缝增宽多见于儿童,蝶鞍变化于成人明显。

颅内压增高多见于脑瘤,但也见于其他疾病,应作进一步检查。

2.脑瘤定位征　头颅平片上可出现以下定位征。

(1)颅壁局限性变化,接近颅壁的脑瘤可压迫或侵蚀颅壁而发生局限性骨破坏或骨增生。多见于颅盖骨。根据骨变化的部位可确定脑瘤的位置。这种变化多见于脑膜瘤。

(2)蝶鞍变化,垂体肿瘤居鞍内,可使蝶鞍呈气球状增大,鞍背还可后移并竖直,出现"鞍内型"改变,可诊断为鞍内肿瘤。蝶鞍上方肿瘤可使鞍背变短,蝶鞍扁平和开口增大,出现"鞍上型"改变。蝶鞍旁肿瘤可使同侧鞍底,甚至鞍背出现双重影像,蝶鞍增大以及同侧前床突上翘或破坏,出现"鞍旁型"改变。

(3)岩骨及内耳道变化,靠近岩骨尖和内耳道的肿瘤,如听神经瘤可使内耳道扩大、岩骨头破坏,晚期可形成骨缺损。

(4)钙斑,脑瘤较易发生钙斑,显影率为 3%～15%。根据钙斑可大致确定脑瘤位置。注意钙斑的位置与形态还能估计性质。例如蝶鞍区弧形或不规则形钙斑多为颅咽管瘤;团块状钙斑为脑膜瘤:幕上条带状钙斑则多为少突胶质细胞瘤。

(5)松果体钙斑移位,根据松果体钙斑移位方向可大致估计脑瘤位置。一侧大脑半球肿瘤使其向对侧移位。额区肿瘤使其向后下方移位,顶区肿瘤使其向下移位。

上述征象可综合出现。例如脑膜瘤可同时出现局限性骨增生、团块状钙斑、松果体钙斑移位颅内压增高等征象。

【颅脑外伤的 X 线检查】

头颅平片是诊断颅骨骨折与颅缝分裂的有效方法,但在病情危重时,则不应勉强进行。在疑有颅底骨折时,也不应作颅底摄影,因为不仅难以显示骨折,而且可加重病情,应在伤情稳定后进行,拍片要求迅速,安全。骨折的出现对于了解颅内外伤也有帮助。如骨折横过脑膜中动脉压迹,又有颅内血肿的临床表现,则在骨折下方可能有硬膜外血肿。

【椎管内肿瘤的 X 线检查】

常有椎管骨质改变,尤其在儿童。平片上于肿瘤所在平面可见椎弓根内缘变平、凹陷、椎弓根变窄或消失,椎弓根间距离增大和椎体后缘凹陷以及椎间孔增大等。增大的椎间孔边缘多整齐、致密,常见于神经纤维瘤。此外,局部还可见骨破坏、钙斑和椎旁软组织块影等。

二、CT 检查

(一)颅脑 CT 检查

【检查方法】颅脑 CT 主要采用横断面(轴位)扫描,有时加用冠状断面扫描。横断扫多采用以听眦线(外耳孔与外眦连线)为基线,依次向头顶连续扫描 10 个层面,层距 10mm。目前螺旋 CT 扫描层面更薄、扫描时间更短,通过三维重建,能更好地显示颅内的结构。根据病情,平扫之后再进行增强扫描。

【正常表现】

CT 诊断主要依据是观察组织密度差异。颅骨为最高密度白影,CT 值＋1000Hu。鼻窦与乳突气房内含空气为最低黑影,CT 值为-1000Hu。充满脑脊液的脑室、脑池为低密度,CT 值为 0～16Hu。松果体及脉络丛常发生钙化而呈高密度影、CT 值取决于钙含量,约 40～400Hu。

正常两侧脑实质密度对称,脑皮质为薄层白带状影,髓质为深浅不等的灰影,皮质和髓质之间常有清楚的分界线。尾状核密度较高,血管与脑实质密度相仿。侧脑室边界清楚,左右两侧形状及大小对称,透明隔与三脑室在较低层面中线上,马蹄形的第四脑室显示在颅后窝层面。蛛网膜下腔为薄层低密度带,位于颅骨内板与脑皮质之间,部分区域扩大形成脑池:半球纵裂池显示较高层面,为位于中线的低密度带,外侧裂池对称位于两侧。鞍上池呈五角星形,在鞍上池前1/3可见视神经交叉。四叠体池居后方,四叠体突入池的前方。环池呈窄带状围绕中脑周边。后颅窝还可见小脑脑桥角池和枕大池。

增强检查时血中含碘量增加,使血管和组织密度增加,脑血管可显影。静脉窦与脑室脉络膜丛均因血中含碘量增强而使影像清楚。

【CT 扫描的结果分析】

1.脑实质基本病理改变　直接显示病灶是 CT 诊断的显著优点。与周围正常密度相比,病灶可呈低密度、高密度和等密度。

(1)低密度病灶指病灶密度低于正常脑实质密度,一些肿瘤内大片坏死及囊性肿瘤均显示低密度灶,此外,脑水肿、脑梗死、脑脓肿、囊肿和液体积聚也为低密度灶。

(2)高密度病灶指病灶密度高于正常脑实质密度。见于一些肿瘤及其内的钙化、颅内出血如脑出血等。

(3)等密度病灶指病灶密度与正常脑实质密度相等或近似。此时,可从两方面推测:一是病灶周围有水肿衬托出来;二是脑室出现移位变形,中线结构向对侧移位。

2.脑室与脑池的变化　脑室改变为脑室扩大,变形及移位。脑室扩大可分系统性和局限性两类。系统性扩大多因脑脊液循环受阻,如四脑室内肿瘤等,梗阻平面近侧因脑室压力增高而扩大,所含脑脊液增多,又称脑积水。局限性脑室扩大多由于脑室壁完整性受损,或为局部牵拉性扩大。脑室变形及移位多因脑内占位性病变直接推压脑室所致。脑池变化有扩大、变形和移位。例如鞍上肿瘤可引起鞍上池充盈缺损;脑皮质萎缩则可见蛛网膜下腔扩大。

【常见疾病的 CT 表现】

1.多数常见的颅内肿瘤,CT 检查可做出定位与定性诊断。

恶性胶质瘤常见于低密度,增强扫描环状增强,且壁上常见结节,周围低密度水肿带明显。脑膜瘤多表现为均匀高密度,边界清楚,且与颅骨、大脑镰或小脑幕相连,增强扫描有明显均匀增强效应。转移瘤呈多发灶、多在脑周边,呈小的低、高或混杂密度,增强效应多明显。鞍上有增强的稍高密度灶多为垂体瘤向鞍上延伸。颅咽管瘤多为混杂密度,往往有蛋壳样钙化。松果体瘤出现在松果体区,呈稍高密度并点状钙化、增强明显。听神经瘤为脑桥小脑角区的低或稍高密度病灶,有增强,同时可见内听道扩大与破坏。后颅窝的 CT 扫描常因伪影而导致肿瘤被漏诊或误诊,应再进行 MRI 检查明确诊断。

2.不同类型的颅脑外伤,CT 检查有特征性的表现。

(I)颅内血肿:根据出血部位分为脑内血肿和脑外血肿,后者又分为硬膜外血肿及硬膜下血肿。

1)急性脑内血肿表现为脑内圆形或不规则形均匀高密度区,轮廓锐利,周围有脑水肿。如血液流入脑室或蛛网膜下腔,则积血处呈高密度影。

2)典型的硬膜外血肿表现为颅骨内板下方梭形(或凸透镜状)均匀高密度影,常有轻度占位表现。两周后,血肿内红细胞及蛋白质逐渐被分解和吸收,其密度也相应下降为等密度或低密度。硬膜外血肿常伴发局部骨折及头皮下血肿。

3)硬膜下血肿表现为颅骨内板下方新月状,薄层广泛均匀高密度区。血肿体积大时,可包绕和压迫大脑半球及脑室,将中线结构推向对侧。亚急性期,形状不变,呈等密度,可借助于灰、白质界线与颅骨间距离增宽来确定。

4)慢性硬膜下积液:表现为颅骨内板下方新月形或半月形、近于脑脊液的低密度区。多见于额颞区,累及一侧或两侧,无或只有轻微占位表现。慢性硬膜下积液多见于脑外伤后,也可能是慢性硬膜下血肿的表现之一。

(2)脑挫裂伤:脑组织发生一定程度的挫伤、裂伤、出血和水肿等。单纯挫伤以脑水肿为主,CT平扫见边缘模糊的低密度区,病灶较大时可有占位征象。脑挫裂伤常合并脑内出血,平扫表现为边缘模糊的低密度区伴有多发点状及片状致密影。

3.脑血管病　CT能及时确诊脑血管病,如脑出血或脑梗死,对迅速制订治疗方案和改善预后有重要价值。

(1)高血压性脑内血肿:常见于高血压动脉硬化患者,血肿好发于基底节区或(和)丘脑。CT可反映血肿形成、吸收和囊变的演变过程——新鲜血肿为边缘清楚,密度均匀的高密度区;2～3天后血肿周围出现水肿带;约1周后,血肿周边开始吸收,呈溶冰状;约4周后则变成低密度灶;2个月后则成为低密度囊腔。增强扫描于吸收期可见环状增强,囊变期则无增强。此外,大的血肿可见占位征象,导致中绒结构的偏移。脑内血肿破入脑室,可导致脑室内积血、脑室铸型。

(2)脑梗死

1)缺血性脑梗死:较常见,多发生于大脑中动脉供应区,动脉主干闭塞多累及多个脑叶的皮质和髓质,呈扇形或楔形、边界不清、有占位表现,增强后出现脑回状或斑状强化。发病24小时内CT可无阳性发现;1～2周内由于缺血性脑水肿,累及皮质和髓质,多为楔形轻度低密度区,水肿范围大时可有占位征象;2～3周病灶变为等密度,与脑水肿消失和巨噬细胞反应有关;4～6周病灶发生液化和瘢痕形成,呈边缘锐利的低密度区,邻近脑室发生牵拉扩大,脑皮质沟增宽,甚至中线结构移向患侧。

腔隙性脑梗死系因小的终末动脉闭塞,好发于基底节区和脑干,表现为直径小于1.0cm的边缘清楚的低密度灶。

2)出血性脑梗死:因抗凝治疗后血栓碎裂变小,向远侧游动并再度发生栓塞,已坏死的血管因血液再通,动脉压增高致血管破裂而出血。好发于皮质和基底节区。表现为大片低密度区内出现点片状高密度影。

(3)脑动脉瘤:好发于基底动脉环,直径小于1.0cm时,CT平扫不能显示;直径小于5mm,CT增强扫描亦难发现。较大的动脉瘤增强时呈圆形或类圆形致密影。动脉瘤破裂出血时,CT可显示血液在蛛网膜下腔、脑内和脑室内分布情况,并且根据蛛网膜下腔出血的部位判断动脉瘤的部位。

(4)脑血管畸形:平扫时,小的脑血管畸形不易发现,较大病灶显示为不均匀密度和不规则团状影,有出血或钙化则表现为高密度灶。增强扫描常显示轮廓清楚的团状影或不规则形的密度较高的畸形血管影以及粗大迂曲的输入和引出血管。

4.炎症及寄生虫病

(1)脑脓肿:CT对脑脓肿的诊断非常重要,既可确定脓肿的有无及其位置、大小、数目和多房性等,还可引导进行手术引流,并观察脓肿的演变。病变多发生在灰白质交界处。在急性局限性脑炎阶段表现为边缘不清的低密度区及占位征象。脓肿形成后,则呈边缘密度稍高、中心密度低的病灶,周围广泛水肿。增强扫描可见脓肿壁呈薄的、均匀一致的环形增强影,为脓肿壁上毛细血管充血和血脑屏障破坏所致。脓肿由急性转为慢性的过程中,脓肿壁越来越清楚,周围水肿带变窄,最后完全消失。

(2)脑寄生虫病:CT可直接显示病灶特征,对诊断有提示作用。

1)脑囊虫病:CT表现为单发或多发的小结节或卵圆形小囊状低密度区,大小0.5～1cm。增强扫描见环状强化。

2)脑包虫病:CT表现为边界清楚锐利的类圆形巨大囊性病灶,囊壁常有钙化。周围无水肿,有占位征象。无囊壁强化。

5.其他　CT还可直接显示脑萎缩及某些先天畸形,如先天性脑穿通畸形囊肿,先天性四脑室中、侧孔闭锁等;还可用于脑瘤术后,化疗和放疗以及脑积水分流术后随诊观察。

【颅脑CT检查适应证】

1.各种类型的颅脑外伤。

2.因临床表现怀疑颅内占位病变、颅脑血管意外、颅内感染、脑积水、颅脑畸形时。

3.颅脑疾病治疗过程中,需要了解颅内病变变化时。

4.颅脑疾病的随诊。

(二)脊柱CT检查

脊柱CT扫描对于椎体骨质观察优于MRI,但对椎管内外软组织的观察不如MRI。

【脊椎退行性变的CT表现】

1.椎间盘脱出和膨出　椎间盘脱出表现为椎间盘的局部突出,弧形超出椎体后缘。硬膜外脂肪消失,硬膜囊受压内凹。椎间盘膨出表现为椎间盘均匀对称性增大,椎体边缘可见一圈软组织影,压迫相应的神经根。

2.骨质增生和小关节增生　椎体的骨质增生表现为椎体边缘毛糙不清,有大量的毛刺样突起,椎体后缘骨质增生还可引起椎管狭窄。小关节增生时可见上下关节突增厚、变尖、前突,关节面毛糙,关节间隙变窄。

3.椎管狭窄和韧带肥厚　椎管的正常形态消失,椎管横断面积变小,可见椎体后缘增生的骨质突入椎管,黄韧带肥厚常超过5mm,后纵韧带钙化常在颈部出现。

【椎管内肿瘤的CT表现】

1.髓内肿瘤　胶质瘤最常见,多为室管膜瘤和星形细胞瘤。平扫可见脊髓密度增高,肿瘤密度稍低或等密度。增强扫描后肿瘤可见强化,椎管造影后CT扫描可见蛛网膜下腔变窄、闭塞、移位,可显示膨大脊髓的外形。血管网状细胞瘤平扫为低密度,脊髓不规则粗大,有时可见不规则多发点状、条状钙化,如有囊变有时可见更低密度影,增强扫描可见肿瘤明显强化。

2.髓外硬膜下肿瘤　神经鞘瘤最常见,平扫可见椎弓根骨质破坏,椎管扩大,一侧椎间孔也扩大,肿瘤密度较脊髓略高,常为圆形实性占位。强化扫描可见肿瘤中度强化,经神经根鞘向椎管外生长,表现为哑铃形。脊膜瘤平扫可见肿瘤多呈圆形或椭圆形实性占位,密度略高,可发生钙化,脊髓受压移位,注药后可见强化。

3.硬膜外占位　表现为椎管内软组织肿块,压迫硬膜囊,使之变形。转移瘤 CT 常见骨质破坏,肿瘤边界不清,密度与肌肉相似,增强扫描可出现强化。淋巴瘤可见溶骨性骨质破坏,椎旁肿块经椎间孔侵入硬膜外腔,常累及多个节段,增强扫描可见肿瘤边缘不规则强化。

【脊椎外伤的 CT 表现】

CT 扫描可观察椎体和椎板骨折、骨折移位及是否有创伤性椎间盘脱出。出血表现为椎管内高密度影,使脊髓受压移位。脊髓挫裂水肿表现为脊髓外形膨大,内部密度不均,可见点状高密度影。

【其他脊柱病变 CT 表现】

脊柱和脊髓的某些先天发育畸形、脊椎结核寒性脓肿可在 CT 片上得到良好的显示。

(三)CT 血管成像和 CT 骨三维成像

CT 血管成像(CTA)是一种应用计算机三维重建方法合成的非创伤性血管造影术。一般利用螺旋 CT 快速扫描、图像工作站对采集的图像进行重建。重建方法一般采用 MIP 法或 VR 法,通过调整阈值可获得只有连续的血管影而无周围的组织结构影;或同时显示血管和周围结构的三维图像,并可利用计算机软件进行任意角度的观察和任意方向的切割。适用于诊断颅内动脉瘤、血管畸形、大动脉炎、肺动脉血栓或瘤栓、大动脉或中动脉的狭窄以及内脏血管异常等。

CTA 具有以下特点:无创性;检查快捷,安全;在了解血管情况的同时,还可了解血管与周围组织与病变的关系。但 CTA 对小血管的显示仍欠满意。DSA 是医学界公认的血管病变诊断的金标准,但是,随着 CTA 的进步,CTA 对血管病变的诊断结果与金标准对照比较结果令人满意。

CT 骨三维成像是在二维平面图像的基础上进一步详细的显示骨的三维空间分布情况。三维图像重建一般都在图像工作站中进行,只显示三维骨结构,去除皮肤、肌肉、血管、内脏等结构,特别适合用于发现颅骨、脊柱、肋骨、骨盆、股骨等部位的病变,对了解骨肿瘤、骨病、骨髓炎的病变范围、寰枕畸形、脊柱侧弯等有重要帮助。

三、MRI 检查

MRI 的扫描技术具有无辐射、无骨伪迹和优良软组织分辨率的特点,并且能做各个方向扫描,尤其适用于中枢神经系统。其基本原理:人体置于磁场中,在外加磁场的作用下,体内氢质子将按磁场方向排列。施加射频脉冲激发氢质子,会引起氢质子共振并吸收能量,偏离外加磁场方向。激发停止后,受激发的氢质子将吸收的能量放出,恢复到激发前状态;不同组织内氢质子的恢复时间不同(包括 T_1 和 T_2),因而可以产生不同信号强度的图像。MRI 扫描的时间参数有回波时间(TE)和脉冲重复时间(TR),选择不同的 TR 和 TE,可以产生 T_1 或 T_2 加权像。

在磁共振成像时,反复对氢质子进行激发的射频脉冲称为脉冲序列。最广泛使用的脉冲序列是自旋回波法（SE）。T_1 加权像 TE：16～30ms，TR：400～600ms；T_2 加权像 TE：60～100ms，TR：1500～4000ms；质子密度加权像 TE：16～30ms，TR：1500～4000ms。

为了克服 MRI 中 SE 脉冲序列成像速度慢、检查时间长这一主要缺点，近年来先后开发了梯度回波脉冲序列、快速自旋回波脉冲序列等成像技术，已取得重大成果并广泛应用于临床。此外，还开发了脂肪抑制和水抑制技术，进一步增加 MR 信息。

MRI 另一新技术是磁共振血管造影（MRA）。血管中流动的血液出现流空现象。它的 MR 信号强度取决于流速，流动快的血液常呈低信号。因此，在流动的血液及相邻组织之间有显著的对比，从而提供了 MRA 的可能性。目前已应用于大、中血管病变的诊断，并不断改善。MRA 不需穿刺血管和注入造影剂，有很好的应用前景。MRA 还可用于测量血流速度和观察其特征。

MRI 也可行造影增强，即从静脉注入能使质子弛豫时间缩短的顺磁性物质作为造影剂，以行 MRI 造影增强。中枢神经系统 MRI 做造影增强时，病灶增强与否及增强程度与病灶血供的多少和血脑屏障破坏的程度密切相关，因此有利于中枢神经系统疾病的诊断。

【MRI 图像特点】

1.灰阶成像　MRI 所显示的解剖结构非常逼真，在良好清晰的解剖背景上，再显出病变影像，使得病变同解剖结构的关系更明确。值得注意的是，MRI 的影像虽然也以不同灰度显示，但反映的是 MR 信号强度的不同或弛豫时间 T_1 与 T_2 的长短，而不像 CT 图像的灰度反映的是组织密度。

MRI 的图像如主要反映组织间 T_1 特征参数时，为 T_1 加权像，它反映的是组织间 T_1 的差别；如主要反映组织间 T_2 特征参数时，则为 T_2 加权像。因此，一个层面可分别获得 T_1WI 与 T_2WI。中枢神经系统各种软组织间 T_1 差别明显，所以 T_1WI 有利于观察解剖结构，而 T_2WI 则对显示病变组织较好。

在常规自旋回波序列中，T_1 加权像中信号强度由高到低排列为：脂肪＞髓质骨＞白质＞灰质＞脑脊液＞脑膜＞皮质骨。T_2 加权像中信号强度由高到低排列顺序为：脑脊液＞脂肪＞髓质骨＞灰质＞白质＞脑膜＞皮质骨。

2.流空效应　血管内血液由于流动迅速，使发射 MR 信号的氢原子核离开接收范围之外，所以测不到 MR 信号，在 T_1WI 或 T_2WI 中均呈黑影，这就是流空效应。这一效应使血管显影，是 CT 所不能比拟的。

3.三维成像　MRI 可获得人体横面、冠状面、矢状面及任何方向断面的图像，有利于病变的三维定位。一般 CT 则难以做到直接三维显示，需采用重建的方法才能获得冠状面或矢状面图像以及三维重建立体像。

【MRI 分析与诊断】

观察前，要先了解 MRI 设备的类型、磁场强度和扫描技术条件，如 TR 与 TE 的长短，因为它们直接影响图像的对比度，还有助于分辨 T_1WI 和，T_2WI。

观察 MRI 时，需要对每帧图像进行分析，要结合冠状面、矢状面和横断面图像进行观察，以便获得立体的概念，便于对病变位置乃至起源做出判断。要结合 T_1WI 和 T_2WI，尤其对轻重不同的 T_2WI 进行分析，因为比较两个加权像上病变的信号强度变化，有助于对病变性质的判断。

在良好的解剖背景上显示病变是 MRI 诊断的突出优点。在观察病变时需注意病变的位置、大小、形状、边缘轮廓和同重要结构的关系等,还要观察病变 T_1、T_2 的长短或 MR 信号的强弱与均匀性,因为这有助于病变性质的判断。例如脑水肿表现为长 T_1、长 T_2,多数脑瘤为长 T_1、长 T_2,含脂类病变表现为短 T_1 和不同程度的长 T_2。血管由于流空效应而显影,故可分析病变同血管的关系。

【动态 MRI】

动态 MRI 是在持续注射增强剂的同时进行 MRI 检查的方法,可以提高垂体微腺瘤的检出率。垂体微腺瘤在 MRI 上表现垂体内部的低信号,由于垂体前叶组织的血运较垂体微腺瘤的血运丰富,所以垂体前叶的增强早于垂体微腺瘤,而垂体微腺瘤的信号与组织的灌注、细胞外空间大小以及增强剂的穿透性有关。普通增强 MRI 是在注射增强剂以后进行扫描,不能捕捉到垂体微腺瘤与垂体组织增强的时间差,而动态 MRI 是在持续注射增强剂的同时扫描,能显示出这一时间差。垂体组织开始增强的时间是注射增强剂后的 1~2 分钟。垂体微腺瘤在普通平扫 MRI 的阳性发现率在 60%,增强 MRI 扫描可以提高 5%~10% 的垂体微腺瘤阳性发现率,而动态 MRI 可提高阳性发现率约 5%~20%,使垂体微腺瘤的 MRI 阳性发现率达到 80%~90%。在分析垂体微腺瘤的动态 MRI 图像时,应注意垂体病变和周围垂体组织增强的差异性,低信号病灶的均匀程度,以及病灶边界的清晰程度,以便术中能更准确地发现病变。由于病变较小,当垂体微腺瘤位于垂体前叶中央或靠近中央时,病变往往为圆形或椭圆形,而当病变位于垂体前叶的侧方时,病变多表现为与周围相适应的不规则形状,如靠近海绵窦时,出现三角形。

【磁共振波谱】

磁共振波谱(MRS)是一种利用核磁共振现象和化学位移作用,进行特定原子核定量分析的方法。其基本原理与磁共振成像(MRI)一致。化学位移和自旋耦合现象使含有同一种原子核的不同化合物中的不同分子集团在频率轴的不同位置被分别表示出来,它们构成了波谱的精细结构,而分析这些波谱的特征、变化和相互关系等,据此推测人体的病理生理信息,构成了医学波谱分析的主要内容。MRS 是一种无创性的新型脑功能影像学检查方法。目前,利用 MRS 已经对多种原子核进行过测定,并已逐渐在临床上取得了一定进展。其中,应用最多的是 1H 和 31P。MRS 在脑功能研究方面主要应用于:癫痫灶的定位、脑卒中、脑肿瘤、出血、创伤、白质病变、感染性疾病、AIDS、新生儿脑病、代谢及系统性疾病、精神神经性疾病等。该技术尚存在操作时间长、空间定位方法待改进、数据后处理复杂等缺点,并且谱线变化的意义也有待进一步深入探讨。因此,我们相信,这种新兴的磁共振检查项目与传统磁共振影像相结合,将显示巨大的发展潜力。

【磁共振弥散成像技术】

磁共振弥散成像技术是增加采集方向,克服成像结构内的水各向异性扩散特征的成像方法,是目前在活体上测量水分子弥散运动与成像的唯一方法,最常用的 MRI 弥散成像技术主要包括弥散加权成像(DWI)和弥散张量成像(DTI)。

DWI 成像速度快,图像信噪比高,其对早期和超早期脑梗死的诊断价值已得到充分肯定。DWI 结合 MRS 可对颅内肿瘤性病变和非肿瘤性病变进行鉴别诊断,同时能够指导脑内肿瘤的分级。此外,DWI 对鉴别良、恶性脑膜瘤也有一定的价值,还可对脑肿瘤治疗后是否存在肿瘤残留或复发进行评价判断。

DTI 目前主要用于脑白质束成像。由于采集方向增加和分辨力提高,可获得三维的白质束图像。DTI 可了解正常人白质纤维束随年龄变化的特点,以及病变造成的白质纤维束受压、移位、变形、浸润与破坏。对脑白质营养不良及脱髓鞘病变、外伤后记忆丧失、脑梗死后白质损伤、脑内肿瘤对白质束的损害以及精神分裂症等分析,具有独特的价值。为病变诊断与鉴别诊断提供了更多信息,也为手术方案的制定、术后随访提供依据。但 DTI 也有其局限性,包括:弥散梯度引起涡流,使纤维束方向确定不可靠;磁不均匀性使图像扭曲变形,影响 DTI 定量分析;较小纤维束显示不佳或不能显示;受水肿等因素影响,导致受压与破坏判断不确切等。因此,DTI 只能作为病变诊断与鉴别诊断的补充信息。

【功能磁共振成像】

目前,临床中主要应用脑组织血氧水平依赖法(BOLD)。可以探查与认知、感觉和运动功能相对应的神经元活动所在的脑活动区。最直接的临床应用是:当患者的损伤部位于重要的功能区相邻时,其可做出术前的功能区定位,以帮助神经外科医师在最大程度地切除病灶的同时,最大程度地降低神经功能缺陷。此外,BOLD 也可应用于其他精神神经疾病的研究,如精神分裂症、帕金森病、药物依赖、早老性痴呆等。

三、脑磁图与脑电图检查

(一)脑磁图

人们早已知道人体细胞具有生物电。电与磁是密不可分的,有电流必然伴有磁场。脑电的变化伴随有脑磁场的变化。因此磁场的变化可以反映脑电活动的变化。但是人脑的磁场非常微弱,是地磁场的 10 亿分之一,是城市环境磁信号的 100 万分之一。脑磁图就是记录人体脑组织生物磁信号的仪器。

脑磁图是新型的无创性脑功能成像技术。通过探测器可一次性记录脑电磁信号,将脑磁图获得的电生理资料与磁共振获得的解剖结构资料叠加成像,把人脑解剖结构和功能融合在一起。具有很高的时间分辨率和空间分辨率,能实时了解脑电磁生理变化。目前主要用于癫痫灶的定位和脑功能区术前定位,显示病变与脑功能区的关系,有助于选择适宜的手术入路和避免术中对病变周围功能区的不必要损害,以提高手术治疗效果,减少并发症的发生。因检查费用昂贵,目前仍未能广泛应用于临床。

(二)脑电图

自 1924 年 HansBerger 首次获得人类的脑电图后,自 20 世纪 30 年代脑电图开始逐渐走向临床应用。1947 年国际脑电图学和临床生理学会成立,使得脑电图检查成为临床上常规使用用的重要检查手段。

　　脑电图是对人脑生物电的记录。由于脑电信号非常微弱,约为心电强度的千分之一左右。因此容易受到背景信号的干扰。早期的脑电图仪抗干扰能力差,需要采用静电屏蔽才能获得较好的脑电信号。随着技术的不断进步,放大器灵敏度和抗干扰能力的不断提高,常规脑电图检查已经不再需要静电屏蔽。脑电图仪的导联数也由 8 导增加到 16 导、32 导、64 导和 128 导,甚至更多。计算机技术的应用,模拟信号脑电图也被数字信号脑电图取代。并把视频和脑电图同步记录,称之为视频脑电图仪。极大的增加了脑电图的存储能力和应用价值。

　　目前视频脑电图已经成为日常脑电图仪的标准配置。门诊脑电图以 32 导视频脑电图为主,采用国际标准的 10/20 导联记录,便于标准化和对比研究。

　　癫痫患者进行术前评估,有时需要埋藏电极行颅内有创脑电图监测,由于颅内电极触点较多,需要 128 导甚至更多导联的数字视频脑电图仪。

　　数字视频脑电图仪较之模拟信号的走纸脑电图具有以下优点:

　　1.灵敏度高,采样频率可以高达 10000Hz。

　　2.可以全方位记录脑电信息。走纸脑电图仅能记录某种特定导联的信息,其他导联的信息被忽略。而数字脑电图可以将同一时间段的脑电图采用不同导联观看,大大提高了异常波形的检查率,提高了准确性。

　　3.大容量走纸脑电图按照每秒钟 30mm 的速度,记录一小时需要用掉脑电图纸 $60 \times 60s \times 30mm/s = 108m$! 而要记录 24 小时脑电需要 $108 \times 24(h) = 2592m$! 而且走纸脑电图通常只能记录 20 多导脑电。因此走纸脑电图无论在存储和阅读方面,事实上都无法胜任长程脑电监测的任务。而数字视频脑电图仪具有强度的存储能力,可以长时间不间断的脑电监测,是癫痫外科不可缺失的重要设备。

　　4.将音频和视频与脑电图同步化记录并有机结合,在观看脑电图的同时更可以观察患者发作时的视频影像和声音信息。可以更好地观察患者发作的临床症状学资料,而这是癫痫术前评估中判断致痫区位置的重要方法之一。

四、经颅多普勒超声(TCD)检查

　　经颅多普勒(TCD)检查主要通过超声血流速度的测量,用于评价颅内和颅外动脉系统血管是否狭窄或者闭塞,判断血管重建后侧支循环的建立情况,神经外科也常应用于判断颅内外动静脉畸形或者动静脉瘘的供血动脉以及脑血管病术中判断动脉血流情况,实时监测颅内栓子等。诊断原理 TCD 超声描记仪对颅内动脉血流速度进行记录,颅内动脉内血流速度在许多病理条件下都有改变。影响颅内血流最常见的情况是各种原因引起的血管狭窄。血管狭窄的原因有:动脉硬化症、脑血管痉挛、烟雾病、镰状细胞病、血管炎、血栓再通、炎症、肿瘤诱导的血管狭窄或延伸等。颅内血管狭窄使得血流通过狭窄部位时,因血流量不变,血管管腔横截面面积减少,而导致血流速增加。如果血管的直径减少到正常的一半,则其血流速度为其他血流速度的 4 倍。血流速度的增加可以直接提示各种原因导致的颅内血管狭窄。

　　TCD 超声的另一项诊断功能是根据频谱信号,监测颅内栓子。栓子是与流动的正常血液成分不同的物质,如血栓或气泡。在周围血液和栓子之间有一充分的界面,可以获得显著标记的频移,利用录音外放设备可以听到栓子声音,并可看到频谱轨迹。颅内栓子监测对于卒中先兆患者,神经血管及其他外科手术的监测都具有重要意义。

TCD 检查一般经由三个窗口进行探测:颞窗、眼窗和枕窗,颞窗用于检测大脑中动脉(MCA)、大脑前动脉(ACA)、颈内动脉颅内段(ICA)和大脑后动脉近段。眼窗一般被用于检测眼动脉、颈内动脉海绵窦段和床突上段。枕窗用于检测后循环,特别是双侧椎动脉和基底动脉,还可检测到小脑后下动脉。涉及颅外血管时需要颈窗。通过这几个窗口,大多数基底颅内外血管都能被监测。

TCD 在神经外科的应用如下:

1.监测蛛网膜下腔出血后引起的脑血管痉挛。

2.用于动静脉畸形的血流动力学监测和辅助诊断,TCD 通过测量供应血管的平均血流速度与对应的平均动脉压关系可以对动静脉畸形进行生理性评估或者利用 TCD 筛查未诊断的动静脉畸形,也可用来对 AVM 栓塞或手术后患者进行监测评估。

3.颅内动脉瘤术中的探查。

4.用于颈动脉内膜切除术的监测。

5.神经介入和神经外科手术围手术期的栓子和脑灌注监测。

6.钳夹所致低灌注效应,介入或术后血栓形成以及术后高灌注综合征。

7.术后颈动脉闭塞的监测和诊断。

8.对脑外伤后患者的评估或创伤后无创性 ICP 评估。

9.评估 CO_2 浓度或药物治疗引起的相应血流动力学变化。

10.脑自动调节机能的评估。

11.辅助诊断脑死亡。

五、DSA 检查

DSA 是利用计算机处理数字化的影像信息,以消除骨骼和软组织影的减影技术,是目前最常用的血管造影成像技术。

DSA 是影像增强技术、电视技术和计算机技术与常规 X 线血管造影相结合的一种检查方法。与传统 X 线心血管造影检查相比,DSA 的图像消除了骨骼和软组织等背景结构,突出了血管影像,具有很强的对比度,造影剂用量可大为减少,但是其空间分辨率尚不如传统 X 线技术。

【DSA 的成像基本原理与设备】

DSA 是数字 X 线成像(DR)的一个组成部分。DR 是先使人体某部在影像增强器影屏上成像,用高分辨率摄像管对影像增强器上的图像行序列扫描,把所有的连续视频信号转为间断各自独立的信息,有如把影像增强器上的图像分成一定数量的方块,即像素。复经模拟/数字转换器转成数字,并按序排成矩阵。这样,图像就被像素化和数字化了。

数字矩阵可为 256×256、512×512 或 1024×1024。像素越小、越多,则图像越清晰。如将数字矩阵的数字经数字/模拟转换器转换成模拟图像,并于影屏上显示,则这个图像就是经过数字化处理的图像。

DR 设备包括影像增强器、高分辨力摄像管、计算机、磁盘、阴极线管和操作台等部分。

数字减影血管造影的方法有几种，目前常用的是时间减影法，介绍于下。

经导管内快速注入有机碘水造影剂。在造影剂到达目标血管之前，血管内造影剂浓度处于高峰和造影剂被廓清这段时间内，使检查部位连续成像，比如每秒成像一帧，共得图像 10 帧。在这系列图像中，取一帧血管内不含造影剂的图像和含造影剂最多的图像，用这同一部位的两帧图像的数字矩阵，经计算机行数字减影处理，使两个数字矩阵中代表骨骼及软组织的数字被抵消，而代表血管的数字不被抵消。这样，这个经计算机减影处理的数字矩阵经数字/模拟转换器转换为图像，则没有骨骼和软组织影像，只有血管影像，达到减影目的。这两帧图像称为减影对，因系在不同时间所得，故称为时间减影法。时间减影法的各帧图像是在造影过程中所得，易因运动而不尽一致造成减影对的不能精确重合，即配准不良，致使血管影像模糊。

【DSA 的临床应用】

目前，DSA 对动脉的显示已达到或超过常规选择性动脉造影的水平，应用选择性或超选择性插管，对直径 $200\mu m$ 以下的小血管及小病变，也能很好显示。而观察较大动脉，已可不作选择性插管。所用造影剂浓度低，剂量少。还可实时观察血流的动态图像，作为功能检查手段。DSA 可行数字化信息储存。DSA 对显示颈段和颅内动脉均较清楚，可用于诊断颈段动脉狭窄或闭塞、颅内动脉瘤、血管发育异常和动脉闭塞以及颅内肿瘤的供血动脉和肿瘤染色等。DSA 技术发展很快，现已达到三维立体实时成像，更有利于病变的显示。

【神经系统疾病的 DSA】

1.脑瘤 脑瘤推挤邻近的脑和血管。使血管发生移位、集拢或分开、牵直或迂曲。根据所累及的血管可诊断肿瘤的位置。一些恶性胶质瘤、脑膜瘤和转移瘤，肿瘤内血循环较丰富，造影时可显影。借此可能确定肿瘤的性质。但现在除为了解肿瘤的供血动脉外，已较少用脑血管造影检查脑瘤。

2.脑血管疾病 脑动脉瘤、脑血管发育异常和脑血管狭窄闭塞是常见的脑血管疾病。前两者可以引起蛛网膜下腔出血，后者可造成脑供血不全，引起脑梗死。诊断主要靠脑血管造影。

(1)脑动脉瘤：好发于颈内动脉海绵窦段和脑底动脉环及其分支。脑血管造影可指明其位置、大小及其与脑血管的关系。颈内动脉海绵窦段动脉瘤多表现为动脉局部膨大，居蝶鞍旁。脑动脉分支动脉瘤多呈浆果状与动脉相连。如有出血，形成血肿，则邻近血管发生移位。动脉瘤出血也常引起有关动脉痉挛，表现为动脉均匀变细、强直。

(2)脑血管发育异常：常见的是动静脉发育异常。血管造影表现为一簇血管团，与扩大、迂曲的动脉及静脉相连。由于动静脉间有交通，所以病变及引流静脉多提早于动脉期显影。更因血液多流入病变中，以致其他血管显影不良或变细。除非出血形成血肿，不引起血管移位。

(3)脑血管闭塞：多发生于颈内动脉及大脑中动脉。血管造影显示血管于闭塞处突然中断，闭塞以远的血管不显影。远侧的血液供应则来自侧支循环。这些侧支循环可为造影所显示，也是诊断的根据。但疾病早期多不易显示。由于血管闭塞，则发生血流改道，例如大脑中动脉闭塞，则大脑前动脉及颈内动脉分支过度充盈，显影极佳，对诊断也有帮助。

六、SPECT 和 PET 检查

ECT 是单光子发射型计算机断层扫描,其原理是利用仪器探测人体内同位素的动态分布而成像;特点是可作功能、代谢方面的影像观察。ECT 包括 SPECT 和 PET。

(一)SPECT 检查

【定义】

通常所说的 ECT 指的是单光子发射计算机断层扫描,即 SPECT,不仅能显示二维平面图像,更主要的还能给出脏器的断层图像。实际上是一个探头可以围绕患者某一脏器 360°旋转的 1 相机,在旋转时每隔一定角度(3°或 6°)采集一帧图片,然后经电子计算机自动处理,将图像叠加,并重建为该脏器的横断面、冠状面、矢状面或任何需要的不同方位的断层,切面图像,利用专用的核医学应用软件,对断层图像和数据做进一步的分析和处理,为医生提供更多更精确的信息和定量分析的数据,从而极大地提高了诊断的灵敏度和正确性,并且进一步扩大了核医学的应用范围。SPECT 同时也具有一般 γ 相机的功能,可以进行脏器的平面和动态(功能)显像。

【临床应用】

早期冠心病、脑缺血性疾病、恶性肿瘤早期骨转移的检测;还可用于心脏功能显像和多参数分析测定、肺通气功能、肾小球滤过率 GFR 和肾脏有效血液量测定,以及甲状腺疾病的常规检查等方面,是医学影像学中一个独特的分支。在癫痫诊断方面,发作间期癫痫灶表现为低代谢,而癫痫发作期表现为高代谢。其示踪剂适应面广,特异性高,放射性小,不干扰体内环境的稳定,有独到的诊断价值。它的主要特点:保留了 γ 照相机全部平面显像的性能,分层脏器功能观察到脏器功能动态变化,化学物质在脏器内代谢分布、血管量的变化、肿瘤免疫及受体定位等,并以三维立体解像形式和人体生理及病理生理的变化。ECT 的问世明显提高了病变的检测率,原先肝脏占位性病变检出率为 80% 左右,ECT 可达 90× 以上,ECT 可以明确诊断在平面骨显像很难鉴别的椎体、椎旁病变。被称为 20 世纪世纪病的早老痴呆,用 CT、脑血管造影等检查为假阳性的,用 ECT 检查准确性可接近 100%。

(二)PET 检查

【定义】

是近年来应用到临床的核医学显像设备,并被誉为 20 世纪 90 年代世界医学重大发展之一。PET 与其他影像技术相比,PET 显像剂能最大限度地与自然存在于机体内活性分子保持一致。一定意义上,PET 是目前连接分子生物学与临床医学的最佳影像手段。

【优点】

1.能够在分子水平研究活体组织的功能及代谢。

2.能够对恶性肿瘤进行早期诊断及分期。

3.协助临床肿瘤治疗方案的确定及疗效的预测和监测。

4.功能性疾病的诊断(癫痫)。

【工作原理】

使用的放射性核素是小型医用回旋加速器生产的超短半衰期核素。这些核素直接参与人体的代谢,以^{11}C($T_1/2$:20min)、^{13}N($T_1/2$:10min)、^{15}O($T_1/2$:2min)、^{18}F($T_1/2$:L0min)等正电子核素通过标记代谢底物、神经介质、神经肽和酶等,可以模拟体内相应生物活动,而不会因分子结构的变动引起大的生物差异,故可保证从分子水平对生理、病理的分子生物学基础进行探测。因此,它是一种新型的代谢和功能显像设备。正电子发射体发射出的正电子($β^+$)在极短时间内与其邻近的电子($β^-$)发生碰撞而发生湮没辐射,即在两者湮没的同时,产生两个方向相反的能量皆为511keV的γ光子。两个相对的γ闪烁探头加符合电路组成湮没符合探测装置。上述两个方向相反的γ光子可以同时分别入射这两个探头,通过符合电路形成一个Z信号,而被探测到。湮没辐射发生的位置于这两个探头的有效视野内,故探头视野越小,Z信号的定位范围越窄,精度(空间分辨率)高。凡在此视野外或在此视野内发生的湮没辐射,所产生的两个γ光子不能同时入射两个探头者,皆不能形成符合信号而不能被记录。可见这种位置探测不需要一般的屏蔽型准直器,而依靠两个光子的特殊方向和符合电路来实现的,故称为“光子准直”或“电子准直”。由于免去一般的屏蔽型准直器,极大地提高了探测灵敏度(一般准直器挡去90%以上的应该入射视野的射线)。

PET与SPECT相比较具有灵敏度高和能用于较精确定量分析的优点,加上所用放射性核素多为人体组织天然元素的同位素,能进行真正的示踪研究,故PET已成为当前最理想的定量代谢显像技术,为医学的进步做出了重要贡献。但它造价昂贵,必须就近配置生产正电子核素的加速器和标记热室(因为常用正电子发射体的物理半衰期都很短),故尚难于推广应用。

【临床应用】

主要包括肿瘤定位及分期;心肌存活的研究;脑部功能及代谢。对于肿瘤的早期诊断、功能代谢性疾病的诊断PET是当前影像学科中的最佳选择。PET主要临床工作:肿块良恶性的鉴别诊断;恶性肿瘤分级;转移性肿瘤原发灶的定性与定位;恶性肿瘤治疗前分期;放疗后坏死、纤维化和术后癌痕与肿瘤残留或复发的鉴别放化疗疗效随访;鉴别心肌是否存活;老年性痴呆的早期诊断与病程评价;癫痫病灶的定位与疗效判断;Parkinson病的早期诊断与病因探讨;精神病的病因研究和临床用药方案的确定;脑生理研究与认知科学的探索。

(丁攀峰)

第三节　神经外科重症监护

一、神经外科重症监护的对象

1.手术或非手术治疗的重型颅脑损伤患者。

2.所有神经外科择期手术患者,尤其是颅底、第三脑室、丘脑、后颅窝等中线深部手术术后需要严密观察的患者。

3.部分重症患者,包括怀疑动脉瘤破裂、蛛网膜下腔出血的患者;颅内压增高明显,随时可能发生脑疝的患者,尤其是后颅窝占位病变的患者;高位颈段脊髓占位病变呼吸肌麻痹的患者。

4.术后出现严重并发症,伴有心、肾功能不全等全身系统性疾病或术后昏迷的患者。

二、神经外科重症监护的内容

(一)神经功能的监护

监护中最重要的是对意识、瞳孔的观察。意识水平直接反映脑神经功能的整体状态,神经外科最常见的引起意识障碍的病因包括:脑震荡、脑挫裂伤、颅内血肿、原发性脑干损伤;颅内占位病变、脑水肿、脑积水等各种原因引起的颅内压增高,导致脑灌注压降低、脑血流量不足;下丘脑、脑干等重要结构由于血肿、肿瘤的直接破坏或手术中的干扰受到损伤;脑疝形成;系统血容量不足、广泛脑血管痉挛、呼吸衰竭等原因引起的脑缺血、缺氧;水、电解质紊乱,尤其是严重的低钠血症、高血糖等。瞳孔大小和对光反射反映脑干损伤程度并可指示预后,动态观察尤为重要。

此外,对肢体运动、感觉、各种反射以及脑神经功能的观察有助于对脑功能的综合评估。在长时间昏迷患者的意识恢复过程中,首先恢复的是刺痛睁眼和瞬目反射,此后依次是自发睁眼、痛刺激的定位,最后为遵嘱动作。

(二)心率、心律、血压以及中心静脉压的监护

1.心率、心律的监护　心率、心律是反映心脏功能状态的重要指标,心率变化可分为中枢性心率变化和血管源性心率变化。

(1)中枢性心率变化:心率变化突然,缺乏规律性,可快可慢,有颅内原发性或继发性病变的病理基础,排除各种周围性因素。治疗主要针对颅内病灶的处理,心率>130次/分时,可用β受体阻滞药,注意避免低血压发生;心率<45次/分时,可应用阿托品类药物。

(2)心血管源性心率变化:主要由于原发性心脏病变或呕吐、大量脱水、失血等原因引起有效循环血量不足,或因低血钾等电解质紊乱所致。处理上主要纠正低血容量和电解质紊乱,对低排血量的患者以强心、利尿、补胶体液为主。

2.血压的监护

(1)血压增高:除了患者原发性高血压外,颅内压增高或脑血管痉挛引起的代偿性血压增高常见。治疗以降低颅内压和处理引起脑血管痉挛的因素为主,否则单纯降压药物有时难以奏效。

(2)血压降低:见于有效血容量不足、颅内病变严重损害下丘脑和脑干内的心血管运动中枢等。在颅脑损伤后的早期以及救治过程中,由于多种因素容易发生低血压,研究证明,血压的改变与患者的预后密切相关,因此在患者的救治过程中,要时刻注意保持血压在正常范围内或者稍高水平,以保证脑组织的正常灌注,有利于预后。中枢性的血压降低多为中枢衰竭表现,血压降低幅度大,除了多巴胺等升压药物的应用,还需要包括针对颅内病变的综合抢救措施。

3.中心静脉压监测:中心静脉压是了解血流动力学的重要指标。静脉导管可由右锁骨下

或颈外静脉置入。正常中心静脉压为 $0.49\sim0.98kPa$（$5\sim10cmH_2O$），低于 $0.49kPa$（$5cmH_2O$）提示血容量不足，高于 $0.98kPa$（$10cmH_2O$）可能为血容量过多或相对过多，以及血管过度收缩所致。结合血压值或补液试验能有效指导补液方案。

（三）呼吸功能的监护

监护内容包括呼吸频率、呼吸幅度、血氧饱和度及血气分析。

1.呼吸频率变化

（1）呼吸浅快（>30 次/分）：见于部分原发性脑干损伤、脑缺氧或颅内压增高的患者，术后患者由于疼痛、发热等原因也会出现呼吸频率增快。呼吸频率过快可引起呼吸性碱中毒、有效通气量减少，加重脑组织缺氧。

（2）呼吸浅慢（<10 次/分）：可能由于镇静药物的使用、脑疝形成、脑干呼吸中枢损害等原因引起。

2.血气监测

（1）呼吸性酸中毒：通气障碍、呼吸衰竭为常见原因。血气分析特点为：$pH<7.35$，$PaO_2<10.7kPa$（$80mmHg$），$PaCO_2>6kPa$（$45mmHg$），CO_2 结合力升高。处理：维持呼吸道通畅，寻找引起通气障碍的原因，对于误吸、肺部严重炎症以及中枢性损害予以控制呼吸。

（2）代谢性酸中毒：高热、缺氧、休克等可导致代谢性酸中毒。血气分析 $pH<7.35$ 或正常范围（刺激呼吸、排出 CO_2 而得到代偿），血［HCO_3^-］降低，CO_2 结合力降低，碱剩余增大。处理：轻者（CO_2 结合力>15mmol/L）给予碳酸氢钠 $1\sim2g$ 口服，每日 3 次，重症者静脉给予 5% 碳酸氢钠静脉滴注。

（3）呼吸性碱中毒：轻度碱中毒见于术后疼痛、发热等原因使换气量增加。颅内压增高、脑缺氧可引起反射性过度呼吸，部分颅脑损伤患者在伤后早期出现自主性过度呼吸，以及高潮气量通气支持的患者均可能发生呼吸性碱中毒。血气分析 $PaCO_2<4.67kPa$（$35mmHg$），$pH>7.45$，CO_2 结合力降低。轻度呼吸性碱中毒不需特殊处理，严重时可引起脑血管收缩，加重脑缺血、缺氧性损害，除治疗原发病外，可试用含 5%CO_2 的氧气吸入。

（4）代谢性碱中毒：见于不能进食、频繁呕吐丢失酸性胃液和 Cl、大量脱水导致低钾血症等原因。血气分析 $pH>7.45$ 或因代偿而正常，CO_2 结合力>29mmol/L，血［HCO_3^-］>26mmol/L，碱剩余为正值。处理上应积极治疗原发病，止吐，大量利尿时及时补钾，给予足量的生理盐水，重症者可给予氯化铵 $1\sim2g$，口服或胃管注入，每日 3 次。

（四）颅内压监护

正常成人平卧位的颅内压为 $0.78\sim1.77kPa$（$80\sim180mmH_2O$），儿童为 $0.49\sim0.98kPa$（$50\sim100mmH_2O$）。颅内压增高达到 $3.92kPa$（$400mmH_2O$）时，为发生脑疝的危险临界值。

颅内压监护可持续地监测颅内压变化情况，其适应证为：

（1）重型颅脑损伤患者：GCS3~8 分伴 CT 异常，如颅内血肿、脑挫裂伤、脑肿胀、基底池受压和脑疝的患者；CCS3~8 分，CT 无异常，但同时伴有以下 3 项中的 2 项者：①年龄>40 岁；②单侧或双侧运动异常；⑧收缩压<90mmHg。

（2）其他可能发生颅内高压的患者：包括高血压脑出血、大面积脑梗死、动脉瘤及 AVM、脑积水以及各种大型神经外科手术后的危重患者。

(3)其他各种全身疾病可能造成颅内高压的患者。

颅内压监护的波形及其意义:正常颅内压表现为较平直的、低波幅的图像,可以看到正常的脉搏波和呼吸波,躁动、咳嗽以及头部的活动可引起不规则的、短期的颅内压波动。除正常波形外,可以观察到 A、B、C 三种波形。A 波:即高原波,表现为颅内压曲线骤然上升至 $4.90 \sim 9.80kPa(500 \sim 1000mmH_2O)$,达峰值后持续 5~20 分钟(高原状),而后突然降低至原来的水平甚至更低,可间歇数分钟至数小时一次。该波的出现表明颅内压增高,颅内空间的代偿能力丧失。如果进一步发展,A 波频繁出现,压力更高,持续时间更长,提示颅内的代偿功能已接近衰竭,病情危重。B 波:颅内压波形呈一种节律性、较低波幅[$0.49 \sim 4.90kPa(50 \sim 500mmH_2O)$]的升降,B 波的出现可能与入睡时的周期性呼吸有关而无病理意义,也可能是颅内压代偿机制受损、颅内压轻度增高的表现。C 波:波形呈低波幅的变化,可能与不稳定的全身动脉压引起的颅内压波动有关,无特殊病理意义。

(五)水、电解质和血糖的监护

对于水盐代谢失衡,需判定有无缺水:根据病史和临床表现来判断,并了解每天液体出入量;判定缺水的性质:根据 1 临床表现和水钠丢失的比例及血钠浓度,判别缺水为高渗性、低渗性或等渗性,以决定补液的性质。判定缺水程度:据临床表现和血钠水平。判别缺水和缺钠的程度,以决定补液量。判定低钾或高钾:据病史、血钾浓度和心电图检查进行诊断。判定有无酸碱平衡失调:据病史、临床表现、HCO_3^- 浓度和血气分析来了解。神经外科常见的低钠血症的原因有:

1.长期使用脱水药物;

2.尿崩症;

3.脑性耗盐综合征;

4.抗利尿激素分泌异常综合征,后二者是颅脑损伤后引起低钠血症的常见原因。低钠血症的临床表现取决于低血钠、低血浆渗透压的严重程度和进展速度。轻度低钠可以引起多尿、乏力、消化道反应,如恶心、呕吐等,随后可出现神经系统体征,如抽搐、肌力下降、意识障碍,严重者脑水肿加剧引起惊厥,昏迷甚至死亡。一般情况下,急性低钠血症、低血浆渗透压时危害最大,临床表现与低血钠程度较一致,而慢性低钠血症、低血浆渗透压时,临床表现往往不与低血钠程度一致。

水、电解质紊乱其治疗原则为:

1.除去病因;

2.迅速补充血容量;

3.纠正酸碱失调;

4.补充电解质;

5.纠正缺水。

临床补液的原则:

1.当日生理需要量;

2.前一日的额外丧失量:即失多少、补多少;

3.以往的丧失量:据缺水类型和程度计算,最初 24 小时内先补总量的 1/2~2/3,余量次日酌情再补充；

4.先盐后糖，先浓后淡，先快后慢，见尿补钾。

血钾的波动对患者危害严重。血钾低于 3.5mmol/L 时称为低钾血症，心电图表现为 T 波低平、倒置、双向，ST 段下移，QT 间期延长，有 U 波。可引起全身一系列临床症状：神经肌肉应激性下降，可引起乏力、腱反射减弱、呼吸困难、腹胀、排尿困难；中枢神经系统，淡漠、烦躁、定向力丧失；心脏，兴奋性升高、心肌无力、血压下降、心界扩大；有时出现碱中毒。

治疗性补钾原则：

1.重度以下补钾 3～4g/d，重度 6～8g/d；

2.浓度：0.3%；

3.速度：60～80 滴/分钟；

4.尿量在 40ml/h 以上者，禁静脉注射。血钾高于 5.5mmol/L 时称为高钾血症，常与肾衰并存，表现为：心肌应激性下降，PR 间期、QRS 间期及 QT 间期均延长，T 波高尖。心律慢、失常，心脏停搏于舒张期，传导阻滞，室颤，血钾高于 8mmol/L 可引起致命性的心律失常；肌肉松弛性瘫痪，全身乏力，呼吸肌麻痹。

处置方式：停止钾的摄入；使用抗心律失常药物；各种方式降血钾，

1.5% 碳酸氢钠 60～100ml，静脉注射或静脉滴注；

2.20% 葡萄糖（100～200）ml＋胰岛素（6～12）U，静脉滴注；

3.阴离子交换树脂 15g，每 6 小时 1 次，口服；

4.丙酸睾酮 25～50mg，每日 1 次，肌内注射，可促进蛋白质合成，带钾入细胞内；

5.严重时需行腹膜与血液透析。

脑性耗盐综合征（CSWS），是急、慢性颅脑损伤或颅内疾患导致肾脏钠及水丢失过多，出现低钠血症、高尿钠及低血容量的一组综合征。具体发病机制尚未清楚，推测可能与利尿肽的分泌失衡有关。临床表现为血容量减少、血压下降，呈脱水状态；尿量增加、尿钠高，尿比重正常；血钠降低。对于 CSWS 诊断标准为：

1.低钠血症、在盐摄入或补给正常情况下，出现血钠浓度＜130mmol/L；

2.血容量＜70ml/kg 体重；

3.尿钠浓度＞80mmol/24h；

4.血浆 ANP 增高；

5.肝肾功能、甲状腺和肾上腺功能正常；

6.对补钠和补充血容量治疗反应良好。

抗利尿激素分泌异常（SIADH）是手术刺激或颅脑外伤引起的，蛛网膜下腔出血（SAH）损伤下丘脑渗透压感受器、神经垂体，ADH 分泌增加，造成肾脏对水的重吸收增加，导致体内水潴留，引起低钠血症。临床表现为血容量增加，血液正常或增高；低血钠，低血浆渗透压；肾功能正常，尿钠增加，尿渗透压增高。

SIADH 诊断标准为：

1.低血钠症，血钠浓度＜130mmol/L；中心静脉压升高；

2.高钠尿，尿钠浓度＞80mmol/L；

3.血浆渗透压<270mmol/L;

4.尿渗透压高于血浆渗透压;

5.血浆精氨酸升压素(AVP)1.5ng/L,排除肾炎、肾上腺皮质功能减退、肝硬化或心力衰竭等疾病。

临床上 CSWS 和抗利尿激素分泌异常(SIADH)是引起低钠血症的常见原因,而二者的鉴别诊断较困难。由于二者的治疗是完全相反的,诊断错误将会产生严重的不良后果。多数学者认为鉴别要点是血容量的变化和限水试验或补钠试验的检测及中心静脉压的变化。尿钠排泄进行性增多,同时伴有血容量减少、中心静脉压降低,给予补钠、补水治疗有效,可诊断为CSWS;相反,尿钠排泄增加而血容量增加的稀释性低钠血症,中心静脉压升高,补钠无效而限水试验有效者,可诊断为 SIADH。也有报道呋塞米试验亦可以对二者进行鉴别,呋塞米 20mg静脉注射可使 SIADH 患者血钠增高而 CSWS 患者仍保持低血钠。

一旦确诊为 CSWS,主要以补钠、补水和补充血容量为主,每天监测血浆电解质情况,实时调整治疗。若诊断为 SIADH,应迅速减少输液,限制入水量在1000ml/d,甚至严格控制在 400～700ml/d 之内,一般在数天内患者的症状就会得到改善。

高血糖对机体的危害也较大,可诱发一系列症状:引起血管、神经并发症;电解质紊乱;严重失水;渗透压增高,甚至因脑细胞脱水出现高渗性昏迷;全身乏力及视力减退。需及时给予胰岛素治疗并查明病因。低血糖时则出现虚弱无力、烦躁等症状。严重时可出现性格改变、定向障碍,甚至出现癫痫发作乃至昏迷。需及时补充葡萄糖。

(六)术后并发症的监护

神经外科术后的患者通常要过"三关":术后第 1 天颅内再出血、第 2～3 天脑水肿高峰以及第 4～5 天逐渐发展起来的颅内感染。术后 24 小时内患者如果出现意识障碍、意识障碍加深或持续昏迷,应及时复查CT,发现再出血立即手术;第 2～3 天脑水肿达到高峰,严重时患者烦躁,甚至引起昏迷,须加强脱水,可联合应用甘露醇和呋塞米,严重者需行去骨瓣减压或内减压术才能度过颅内高压期;术后 4～5 天,患者出现发热或仍然持续发热,要怀疑颅内感染的可能,必要时行脑脊液检查。

其他常见并发症如下。

1.尿崩症　鞍区肿瘤如颅咽管瘤、垂体瘤、鞍区脑膜瘤等术后容易出现尿崩症,应严密观察,尤其是在儿童、瘦弱者或老年患者,极易导致水、电解质紊乱甚至休克而危及生命,须监测每小时尿量,若尿量>200ml/h,尿比重<1.008,多为尿崩症所致。治疗:应用抗利尿药物前,须检测电解质,如不存在低钠血症及血管升压素(抗利尿激素)不适当分泌综合征(SIADH),可应用垂体后叶素。首次试探剂量为 2.5U 皮下注射,以免对敏感患者引起无尿;然后,调整有效剂量,达到尿量 50～150ml/h,可维持 8h 左右。多数病例有效剂量为每次 5～10U;少数患者对垂体后叶素无效或疗效不明显,可用醋酸去氨加压素(弥凝):5 岁以下儿童首剂 0.5～1μg,5 岁以上儿童 1μg,成人 1～2μg 肌内注射,尿量 1 小时后多可降到 100ml/h 以下,并可维持 6～8 小时,之后视尿量情况调整药量及疗程。在控制尿量的同时,应密切监测血电解质变化,每 12 小时复查 1 次,变化快时 4～6 小时复查 1 次。尿崩期间的补液量根据患者尿量确定。多数患者 2 周后可逐渐缓解,在初步缓解或慢性尿崩症的患者,可用加压素,0.1～0.3ml,

深部肌内注射,3～5 天 1 次,或口服醋酸去氨加压素片,5 岁以下 50μg/12h,5 岁以上儿童 0.1m/(8～12)h,成人 0.1～0.2mg/(8～12)h,成人日剂量一般不超过 0.6mg,且应分 3～4 次口服,否则有水中毒的危险。

2.消化道出血　中枢神经系统疾病患者中消化道出血发生率较高,多为下丘脑、脑干损伤及应激性溃疡所致,胃内容物呈咖啡色,柏油样便,肠鸣音亢进,严重者呕血、便血,甚至出现失血性休克征象。治疗:①胃肠减压,去甲肾上腺素 8mg 加入 100ml 冰盐水、云南白药 0.5g 或凝血酶(配制成 50～500U/ml,10～40ml)经胃管注入;②抗胃酸分泌药物,质子泵抑制剂奥美拉唑 40～80mg 静脉注射;③急查血常规,输新鲜全血;④停用肾上腺皮质激素;⑤加用胃黏膜保护剂;⑥出血不止时需要在胃镜下或手术止血。

3.中枢性高热　外伤或手术累及下丘脑体温中枢或脑干受损、交感神经功能受累导致散热障碍(应排除感染因素)。治疗:①物理降温(冰帽、大动脉冰敷、冰毯);②使用退热药物,如双氯酚酸钠栓塞肛门;③人工冬眠低温疗法。

4.术后癫痫　术后脑水肿、局部积血、脑组织缺血缺氧、感染以及脑膜脑瘢痕等均可导致癫痫的发生。处理:①可能发生癫痫的患者可肌内注射苯巴比妥钠 0.1g,每日 1～2 次预防;②癫痫发作时可缓慢静脉注射地西泮 10mg(需严密观察呼吸变化),再用 20～30mg 加入 500ml 糖盐水静脉维持;或丙戊酸钠 0.4～0.8g 静脉注射,然后 0.4～0.8g 加入 500ml 糖盐水静脉维持;③维持呼吸道通畅;④应用脱水药物减轻脑水肿。

5.术后脑脊液漏　见于伤口缝合不严密、颅内压增高或头皮下脑脊液浸泡导致伤口愈合不良以及经蝶窦术后等。儿童枕下正中入路时枕外隆凸处的肌层缝合不严容易发生。一旦发现有切口或拔除引流管后切口处脑脊液漏,尤其后颅窝手术后,应立即处理:①伤口缝合不严者在严格无菌下清创缝合伤口或瘘口,尤其是儿童枕下入路的瘘口,有时需要彻底清创、肌层加固缝合才能止住;②局部头皮瓣下脑脊液聚集时,可在局部穿刺引流脑脊液促进伤口愈合;③脑脊液鼻漏者禁擤鼻或填塞,少量者多在 1～2 周内自愈,多者可行腰穿持续引流;④配合使用脱水药物降低颅内压,较多漏液引起颅内压降低时忌用;⑤加强抗生素的使用。

6.顽固性呃逆　常见于高血压脑出血、慢性颅内压增高患者,处理较棘手。①针刺入中、合谷、足三里;②压迫一侧眼球,兴奋迷走神经;③肌内注射氯丙嗪 25～50mg;④吸氧。

7.脑室引流管的监护　脑室外引流多应用于脑室内出血(高血压或外伤性)、急性脑积水、颅内感染或脑室内肿瘤术后等情况,对其引流量、颜色的观察以及脑脊液的成分或细菌培养等检查对病情的监护有十分重要的意义。脑室引流管一般应高出引流部位 10～20cm,但应根据引流量具体调整摆放高度,保证引流量不超过 400～500ml。引流管摆放时间不宜过长,尽量不超过 1～2 周,必要时拔管前试行夹闭 12～24 小时,并复查 CT 观察出血吸收情况以及脑室大小。

在脑室内出血行外引流的患者,引流管容易被血凝块堵塞,而引流管的通畅、血肿的充分引流对病情的好转至关重要,甚至是唯一的救治希望,因此要注意观察引流管的通畅,遇到引流管被血凝块堵塞,可通过注射器用 5～10ml 的温盐水反复冲洗,无效时可考虑用尿激酶 5000～10000U,每日溶于 5～10ml 生理盐水中注入,根据引流情况应用 3～7 天,同时密切观察引流物的颜色,警惕引起新鲜出血的可能,如有鲜红血液流出,应立即停用。

对颅内感染外引流的患者,每2～3天行脑脊液常规、细菌培养及药敏检查,根据结果调整用药,在感染控制、反复复查细菌阴性后方可拔管。

(七)冬眠低温治疗

长期以来,冬眠低温治疗在神经外科重症患者救治中被证明是有效的。近十年来,亚低温曾一度盛行,但仍处于研究之中。亚低温是相对深低温而言,包括轻度低温和中度低温,温度范围分别为33～35℃和28～32℃。目前亚低温治疗多控制肛温在33～35℃。

亚低温治疗除了降低脑代谢率起到脑保护作用外,还具有抑制兴奋性氨基酸和脂质过氧化、抑制氧自由基的形成以及保护血-脑屏障等作用,适用于重型颅脑损伤、颅内压增高伴躁动不安、广泛而严重的脑水肿、中枢性高热以及去大脑强直的患者。对上述患者,亚低温治疗越早开始越好。禁忌证为全身衰竭患者、合并休克尚未纠正者、颅内血肿需要严密观察以及老年伴有严重心血管功能不良的患者。颅内中线部位大手术(如颅咽管瘤、脑室内肿瘤以及脑干周围肿瘤手术)后要慎用冬眠治疗,对于较烦躁的患者,可选用一般的镇静药,如苯巴比妥钠。方法:采用冬眠1号、2号或4号合剂,成人半量肌内注射,必要时3～6小时重复,或加入250ml液体缓慢静脉滴注,监测患者生命体征和反应酌情进行调整,随后在数小时内配合物理降温达到肛温33～35℃,维持3～5天,幼儿和呼吸不好的患者忌用哌替啶(哌替啶)。少数病例可以配合使用肌松药阿曲库铵(卡肌宁)阻断呼吸,并采用机械辅助呼吸,能在较短时间内将体温平稳降到亚低温水平。同时,还可配合使用巴比妥疗法,苯巴比妥钠0.1g肌内注射。复温应缓慢而平稳,切忌过快。

亚低温治疗期间对血压、脉搏、呼吸及水、电解质等注意监护,应加强防止压疮和冻伤发生的护理。

(八)呼吸机的使用

1.呼吸功能不全:误吸,肺炎,神经源性肺水肿,肺动脉血栓或脂肪栓塞,胸部损伤,急性肺损伤。

2.呼吸道维持:昏迷,尤其是GCS<8分的患者,咽反射消失(延髓性麻痹)。

3.呼吸抑制:中枢性,或术后麻醉药物的残余作用。

4.治疗目的:过度通气。

5.大型和特殊手术术后复苏的患者。

NICU患者在神经外科手术后,患者常因麻醉、颅内压变化、外界刺激等因素,尤其是手术操作的影响,在麻醉清醒过程中常表现焦虑、疼痛、躁动不安和定向力障碍,进而影响到呼吸循环的稳定,易造成术后脑灌注压异常、颅内出血,不利于患者的康复。同某医学院附属同济医院神经外科对于神经外科术后重症患者常采用术后带气管插管行机械通气辅助呼吸,保障手术后患者生命安全,控制麻醉后平稳苏醒,避免呼吸循环过度波动。目前NICU常用的镇静镇痛剂主要为咪达唑仑,咪达唑仑是一种强效的水溶性苯二氮䓬类药物,静脉注射起效快、半衰期短,对呼吸循环抑制作用小,给药后具有较好的镇静、催眠、抗焦虑、肌肉松弛、抗惊厥作用,且无耐药性和蓄积中毒征兆,停药后患者恢复也较迅速。其常用方法为首次负荷剂量5～10mg静脉注射后,将30mg咪达唑仑加入30ml生理盐水中,予注射泵或输液泵以3～5ml/h速度注入,相当于0.04～0.08mg/(kg·h),输注剂量和速度可根据患者个体情况调整。咪哒唑仑的主要不良反应是可能造成轻微或短暂的低血压、潮气量及每分通气量下降等呼吸抑制，极少数严重者可出现呼吸暂停或心搏骤停。

（九）神经外科患者过度通气的应用

目前对于过度通气的应用尚存在争议。在重型颅脑损伤的患者，脑血管可能已丧失了对CO_2的反应，但在多数情况下，这一反应仍然存在。过度通气能减少$PaCO_2$，使脑血管收缩、脑血流量减少而达到缓解颅内高压的目的，同时还可以缓解脑组织内的乳酸酸中毒，$PaCO_2$每降低0.5kPa，脑血流量约减少15%。但研究表明，脑外伤的患者在伤后12～24小时，脑血流量是降低的，过度通气的应用使脑血流量进一步降低，可能引起脑缺血性损伤。此外，过度通气的不利因素还包括：①使临界的脑缺血区发展为不可逆的缺血；②由于脑损伤部位的血管对CO_2的反应降低或消失，脑血流选择性分流到损伤部位，引起局部水肿；③血$PaCO_2$降低，pH增高，使氧离曲线左移，氧向组织的释放减少；④长时间应用过度通气后，突然停用会导致颅内压的反弹升高。

因此，临床上过度通气的应用需谨慎，其适用原则为：

（1）在颅内压由于各种刺激因素（如吸痰、体位变动等）骤然增高时，作为一种临时的救治手段短时使用。

（2）当神经症状急剧恶化时，可考虑短时使用过度通气。

（3）对于顽固性的颅内压增高，在镇静、脱水、脑脊液引流等治疗措施控制无效时，可较长时间使用过度通气。

（4）重型颅脑损伤后的24小时内应避免预防性使用过度通气。

（5）通常利用增加呼吸频率来提高每分通气量，而维持正常潮气量不变（10～12ml/kg），以避免因增加潮气量引起胸膜腔内压的增高。

（6）$PaCO_2$不低于4.0～4.5kPa，同时予以颈静脉血氧饱和度（SiO_2）的监测，避免脑血流量过度降低。

（7）对于较长时间应用过度通气的患者，过度通气的终止应在颅内压变化的监测下，遵循个体化原则，循序渐进地实施。开始时可试行将呼吸频率减少1～2次，在有些患者即可见到颅内压立即增高，如果增高不显著，维持该频率直到CSF经重新调节适应后颅内压回降，再依据这样的变化规律进行以后的调整；如果颅内压在呼吸频率降低1～2次后显著升高，说明此时颅内的顺应性很差，需综合采用其他降低颅内压的措施，才能安全地终止过度通气。

（十）深静脉血栓（DVT）预防

深静脉血栓的预防是神经外科重症患者管理的重要目标。可以选择的措施包括以下几条。

1.一般措施　为患者进行被动运动，及时发现高危患者。

2.机械技术减少并发症风险　穿充气压力鞋或使用间断加压充气装置，穿弹力袜，电刺激小腿肌肉。

3.使用抗凝药物　全量抗凝药物可能与围手术期并发症有关，术前和入院时使用低剂量抗凝药物可降低栓塞风险，阿司匹林的作用有限。

4.在术后第一天联合运用充气压力鞋和小剂量肝素，不会导致明显的并发症。

（十一）神经外科术后重症护理原则

神经外科手术患者回到重症监护病房后，可随时出现病情变化而出现生命危险，对于术后可能出现的各种危象，如能及时发现和处理，许多危重患者仍可转危为安。因此，这不仅对神经外科的医生来说重要，对于护理人员来说，做好每项护理工作使患者度过危险期，同样是一项艰巨的任务。下面就神经外科重症监护病房（NICU）常见疾病的术后护理原则做一简单介绍。

1.NICU 一般监护指标

（1）意识的判断：能否正确回答问题，判断力和定向力是否正确，GCS 评分水平，对于平诊手术患者的意识评估要区分是麻醉苏醒的问题，还是颅内病变所致。如患者意识由清楚转为嗜睡或躁动，或有进行性意识障碍加重时，可能有颅内血肿形成，要及时通知值班医生查找原因和采取措施。并避免过度刺激和频繁护理操作，以免引起颅内压增高。

（2）观察瞳孔的变化：正常的瞳孔应是等大等圆，直径 2～6mm，直接对光反射和间接对光反射均灵敏。①双侧瞳孔散大，对光反射消失，常见于脑疝晚期或临终时；②伤后初期发生的双侧瞳孔极度缩小，伴深度昏迷等，常系脑桥损伤所引起；③双侧瞳孔缩小，可能是麻醉尚未完全苏醒，也可因药物作用所致；④伤后立即出现一侧瞳孔散大，而患者意识清楚，往往是动眼神经原发性损伤或眼球的损伤所造成；⑤在伤后经过一段时间发生的一侧瞳孔散大、对光反射消失多是脑疝所引起；⑥在伤后不久出现的瞳孔多变，伴生命体征紊乱及明显意识障碍、颈项强直，多是原发性脑干损伤所致。

（3）生命体征的观察：①呼吸，最为敏感、多变，注意有无呼吸障碍，保持呼吸道通畅；②脉搏、血压，患者昏迷加深，脉搏慢而有力，血压升高，提示颅内压增高；若患者脉搏快而细弱，血压下降，则应鉴别低血容量性休克或脑干功能失代偿；③体温，多有高热出现，可达 38～39℃，积极降温处理。

（4）伤口及引流管的观察：①伤口敷料如被血液浸透，应及时更换，注意有无脑脊液漏，并避免患侧受压；②普通颅腔引流管一般低于头位，淡红色为正常引流液，若为大量新鲜血样液体，提示有活动性出血，及时通知医生处理；③脑室外引流管或与脑室相通的引流管应抬高，距头皮出口平面约 20cm，每日引流量约 300～500ml，正常脑脊液为清亮、透明状，做好引流液量、性质的观察和记录，如有异常，及时通知医生处理。

（5）控制出入水量：①在颅内压增高的急性期，应限制 24 小时液体输入量＜2500ml，以免加重脑水肿，除应用脱水药甘露醇时应快速输入外，一般输液不宜过多或过快，滴数＜40 滴/分；②患者吞咽功能恢复后，即可喂少量流质饮食，并逐渐加量，使胃肠功能逐渐适应；③准确记录出液体入水量。

2.NICU 常见疾病术后护理要点

（1）重型颅脑损伤者：①严密观察一般监护指标；②对丘脑下部损伤的患者，如出现频繁呃逆、咖啡样胃液及柏油样便，应警惕发生了应激性胃肠道出血；③注意保护角膜，可戴眼罩，眼部涂眼药膏等；④加强鼻或耳脑脊液漏的护理，禁忌冲洗、填塞。

（2）动脉瘤术后患者：对夹闭动脉瘤患者的病情观察同普通蛛网膜下腔出血的患者，注意镇静、冬眠用药的观察和护理。

（3）颅咽管瘤术后患者：①准确记录出入水量；②观察视力的变化，对视力突然下降伴头痛的患者警惕手术后出血或血肿形成；③若患者出现昏迷、高热、应激性胃肠道出血，则提示下丘脑损伤的可能；④注意监测水、电解质变化，防止低钾、低钠、水中毒等情况发生。

（4）垂体腺瘤术后患者：①记录 24 小时出入水量和每小时尿量，如尿量＞200ml/h，提示有尿崩症可能，根据医嘱药物治疗（如垂体后叶素）；②观察视力的变化；③对肢端肥大症的患者应注意监测血糖变化，ACTH 腺瘤要注意血压的升降，而 TSH 瘤患者则观察甲亢危象等早期表现。

（5）小脑肿瘤术后患者：后颅窝手术后早期最易出现的并发症是出血，继而引起凶险的小脑扁桃体下疝，小脑扁桃体下疝早期无明显意识改变，常以突发呼吸、心跳停搏为特征，因此须严密观察呼吸频率、幅度，尤其是脉搏与血压的相互关系，如血压进行性升高，而心率逐渐变慢，则要高度警惕，并备好气管插管、呼吸机等急救措施。

（6）癫痫术后患者：癫痫术后可出现较术前更严重的癫痫持续状态，所以患者从手术室回监护病房后，应做到：①遵医嘱按时按量应用抗癫痫药物，预防发作（如地西泮 20～40mg 静脉滴注）；②注意患者安全防护，防止坠床、舌咬伤；③一过性意识不清或局部肢体抽搐常是癫痫大发作的预兆，应及时进行处理，并警惕呼吸骤停。

（7）小儿神经外科术后：①患儿年幼，对自己的病情不能如实反映，完全靠医生和护士密切观察意识、瞳孔及生命体征的变化；②小儿用药剂量计算必须准确，注意控制液体量，滴速 20～40 滴/分，如过多过快补液，引起急性左心衰竭，尤其对于 1 岁左右儿童从手术室回监护病房时，一定要请麻醉师明确交班，术中输液是否处于进出平衡，如已处平衡，应尽量调慢输液速度。

（8）颅脊部及高颈段病变手术后：由于该部位术中对颅脊部骨性结构损伤较多，术后在搬动患者及翻身时，有可能加重原病变及手术所致的损伤，必要时应戴颈托，卧位改变时要保持头和躯干在同一水平轴线上；对于呼吸困难者，要尽早通知医生进行辅助呼吸；而对于咳痰和吞咽困难者，不能喂水，而应通知医生是否需行气管切开。

（宋瑞洪）

第四节　神经外科昏迷患者的营养补充

正常成人一般每日需热量约 7535U（1800kcal），由食物供给。由于昏迷患者不能进食，机体只能动用自身的营养储备。但体内的糖类储备极其有跟（肝糖原约 200g），而脑组织及神经组织所需的能量几乎全由葡萄糖供应，因此昏迷患者的营养补充对于促进神经功能的恢复有着很重要的地位和作用。

昏迷患者在不同程度上都存在营养问题，但这并不意味所有的昏迷患者都需要进行营养补充。一般来说，营养状况较好且昏迷时间较短者通过补充液体与电解质，患者营养状况可以得到及时改善并使患者顺利恢复。只有在昏迷时间较长不能进食且营养状况差的患者才需要采取营养补充。

营养补充的途径有两种，即完全胃肠内营养和完全胃肠外营养。

一、完全胃肠内营养

完全胃肠内营养是指经口摄入，经鼻胃管或胃肠造瘘输入要素饮食或管饲饮食，它是营养补充的主要途径。对昏迷患者一般均可采用鼻胃管管饲。完全胃肠内营养方法简单，提供营养素完全，价格便宜，比完全胃肠外营养更能符合生理要求。

（一）管饲饮食

管饲饮食一般由水、盐、糖、牛奶、豆浆、鸡蛋等配制而成，也可单独给予米汤、面汤、肉汤等。昏迷患者胃肠道蠕动功能下降，消化功能低下，为避免消化不良，应少给予动物性蛋白及动物性脂肪。一般日总量为 2000～2500ml。

（二）要素饮食

目前已有多种类型的成品高能要素全剂，如安素、能全素、百普素、复方要素膳、要素全剂等。各种成品要素饮食均含有单分子的水解蛋白或氨基酸、大分子糖类、完整的脂肪或三酰甘油，以及各种维生素、无机盐和微量元素，能提供足够的营养，纠正负氮平衡，保证必需的脂肪酸供应并有足够的营养成分摄入。要素饮食多为低渗性液体，可以预防渗透性腹泻，且是无残渣饮食，故患者排便不多，便于管理。每日可供能约 10460～12550kJ（2500～3000kcal）。

（三）完全胃肠内营养的适应证及输入途径

昏迷患者如无消化道并发症（如上消化道出血等），均可应用完全胃肠内营养。肠道营养剂主要以管饲为主，如鼻胃管、鼻十二指肠管及鼻腔肠管等。因后两种难度较大，需借助胃镜或 X 线等手段置入，所以在临床上对昏迷患者很少应用，一般仅采用鼻胃管管饲。

（四）完全胃肠内营养液的温度及浓度

1.营养液的温度　一般营养液的温度以保持在 40℃左右为宜。

2.营养液的浓度　先从低浓度开始，以 12％为宜，然后逐渐增加浓度，约 3～5 天后达到需要量。

（五）完全胃肠内营养的速度和输入方式

1.输入速度　为避免产生消化道症状，一般开始输入速度要慢，待适应后可以提高输入速度。开始宜为 40～50ml/h，若能适应则每 8～12 小时增加 25ml。夜晚暂停，以利患者休息。

2.输入方式　输入方式以持续滴入为主，亦可应用输液泵调速。分次推注易引起消化道症状，但现仍有人采用。

（六）完全胃肠内营养的并发症

1.胃肠道症状　主要表现为恶心、呕吐、腹泻等，可能与输液速度过快、短期内浓度增加过速及溶液温度过低有关。它可以通过调整浓度、温度和输入速度来消除。

2.代谢方面的并发症　主要有高钠、高氮、高血糖、高渗性非酮性昏迷及氮质血症等。因此，在治疗过程中应常规监测其血液生化指标变化情况，如有问题应及时对症处理。

二、完全胃肠外营养

完全胃肠外营养是指完全从静脉供给患者所需的全部营养要素,包括蛋白质(氨基酸)、脂肪、糖类、维生素、电解质、微量元素及丰富的热量,以达到在患者不进食状态下仍可维持良好的营养的一种治疗方法。

(一)完全胃肠外营养的适应证

昏迷患者只有在合并有严重的消化道并发症(如上消化道大出血、肠梗阻等)时,或在完全胃肠内营养失败时才应用完全胃肠外营养。但完全胃肠外静脉内营养技术要求较高,治疗费用较大,输液过多可加重或形成脑水肿,且有发生并发症的危险,因此只要患者能进行完全胃肠内营养,应力求用要素饮食替代完全胃肠外营养。

(二)完全胃肠外营养液的要求

1.一般每日供氮 0.2～0.24g/kg,热量 167～188kJ/kg(40～45kcal/kg)。

2.氮和热量之比为 1g:(628～837)kJ[1g:(150～200kcal)]。

3.含有适量的电解质、维生素和微量元素。

4.钾与氮的比例为 5mmol:1g;镁与氮的比例为 1mmol:1g;磷量为每 4184kJ (1000kcal)供磷 5～8mmol。

5.氨基酸和葡萄糖应同时滴注,以避免氨基酸作为热量被浪费掉。

6.必须有必需脂肪酸的供应。

7.为预防高血糖的发生可以补充胰岛素。

8.氨基酸内必须含有必需氨基酸和半必需氨基酸,其比例为 1:2。

(三)完全胃肠外营养的配方

1.单纯氨基酸液 只输氨基酸。这样体内的胰岛素分泌不增加,这种低水平的胰岛素状态有利于体脂的动员,可提供大量的内源性能量。此方法适宜于患者体质较好、昏迷时间不长的情况。

2.氨基酸+葡萄糖 5%的氨基酸与5%～10%的葡萄糖溶液混合液,渗透压较高,但尚能耐受。此配方改善氮平衡的作用较单纯输入葡萄糖好。

3.氨基酸+脂肪乳+葡萄糖 多选用20%的脂肪乳剂与5%的氨基酸和25%葡萄糖溶液混合。这种混合液输入的热量、氮量可大大增加。

(四)胃肠外营养液的用量

由于神经外科昏迷患者的特殊性,尤其是在急性脑水肿期,在使用脱水药的情况下,一般患者的日入水量控制为 2000～2500ml。

(五)完全胃肠外营养的输入途径

1.经周围静脉输入 此途径安全,并发症少,但仍需注意降低溶液的渗透压和减少对静脉壁的刺激。多适用于不超过半个月的完全胃肠外营养患者。

2.经上腔静脉输入 多采用颈外静脉、颈内静脉、头静脉或锁骨下静脉插管连续 24 小时滴注。此法适宜于长期昏迷患者。但操作复杂,并发症多,护理难度大。

(六)完全胃肠外营养的并发症

1.机械性并发症　在应用深静脉(锁骨下静脉)插管过程中可能发生气胸、血胸、臂丛神经损伤出血、空气栓塞、导管扭结或折断等并发症。但如能熟悉静脉周围解剖,并正确使用穿刺技术,完全可以避免此类并发症。

2.代谢性并发症　高血糖、反跳性低血糖、水和电解质平衡紊乱、高渗性非酮性昏迷、肝功能损害(多由脂肪乳导致的毛细胆管阻塞所致)等。这类并发症多与营养液配方、输入方法和剂量有关,并要注意在输液时加入微量元素及脂溶性维生素。

3.感染性并发症　主要是败血症,尤其是在长期的完全胃肠外营养中。多由无菌操作不严、伤口护理不当、输液系统及营养液污染所引起。一旦完全胃肠外营养患者出现不明原因的高热,应考虑到感染的可能,应做细菌(血液)培养及药物敏感试验,必要时拔除导管,选导管头部送培养,并加用有效的抗生素。此外,还应防治真菌的感染。

4.静脉血管本身的并发症　静脉炎及深静脉血栓性静脉炎,主要由高渗性营养液所引起。

(郭小记)

第四章　开颅技术

　　开颅术前手术者宜以手术小组联合多学科讨论的形式对疾病进行全面考虑和综合评估，从而制定最佳的治疗策略。手术小组根据临床表现和影像学资料、以小组成员的讨论观点与个人经验综合制定手术计划。包括手术方式、设计入路、注意事项以及可能存在的问题等。手术小组成员应对患者全身情况进行检查和准备。需注意患者术前的营养状况，肺、心血管和肝、肾等重要脏器的功能情况，以便在术前采取可能的相应措施，以利于手术顺利地进行。

【术野皮肤准备】

　　颅脑手术备皮范围：前至眉毛（不剃眉毛），两侧至外耳孔前和乳突部，后达第 7 颈椎棘突平面。脊椎、脊髓手术备皮范围：颈椎手术时，前方是额部眉上，两侧包括颈部，后方达两肩及第 3 胸椎棘突平面。胸椎手术时，上至枕外粗隆，两侧至腋后线，下方达髂嵴水平。腰骶手术时，上至双肩胛下角，两侧至腋后线，下方达臀沟以上。脑积水分流手术除做好头部皮肤外，还包括颈部、胸腹前侧和腹股沟备皮。经鼻蝶手术应在术前一天剪去鼻毛，定时滴抗生素药水，并备好双侧大腿皮肤。

【一般性准备】

　　术前晚餐后开始禁食，休息充分；手术日晨行留置导尿；必要时术前激素和抗生素预防治疗。

第一节　幕上开颅技术

【适应证】

　　1.幕上各种颅脑损伤病变及其后遗症，如颅内血肿、开放性颅脑损伤、创伤感染、外伤性癫痫等。

　　2.幕上肿瘤，如脑胶质瘤、脑膜瘤、鞍区肿瘤及侧脑室、第三脑室内肿瘤等。

　　3.幕上各种需手术治疗的血管疾病，如颅内动脉瘤、脑动静脉畸形、海绵状血管瘤、颅内自发性脑出血等。

　　4.幕上某些局限性炎性疾病，如脑脓肿、炎性肉芽肿等。

　　5.幕上某些脑寄生虫病引起严重颅内压增高及局灶症状者。

　　6.某些先天性疾病，如脑积水等。

　　7.药物治疗无效的某些癫痫及精神病等。

8.需要手术治疗的某些脑神经疾病,如三叉神经痛等。

9.颅内异物取出及颅骨修补。

【术前准备】

1.如为择期手术,在术前 6 小时内剃头、备皮(目前国际上采用麻醉后局部备皮为主)。术前 6 小时禁食、水。另外,尚需行血、尿常规,血型,出、凝血时间等化验及心、肺透视和肝、肾功能的检查。

2.对于鞍区附近肿瘤的患者,应在术前 3 天给予激素准备,可口服泼尼松或地塞米松,不能口服者可肌内注射或静脉注射地塞米松。对于有抽搐病史的患者,尚应根据病情酌情给予或停用抗癫痫药物,如需行术中皮质脑电图或深部脑电活动记录,应暂停抗癫痫药。

3.术前当晚酌情考虑给予适当镇静药,以消除紧张情绪,有利于睡眠。术前 1/2～1 小时给予阿托品 0.5mg 及苯巴比妥钠 0.1g 肌阿注射。癫痫手术者术前不予苯巴比妥钠肌内注射。

【麻醉与体位】

神经外科手术可采用局部和全身麻醉。局麻多采用 0.5%～1% 普鲁卡因溶液(或 1% 利多卡因)做头皮浸润麻醉,用普鲁卡因时需做皮肤过敏试验。麻醉用量的多少视切口大小而定。为减少头皮出血和延长麻醉时间,每 200ml 麻醉药中加 0.1% 肾上腺素 0.5ml。麻醉方法是:在皮瓣的蒂部分层做皮下、肌肉浸润麻醉,然后沿切口标志进行皮下浸润麻醉,直至使头皮隆起为止。局部麻醉一般可维持 1～2 小时,如术中患者感到切口疼痛,还可向其四周补注。局麻的优点是保持患者清醒,可随时了解手术效果,不影响脑电活动,不增加颅内压力。但其缺点亦是显而易见,手术时间不宜太长,增加患者精神紧张,不能控制呼吸等。全身麻醉则可避免这些不足,尤其是近年多种静脉药物复合麻醉的应用,使得全身麻醉的安全性提高,故目前一般开颅术均采用气管内插管全身麻醉。

体位选择的基本要求是便于手术操作及暴露良好。大多数幕上病变均可采用仰卧位、侧俯卧位完成手术。根据医生个人习惯亦可采用侧卧位或俯卧位完成某些病变的手术。一般而言,仰卧位适宜于额、颞、顶前部及许多颅底病变手术,而侧俯卧位则适宜于顶后部、枕及枕下病变手术。作者认为,无论采用何种体位,均应采用头托或头架支持头部,有条件者,更应使用三钉头颅固定架或多功能头架,以便能升降自如,显露满意。需要注意的是,由于颅内静脉无静脉瓣,故术中头位不宜过高或偏低,前者可引起气栓,后者则可能增加术中出血。轻度头高位可避免这些潜在并发症的发生。

【手术步骤】

1.切口设计　因病变部位手术显露范围的不同,手术切口可以多种多样。但归纳起来,大体有以下两种:一种是瓣状切口,一种是直切口。前者选用广泛,后者应用不多。在设计瓣状切口时,应注意考虑如下几个问题:

(1)切口不宜过小,以免显露不充分;

(2)切口应保证能抵达病变区域且为最短路径;

(3)保证皮瓣有充分的血液供应,皮瓣要避开瘢痕,且皮瓣蒂部的宽度与皮瓣的长度之比不应小于 1:2,以免术后皮瓣周边坏死;

（4）切口尽量设计在发际内，以免影响容貌；

（5）有关的主要神经干应尽量予以保留，如面神经；

（6）对于颅内外血管旁路移植手术，尚应考虑保留重要血管如颞浅动脉及枕动脉。

2.脑重要沟回、静脉窦的标志　在消毒铺巾前在头皮上以1‰的甲紫标出脑的重要沟回及静脉窦对于手术是非常有益的。通常标出的重要颅脑结构有冠状缝、矢状缝、中央沟、外侧裂、翼点、星点及关键孔。

3.消毒和铺巾　目前消毒液种类较多，各医院可根据现有消毒液做常规消毒。消毒时要注意两点：

（1）消毒范围尽量广泛；

（2）绝不可让消毒液流入眼内或耳道内，前者会导致角膜溃疡，后者有可能导致鼓膜破坏。铺消毒巾时，先铺一块中单于患者头部下面，再铺治疗巾、中单，最后铺洞巾，并将消毒巾用切口膜固定于切口周围头皮上，以免移动污染手术视野。

4.头皮切开和止血　沿切口两侧铺以干纱布块，切开时手术者和助手用并拢的手指垫以纱布块压在切口的两旁，并向切口两侧牵引，主要供血动脉处应压紧，以达到暂时止血的目的。沿切口线分段切开皮肤及帽状腱膜层，整个皮瓣可分3～4段完成。每切开一段，即用头皮夹夹住内、外缘，大的出血点可以电凝止血。切开头皮时，不应同时切开骨膜，以免在止血或钻孔等操作过程中使骨膜连同头皮与颅骨分离。皮肤、腱膜瓣与其下的疏松组织层可钝性或锐性分离。锐性分离时，刀锋向下，尽量不损伤皮肤、腱膜瓣内表面的供应血管干，同时应尽量避免骨膜从骨瓣上撕离下来。皮肤、腱膜内表面止血满意后，将其翻向颅底侧，并在其下垫以纱布团，使皮肤和帽状腱膜内的血管不会因过度屈曲而闭塞，然后以盐水纱布覆盖其上。对于皮骨瓣一齐翻开时，则不需分离皮瓣，直接切开肌肉及骨膜，做骨瓣成形。

5.骨瓣成形　切开头皮和肌肉后，按骨瓣形状弧形切开骨膜，基底部应附着在切开的颞筋膜和颞肌上。以骨膜剥离器分开骨膜及颞肌时，应保证肌蒂一定的宽度，一般是5cm，以保证血供。在设计骨孔时，各骨孔间距离不宜过宽，尤其对邻近或横跨重要脑膜窦汇的骨瓣，更要缩短骨孔间距离，以至静脉窦两侧为宜。通常一个骨瓣共钻孔5～6个，孔间距离6～7cm，颅骨较厚处，可适当缩短钻孔距离。肌蒂两侧的孔间距离应尽量靠近，约在4～5cm。无论使用方形手摇钻或电钻、气钻，钻头均应与颅骨表面垂直。使用手摇钻时，先用扁形钻头钻孔，当钻透颅骨内板时，即有一种滞涩感，随后，应换用球形钻头，扩大骨孔。如应用高速电钻或气钻，均为一次性成孔，不必更换钻头，因一旦钻透颅骨，钻头均可自动停止。钻孔时应注意如下几点：

（1）在颞骨鳞部，颅内压增高骨质变薄患者，钻孔时避免用力过猛，稍一不慎可使钻头突然陷入颅腔。

（2）在额部钻孔时，应尽量在不损及额窦处钻孔。万一损及额窦，务必用骨蜡封闭，以防污染创面。

（3）做额颞瓣时，在额角突后必须钻一孔，即所谓"关键孔"。此孔的特征是其深部的上半部分属额部硬脑膜，下半部分则为眶周膜。其正确定位在额颞突上方翼点前约3cm处，并由颞肌前缘附着点所覆盖。

（4）钻颅底处骨孔应在最后进行。

（5）钻邻近重要血管窦汇处的骨孔如矢状窦、横窦等，应远离窦汇 1～2cm，以免损伤这些重要静脉窦或其两旁的蛛网膜颗粒。

钻孔完成后，以小刮匙或脑膜剥离器刮尽孔内边缘残留的内板碎片，将线锯导板插入相邻的两个骨孔之间，将骨瓣各边一一锯开。锯开颅骨时应先从无重要血管处开始，再锯开中线处，最后处理皮瓣蒂部骨质。应用气动或电动钻时，可换上铣刀进行切割。线锯锯开的方法是：首先用线锯导板轻柔插入，紧贴颅骨内面渐进分离硬脑膜，若因颅骨板过厚而插入困难，可用咬骨钳略扩大骨孔再插入。若中途受阻，不易通过，应将导板拔出，改从另一骨孔插入，或干脆留待最后用颅骨剪剪开。线锯导出后，借助导板的保护，由内向外以 45°角斜面锯开颅骨，造成一个向外的斜面，以免骨瓣复位时内陷。拉锯不必过猛过快，并不断滴注生理盐水，防止线锯过热断裂。在处理皮瓣蒂部骨组织时，可以尖头咬骨钳或颅骨剪在两孔间分别相向咬出骨组织，或小心锯开而不伤及肌蒂。最后，沿颅骨锯开线插入两把骨膜剥离器至骨瓣下方，助手用手指按压骨瓣基底处：翻起骨瓣，将骨窗下缘附着的肌肉稍向下推开，以咬骨钳将骨折线两侧骨瓣修齐，并用骨蜡涂塞止血。当骨瓣翻开时，有时可感到其下方有粘连，这在脑膜瘤及二次手术患者较多见，此时需用宽神经剥离子潜行分离后才可翻起骨瓣。如遇脑膜中动脉损伤出血，可缝扎止血。骨瓣用盐水纱布包裹，加以橡皮筋吊住或牵引钩拉开。

6.硬脑膜止血与切开　　骨瓣翻开后硬脑膜外应彻底止血。当颅内压很高时，硬脑膜上出血会很厉害并且难以止住，这是由于静脉回流障碍所致，此时必须迅速降低颅内压。硬脑膜上静脉、蛛网膜颗粒和静脉窦的出血可用干的明胶海绵块压迫，外面再盖上湿棉片，并以吸引器吸引，使明胶海绵紧紧粘在血管破裂处，此时往往可以止住出血。硬脑膜上电凝止血应尽量少用，因为电凝后硬脑膜皱缩变形，增加以后缝合难度。骨窗缘下出血，可在出血处骨缘下填以明胶海绵，再将硬脑膜与帽状腱膜缝吊，渗血即可停止。硬脑膜上动脉主干切断时，应先行丝线缝扎后再行切断。严重的静脉窦撕裂出血，手术者应首先以手指压迫出血点，然后用吸引器吸净创面血液并确定裂口大小，再加以缝扎（或用血管吻合针线缝补）。值得注意的是，结扎静脉窦具有危险性，只有结扎矢状窦前 1/3 才较安全。彻底止血、反复冲洗后，骨窗边缘用带线棉片覆盖。在切开硬脑膜前，应仔细观察硬脑膜表面有无病变，确定其紧张度及搏动情况。如果张力不高，选择距骨窗边缘 0.5～0.8cm 无血管处以尖刀切一小口，再用脑膜剪按预定切口扩大剪开。硬脑膜切开方式很多，视手术入路、区域及目的而定。一般做马蹄形切开，基底向静脉窦处，硬脑膜瓣也翻向静脉窦。如果张力很高，可先行脱水、脑室或囊肿穿刺引流及浅表部分肿瘤切除，待颅内压降低后再扩大硬脑膜切口，便于手术操作。在剪开硬脑膜时，剪刀尽可能与硬脑膜平行，刀尖向上翘起，以免损伤下面的脑组织。硬脑膜边缘出血可用电凝或银夹止血。翻开后的硬脑膜瓣应以大块湿海绵片覆盖，以防干燥、产生皱褶。最后，骨窗边缘用明胶海绵保护。

7.脑皮质切开　　颅内手术操作因不同病变而异，脑皮质切开是脑部手术的主要步骤之一。硬脑膜剪开后，即可观察脑表面的颜色、血管分布、脑回的大小和脑沟的深浅等。若直视下就能确定出病变部位，一般不需做脑穿刺探查，否则就应行术中 B 超实时定位。确定病变后，即可在血管较少和距离病变部位较近的脑皮质处进行切开。脑皮质切开的方法通常是选择血管较少和距病变部位较近的脑皮质处,先用电凝器将蛛网膜、软脑膜和脑表层电凝切开,而后用两块大小适宜的脑压板将切口牵开,一边吸引,一边冲洗止血,逐渐深入,直达病变区。脑部操作时要注意尽量避免一切可以避免的损伤,手法轻柔、仔细、稳健;切除的脑组织一定是非功能区;重要的血管不可损伤;止血-定要彻底,做到每一个小出血点都一一止住,切口内冲洗液完全清亮。

8.硬脑膜缝合　手术结束后,若病灶已切除,脑压不高,硬脑膜应严密缝合。可用细丝线间断缝合,也可连续缝合。每针相隔 3～5mm。若硬膜缺损很大,或手术时并发脑水肿,则应行修补。硬脑膜修补材料最好是患者自身的组织,如帽状筋膜、颞肌筋膜、骨膜、阔筋膜等。华中科技大学同济医学院附属同济医院近来采用带蒂颞肌筋膜延长法修补硬脑膜方法独特,效果良好。若病变属恶性,且术后脑水肿严重,需去骨瓣减压,则不必缝合硬脑膜,在缺损处脑皮质以下以明胶海绵覆盖。为了防止手术后发生硬脑膜外血肿,不管硬脑膜是否缝合,都必须将骨缘下的硬脑膜与附近的骨膜或帽状腱膜进行悬吊缝合,以防止硬膜外血肿形成。硬膜外骨瓣间留置引流管,术后 24～48 小时拔除。

9.骨瓣复位与皮肤缝合　除因脑水肿等需去掉骨瓣外,一般都应保留骨瓣并将其放回原处。骨瓣复位前,需对骨瓣内面的出血用骨蜡涂抹止血。由于骨窗边缘部呈一向上斜面,复位后的骨瓣均不致下陷,所以对其无需做特殊固定,仅将骨瓣上的骨膜和骨窗边缘部骨膜缝合几针,予以固定,对需行去骨瓣减压者,待病情好转后再行颅骨修补。

头皮缝合要分两层进行。皮下层缝合 1 定要将帽状腱膜缝合牢固,因它承受张力最大,故也是创口愈合好坏的关键。皮下、皮肤缝合均可用细丝线,每间隔 0.8～1cm 缝合 1 针,要求皮肤对齐,高低一致。头皮缝合后,再消毒切口一次,覆以消毒纱布后包扎完毕。

(牛志强)

第二节　幕下开颅技术

【适应证】

1.幕下肿瘤　包括小脑、脑桥小脑角区、第四脑室及蚓部和枕骨大孔区等肿瘤。

2.幕下血肿　包括自发性或外伤性的后颅窝血肿。

3.幕下需手术治疗的血管性疾病,如动脉瘤、动静脉畸形等。

4.颅颈交界的某些先天性疾病,如 Arnold-Chiari 畸形、颅底陷入等。

5.某些后颅窝脑神经疾病,如三叉神经痛、面肌痉挛等。

【术前准备】

1.后颅窝占位病变者伴有明显颅内高压时应酌情考虑术前行侧脑室后角穿刺引流减压,以改善患者颅内压增高状况。穿刺可在手术时进行,也可于术前 1～2 天进行。

2.其他同幕上开颅术术前准备。

【麻醉与体位】

常用气管插管全身麻醉。部分清醒患者也可采用局部浸润麻醉,如神经根切断术、三叉神经微血管减压术等。患者体位根据手术者的操作习惯及患者具体情况（如年龄、身体状况等）而定，可取坐位、俯卧位及侧卧位。坐位具有视野显露好，手术操作方便优点，但坐位手术对麻醉管理要求严格。正确的坐位应是患者两腿缠上弹性绷带并抬高，头略前屈，枕下旁正中入路者尚应将头向同侧旋转约30°，使视线在岩骨和小脑外侧面之间。头前屈的程度应当使颏部和胸骨柄间有2横指的距离，以避免压迫气管和颈静脉。头部用专用头架固定。

【手术步骤】

1.切口　根据幕下病变位置不同，幕下开颅术切口通常有正中直切口、旁正中直切口、钩形切口和倒钩形切口。正中直切口适用于小脑蚓部、第四脑室和枕大孔区肿瘤切除术，枕肌下减压、侧脑室-小脑延髓池分流术（手术）、三叉神经脊束切断术等。旁正中直切口则适用于小脑半球、脑桥小脑角区肿瘤及三叉神经痛手术等。下面以后颅窝正中直切口为代表，来叙述幕下开颅术的基本步骤。

正中直切口，上端越过枕外隆凸1.5～2cm，下端达第5颈椎棘突水平。切开皮肤后电凝止血。在枕外隆凸处向两侧潜行分离帽状腱膜下层和皮下组织各约2cm远，以备切断斜方肌之用，或在枕外隆凸皮下处留下小块菱形筋膜，以便手术结束时对位缝合。严格地从中线切开项韧带、两侧颈后肌群的分界线和筋膜直达枕骨嵴和寰椎后弓。在枕骨鳞部的附着点用骨膜剥离器向两侧剥离颈后肌肉。如附着紧密不易剥离，可用手术刀切割。剥离过程中会有导血管出血，此时将颅骨上的软组织彻底刮除后用骨蜡填塞，可起到良好的止血效果。分离寰椎后弓时，沿后弓两侧表面横行切开骨膜，并以剥离器剥离。最后用后颅窝牵开器撑开创口，显露枕骨鳞部、枕骨大孔后缘及第1、2颈椎的棘突。

2.颅骨开窗　后颅窝开颅多为咬骨窗开颅。儿童可用咬骨钳直接从枕骨大孔后缘咬开（颅内高压儿童枕鳞薄如纸），进行骨窗开颅。成年人需在一侧枕骨鳞部钻一孔。此过程中，由于钻头不能与枕骨鳞部垂直，常容易滑脱造成意外危险，故在枕骨大孔下方需用纱布填塞，同时用骨膜剥离器在钻头下方进行保护。钻穿骨质后，用咬骨钳由骨孔处扩大成骨窗，大小根据需要而定。一般是上达枕外隆凸和横窦的下缘，下界咬开枕骨大孔后缘和寰椎，骨窗两侧基本上与切口显露相符即可。咬除颅骨时，最好用器械挡在咬骨钳下方，然后一手扶托咬骨钳，一手握钳咬除，这样，才不致因失手咬骨钳滑到颅内而损伤小脑。特别是在咬除横窦附近及枕外隆凸处颅骨时更应注意。在颅骨较厚处，最好先用电钻或气钻并排钻孔数个（不必钻透），再咬除颅骨。寰椎后弓可根据需要咬除，由椎结节开始，逐次、分块地咬开，宽度为2cm左右。如果过宽，可伤及椎动脉。骨窗边缘和寰椎后弓的断面以骨蜡填塞止血后，用湿棉片覆盖。有条件时，可行铣刀颅骨成形术，术毕还原固定。

3.硬脑膜切开　硬脑膜切开的形式多采用"Y"或"V"字形。若术前未行侧脑室引流，最好在完全切开硬脑膜前先从小脑延髓池放出一部分脑脊液使后颅窝减压，以防止小脑膨出。打开这一脑池时必须注意避免损伤跨过池内到颈静脉孔的小静脉和从延髓、小脑扁桃体和小脑两腹叶来的分支。硬脑膜切口的中段可向侧方至骨窗边缘做一侧切口，以利显露。硬脑膜四周用细丝线缝合悬吊。

后颅窝脑内操作较之大脑半球手术应更加精细、轻柔。由于解剖的复杂性及生命中枢的重要性，不同部位病变，方法各异。操作上应注意：①禁忌用手指做抠挖性的操作，否则可引起呼吸、循环系统的明显改变,有时即使操作轻柔,当触及或牵拉第四脑室底部时,也仍会出现血压骤然上升或脉搏变快,严重者还可导致意识障碍;②手术结束必须彻底止血。后颅窝手术即使是很少量出血都有引起呼吸、心跳停搏的危险,应格外谨慎。4.关闭颅腔:硬脑膜是否缝合应根据病灶切除的情况、脑水肿程度及脑膜自身条件综合考虑。由于枕骨鳞部被广泛切除,硬脑膜多数情况不予缝合。因此,肌肉、筋膜和皮肤的缝合此时显得特别重要。颈部肌肉必须仔细和牢固地分两层缝合,针距以不能通过食指头为度,对枕外隆凸下方已被切断的半棘肌和斜方肌的断端,须与其在颅骨上的残端做结节缝合,并依层次严密缝合,造成对小脑的良好支持,避免发生小脑膨出,皮质下或肌层下脑脊液积累,或者脑脊液漏等并发症。

幕下开颅术一般不放置引流,有术者对某些后颅窝手术虽也放置引流,但均在 24 小时以内拔除。使用这种方法可以减少腰椎穿刺的次数,甚至可不做腰椎穿刺,同时切口张力减小,有利于愈合。

(牛志强)

第三节 常用显微手术患者体位和入路

随着神经外科显微技术不断发展和完善,患者的体位和手术入路也显得尤为重要。要求:①固定稳妥;②不影响显微操作;③增强手术的安全性。选择正确的入路前,良好的体位至关重要,通常普通的体位使用头托即可,而特殊要求时则需要头架固定,避免在开颅过程中头位变化。以下分别以常用的手术体位和入路来介绍。

一、常用体位

1.仰卧位 多数神经外科显微手术患者采用仰卧位,此种位置使手术者易于达到前颅窝、中颅窝及颅后基底的上部,并可达额、颞及前顶区。

患者平卧在手术台上,安置好头架后,手术者将患者的头部沿头顶至脚的轴心做头部旋转(图 4-1,4-2)。如果做中线病变的入路,头部可不旋转。对外侧裂的病变,头从病变侧向对侧旋转 20°~30°,此种位置使外侧裂在手术者的视线内,不至于颞叶过分下沉覆盖在额叶的岛盖区。同时,此位置对观察颈内动脉后区的结构也有良好的视野。此种体位也用于基底动脉顶部的动脉瘤及脑的额颞部病变,此时,易于经外侧裂入路,头应从入路侧向对侧旋转 60°。

位于天幕切迹区的病变采用颞中或颞后下入路时,头部应以头顶为轴心向对侧旋转 70°。但术者需要小心颈部不要扭曲,过分的扭曲可压迫椎动脉,影响血流通向颈静脉,导致严重的脑水肿。肥胖患者颈短,颈部扭曲可增加脑水肿的危险性。为了减少过分的旋转及颈部的牵拉,可将一个结实的纱布卷或楔形物置于同侧肩下,此时患者的身体与手术台成 30°角。如果在术前置患者于这种体位,手术者在患者清醒情况下应观察 5 分钟,视患者是否不适。

手术者也可将患者的头向后或向前倾斜,倾斜轴心通过颈部从一侧向另一侧。病变在额叶基底、下视丘区或脑穹隆前部时,头部可向后倾斜,但是如果要观察前颅底的解剖,头部必须置于水平位。

在仰卧位,患者的头部稍背离术者侧向弯曲。

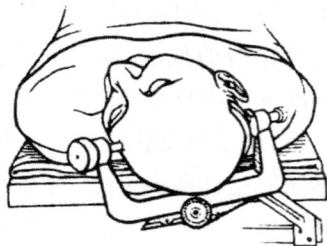

图4-1　颈内动脉动脉瘤手术标准的仰卧位用于额颞部入路

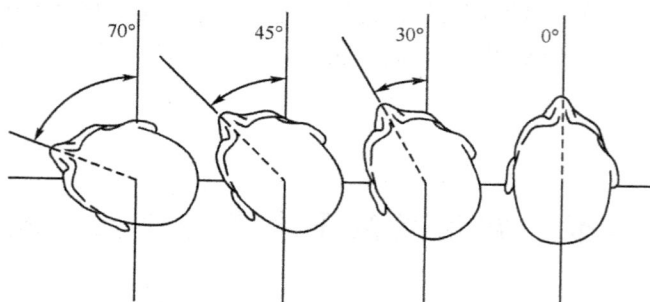

图4-2　头部轴心旋转的各种角度

2.侧卧位　侧卧位应用于后颅窝病变(特别是听神经瘤)、其他的脑桥小脑角(CPA)病变、微血管减压术、经髁入路的延脊髓交界区病变及内侧枕区病变(重力作用有助于牵拉同侧的枕叶)。

由于患者于侧卧位而无对抗的压力维持下很难做体位固定,同时在侧卧位时用捆绑法来维持患者在手术台上存在争议,有学者喜欢用 Sugita 使用过的体位,把患者手臂悬挂在手术台,应用这种体位,手术者把患者转向侧卧位,但肩和下臂悬挂在手术台缘,下腋窝必须用海绵填塞,然后将头置于所需要的位置。手臂悬垂在手术台并用手臂托和缚带充分支撑,再用泡沫垫保护压迫点,而后患者身体紧紧地用缚带绑在手术台上,胸、臂与腿用宽缚带捆缚,患者的左肩轻轻地拉向患者的脚端并将其固定。

当患者位于侧卧位时,头稍向侧屈,并向前稍倾斜以便进一步做后颅窝侧开颅(图 4-3)。这种向前倾斜需避免过分扭曲颈部、通气道及椎动脉。

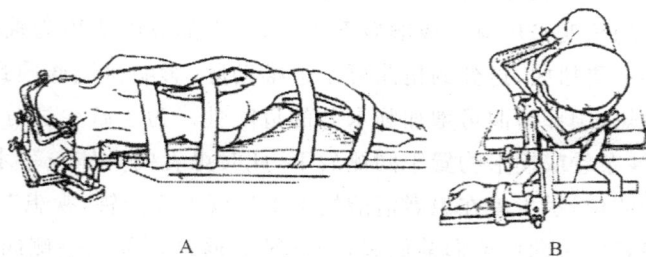

图4-3　侧卧位(Sugita)(A),胸部和手臂的衬垫
已安置妥当(B)

3.俯卧位 俯卧位对中线后颅窝病变、窦汇病变是最佳的体位。患者的肩及臀部必须用坚实的垫圈支持。垫圈也横过上胸面,头部用头架或马蹄形头托固定并稍为屈曲。马蹄形头托应用时必须不压迫耳朵,枕垫或其托垫须用于臀部及膝部并紧紧地用缚带固定(图 4-4)。

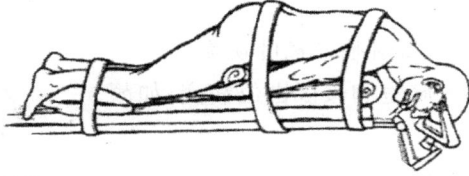

图4-4 俯卧位,医生位于头顶部或站在患者侧方

4.半俯卧位 有些术者使用半俯卧位做中线、后颅窝及松果体区病变的手术,也有的习惯坐在手术台头端的俯卧位手术,半俯卧位可使得术者舒适的从侧方进行手术(图 4-5)。

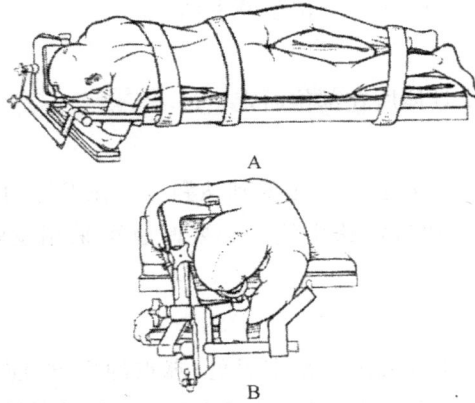

图4-5 半俯卧位(A),术者位于患者一侧而非在头顶部(B)

5.半坐位(图 4-6) 有术者对切除后颅窝和松果体区病变惯用半坐位做显微外科手术。这一体位的优点是患者的出血及冲洗液很容易从手术野引流,使解剖更清晰。但半坐位的缺点是因为头部的静脉压力比心脏要低,有空气栓塞的危险。开颅时用骨蜡封闭颅骨板障血管以及电凝或夹闭深部静脉均可减少空气栓塞的风险。另外当手术时间较长时,因术者操作姿势较容易疲劳。因此,华中科技大学同济医学院附属同济医院仅部分手术采用半坐位。部分术

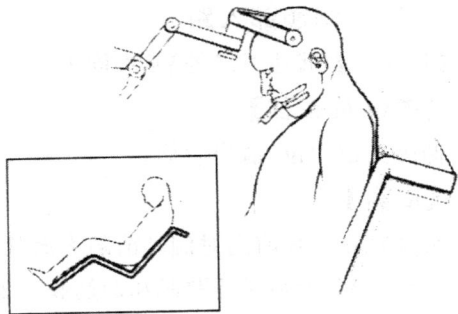

图4-6 半坐位

者习惯用半侧卧位或半俯卧位完成手术。

二、常用入路

（一）额部入路单侧额部入路（图 4-7）

【适应证】

1.显露额部占位病变,如额部肿瘤及额叶切除。

2.在某些情况下显露第三脑室和鞍区占位病变,如颅咽管瘤、蝶骨平台脑膜瘤。

3.修补经筛窦的脑脊液鼻漏。

【注意之处】

1.大脑前动脉在中线部位深部。

2.上矢状窦(SSS)位于头颅的正中线(SSS 的前 1/3 可以结扎,而结扎后 2/3 会导致静脉回流梗阻)。

3.要防止误过中线经胼胝体到达对侧半球。

4.优势半球的语言运动区(Broca 区)位于额下回。

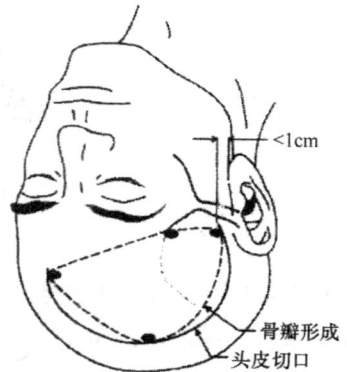

图4-7 　单侧经额入路的骨瓣形成

【体位及头位】

仰卧位,头偏位根据病变具体所在部位而定。

【皮瓣】

皮肤切口起自耳屏前 1cm 以内,不一定要到达颧弓。在发际内向上及稍向后延长到达额部中线。如要显示前颅窝底,切口需跨中线。必要时也可采用发际外与眉间正中的 Dandy 切口。

【骨瓣】

骨瓣钻孔四个,分别在颞上线和眶上缘交界处,翼点的后方,前方紧靠发际内和后方。如无必要,尽可能不在前额部发际外钻孔,以免术后皮肤凹陷影响外形。如必须在前额部发际外钻孔,可采用自体骨粉或钛钉在关颅时填塞骨孔。如低位钻孔,有时会打开额窦,必须仔细剥离黏膜,消毒后以骨蜡封闭额窦破损。

（二）双侧额部入路

【适应证】和**【注意之处】**基本同上。

【体位及头位】

仰卧头正中位,适当后仰。

【皮瓣】

紧靠发际内耳前到对侧耳前的大冠状切口。除非要显露眶板,一般无须到达颧弓。不像翼点入路,一般无须切开颞肌和颞筋膜。如果需要骨膜备用(如修补脑脊液鼻漏),则在做皮肤切口时不要同时切开骨膜,而要在皮瓣成形后尽可能靠后方切开骨膜,这样获得的骨膜瓣蒂更长。

【骨瓣】

紧靠上矢状窦两侧钻孔,在靠眶板处结扎切断上矢状窦是安全的。额窦的处理同上。骨瓣成形后上矢状窦表面的出血可用明胶海绵压迫止血。

(三)颞部入路(图 4-8)

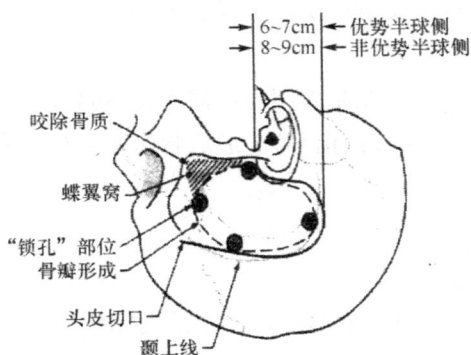

图4-8　经颞入路骨瓣形成

【适应证】

1.颞叶病变的活检。

2.颞叶病变的切除(肿瘤、致痫灶)。

3.颞叶的慢性硬膜下血肿。

【注意之处】

1.为避开优势半球的 Wernicke 语言区,颞叶病变的切除应在距颞极至多 4～5cm 处做皮质切口以免损伤。

2.在非优势半球,切除的安全范围可扩大到距颞极至多 6～7cm 处。

3.要注意保护外侧裂和它深部的大脑中动脉,最好是首先离断远离外侧裂的颞叶后部,再向深部切除,而不要从外侧裂处开始。

4.在颞叶深部操作时要防止损伤脑干。

【体位及头位】

仰卧肩下垫枕,胸部抬高 10°～15°,屈膝,头偏接近 90°,几乎平行于地面,避免头过伸以免扭曲颈静脉。

颞部入路有两种基本方法:小的直线切口骨窗开颅适用于颞叶皮质病变的活检和颞叶的慢性硬膜下血肿钻孔引流。大的马蹄形切口骨瓣开颅适用于颞叶病变的切除(肿瘤、致灶)。

(四)直线切口骨窗开颅

全长位于颞肌的范围内,如要显露颞极,切口应在外眦和外耳孔之间,从颧弓向上约 6cm。颞叶的慢性硬膜下血肿钻孔引流切口可取紧靠耳屏前,从颧弓上 1～2cm 开始向上约 6cm。

头皮切开后再切开颞筋膜和颞肌,上乳突撑开器后颅骨钻孔,再扩大形成骨窗。

（五）标准颞部入路（马蹄形切口骨瓣开颅）

【皮瓣】

采用围绕颞肌的马蹄形切口可显露包括颞极的颞叶大部。如要显露颞叶中后部,可采用反马蹄形切口。切口紧靠耳屏前,起自颧弓,以免损伤颞浅动脉。向后在优势半球到达距颞极6～7cm处,在非优势半球到达距颞极8～9cm处,显露颞叶病变切除的安全范围。向上到达上颞线,向前到达额部发际内。皮瓣应予悬吊以免下垂。

【骨瓣】

骨瓣钻孔4个,其中3个分别在紧靠颧弓后部上方,切口的上部和后部。关键孔在蝶骨凹陷处(其内面为蝶骨大翼,是中颅窝的前界)。形成骨瓣时要尽量靠下,其余的骨质要咬除到显露中颅窝底。

（六）翼点入路

【适应证】

1.动脉瘤(所有前循环的动脉瘤和基底动脉上端动脉瘤)。

2.直接抵达海绵窦的入路。

3.鞍上区的肿瘤(如颅咽管瘤和主体在鞍上区的垂体瘤)。

【体位及头位】

仰卧,如头偏＞30°需单侧肩下垫枕,胸部抬高10°～15°,防止颈静脉过度受牵拉。屈膝,头部以Mayfield三钉头架固定(在前后位和侧位角度之间,头部偏至所需角度后头架应在水平位)。颈部后伸15°,让额叶在重力作用下离开颅底。头部旋转角度见图4-9。

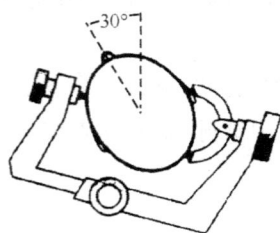

垂直30°角,用于鞍区后部的显露,如后交通动脉、颈内动脉末端和基底动脉分叉部动脉瘤

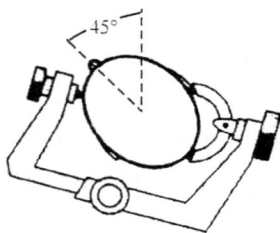

垂直45°角,用于鞍区中部的显露,如颈内动脉-大脑中动脉动脉瘤

图4-9

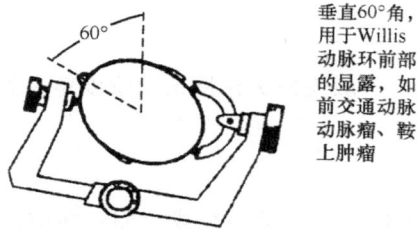

垂直60°角,用于Willis动脉环前部的显露,如前交通动脉动脉瘤、鞍上肿瘤

图4-9 翼点入路中根据显露要求调整头位(续)

【皮瓣】

如图 4-10 所示,切口在耳屏前 1cm 以内,起自颧弓,以免损伤颞浅动脉的额支和面神经的额支。切口在发际内向上越过颞嵴抵达中线。在颞肌表面翻开皮瓣时应切开颞肌浅筋膜,以保全面神经的额支。颞肌切开部位可与头皮切口一致,也可向前更接近颧弓。后者可使颞肌的牵开更容易,但易造成颞肌无力。

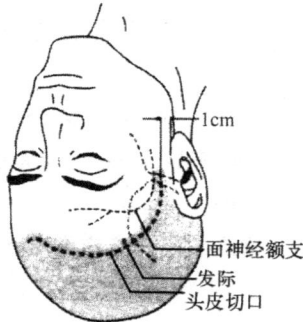

图4-10 翼点入路头皮切口

【骨瓣】

有两个关键孔必须足够低以减少为显露中颅窝底需要咬除的骨质。一个孔在紧靠颧弓后部上方(必要时可稍向前移,如前交通动脉动脉瘤)。第二个孔在额骨颧突,上颞线和眶上嵴交界处。此孔应尽量低但要防止进入眶内。骨瓣围绕蝶骨嵴形成,骨瓣在颞肌切开部位前的面积约占 33%,切开之后的面积约占 66%。

(七)硬脑膜切口

围绕蝶骨嵴形成,向下方悬吊。

【外侧裂的解剖】

外侧裂的解剖有顺行和逆行两种方法。既可由外侧裂的外方向内解剖,也可由颈内动脉进入外侧裂处向外解剖。逆行法在有许多静脉跨越外侧裂时更适合。没有动脉跨越外侧裂,所以解剖熟练时应无解剖损伤。

(八)经胼胝体入路

【适应证】

侧脑室和第三脑室的病变,包括胶样囊肿、颅咽管瘤、囊虫病囊肿、丘脑脑胶质瘤和动静脉畸形(AVM)。

【体位及头位】

仰卧,屈颈,胸部抬高 20°。一般应使头保持正中位以免失去方向,也可稍左偏或右偏。

【皮瓣】

可采用两种皮瓣:

1.倒"U"字形皮瓣,从冠状缝后 2cm 沿中线或稍偏左向前约 6cm,向外约 3~4cm 再拐向后方;

2."C"字形皮瓣。

【骨瓣】

为避免损伤大的皮质静脉,建议术前行脑血管造影或 MRI。骨瓣可为梯形或三角形,为显露充分,必须达到中线。以下几点应予注意:

1.分离上矢状窦(SSS)较安全的方法是在骨瓣前后靠中线均钻双孔。在两孔之间分离硬脑膜,然后在中线左侧两孔之间锯开颅骨。当然,有时也会造成 SSS 撕裂出血。

2.也可在中线右侧钻两孔锯开颅骨,然后咬除部分骨质至显露 SSS,这种方法最安全,但会遗留较大的颅骨缺损需要处理。

3.最危险的方法是在 SSS 上钻孔锯开颅骨,易造成 SSS 撕裂出血。

4.为了避免损伤皮质运动区和尽量向前显露 SSS,骨瓣的 2/3(约 4cm)应在冠状缝前,1/3(约 2cm)应在冠状缝后。向外在中线右侧 3~4cm。

5.形成骨瓣时,中线部位的颅骨应最后锯开,这样即使 SSS 撕裂出血,也可尽快显露处理。

【并发症】

1.可因皮质引流静脉损伤、SSS 栓塞或皮质过度牵拉引起静脉性梗死。

2.可因双侧扣带回牵拉、丘脑损伤或胼胝体中段损伤引起一过性缄默症。

(九)枕下入路

【适应证】

显露小脑、脑桥小脑角区(CPA 区)、一侧椎动脉,或用枕下远外侧入路显露脑干前外侧。

【体位及头位】

可采用多种体位,各有利弊。

1.坐位:根据病变条件及术者习惯选用。

2.侧卧斜位:又称"公园躺椅位",患者倾斜达 3/4。

3.半坐位。

4.仰卧肩部旋转位:头偏近 90°。

5.俯卧位。

6."协和飞机位":俯卧,胸部抬起,颈前屈、侧偏。

坐位因较多的并发症逐渐被其他体位代替,但有时仍需采用。坐位的优点:

1.血液和脑脊液从术野引流充分,术野清楚。

2.有利于静脉回流,减少静脉性出血,降低颅内压。

3.因胸部未受压,对换气影响小。

4.患者头位可保持正中,有利于定位,不易损伤椎动脉。

坐位的缺点:

1.可能发生空气栓塞。

2.术者双手易疲劳。

3.术后气颅及张力性气颅。

4.为预防下肢血液淤滞,必须在下肢用弹力绷带。

5.因血压下降使脑血流量减少。

(十)枕下正中入路

【适应证】

1.后颅窝中线部位病变,包括小脑蚓部、第四脑室、松果体区和脑干病变。

2.枕下减压,如 Chiari 畸形手术。

【皮瓣】

中线切口自枕外隆凸上 2cm 至颈 5～7 棘突。为了紧密缝合,筋膜层在上端应"T"形切开,在上项线水平保留一小片筋膜。

【骨瓣】

骨瓣下缘应达枕骨大孔,有时需切除寰椎后弓。虽然有人采用骨瓣开颅,但也有人认为骨瓣复位在术后脑水肿时会加重对脑干的压迫而不宜采用。硬脑膜多"Y"形剪开。

(十一)枕下旁正中入路

【适应证】

1.三叉神经痛等行微血管减压术。

2.CPA 区肿瘤。

3.显露椎动脉。

4.显露脑干前外侧肿瘤。

【体位及头位】

见前,仅以侧卧斜位为例。

【皮瓣】

可采用直线切口或拐杖形切口。

1.直线切口　为显露 CPA 区,直线切口已足够充分且对肌肉损伤较小。切口应在乳突切迹内侧 5mm。

(1)"564"切口:乳突切迹内侧 5mm,向上 6cm,向下 4cm,可显露横窦和三叉神经。

(2)"555"切口:乳突切迹内侧 5mm,向上 5cm,向下 5cm,可显露第Ⅶ、Ⅷ脑神经,可用于微血管减压术和小的听神经瘤切除。

(3)"546"切口:乳突切迹内侧 5mm,向上 4cm,向下 6cm,可显露低位脑神经,如舌咽神经痛手术。

2.拐杖形切口　可用于小脑半球病变和大的听神经瘤切除。切口在中线自颈 2 棘突向上至枕外隆凸上,再拐向外侧达乳突尖。

【骨瓣】

骨瓣的上缘应显露横窦,它在乳突切迹上方 2 横指,上项线稍上方。对直径＜2.5cm 的肿瘤,在横窦和乙状窦交界处开一直径 4cm 的骨窗即可。对大的肿瘤可开较大的骨窗,当然,它仍受到横窦、乙状窦、中线和枕骨大孔的限制。

必要时应预留枕角穿刺的部位:成人在中线旁开 3～4cm,枕外隆凸上 6～7cm;儿童在中线旁开 3～4cm,枕外隆凸上 3～4cm。可设计在切口内或另做切口。

(刘　念)

第五章　神经外科微创治疗技术

第一节　血管介入技术

血管介入技术是应用选择性或超选择性血管造影,先明确病变部位、性质、范围和程度之后,根据适应证,经插入血管内的导管进行栓塞、血管腔内血管成形术和灌注药物等治疗。

神经血管介入治疗是指在 X 线下,经血管途径借助导引器械(针、导管、导丝)递送特殊材料进入中枢神经系统的血管病变部位,如动脉狭窄、动脉瘤、动静脉畸形、动静脉瘘、急性脑梗死以及头颈部肿瘤。治疗技术分为血管栓塞术(固体材料栓塞术、液体材料栓塞术、可脱球囊栓塞术、弹簧圈栓塞术等)、血管成形术(血管狭窄的球囊扩张、支架植入)、血管内药物灌注(超选择性溶栓、超选择性化疗、局部止血)。

神经介入治疗的适用范围:

1.颅内动脉瘤。

2.脑血管畸形及动静脉瘘。

3.外伤性颈动脉海绵窦瘘。

4.Galen 大脑大静脉动脉瘤样畸形。

5.脊柱脊髓血管畸形及血管性肿瘤。

6.颅面部高血运肿瘤。

7.颈部动静脉瘘及大血管异常。

8.缺血性脑血管病变。

9.其他。

一、神经介入血管造影术

(一)全脑血管造影术

【适应证】

1.颅内外血管性病变。如出血性或闭塞性脑血管病变。

2.自发性脑内血肿或蛛网膜下腔出血(SAH)病因检查。

3.头面部富血运肿瘤,术前了解血供状况。

4.观察颅内占位性病变的血供与邻近血管的关系及某些肿瘤的定性。

5.头面部及颅内血管性疾病治疗后复查。

【禁忌证】

1.对碘过敏者(需经过脱敏治疗后进行,或使用不含碘的造影剂)。

2.有严重出血倾向或出血性疾病者。

3.有严重心、肝或肾功能不全者。

4.脑疝晚期,脑干衰竭者。

【术前准备】

1.常规术前检查:包括血、尿常规,出、凝血时间,肝、肾功能,心电图及胸部 X 线片。

2.术前 8h 禁饮食,特殊情况,如急诊可经麻醉师酌情适当缩短。

3.碘过敏试验:造影拟使用的造影剂 1ml,静脉推注。无心慌、气短、荨麻疹及球结膜充血等过敏体征,注射前后测量血压搏动低于 10～20mmHg 者为阴性。碘过敏试验阳性而必须行造影者,应术前 3d 进行激素治疗,并尽量使用非离子碘水溶液造影剂。

4.双侧腹股沟及会阴区备皮:操作时间长的患者要留置导尿管。

5.术前 30min 肌肉注射苯巴比妥。

6.酌情术前 24h 静脉持续给予钙离子拮抗剂。

7.器械准备:血管造影手术包 1 个,压力袋 2 个,软包装等渗盐水 500ml×4 袋,Y 形阀 1 个,三通接头 2 个,脑血管造影导管 1 根(5F 或 4F,血管迂曲者酌情选不同形状的造影导管),导管鞘 1 个(5F,6F),30cm 短导丝和 160cm 长导丝各 1 根。高压注射器及连接管,100～200ml 造影剂。穿刺针(成人选 16G 或 18G,儿童选 18G 或 20G)。

【操作方法】

1.经股动脉穿刺操作步骤

(1)常规双侧腹股沟及会阴区消毒铺单,暴露两侧腹股沟部;

(2)至少连接 2 套动脉内持续滴注器(其中 1 个与导管鞘连接,另 1 个备用或接 Y 形阀导丝)。接高压注射器并抽吸造影剂。所有连接装置要求无气泡。肝素盐水冲洗造影管;

(1)穿刺点选腹股沟韧带下 1.5～2cm 股动脉搏动最明显处,局部浸润麻醉,进针角度与皮肤呈 30°～45°;

(4)穿刺成功后,在短导丝的辅助下置血管鞘。持续滴注调节,滴数为 15～30 滴/min;

(5)全身肝素化,控制活化部分凝血活酶时间 APTT＞120s 或活化凝血时间(ACT)＞250s。肝素化的方法可参照以下方法:首次剂量每公斤体重 2/3mg 静脉注射,1h 后再给半量,2h 后再加 1/4 量,以后每隔 1h 追加前次剂量的半量,若减到 10mg 时,每隔 1h 给予 10mg;

(6)在透视下依次行全脑血管造影,包括双侧颈内、颈外动脉,双侧椎动脉。必要时可行双侧甲状颈干及肋颈干造影。对血管迂曲者,导管不能到位时,可使用导丝辅助;

(7)老年患者应自下而上分段行各主干动脉造影,必要时以猪尾巴导管行主动脉弓造影;

(8)造影结束后用鱼精蛋白中和肝素钠(1～1.5mg 可对抗 1mg 肝素钠)。

2.术后处理

(1)压迫并加压包扎穿刺点,卧床 24h,保持穿刺侧下肢伸直;

(2)监测穿刺肢体足背动脉搏动,1 次 0.5h;

(3)适当给予抗生素及激素。

(二)脊髓血管造影术

【适应证】

1.脊髓血管性病变。

2.部分脑蛛网膜下腔出血而脑血管造影阴性者。

3.了解脊髓肿瘤与血管的关系。

4.脊髓富血管肿瘤的术前栓塞。

5.脊髓血管病变的复查。

【禁忌证】

1.对碘过敏者。

2.有严重出血倾向或有出血性疾病者。

3.有严重心、肝或肾功能不全者。

4.有严重高血压或动脉粥样硬化者。

【术前准备】

同脑血管造影。

【操作方法及程序】

同脑血管造影。

【注意事项】

1.造影前,必须在透视下贴铅号或其他标记物,明确相应椎体的位置。

2.造影必须包括所有的脊髓动脉,如双侧椎动脉、甲状颈干、肋颈干、各肋间动脉、腰动脉、髂内动脉。

3.肋间动脉和腰动脉的常规注射剂量是 1ml/s,共 2～5ml。若有高血流的病变,可适当加量。

【并发症】

同脑血管造影。个别患者可致瘫痪及感觉障碍等症状加重,可能与导管刺激引起动脉痉挛及血流被阻断,从而加重脊髓缺血所致。造影前,应用地塞米松及钙离子拮抗药。选择导管不能过粗,以 4F～5F 为宜。

二、血管栓塞术

经导管栓塞术是介入治疗中的重要技术,它是将一些人工栓塞材料有控制地注入病变或器官的供应血管内,使之发生闭塞,中断血供,以达到控制出血,闭塞血管性病变,治疗肿瘤以及清除病变器官功能的目的。为适应不同部位、不同性质病变的需要,研究了种类繁多的栓塞物质。完成一项栓塞手术要由以下几个方面的因素构成:①导管;②栓塞材料;③操作技术;④监控设备。

栓塞材料的分类：

目前，栓塞材料种类繁多，可以适应不同的部位、不同性质病变的需要，总的来说，可以按以下几种方式进行分类：

1.按材料性质分类可分为对机体无活性材料、自体材料及放射性颗粒三类。

2.按物理性状可分为固体和液体栓塞材料两类。

3.按使血管闭塞的时间长短可分为短期、中期和长期三类。

4.按材料能否被机体吸收，分为可吸收性和不可吸收性两类。

理想的栓塞材料应符合以下要求：

1.无毒、无抗原性、具有较好的生物相容性。

2.能迅速闭塞血管，能按需要闭塞不同口径、不同流量的血管。

3.易经导管传送，不粘管，易得、易消毒。

各种栓塞材料介绍：

1.非吸收性固体颗粒栓塞材料

（1）PVA颗粒：由聚乙烯醇与甲醛经交联、干燥、粉碎、过筛而制成，为非水溶性，遇水性液体可膨胀，体积将增加20%，生物相容性好，在体内不被吸收。PVA颗粒大小在 $140\sim1000\mu m$，使用时将其混入造影剂以悬浮液的形式经导管注入病变部位，机械性阻塞并诱发血栓形成，从而将血管闭塞。PVA的弥散性或穿透性和其颗粒大小及悬浮液的浓度有关。小颗粒和低浓度的PVA多用于闭塞小的血管，大颗粒高浓度的多用于闭塞较大的血管。

PVA颗粒的优点是：注射时相对不受时间的限制，在微导管不能完全到位的情况下仍能进行栓塞治疗，注射过程相对简单，易于控制。

缺点是：输送注射PVA需要较大直径的导引微导管，对如脑AVM这样的病症，微导管不能理想进入畸形团，另外，由于畸形血管的直径粗细不一，需选用不同大小的颗粒进行栓塞，效果势必受影响。

（2）弹性微球：弹性微球的优点是直径可以压缩，便于输送。

2.可吸收性栓塞材料

（1）自体血块：自体血块是短期栓塞物，具有易得、易经导管注入，无菌和无抗原性等优点。血块在通过导管内腔时，可能破碎成许多小碎片，碎粒状小血块随着注射压力呈阵雨式地进入血管小分支内，因而能较好地控制胃肠道小动脉出血，而不能用于需一定大小栓子的血管畸形治疗。自体血块作为栓塞材料的主要缺点是不能预计闭塞血管的时间。

（2）明胶海绵：明胶海绵是外科手术止血剂，属蛋白基质海绵，能被组织吸收，明胶海绵堵塞血管后，起网架作用，能快速形成血栓。闭塞为非永久性闭塞，时间约为几周至几个月。明胶海绵的剂型有薄片和粉剂两种。明胶海绵的优点在于它无抗原性、易得、廉价、能消毒，可按需要制成不同大小和形状，摩擦系数低，用一般的血管造影导管即可快速注射，闭塞血管安全有效，是一种应用广泛的栓塞材料。

（3）藻酸盐微球：藻酸钠溶于水形成黏稠胶体，在钙离子作下产生大分子链间交联固化，可根据临床需要加工成固态微球。藻酸钠微球具有良好的生物相容性，无毒、无抗原性，栓塞后不引起化学或免疫作用，微球在 $3\sim6$ 个月内无毒降解。

3.机械栓塞材料

(1)微弹簧圈:按弹簧圈控制方式分类可分为游离弹簧圈、电解可脱性弹簧圈(GDC)、机械可脱性弹簧圈(MDS-N)和水解脱弹簧圈。

游离弹簧圈:它与推进器之间无连接装置,推进器只能推动弹簧圈而无法撤回弹簧圈,因而使用时危险度大,限制了其应用。

电解可脱性弹簧圈:推进器与微弹簧圈的连接采用微焊接技术。该弹簧圈极柔软,对瘤壁压力小,可以反复调整弹簧圈的位置,直到位置合适后,推送器接电源正极通弱直流电(0.5～2mA),铂弹簧圈与推送器间的未覆盖绝缘层的不锈钢即被电解,使弹簧圈在动脉瘤内不需拉动就可解脱,整个过程约需4～12min。它的这种特性可减少弹簧圈误入载瘤动脉造成的误栓。

机械可脱性弹簧圈:它的性能和效果与GDC相似,主要区别是用机械方法解脱钨丝螺旋圈,能够自由拉回或重新放置螺旋圈,直到位置满意后,将推进器头端超出微导管,螺旋圈可立即解脱于瘤腔内。目前,有3种不同的解脱装置,即钳夹型、套环型和内锁型,其中内锁型在微导管中摩擦力小,解脱时稳定性好,优于前两种。

水解脱弹簧圈:通过增加水压使导管扩张,从而解脱弹簧圈无需另外的电源,稳定可靠,只需两个注射器。

新型弹簧圈:Hydro Coil表面涂有水凝胶层,放入动脉瘤后,水凝胶开始膨胀,充分填充动脉瘤空间,随着水凝胶的膨胀,血液中促进愈合的成分(如蛋白质等)被吸入水凝胶中,提高了愈合率。Matrix Coil表面涂有可降解高分子材料,在动脉瘤内造成血流阻滞,诱发血栓形成,提高栓塞效果。

(2)可脱球囊:有乳胶球囊和硅胶球囊两种,应用时要使用永久性填充剂填充球囊,与微导管配合使用,待球囊进入瘤体并充胀后,轻轻后拉导管,即面解脱球囊。由于球囊的使用技术较为复杂,还有较多缺陷,目前临床上只适合于颅底基底动脉分叉部动脉瘤、眼动脉瘤、闭塞试验及颈内动脉,海绵窦瘘的栓塞治疗。另外,还有使用不可脱性球囊进行动脉栓塞的,方法是当球囊置入瘤体后充盈球囊而不解脱球囊,将球囊连同所附微导管固定在颈动脉鞘上,这种方法引起的损伤较大,故现已较少应用于临床,并被新的栓塞方法代替。

4.液体栓塞材料　从理论上讲,液体栓塞材料可直接注入动脉瘤瘤腔内,可以完全适应不同形状和大小的动脉瘤腔,使瘤壁和栓塞材料之间不留任何空隙,从而达到永久性栓塞。另一方面,由于易于操作,可通过细长微导管直接注入血管,因而液体栓塞材料相对其他栓塞材料来说是比较理想的栓塞材料。近年来,在血管内治疗领域受到了相当多的关注。液体栓塞材料分为两种,黏附性液体栓塞材料和非黏附性液体栓塞材料。

(1)黏附性液体栓塞材料:黏附性液体栓塞材料中最具代表性的是氰基丙烯酸酯类组织胶,目前应用临床的主要是α-氰基丙烯酸正丁酯(NBCA)。它在血液中可瞬间聚合,在盐水中聚合需15～40s,而在5%的葡萄糖溶液中却不发生聚合。这给栓塞操作带来了方便,在栓塞前后用5%的葡萄糖溶液冲洗导管,可避免其在导管内发生聚合,阻塞导管。同时加入适量钽粉,可进一步增强显影效果而不会影响组织胶的聚合时间。以NBCA为代表的氰丙烯酸酯类液体栓塞材料的最大缺点是"粘管"问题,这一问题是黏附性栓塞材料所特有的。由于其黏附性,注胶时间受到限制,注射后,必须立即撤管,否则将有微导管黏附于畸形团的危险。这就要求术者具有丰富的注胶经验,掌握好胶的浓度,把握注射速度和注射时间,严格控制反流,及时撤除微导管。另一方面,NBCA 聚合时会放出热量,这也是此类栓塞材料的一个缺点。

(2)非黏附性液体栓塞材料:为了克服黏附性液体栓塞材料能将微导管黏附于血管壁的危险,非黏附性的液体栓塞材料已被不断地开发并应用到实际的栓塞治疗中。这类栓塞材料大多是由已经聚合的非水溶性的大分子聚合物溶于某种有机溶剂中配制而成的。当与水性溶液接触时,有机溶剂很快弥散至水溶液中,聚合物沉淀析出成固体而起到栓塞作用。目前,已用于实验和临床的非黏附性材料主要有以下几种:

1)无水乙醇:无水乙醇是 20 世纪 80 年代初开始使用的一种液体栓塞材料,可造成血管永久性闭塞和器官、肿瘤的梗死。乙醇注入血管后,使血管蛋白成分发生变性,损伤血管内皮,血管内可迅速形成血栓。作用部位主要为末梢血管,大血管继发性闭塞。无水乙醇所造成的栓塞是持久性的。乙醇易于通过细导管注射,适于选择性栓塞,如用球囊导管注射会更安全、可避免反流。注射速度既不能太快、又不能太慢。注射结束后,应立刻用少量盐水冲洗导管,防止导管内残存乙醇而发生凝血。另外,无水乙醇还有使用方便、价廉、具有无菌和灭菌的优点。可用于肾肿瘤、肾切除、食管静脉曲张、精索静脉曲张以及支气管动脉栓塞治疗大咯血等。

2)碘化油:植物油与碘结合的一种有机碘化合物,本品为淡黄色和黄色的澄清油状液体,微有类似蒜的臭味。主要用于末梢血管病变栓塞,作为缓释药物载体用于肝癌、子宫肌瘤等的治疗。

3)乙烯乙烯醇共聚物(EVAL):乙烯乙烯醇共聚物(EVAL)是由乙烯和醋酸乙烯酯聚合再经水解而成。它可溶于有机溶剂二甲亚砜(DMSO)。当与水溶液接触时,DMSO 很快弥散在水溶液中,EVAL 沉淀析出固体而起到栓塞作用,沉淀析出成固体后并无黏附性,这一点与 NBCA 完全不同。加入显影剂可使其在 X 线下显影。EVAL 和 DMSO 的比例不同,所组成溶液的黏度、密度以及沉淀时间不同。EVAL 在应用时,为防止微导管堵塞,注射前要用 DMSO 冲洗管腔,来替换微导管内的水性溶液。因 EVAL 为非黏附性的液体栓塞材料,注射过程中无"粘管"之虞,可经同一微导管多次注射栓塞。EVAL 的最大的缺点在于有机溶剂 DMSO 的血管毒性反应,由于 DMSO 的血管毒性,其用作溶剂的非黏附性液体聚合物能否用作栓塞材料成为目前争论的焦点。但有报道指出,相关研究证明小剂量、慢速注射 DMSO 是安全的,DMSO 及相关非黏附性材料的安全应用,关键在于注意掌握注射速度和注射剂量。国外产品牌号为 Onyx,用钽粉作显影剂。

三、血管成形术

经皮血管腔内血管成形术(PTA)是经导管等器械扩张再通动脉粥样硬化或其他原因所致的血管狭窄或闭塞性病变,这一疗法是 20 世纪 60 年代开始应用的,在 20 世纪 80 年代前主要采用球囊导管进行治疗,称为球囊血管成形术。在 20 世纪 80 年代陆续出现了几种血管成形术的新技术,主要是激光血管成形术、粥样斑切除术、血管内支架成形术等。

（一）颈动脉狭窄支架成形术

【适应证】

1.无症状者,血管管径狭窄程度＞80％,有症状者（TIA 或卒中发作）,血管管径狭窄程度＞70％。

2.血管管径狭窄程度 50％～70％,但有溃疡性斑块形成。

3.某些肌纤维发育不良者,大动脉炎稳定期有局限性狭窄。

4.放疗术后狭、窄或内膜剥脱术后、支架置入术后再狭窄。

5.急性动脉溶栓后残余狭窄。

6.由于颈部肿瘤等压迫而导致的狭窄。

【禁忌证】

1.3 个月内右颅内出血,2 周内有新鲜脑梗死灶者。

2.不能控制的高血压者。

3.对肝素、阿司匹林或其他抗血小板聚集类药物禁忌者。

4.对造影剂过敏者。

5.颈内动脉完全闭塞者。

6.伴有颅内动脉瘤,且不能提前或同时处理者。

7.在 30d 内,预计有其他部位外科手术者。

8.2 周内曾发生心肌梗死者。

9.严重心、肝、肾疾病者。

【术前准备】

术前 6h 禁食禁水。

双侧腹股沟区备皮。

术前 3～5d 口服抗血小板聚集药物,氯吡格雷 75mg＋阿司匹林 100mg。

术前评价,包括颈部血管超声、TCD 评价。

全脑血管造影或 CTA、MRA。

【操作方法】

1.经股动脉采用 Seldinger 技术穿刺,一般放置 8F 导管鞘,导管鞘连接加压等渗盐水持续滴注冲洗。

2.8F 导引导管后面接 Y 形阀或止血阀,并与加压等渗盐水连接,在 0.089mm（0.035inch）泥鳅导丝小心导引下,导管放在患侧颈总动脉,头端位置距离狭窄约 3～5cm。对过度迂曲的颈总动脉可以使用交换导丝,将导引导管交换到位。

3.通过导引导管血管造影测量狭窄长度和直径,选择合适支架,并行患侧狭窄远端颅内动脉造影,以备支架置入后对照。

4.通过导引导管将保护装置小心穿过狭窄段,并释放在狭窄远端 4～5cm 位置,撤出保护装置外套后,选择合适的球囊行预扩张,扩张后造影。扩张前静脉给予阿托品 0.5mg,以防心律失常。

5.撤出扩张球囊后置入支架,造影检查置入支架后残余狭窄管径,酌情做支架内后扩张。

6.最后撤出保护装置,行颈部及患侧颅内动脉造影,并与术前对比。

【注意事项】

1.动脉狭窄段过度迂曲或高度狭窄,保护装置到位困难时,可以选择导丝交换保护装置或使用直径较小的冠状动脉球囊,行扩张后置入保护装置。

2.术前心率<50 次/min 或伴有慢性心功能不全者,可以预先放置临时起搏器。

3.对侧颈内动脉完全闭塞,其血流完全依赖于患侧者,有条件者应尽量选择全身麻醉。

4.高度狭窄病变,狭窄远端无任何侧支循环者,扩张后要适当控制血压,收缩压维持在基础血压的 2/3。若同时还伴有其他血管狭窄,在同期手术中不能处理或不适合血管内治疗者,血压不能控制过低。

5.保护装置的使用已经被大量的研究所证实,其能够降低栓子脱落所导致的栓塞并发症,对有条件的患者可以尽量使用。

6.术后不中和肝素,3~6h 后拔鞘。

术后用药:术后维持术前抗血小板聚集药物(氯吡格雷 75mg＋阿司匹林 100mg)3~6 个月,3~6 个月后酌情减量。

【并发症及其处理】

1.心律失常 为最常见并发症,一般发生在球囊扩张时或支架置入后,可出现心率下降,应在扩张前 5min 静脉给予阿托品 0.5~1mg。术前心率<50 次/min 者或伴有心功能不全者,可以在术前置入临时起搏器,术后 3~6h 左右拔出。

2.血压下降 若下降不超过 20mmHg,可以暂不处理,支架置入 6h 内收缩压持续下降<100mmHg 者,可以给予肾上腺素或多巴胺治疗。

3.栓子脱落 无症状者可以不做特殊处理。

4.血栓形成 在确定没有颅内出血或出血倾向时,可以做动脉内溶栓。

5.过度灌注 在术前分析有过度灌注高风险的患者(极度狭窄、假性闭塞、狭窄远段没有侧支循环者),在扩张之后要控制血压(收缩压维持在 100~130mmHg)。有条件者应做 TCD 监测。

6.血管痉挛 使用保护装置或较硬的交换导丝,0.46mm(0.018inch)可能会导致狭窄远端血管痉挛,一般不做特殊处理,撤出导丝和保护装置后,痉挛会解除。有严重痉挛时,若远端血流受阻,可局部给予解痉挛药物。备注:狭窄血管测量方法,采用北美症状性颈动脉内膜切除协作研究组(NASCET)的标准;狭窄率(%)=(1－最狭窄动脉直径/狭窄远端正常动脉管径)×100%。计算由数字减影血管造影机的机载软件自动完成。

(二)颅内动脉狭窄支架成形术

【适应证】

1.症状性颅内动脉狭窄程度>60%。

2.狭窄远端血管正常,后循环血管病变长度<20mm;前循环血管病变长度<15mm。

3.急性动脉溶栓后残余狭窄。

【禁忌证】

1.脑梗死后遗留有严重的神经功能障碍。

2.慢性完全血管闭塞。

3.狭窄段呈锐角。

4.狭窄段血管正常管径<2mm。

5.颈内动脉弥漫性狭窄。

6.先天性发育不良。

7.烟雾病、动脉炎等少数不明原因的病变。

8.脑梗死后2周内。

9.2周内曾发生心肌梗死。

10.严重全身系统性病变。

11.预计生命存活<2年。

【操作方法】

1.有条件者,尽量做气管插管和全身麻醉。

2.经皮股动脉穿刺,使用6F导管鞘。

3.全身肝素化,术后不中和肝素。

一般使用单导丝技术,导丝要求在0.36mm(0.014inch),长度180～190cm。导丝头端软头长度>10cm。若狭窄段存在夹层或动脉瘤样扩张,使用微导管技术,超选择造影证实微导管穿过狭窄段,进入血管真腔后,用0.36mm(0.014inch)交换导丝(300cm),然后再置入支架。

可以选择球囊扩张式支架,也可选择自膨式支架。选择自膨式支架一定要进行预扩张。

球囊扩张式支架释放压力为所选择支架的命名压,逐步缓慢加压。若释放支架后,在血管内仍有残余狭窄,可以选择扩张球囊行支架内后扩张。

高度狭窄的患者伴有侧支循环欠佳者,在支架释放前应注意控制血压,收缩压为基础血压下降20～30mmHg,支架置入术后24h仍然维持低血压。但若存在其他血管狭窄,应注意血压不能过低,以免造成低灌注性梗死。

术后不中和肝素,3～6h后拔出导管鞘。

【注意事项】

对45岁以下的症状性颅内动脉狭窄患者,若动脉粥样硬化证据不足,应严格掌握适应证。术后用药:围手术期3d抗血小板聚集药物同术前,同时给予低分了肝素钠0.4ml×2次/d。3d后维持术前抗血小板聚集药物3～6个月,3～6个月后酌情减量。

【并发症及其处理】

1.血管破裂　发生在球囊预扩张或支架置入过程中,根据情况采取补救措施,可以先用球囊封闭破裂处,并立即中和肝素,酌情给予外科修补;在无穿支动脉部位,可以尝试带膜支架。

2.血栓形成　处理方法同颈动脉支架置入术。

3.穿支动脉闭塞　可以用扩容、升高血压等方法治疗,慎用动脉内溶栓。

4.再狭窄　评估后可以用球囊扩张或再次支架置入。

5.脑出血或蛛网膜下腔出血　酌情给予对症处理。

【血管内药物灌注】

血管内药物灌注术可以简单地定义为:通过介入放射学方法,建立可由体表到达靶病变血管的通道(导管),再由该通道注入药物达到局部治疗的一种方法。

血管内药物灌注术常用的器材包括常规器材如穿刺针、导丝、血管鞘、导管等,此外特殊器材还包括有同轴导管系统、球囊阻塞导管、灌注导丝、灌注导管、全植入式导管药盒系统、药物注射泵及脉冲式注射泵等。血管内灌注常用的药物根据病种不同而异,包括肿瘤化疗药物、血管收缩剂、血管扩张剂、溶栓药物及抗炎药物等。

在行血管内药物灌注时,先常规进行选择性动脉造影,了解病变的性质、大小、血供及侧支情况,必要时进行超选择性插管进行治疗。入路主要有股动脉、桡动脉及锁骨下动脉等。经股动脉插管操作方便,成功率高,主要用于短期的血管内药物灌注治疗;经锁骨下动脉穿刺难度较大,技术要求高,但不影响行走,故可保留导管用于长期持续间断性药物灌注。

血管内药物灌注的治疗方式分一次冲击性及长期药物灌注两种。前者是指在较短时间内,通常30分钟到数小时将药物注入靶血管内,然后拔管结束治疗的方法,主要用于恶性肿瘤化疗及溶栓治疗等。后者相对于一次冲击治疗而言,导管留置时间长,一般在48小时以上,灌注可为持续性或间断性,常用于肿瘤的姑息治疗、胃肠出血及溶栓治疗等,因其药物与病变接触时间长,可重复多次给药,疗效上强于前者,但对于留置导管的护理要求比较高。

血管内药物灌注能使药物高浓度进入病变区,从而提高对局灶性病变的治疗效果,减少药物的毒副作用,临床疗效明显优于全身化疗,且明显降低了化疗药的毒副作用。

血管内药物灌注目前在临床上常用于治疗恶性实体瘤,动脉痉挛、狭窄或闭塞引起的缺血性病变,动脉内血栓形成等;也可以用于治疗难治性局灶性炎症。

（刘　念）

第二节　CT/MRI介导脑立体定向术一般诊疗原则

一、CT/MRI介导脑立体定向术临床应用指征

（一）应用于功能性颅脑疾患指征

1.锥体外系疾病引起的运动障碍,单纯药物治疗难于控制,或者患者对药物反应过重者。

2.顽固性疼痛。

3.药物难于控制的癫痫。

4.常规治疗难于控制的精神疾病。

（二）应用于器质性颅脑疾患指征

1.颅内病变的活检。

2.在活检基础上行脑肿瘤的间质内治疗,包括间质内放疗、化疗,间质内热疗和光疗等。

3.囊性病变(包括各种囊肿、脓肿)和脑内血肿的穿刺引流。

4.摘除颅内异物。

5.应用脑室内镜对脑室及其周围病变,以及脑实质内囊性肿瘤取活检标本或应用激光将病变切除。

6.立体导向开颅切除颅内,尤其颅内深部肿瘤、脓肿,钳夹、栓塞或切除脑血管畸形、动脉瘤等。

二、CT/MRI 立体定向术的术后处理及并发症的防治

【术后处理】

严密观察生命体征,全麻者宜按全麻术后常规护理;密切观察神经系统症状体征的变化;预防感染,防止合并症与并发症等。

【主要并发症】

颅内出血、感染、脑水肿和神经功能损害,其他并发症与颅脑手术并发症相似。

1.术前适量　应用激素对脑水肿有一定治疗作用;严格消毒,无菌操作可以避免发生感染;为减少重要功能损害,入颅点宜选择在非重要功能区,离病灶最近处,缩短穿刺针在颅内的行程,并尽量减少穿刺次数。

2.出血的原因一般有两种　一是凝血功能障碍;二是血管损伤。后者可以是肿瘤实质内血管损伤,也可以是肿瘤实质以外的穿刺道血管损伤。所以术前做好出凝血功能检查是必要的,异常时应先予以纠正;对于血运丰富、CT 或 MRI 增强扫描明显强化的病灶,活检等操作宜慎重。穿刺术中如发现套管针出血,有些可自行停止,否则可立即用套管针进行压迫止血。也可用 1000～2000U/ml 浓度的凝血酶盐水局部灌注治疗术中出血。应用立止血或其他止血药局部灌注也有效。上述止血方法均不能奏效时,则应立即行 CT 检查观察出血灶的大小,病情发展血肿扩大时应在开颅直视下清除血肿和止血。术后还需密切观察生命体征和神经系统症状体征的变化,定时复查 CT,确保患者康复。

三、CT/MRI 脑立体定向术应用于功能性颅脑疾患

CT/MRI 导向脑立体定向术应用于功能性疾病,常需结合 CT 或 MRI 扫描、头颅正侧位 X 线片、神经电生理监测和深部微电极记录相结合的方法进行手术靶点定位。其治疗原理主要是对有关结构进行毁损术或植入刺激电极或移植物,从而达到治疗目的。

(一)应用于锥体外系疾病

CT 立体定向术应用于治疗锥体外系疾病主要针对以下情况:

1.原发性帕金森病。

2.肌张力障碍,如手足徐动症、舞蹈病、半身投掷症等。

3.扭转痉挛与痉挛性斜颈等。

4.其他锥体外系疾病,具有震颤、强直、不自主运动者。

上述疾病经长期内科治疗疗效减退,或患者对药物不良反应过大,以及药物已引起严重的不自主运动时,均可考虑行手术治疗。

用于治疗锥体外系疾病的靶点多是通用的,均选在锥体外系有关的神经通路上,如苍白球,丘脑腹中间核,Forel H 区与丘脑底核等。治疗又分以下几种:

1.对目标点进行毁损术,早年采用冷冻、机械切割,近年采用温控射频热凝、激光、γ 刀或 X 刀等方法制造毁损灶。

2.向目标点植入电极,应用深部脑刺激方法改变神经通路的神经传导功能。

3.向目标点植入移植物,如自体或异体肾上腺髓质、胎脑黑质等。

(二)应用于某些顽固性疼痛

通过神经毁损术或神经刺激术可以改变痛觉传导通路,从而控制疼痛。目前使用 CT/MRI 立体定向术治疗疼痛的方法及其适应证如下:

1.通过神经束切断术、中脑和丘脑腹后外侧核毁损术,可以有效控制恶性肿瘤引起的癌痛。

2.通过向脑室和导水管周围的灰质核团以及丘脑的腹后外侧核(感觉投射核)植入刺激电极并给予刺激,即深部脑刺激,可以有效控制慢性疼痛,如幻肢痛、腰椎蛛网膜炎、臂丛痉挛、带状疱疹和癌性疼痛。

(三)应用于癫痫

立体定向术应用于癫痫适于下列情况:

1.原发性癫痫,药物治疗难于控制发作。

2.精神性发作,尤其是攻击型的精神运动性发作,精神自动症。

3.频繁的发作,已影响智能与行为。

4.钩回发作,颞叶未查出明确的器质性病变。凡有器质性病变,如脑瘤、血管畸形、明确的瘢痕者,仍适于开颅病灶切除术。

立体定向手术治疗癫痫的原理主要是破坏脑内的局限性的致痫灶以及阻断癫痫放电的传播。目标点选在杏仁核、海马(颞叶癫痫)、穹隆、前联合以及内囊前肢、苍白球等部位。应用前述方法对目标点进行毁损术或脑深部电刺术,对控制癫痫发作有一定的效果。

(四)应用于精神疾病

目前应用立体定向术治疗精神疾病,主要适用于情感反应性精神病,如抑郁症、慢性焦虑、紧张状态、强迫观念与躁狂抑郁状态等。其手术适应证尚未完全统一。大致包括:

1.严重的攻击行为与焦虑状态。

2.幻觉与强迫观念,并有情感压抑表现。

3.儿童兴奋性增高性痴愚症,存在攻击与破坏倾向。

4.严重性欲障碍,如异常亢进、嗜童癖性同性恋、顽固性露阴癖等。

立体定向手术治疗精神病的原理主要是对与情感反应密切相关的边缘系统的有关结构进

行毁损术或脑深部电刺激术。目标点可选在杏仁核、扣带束、内囊前肢、丘脑背内侧核和后内侧核、隔核等部位。

四、颅内异物的立体定向摘除

在颅脑火器伤的清创术中,大多数位于深部的颅骨碎片和弹片最好不予处理,留置体内,可以防止进一步损伤脑组织。只有当其成为颅内感染源或引起阻塞性脑积水时,才考虑外科手术摘除异物。应用脑立体定向手术(主要应用 CT 立体定向术)可以减小损伤或减轻术后并发症。

对颅内异物的摘除,既可经原创道,又可避开原创道进行。对慢性期颅内异物,为防止对创道瘢痕的干扰引起出血的并发症,宜尽量避开原创道进行摘除术。但也有观点认为,经过原创道应用立体定向开颅显微激光手术系统摘除颅内异物,可以避免造成新的脑组织损伤,并且术中出血少。

颅内异物的摘除方法主要有:

1.磁性导针吸引法适用于带有铁磁性的异物。

2.异物钳摘除法应用特制的异物钳将异物摘出。但因慢性期异物周围往往有纤维包膜,其上有血管,故有并发出血的可能。在钳出异物以前,先电凝异物周围的瘢痕组织,对防止出血有一定作用。

3.应用脑室内镜摘除异物此法仅适用于位于脑室及其周围的异物。

4.应用 CT 立体定向开颅显微激光手术系统,可经原创道摘除位于第三脑室并引起阻塞性脑积水的子弹头。其特点是定位准确、出血少和不增加新的脑损伤。

5.对脑室内可移动性异物(如子弹头),有条件时可将患者置于离心场中,使异物离心沉淀固定于室管膜或周围脑实质内,以防止发生阻塞性脑积水。

五、颅内病变的 CT/MRI 立体定向活检术

适用于部位深在、诊断困难或开放性手术不易到达或无法切除的病变,以明确诊断和指导治疗。国内外有些单位甚至将其作为常规的诊断手段。

(一)CT/MRI 立体定向活检术目的

1.准确定性,避免误诊(肿瘤与非肿瘤),防止错误或贻误治疗。

2.对于肿瘤病变,可进行肿瘤的分类和分级,根据它们对放疗和化疗的敏感性不同,选择正确的治疗方案;还能明确肿瘤周围反应区的大小,鉴别水肿和胶质增生;并可根据活检局部脑组织对放疗的反应进行局部放疗剂量的确定。

3.肿瘤的囊性部分可借穿刺抽液减小体积,或进行间质内照射。

(二)靶点的选择

靶点的选择至关重要,一般选择病灶中心和其边缘组织作为靶点。以下经验可作为确定

活检靶点的参考：

1.病灶的实质性部分、脑肿瘤的结节、CT 或 MRI 增强扫描的强化部分。此处活检标本大都具有典型的肿瘤细胞形态，易于明确诊断。

2.病灶中心密度较低时，在病灶边缘取样成功率大。

3.囊性病变的厚壁：此处组织较韧，活检阳性率高。只是术中如穿破囊壁，囊液排空后易造成靶点的移位。如结合术中再次 CT 扫描证实或根据扫描结果调整靶点，仍可获得准确定性。

4.颅内病灶与周围正常组织的交界处：此处取材可观察到细胞形态学的变化，如炎性反应带、胶质增生等。

5.考虑炎性病变时，在病变外 5mm 的正常组织就要取标本，炎性病变时在正常脑组织的边缘即可见炎性细胞浸润。

设计入颅点和穿刺轨道的一般经验是：病变在额叶、鞍区、视丘前部，采用冠状缝前 2cm，中线旁开 2cm 处钻孔；病变在顶、枕、颞叶或视丘后部，入颅点选在离矢状中线 2cm 靠近顶穹隆最高点或颞后；病变如在松果体区，选择顶部穿刺途径虽然路近，但易造成大脑内静脉、大脑大静脉损伤引起脑内出血，而采用前额入路，经侧脑室、三脑室的穿刺途径上多为空腔，可避开大血管与功能区，穿刺时损伤小且安全；脑干病变的穿刺轨道可经前额侧室入路、经大脑半球后部-小脑幕入路或经后颅凹入路；第四脑室的穿刺途径可选在枕外粗隆上方 10cm、旁开中线 2cm 处入颅，经过小脑幕切迹进行。

活检的方法有多种，如活检针抽吸法、勺形活检钳钳夹法、杯口状活检钳钳夹法、尖端螺旋活检针活检法，带侧孔活检导管抽吸法。其中 1mm 杯口状活检钳和带侧孔的活检导管应用最为普遍。一般沿穿刺轨道在靶点上下每隔 5～10mm 取一处活检标本，直到获得确切的病理诊断为止。使用带侧孔的活检导管时，还可通过转动导管改变侧孔的方向，在靶点周围吸取活检标本。

取得确切的活检标本并经冰冻病理检查明确诊断，确定无出血后拔除穿刺针，结束手术。如经多条穿刺轨道活检未获得明确诊断，为防止引起并发症，应放弃进一步穿刺，结束手术，以后再决定诊疗方案。

六、脑肿瘤的间质内放疗

脑肿瘤的间质内放疗，系指将放射性同位素置入脑肿瘤组织内，直接对肿瘤组织起到杀伤作用的一种治疗方法。

目前应用最普遍的置入性同位素是[125]碘和[192]铱，其他的置入性同位素还有[32]磷、[198]金、[90]钇等。β射线和γ射线均参与了其肿瘤杀伤作用。

间质内照射后产生三个组织反应区：中心为凝固性坏死区，大约需要 20000cGy 的照射剂量；中间为坏死带，表现为脱髓鞘和星形细胞与血管的改变，约需 4000～15000cGy 的照射剂量；外层为不完全反应区，表现为不规则性脱髓鞘，约需 200～4000cGy 的照射剂量。[125]碘和[192]铱置入肿瘤内后，它们的放射活性在其周围能迅速衰减。但胶质瘤在放射源以外 1～2cm 仍可复发。

间质内放疗的治疗原则仍在不断发展，不像外照射那样有标准的治疗方法。不同肿瘤的放射生物学特性不同，但目前的研究表明，为了抑制肿瘤的有丝分裂和生长，同时又不对周围脑组织产生损伤，必须达到 $40\sim60\text{cGy/h}$ 的放射剂量发生率，肿瘤的边缘总照射剂量需达到 $5000\sim6000\text{cGy}$。

脑肿瘤间质内放疗分为永久性置入法和暂时性置入法。无论采用何种方法，都要求肿瘤组织内部达到高放射剂量，而周围正常脑组织却损伤轻微。

1.永久性置入法　是将低度放射活性的同位素颗粒，如 ^{32}磷、^{90}钇、^{186}镭及 ^{198}金等永久性置入肿瘤内。这些同位素主要靠 β 射线的电离辐射作用而杀伤肿瘤细胞，因而穿透作用较弱。在注入前，要先将其制成混悬胶体或制成颗粒状。这种方法技术操作简单，其缺点是一旦置入体内便不能去除，而且当肿瘤发生坏死时还会造成放射颗粒的移位。目前国内大多数医院采用的是永久性置入法。

2.暂时性置入法　是短期内置入高放射活性的同位素（如 ^{192}铱和 ^{125}碘），达到治疗量的放射剂量后又将其取出。这些同位素主要靠 γ 射线的电离辐射作用而杀伤肿瘤细胞。其特点是可以将置入的同位素取出和重复利用。它又分为两种方法：一种是将同位素连续置于肿瘤间质内数天，达到总放射剂量后再将其取出；另一种是应用高剂量近距离遥控后装机，将总剂量分隔成数次置于肿瘤间质，每次放置数分钟到十余分钟后又将其取出。它提高了暂时性置入法的精度，改变了脑肿瘤靶区放射剂量的分布状况，避免了医护人员接触过多的放射线，便于对患者的医疗和护理工作。不足之处是需要特制的软硬件设备。

肿瘤间质内放疗的适应证：目前有不同的看法。一些机构认为，最适于行间质内放疗的是那些低度恶性、形态规则和组织学比较局限的颅内肿瘤患者，而且肿瘤的体积不能超过 5cm^3。而其他的机构则认为，既然间质内放疗能达到与标准外照射同样的照射剂量，更恶性的脑肿瘤也适于间质内放疗。一般认为，适于间质内放疗的脑肿瘤的最大直径不能超过 $4\sim5\text{cm}$。大致说来，间质内放疗不仅适用于治疗囊性肿瘤（如颅咽管瘤、星形细胞瘤等），也适于治疗实质性肿瘤（如生殖细胞瘤、胶质瘤等）；既适用于原发性脑肿瘤，亦适用于复发性脑肿瘤和手术未能全部切除的脑肿瘤；尤其适用于治疗脑深部的和重要功能区的肿瘤以及年老体弱不能耐受开颅手术者。而肿瘤最大直径大于 $5\sim6\text{cm}$，肿瘤富含血管、容易出血，肿瘤广泛浸润、转移或已有蛛网膜下腔扩散者，颅内压明显增高者，肿瘤位于下丘脑、低位脑干以及视交叉胶质瘤，伴有其他严重并发症、或出血倾向等情况均不宜采用间质内放疗法。

CT 立体定向植入放射性同位素大致包括以下过程：

1.术前计划

（1）计算肿瘤的体积：应用 CT 立体定向扫描和影像重建技术，计算肿瘤的体积。大多数作者把肿瘤作为规则的椭圆体来计算。有些作者则采用直接测量法。

（2）计算治疗剂量：应用各种治疗计划系统，根据肿瘤大小和其放射生物学特性以及同位素的放射活性，设计等剂量分布曲线。等剂量分布曲线应覆盖肿瘤和其周边 1cm 以外的正常组织，以达到适当的边缘放射剂量，并杀死侵入正常脑组织内的肿瘤细胞。根据等剂量分布曲线求出置入的同位素颗粒或施源管的数量和置入的位置，设计穿刺轨道。

2.同位素的立体定向置入　根据预先设计好的穿刺轨道与施源管（或颗粒）的量和置入的靶点位置，将等剂量的同位素置入靶点。

3.放疗剂量的验证　术后再次进行 CT 扫描，利用治疗计划系统，计算实际等剂量分布曲线，如有偏差可以将同位素颗粒取出或进行纠正。

需要提及的是，脑肿瘤间质内放疗精确的术前和术后设计，往往需要放射物理学专家、肿瘤学专家、神经影像学专家和神经外科专家们的通力合作才能更好地完成。

七、脑肿瘤的其他间质内疗法

1.间质内热疗　间质内热疗是通过立体定向术向肿瘤内置入电极，然后通以热凝电流，通过热力作用产生肿瘤杀伤作用或抑制作用。可单独应用，或与间质内放疗联合应用。

研究表明，在 42～43℃的温度下，肿瘤细胞会溶解。其机制不详。可能与高温干扰肿瘤的微血管、直接的溶解作用或者刺激局部免疫反应有关。缺氧、低 pH 环境和营养不良的细胞（如肿瘤中心细胞）比正常细胞对温度增高更敏感。但还不清楚间质内热疗是否能优先杀伤侵入正常脑组织的肿瘤细胞。电极周围的坏死灶能延伸 5mm，所以对大型肿瘤，需多点置入热凝电极。

2.间质内化疗　间质内化疗是将化疗药物注入肿瘤实质或囊内以达到肿瘤杀伤或抑制作用。如应用 CT/MRI 立体定向术向肿瘤组织内注入 BCNU，以治疗胶质瘤、转移瘤和颅咽管瘤，可以提高肿瘤局部的药物摄取量，使较高浓度的药物直接进入瘤细胞而杀死肿瘤细胞。

3.间质内光疗（光化学疗法或光照射法）　多种类型的肿瘤似乎能优先摄取或滞留光敏药物，如血卟啉提取物或阳离子嗜脂性染料，如 rhodamine，当这些物质受到光的激发时，它们能形成一些副产物而杀伤敏感细胞。间质内光疗应用于颅内肿瘤，还有许多问题有待研究。比如，如何使光敏物质更好地通过血脑屏障，如何让肿瘤细胞优先摄取光敏物质，如何使光穿透组织，以及怎样才能产生足够的光能等，因此，其应用仍为探索性。

八、内镜立体定向术

内镜与立体定向术相结合称之为内镜立体定向术。

【仪器与设备】

1.立体定向设备　包括 CT、MR 立体定向仪和相配的导向管以及有关的显微手术器械等，后者还包括各种特制的活检器械、显微剪、剥离子、电凝器头以及激光光导纤维等。

2.内镜　分硬性镜和纤维镜两种。硬性镜清晰度好和立体感强，纤维镜则光导效应好，头端有较大的活动度。它们均可配有独自的冲洗道、吸引道和工作道，分别供冲洗、吸引和进行各种显微操作之用。内镜直径从 1.5～8mm 不等。

3.术中录像与屏幕显示装置等。

【临床应用】

1.颅内病变的活检　各种颅内肿瘤，尤其是脑中线深部肿瘤、脑室内肿瘤和脑实质内囊性肿瘤，或其他病变，均可通过内镜立体定向术活检；在活检的基础上还向肿瘤内定向植入同位素或化疗药物等进行脑肿瘤的间质内治疗。其优点是可以在直视下取活检，提高活检成功率，减少了盲目性；可以避开血管，减少并发症发生率。

2.颅内病变的激光切除　　在内镜直视下，应用激光，可以切除脑室内及其周围脑深部的肿瘤、血管畸形等。手术损伤小，并发症少，并且术后恢复快。

3.脑室脑池造瘘　　可以重建脑脊液循环，治疗梗阻性脑积水。肿瘤引起的梗阻性脑积水，可在造瘘同时活检。

4.囊性病变（如鞍上蛛网膜囊肿、胶样囊肿等）的穿刺引流，或同时行造瘘术，甚至应用激光完全切除胶样囊肿。

九、CT 立体定向手术治疗自发性脑出血

立体定向术治疗自发性脑出血主要是应用 CT 立体定向术。

1.手术适应证　　目前对 CT 立体定向手术清除自发性脑出血主要是高血压性脑出血的适应证有不同的观点。有学者认为 CT 立体定向脑内血肿清除术适用于各种类型的高血压脑出血，甚至适用于 75 岁以上或危重患者，认为对位于基底节、病情分级为Ⅲ和Ⅳa 的高血压脑出血也适合采用 CT 导向立体定向抽吸术治疗。一般来说，对于病情分级Ⅰ～Ⅲ级、伴神经功能障碍者，为改善功能预后，提高生存质量，降低死亡率，应选用本疗法；而病情分级Ⅳ级以上病例应列为本疗法的禁忌证，应急行开颅血肿清除术，在直视下及时彻底清除血肿，充分止血，解除脑受压，以改善预后。

2.手术时机　　大量研究证明高血压脑出血后 6 小时以内有的出血尚未完全停止，早期行立体定向抽吸术容易发生再出血。因此，有些作者主张在发病后 6 小时或 24 小时内不宜手术，有报道在 5～48 小时内行血肿抽吸术的再出血发生率分别为 3% 和 4%。但发病后 6～7 小时开始出现血肿周围脑组织学的变化，8～24 小时为脑水肿加重期，并逐渐出现周围脑组织的继发性损害，如海绵样变性、坏死和继发性出血等，随着时间的延长，继发性脑实质损害如缺血水肿也越来越明显，术后脑功能的恢复也越差，如在出血后 6～7 小时脑实质损害前清除血肿则可获得较好的功能恢复。因此权衡得失，许多作者主张在发病后 6～12 小时手术为宜。对发病 6 小时以内出现深昏迷、脑疝、脑干功能障碍需立即降低颅内压者也可超早期行血肿抽吸术。

3.术中术后有关问题

（1）如果根据术前有关资料（如年龄、病史、血肿部位和形态等），怀疑为 AVM 或动脉瘤破裂引起的脑出血，应另行脑血管造影检查。如确实为 AVM 或动脉瘤引起的，禁忌使用血肿纤溶疗法。

（2）靶点应选择在血肿腔中心部位或偏后，以利引流。

（3）入颅点和穿刺轨道可参照活检术。

（4）多数作者主张第一次抽吸的血肿量以占血肿总量的 50% 左右为宜 30%～70%，剩余的血肿再采用纤溶疗法，每 12～24 小时灌注 1 次尿激酶或每 24 小时灌注 1 次人重组纤溶酶

原激活物,剂量根据情况定,直到血肿排空满意为止,一般五天以内血肿能完全清除。总的抽吸量一般要达到血肿总量的60%～80%以上。本手术的主要目的是解除血肿压迫,故不要求彻底清除血肿。

(5)血肿腔内再出血是术后最常见的并发症,发生率可达4%～16%。再出血可能原因有:超早期手术、术中损伤血管、血肿排空太快或排空太完全致原破裂动脉失去血块依托又破裂出血、高血压未能控制引起再出血等。因此,宜严格操作规程,血肿排空速度以1～2ml/min、排出血肿总量的60%～80%为宜,术后应定期CT复查,积极控制血压。

4.关于纤溶药物　　目前已被报道应用于高血压脑出血的纤溶药物有尿激酶UK和重组人体组织纤溶酶原激活物两种。

1.尿激酶(UK):UK是非选择性的纤溶剂,静脉应用时既作用于血栓局部,又作用于全身。它是由肾脏产生的一种活性蛋白酶,分子量大分子为54000,小分子为31600,可从尿中提取,也可由培养人肾胚细胞提取,由后种方法产生的UK低分子成分多。UK可直接激活纤溶酶原使之转化为纤溶酶。它在血中的半衰期为18～22分钟,但是降解纤维蛋白酶和凝血因子的作用可以持续到12～24小时。UK无抗原性,不引起过敏反应,血中也不存在抗UK抗体,因而可以重复应用。国内外已都可生产,价格较便宜,是目前国内外首选的纤溶剂。

临床应用UK行血肿纤溶疗法的原则尚未标准化,每次剂量、夹闭时间和重复应用间隔时间尚未统一。进口UK用量为每次5000～20000U,国产UK每次用量为10000～30000U,溶于2～5ml生理盐水灌注。每次灌注UK后需夹闭导管6～8小时再开放引流,每6～8小时重复灌注一次,直至血肿引流完全,约需3～5天。或每次灌注UK后保留2小时,每12～24小时重复应用一次。也有作者经研究后发现,进口UK有效浓度在200U/ml,国产UK有效浓度为400U/ml,6小时后血块开始溶解,12小时达到最佳溶解状态,24小时保持最佳状态,因而认为,临床应用UK,以夹闭导管12～24小时后引流为佳。由于血肿量有大有小,不同患者的病情也各不一样,所以UK的具体用量、夹闭和重复使用的间隔时间还有待进一步的研究,应做到个体化。

(2)重组人体组织纤溶酶原激活物(rtPA):rtPA是选择性的纤溶剂,静脉应用时主要作用于血栓局部,全身作用少。它是通过基因重组技术,利用携带rtPA的基因在大肠杆菌中表达而产生的,是一种分子量为65000的糖蛋白,有单链和双链两种,单链的活性稍差,半衰期短,因此在全身应用中剂量较大。由于国内尚未生产,进口rtPA价格昂贵,在国内其临床应用受到限制。

近年的药理实验证明,局部应用rtPA比局部应用UK的纤溶作用更强。实验研究还发现,rtPA能有效溶解SAH。研究还认为,鞘内注射rtPA治疗动脉瘤引起的SAH和脑室内出血有效且安全。可根据血肿直径大小确定每次应用的rtPA剂量,即每1cm直径相当于1mgrtPA,术后直接灌注rtPA,夹闭两小时后放开引流,以后根据残余血肿大小每24小时重复一次。

CT立体定向高血压脑出血清除术后,仍需严格控制血压,积极管理心、肺、肝、肾功能,防止合并症和并发症。

(刘　念)

第三节　神经导航技术

【定义】

神经外科手术导航是由有框架立体定向手术演变发展而来的，它是应用卫星导航的原理（GPS）实现了无框架的立体定向，因此被形象的称为神经手术导航系统。

【原理】

神经导航的基本原理是将虚拟的数字化影像与实际的神经系统解剖结构之间建立起动态的联系，从而对于神经外科的手术起到指引和导航的作用。其基本步骤包括影像采集、注册联系和实时导航几部分。影像采集的基本技术包括：三维重建、图像分割、图像显示、图像融合等；而建立联系主要采取的是遥感器（最常用的是光学，尤其是红外线传感器）采集技术、注册以及匹配算法等；实时导航主要是为了克服脑漂移现象，主要采用的有激光扫描跟踪皮质、术中超声、术中 CT 和术中 MRI 技术。

【应用范围】

应用神经外科导航技术可以在神经外科手术术前进行虚拟手术规划、训练，手术进行当中对皮肤切口、皮质切口以及手术路径等进行设计及引导，明确功能区位置，在术中实时判断肿瘤切除程度。广泛应用于神经外科的各种病变，如：颅内肿瘤、血管病、颅内感染性疾病、脊髓肿瘤、脊髓感染病变、癫痫以及功能神经外科范围内的疾病等，适应证十分广泛。前文所述的有框架立体定向手术，如异物取出、活检、间质内放化疗、神经内镜、脑出血血肿清除等均可应用神经导航技术完成。但目前神经导航技术的精度低于有框架立体定向技术，在功能神经外科的应用仍受到较大的限制。

【优缺点】

对于各种神经系统病变，尤其是颅内深部、体积较小、位于重要功能区的病变，能够准确定位，进行安全的入路选择和显露，掌握切除的范围，从而最大限度地减少副损伤，提高手术的成功率，最大限度地减少手术的并发症。近年来 MRI 技术不断发展，功能 MRI，白质纤维束示踪（DTI），MRA，MRV 等扫描已可以与普通的 MRI 相结合，用于神经导航技术，从而能够更好的满足临床工作的需要。神经导航的主要缺点是结构漂移，特别是脑漂移，使得定位出现偏差，从而不能准确地提供定向导航。以往解决漂移的方法主要是开颅前在颅骨上进行标记，术中再注册；近来磁共振复合手术室在世界上的逐渐普及，通过术中 MRI 的辅助可以有效矫正结构性漂移，是目前解决这一问题最佳的方法。

（刘　念）

第四节　神经内镜

【概述】

神经内镜技术是微创神经外科整体的一部分。应用神经内镜技术的优势在于可以采用微小的创伤处理脑深部的病变(尤其是脑室内病变和颅底病变)。最早将内镜技术应用于人中枢神经系统治疗的是由芝加哥泌尿科医生 L'Espinasse,他在 1910 年通过应用儿童膀胱镜观察侧脑室并将双侧脑室脉络丛凝固,用于治疗先天性脑积水并取得了一定的成功。Walter Dandy 被认为是神经内镜之父,他在 1922 年最早运用膀胱镜对 2 例患者的侧脑室进行检查,其中 1 例做了脉络丛凝固术。1923 年,Fay 和 Grant 运用内镜技术成功地获得了 1 例儿童脑积水患者的脉络丛和透明隔的图片。Mixter 成功地为 1 例 9 月龄脑积水患者施行第三脑室造口术;但器械缺陷再次阻碍了内镜技术的发展,以后分流管方法很快成为治疗脑积水的主要方法。1960 年,英国物理学家 Hopkins 完善了硬性内镜和软性内镜,并由此发展演化了更小的内镜和一些更有效的相关器械。随着技术的改进,术野的易达性和操作能力的提高,神经内镜检查、治疗的适应证也不断扩大。

【组成】

神经内镜的主要由神经内镜镜体、光源及成像系统、监视器及图像记录装置构成。

1.神经内镜镜体　根据神经内镜的结构和形状,主要将神经内镜分为硬性内镜和软性内镜两种。硬性内镜通过多个柱状透镜成像,其外径约 2~8mm,内有多个通道可进行照明、冲洗、吸引和工作等,物镜有不同视角,如 0 度、30 度、45 度、70 度、120 度。硬性内镜焦距短,视野宽,有良好的照明和成像质量。软性内镜通过纤维光缆传送影像,头端直径约 2~4mm,非常灵活,能够抵达硬性内镜无法到达的位置。可提供更好的可操作性。

在上述基础上还有笔式观察镜、脊髓内镜,可用于脊柱手术即颅内蛛网膜下腔观察,以及专门用于脑室-腹腔分流术的内镜,主要用作脑室-腹腔分流管的管芯,将其导入正确位置。

2.光源及成像系统神经内镜　光源有氙灯和卤素灯。其成像系统为:硬性内镜通过多个柱状透镜成像,软性内镜通过纤维光缆传送影像。电子内镜成像主要应用微型图像传感器(CCD)将图像数据传至图像处理器后显示在电视监视器上。电子内镜的图像比普通光导纤维内镜图像清晰。

3.监视器及图像记录装置　神经内镜手术过程是在电视监视器屏幕呈现给术者,因此监视器的大小、分辨率的高低对顺利开展手术十分重要。术中进行图像记录的装置有磁带录像机,数码照相机和数码摄像机以及进行图像处理的多媒体工作站。

【辅助器械和设备】

内镜器械包括:

1.用于活检和囊种、脓肿壁切开的器械,如显微钳和显微剪;

2.切取病变的器械,如夹钳和取瘤钳;

3.用于囊种穿透、脑室造瘘的器械,如球囊导管;

4.用于止血的器械,如单、双极电凝;

5.用于组织凝固、汽化或切割的器械,如光导纤维激光等;

6.冲洗设备。

内镜的固定和导向设备:内镜操作需要安全和稳定的固定设备,主要为多向调节并能固定镜体的支持臂系统。随着数字化时代的到来,通过数据共享,神经内镜可以与立体定向仪、导航设备和超声设备配合使用,以增加精确性。

【临床应用】

神经内镜技术已经应用于整个神经系统中。这些应用可分为头部（轴内或轴外技术）、脊髓和周围神经三方面。

头部：头部有轴内和轴外两种手术方式，前者包括脑室系统和脑实质组织。内镜技术在轴内操作上已经取得了很大成功，适应证为：第三脑室造瘘治疗梗阻性脑积水，内镜引导下放置脑室内导管和分离脑室内粘连，导水管狭窄的成形术，部分颅内囊肿的神经内镜手术治疗（如蛛网膜囊肿、脑室内孤立囊肿、透明隔囊肿、脑室相关性囊性病变及脑实质内囊性肿瘤等），部分脑室内肿瘤神经内镜治疗（如第三脑室胶样囊肿、部分脑膜瘤、胆脂瘤），部分颅内寄生虫病的内镜治疗（如脑室内囊虫），脑内血肿及脑室内血肿的神经内镜治疗等。

头部轴外神经内镜的手术适应证有：内镜经鼻-蝶窦入路手术（如切除各类垂体腺瘤、Rathke囊肿、颅咽管瘤等蝶窦内、鞍内及向鞍上扩展的肿瘤以及近年来广泛开展的扩大经蝶窦入路治疗向前颅窝底，两侧海绵窦以及斜坡区域生长的病变等）；硬膜下血肿有复杂腔室者；神经内镜眼眶减压术即视神经减压术。

脊髓手术中的应用：脊髓分为硬膜内和硬膜外两个腔室，硬膜内包括髓内和髓外部分。脊髓内镜已被用于动静脉畸形和肿瘤的诊断以及观察脊髓损伤情况；通过脊髓内镜可以治疗部分脊髓空洞症和脊膜膨出；内镜下椎间盘摘除术等。

在周围神经系统的应用：内镜在周围神经系统的应用有限，应用较多者为内镜下颈胸交感神经切除术和腕管减压术等周围神经松解术。

神经内镜辅助的神经外科手术包括：神经内镜辅助的锁孔手术，颅内胆脂瘤的内镜辅助手术以及术中超声、立体定向技术、导航技术与神经内镜联合应用的手术。

【神经内镜检查术并发症】

同内镜有关的并发症和常规神经外科治疗发生的并发症一样，包括出血、感染或神经功能障碍。治疗的成功不仅在于患者的合理选择，也在于对神经内镜手术局限性、各个器械的性能和内镜治疗何时应改为开放手术要有所了解。

内镜技术是微创神经外科手术的重要组成部分。虽然内镜的历史仅起始于20世纪初，许多技术仍不成熟，但随着技术的改进和手术适应证的发展演化，神经内镜技术在常规神经外科实践中将占据更重要的地位。

（刘　念）

第五节　术中磁共振

近20年来随着物理学、材料学、微电子学、计算机以及生物学发展，微创理念或理论日益完善，并开发出多个神经外科微创技术平台，包括：显微解剖及神经外科、神经内镜（脑室镜及脊柱内镜）、影像引导外科（IGS）、立体定向神经外科（包括间质内介入治疗）、血管内介入神经外科、术中神经电生理监测、放射神经外科及分子及干细胞神经外科。其中进展最快技术含量最高的是影像引导外科（IGS），IGS的核心在于将术中病灶及注册后手术器械位置同步显示于术前或术中的影像学图像上，用以指引手术医师处理病灶；基于此，IGS所应用的主要技术为神经导航系统。但在神经导航及其他微创神经外科手术操作实践过程中发现单凭神经导航仍有不足之处:神经导航认为达到全切除者中,术后复查仍有 30%~60%发现残余肿瘤;而在导航认为还有残瘤而进一步切除时,则可能误伤正常脑组织,术后出现神经功能障碍。这促使专家们大力开发术中磁共振系统(iMRI)。

一、iMRI 的作用及发展

1993 年,世界上第 1 台 iMRI(General Electric 0.5T Signa SP)由哈佛医学院伯明翰及妇女医院放射科 Ferenc Jolesz 教授及包括神经外科在内 6 个科室及美国 GE 公司联合研发,并于 1995 年成功进行了第一例神经外科手术。

iMRI 在神经外科手术中的主要作用在于:

1.纠正导航过程中出现的脑漂移;

2.监测及控制肿瘤间质内高温治疗的进程;

3.在 iMRI 引导下聚焦超声波进行病灶毁损;

4.确认肿瘤残余的解剖部位及大小状态;

5.预防及早发现手术相关并发症的发生;

6.高场强 iMRI 还在于:iMRI 血管成像技术及灌注成像技术实时了解动脉瘤夹闭是否完全以及动静脉畸形切除后有否责任血管支配区域缺血。

按照磁场强度,可以将 iMRI 分为低场强 iMRI(0.12~0.23T),中场强 iMRI(0.5T)及高场强 iMRI(1.5T 及 3.0T)。虽然低场强及中场强 iMRI 具有体积小、能够完成常规 MRI 的诊断定位功能并有较好的性价比,但由于中、低场强 iMRI 时空分辨率不高、成像时间长、多数需要MRI 兼容手术器械以及无法进行功能成像等缺点,而逐步为高场强 iMRI 所取代。

移动 MRI 对于患者的医疗安全有益。而使用安全高效转运系统与不同的结构影像学与代谢影像学设备以及与多种治疗设备如术中放疗设备组成杂交手术室确实是未来趋势。

二、iMRI 在立体定向神经外科手术中的应用优势及进展

1.增加活检的准确率,减少并发症发生　在 20 世纪 80 年代利用 CT 引导立体定向神经外科发展很快,已成为微创神经外科平台之一。1995 年 6 月实施了第一例应用 iMRI 技术进行立体定向活检术。此后大量位于脑深部(如脑干、基底节、小脑、丘脑及深部白质)的病变得以采取此技术明确诊断。MRI 介导立体定向活检方式包括框架式和无框架式,目前发展趋势是利用无框架立体定向技术,其诊断正确率在 79%~97%,手术病死率约 0.7%,致残率为 3.5%。而 iMRI 指引立体定向手术的发展主要动力就是为了进一步增加诊断准确率和降低手术病死率和致残率。

在立体定向活检手术中应用 iMRI 后其优势在于:①由于硬膜开放后即可产生偏移,iMRI能实时可以纠正靶点移位造成的误差;②如果术中快速病理检查回报结果是阴性,则能在同台手术中再次通过 iMRI 勾画进一步活检的靶区;③使得手术医生明确活检病灶所在的解剖区

域;④iMRI能够显示穿刺道的位置,避免沿同一穿刺道进入靶区;⑤可及时发现穿刺引起的出血等并发症。

2.利用iMRI精确控制立体定位病灶激光加热治疗及超声波的射频治疗对于开放手术不易到达或风险很高解剖部位的恶性肿瘤及功能性疾病,可在有条件的单位采用立体定向下的激光热疗或超声波射频治疗,由于iMRI信号可反映温度及病灶坏死程度,因此利用iMRI精确控制上述热疗及超声射频治疗是可行的。

三、脑肿瘤切除术应用iMRI的优势及进展

1.胶质瘤外科手术中应用iMRI优势及进展 iMRI开始运行以来主要应用于指导胶质瘤的切除,有62.1%的高级别胶质瘤和41.4%的低级别胶质瘤iMRI扫描发现有肿瘤残留需进一步切除。

高场强iMRI成像清晰度和工作流程均好于低场强iMRI,更重要的是高场强iMRI手术组患者中41%通过iMRI检查发现肿瘤残留而行扩大切除,而低场强iMRI组主要因成像清晰度缘故,只有29%的患者发现肿瘤残留而扩大切除。由于高场强iMRI可以完成DTI、BOLD等新型结构成像功能及代谢成像,相比低场强、中场强iMRI,其优势是明显的。

微创外科理念要求胶质瘤外科手术治疗原则是以最小的神经功能影响达到肿瘤最大化的切除。卤于人脑功能复杂性及可塑性,使得术中识别功能区、神经传导束成为目前iMRI的研究热点。有关高场强iMRI环境中进行神经电生理定位的安全性及有效性也在近年得到证实。

2.垂体腺瘤外科中应用iMRI的优势及进展 利用iMRI指导垂体腺瘤切除首先由Matin等在1999年进行报道。研究表明,iMRI确认首次经蝶窦入路切除垂体腺瘤的切除率为69.4%,而经iMRI确认后有肿瘤残留者再次经蝶窦入路手术,则可使全组的肿瘤全切除率升高至91.8%。由于受术者经验、光线视角及肿瘤质地生长方向缘故,垂体大腺瘤、巨大腺瘤或侵袭性腺瘤的完全切除仍然是个难题,只有将多项先进微创技术相结合,才能真正提高垂体腺瘤的治疗效果。

四、脑血管病外科应用iMRI的优势及进展

脑电急剧变化的临界脑血流值为17~18ml/100(mg·min)或正常值的25%;应用量化脑电图(qEEG),感觉诱发电位可以对术者进行预警,能够降低术后发生缺血性卒中的发病率,但病理性SEP异常与缺血性损伤及神经功能缺失是否直接相关目前不能肯定,因此MRI所见异常还被认定为金标准。动脉瘤夹闭后MRA能够敏感地反映出动脉瘤夹闭情况及载瘤动脉通畅情况,而夹闭术前后的PWI均明确显示了双侧大脑半球血流动力学及灌注状态,特别是动脉瘤载瘤动脉的远端区域。可见应用iMRI能够及早发现脑灌注状态的改变,以及早促使术者进行治疗方案的调整。

五、功能神经外科手术应用 iMRI 的优势及进展

Liu HY 等报道利用高场强 iMRI 以准确引导 30 多例患者的丘脑内或苍白球内神经刺激器植入术以抑制运动性震颤,刺激电极均准确放到靶点,有效抑制震颤。应用 iMRI 指导进行手术治疗药物难治性癫痫,可以显著提高癫痫的治愈率。

近两年来,国内完成安装及立项安装的高场强 iMRI 适应了微创外科技术平台发展趋势,相信结合结构影像学及代谢影像学的多模式神经导航与 iMRI 的有机结合,必将使得广大的神经肿瘤患者及神经系统功能性疾病患者充分受益。

（刘　念）

第六章　水、电解质代谢紊乱或酸碱平衡失调

第一节　水代谢紊乱

一、等渗性脱水

外科患者最易发生,又称急性缺水,水、钠成比例地丧失。细胞外液量迅速减少,细胞内液的量一般不发生变化。

【病因】

1.消化液的急性丧失　大量呕吐、频繁腹泻、胃肠减压、肠胰胆管瘘;

2.体液丧失在体腔、感染区或软组织内　胸水、腹水、腹膜后感染、肠梗阻、烧伤早期。

【临床表现】

尿少、厌食、恶心、乏力、无汗、体位性晕厥,但不口渴。体检:轻度者可无异常;中度者腹股沟、腋下干燥,皮肤不充实,心率快,体位性低血压,中心静脉压低;重度者严重低血压、少尿甚至无尿、脉搏细弱、颈外静脉塌陷、休克、昏迷。

【诊断】

1.病史。

2.临床表现。

3.实验室检查　血细胞比容增高(血液浓缩)、血钠和血浆渗透压无明显变化,血尿素氮和血肌酐可增高;尿比重、尿渗透压可增高血浆等渗。

4.作动脉血血气分析可判别是否有酸(碱)中毒存在。

【治疗】

1.病因治疗。

2.补液治疗:给予每日基础需要量(2000ml)和预计即将丢失的量作为补偿,同时处理伴随存在的酸碱平衡失调。可根据体重确定补液量,体重下降的千克数即为应补给液体的千克数。根据临床判断的轻、中、重度脱水,分别用相当于体重的 2%～5%、5%～10%、10%～15% 的液体量补充。液体宜选等渗平衡盐溶液,补充生理盐水过多易致高氯性碱中毒。有重度休克者注意补给胶体液。

3.尿量恢复到 40ml/h 后,开始补钾。

二、高渗性脱水

高渗性脱水又称原发性缺水，失水多于失钠。细胞外液高渗，使细胞内液移向细胞外，细胞内、外液量都减少，最后细胞内液缺水的严重程度超过细胞外液缺水的程度。

【病因】

1.水分摄入不足　吞咽困难、昏迷等重危患者给水不足、沙漠迷路或海上失事无淡水供应、管饲高浓度要素饮食或静脉注射大量高渗盐水等。

2.水分丧失过多　长期烧伤暴露疗法、剥脱性皮炎、大量出汗经皮肤丧失（汗中含氯化钠0.25％），脱水治疗、糖尿病血糖控制不良、长期鼻饲高蛋白流食，换气过度、尿崩症经肾或气管切开经呼吸道丧失水分过多等。

【临床表现】

1.轻度缺水　缺水量为体重的 2％～4％，除口渴外无其他症状。

2.中度缺水　缺水量为体重的 4％～6％，极度口渴，乏力、尿少、尿比重增高，唇舌、皮肤干燥（尤以腹股沟、腋下为甚）、皮肤弹性差、眼窝凹陷，常出现烦躁。

3.重度缺水　缺水量超过体重的 6％，出现脑功能障碍症状：躁狂、幻觉、谵妄，甚至昏迷。

【诊断】

1.病史。

2.临床表现。

3.实验室检查　血细胞比容增高不明显，血钠＞150mmol/L，血浆渗透压＞310mOsm/(kg·H$_2$O)，血尿素氮和血肌酐可增高；尿比重高，尿渗透压改变：尿液渗透压＞600mOsm/(kg·H$_2$O)。

【治疗】

1.病因治疗。

2.根据临床表现和体重掌握补液量　每丧失体重的 1％，补液 400～500ml 宜输入等渗葡萄糖液或 0.45％低渗液；或根据血钠结果确定补水量：

正常体液量(L)＝患者原来体重(kg)×0.6

实际体液量(L)＝正常体液量(L)×正常血钠(mmol/L)/实测血钠(mmol/L)

所需补液量(L)＝正常体液量(L)－实际体液量(L)

如患者原体重未知，可根据现有体重按以下公式计算：

所需补液量(L)＝K×体重(kg)×[实测血钠－正常血钠(mmol/L)]

男性：K＝4,女性：K＝3

此外，还应补给日需要量 2000ml；

3.适度补钠。

4.尿量恢复到 40ml/h 后，开始补钾。

三、低渗性脱水

低渗性脱水又称慢性缺水或继发性缺水。失水少于失钠,细胞外液减少,组织间液甚于血浆,细胞内液低渗、细胞水肿。

【病因】

1.任何原因所致的高渗或等渗性失水,在治疗过程中补充水分过多。

2.肾排出水、钠过多 利尿剂的使用、肾脏疾患。

3.肾上腺皮质功能减退症、糖尿病酸中毒等。

【临床表现】

无口渴感为低渗性脱水的特征。根据缺钠程度,低渗性缺水分为三度:

1.轻度缺钠 血钠在 130～135mmol/L 范围内,每公斤体重缺氯化钠 0.5g,患者有疲乏、头晕、手足麻木症状;

2.中度缺钠 血钠在 120～130mmol/L 之间,每公斤体重缺氯化钠 0.5～0.75g,除上述症状外,尚有恶心、呕吐、脉搏细速、血压不稳定或下降、脉压变小、浅静脉萎陷、视力模糊、站立性晕厥症状;尿少,尿中几乎不含钠和氯;

3.重度缺钠   血钠<120mmol/L,每公斤体重缺氯化钠 0.75～1.25g,患者神志不清、肌痉挛性抽痛、肌腱反射减弱或消失甚至昏迷。

【诊断】

1.病史。

2.临床表现。

3.实验室检查 血细胞比容明显超常增高,血钠降低,透压<280mOsm/(kg・H_2O)血尿素氮、肌酐可增高;尿比重<1.%。

【治疗】

1.病因治疗。

2.补液治疗:根据血钠结果确定补钠量(mmol/L)

应补钠量＝(正常血钠－实测血钠)(mmol/L)×体重(kg)×0.6(女性为 0.5)

按 17mmol/LNa^+ ＝1g 钠盐计算补给氯化钠的量。当天补给一半和日需量 4.5g,其中 2/3 的量以 5% 的葡萄糖盐水补给,其余量以等渗盐水补给。

静脉补液原则:输注速度先快后慢,总输入量分次完成。每 8～12 小时根据临床表现及检测资料,包括 Na^+、Cl^- 浓度、动脉血气分析及中心静脉压等随时调整输液计划;对轻度和中度低渗性脱水可用等渗平衡盐溶液,而对重度患者,可用 3%～5% 盐水补充失钠的 1/3,其余用等渗液补充。

3.重度缺钠出现休克者,应重视补给胶体溶液(羟乙基淀粉、右旋糖酐、血浆),优先补足血容量,晶状体液(复方乳酸氯化钠溶液、等渗盐水)用量一般要比胶体液用量大 2～3 倍。然后静滴高渗盐水(一般为 5%氯化钠溶液)200～300ml,尽快纠正血钠过低,输注高渗盐水时应严格控制滴速,每小时不应超过 100～150ml;然后根据病情及血钠浓度调整治疗方案。

4.在补充血容量和钠盐后,如酸中毒仍未纠正,可静脉滴注 5％碳酸氢钠溶液 100～200ml 或平衡盐溶液 200ml,以后视情况决定是否继续补给。

5.尿量恢复到 40ml/h 后,开始补钾。

四、水过多和水中毒

水过多和水中毒又称稀释性低钠血症。由于机体摄入水总量超过了排出水总量,以致水分在体内潴留,水与电解质比例亦失常,结果细胞外液量增加,血钠降低;如果过多的水分从细胞外液进入细胞内液,使细胞内水分亦过多,即可引起水中毒。

【病因】

1.各种原因所致抗利尿激素分泌过多:SIADH。

2.肾功能不全,排尿减少。

3.肾上腺皮质功能减退,醛固酮分泌不足。

4.机体摄入水分过多或接受过多的静脉输液。

【临床表现】

1.慢性水过多和水中毒轻度者可无症状而仅有体重增加;血浆渗透压＜250mOsm/(kg・H_2O)、血钠＜120mmol/L 时,可有疲乏、嗜睡、表情淡漠、食欲减退、恶心、呕吐等症状,皮肤苍白、湿润、皮下水肿等症状,头痛、肌肉挛痛少见;血浆渗透压＜230mOsm/(kg・H_2O)、血钠＜110mmol/L 时,出现焦虑不安、惊厥、偏瘫,以致昏迷,腱反射减弱或消失,巴宾斯基征阳性。当出现明显神经精神症状时,则为水中毒。

2.急性水过多和水中毒发病急,神经精神症状突出:头痛、视力模糊、定向力障碍、精神失常、嗜睡与躁动交替出现、共济失调、肌肉抽搐、癫痫样发作以致昏迷;脑细胞水肿时出现颅内压增高症状。

3.有呼吸快、咳嗽、发绀、泡沫痰、双肺满布湿啰音、血氧分压低等肺水肿症状。

【诊断】

1.病史。

2.临床表现。

3.辅助检查　血钠和血浆渗透压都明显降低;血细胞比容、平均红细胞血红蛋白浓度(MCHC)、血红蛋白、血浆蛋白、血浆钾和氯均降低;平均红细胞体积(MCV)增大;尿钠增多;X 线胸片可见肺水肿阴影。

【治疗】

1.轻症患者立即限制给水,使用渗透性利尿剂或静脉注射袢利尿剂,吸氧。

2.酌情小量缓慢输注 3％～5％盐水,成人每日不得超过 20g 氯化钠(目的为缓解脑水肿,不要求纠正低血钠),一般剂量为 5～10ml/kg 体重,先给 100ml(2～3ml/kg 体重)于 1 小时内缓慢静脉滴入,滴注完毕观察 1～1.5 小时,如病情需要可把余下的 1/2～1/3 量分次补给。

3.给予肾上腺皮质激素以改善脑水肿、肺水肿。

4.重症患者行气管插管或切开,给予呼吸机人工通气,可用消泡剂二甲硅油作气道喷雾。

5.急性肾衰合并少尿、无尿者,予以透析。

6.对症治疗。

（杜德运）

第二节　钠代谢紊乱

在细胞外液中,水和钠的关系密切,一旦发生代谢紊乱,失钠和缺水常同时存在。不同原因引起的水和钠的代谢紊乱,水、钠丧失的比例不同,从而引起不同的病理生理改变及临床表现。按水、钠代谢紊乱发生后,血钠离子浓度的改变,可分为高钠血症及低钠血症。

一、高钠血症

血钠离子浓度＞150mmol/L 称为高钠血症。血钠离子浓度升高可造成细胞内失水,对脑细胞影响尤为明显。颅脑损伤后并发的高钠血症具有较高的病死率,是颅脑损伤患者预后的独立危险因素。

【病因】

1.浓缩性高钠血症　溶质性利尿、过分的液体限制或意外给予过多的高渗盐、长时间鼻饲高渗性饮食而补液不足、气管切开或机械通气经呼吸道丢失水分等使液体大量丢失,失水多于失钠;

2.潴钠性高钠血症　下丘脑核团、垂体柄和垂体后叶损伤,ADH 的合成释放减少;下丘脑渴觉中枢或渗透压感受器损伤,血浆渗透压的升高不能引起渴感或 ADH 释放;下丘脑渗透压感受器阈值重建,血浆渗透压升高到一定程度时才引起 ADH 释放(特发性高钠血症);使用去氧皮质酮、甘草次酸等潴钠药物过多;皮质醇增多症、原发性醛固酮增多症等,最终结果是肾排钠减少。

【临床表现】

症状的轻重与血钠升高的速度有关,急性高钠血症的表现比慢性者重。神经精神症状为本病主要表现。一般表现为神志恍惚、容易激动、烦躁不安,或精神淡漠、嗜睡、肌张力增高、腱反射亢进、癫痫样发作,严重者可表现出血压下降、体温升高、狂躁、谵妄、幻觉、甚至昏迷。其他系统表现可有心律不齐、唾液和泪液不分泌、尿少、尿比重高、唇舌干燥、皮肤弹性差、眼窝下陷。特发性高钠血症临场表现一般较轻,甚至可无症状。浓缩性高钠血症的症状和体征常为失水所覆盖。

【诊断】

结合病史、临床表现及实验室检查可做出诊断。

1.水丢失过多或摄入不足、严重的中枢神经系统疾病。

2.体重减轻。

3.血钠离子浓度＞150mmol/L,血液浓缩。

4.尿少、尿钠低、尿比重高(昏迷患者可因高渗性利尿而不表观为尿量减少;尿崩症患者尿量增多)。

【治疗】

包括病因治疗和补液治疗。

1.处理各种引起水分丢失的因素,如发热、胃肠减压等,停止水分不断丢失;如存在尿崩症,用1-脱氨基-8-右旋精氨酸加压素(DDAVP)治疗。

2.补充所丢失的液体量,结合尿量补充生理所需水量,鼻饲温开水,输入葡萄糖液、低渗盐水等;补液速度根据起病的急缓和病程而定,补液过程中严密检测血钠、血浆渗透压、尿钠及中心静脉压,在补足血容量的同时仔细调整渗透压。为防止过快的纠正高血钠可能导致的脑细胞水肿,降钠速度不能超过0.5mmol/(L·h)或10mmol/(L·d)。

3.限制钠入量。存在低血容量的情况下酌情补充钠盐,高血容量下联合应用利尿剂。

4.连续性血液净化疗法(CBP)对液体平衡的控制更准确、安全,效果明显,是治疗颅脑损伤后并发高钠血症有效方法。

5.特发性高钠血症给予氢氯噻嗪可使症状改善。

6.一旦脱水得到纠正,应该采用食物疗法防止复发。在长期治疗中,需制订每日的液体入量表并检测体重变化以调整液体入量。

二、低钠血症

低钠血症为血钠离子浓度＜135mmol/L,仅反映钠在血浆中浓度的降低,并不一定表示体内总钠量的丢失,总体钠可以正常甚或稍有增加。

低钠血症是临床电解质紊乱中常见的类型,其发病率约占全部住院患者的1%～6%,其中3%～6%的患者血钠＜130mmol/L;1%～3%的患者血钠＜125mmol/L。神外外科患者经常发生低钠血症。患有低钠血症的蛛网膜下腔出血患者,脑缺血的发生率增加。低钠血症与蛛网膜下腔出血患者死亡率增加关系确切。血钠＜120mmol/L时,患者死亡率明显上升。

【病因】

1.缺钠性低钠血症(钠摄入不足、钠丢失过多)。

2.稀释性低钠血症(水潴留)。

【临床表现】

取决于血钠降低的程度和速度。血钠＜120mmol/L为严重低钠血症。急性低钠血症为在48小时内产生低钠血症或血钠降低＞0.5mmol/h;慢性低钠血症为48小时以上持续产生低钠血症或血钠降低＜0.5mmol/h。

【诊断】

缺钠性低钠血症和稀释性低钠血症的诊断分别参阅低渗性失水、水过多和水中毒等章节。

对缺钠性低钠血症和稀释性低钠血症的诊断以 CSWS 和 SIADH 为代表。

鉴别诊断步骤：

1.测定血钠、血钾、BUN、血糖、血脂和血浆蛋白等生化指标：血 Na^+ <135mmol/L，除外假性低钠血症，既可确定低钠血症诊断。

2.测定或计算血浆渗透压，确定血浆渗透压状态：血浆渗透压可以应用渗透压仪直接测出，或可通过血钠和血糖等指标间接计算得出：

血浆渗透压＝$2\times[(Na^+)+(K^+)]+(BUN)/2.8+(血糖)/18$

3.测定尿钠和尿液渗透压，排除肾外丢钠（如腹泻、呕吐），明确细胞外液容积状态：尿钠<10mmol/L 提示肾外缺钠；尿钠>20mmol/L 提示肾性失钠；尿钠<20mmol/L 提示容量不足；尿钠>20mmol/L 提示等容或高容量状态。

4.评估有效血容量状态，确定有无脱水体征（体重、皮肤、黏膜、颈静脉充盈状态、血细胞比容、血浆尿素/肌酐比值、心率、皮肤弹性），测定中心静脉压。低容量状态（$CVP<6cmH_2O$），CSWS；等容量或高容量状态，SIADH，肾上腺皮质功能不足等。中心静脉压对判断低钠血症的血容量有决定性意义，但心脏功能不全会导致错误判断，超声心动图或监测肺动脉楔压能弥补这一不足。

【治疗】

缺钠性低钠血症和稀释性低钠血症的治疗分别参阅低渗性失水、水过多和水中毒等章节。

纠正低钠血症时应注意补钠速度，血钠升高速度>12mmol/(L·d)可引起血浆渗透压迅速增高，容易诱发脑桥或脑桥外组织髓鞘损伤，引起渗透性脱髓鞘综合征（ODS），包括脑桥中央髓鞘溶解症（CPM）、脑桥外髓鞘溶解症（EPM）。对于严重的低血钠（血钠<105mmol/L）或发生癫痫或昏迷时应通过静脉给予高渗盐予以部分纠正，最初 2～3 小时内可给 3％NaCl1～2ml/(kg·h)，使血钠浓度恢复至 120mmol/L，或最初数小时内血钠提升速度稍快（每小时1～2mmol/L），但每日总量不变。有心脏病、心衰、脑水肿者，可静脉注射呋塞米 1mg/kg，用3％NaCl 纠正血钠每天升高幅度不应超过 8～10mmol/L。如果有严重的抗利尿因素存在，可使血钠以 1～2mmol/(L·h)的速度升高。如同时应用呋塞米，血钠升高速度可增加到 2～4mmol/(L·h)。出现癫痫、昏睡或昏迷等严重症状者，3％高渗盐水剂量提高到每 1～2 小时4～5ml/kg。治疗目标：症状改善即可以终止补钠。开始补钠时，血钠每 1～2 小时测定一次，确保血钠逐渐增加即可，不必追求增高到正常值。应用 3％氯化钠纠正钠的缺乏时，应用下列公式计算补钠量：

补 Na^+ 量(mmol/L)＝(142mmol/L－实测血钠)×0.2×体重(kg)或补 Na^+ 量(mmol/L)＝体重(kg)×0.6(女性 0.5)×(125－实测血钠)(mmol/L)3％氯化钠溶液 1ml 含 Na 0.5mmol，按 1ml/kg 补充，可升高血钠 1.6mmol。

三、神经外科特殊类型水、钠代谢紊乱

神经外科危重症（如动脉瘤破裂致蛛网膜下腔出血、严重颅脑损伤、颅内感染等）有时可发生低钠血症，但尿钠排泄并不减少，称为中枢性低钠血症。其发病与下丘脑-垂体功能改变有

关。常见类型有抗利尿激素异常分泌综合征和脑性盐耗综合征。

（一）抗利尿激素异常分泌综合征（SIADH）

SIADH 是由于内源性抗利尿激素（即精氨酸加压素，AVP）持续性分泌，肾脏远曲小管和集合管重吸收水分的作用增强，水排泄发生障碍，体内水分增加，但肾脏仍然排钠，从而出现低钠血症，尿渗透压高于血浆渗透压，而无脱水、水肿表现的一种综合征。

【病因】

1.中枢神经病变促使 AVP 释放而不受渗透压等正常调节机制调控。（1）下丘脑渗透压感受器、垂体后叶受到直接机械性刺激或缺血性损害，抗利尿激素分泌增多。（2）脑干心血管调节中枢对视上核、室旁核的抑制性控制受破坏，引起 ADH 过度分泌。（3）下丘脑渗透压感受器阈值下降。（4）外周容量感受器至中枢的信息传导异常，引起不适当的 ADH 分泌。

2.某些肿瘤组织合成并自主释放 AVP，如肺燕麦细胞癌等。

3.肺部感染时肺组织合成并释放 AVP，如肺结核、肺癌等。

4.药物，如氯磺丙脲、卡马西平、环磷酰胺、长春碱、氯贝特等刺激 AVP 释放。

【临床表现】

主要为稀释性低钠血症，血浆渗透压降低，没有脱水的征象，肾脏和肾上腺功能正常。其临床表现的严重程度取决于低血钠发生的机制和速度。一般在慢性低血钠、低血渗时可无任何症状。当血钠＜120mmol/L 时，可出现消化道症状、神经肌肉症状、意识模糊、木僵或昏迷。如血钠进一步降低（＜105～90mmol/L），则表现为重症水中毒，如惊厥、瘫痪或死亡。

【诊断】

1.低血钠（＜130mmol/L）。

2.高尿钠（＞20mmol/L）。

3.血浆渗透压低（＜270mOsm/(kg・H_2O)）。

4.高尿渗（尿渗透压＞血浆渗透压）。

5.无口唇、黏膜干燥、体位性低血压等脱水表现或过度输液。

6.肾脏及肾上腺功能正常，无甲状腺功能低下。

7.严格限水后迅速好转。

【治疗】

1.病因治疗。

2.限水治疗　以限制水入量为主，一般控制在 800～1000ml/L 以内，重症控制在 400～700ml。对于严重的低血钠（血钠＜105mmol/L）或发生癫痫或昏迷时应通过静脉给予高渗盐予以部分纠正。必要时同时应用 ACTH（肌内注射 2 次/d，每次 25U）或皮质激素纠正 ADH 和 ACTH 水平的失衡。监测电解质情况，急性期过后须限制补钠量。如果患者的临床状况改善或血钠水平达 120mmol/L，即停止补充高渗盐，给予常规的限水治疗。慢性 SIADH 者应长期限水，1200～1800ml/d；口服地美环素（150～300mg，每 6 小时 1 次）部分拮抗 ADH 对肾小管的作用；给予苯妥英钠抑制 ADH 释放；口服呋塞米（40mg，1 次/日），同时给予高盐饮食，注意预防低氯性碱中毒。

（二）脑性盐耗综合征（CSWS）

脑内疾病导致肾脏不适当的排钠、排水过多且不伴有 ADH 增多，因而导致低血容量和低血钠、高尿钠的一组临床综合征。

【病因】

确切机制不明，可能包括：

1.神经系统对肾脏的直接作用

下丘脑病变交感神经张力减低、肾脏交感神经兴奋性下降导致肾血流增加、肾小球滤过率增加及肾素分泌减少，肾小管对钠重吸收减少。

2.体液调节

ANP 和 BNP 可直接作用于肾髓质集合管并可抑制肾素-醛固酮的分泌从而增加尿钠的排泄，并可以从脑干水平直接抑制自主冲动的传出从而参与神经系统对肾脏的调节，具体仍有待进一步探索。内源性洋地黄样物质，一种较弱的利钠因子，在 CSWS 发病机制中不起主要作用。

【临床表现】

主要是脱水、低血容量表现。早期可有疲劳、头痛、焦躁、恶心、呕吐等非特异性表现。晚期表现为抽搐，甚至昏迷。如血钠<120mmol/L，神经系统表现为换气过度、肌无力、深反射消失以及延髓麻痹等症状。

【诊断】

1.低血钠（<130mmol/L）。

2.高尿钠（>20mmol/L 或每 24 小时 80mmol），尿量>1800ml/d，尿比重正常。

3.血浆渗透压低[<280mOsm/(kg·H_2O)]。

4.尿液渗透压高（尿渗透压高>血浆渗透压）。

5.低血容量（中心静脉压降低，常低于 6cmH_2O），脱水征（皮肤干燥、眼窝下陷），心率快，体位性低血压，血细胞比容及尿素氮（BUN）增高。

6.肾脏及肾上腺功能正常，无甲状腺功能低下，无过度脱水治疗或输液。

7.有中枢神经系统性疾病存在。

【鉴别诊断】

CSWS 和 SIADH 区别的关键在于血容量的减少。细胞外容积状态是鉴别 SIADH 和 CWS 的关键（Diringer 2006 年）。排除心脏功能和肺功能异常的前提下，中心静脉压<6cmH_2O 和肺毛细血管楔压<8mmHg 提示容量不足，可以诊断 CSWS，反之诊断为 SIADH；检测血容量变化、进行限水试验和补钠试验可辅助鉴别 CSWS 和 SIADH。补液试验即在密切观察病情下采用等渗盐水静脉滴注，如患者症状出现改善，则为 CSWS；如无改善，则为 SIADH。在病情许可情况下，可应用限水试验，即限制液体至 700~1000ml/d，如血浆渗透压增加，尿钠排出减少，则为 SIADH；如患者症状加重，则为 CSWS。尿钠排泄进行性增加伴血容量减少，补钠、补水治疗有效，可诊断为 CSWS。尿钠排泄增加、血容量也增加，补钠无效而限水试验有效者，可诊断为 SIADH（表 6-1）。

表 6-1　脑性盐耗综合征和 SIADH 鉴别要点

临床指标	SIADH	CSWC
血压	正常	偏低或体位性低血压
心率	正常	增加
血容量	正常或增加	降低
血细胞比容	正常或降低	升高
血浆清蛋白浓度	正常	升高
体重	正常或增加	降低
肾小球滤过率	增加	降低
血尿素氮/肌酐	正常或偏低	正常或偏高
尿量	正常或偏低	正常或偏低
低钠血症	稀释性（假性）	真性
低血渗透压	稀释性（假性）	真性
血钾	正常	正常或升高
血尿酸	降低	正常或降低
HCO_3^-	降低	升高
颈静脉怒张	存在	无
中心静脉压	$>6cmH_2O$	$<6cmH_2O$
肺动脉楔嵌压	$>8mmHg$	$<8mmHg$
平均出现天数	8 天（3～15 天）	4～5 天（2～10 天）
治疗	限水	补钠、扩容

【治疗】

病因治疗，纠正原发病，补充容量和恢复钠的正平衡。根据低血钠的严重程度和患者对胃肠内给药的耐受性决定单独或联合应用口服补盐、静脉补充正常生理盐水或高渗盐水。与静脉补盐相比，胃肠道补盐更为有利。输入生理盐水和胶体溶液，不能限制水分，否则可加重血管痉挛和脑缺氧。纠正血钠的负平衡，补钠方法。醋酸氟可的松直接作用于肾小管，增加钠的重吸收，给予 0.1～0.2mg 肌注或口服。注意并发肺水肿和低钾血症等。

（三）尿崩症（DI）

尿崩症是由于抗利尿激素（即精氨酸加压素，AVP）缺乏或肾脏对抗利尿激素不敏感，肾小管重吸收水分功能障碍，从而引起的以多尿、烦渴、多饮及低比重尿为特征的水代谢紊乱综合征。可发生于任何年龄，但以青年多见。男性多于女性，男女之比为 2：1。

【病因】

根据病变部位可分为中枢性尿崩和肾性尿崩（表 6-2）

表 6-2 尿崩症常见病因

类型	亚型	病因
中枢性	特发性	下丘脑视上核、室旁核细胞不明原因减少或消失；
		常染色体显性遗传
	继发性	下丘脑视上核、室旁核或垂体柄、垂体后叶损伤
		• 肿瘤
		• 手术损伤
		• 脑部感染
		• 血管病变
		• 白血病
		• 组织细胞增多症
肾性	遗传性	V_2 受体变异（X-连锁）
		水通道-2 变异（常染色体隐性遗传）
	继发性	肾脏疾病
		• 慢性肾衰竭
		• 慢性肾髓质疾病
		• 肾盂肾炎
		• 尿路梗阻
		• 多囊性肾病
		• 肾移植
		电解质紊乱
		• 慢性低钾血症
		• 慢性高钾血症
		药物
		• 两性霉素 B
		• 秋水仙碱
		• 脱甲金霉素
		• 庆大霉素
		• 锂盐
		• 祥利尿剂
		• 甲氧氟烷
		怀孕
		• 多发性骨髓瘤
		• 镰状细胞（贫血）病
		• 蛋白质缺乏

【临床表现】

中枢性尿崩起病常较急,可见于任何年龄,通常在儿童期或成年早期发病,特发性,男性较女性多见,男女之比约2:1。一般起病日期明确,主要表现为多尿、烦渴、多饮,病变累及下丘脑渴感中枢时,渴感消失。在不限制摄水的情况下,24小时尿量超过50ml/kg体重,同时尿比重和尿渗透压分别<1.010和300mmol/L(Gary1995年)。24小时尿量可多达5~10L,最多不超过18L。尿比重常<1.005,尿渗透压介于50~200mOsm/(kg·H$_2$O)。急性尿崩如不及时补充大量水分,可出现严重失水,血浆渗透压与血钠浓度明显升高,导致蛛网膜下腔出血和高渗性脑病,出现极度虚弱、发热、精神症状,甚至死亡,多见于继发性尿崩症。肾性尿崩及继发性中枢性尿崩症尚有原发病的症状与体征及相关病史。

【中枢性尿崩的分型】

根据AVP缺乏的程度,可分为完全性尿崩症和部分性尿崩症,前者AVP完全或重度缺乏,后者缺乏的程度轻。

下丘脑正中隆突(漏斗部)以上部位破坏,引起永久性尿崩症;下丘脑正中隆突(漏斗部)以下的垂体柄至神经垂体损伤,引起暂时性尿崩症。

根据临床经过,中枢性尿崩症分四型。

1.暂时型　最常见,持续1~7天,随局部脑水肿的消除而好转。可能是暂时性的下丘脑功能紊乱所致。

2.三相型　多尿持续1~7天,缓解1到数天,随之持续尿崩。常见于垂体柄损伤,第二相相对正常的尿液排放机制是储存于垂体后叶的ADH释放。

3.持续型　见于广泛性的下丘脑和垂体柄高位损伤。

4.部分型　多尿2~3天,随之持续几天的总尿量相对减少,其机制是部分性的ADH缺乏,尚存在一定程度的渗透压调节功能。

【诊断和鉴别诊断】

对任何一个持续多尿、烦渴、多饮、低比重尿者均应考虑尿崩症的可能性,利用血浆、尿渗透压测定可以诊断尿崩症。

1.诊断标准

(1)尿量多于液体入量,尿量一般4~10L/d。

(2)尿渗透压低,尿渗透压<血浆渗透压,一般低于200mOsm/(kg·H$_2$O),多在50~150mOsm/(kg·H$_2$O)之间,尿比重低,多在1.001~1.005之间。

(3)血钠正常或增高。

(4)口渴明显。

(5)除外血糖和血尿素升高引起的渗透性利尿。

(6)MRI检查:垂体及垂体柄的MRI T$_1$信号有助于诊断垂体损伤所致尿崩症,正常情况下垂体和垂体柄呈高信号,大多数中枢性尿崩症其高信号消失,高信号的恢复预示看尿崩症的好转(Saekl,2002年)。如系肿瘤可见团块状占位性炳变(颅咽管瘤、生殖细胞瘤),炎症时漏斗部体积增大。

2.禁水-加压素试验　禁水-加压素试验是诊断尿崩症和判断 ADH 缺乏程度的常用方法。禁水试验不能使尿渗透压和尿比重增加；ADH 或去氨加压素(DDAVP)治疗有明显效果。

方法：禁水前测体重、血压、尿量、尿比重或渗透压。禁水时间 8～12 小时，禁水期间每 2 小时排尿一次，测尿量、尿比重或渗透压，每小时测体重、血压。如患者排尿较多，体重下降超过 3%～5% 或血压明显下降，应立即停止试验，恢复饮水。当尿渗透压达到高峰平顶，测血浆渗透压，然后皮下注射加压素 5U，注射后 1 小时测尿渗透压。

对比注射前后的尿渗透压：①正常人及精神性烦渴患者：禁水后尿量明显减少，尿比重＞1.020，尿渗透压＞800mOsm/(kg·H_2O)，明显超过血浆渗透压；注射 ADH 后尿渗透压一般不继续升高，少数升高不超过 5%。②完全性中枢性尿崩症：禁水后尿量仍多，尿比重＜1.%，尿渗透压不超过血浆渗透压；注射 ADH 后尿渗透压升高超过 9%。③部分性中枢性尿崩症：禁水后尿量减少，1.015＜尿比重＜1.020，尿渗透压可超过血浆渗透压，达 290～600mOsm/(kg·H_2O)。④肾性尿崩症：禁水后尿量减少，尿比重低，尿渗透压升高不明显；注射 ADH 后尿渗透压升高不超过 5%。

3.血浆 AVP 测定(放射免疫法)　正常人及精神性烦渴患者 2.3～7.49mol/L，禁水后明显升高。中枢性尿崩症患者血浆 AVP 水平低，禁水后不增加或增加不多。肾性尿崩症患者血浆 AVP 水平正常或升高，禁水后不增加。

4.治疗

(1)清醒患者一般可口服补液而不必进行电解质替代治疗，因其能在正常渴感的支配下保持足够的入量。

(2)昏迷或渴感减退患者，可根据液体出入量和体重变化来保持患者体液的平衡。一般尿崩症患者尿液低渗，尿中氯化钠等电解质含量极低，可根据血钠水平计算补水量。术后尿崩症为急性尿崩，体内电解质储备相对较好，患者尿液中电解质(主要是氯化钠)含量约相当于血浆的一半，急性期应按尿量的一半补充等渗电解质溶液以将血浆渗透压控制在大致正常的范围内。亚急性期或慢性期患者长期多尿、大量电解质丢失，如果片面补水，可产生低渗性脱水，用等渗性盐水很难纠正，必须用 3%～5% 的高渗盐水才能产生良好效果。根据当日血浆氯化钠浓度计算出累计丧失量于当日一次或分次补给，可阻断低渗-多尿-低渗的恶性循环，水电解质紊乱在 1～3 天内即可纠正。补充氯化钠的同时还要注意钾的补充。

(3)对一些需要限制补液量的患者(儿童、老年人及心脏病患者)和尿量＞250ml/h 或 6～7L/d 伴尿比重＜1.003、血钠升高的患者，给予 ADH 减少尿量和补液量，注意 ADH 的用量，防止用量不足患者脱水或用量过大造成医源性 SIADH。

(4)抗利尿药物治疗：双氢克尿噻、卡马西平、氯贝丁酯、氯磺丙脲等口服药物只适用于症状较轻者和恢复期维持用药。对于症状严重的应及时应用 ADH 替代治疗。对于部分性尿崩症患者，治疗措施有：限制水的入量；应用氯贝丁酯(0.5～0.75g，分 3 次口服)和卡马西平(0.2～0.3g/d)刺激神经垂体释放 ADH；应用氯磺丙脲(0.2～0.5g/d)增强 ADH 对肾脏的作用；双氢克尿噻是肾性尿崩症唯一有效的药物，对颅脑损伤后尿崩症也可试用，其作用机制是通过排钠而使钠耗竭，从而使肾小球滤过率降低，肾单位近端部分液体的重吸收增加，进入髓袢升支的钠离子减少，尿液的稀释作用减弱。因此，用药期间必须配合限制钠的摄入，否则失去治疗作用。

(5)激素替代治疗：手术后尿崩症多为暂时型或三相型，其治疗为皮下或静脉注射短效 ADH 制剂，如垂体后叶素水剂、L-精氨酸加压素或 1-脱氨基-8-右旋精氨酸加压素（DDAVP），并应在患者重新出现多尿后再继续应用，防止出现医源性 SIADH。对慢性尿崩症，应建立长期治疗计划，可以给予加压素鞣酸盐油剂等长效的 ADH 制剂，以减少给药次数。目前认为经鼻应用 DDAVP 是治疗慢性尿崩症的最佳药物。去氨加压素（DDAVP 片剂）是用于治疗尿崩症稳定期和慢性尿崩症的常用的口服药物，一般从 0.05mg，2～3 次/日开始，根据每日尿量调整剂量。服药当天尿量迅速减少，2 周后尿量均可得到控制。鞣酸加压素深部肌内注射，从每日 0.1ml 开始，根据每日尿量调节用量，多数患者 0.2～0.3ml/次，有效抗利尿作用时间 3～5 天，使尿量控制在 2000～3000ml，以后视尿量情况每 3～7 天注射 1 次。垂体后叶素水剂 5～10 单位，皮下或肌内注射，作用持续 4～6 小时，用于诊断试验和外伤或手术后急症处理，长期应用，效果欠佳。

（四）渗透性脱髓鞘综合征（ODS）

渗透性脱髓鞘综合征是一种髓鞘脱失性疾病，常由于低血钠的快速纠正而引起，包括脑桥中央髓鞘溶解症（CPM）、脑桥外髓鞘溶解症（EPM）。

ODS 可发生于任何年龄，多见于成人。其发病率为 0.28%5.8%。10% 脑桥中央髓鞘溶解症患者可伴有脑桥外髓鞘溶解症。

【病因】

髓鞘溶解的原因主要是低血钠的快速纠正（每天超过 12mmol/L）。慢性低血钠者较急性低血钠者更易于发生髓鞘溶解，即使慢速纠正也可发生，特别是存在其他危险因素（如低钾、肝病、肾病、恶性营养状态）时更易发生。

【病理】

典型的组织学表现为累及所有传导束的双侧对称性的骨髓鞘破坏病灶。轴突也可破坏，伴少突神经胶质细胞的减少，神经元相对完整，脑血管正常。与脑梗死及多发性硬化等脱髓鞘疾病不同，无炎症细胞浸润。典型病变部位 CPM 常位于脑桥中央，EPM 病变累及脑桥外区域，如丘脑、基底节、大、小脑灰白质联合等。

【临床表现】

CPM 症状常在快速钠纠正后 2～10 天内出现。表现为低钠血症迅速纠正后，出现进行性、强直性四肢瘫和假性延髓性麻痹，进一步发展为闭锁状态。最初症状常为缄默和构音困难，严重者出现闭锁综合征。谵妄和情感变化也常出现，易与精神疾病混淆。如病变累及中脑、延髓或脑桥顶盖会出现相应症状。

EPM 比 CPM 少见，可单独出现，也可合并脑桥中央髓鞘溶解症。EPM 可出现共济失调、不规则运动或运动异常如 Parkinson 综合征和肌张力异常。

【辅助检查】

CPM 影响脑桥基底部，而皮质脊髓束和周围脑桥组织相对不受影响，在 CT 上显示脑桥中央和脑桥外对称性低密度区，在 MRI T_2WI 上皮质脊髓束显示为脑桥脱髓鞘高信号区内保留的"岛域"。MRI 是 CPM 具有确定性诊断价值的检查方法,其早期诊断价值优于 CT,可表现为长 T_1 长 T_2 信号,FLAIR 加权像病灶高信号更清楚,强化少见。有些病例在最初 2 周内影像学表现正常,临床怀疑 CPM,有必要于出现临床表现 10～14 天后重新检查 MRI。

EPM 对称性的累及双侧基底节和丘脑外侧核,还可对称性地、不同程度地累及胼胝体、皮质下白质、小脑或小脑脚,外侧膝状体、黑质等。MRI 表现为长 T_1,长 T_2 信号,在 FLAIR 加权像中异常信号更为清楚。MRI 上脑桥的异常信号常持续存在,脑桥外病灶随着临床的改善可逐渐消失。

【诊断】

急性发病,有纠正低血钠病史,一旦 CT 或 MRI 出现对称性非炎症脑桥中部的异常信号区,则有诊断意义,而且脑桥、基底节同时受累对 CPM 具有特异性。18-荧光脱氧葡萄糖 PET 显示在 CPM 早期脑桥病灶内短暂的糖高代谢,后来转为低代谢。

【防治】

CPM 是一种自限性疾病,应积极救治。正确处理低钠血症可以减少 ODS 的发生。低钠血症的最佳治疗方案尚未确定,但有两点已得到公认:

1.治疗应以神经系统症状为依据而不是以血钠的绝对值为依据;

2.无症状且神经系统未受累的患者无论血钠多少均不应输注高张液体。

低钠血症纠正速度每小时不能超过 0.5mmol/L,每天不应超过 8～10mmoL/L(Martin2004 年),血钠升高至 125～130mmol/L 时停止补钠,否则可能导致 ODs。可能有效的治疗包括促甲状腺素释放激素的使用、血浆置换、单用皮质类固醇或联用血浆置换、静脉应用免疫球蛋白。若有肌张力障碍、精神症状可对症治疗;苯哌啶醋酸甲酯可以有效治疗 ODS 患者的精神症状;有帕金森症状时可用复方左旋多巴;吞咽困椎者可鼻饲。

【预后】

多数患者预后不良,严重者数天内死亡。但在出现并发症前及时处理,就有生存的希望,存活者大多数遗留永久性的神经系统损害,延髓麻痹和痉挛性瘫痪最常见。一些患者可能。恢复较好,甚至可完全恢复。伴发病的严重程度、脱髓鞘的范围和广泛程度,各患者潜在的可逆程度等均是影响预后的因素。

(杜德运)

第三节　钾代谢紊乱

钾是体内重要的矿物质之一。体内钾总量的 98% 存在于细胞内,是细胞内最主要的电解质。正常血钾浓度为 3.5～5.5mmol/L。钾的代谢异常有高钾血症和低钾血症,以后者常见。

一、高钾血症

血钾超过 5.5mmol/L,即为高钾血症。

【病因】

钾摄入过多(如静脉输入钾盐或库存血过多)、钾排泄障碍(如急性肾衰、肾上腺皮质功能不全)以及细胞内钾大量流入血浆(如严重创伤、缺氧、感染、酸中毒等)。

【临床表现】

1.神经肌肉症状　神志模糊、手足与口唇周围麻木、肢体软弱无力、腱反射减弱。

2.循环系统症状　心动过缓或心律不齐,严重者有微循环障碍表现(皮肤苍白、发冷、青紫、低血压等),甚至心搏骤停。心电图早期 T 波高尖,QT 间期延长,随后出现 QRS 波群增宽,PRl 司期缩短。

【诊断】

血钾＞5.5mmol/L 即可确诊。心电图有辅助诊断价值。

【治疗】

一经诊断,积极治疗。

1.控制钾摄入

(1)停用一切含钾的药物和溶液。

(2)及时清除坏死组织、积血,防治感染,减少钾离子释放。

(3)不食用含钾量高的食物。

2.促进钾排出

(1)给水利尿,应用盐皮质激素和补盐,促使钾经肾排出。

(2)口服阳离子交换树脂:当肾衰竭、血清钾进行性增高者,可每次口服 15g,每日 4 次(辅以甘露醇或山梨醇口服导泻)。

(3)透析疗法:上述疗法仍不能降低血钾浓度时,可腹膜透析和血液透析。

3.使钾向细胞内转移

(1)输注碳酸氢钠溶液:先静脉注射 5％碳酸氢钠溶液 60～100ml,再继续静脉滴注 5％碳酸氢钠溶液 100～200ml。

(2)输注葡萄糖溶液及胰岛素:25％葡萄糖溶液 100～200ml,每 5g 糖加入普通(正规)胰岛素 1U,静脉滴注,必要时,可以每 3～4 小时重复用药。

(3)对于肾功能不全,不能输液过多,可用 10％葡萄糖酸钙 100ml、11.2％乳酸钠溶液 50ml、25％葡萄糖溶液 400ml,加入胰岛素 20U,作 24 小时缓慢静脉滴注。

(4)对抗钾对细胞膜的作用,纠正心律失常:当血清钾超过 7mmol/L 或出现心律失常时,立即静脉推注 10％葡萄糖酸钙 10～20ml 或 10％氯化钙 5～10ml,如仍有心律失常,5 分钟后可重复一次。

二、低钾血症

血钾＜3.5mmol/L 为低钾血症。

【病因】

1.钾摄入不足或丢失过多,如禁食、呕吐、胃肠减压、腹泻、创面渗出、长时间使用大剂量利尿剂、肾上腺皮质功能亢进。

2.钾进入细胞:如葡萄糖+胰岛素治疗,补碱过快、过多和碱中毒等。

【临床表现】

1)神经肌肉症状:四肢软弱无力、腱反射减弱或消失,延及躯干及呼吸肌时可致呼吸困难或窒息。

2)消化道症状:厌食、恶心、呕吐以及腹胀、肠蠕动消失、肠鸣音减弱等肠麻痹表现。

3)脑部症状:表情呆滞、意识模糊、定向力减退、嗜睡等,少数烦躁不安、情绪激动。

4)循环系统症状:心脏扩大、末梢血管扩张、血压下降、心律失常等。典型的心电图改变为早期出现 T 波低平或倒置,随后出现 ST 段降低、QT 间期延长和 U 波。

5)代谢性碱中毒,反常性酸性尿。

【诊断】

根据钾丢失或摄入不足病史,结合临床表现、实验室检查及典型的心电图改变即可确诊。

【治疗】

分次补钾,边治疗边观察。尽量采用口服途径补钾,不能口服者宜静脉补钾。口服补钾量可参考血钾浓度降低程度,每天补钾 40~80mmol 不等,约合氯化钾 3~6g。静脉补充钾须注意浓度及限度,每升输液中含钾量不宜超过 40mmol,补钾速度应控制在 20mm。1/h 以下。血清钾过低且呈现心律失常者,补钾剂量加大并加速补给,但补钾过程中应有心电监护,以策安全。重症患者每日可补钾 10~12g。在尿少、休克、酸中毒未予纠正前暂不补钾;严重创伤、大量出血及手术后 2~3 天内不急于补钾。如需大量补钾,可同时使用适量胰岛素,促进钾离子转入细胞内。

(杜德运)

第四节　酸碱平衡失调

体液适宜的酸碱度是机体组织、细胞进行正常生命活动的重要保证。在物质代谢过程中,依赖体内的缓冲系统和肺及肾的调节,可以使体内的酸碱度始终维持在正常范围之内,即 pH 介于 7.35~7.45。如果酸碱物质超量负荷或是调节功能障碍,则形成不同形式的酸碱平衡失调。原发性酸碱平衡失调可分为代谢性酸中毒、代谢性碱中毒、呼吸性酸中毒和呼吸性碱中毒四种。如同时存在两种以上的原发性酸碱平衡失调,即为混合型酸碱平衡失调。中枢神经系统危重症患者常存在各种形式的酸碱失衡。

临床常用测定酸碱平衡指标:

1.血 pH 正常值为 7.35~7.45,平均 7.40。

2.二氧化碳分压(PCO_2)正常值为 34~45mmHg,平均 40mmHg,反映呼吸性酸碱平衡。

3.二氧化碳结合力(CO_2CP)正常值为 22~29mmol/L,平均 25mmol/L。代谢性及呼吸性酸碱平衡失调均影响其结果。其数值的减少可能是代谢性酸中毒或代偿后的呼吸性碱中毒,增多可能是代谢性碱中毒或代偿后的呼吸性酸中毒。但如临床上能除外原发性呼吸因素,则该指标降低反映代谢性酸中毒,增高反映代谢性碱中毒。

4.标准碳酸氢盐(SB)和实际碳酸氢盐(AB)SB 不受呼吸因素影响,正常值为 22 ~ 26mmol/L,平均 24mmol/L。AB 可受呼吸因素影响,正常人 AB 与 SB 无差异。AB、SB 的差异:反映呼吸对 HCO_3^- 的影响程度,AB>SB,表示 CO_2 潴留,AB<SB,表示 CO_2 排出增加。

5.缓冲碱(BB)正常值为 45 ~ 55mmol/L,平均 50mmol/L。代谢性酸中毒 BB 减少,代谢性碱中毒时 BB 增加。

6.碱剩余(BE)观察代谢性酸碱平衡失调的指标。正常值为-2.3 ~ 2.3mmol/L。阴离子间隙(AP)用公式$(Na^+ + K^+)-(HCO_3^- + Cl^-)$计算。正常值为 8 ~ 16mmol/L,平均 12mmol/L。阴离子间隙增大,多数见于有机酸积累;阴离子间隙减小,见于低蛋白血症。恰当运用上述指标,可初步判断血液的酸碱平衡状态。

一、代谢性酸中毒

临床最常见。体内酸性物质的积聚或产生过多或 HCO_3^- 丢失过多引起代谢性酸中毒。

【病因】

碱性物质丢失过多,见于腹泻、肠瘘、胆瘘、胰瘘,经粪便、消化液丢失的 HCO_3^- 超过血浆中的含量;有机酸性物质产生过多,见于休克、糖尿病或长期不能进食、抽搐、心搏骤停;肾功能不全,肾脏远曲小管泌 H^+ 障碍、近曲小管 HCO_3^- 重吸收障碍等。

【临床表现】

:轻症患者可无明显症状,重症患者可表现疲乏、眩晕、嗜睡、感觉迟钝或烦躁。呼吸深快,呼出气带有酮味。面颊潮红、心率加快、血压偏低。可出现腱反射减弱或消失、意识模糊或昏迷。常有缺水的症状。容易发生心律不齐、急性肾功能不全和休克。

【诊断】

1.病史及临床表现。

2.血气分析可确诊:失代偿时血 pH、HCO_3^- 明显下降,代偿期血 pH 可正常,但 HCO_3^-、BE、PCO_2 均有一定程度降低。除外呼吸因素后,二氧化碳结合力的下降也可作为确定酸中毒诊断之参考。代谢性酸中毒的代偿结果是 $PaCO_2$ 下降,其代偿完成时间为 12~24 小时。

预计代偿公式:

$PaCO_2 = 1.5 \times [HCO_3^-] + 8 \pm 2$

如果 pH 值低于正常:

凡实测 $PaCO_2$ 落在 $PaCO_2 = 1.5 \times [HCO_3^-] + 8 \pm 2$ 范围内,可诊断代酸;

凡实测 $PaCO_2 > PaCO_2 = 1.5 \times [HCO_3^-] + 8 \pm 2$,可诊断代酸合并呼酸;

凡实测 $PaCO_2 < PaCO_2 = 1.5 \times [HCO_3^-] + 8 \pm 2$,可诊断代酸合并呼碱。

其代偿极限为实测 $PaCO_2$ 10mmHg(1.33kPa)。

【治疗】

1)病因治疗应放在代谢性酸中毒的首位。

2)轻症代谢性酸中毒(血浆 HCO_3^- 16~18mmol/L)不宜过早使用碱剂。

3)重症酸中毒(血浆 HCO_3^- <10mmol/L),应立即输液和用碱剂进行治疗;边治疗,边观察,但不宜将血 pH 纠正到正常,而应逐步纠正酸中毒,由于二氧化碳透过血脑屏障的弥散能力强于碳酸氢根,快速补碱后,血 pH 上升,而脑脊液 pH 值尚为酸性,能引起脑细胞酸中毒,加重昏迷;同时血 pH 上升、2,3-DPG 浓度降低,加强了血红蛋白和氧的亲和力,不利于向组织供养,有诱发或加肿的危险。一般先将血 pH 纠正至 7.20,其中,纠正过低的血 pH 使其达到 7.20 的过程应尽量快。纠酸后注意预防低钙血钾血症。常用的碱性药物是 5‰碳酸氢钠溶液,成人首剂 100ml,根据情况在观察中补给,每次给碳酸氢钠使以 HCO_3 增加 3~4mmol/L 为宜。

$NaHCO_3$ 的补充公式:

$NaHCO3$＝拟提高血 HCO_3^- (mmol/L)×0.4×体重(kg)

二、代谢性碱中毒

体内 H^+ 丢失或 HCO_3^- 增多可引起代谢性碱中毒。

【病因】

胃液丧失过多,如严重呕吐、长期胃肠减压等;碱性物质摄入过多;长期摄入量不足或消化液大量丢失引起低钾血症;使用利尿剂等。

【临床表现】

一般无明显症状,有时可有呼吸变浅变慢或精神症状,如嗜睡、谵妄、精神错乱等,可有低钾血症及缺水的表现,严重者可因脑和其他器官的代谢障碍而发生昏迷。

【诊断】

1.病史及临床表现。

2.失代偿时血 pH 和 HCO_3^- 明显增高,PCO_2 可正常;代偿期血 pH 可基本正常,但 HCO_3^- 和碱剩余(BE)增高。可伴有低氯血症和低钾血症。代谢性碱中毒的代偿结果是 $PaCO_2$ 升高,其代偿完成时间为 12~24 小时。

预计代偿公式

$PaCO_2 = 0.9 \times \triangle A[HCO_3^-] \pm 5$

如 pH 值高于正常:

凡实测 $PaCO_2$ 落在正常 $PaCO_2$(40mmHg)＋0.9×$\triangle[HCO_3^-]\pm5$ 范围内,诊断代碱;

凡实测 $PaCO_2$＞正常 $PaCO_2$(40mmHg)＋0.9×$\triangle[HCO_3^-]\pm5$,诊断代碱合并呼酸;

凡实测 $PaCO_2$＜正常 $PaCO_2$(40mmHg)＋0.9×$\triangle[HCO_3^-]\pm5$,诊断代碱合并呼碱。

其代偿极限为实测 $PaCO_2$55mmHg(7.33kPa)。

【治疗】

1.积极治疗原发病,避免碱摄入过多,注意钾的平衡;纠正碱中毒不宜过于迅速,也不要求完全纠正,轻、中度不必特殊处理。关键是解除病因;治疗过程中,可监测尿氯含量,如尿内有多量氯,表示补氯已足够,不须继续补氯。

2.对氯有反应的碱中毒(如丧失胃液所致者),轻症者只需输注足够的等渗盐水或葡萄糖盐水,恢复细胞外液量、补充 Cl^-,即可使肾排出 HCO_3^- 而得以纠正;重症者(血浆 HCO_3^- 45～50mmol/L,pH＞7.65),除补充足够生理盐水外,可予氯化铵 1～2g,3 次/日,口服,必要时按每公斤体重用 2％氯化铵 Iml 能降低 CO_2CP 约 0.45mm。1/L 计算,得出应给予的氯化铵量,以 5％葡萄糖溶液稀释成等渗液分 2～3 次静滴。滴注氯化铵可引起失钾、失钠,过量可引起酸中毒,注意监测。氯化铵因含有 Cl^-,对大量呕吐所致的低氯性碱中毒尤为适用,但患有呼酸伴代偿性代碱、右心衰和肝损害、肝硬化的患者禁用氯化铵(因肝功损害不能将 NH。转变为尿素,导致体内 NH;引起中毒);盐酸精氨酸用于重症碱中毒患者有明显效果,肝病患者也可用,必要时可补充盐酸精氨酸中和过多的 HCO_3^-、补充 Cl^-,每 10g 精氨酸可补充 Cl^- 和 H^+ 各48mmol/L,24 小时可用 20～40g 加入葡萄糖溶液或生理盐水中静滴。

3.对氯无反应的碱中毒,应治疗原发病,如 Bartter 综合征的碱中毒,给予前列腺素合成酶抑制剂如吲哚美辛,可获部分纠正。

4.失钾失氯者,需补充足够的氯化钾。尿量＞40ml/h 时,补钾纠正细胞内外离子的异常交换,终止从尿中继续排 H^+;严重缺钾患者只有在补充 K^+ 后才能纠正代碱。碱中毒几乎都伴发低钾,补充钾才能纠正细胞内外离子的异常交换和终止从尿中继续排酸,加速碱中毒的纠正,但补钾应在尿量超过 40ml/h 之后。

5.对液体容量增加或水负荷增加的患者,如充血性心衰使用噻嗪类或其他利尿剂引起的代谢性碱中毒,使用碳酸酐酶抑制剂乙酰唑胺,可使肾排出 HCO_3^- 增加。

6.严重碱中毒(血浆 HCO_3^- 45～50mmol/L,pH＞7.65),可经中心静脉导管缓慢静滴(25～50ml/h)稀释的盐酸溶液(1mol/L 盐酸 150ml＋生理盐水或 5％葡萄糖溶液 1000ml),每 4～6 小时监测血气分析及血电解质,必要时第二天可重复。稀盐酸(10％盐酸)20ml 相当于氯化铵 3g,可代替氯化铵口服,剂量为 5ml 以 200ml 水稀释,4 次/日,通过吸管啜饮以防牙齿受损。静滴稀盐酸时,输入的酸只有一半可用于中和细胞外 HCO_3^-,另一半要被非碳酸氢盐缓冲系统所中和。第 1 个 24 小时内可给计算量的一半。等渗盐酸:0.1mmol/L。

盐酸用量=(测得 HCO_3^- －预期 HCO_3^-)(mmol/L)×体重(kg)×0.4=(正常 Cl^- －测得 Cl^-)(mmol/L)×总体液量(体重 60％)(kg)×0.2

盐酸用量(mmol/L)=(SB－24)(mmol/L)×体重(kg)×0.2(细胞外液)

三、呼吸性酸中毒

肺泡通气或换气功能减退,不能充分排出体产生的 CO_2,血液内 $PaCO_2$ 增高,引起高碳酸血症,即为呼吸性酸中毒。机体对呼吸性酸中毒代偿能力差,常合并缺氧,危害极大。

【病因】

全身麻醉过深、镇静剂过量、呼吸中枢功能异常、气胸、急性肺水肿、呼吸机使用不当、慢性阻塞性肺部疾患、肺部感染、痰液引流不畅等引起通气不足。

【临床表现】

胸闷、呼吸困难、躁动不安,缺氧可引起头痛、发绀、脑水肿、脑疝,严重时血压下降、谵妄、昏迷、呼吸骤停。

【诊断】

1.呼吸功能受影响的病史及临床表现;

2.急性者血 pH 明显下降,$PaCO_2$ 增高,血浆 HCO_3^- 可正常;慢性患者血 pH 下降不明显,$PaCO_2$ 增高,血浆 HCO_3^- 也增高。

呼吸性酸中毒的代偿结果是 HCO_3^- 升高,但即使机体发挥最大代偿能力,HCO_3^- 升高也不能超过原发性 $PaCO_2$ 升高,即 HCO_3^-/$PaCO_2$<6,pH<7.40;因呼酸主要靠肾脏代偿,而肾脏代偿作用发挥完全较慢,其代偿完成时间为 3~5 天。因此临床上按呼酸发生时间将其分为急性呼酸(3 天以内)、慢性呼酸(3 天以上)两型。

慢性呼酸预计代偿公式:

$$\triangle[HCO_3^-]=0.35\times\Delta PaCO_2\pm5.58$$

其代偿极限为 $[HCO_3^-]$<42~45mmol/L;急性呼酸的最大代偿程度为 $[HCO_3^-]$ 30mmol/L。

【治疗】

1.积极治疗原发病。

2.采取积极措施改善通气功能:迅速采用人工呼吸、面罩加压给氧或作气管插管、气管切开术并使用呼吸功能有效地改善机体的通气及换气功能;呼吸中枢抑制者,使用呼吸兴奋剂;尽快解除二氧化碳潴留,适当给氧,纠正低氧血症,最好将 PaO_2 升至 8kPa 以上。单纯高浓度供氧对改善呼酸帮助不大,反可使呼吸中枢对缺氧刺激不敏感,呼吸更受抑制。

3.原则上不须补充碱性药物,但 pH<7.20 时,为减轻酸血症对机体的损害,可以适当补充 5%$NaHCO_3^-$,一次 40~60ml,以后再根据动脉血气分析结果酌情补充,只要将 pH 升高到 7.20 以上即可;THAM 液治疗呼吸性酸中毒时仅作为应急措施起暂时的缓冲作用。需监测血 pH 值等指标,以防发生继发性代碱。

4.注意酸中毒高钾血症对心肌的影响,如有室颤(组织缺氧所致),静滴 4%~5%碳酸氢钠,如无乳酸性酸中毒,也可给予乳酸钠,同时电复律、心脏复苏。

四、呼吸性碱中毒

肺泡通气过度,体内产生的 CO_2 排出过多,血液内 $PaCO_2$ 降低,引起低碳酸血症,即为呼吸性碱中毒。

【病因】

癔症、疼痛、发热、创伤、呼吸中枢功能异常、低氧血症以及呼吸机辅助呼吸等各种原因引起通气过度。

【临床表现】

呼吸急促、心率加快,眩晕,手、足、口周麻木和针刺感,肌震颤、手足搐搦,脑缺血、缺氧症状(躁动、谵妄、错觉、幻觉等精神症状)。危重患者发生急性呼吸性碱中毒常提示预后不良,或将发生急性呼吸窘迫综合征。

【诊断】

1)病史及临床表现。

2)血 pH 增高,$PaCO_2$ 和 HCO_3^- 下降。呼吸性碱中毒的代偿结果是 HCO_3^- 下降,其代偿完成时间为 3～5 天。临床上按呼酸发生时间将其分为急性呼碱(3 天以内)、慢性呼碱(3 天以上)两型。

慢性呼碱预计代偿公式:

$$\triangle[HCO_3^-]=0.49\times\triangle PaCO_2\pm1.72$$

其代偿极限为$[HCO_3^-]$介于 12～15mmol/L;

急性呼碱预计代偿公式:

$$\triangle[HCO_3^-]=0.2\times\triangle PaCO_2+2.5$$

最大代偿程度为$[HCO_3^-]$18mmol/L。

【治疗】

1)积极治疗原发病,镇静、止痛、降温、抗感染、注意纠正缺氧。

2)用纸袋罩住口鼻,增加呼吸道死腔,减少 CO_2 呼出,或吸入含 5％CO_2 的氧气。

3)危重患者或中枢神经系统疾患所致的呼吸急促,可用药物阻断其自主呼吸,由呼吸机进行适当的辅助呼吸。

4)切忌单凭 HCO_3^- 和二氧化碳结合力下降简单地推断为代酸而补充碱性药物,须结合 K^+ 的变化综合分析,对于呼碱本身不需特殊处理。

(杜德运)

第七章 药物滥用、过量与急性中毒

第一节 药物滥用与依赖

18世纪作家 Giovanni Casanova 对药物作用的两面性做了描述,"在智者手中,毒药可以救人;而在愚者手中,药物可能造成中毒"。尽管人们使用各种词汇,如处方药、药物、非法药物等来分类描述有药理学活性的物质.但药物的正常使用和滥用之间没有明确的界限。"处方药"通常被定义为可能被滥用的药物。但这一概念包含更多的是社会学意义.而非神经精神病学领域。"药物"则在广义上用于治疗各种疾病。"非法药物"也有其医用价值,如大麻可用于治疗青光眼、化疗后呕吐及其他疾病,MDMA(摇头丸的主要成分)也被用于心理治疗。

一、成瘾性药物分级与分类

根据其药物成瘾性、医疗用途及使用的安全性分成5个等级(表7-1)。按药理学分类可分为镇静催眠类、中枢神经兴奋剂、促蛋白合成类同醇、抗胆碱能药物及其他药物滥用。

表 7-1 成瘾性药物分级

等级	描述	例子
I	高度成瘾性,未被批准用于医疗	海洛因、大麻、MDMA(摇头丸)、LSD(麦角酸二乙基胺)
II	高度成瘾性,被批准用于医疗	吗啡、美沙酮、可待因、可卡因、哌甲酯、苯异丙胺、司可巴比妥
III	成瘾性较II级药物低,成分中含有少量II级药物,被批准用于医疗	含可待因的对乙酰氨基酚、丁丙诺啡、促蛋白合成类固醇
IV	成瘾性较III级药物低,被批准用于医疗	苯巴比妥、地西泮
V	成瘾性较IV级药物低,成分中含有少量阿片类和中枢神经兴奋剂(包括非处方的止泻药和镇咳药),被批准用于医疗	地芬诺酯、镇咳药(含可待因)

二、药物滥用/依赖的诊断标准

对于药物滥用的诊断参考 DSM-Ⅳ 关于药物滥用/依赖的诊断标准：

（一）DSM-Ⅳ的物质滥用诊断标准

1.不恰当地应用某种物质以致临床上出现明显的痛苦烦恼或功能缺损，表现为下列一项以上，出现于 12 个月之内：

（1）由于多次应用某种物质而导致工作、学业或家庭的失责或失败（例如，由于物质应用而多次旷职或工作表现差；由于物质滥用而旷课、停学或被除名；忽视子女或家务）。

（2）在对躯体健康有危险可能的场合多次应用某种物质（例如，在使用/滥用物质而功能有缺损时驾驶汽车或操作机器）。

（3）多次发生与使用某种物质有关的法律问题（例如，因使用/滥用某种物质后品行不端而被拘捕）。

（4）尽管由于某种物质的效应而导致或加重了一些持续的或多次发生的社交或人际关系问题，仍然继续应用此物质（例如，与配偶为酗酒的后果争吵，甚至打架）。

2.症状 不符合该物质的依赖性标准。

（二）DSM-Ⅳ的物质依赖诊断标准

物质依赖指的是，难以制止地应用某种药物以致临床上产生明显的痛苦、烦恼或功能缺损，且表现为下列三项或以上的表现，出现于 12 个月内的任何时候：

1.出现耐受性。指的是产生以下两种情况之一：

（1）需要明显增加剂量才能达到所需效应。

（2）若继续使用原有剂量，效应会明显减低。

2.戒断表现为以下二者之一：

（1）有特征性的该物质戒断症状（参阅该种物质的戒断标准）；

（2）用同一（或近似）物质，能缓解或避免戒断症状。

3.该物质往往被摄入较大剂量，或在应该使用的时期之外作更长时期的使用/滥用。

4.长期以来有戒掉或控制使用该物质的欲望，或曾有戒除失败的经验。

5.需花费很多时间来获得该物质（例如，请多个医生处方或长途跋涉）、使用某种物质、或从其药物效应中恢复过来。

6.由于使用/滥用该物质，放弃或减少了不少重要的社交、职业或娱乐活动。

7.尽管认识到不少持久或反复发生的躯体或生理问题。都是由于该物质所引起或加重的，但仍继续用它（例如，尽管认识到可卡因会诱发抑郁，仍使用/滥用可卡因；尽管认识到饮酒会使胃溃疡恶化，仍继续饮酒）。

（杜德运）

第二节　药物过量

多数慢性药物滥用/依赖患者是在精神、心理专科门诊接受治疗,对于神经重症监护病房(NICU)而言,更多的是治疗急性药物过量及其并发症。一旦发生服药过量、化学或生物中毒需要紧急处理和监护。

通常情况下,在院外发生的药物使用过量首先在急诊部门接受处理,如果需要转移至重症监护病房。在 NICU 中使用的一些药物也会导致毒性的过量,其中常见的容易发生过量的药物包括镇痛药、退热剂、心境稳定剂和镇静安眠药。

一、药物过量的治疗原则

1.对于危重患者首先判断其生命体征是否稳定并予以相应处理

(1)通常从 ABCs 开始的,即:开放气道(A)、人工呼吸(B)和人工循环(C)的建立。

(2)确认患者的通气功能,如果患者的格拉斯哥昏迷评分(GCS)小于 8 分,必须使用人工的呼吸道,如气管内插管。

(3)血流动力学指标的观察和处理:由于心肌抑制或血管舒张引起血流动力学改变,应用液体复苏、血管活性药物和(或)强心药等。

2.尽快明确药物过量的原因

(1)病史和系统的回顾是非常有用的。对于服用药物过量,患者可能不能给出详细的细节,但是病史档案和医师记录可能会有用。

(2)体格检查也会提供临床线索,如过量使用的麻醉剂后瞳孔缩小或抗惊厥药过量时出现眼球震颤等。

(3)实验室的检测能够提供客观的证据,如阿司匹林的代谢性酸中毒或巴比妥酸盐过量后其药物水平升高。首先是取得并研究患者完整的病史,然后进行实验室检测。

3.治疗

(1)停止使用导致中毒药物

(2)活性炭使用

1)活性炭能结合那些在患者肠胃中没有被吸收的药物。一旦结合,活性炭和药物混合物将会被直接排出体外。有证据显示活性炭会影响药物吸收的肠肠、肠胃和肝肠的再循环。

2)活性炭最主要的优点就是无毒性。主要副作用为呕吐。

3)在服用药物 1 小时内,可以使用活性炭。超过 1 小时,活性炭的功效可能会减小。

4)在处理之前,要进行必要的呼吸道保护。

5)活性炭可通过鼻胃管给药。一般成人的用量是 25~100g。

(3)碱化尿液

1)药物为弱酸性的和水溶性时,可通过碱化尿液加速药物的清除,这些药物包括巴比妥酸盐、水杨酸盐、氨甲蝶呤和锂制剂。

2)用法:150mmol/L 的碳酸氢钠溶解到 1L 的 5%葡萄糖溶液或注射用水中。

3)肾脏功能正常的患者可加 1.5～3g/L 氯化钾到碳酸氢钠输液里,以减少低钾血症的风险。

4)输液速度是正常速度的 2～4 倍,成人输液 200～400ml/h。

5)静脉推注或控制输液速度,使 pH 维持在 7.5～8.5 之间。每 15～30 分钟检测一遍 pH,达到标准 pH 后每小时检测 1 次。

6)虽然报道的并发症很少,但是有潜在的低血钾、低血钙以及由氧合血红蛋白解离曲线向左移动而发生的组织氧输出量减少、脑血管收缩和液体超负荷/肺水肿等风险。

7)每小时检测血清钾和 pH 曲线。动脉血的 pH 不应该超过 7.50,尿量不超过 200ml/h。

二、NICU 常见药物过量

(一)麻醉性镇痛药

麻醉性镇痛药是治疗疼痛的主要药物。临床上常用的有阿片类镇痛药吗啡、哌替啶、芬太尼和二氢埃托啡等。该类药物与中枢神经系统内的阿片受体结合而产生镇痛作用。μ、κ 及 δ 阿片受体是与镇痛有关的阿片受体,其中 μ 受体又分为 $\mu 1$ 和 $\mu 2$ 两个亚型。

【临床表现】

麻醉性镇痛药过量的典型临床表现为昏迷、呼吸抑制、针尖样瞳孔。过量致死的主要原因是呼吸骤停。尽管吗啡及其衍生物可以通过组胺的释放导致血管的舒张,但是低血压并不是阿片类药物过量的特征。痫性发作通常与哌替啶的毒性相关。

【治疗】

1.逆转急性阿片类药物过量的药物首选阿片受体拮抗剂纳洛酮,用法为 0.4mg 静脉推注或 0.8mg 肌内注射。非紧急情况下,可将 0.4mg 纳洛酮加入在 0.9%氯化钠溶液 10ml 中稀释,每 2 分钟静注 40～80μg(1～2ml)直至阿片类药物的效应逆转。以这种方式给药可确保纳洛酮以最小发挥剂量逆转效应、控制疼痛及减少戒断症状,尤其是长期使用阿片类治疗慢性疼痛的患者。

2.纳洛酮不应口服,因为存在肝脏的首过消除效应。

3.纳洛酮能够逆转所有的阿片类药物效应,这种作用在 1～2 分钟内起效,并可持续 1 小时以上。

4.纳洛酮治疗维持时间短,需要不断地给药直到致病因素完全消除,可以通过静脉注射或定期给药。

纳洛酮没有任何的激动剂活性,其不良反应极为罕见。但纳洛酮会导致吗啡等药物与阿片受体解离,可诱发急性阿片类戒断综合征。在极少情况下,使用高剂量的纳洛酮会导致肺水肿、焦虑、心律失常等。

长期使用阿片类可导致躯体依赖,突然停药或减药可导致戒断症状。对控制性阿片类戒断的处理不同于急性中毒。

(1)通常情况下,可以使用阿片类的长效制剂,如美沙酮,每日一次,等同于 25%日常的麻醉剂量,以抑制戒断症状。每日剂量逐步减少,如每周减少 10%的用量,直到病人完全停药。

(2)除了美沙酮及其他解毒剂外,还可以使用可乐定。阿片类戒断症状部分是由于蓝斑等部位的去甲肾上腺素活性升高所导致的。作为中枢性 α_2-肾上腺素受体激动剂,可乐定可以抑制这种交感神经输出,减轻部分心血管及其他戒断症状。但可乐定并不能明显消除阿片类戒断的自主神经症状。停用阿片类药物后,可乐定在 10 天至 2 周内逐渐减量。

(二)苯妥英

苯妥英是 NICU 常见的药物之一。当血药浓度＞20μg/ml 时,可能出现眼球震颤、共济失调、复视和眩晕等症状,这与其对小脑的兴奋作用有关。随着血药浓度进一步升高,患者会出现过度兴奋、幻觉和意识错乱。＞40μg/ml 时可有嗜睡,＞50μg/ml 时可出现去脑强直和昏迷。心律失常和低血压的心脏并发症通常与静脉注射过快有关。

苯妥英通过饱和的肝脏微粒体酶系统而被清除,其代谢属于零级消除动力学,一定量的药物随着时间以一定的百分比清除。随着血药浓度继续升高,完全消除药物的时间变得越来越长。

【治疗】

(1)治疗上主要是对症支持治疗,如果口服过量可以给予活性炭。

(2)监测肝功能,防止发生肝衰竭。

(三)抗凝药物

1.肝素　肝素是一种分子量从 3000～30000Da 的糖胺,对不同分子量的凝血因子有不同的亲和力,分子量大小景响药物的清除,分子量越小,消除的速度越快。UFH 作为抗血凝剂,能间接通过 AT 来抑制凝血因子Ⅻa、Ⅺa、Ⅸa、Xa、Ⅱa、Ⅻa 的活性。

【治疗】

(1)肝素的主要不良反应是易引起自发性出血和血小板减少,表现为各种黏膜出血、关节腔积血和伤口出血等。肝素导致的血小板减少属于药物诱导的血小板减少症,需要定期检测部分凝血活酶时间(PTT)。如果 PTT 过高或肝素使用过量,应停止继续使用,但通常无需进一步处理。然而如果发生出血,可使用硫酸鱼精蛋白(肝素拮抗剂)。鱼精蛋白通过结合肝素离子部分,形成无活性的复合体而发挥作用。

(2)鱼精蛋白完全逆转肝素的剂量为 1mg/100 单位,最大剂量可达 100mg。以＜20mg/min 速度缓慢静脉注射。

(3)鱼精蛋白的副作用有呼吸困难、脸红、心动过缓和低血压,与组胺的释放有关,这些副作用在很大程度上可以通过缓慢给药而避免。

(4)严重病例可使用输注血小板、激素、丙球或血浆置换治疗。

2.低分子肝素　与 UFH 相比,低分子肝素(LMWH)的药动学特征得以改进,皮下注射低分子肝素可以起到更加持久和稳定的抗凝作用。低分子肝素的抗凝作用机制在于其能够结合并抑制 Xa 因子,因此不能通过 PTT 来监测低分子肝素的抗凝作用。

各种低分子肝素的半衰期不同,但均较 UFH 长。UFH 的作用持续数小时,而 LMWH 可持续数小时至数天。LMWH 主要通过肾脏清除,因此肾功能不全可能延长其半衰期。

没有一种可靠的方法能逆转 LMWH 的效应,鱼精蛋白只能抵消 60% 的 LMWH 抗凝效应。1mg 鱼精蛋白能抵消 100 单位抗凝因子 Xa 的活性或 1mg 依诺肝素的作用。

3.华法林　华法林是从草木樨中分离出来的一种双香豆素类药物。通过干扰维生素 K 依赖性凝血因子Ⅱ、Ⅶ、Ⅸ 和 Ⅹ 而发挥抗凝作用。这些凝血因子都依赖维生素 K,从无活性形式转化为有活性形式。华法林的半衰期是 36 小时,其抗凝作用与 4 种靶凝血因子的降解有关。凝血因子Ⅶ、Ⅸ、Ⅹ 和Ⅱ的半衰期分别是 6 小时、24 小时、40 小时和 60 小时,因此,用药后起效时间为 8～12 小时。

【治疗】

(1)需要定期检查 INR 来监测华法林的抗血栓作用。

(2)在出血严重的情况下,停止继续使用华法林并使用新鲜冷冻血浆或凝血酶原复合物。此外,可以考虑缓慢静滴 10mg 维生素 K。如果有需要,维生素 K 可每个 2 小时重复一次。

(3)当出血危及生命时,可同时予以 PCC 和 10mg 维生素 K。此时 PCC 的代替物为重组因子、Ⅲa。应该指出的是,高剂量的维生素 K 只适用与严重或威胁生命的出血,该剂量会使患者对华法林产生持久的抵抗。

(4)出血停止以后,如果需要继续抗凝,UFH 或 LMWH 继续使用到患者对华法林敏感为止。

4.直接的凝血酶抑制剂　直接的凝血酶抑制剂,如阿加曲班、水蛭素、重组水蛭素和比伐卢定,是一类新的抗凝剂,可用于治疗肝素诱导的血小板减少症和急性冠脉综合征。这类药物没有明确的逆转因子。除了停止输液外,可考虑使用重组因子Ⅶa 或 PCC。

(四)对乙酰氨基酚

对乙酰氨基酚是世界卫生组织推荐的小儿首选退热药,其作用机制尚未完全清楚,是一种弱的 COX-1 和 COX-2 抑制剂。对乙酰氨基酚的清除途径为肝脏的葡萄糖醛化和与硫酸盐共轭,硫酸盐和葡萄糖苷酸通过粪便排泄。有大约 10% 被氧化成 NAPQI。NAPQI 具有肝脏毒性。当对乙酰氨基酚过量时,储备的谷胱甘肽耗尽,使得 NAPQI 集聚并结合到肝脏上,会导致肝脏衰竭。

【临床表现】

(1)第一阶段:在用药后最初的 24 小时,患者主诉不适、恶心、呕吐、出汗等;

(2)第二阶段:24～72 小时。患者会有右上腹疼痛、肝脏肿大、肝酶(AST、ALT)的升高、凝血酶原时间延长和少尿,第一阶段的临床症状消失;

(3)第三阶段:72～96 小时,以肝、肾衰竭和心肌病为特征。患者将会再次出现第一阶段的症状;

(4)第四阶段:4 天至 2 周,患者可能恢复或者死亡。如果症状继续进展为爆发性肝脏衰竭,则预后差,仅 50% 患者存活。

(0)当出现下述情况之一时,发展为肝脏衰竭的危险性极高:①在补液的条件下发生代谢性酸中毒(pH<7.3);②肌酐>3.3mmol/L;③PT >1.8;④进入到第三阶段或第四阶段时。

【治疗】

(1)如果明确药物摄入时间,且摄入量超过 150mg/kg,则必须进行干预。低于此剂量患者用药 4 小时后采血检测对乙酰氨基酚,在毒性范围之内应该开始治疗。如果不能明确药物摄入时间,则需要迅速检测血药浓度。血药浓度>5μg/ml 时应该开始治疗。应注意,血中对乙酰氨基酚、转氨酶和血氨水平并不能反应预后。

(2)使用吐根糖浆催吐、洗胃或活性炭吸附清除消化道的对乙酰氨基酚的吸收。

（3）使用对乙酰氨基酚过量的特异解毒药 N-乙酰半胱氨酸。能维持肝脏中谷胱甘肽的浓度,促使 NAPQI 向生成对乙酰氨基酚方向转化,同时能阻止一些大分子上的硫醇基团被 NAPQI 所氧化。NAC 还能提供合成磺酸基的原料,磺酸基能与对乙酰氨基酚结合而解毒。

（4）还原型谷胱甘肽由谷氨酸、胱氨酸及甘氨酸组成,结构中含活性基团 SH 键。当体内存在强氧化性的各种有机代谢产物时,它可与之发生氧化还原反应,使有机代谢物毒性减弱或灭活,并容易经尿排出。

（五）乙醇

乙醇的作用类似于镇静催眠药,如巴比妥类。在低剂量时,脑抑制通路被抑制,从而产生兴奋作用。随着剂量逐步提高,会出现困倦、嗜睡甚至昏迷等症状。Wernicke 脑病患者会出现昏迷、共济失调、眼肌麻痹和眼球震颤。大多数醉酒的患者只需谨慎处理而无需密切监测。但严重醉酒者如果出现昏迷,需要加强对气道的保护,防治呕吐、窒息。

【治疗】

（1）在使用葡萄糖之前使用维生素 B_1 非常重要。维生素 B_1 100mg 静脉注射或肌内注射以缓解 Wernicke-Korsakoff 综合征。在有氧呼吸过程中,葡萄糖的代谢产物丙酮进入 Krebs 循环或柠檬酸循环,这一过程需要维生素 B_1。

（2）在维生素 B_1 缺乏的情况下使用葡萄糖,易诱发 Wernicke 综合征。

（3）患者表现为典型的营养不良,还需要叶酸、镁、复合维生素和电解质。

（4）防治乙醇的戒断症状,可给予苯二氮䓬类,羟安定或舒宁。长效的苯二氮䓬类,如氯氮或地西泮是有效的。

（六）巴比妥类

巴比妥类是经典的镇静催眠药,常用的有硫喷妥钠、苯巴比妥、异戊巴比妥和司可巴比妥等。巴比妥类具有中枢神经系统抑制作用,在治疗剂量时,对周围神经系统和其他组织如骨骼肌,心脏,平滑肌作用很小。达到毒性剂量时,这些药对延髓血管运动区有抑制作用并导致心血管的抑制。临床上,随着剂量的增加,患者会越来越嗜睡。高剂量时脑电图可表现为缓慢逐步发展到爆发性抑制,临床可以表现为低血压、低体温、呼吸停止。

【治疗】

（1）主要是支持治疗,包括呼吸道、机械通气和心血管治疗。如果是口服给药,可使用活性炭。可通过碱化尿液清除,由于苯巴比妥的酸度系数为 7.2 且是水溶性的,这种方法更加有效。

（2）对于紧急和病情恶化的患者也可使用血液透析、腹膜透析和血液灌流治疗。

（七）苯二氮䓬类

苯二氮䓬类是常用的镇静催眠药,其代表药物为地西泮。常用的还有咪哒唑仑、羟安定、阿普唑仑和氯硝西泮。这类药物的共同临床特征是在低治疗剂量情况下,产生镇静和肌肉松弛作用,不会引起心肌或通气的抑制;随着剂量的增加,中枢神经系统的抑制作用可表现为嗜睡、昏迷;但即使在很高剂量时,也不会导致真正的全身麻痹。要达到手术麻醉的效果,必须与其他药物联合使用。

【治疗】

（1）苯二氮䓬类过量主要是支持治疗。如果单纯苯二氮䓬类过量,保守治疗是最好的方法。通常来说,即使剂量非常高,患者并不需要气道保护、机械通气或心血管支持,也不需要 NICU 监护。

(2)氟马西尼为苯二氮䓬类的拮抗剂,对于已知的或可疑的苯二氮䓬类过量,氟马西尼的初始治疗剂量为 0.2mg 静脉注射,维持超过 30s,如果 30s 之后无反应,再使用 0.3mg。30s 之后每隔 1 分钟使用 0.5mg 直到总量为 3mg。

(3)氟马西尼通常在 1～2 分钟内快速起效,可逆转苯二氮䓬类的任何作用。作用的持续时间为45 分钟。因此,对于用于治疗长效制剂,需要额外加用氟马西尼。

(八)三环类抗抑郁药

三环类抗抑郁药(TCA)是广泛使用的药物,原型是丙咪嗪和阿米替林。其他的 TCA 类包括去甲米替林、地昔帕明、多塞平、阿莫沙平等。作用机制是 5-羟色胺和 NE 的再摄取抑制,这类药物同样有致毒性的抗胆碱效应。

经典的 TCA 毒性作用是强直-阵挛发作、心血管的抑制和抗胆碱效应。除了病性发作之外,其中枢神经系统的毒性作用可以表现为谵妄、焦虑和昏迷。心血管效应称为奎尼丁样效应,EKG 的变化包括 QRS 波的增宽,P-R 间期的延长,房室传导阻滞,严重时会导致室性心律失常。血管舒张和心肌收缩力下降会导致致命性的低血压和节律失常。如果 QRS 值大于 100ms,癫痫发作的危险性增加,QRS＞160 ms 时节律失常的危险性增高。抗胆碱能效应包括精神错乱、高热、脸红、无汗症、无尿和瞳孔散大。TCA 毒性的临床过程通常为 48 小时。

【治疗】

(1)可使用地西泮 1～4mg 静脉注射治疗 TCA 引起的癫痫。苯妥英会加重 TCA 的心血管效应,应避免使用。如果发生低血压,可给予液体复苏和血管加压素的治疗。

(2)可使用肾上腺素和去甲肾上腺素升高血压。不应使用多巴胺,因为它需要内源性的去甲肾上腺素的作用,该作用可被 TCA 阻断。

(3)如果发生心率失常,可使用碳酸氢钠 1～2mmol/(L·kg),保持动脉血 pH 7.45～7.55。不应使用 la 和 lc 类抗心律失常的药。

(杜德运)

第三节　急性中毒

一、有机磷酸酯类

有机磷酸酯类农药中毒是临床上最常见的急性中毒之一。1932 年,德国首次合成有机磷化合物,其间受熏染工人出现中毒表现,这是世界上首次发现的有机磷中毒。1937 年德国的施拉德合成一系列剧毒有机磷化合物,并开始了用有机磷化合物对动物和人的系统毒理学和救治措施的研究。1939 年发现有机磷导致中毒的毒理机制是抑制胆碱酯酶(ChE)。有机磷酸酯类在室温下是液态的,易挥发,作用于神经肌肉接头,抑制乙酰胆碱酯酶,从而产生临床上导致死亡和失能的胆碱能危象。在两伊战争期间,伊拉克使用了沙林、GA 以及芥末制剂,并造成了伊朗部队 45000 人的伤亡。

【诊断】

有机磷申毒的症状有明显的特异性。早期症状为瞳孔缩小,其他眼部不适,比如由于直接接触蒸汽导致的疼痛和充血,之后会出现分泌物增多、肌束颤动、二便失禁、气道狭窄、谵妄、癫痫、肌张力改变.如未经及时救治,最终死于呼吸循环衰竭。这种毒剂易于经皮肤和呼吸道吸收,接触后发病迅速。乙酰胆碱酯酶相关的实验室检查可供参考。有机磷中毒后很大一部分持续癫痫发作,接触毒剂并继发癫痫后,皮层、海马和丘脑都出现了损害,并导致长期的行为和认知功能紊乱。

【治疗】

处理有机磷农药的手段主要是清洁净化。中毒抢救的关键在于洗胃、导泻、排泄、解毒、防治并发症。有机磷农药排泄快,24 小时内通过肾脏由尿排泄,在体内并无蓄积。

对症支持治疗

1.维持呼吸功能保持呼吸道通畅,给氧和给予正压人工辅助呼吸,合理使用呼吸兴奋剂。根据症状的严重程度,如支气管重度狭窄和肺部分泌物过多的患者早期气管插管,通气支持,侵入性肺灌洗。

2.保持患者安静和控制惊厥。

3.维持水、电解质和酸碱平衡。

4.合理应用血液灌注和血液透析。

5.酌情输血和换血。

针对胆碱能危象进一步治疗:

阿托品作为一种抗 M 作用药物,是有机磷农药中毒治疗的关键。它可以减弱乙酰胆碱对 M 受体的作用,尤其是心率。其他的改善效果有减少分泌物和出汗,减缓胃肠蠕动,扩瞳。氯解磷定(2-PAM)可通过其肟基与有机磷连接,复活胆碱酯酶。2-PAM 最显著的效果是消除骨骼肌束状收缩,并恢复运动功能。

治疗过程中还应注意以下几点:早期一般不用葡萄糖、辅酶 A、胞二磷胆碱、氨基糖苷类药物,以免加重病情。导泻避免使用硫酸镁,因为有机磷与硫酸镁所致中枢神经症状相混淆,不利于观察。抽搐躁动不安宜用对呼吸抑制轻的镇静药。碳酸氢钠不宜与复能剂同时使用,如需使用,二者须间隔 45 分钟以上。

二、氰化物

氰化物阻断从细胞色素氧化酶转移到分子氧化线粒体以引起氧化磷酸化,导致心血管、呼吸系统和中枢神经系统的功能障碍。氰化物蒸汽是特殊的苦杏仁味道,一般人类都接受不了这种味道.但是嗅觉器官暴露在这种气味里会很快适应。

服用大剂量氰化物后出现的症状很迅速并且难以预测。在吸入氰化物 15s 内,患者会迅速过渡换气并且失去知觉,接着 1 分钟内出现痫性发作,约 6~8 分钟心跳呼吸停止。

氰化物中毒患者皮肤可呈樱桃红色并有呼吸窘迫表现,但一氧化碳中毒也有这种表现。其他毒性作用包括头痛、紧张、精神状态改变和烦躁。

【实验室检查】

1.测定血液氰化物浓度,可以用于法院的死因鉴定。当浓度在 0.5～1μg/ml 时,可产生临床表现,当超过 2.5μg/ml 时可导致死亡。

2.动脉血气分析显示动静脉氧分压的减小、乳酸酸中毒、代谢性酸中毒和阴离子间隙降低。

【治疗】

1.首先,中毒者应该被转移,离开毒源,并且吸入 100% 的氧气。在转移之前去掉污染物以防止第二次中毒。

2.当吸入或咽下氰化物时,可使用活性炭解毒。

3.机械通气、血管加压处理,静脉内水合作用和阻断苯二氮䓬类作用和纠正代谢性酸中毒都是非常重要的处理方法。

4.氰化物中毒的解毒方法是给予亚硝酸钠或者相关的药物去除细胞色素血上被约束状态的氰化物。

三、炭疽

炭疽杆菌是引起炭疽的罪魁祸首,曾被美国和其他的国家包括前苏联制成生化武器。在 9·11 事件后被恐怖分子用于恐怖袭击。潜伏期皮肤炭疽一般 1～5 天。肺炭疽可短至 12 小时,长至 12 个月;肠炭疽 24 小时。自然感染炭疽以皮肤炭疽为主,生物恐惧相关炭疽以吸入炭疽为主。潜伏期患者会出现出血性脑膜炎。

【临床表现】

1.炭疽的首发症状　是非特异性的,如发热、不舒服、头痛和呼吸困难。

2.肺炭疽　少数人患肺炭疽,临床上亦较难诊断。肺炭疽多为原发吸入感染,偶有继发于皮肤炭疽,常形成肺炎。通常起病较急,出现低热、干咳、周身疼痛、乏力等流感样症状。经 2～4 天后症状加重,出现高热、咳嗽加重、呈血性痰,同时伴有胸痛、呼困困难、发绀和大汗。肺部啰音及喘鸣音;X 线胸片显示肺纵隔增宽,支气管肺炎和胸腔积液。患者常并发败血症、休克、脑膜炎。在出现呼吸困难后 1～2 天死亡,病死率在 80%～100%。诊断是根据流行病学的数据和胸腔放射检查的结果表现为纵隔加宽和胸腔积液。所有疑似病例应该使用胸腔放射显影法和胸腔 CT 来确认。不是在所有的病人痰中都可以检查到病原体的。大多数的病例都是由血液培养来确定的,而且这种方法可以在早期检查到炭疽热。

3.皮肤炭疽　最为多见,约占炭疽病例的 95%。分为炭疽痈和恶性水肿。炭疽痈:多见于面、颈、肩、手和脚等裸露部位皮肤,初起为丘疹或斑疹,逐渐形成水疱、溃疡,最终形成黑色似煤炭的干痂,以痂下有肉芽组织,周围有非凹陷性水肿,坚实,最显著的特征是无疼痛感,溃疡不化脓。发病 1～2 天后出现发热、头痛、局部淋巴结肿大等。恶性水肿:累及部位多为组织疏松的眼睑、颈、大腿等部位,无黑痂形成而呈大块水肿,扩散迅速,可致大片坏死。局部可有麻木感及轻度胀痛,全身中毒症状明显,如治疗不及时,可引起败血症、肺炎及脑膜炎等并发症。在未使用抗生素的情况下,皮肤炭疽病死率为 20%～30%。

4.**肠炭疽**　肠胃炭疽病是高致命性的类型一般在食用了感染的肉类后染病,是一种恐怖袭击的形式,死亡率 60%～80%。肠胃炭疽可以表现为严重的肠胃病、急性腹膜炎或腹泻。粪便培养对炭疽不是很敏感。诊断经常是通过 PCR 和对腹膜和腹水的免疫染色。

5.**炭疽**　伴有出血性脑膜炎的现象出现在大约 50% 的吸入性炭疽患者,也会出现在吸入以及皮肤接触的感染病例中。

6.**其他类型**　咽部感染炭疽,出现严重的咽喉疼痛,颈部明显水肿,局部淋巴结肿大。水肿可压迫食管引起吞咽困难,压迫气道可出现呼吸困难。肺炭疽、肠炭疽及严重的皮肤炭疽常引起败血症。除局部症状加重外,患者全身中毒症状加重,并因细菌全身扩散,引起血源性炭疽肺炎、炭疽脑膜炎等严重并发症,病情迅速恶化而死亡。病死率几乎 100%。

【辅助检查】

1.**血常规**　白细胞增高,$10 \times 100 \sim 25 \times 10^9/L$。甚至可高达 $60 \times 10^9 \sim 80 \times 10^9/L$。中性粒细胞显著增多,血小板可减少。

2.**细菌涂片与培养**　可取分泌物、痰液、大便、血液和脑脊液作直接涂片染色镜检,可见粗大的革兰阳性杆菌;培养可有炭疽杆菌生长。

3.**动物接种**　将上述标本接种于家兔、豚鼠与小白鼠皮下,24 小时后出现局部的典型肿胀、出血等阳性反应。接种动物大多于 48 小时内死亡,从其血液与组织中可查出和培养出炭疽杆菌。

4.**血清免疫学检查**　有间接血凝试验,补体结合试验、免疫荧光法与 ELISA 法等检测血中抗荚膜抗体。炭疽患者发病后 3 天开始产生此抗体,1 周后大多呈阳性。恢复期血清抗体较急性期增加 4 倍以上,即为阳性。ELLSA、免疫荧光法敏感性和特异性较高,阳性率达 80%～100%。Ascoli 沉淀实验主要用于检验动物毛与脏器是否染菌。

5.**炭疽皮肤试验**　用减毒株的化学提取物皮下注射,症状出现 2～3 天后,82% 的患者出现阳性结果,4 周后达 99%。

【诊断】

1.**接触史**　与病畜或其皮毛的密切接触史。

2.**临床表现**　皮肤炭疽的焦痂溃疡,肺炭疽的出血性肺炎,出血性脑炎,肠炭疽的出血性肠炎,败血症的严重全身毒血症与出血倾向等。

3.**确诊**　细胞涂片染色检查,细菌培养以及动物接种等。

【治疗】

1.**一般治疗**　给予高热量流质或半流质饮食,必要时静脉补液。严重病例可用激素缓解中毒症状,一般用氢化可的松 100～300mg/d,短期静脉滴注,但必须同时应用抗生素;对于皮肤炭疽者的局部伤口切忌挤压及切开引流,否则会引起感染扩散和败血症,可用 1:5000 的高锰酸钾液湿敷,或以 1:2000 的高锰酸钾液冲洗后,敷以抗菌软膏(如红霉素软膏),再用消毒纱布包扎。肺炭疽、颈部皮肤炭疽病病人,应注意保持呼吸道通畅;严重者输血治疗。循环衰竭者应在补充血容量的基础上给予休克治疗。

2.**抗感染治疗**　炭疽的治疗取决于细菌感染的类型。治疗原则是严格隔离,早诊断,早治疗,灭杀体内细菌。吸入性炭疽治疗的重点是辅助呼吸和静脉注射抗生素。

四、Q 热

Q 热是由伯纳特立克次体引起的急性自然疫源性疾病。1937 年 Derrick 在澳大利亚的昆士兰发现并首先描述,因当时原因不明,故称该病为 Q 热。

伯纳特立克次体(Q 热立克次体)有如下特点:①具有滤过性;②多在宿主细胞空泡内繁殖;③不含有与变形杆菌 X 株起交叉反应的 X 凝集原;④对实验室动物一般不显急性中毒反应;⑤对理化因素抵抗力强。在干燥沙土中 4～6℃可存活 7～9 个月,56℃能活数年,加热 60～70℃,30～60 分钟才能灭活。抗原分为二相,初次从动物或壁虱分离的立克次体具 I 相抗原(表面抗原,毒力抗原>;经鸡胚卵黄囊多次传代后成为 II 相抗原(毒力减低),但经动物或蜱传代后又可逆转为 I 相抗原。当它是孢子形式的时候,它可以抵抗热或干燥,让菌体在许多的环境下能够存活数月之久可被用作为恐怖袭击武器。

Q 热是一种人畜共患疾病,病原体集中在感染动物的乳房和子宫中,因此自然界中的人类通常通过食入怀孕动物产品或感染的牛奶或奶酪感染。羊、牛、猫、啮齿动物和山羊都可以作为病菌污染源。

1.传染源　家畜是主要传染源,如牛、羊、马、骡、犬等,其次为野啮齿动物,飞禽(鸽、鹅、火鸡等)及爬虫类动物。

2.传播途径　动物间通过蜱传播;人类通过呼吸道、接触、消化道等途径传播。

【临床表现】

1.潜伏期　12～39 天,平均 18 天,大多急骤起病。

2.发热、畏寒、头痛、肌痛、乏力,发热在 2～4 天内升至 39～40℃,呈弛张热型,持续 2～14 天。

3.头痛　剧烈头痛是本病突出特征,常伴肌痛,尤其腰肌、腓肠肌为主,可伴关节痛。

4.肺炎　约 30％～80％病人有肺部病变。于病程第 5～6 天开始干咳、胸痛,少数有黏液痰或血性痰,体征不明显,有时可闻及细小湿啰音。X 线检查常发现肺下叶周围呈节段性或大叶性模糊阴影,肺部或支气管周围可呈现纹理增粗及浸润现象,类似支气管肺炎。肺病变于第 10～14 天左右最显著,2～4 周消失。偶可并发胸膜炎,胸腔积液。

5.肝炎　患者有纳差、恶心、呕吐、右上腹痛等症状。肝脏肿大,但程度不一,少数可达肋缘下10cm,压痛不显著。部分病人有脾大。肝功能检查胆红素及转氨酶常增高。

6.心内膜炎　约 2％患者有心内膜炎,表现长期不规则发热、疲乏、贫血、杵状指、心脏杂音、呼吸困难等。继发的瓣膜病变多见于主动脉瓣,二尖瓣也可发生,与原有风湿病相关。慢性 Q 热是指急性 Q 热后病程持续数月或一年以上者,是一个多系统疾病,可出现心包炎、心肌炎、心肺梗死、脑膜脑炎、脊髓炎、间质肾炎等。

7.神经系统　发生率为 23％。包括表达性失语,面部疼痛性抽动,复视和构音障碍。急性阶段,可以发生视神经炎。在晚期,如果不治疗,会进展为脑炎、脑脊髓炎和脊髓病。

【实验室检查】

1.血象　血细胞计数正常,中性粒细胞轻度左移,血小板可减少,血沉中等程度增快。

2.血清学　①补体结合试验急性 Q 热 II 相抗体增高,I 相抗体呈低水平。若单份血清 II 相抗体效价在 1：64 以上有诊断价值，病后 2 周～4 周，双份血清效价升高 4 倍，可以确诊。慢性 Q 热，I 相抗体相当或超过 II 相抗体水平；②微量凝集试验 I 相抗原经三氯醋酸处理转为 II 相抗原，用苏木紫染色后在塑料盘上与病人血清发生凝集。此法较补体结合试验敏感，阳性出现率（第一周阳性率 50%，第 2 周阳性率 90%），也可采用毛细管凝集试验。但特异性不如补结合试验；③免疫荧光及 EliSA 检测 Q 热特异性 IgM（抗 II 相抗原），可用于早期诊断。

3.病原分离 取血、痰、尿或脑脊液材料，注入豚鼠腹腔，在 2～5 周内测定其血清补体结合抗体，可见效价上升；同时动物有发热及脾大，剖检取脾组织及脾表面渗液涂片染色镜检病原体；也可用鸡胚卵黄囊或组织培养方法分离立克次体，但须在有条件实验室进行，以免引起实验室内感染。

【预防和治疗】

对 Q 热的患者加强隔离措施.并早期治疗。四环素族及氯霉素对本病有特效，每日 2～3g 分次服用。服药 48 小时内退热后减半，连服一周，以免复发。复发病例再服药仍有效。或多西环素每 12 小时 100mg，连用 15～21 天。也可观察 I 相抗体是否下降来决定药物疗程。

对于有神经系统疾病的病人，优先选用喹诺酮类，因为其比多西环素有更好的中枢神经系统渗透性。

五、肉毒杆菌毒素

肉毒杆菌毒素也称为肉毒毒素或肉毒杆菌素，是由肉毒杆菌在繁殖过程中所产生的一种神经毒素蛋白。肉毒毒素是毒性最强的天然物质之一，也是世界上最毒的蛋白质之一。据估计 1 克的肉毒杆菌毒素可以杀死超过 1 百万人。纯化结晶的肉毒毒素 1mg 能杀死 2 亿只小鼠，对人的半致死量为 40 IU/Kg。性质稳定，易于生产、提纯和精制。肉毒杆菌毒素可用于生产生化武器。

引起肉毒杆菌毒素食物中毒的食物要满足三个条件：

1.被肉毒杆菌芽孢污染。

2.在肉毒杆菌容易产生毒素的条件下保存。

3.进食前未经适当加热烹煮。

肉毒杆菌毒素作用的机制是阻断神经末梢分泌能使肌肉收缩的乙酰胆碱，从而达到麻痹肌肉的效果。食入和吸收这种毒素后，神经系统将遭到破坏，将会出现头晕、呼吸困难和肌肉乏力等症状。临床上肉毒毒素是用来治疗痉挛、肌张力异常，眼睑痉挛、斜视眼、痉挛性斜颈和其他一些肌张力障碍疾病。

【诊断】

1.神经电生理检查包括神经传导速度测试和反复的 50Hz 电刺激波幅增高。

2.血清学检查。

3.CSF 检查和神经影像检查正常。

【治疗】

1.使用肉毒抗毒素积极处理，免疫球蛋白可以对稳定病情有一定疗效，但是对肌萎缩没有改善。

2.呼吸肌麻痹的患者进行一些支持措施包括机械通气等。

3.肉毒杆菌的康复需要一年左右的时间。

六、河豚毒素

河豚毒素是由热带的河豚鱼或河豚所产生的,河豚毒素的口服半数致死量(LD50)是 $334\mu g/$ kg。河豚毒素截断人体肌肉细胞中的快速钠阳离子流,因而抑制肌肉收缩,导致呼吸机麻痹,全身乏力,血管舒张和感觉障碍。相对之下,心脏的节律细胞的钠离子通道是慢离子流,于是心脏的动作电位并没有被毒素拦截。所以中河豚毒素的人的死因并非心脏节律电流受阻,而是肌肉麻痹。

有报道说河豚毒素中毒 20 小时后出现症状,但通常在食用含有毒素的水或食物后可以在 4 小时候内出现临床症状。最初的主诉是面部或口腔的麻木,轻度的全身乏力,但很快会发生低血压,癫痫,全身麻痹,心律失常和呼吸衰竭。患者进入闭锁状态,存在意识而无运动功能,最终所有的脑干反射消失直至死亡。

【诊断】

临床诊断主要依靠饮食河豚鱼病史。

【治疗】

1.早期用活性炭和洗胃治疗是有效的。治疗主要是支持治疗,首要的是持续性地维持呼吸和心跳,直至中毒者恢复至可自行呼吸为止;静脉注射 α-肾上腺素纠正低血压。抗胆碱酯酶药会因多样效果而使用。

2.此毒素没有直接有效的解毒剂,因为毒素和神经细胞是迅速反应而产生的强化学键难以轻易分解,所以通常都持续进行呼吸和心跳维持直至身体毒素自然排出。

(杜德运)

第八章 神经外科围术期麻醉风险并发症

第一节 神经外科术前危重症麻醉风险及并发症

一、概论

神经外科手术涉及人体最高级的中枢神经系统,给患者尤其危重患者带来了很高的危险性。随着现代医学的发展,神经外科手术对麻醉提出了更高的要求,对麻醉医师也提出了很大挑战。与此同时,麻醉学科近些年来的发展日新月异,出现了如 TCD 诱发电位、新的通气模式、控制性降压、控制性低温,血液回收等技术。现今,麻醉学科在神经外科手术中发挥着至关重要的作用。

神经外科麻醉的特殊性:神经外科手术部位的特殊,器官功能重要,而继发的病变可导致严重后果,这些突出特点决定了麻醉的特殊性。例如,血-脑屏障(BBB)与脑水肿有很大的关联性,脑损伤,脑缺氧或肿瘤压迫而导致脑血管自动调节能力紊乱,其结果必然使脑容积的进一步增加,颅内压(ICP)随之升高。而 ICP 升高的后果是脑组织的继发移位,甚至脑疝,如若疝位侵及延髓呼吸、循环中枢,必然危及生命。因此对不同部位神经外科手术提出了不同的麻醉要求。

急性颅脑损伤,颅内动脉瘤、蛛网膜下腔出血(SAH)及脊髓损伤手术的麻醉,麻醉医生要进行有效的气道管理、呼吸管理,循环管理,降低升高的 ICP,使脑灌注压(CPP)保持在适度范围,减少脑组织、脊髓组织的继发损伤,从而有利于患者的康复,提高生存质量,降低死亡率。

(一)重症颅脑创伤的麻醉风险

脑外伤或创伤性脑损伤(TBI)是创伤患者中最为严重且可随时危及生命的病症之一。对颅脑创伤的患者围术期处理主要集中在维持患者生命体征的稳定,避免导致继发性神经损伤以及其他各系统的继发损伤。合理的麻醉处理可以预防和治疗继发性神经损伤,否则可使脑创伤患者的病情变得更为复杂,同时使预后恶化。疾病本身的特殊性往往决定麻醉风险加大。本病相关的麻醉风险体现在往往合并其他重要脏器的损伤。例如:

1.是否有如耳周瘀斑、眼眶瘀斑、及脑脊液耳漏、脑脊液鼻漏、眼睑下垂或水肿等。

2.是否合并外周血管受损、是否有颈动脉的夹层、霍纳症、气胸、是否合并脊髓损伤等。

3.是否有其他部位损伤:如胸腔、腹腔、盆腔主要脏器的损伤等;是否有脑神经的损伤。

4.脑外伤的患者,由于下丘脑功能受损,导致自主功能调节紊乱,儿茶酚胺含量增高,肺毛细血管通透性增强,血管的屏障作用削弱常导致肺水肿。

5.颅脑创伤患者多未经禁食,甚至有急性酒精中毒的饱胃患者,伤后 ICP 升高易出现恶心、呕吐,导致反流,误吸,严重者可致呼吸道梗阻、窒息死亡。

6.脑外伤的患者常伴 ICP 增高。从麻醉角度看,急性严重颅脑创伤患者的麻醉处理,比其他任何神经外科患者的麻醉处理都具有危险性。颅脑创伤的麻醉处理,除要求达到良好镇痛,维持生命体征平稳和减少不良反应外,尤应注意防止加剧 ICP 升高,以求术中维持较低的 ICP 水平。

7.颅脑创伤的患者由于脑组织中的丰富的凝血酶原激酶的释放引起 DIC。

8.外伤后常由于交感张力增高导致高血糖,加重糖代谢障碍,导致继发神经元损伤。

9.外伤的患者可能伴随药物中毒,如阿片类、毒品或酒精,这些因素往往影响了麻醉医生的对病情的评估和准确的判断,影响麻醉的实施。

10.外伤的患者常合并失血、电解质紊乱,应做动脉血气分析,凝血项检查,如条件允许应作血清酒精含量和尿毒理学检查。针对检查结果,及时进行纠正治疗。

(二)颅脑损伤麻醉并发症及处理

1.呼吸系统并发症及处理

(1)通气功能障碍(呼吸道梗阻)

【原因】

1)胃内容物、异物、口腔分泌物、血液均可堵塞气道。所有的 TBI 患者常呈昏迷或谵妄状态,生理性保护反射消失,创伤后躯体不自主运动、ICP 增高、麻醉诱导药等都可诱发恶心、呕吐,发生反流与误吸的风险极高,易引起呼吸道梗阻。反流与误吸发生在麻醉诱导期与术后拔管期。

2)有头面部骨折、颅底骨折、血液、脑脊液和骨折移位均可导致呼吸道梗阻。

3)如果创伤伤及额窦,术野的血液或冲洗液经开放的窦腔流入咽部,气管导管套囊充气不足未完全隔离气道,特别是在患者未完全清醒时放松套囊,拔除气管导管时极易发生误吸。

4)舌后坠及颈部强迫体位,特别是肥胖、短颈、小颌的颅脑创伤患者更易导致呼吸道梗阻。

5)喉痉挛、支气管痉挛是严重的麻醉并发症之一。发生喉痉挛的主要原因是麻醉过浅,呼吸道的保护性反射即声门闭合反射过度亢进,再有异物刺激、吸痰刺激等因素引起。

【处理】

与其他手术麻醉一样,TBI 患者的麻醉首要的问题是有效地控制患者的气道,这是麻醉医生的必备本领。如果这一问题不解决其他的救治措施都将是"空中楼阁"。

1)在迅速消除呼吸道异物后快速置入气管导管,保持呼吸道的开放和充足的通气是唯一安全措施。对此应采用清醒插管还是快速诱导,目前尚无一致意见,笔者体会重度颅脑创伤患者多有昏迷、烦躁,有不同程度呼吸抑制,清醒插管难于配合,而且由此诱发的呛咳可能加重颅内高压和加重脑缺氧。TBI 患者麻醉诱导插管是关键,气道评估虽不能做马氏(Mal-lampati)分级,但可在诱导后用喉镜暴露声门判断有无插管困难,困难插管的最好做预防性气管切开,这对术后患者呼吸道的管理,顺利度过围术期都是大有益处的。

2)如果患者伴有颈椎损伤(发生率大约 10%),在插管时应采用颈椎固定器并尝试特殊方法插管,如纤维支气管镜或光棒进行气管插管;如果能确定患者是空腹状态,可尝试应用插管型喉罩进行插管,以防止颈椎损伤加重。

3)当疑有颅底骨折、严重颌面部骨折、出血因素存在时禁行经鼻腔插管。鼻腔插管对于颅底骨折的患者非常危险,因为气管导管很可能经骨折部进入颅腔,造成颅内感染和脑组织损伤。对于已有颅底骨折合并严重的颌面骨折,不能张口经口进行气管插管的患者,应尽早作气管切开。

4)创伤累及额窦,术野的血液或冲洗液由开放的窦腔流入咽部,插管时应认真清理口腔,气管导管套囊充气适当,确保完全隔离气道。术后如疑仍有活动性出血,应及时与外科医生沟通,妥善处理,否则应延迟拔管,以策安全。

5)舌后坠及颈部强迫体位,肥胖、短颈、小颌的颅脑创伤患者,呼吸道梗阻多发生在全麻诱导期和苏醒期。诱导插管时可考虑使用鼻咽或口咽通气道,确保有效、充分的肺通气;如果是困难气道,可尝试使用纤维支气管镜、光棒、插管引导条等方法进行气管插管。拔管时应严格掌握拔管指征,否则应延迟拔管。要记住,没有因为做气管切开而后悔的,多数是因为没有作气管切开而后悔。气管切开没有那么"可怕"。一念之差就可能导致两种截然不同的结果。

6)喉痉挛、支气管痉挛是诱导期和苏醒拔管期的严重并发症之一。一旦发生喉痉挛应立即托起下颌,用面罩吸入100％氧气,轻度喉痉挛可自行解除;如上述措施仍不能解除,应加压面罩给氧,应适当加深麻醉,同时给予琥珀胆碱50～100mg静脉注射,行气管插管。如果上述方法在5分钟内仍不能解除呼吸道梗阻(如困难气道),患者缺氧程度加重,必须果断行环甲膜穿刺或造口置管行加压通气或喷射通气,然后行气管切开。发生支气管痉挛首选β受体激动药;氨茶碱;糖皮质激素。小剂量氯胺酮可以对抗硫喷妥钠导致的迷走神经过度兴奋造成的支气管痉挛,该药还有扩张支气管作用。

7)除已经发生误吸患者除采取紧急抢救插管外,其他患者可考虑采用快速程序诱导插管,尤其是对血流动力学稳定的患者。血流动力学不稳定的患者诱导药的剂量适当减少。保持患者呼吸道的畅通,在危重患者的管理上是一个非常重要的技能。误吸患者气管插管后表现为气道压高($>$30cmH$_2$O),低氧血症改善不明显,同时伴血压增高、脉速、二氧化碳蓄积表现,两肺可闻及哮鸣音或啰音,受累的肺叶呼吸音弱。插管前尽量吸尽反流物并需要在插管后行气管、支气管吸引或灌洗。

(2)换气功能障碍:颅脑损伤患者换气功能障碍导致的低氧血症和高碳酸血症的发生率高于其他损伤。常见的原因有:

1)病理性呼吸及呼吸暂停:病理性呼吸是指呼吸频率和呼吸幅度呈不规则变化,如潮式呼吸、叹息式呼吸等。麻醉药如镇静药、镇痛药、均可引起呼吸暂停,他们对呼吸的抑制程度与用药途径、用药剂量和注射速度有关,更与损伤的部位、术前呼吸功能的损伤程度有关;ICP增高,特别是急性ICP增高,脑疝,脑干损伤,后颅窝血肿对脑干的直接压迫,手术后脑水肿颅内高压失代偿期,脑疝形成均可出现病理性呼吸,呼吸过慢或呼吸停止。

2)颅脑损伤患者常伴有休克、急性心衰竭、气道梗阻、胸壁损伤、张力性气胸或血胸、心包填塞、颈椎损伤导致的膈肌麻痹、吸入性肺损伤(门氏综合征)、神经源性肺水肿等均可导致换气功能障碍,出现低氧血症和高碳酸血症。

【处理】

针对这样的患者,首先应立即控制气道,有助于改善低氧血症和高碳酸血症,同时可降低ICP;定时检查动脉血气分析有助于了解患者的通气、换气,氧供、酸碱平衡、离子等状况,及时加以纠正;CO$_2$是最强烈的血管扩张因子,适当的过度通气可以减轻重度颅脑损伤患者合并ICP升高所导致的脑缺血和创伤后血管源性水肿,同时降低ICP。

2.心血管系统并发症及处理　脑的灌注状况决定于全身和脑血流动力学的变化,在正常情况下,脑灌注压(CPP)=MAP-ICP,CPP 在生理范围内(50～150mmHg)时,机体通过自身调节机制可使脑血流(CBF)维持相对恒定。但在 TBI 后,由于颅脑顺应性的改变和 ICP 增高,以及脑血管自身调节功能不全或丧失,此时高血压和低血压均可加重脑损害。

(1)低血压、低心排出量:

【原因】

颅脑创伤患者的心血管反应早期即可发生,其中包括低血压、心动过速、心排出量增加。严重颅脑创伤的患者尤其合并多器官损伤造成大量失血的患者可能进一步出现低血压和低心排出量,甚至休克。颅脑创伤致 ICP 增高,脑组织为了达到足够的血液灌注,引发 Cushing 反应,血容量正常时表现为高血压,而手术减压后 ICP 下降,Cushing 反应消失,从而导致体循环压力下降,术前失血量较大的患者尤其明显。术前体循环血压的高低与患者的预后明显相关。

【处理】

全身性低血压是颅脑创伤后不良预后的主要因素之一,最重要的是要避免低血压的发生,使 SBP>100mmHg 方能提供较理想的脑灌注。因此,需要早期进行液体复苏,同时给予血管活性药物维持血压稳定,要尽早实施多种措施并不可等待,切记"时间就是生命"。

1)液体复苏:低血容量往往被相对稳定的血压所掩盖,这是由于 Cushing 反应所致。因此,液体复苏不仅要以血压为指导,还要看心率、尿量和中心静脉压(CVP)的变化。

a.乳酸林格液是轻度的低渗液,应慎用,当需要大量晶体液进行液体复苏时最好选用与血浆或生理盐水。

b.高渗盐水(3%,7.5%)。在 TBI 合并休克的患者,存在低钠血症给予少量 3% 或 7.5% 的盐水对患者有益,大量使用可以导致血浆 Na^+ 浓度致命性的增高。

c.羟乙基淀粉溶液(HES)和血浆代用品可以长时间用来维持血容量,应用不超过 1500ml 的 HES 是安全的,不会影响患者的凝血功能。

d.输入血液和血制品对于失血量较大的患者有益,有利于维持理想的氧运输,血细胞比容(HCT)应维持在 30% 以上。

e.尽量避免使用含糖溶液,因为 TBI 时糖原分解增加,胰高血糖素分泌增加,胰岛素分泌受抑制,导致血糖增高,此时应用含糖溶液会使血糖进一步增高。高血糖与不良的神经系统预后密切相关。血糖最好维持在 4.4～8.3mmol/L。

2)血管收缩剂和加压素:如果通过液体复苏不能维持血压和心输出量,应给予血管收缩剂和加压素。为维持 CPP 高于 60mmHg,推荐持续输注去氧肾上腺素或多巴胺。

(2)高血压和心律失常:

【原因】

对年轻的外伤患者,可因交感神经兴奋、儿茶酚胺释放可造成严重的高血压、心律失常、心输出量增加等改变,导致 ICP 的增高,此时脑水肿加重,进一步引起缺血和出血等并发症。

【处理】

对于严重高血压的患者,当 MAP>130～140mmHg 时可给予 β-受体阻滞剂如艾司洛尔 0.5mg/kg 分次静脉注射。或普萘洛尔 0.5～1mg 静脉注射,α-受体阻滞剂酚妥拉明和 α、β-受体阻滞剂如柳安苄心定可有效降低 ICP 增高患者的血压,却不会明显影响脑血流(CBF)。

(3)手术麻醉期间 ICP 升高:头颅是一个坚固的容器,包含固定的容量,包括脑组织(80%～84%),血容量(2%～11%),和脑脊液(10%～15%)三部分。由于颅腔内的容积是固定的,上述三部分中的任何一部分增加便可使 ICP 增加,CPP 下降。正常 ICP 值为 5～15mmHg,如果 ICP>20mmHg 或术中出现脑肿胀就应积极处理。

【原因】

TBI 患者都不同程度地存在 ICP 增高。如颅内血肿、脑水肿、凹陷性颅骨骨折、高碳酸血症导致的脑血管扩张、手术因素、麻醉因素等都可使患者在术前、术中乃至术后都存在 ICP 升高。

【处理】

在颅内高压的处理中,降低升高的 ICP 和维持血压同样重要,因为 CPP 同时与 MAP、ICP 的关系密不可分。

1)过度通气。严重脑创伤的患者,一旦证实有小脑幕切迹疝存在时,应立即进行过度通气至 $PaCO_2$ 为 30mmHg 左右,因为过度通气能迅速而有效地降低 ICP。$PaCO_2$ 为 30mmHg 时降低 ICP 的机制主要为使脑血管收缩,进而降低 CBF 和 ICP 而不至于导致脑缺血。但如果过度通气使 $PaCO_2$ 低于 30mmHg,可能会使脑血管过度收缩而加重脑缺血。(过度通气与 CBF、CSF 的 pH 及 $PaCO_2$ 的关系,)过度通气时间过长,可引起氧离曲线左移,血红蛋白释放氧障碍,影响脑组织的氧供。所以,过度通气要适时、适度,$PaCO_2$ 应该尽快恢复正常。

2)脱水利尿。对怀疑有小脑幕切迹疝的患者给予甘露醇(渗透性利尿剂),可使脑脊液(CSF)的生成减少,降低 ICP;呋塞米(襻利尿剂)也是常用的快速降低 ICP 的药物,可以利尿和减少 CBF 的生成。对于心功能不全的患者呋塞米较甘露醇优选。

3)停用或减少吸入麻醉药。所有吸入麻醉药都可以影响脑血管自主调节功能,并呈剂量依赖性。这也是吸入麻醉药限制在 TBI 患者麻醉中应用的原因之一。氧化亚氮(N_2O)是一种强效的脑血管扩张剂,增加 ICP,应禁用。

4)静脉麻醉药。硫喷妥钠、丙泊酚和依托咪酯等可使脑血管收缩,减少 CBF,同时可使脑氧代谢($CMRO_2$)下降。值得注意的是硫喷妥钠、丙泊酚都有心血管系统抑制作用,可使 MAP 降低,导致 CPP 下降,必要时应用血管活性药进行循环支持,确保 CPP 在正常范围内。依托咪酯对心血管系统抑制较弱,对低血容量或怀疑心血管疾病的患者可以选用。如果从术后尽快评估患者的神经功能的角度考虑,术中用丙泊酚维持会更加有益。

5)适当的麻醉深度,良好的镇痛、肌松有助于减少对躯体的伤害刺激反应。可防止血压升高和 CPP 升高,有利于控制 ICP。掌握好气管插管、切皮、钻颅骨、锯骨瓣、切硬脑膜、拔管等环节,加深麻醉,避免围手术期屏气、呛咳。充分供氧、加强通气等,均可有效防止 ICP 升高。

6)体位。头部抬高 10°～30°有利于脑组织静脉回流和 CSF 回流,降低 ICP。当其他降低 ICP 方法效果不明显时,进一步适当抬高头部可能会收到奇效。在摆放体位时,要注意患者的颈部,不要过度屈曲或扭转,防止颈静脉受压回流不畅导致的 ICP 升高,也要避免气管导管受压变窄导致和呼吸道不畅。

7)糖皮质激素。关于糖皮质激素的应用目前仍有较大争议。使用激素还会导致血糖增高,而后者对脑创伤的患者不利。因此,糖皮质激素在治疗脑创伤时应慎重。

8)亚低温疗法。正常情况下,体温每降低 1℃,脑代谢率降低 7%。术中将患者体温降低到 33

～34℃既可明显降低脑代谢和 ICP,起到脑保护的作用。

3.术中脑肿胀、脑膨出

【原因】

(1)患者因素:

1)TBI 患者,创伤严重、广泛。

2)既往有高血压病史。

3)颅内血肿压迫造成静脉回流受阻。

4)TBI 患者,如果中脑网状结构运动中枢、丘脑和下丘脑自主神经中枢受损,脑血管的自动调节能力消失,当血管外压力突然减低,脑血管急剧扩张,血管床瘀血,导致脑膨出。

(2)手术因素:

1)手术同侧或对侧术前存在的较小血肿或术中新发的血肿,可以引起脑膨出。如果术中出现难以解释的脑膨出,应高度怀疑对侧有新发的血肿。

2)颅内高压迅速解除后导致脑组织的移位,引起脑血管的损伤致脑膨出。

3)术中体位不当引起颈静脉扭曲、受压,回流受阻。

4)手术过度牵拉脑组织,脑血管受卡压,局部血液回流受阻,加重脑组织的肿胀和损伤。

5)周围脑血管可因手术刺激发生持续性痉挛,血肿清除后,ICP 下降,全脑血管痉挛解除,脑血供增加,脑肿胀加重。

(3)麻醉因素

1)麻醉过浅,术中血压剧烈波动,呛咳、躁动可使 ICP 急剧升高。

2)输入液体过多过快,容量增加造成血管扩张,毛细血管通透性增加,引起急性脑肿胀。

3)麻醉中呼吸道管理不当,如气管导管扭曲、受压;分泌物阻塞气管导管,气道压升高,影响通气和气体交换使 PaO_2 氧分压下降,$PaCO_2$ 二氧化碳分压升高,脑血管扩张,导致脑肿胀。

【处理】

1)头高位:降低脑静脉压,进而降低 ICP。

2)保持呼吸道通畅:术中发生脑肿胀时,麻醉医师首先检查气管导管是否通畅,是否发生导管脱出,及时处理。适时、适当的过度通气,减轻脑血管扩张,降低 ICP。

3)利尿、脱水:渗透性的吸出脑组织的水分。

4)抗感染药物:抑制花生四烯酸,前列腺素瀑布型释放。

5)抗高血压药:降低静脉压。

6)脑脊液引流:使水肿液从脑室引出,降低 ICP。

7)巴比妥类药:降低 $CMRO_2$。

8)亚低温疗法:降低 $CMRO_2$,尤其适用于重度颅脑损伤。

4.术中出血　原因常常由于骨折导致的动脉出血;或是外伤性开颅,静脉回流受阻,ICP 升高导致的静脉出血。血栓弹力图(TEG)表明即使轻度低温也可干扰凝血功能,故实施低温脑保护时应该权衡利弊。

三、颅内血管性疾病的麻醉风险及并发症

颅内血管性疾病通常分为出血性和缺血性两大类,前者主要为高血压性脑出血、颅内动脉瘤或动静脉畸形,破裂出血后者主要为脑血栓形成和脑动脉狭窄等。外科治疗颅内血管疾病时,麻醉的主要目的是:有利于手术进行和术后恢复,将异常出血、脑缺血、神经功能的丧失以及相关系统性疾病发病率降低到最低程度。

(一)颅内动脉瘤

1.麻醉风险因素

(1)根据其手术风险可分为 6 级,级别越高,手术风险越大,麻醉风险亦相应增高。

(2)麻醉诱导期或术中动脉瘤破裂。

(3)术中严重的心律失常。

(4)电解质紊乱。

(5)脑血管痉挛。

2.麻醉处理要点

(1)麻醉诱导:诱导插管要求平稳,保持适度的 CPP。高血压会增加动脉瘤夹闭前破裂的危险。与常规开颅手术管理不同的是,诱导时应避免过分的过度通气和低碳酸血症。这样能防止 ICP 急剧降低,导致跨壁压力(TMP)梯度增加,降低动脉瘤破裂风险。同样,在此阶段过度增加脑脊液回流也能导致类似的后果。麻醉诱导期动脉瘤破裂的发生率约 $1\%\sim4\%$,一旦发生将是致命的。

(2)给药剂量要个体化,速度应缓慢,避免血压过低,维持适当的 CPP。在切开硬脑膜前不主张快速降低 ICP,以免增加动脉瘤的 TMP。关于给药速度,年轻的麻醉医生往往认识不足,事实上,给药速度的快与慢对患者的血流动力学的影响是相当大的。应注意细节因为它可决定成败。

(3)动脉瘤的患者在蛛网膜下腔出血(SAH)后有 $50\%\sim100\%$ 出现 ECG 的异常。原因与下丘脑释放去甲肾上腺素使心内膜缺血和电解质紊乱有关。最常出心律失常有 T 波倒置和 ST 段降低。出现严重的心律失常或严重的心源性肺水肿的患者应积极处理,如病情允许可延期手术。

(4)大多数患者($30\%\sim100\%$)在 SAH 后会出现不同程度血容量减少。主要与下丘脑释放促尿钠排泄的激素有关,应根据离子检测结果及时纠正。

(5)脑血管痉挛是 SAH 后血块包裹的小动脉出现的反应性收缩。痉挛后引起的脑缺血和脑梗死是 SAH 致残、致死的主要原因。治疗包括:

1)罂粟碱:夹闭血管动脉瘤后,立即用罂粟碱浸泡,防止痉挛。

2)尼莫地平:在 SAH 后 96 小时内预防性应用对缓解痉挛有效,因其可使血压下降,所以应注意补液和应用血管活性药。

3)疗法:控制性高血压、高血容量和血液稀释即为"3H"疗法。通过升高血压增加心排出量和提高血管内容量来增加自动调节功能受损的血管痉挛区域的灌注。

(二)动静脉畸形的麻醉

1.动静脉畸形(AVM)的麻醉风险　畸形的血管团通常体积较小,缺少毛细血管,在相同的脑血

流量时,其承受的压力较大,故而容易出血。所以 AVM 是一个高流量、低阻力的系统,病变周围脑组织可能因为血液过多流向 AVM 区而出现低灌注,即窃血现象。邻近脑组织处于相对缺血状态,容易引起癫痫发作。AVM 的体积越大,发作机会越多。AVM 最常见的表现是蛛网膜下腔出血、癫痫、头痛、以及少见的因窃血导致的进行性神经动能缺陷。故手术和麻醉都有其特殊性。

(1)术中大出血的发生率高。畸形的血管管壁薄,管内压力大,且常有多个脑动脉系统供血,电凝不易止血。故一旦出血常迅猛。

(2)严格的术中血压管理至关重要。

2.麻醉处理要点

(1)输血、输液。颅脑手术术前常有脱水过程,再加上术中失血和失液,极易导致血容量不足。术前应该开放多个静脉通路,最好做深静脉穿刺置管,既可保证静脉的通畅,又能同时监测 CVP,指导输液。

1)估计可能有大出血的可以术前备自体血贮存、术中稀释性自身输血、可预备术中自体血回收设备行自体输血。

2)一旦发生大出血,应快速输注晶体液、胶体液、红细胞悬液、新鲜血浆、血小板和血液制品。其中患者自体血液回输(PAT)、术中自体血液回输(IAT)、稀释性自体血液回输(HAT)都是安全的有效的治疗术中的大失血的方法。最好有血栓弹性描记图(TEG)监测,指导输血补液,预防 DIC 的发生。

(2)严密控制血压:

1)低血压会导致低灌注区域缺血,加重神经功能的损伤。

2)高血压会发生"正常灌注突破综合征"。由于原来正常部位的血管长时间失去代偿,自动调节能力下降。病变部位切除后,AVM 附近或边缘供血区域的血管不能在高灌注时适当的收缩而出现脑充血性水肿或出血。所以,术中严格的血压控制至关重要。可给予血管活性药物,使 CPP 维持在 70mmHg 左右,确保脑灌注。

3)一旦发生正常灌注突破综合征,可给予降低血压和颅内压药物,如脱水利尿、头高位、脑脊液引流、术中给予巴比妥类、配合亚低温等脑保护措施。

(3)维持合理的 $PetCO_2$:AVM 手术患者过度通气应慎重,如果 $PetCO_2$ 过低,可以使完全正常的脑组织血管收缩,将血流挤向尚未恢复正常血流调节的 AVM 周围的脑组织去,形成该区的充血性水肿,甚至出血。

(4)在切除 AVM 病灶的过程中,为减少术野出血,可根据手术的进程适当行控制性降压,配合亚低温,防止正常脑组织低灌注同时改善脑组织缺氧。术中可以吸入高浓度氧气。

四、急性脊髓损伤的麻醉风险及并发症

ASCI 病情较为严重产而复杂,多系统功能都会受到损害。影响程度取决于损伤的脊髓节段、程度。脊髓损伤(SCI)导致的心肺功能改变。

(一)麻醉风险因素

1.交感张力过高　当脊髓损伤时,由于下行交感神经直接受压而有短暂和剧烈的交感神经释放,导致严重高血压、心律失常等。因后负荷急剧增高导致左心衰竭或心内膜下梗死并可引起肺动脉内皮破裂。

2.随后由于交感神经介质释放突然消失,产生了长时期的"脊休克" 这个阶段特点是由于血管扩张和前负荷的减少,以及心功能不全出现低血压和心动过缓。心血管改变常伴肌松弛、反射消失和迷走神经张力过高。任何高位脊髓损伤患者伴有心动过缓均可影响围术期处理,麻醉医生必须注意。

3.自主神经反射异常　这是脊髓损伤最重要的并发症之一,且与麻醉密切相关。特点是截瘫和四肢瘫痪。患者的受损脊髓水平以下对于皮肤和内脏刺激产生大量无法控制的自主神经反射。典型的症状包括阵发性高血压和代偿性心动过缓,这种高血压很容易引发颅内和视网膜出血、蛛网膜下腔出血、癫痫发作、昏迷、心肌缺血、肺水肿、休克甚至死亡。

4.呼吸功能障碍　高位脊髓损伤由于肌肉无力,呼吸驱动减弱,引起高碳酸血症,低位颈椎损伤的患者丧失了肋间肌的作用,但可以不断得到其他辅助肌肉力量的补偿,比如说胸锁乳突肌和斜三角肌。故呼吸衰竭常发生在 C_5 节段以上损伤,FVC 降低,明显的氧供不足,血氧分压 $PaO_2 <$ 60mmHg,常有酸中毒。

5.电解质紊乱　如高血糖、高血钾、高血磷、高血钙、低血钠等。

6.ICP 增高　对伴有颅脑外伤的患者,常伴有 ICP 增高和继发脑疝的可能。

7.肺部疾患　脊髓损伤的患者,常由于呼吸肌力的不足及呼吸模式的改变,导致反常呼吸及膈肌运动的异常,出现肺不张、肺水肿,ARDS 或肺栓塞等。麻醉前要注意这些问题。

8.高钾血症　脊髓损伤的患者,神经肌肉接头的乙酰胆碱释放,肌膜同步去极化,肌肉同步收缩,导致肌颤,伴发肌损伤,而诱发高钾血症。

(二)麻醉要点

根本原则:保证气道通畅,不引起或加重 SCI,保持血流动力学的稳定。

1.反流与误吸　由于交感神经对呼吸系统的支配被破坏,迷走神经的功能占优势,气道明显收缩变窄;患者视为饱胃;分泌物增加、潴留;引起反流和误吸的可能性极大。诱导插管前应彻底清除口腔异物和分泌物,给予适当的抗胆碱药,按压环状软骨,RSI 法诱导插管。

2.气管插管　对于伴气道损伤的脊髓损伤的患者,常为困难气道。

(1)经口插管:紧急插管或快速诱导插管。如果插管条件欠佳,考虑气管切开;非急症,能合作的患者可以选择清醒经鼻或经口纤维支气管镜。

(2)纤维支气管镜经鼻清醒插管:适用于颈椎及高位脊椎损伤的患者。可避免颈椎活动,避免加重脊髓损伤,但合并有颅底骨折的患者禁用。

(3)逆行插管:用硬膜外针经环甲膜穿刺,将硬膜外导管经口腔或鼻腔拉出,穿过气管导管 Murphy 孔逆向拉入或导入气管内。此期同样注意循环和血氧的变化,及时纠正,不可强行操作。

(4)气管-食管联合导管或喉罩:气管插管困难,经上述方法失败时可考虑应用气管食管联合或喉罩,但要注意误吸的发生。

(5)环甲膜切开术:如果上述方法失败,应立即作经皮环甲膜穿刺置管。

3.诱导　诱导的关键是要保持血压的稳定,保证脊髓的血供,预防继发性损伤。

(1)高位脊髓损伤的患者在脊髓休克的早期交易发生心动过缓或停搏,建议应用抗胆碱药加以预防如阿托品 0.3～0.5mg 静注。

（2）对于急性脊髓损伤（ASCI）的患者由于交感神经的张力不全或丧失，麻醉药对心血管的抑制非常敏感。因此，诱导药可考虑使用氯胺酮 1～2mg/kg 静脉注射可提高循环的稳定性，氯胺酮还有增大神经电生理监测信号的波幅作用。但已有 ICP 增高的患者不宜使用。依托咪酯 0.2～0.3mg/kg 是很好的选择。

（3）ASCI 的患者常伴骨骼肌损伤，对去极化肌松药过度敏感。由于骨骼肌去支配化，突触后膜的乙酰胆碱受体数量剧增，当使用琥珀胆碱时机肉去极化时导致细胞内的钾离子大量流出，使血钾增高，即使使用少量的琥珀胆碱也会诱发严重的高钾血症导致室颤，甚至停搏。故 ASCI 的患者不应使用琥珀胆碱药，可选用其他非去极化肌松药，也应小剂量使用。

4.血流动力学不稳定　　ASCI 的患者对麻醉药比较敏感。导致术中严重的高血压或低血压。

（1）高血压：常由于自主神经的反射亢进。常见的诱因前已述及。药物预防包括神经节阻滞药、肾上腺素受体阻滞药、钙通道阻滞药。

（2）由于 SCI 的患者血流量相对减少，尤其高位（伤及 T_1～T_4）SCI 的患者心脏去神经支配，以及心肌变时变力功能的降低，同时伴随血管张力的降低，常可引起血管源性低血压。由于镇静镇痛药的使用、交感张力的降低、及正压通气等影响，血压可能会进一步降低，甚至导致神经源性休克。处理：及时给予适当的血管活性药及适当的补液，同时减少麻醉药的用量，维持循环的稳定。

5.脊髓缺血　　脊髓缺血原因：低血压导致的脊髓低灌注；脊髓损伤后常伴随自主调节能力受损，导致血管痉挛和收缩；SCI 后 10L 小板被激活，花生四烯酸、血栓素 A_2 的释放引发脊髓缺血。故麻醉中必须维持 MAP 在 60～120mmHg 之间。

6.肺水肿　　神经源性肺水肿常由于 ASCI 后交感神经放电使自主神经功能异常，ICP 增高，导致血管外肺水增多；术中因低血压持续补液导致循环负荷过重而出现肺水肿。麻醉过程中应监测肺动脉压、肺毛细血管压、心输出量、CVP 及尿量，指导补液及用药。

7.静脉血栓　　脊髓伤的患者，常合并静脉血栓，可给予低分子肝素治疗。

8.低氧血症和高碳酸血症　　由于损伤导致的呼吸肌麻痹、肺部的损伤、呼吸道的梗阻等原因，大多数患者都出现不同程度的通气和换气功能障碍，出现低氧血症和高碳酸血症。麻醉医生的首要任务之一就是要保证呼吸道的通畅，对伴有肺叶不张和肺萎陷的患者，可以考虑使用纤维支气管镜打开完全闭塞的气道。对原来伴有肺不张的患者可以使用呼吸末正压（PEEP）通气，可有效地纠正低氧血症和高碳酸血症。

9.体位导致的神经损伤及视神经缺血损伤　　俯卧位是脊髓手术的最常用体位。头架摆放好后，麻醉医师应注意有无躯体重要部位受压、多度牵拉等情况，避免周围神经的损伤；应严密观察眼睛是否受压，长时间眼周受压或头低位，长时间的低血压会使视网膜静脉回流受阻，视网膜中央动脉闭塞导致术后失明，这是灾难性的并发症。

10.低体温　　常由于传导温度信号的交感通路的受损，致体温的调节温度机制不良，导致寒战，发汗，体温不稳，随外界的变化而变化，故麻醉医生术中应重视体温监测。

五、神经外科介入治疗的麻醉风险及并发症

（一）麻醉风险

近年来,神经外科介入治疗已成为颅内血管疾病的主要治疗手段之一。接受介入治疗的患者往往合并其他系统病变,甚至有动脉瘤破裂史的急症危重病例。这就给麻醉医生提出了新的课题。

1.在麻醉诱导过程中发生动脉瘤破裂率为1%～4%,在手术中的发生率为5%～19%,一旦发生,病死率高达50%。因此颅内动脉瘤的介入治疗首要问题在于麻醉诱导及手术过程中循环稳,定,防止动脉瘤破裂。

（1）避免气管插管反应。

（2）保持血流动力学稳定。

2.对于介入的患者,术前要全面评估身体状况如肝脏和肾脏等。

3.介入手术对麻醉提出的要求:保证患者不动提高显影的效果;有效的控制血压;仰卧位的气道管理;改善伴梗死疾病患者的脑血管自主调节能力;降低升高的ICP。

4.介入手术不同于普通外科手术,麻醉医生常远离患者,给监护与管理造成了困难,这就需要麻醉医生要更加细心,及时的发现问题并妥善的处理。

5.保证患者不动和术后的及时苏醒,便于评估手术的效果。

（三）并发症

1.动脉瘤破裂

【原因】

通常为气管插管时应激反应加重,血流动力学的剧烈波动有关。

【处理】

（1）麻醉诱导力求平稳,尽量减少患者的应激反应,避免血压的剧烈波动。麻醉诱导插管的关键问题是预防气管插管引起的血压升高、心率增快、心律失常等心血管不良反应。若骤然出现不明原因的血压骤升和心动过速时,应考虑动脉瘤破裂,此时应先与手术者交换意见。采取动脉瘤破裂的紧急处理,适当加深麻醉和快速控制性降压。在整个麻醉过程中应维持适当的动脉瘤跨壁压(TMP)。

（2）维持阶段,将血压维持在合适的水平,避免血压过高影响手术操作和栓塞前再次破裂。同时血压又不能太低,减少脑缺血现象的发生。

（3）拔管时力求平稳柔和,避免呛咳和屏气,可采用深麻醉下拔管。拔管后可置入鼻咽或口咽通气道以保证呼吸道通畅;也可在拔管后置入喉罩,支持通气,直至患者完全清醒。

（4）笔者认为喉罩是配合全静脉麻醉是较好的选择。使用喉罩可明显减轻插管、拔管反应,有利于维持术中血流动力学的稳定;丙泊酚伍用小剂量的瑞芬太尼是很好的麻醉方法。优点是:血流动力学稳定、苏醒迅速平稳、患者舒适,术后恶心呕吐发生率低,有利于迅速判定神经功能恢复情况,减少围术期麻醉并发症。

2.脑缺血

【原因】

在血管造影及血管栓塞过程中,导丝的机械刺激易使邻近部位血管收缩、痉挛,维持合适范围的血压和血容量是有效的预防措施之一。其次动脉瘤破裂后因 ICP 升高,导致脑水肿,影响脑灌注,可加重脑缺血等。同时在动静脉畸形的栓塞术中,在向畸形血管内注入填充物时,填充物可能意外地栓塞正常的脑血管,发生脑梗死和脑缺血。

【处理】

防止脑血流量及灌注压下降,防止脑血管痉挛,加强脑保护。预防围术期脑血管痉挛是治疗中的另一项重要措施。可以选择的治疗手段:

"3H"疗法:即是高血容量,高血压,高稀释。但实施此策略时要避免肺水肿和心血管不良事件,脑水肿等。其他纠正手段包括:选择血管成形术;通过颈内静脉注入血管舒张剂等;静脉内推注血管活性药如肾上腺素,去氧肾上腺素;动脉内注入罂粟碱,但要强调的是其常并发神经毒性和癫痫,瞳孔散大,单侧动眼肌麻痹等副作用。

3.其他并发症

【原因】

颅内血管损伤,夹层导致的出血;造影剂反应、造影剂引发的肾病等;伴有较大血管瘘的病变患者常发生栓塞物移位导致肺栓塞,穿刺点出血和腹股沟、腹膜后血肿等。

【处理】

可以给予适当的肝素的拮抗剂如鱼精蛋白等;压迫止血;同时术后让患者尽可能尽快恢复意识,以评价患者的乎术疗效,采取进一步的巩固和治疗。

(马军强)

第二节　神经外科术前准备及合并疾病处理

一、神经外科危重症患者术前准备

神经外科危重症患者由于病情紧迫,往往很难进行充分的术前准备工作。

(一)一般准备工作

对于神经外科危重症患者,最低限度的准备工作应该包括以下几项:

【实验室检查】

1.血常规　了解患者血红蛋白值、血小板计数、血细胞比容等,初步估计患者耐受手术的能力及是否存在血液浓缩或稀释等情况。

2.血型　用于急诊备血。

3.凝血功能检查。

4.肾功、离子、血糖水平　了解患者是否存在肾功能不全和离子紊乱等。

【物理检查】

1.心电图　初步估计患者心脏功能,是否存在严重的心脏功能不全。

2.胸片。

3.头部 CT　进一步了解脑内病变情况。

【患者准备】

1.剃头,术前 3 小时内完成。

2.备血,依据手术情况而定。

3.留置胃管,行胃肠减压,避免昏迷患者胃内容物过多造成的误吸。

4.留置尿管。

5.保持呼吸道通畅,安防鼻咽通气道或口咽通气道。

6.躁动患者适当镇静。

7.吸氧,保持血氧水平在 90% 以上。

8.开放静脉通道,以利于各种抢救药物顺利输入。

【医生准备】

1.知晓与患者关系最密切的在场直系亲属,确实能够负责手术及各种处置签字的人员,向其交代病情。

2.判断病情,根据病情轻重了解自身能力、技术所能达到的处理程度,决定下一步处理措施,以及是否需要进一步与上级医生沟通。

3.估计手术难易程度及大致预后,向家属解释说明,力求全面,了解家属可接受的程度。

4.尽可能完善医疗文书的书写及各种签字同意书的签字和交代工作。

5.了解院内麻醉及手术室准备情况,是否具备手术条件。

(二)脑血管病患者术前准备

1.高血压脑出血

(1)详询病史,了解发病到目前的时间、起始症状、是否加重等,初步判断病情轻重。

(2)重点检查患者意识状态,评定 GCS 评分,瞳孔大小及光反应情况,是否存在脑疝早期表现;此为决定手术治疗或保守治疗的关键,也是选择手术方式(开颅血肿清除与钻孔)的重要依据。

(3)复查头部 CT,重点观察血肿量是否增加、中线结构、环池是否饱满,此为决定手术方式的另一重要依据。

(4)控制血压,按照本节所述方法,将收缩压控制在适当范围。

2.蛛网膜下腔出血

(1)SAH 发病 6 小时后,尽早选择 CTA 或 DSA 检查,明确出血原因。

(2)碘过敏试验。

(3)适当镇静。

(4)控制血压,减少再出血机会。

(5)合并急性脑积水者,如患者 CCS 评分在 8 分以上,宜先处理动脉瘤。如行介入栓塞治疗,栓塞后行脑室外引流。如行动脉瘤夹闭术,手术同时尽量清除下腔内血液,打通各脑池,然后行外引流。

（6）合并血肿需开颅清除者,CTA 或 DSA 检查后,清除血肿同时夹闭动脉瘤。

3.脑血管畸形出血

对于血肿量较大,造成脑疝或存在脑疝早期表现者,如患者 GCS 评分 8 分以上,急诊 DSA 检查后,清除血肿。如畸形血管团可以同时切除则一并处理,无法一次切除则仔细止血后留待二期处理。如患者 GCS 评分 8 分以下或已发生脑疝,则紧急清除血肿,畸形血管团暂不处理。

（三）颅脑损伤患者术前准备

1.判断是否需要手术治疗。

2.设计手术方式（开颅/钻孔？去骨瓣减压/保留骨瓣？）及设计皮瓣。

（四）术前应用抗凝剂的准备

对于长期服用抗凝药物（如波利维、阿司匹林、华法林等）患者,凝血功能严重受损,手术应慎重。除非患者合并脑疝,不到万不得已尽量推迟手术时机。手术前应充分估计术中及术后出血的可能性,了解手术止血的困难。备好血小板,以便手术中应用。

二、神经外科合并疾病的处理

（一）高血压

【分期与分级】

按照靶器官损害程度,高血压分为三期（WHO/ISH）：

一期：血压升高,超过高血压的诊断标准,但心脏、脑、肾脏等脏器无损害（心脏尚无扩大,肾脏功能正常,无蛋白尿、血尿及管型尿,无脑血管意外的表现。眼底、心电图、X 线均无异常）。

二期：血压升高,超过高血压诊断标准,并伴有下列一项者：

1.左心室肥厚（体检心界向左下扩大,X 线、心电图或超声心动图可证实）。

2.尿蛋白或血肌酐轻度升高。

3.眼底动脉普遍或局部痉挛、狭窄。

三期：血压持续升高,并有下列一项者：

1.高血压脑病或脑出血、脑梗死。

2.心力衰竭（心功能不全）。

3.肾衰竭（尿毒症）。

4.眼底出血或渗出、视乳头水肿。

按舒张压水平,将高血压分为轻、中、重三型（表 8-1）：

表 8-1 高血压分型

分型	舒张压
轻型	90~104mmHg(12.0~13.5kPa)
中型	105~114mmHg(13.65~14.8kPa)
重型	≥115mmHg(≥14.95kPa)

【神经外科危重症患者合并高血压的手术前准备及处理】

1.**高血压脑出血** 高血压不仅是脑出血的主要原因,同时也是机体对出血后颅内压增高的一种代偿反应。由于颅内压的增高,为了维持有效的灌注压,血压代偿性增高。血压过高增加了血肿增加的风险,血压过高超出脑血管调节上限时,并不能有效增加的脑组织灌注。但过分降低血压会造成脑灌注不足,引起脑组织缺血缺氧性损害。因此,高血压脑出血患者血压应该控制在一个合理的范围。根据患者平素血压的水平,控制在舒张压水平的2/3左右,这样可以在保证有效的脑灌注的情况下,最大可能的减少再出血的风险。

2.**蛛网膜下腔出血** 蛛网膜下腔出血是神经外科常见的急症之一,85%以上由颅内动脉瘤破裂引起。其他常见的原因包括血管畸形、烟雾病、动脉硬化等疾病。动脉瘤引起蛛网膜下腔出血24小时内发生再出血的机会最多,因此在动脉瘤未处理之前适当控制血压是降低动脉瘤再出血风险的重要措施之一。但同时也应该注意,由于SAH合并急性颅内压增高以及急性血管痉挛,使脑组织有效灌注压下降,血压增高也是机体的一种代偿反应。因此血压控制应该在一定范围之内,以免使脑灌注压降低,加重脑组织缺血缺氧性损伤。一般舒张压控制在100~130mmHg左右,即可有效降低动脉瘤再出血的风险。临床上尤其需要注意老年SAH患者,由于动脉硬化使脑血管咱动调节能力下降,以及高度怀疑烟雾病出血的患者,血压控制尤其不能过低,过度降压有可能引起脑组织供血不全造成一过性意识丧失。

3.**颅脑损伤** 颅脑损伤多见于年轻患者,合并原发性高血压几率相对较低。外伤后高血压多由于外伤后应激状态或颅内压增高引起的继发反应。在颅脑损伤患者发生的血压增高,尤其是年轻患者,如果收缩压低于160mmHg,可以暂时不予处理,进行密切的临床观察。如果血压进行性增高,应进一步查明原因,给予相应治疗。

4.**降压方法** 高血压控制方案可参考收缩压与舒张压水平,按表8-2方案进行。

表 8-2 依据舒张压与收缩压水平的血压控制方案

血压水平(mmHg)		处理方法
收缩压	舒张压	
<140	正常	暂不用药,每15分钟监测血压一次
	>140	首次硝普钠0.5μg/(kg·min)静推,调节剂量至血压至期望值
>230	121~140	拉贝洛尔10mg,iv,10~20分钟后可重复一次,最大剂量300mg;或首剂推注后2~8mg/min维持静点
180~230	105~120	方法同上二或硝普钠50mg+5% Glucosi维持静点

（二）糖尿病

1.糖尿病的临床分型　糖尿病诊断标准为：随机（一天中任意时间）血糖 11.1mmol/L 或者空腹（至少禁食 8 小时）血糖≥7.0mmol/L，或者葡萄糖耐量实验时 2 小时血糖≥11.1mmol/L。而且上述指标应在另一日重复监测时能被证实。

糖尿病分型为：①1 型糖尿病：胰岛 β 细胞破坏，胰岛素绝对缺乏，包括免疫介导和特发性两类。②2 型糖尿病：胰岛素抵抗为主伴胰岛素相对缺乏，或胰岛素分泌缺陷为主伴胰岛素抵抗。③其他特异性糖尿病：多种特殊原因造成的低血糖。④妊娠期糖尿病。

2.糖尿病的危害　应激时许多对抗胰岛素的激素分泌增加（如肾上腺素、肾上腺皮质激素、胰升糖素、生长激素等）和交感神经兴奋（去甲肾上腺素的分泌增加，及其再吸收减少），使血糖升高，尤其在原有糖尿病基础上升高更加明显。血糖升高可导致以下损害：

（1）诱发酮血症或酮症酸中毒和（或）高渗综合征。

（2）如患者已经有肝功不良或肾功不良，则可能诱发非常难治的糖尿病乳酸酸中毒（尤其是正在用二甲双胍治疗糖尿病的患者）。

（3）诱发或加重糖尿病慢性并发症的发生发展。如应激使血糖、血压增高可导致：糖尿病视网膜突发眼底出血而致突然的视力下降或失明；眼压增高可使青光眼发作或加重；在无症状或有症状的冠心病患者，可突发心梗、心律失常、心衰竭、甚至猝死；突发脑梗死也并不少见；肾功能不良者可突发尿闭及肾功衰竭；外周神经病变的症状可能加重。

（4）少数患者因治疗不当（如用格列本脲或胰岛素时）可发生严重的低血糖。

（5）术后伤口久不愈合。

（6）感染率增加，并且难以控制。

（7）患者的营养状况恶化。

（8）脂肪分解增加可引起高游离脂肪酸血症（FFA）。

3.危重症患者血糖控制方法　对于原有糖尿病患者，在疾病急性期血糖在 10～15mmol/L 之间可暂时不用处理；如血糖继续升高，可采用胰岛素静脉滴注来调整血糖水平。通常应用胰岛素 100U 加入生理盐水 500ml 内缓慢滴注，根据血糖测量水平调整滴注速度。如患者能够正常进食，则改为皮下注射胰岛素控制血糖。

使用含葡萄糖的液体或血浆、血液，糖尿病患者须在输液中加入胰岛素。正常人每 1U 胰岛素可利用 4g 葡萄糖，如 5% 的糖盐水 500ml 含葡萄糖 25g，应加约 6U 的短效胰岛素。但在应激状态下，由于胰岛素抵抗或胰岛素拮抗，所需要的胰岛量可能明显增加。故胰岛素/葡萄糖的比例可增加到 1U：1～2g。输注的速度也很重要，比如每分钟 60 滴（约相当于 3ml/min）为中等速度。加快或减慢输液速度可改变胰岛素进入体内的速度。这就需要随时在床旁测血糖以调整输液速度。一般每 1～2 小时应测 1 次血糖，故需用指尖血糖仪。当血糖降到 10mmol/L 左右时，可保持当时的输速。应注意低血糖的发生，低血糖对患者不利，有可能发生严重后果。

胰岛素输入速度与血糖水平关系按表 8-3 进行：

表 8-3　依据血糖水平胰岛素控制方案

血糖水平（mmol/L）	胰岛素输入速度（μ/h）
＜4.0	0.5
4.0～7.0	1.0
7.1～11.0	2.0
11.1～17.0	4.0
17.1～22.0	8.0
＞22.0	10.0

（三）肾功能不全

（1）肾功能不全分期：肾功能不全分期可分为四期：

一期，肾功能储备代偿期。因为肾脏储备代偿能力很大，因此临床上肾功能虽有所减退，但其排泄代谢产物及调节水、电解质平衡能力仍可满足正常需要，临床上并不出现症状，肾功能化验也在正常范围或偶有稍高现象。

二期，肾功能不全期。肾小球已有较多损害，60%～75%，肾脏排泄代谢废物时已有一定障碍，肌酐尿素氮可偏高或超出正常值。患者可以出现贫血，疲乏无力，体重减轻，精神不易集中等。但常被忽视，若有失水、感染、出血等情形，则很快出现明显症状。

三期，肾衰竭期。肾脏功能已损害相当严重，75%～95%，不能维持身体的内环境稳定，患者易疲劳，乏力，注意力不能集中等症状加剧，贫血明显，夜尿增多，血肌酐、尿素氮上升明显，并常有酸中毒。此期又称氮质血症期。

四期，尿毒症期或肾功能不全终末期。此期肾小球损害已超过95%，有严重临床症状，如剧烈恶心，呕吐，尿少，水肿，恶性高血压，重度贫血，皮肤瘙痒，口有尿臊味等。

（2）危重症患者肾功能不全处理

1）减少应用对肾脏功能有损害的药物，如必须应用，根据肾功能损害的情况调整剂量。

2）限制钠的摄入：合并水肿、高血压和少尿时根据出入量和血清钠测定结果调整钠盐摄入量。

3）必需氨基酸治疗：对于肾衰竭患者，不能口服患者采用必需氨基酸静脉点滴治疗。

4）调节水电解质平衡及代谢性酸碱失衡：监测血清离子及根据血气分析结果，纠正离子紊乱及酸碱代谢失衡。

（四）肝功能不全

（1）肝功能不全物质代谢及酶学改变：

1）血浆清蛋白减少：血浆清蛋白减少（低于 2.0g/dl），血浆胶体渗透压降低，是产生腹水或全身性水肿的重要原因之一。

2）纤维蛋白原和凝血酶原等凝血物质减少：纤维蛋白原、凝血酶原及凝血因子Ⅴ、Ⅶ、Ⅷ、Ⅸ、Ⅹ，均在肝细胞内合成。肝细胞严重损害，凝血因子（Ⅰ、Ⅱ、Ⅴ、Ⅶ、Ⅷ、Ⅸ、Ⅹ）生成减少，血液凝固性降低，是肝病患者出血倾向的重要原因。

3)球蛋白增多,主要是 γ-球蛋白增多。γ-球蛋白是由浆细胞产生的。肝脏疾患时,由于抗原的刺激,γ-球蛋白产生增多。β-球蛋白是由肝细胞、浆细胞、淋巴细胞合成的,其主要成分是β-脂蛋白。肝脏疾患时,β-球蛋白常常也是增多,特别是在胆汁淤滞时,如阻塞性黄疸患者,血中 β-球蛋白明显升高,这可能与脂类代谢障碍有一定关系。

肝脏疾患时,由于清蛋白合成减少,球蛋白增多。因此,虽然血浆总蛋白可以没有明显改变,但是清蛋白/球蛋白的比值降低,可以小于 1.5～1,甚至倒置(即球蛋白多于清蛋白)。

4)在肝细胞内合成并在肝细胞内参与代谢的酶,例如转氨酶,(谷-丙转氨酶、谷-草转氨酶)、乳酸脱氢酶,由于肝细胞受损害(变性、坏死、细胞膜通透性升高)而释放入血,使这些酶在血清中升高。在肝细胞中谷-丙转氨酶活力比较高,因此当肝细胞损害时,血清谷-丙轻氨酶升高比较明显。正常值;金氏单位＜100,穆氏单位＜40°测定血清谷-丙转氨酶有助于判断病情的变化。

5)从胆道排出的酶,因排泄障碍或生成增多,而在血清内增多。例如碱性磷酸酶、γ 谷氨酰转肽酶。

6)在肝细胞内合成并不断释放入血的酶,例如血清胆碱酯酶(或称假性胆碱酯酶),因肝细胞受损害,合成减少,血清胆碱酯酶降低。

(2)肝功能不全治疗

1)减少或不用能够加重肝脏负担的药物,尽量减少进一步的肝脏损害。

2)高糖、高蛋白饮食改善患者营养状况。

3)小量多次输入新鲜血液,或清蛋白制剂,用以纠正贫血、低蛋白血症,增加凝血因素,改善全身状况。

4)补给多种维生素,包括维生素 B、C、K 等。

5)对合并胸水和腹水的患者,限制钠盐的输入,应用利尿剂和抗醛固酮类药物进行治疗。

(五)呼吸功能不全

1.呼吸功能不全指标　　动脉血气分析、肺最大通气量等指标能够很好地反映肺功能,按照上述指标将肺功能分为正常、轻度不全和重度不全。

2.呼吸功能不全的治疗

1)保持呼吸道通畅:呼吸道通畅是维持正常呼吸功能的前提,对于呼吸道梗阻或者长期昏迷患者,可以采用气管插管或气管切开维持呼吸道通畅。

2)加强排痰,控制感染:雾化吸入以及静脉应用化痰药物促进痰液排出,根据痰培养结果选用敏感抗生素控制感染,同时注意真菌感染的控制。

3)呼吸机辅助呼吸:根据患者呼吸功能状态,采用呼吸机辅助呼吸治疗。

(六)血液系统疾病

神经外科危重症患者常见的血液系统合并症为营养缺乏所致贫血。根据患者血常规化验结果,可以采用输血治疗。输血参照以下指征:

1.血液丢失大于血容量的 20%,或超过 1000ml。

2.血红蛋白＜8g/dl。

3.血红蛋白＜10g/dl,伴有重要器官疾病者(如:肺气肿,或缺血性心脏病)。

4.血红蛋白<10g/dl,有自体血者。

5.血红蛋白<12g/dl,有呼吸机依赖者。

(七)抗凝剂的使用

常用抗凝剂的药理作用、适应证及用法如下:

1.低分子肝素　药理作用:低分子量肝素钠具有抗凝血酶Ⅲ(ATⅢ)依赖性抗 Xa 因子活性,药效学研究表明低分子量肝素钠对体内、外血栓,动、静脉血栓的形成有抑制作用,本品能刺激内皮细胞释放组织因子凝血途径抑制物,和纤溶酶原活化物,分子量>6000D 制剂影响凝血功能 APTT 略延长,本品不作为溶栓药,但对溶栓药有间接协同作用。

适应证:本品主要用于血液透析时预防血凝块形成,也可用于预防深部静脉血栓形成。

用法:目前上市的商品低分子量肝素钠有多种。由于各商品剂的制备不同,使各种商品的平均分子量、抗 Xa：抗Ⅱa 比值不同,因而使每一商品制剂的低分子肝素钠的临床效果.适应证及安全性有差异,使用时应注意各种参数的说明。本品给药途径为腹壁皮下注射。

(1)血液透析时预防血凝块形成。应根据患者情况和血液透析技术条件选用最佳剂量。例如某种本品每支含 2500AX aIU(或 5000AX aIU)。每次透析开始时,应从血管通道动脉端注入 5000AX aIU 本品,透析中不再增加剂量或遵医嘱。

(2)预防深部静脉血栓形成。本品每支含 2500A X aIU(或 5000AX aIU)。手术前 1～2 小时注射 2500AX aIU,手术后每天皮下注射 2500AX aIU,术后连续用药 5 天。

2.奥扎格雷　本品的药理作用为血栓素合成酶抑制剂,能抑制 TXA_2 生成,因而具有抗血小板聚积和扩张血管作用。动物实验发现:静脉给药能降低血浆 TXB2 水平,$Keto-PCF_{12}$/TXB_2 比值下降,对不同诱导剂所致血小板聚集均有抑制作用,对大鼠中脑动脉引起的脑梗死有预防作用。

适应证:适用于治疗急性血栓性脑梗死和脑梗死所伴随的运动障碍。

用法:成人一次 40～80mg(2～4 支),每天 1～2 次,溶于 500ml 生理盐水或 5％葡萄糖溶液中,连续静脉滴注,2 周为一疗程。

3.华法林　药理作用为双香豆素类中效抗凝剂。其作用机制为竞争性对抗维生素 K 的作用,抑制肝细胞中凝血因子的合成,还具有降低凝血酶诱导的血小板聚集反应的作用,因而具有抗凝和抗血小板聚集功能。

适应证:适用于需长期持续抗凝的患者:

(1)能防止血栓的形成及发展,用于治疗血栓栓塞性疾病。

(2)治疗手术后或创伤后的静脉血栓形成,并可作心肌梗死的辅助用药。

(3)对曾有血栓栓塞病患者及有术后血栓并发症危险者,可予预防性用药。

用法:口服,成人常用量:避免冲击治疗口服第 1～3 天 3～4mg(年老体弱及糖尿病患者半量即可),3 天后可给维持量一日 2.5～5mg(可参考凝血时间调整剂量使 INR 值达 2～3)。因本品起效缓慢,治疗初 3 天由于血浆抗凝蛋白细胞被抑制可以存在短暂高凝状态,如需立即产生抗凝作用,可在开始同时应用肝素,待本品充分发挥抗凝效果后再停用肝素。

(路顺利)

第三节　神经外科术中并发症处理

一、定位迷失

手术当中出现定位迷失是指不能准确到达所需要手术治疗的病变部位；发生错误或偏差，出现失误和造成损害。神经外科自 1957 年 Kurze 显微手术近 60 年，以及神经外手术显微镜普及和显微器械不断更新，大型医疗设备如：CT、MRI、DSA、超声吸引、神经导航的应用，使诊断治疗等方面有了飞速发展。

1.手术找不到病变，延误病情。

2.手术给患者造成创伤、痛苦。

3.可能造成脑组织、血管的损害。

4.重者危及患者生命。

5.相关手术产生的并发症、后遗症。

6.延误治疗时间。

7.治疗费用增加。

8.引起法律纠纷。

对定位迷失提出以下解决方法：

1.完善的术前检查、正确的诊断：要有严谨的工作态度、对患者进行必要的全面检查，掌握有关手术的资料，防止手术定位出现困难，尤其对深部、重要区域的较小病变。

2.手术适应证的选择：对临床资料进行科学的分析，手术前一天进行会诊讨论，研究制定手术方案，评估手术复杂程度及术中可能出现的并发症，预防意外情况的发生和做出应对策略。

3.合理、正确的入路途径：充分的术前准备，术前认真检查，具体落实做好手术切口、入路的具体操作程序和相关手术解剖路径问题。

4.有关手术人员熟悉掌握医疗设备的特性、操作原理、程序以及可能出现的误差，如导航设备术中定位操作及漂移情况。X 线、C 形臂定位、超声吸引等。

5.认真、细微、轻柔的操作。明确手术区域的相关解剖关系，尤其在深部重要区域，如：丘脑、脑干、第三脑室、四叠体区和颅底等。较小的占位病变尤其深在者，手术时保持术野清晰，减少对脑组织的牵拉、重要血管组织的保护，防止副损伤和术中大出血等，以防造成不必要的损害。

6.执行 WHO 手术安全性规范。凡参与手术过程者，包括术者、助手和麻醉师、手术室护士每人在摆放体位前，均有责任核对患者名称、性别、年龄，疾病名称、手术的侧别和部位等。

二、失血性休克

【概况】

当迅速失血超过全身血容量 20% 时,有效循环血量减少即发生休克。术中失血性休克时有发生。常见原因有:

1. 复合伤 多在颅脑损伤患者合并其他实质脏器外伤,如:肝、脾、肾、肺等破裂,四肢躯干骨折,胸腹联合伤。

2. 颅脑外伤 在重度开放性颅脑损伤、严重脑挫裂伤、多发血肿、多发性颅骨骨折、静脉窦损伤、主要动脉破裂中出现。

3. 颅内疾病 巨大复杂血管畸形、多发性颅内动脉瘤、颅内巨大复杂动脉瘤、颅底脑室内各部巨大脑膜瘤、巨大神经鞘瘤及主动脉。

4. 单独手术操作直接损伤动脉、大静脉、海绵窦、静脉窦,术中急性脑出血、休克。

【休克表现】

按发病过程分为休克代偿期和休克抑制期;或称为休克早期和休克期。按照程度分为轻、中、重度休克。

休克早期(代偿期)主要是中心静脉压降低,当低于 $5\sim10cmH_2O$ $0.49\sim0.98kPa$ 以下时,血容量不足,回心血量减少,心排出量下降,则外周血管收缩,血管阻力增加,临床出现低血压,心率增快,脉压小,尿量减少,小于 25ml/h。微循环障碍,四肢厥冷,皮肤苍白,组织器官功能不全。

休克期(抑制期)患者出现口唇发绀,四肢厥冷,体温下降,脉细弱而速,血压进行性下降;甚至脉搏触不到,血压测不到,尿少或无尿。

【诊断】

1. 正确估计术中出血量。

2. 依据麻醉术中监护,心率、血压、血氧、CO_2 分压等的观察做出判断。

3. 体征 皮肤发冷、苍白、末梢循环差、尿量少或无等,这些变化较易发现。

【治疗】

1. 术前快速建立输血通道,中心静脉压测定。行颈静脉或锁骨下静脉穿刺,置入导管。

2. 术中可先静脉快速滴入平衡盐、人工胶体,增加静脉回流,恢复血容量,维持血流动力学稳定,为输血做好准备,赢得抢救时间。

3. 补充血容量。依据术中出血量的多少,结合血压,心率等情况。酌情进行单纯红细胞、红细胞配合血浆或全血补给,使血红蛋白浓度在 100g/L 以上。大量的失血、输血可引起酸碱失衡,根据血气分析纠正离子紊乱。

4. 纠正休克的同时积极处理原发病,解决、制止继续出血,如:肿瘤的切除、破裂动脉瘤的夹闭、畸形血管团的切除、静脉窦出血的处理、血管损伤的电凝或夹闭。

5. 对大量出血,输血 3000ml 以上者,警惕血管内弥散性凝血(DIC)的发生;发生 DIC,术后

易出血。测量其血小板数量和质量,凝血因子和反映纤溶性的指标来诊断 DIC。即:

(1)急检血常规显示血小板计数低于 $80×10^9/L$。

(2)凝血酶原时间比对照组延长 3 秒以上。

(3)血浆纤维蛋白原低于 1.5 g/L。

(4)血浆鱼精蛋白试验阳性。

(5)血红细胞涂片破碎超过 2%。对上面五项出现任何三项,DIC 的诊断成立,需进行纠正治疗。出现血钾、血钙、镁、钠的变化,根据离子、血气等情况进行必要的纠正。

【其他辅助治疗】

1.皮质类固醇与其他药物的应用,皮质类固醇具有血管扩张、改善微循环、保护细胞内溶酶体、改善机体对乏氧难受的能力,可增加心排出量,增进线粒体功能,防止血细胞凝集,减少碱中毒。

2.钙离子阻断剂硝苯地平等可保护细胞结构和功能。自由基清除剂可减少缺血再灌注时自由基对组织的损伤,以及三磷腺苷可恢复细胞膜钠泵的作用,恢复细胞功能。

【输血并发症】

手术中失血,经过输血,可以补偿纠正丢失的血液,对保证手术成功和保护患者生命安全至关重要。它既可补充血容量,又改善血液循环,提高血浆蛋白含量,提高机体抗病能力。但错误输血也可引起各种不良反应和并发症,重者危及生命。严格掌握输血指征,按照输血各项规程操作,或术前采血,术中自体血回输,输血的多数严重并发症可以避免。

常见的输血并发症有:

1.过敏反应　可在术中或术后发生。术中轻者出现皮肤局部或全身荨麻疹,血压、脉搏变化。严重者出现休克、死亡。原因为过敏体质对血中蛋白物质过敏。一次大量输入多人血浆制品,体内产生多种抗血清免疫球蛋白抗体;免疫功能低下患者,体内 IgA 低下或缺失,输血时对 IgA 产生过敏反应。

在患者仅出现荨麻疹、皮肤潮红、血压、脉搏变化时,除及时纠正血压、脉搏变化可术中应用抗组织胺药物,静点皮质激素(氢化可的松等),应用肾上腺素等。

2.发热反应　在清醒时出现,全身麻醉后极少出现,麻醉复苏时可见皮肤潮红。其原因为白细胞、血小板形成抗体导致;输血器携带致热原;血液溶血。治疗可使用异丙嗪或哌替啶肌注,患者保温。多次输血、妊娠、产妇等输红细胞可避免。

3.溶血反应　极少发生,多数由误输血型不合的血所致,后果严重,可死亡。术中患者少尿、无尿、肾衰竭和发生弥散性血管内凝血(DIC)。出现血压下降,术野渗血,出现溶血反应。迟发反应(7~14 天)为体温升高或下降、发热、心律失常、白细胞减少、呼吸窘迫综合征、溶血性黄疸、少尿、无尿、肾功衰竭,延迟性溶血。对此,输血前应核对受血者与供血者血型、姓名、年龄、病历号及交叉配型,确保无误,严格按输血程序操作。发生溶血时应抗休克治疗,应用胶体液、晶体液及血浆扩容,应用激素,输入同型浓缩血小板,凝血因子,保护肾脏功能,防止肾小管阻塞,促进血红蛋白结晶溶解,应用 5%碳酸氢钠碱化尿液。尿量正常时应用甘露醇等利尿剂。肾衰竭时应考虑血液透析、血浆交换改变体内异常红细胞及有害抗体。

4.循环、呼吸衰竭　循环、呼吸衰竭多发生在心功能低下时,小儿、老人、衰竭患者、妊娠末期、原有心脏病、心功能不全、肺部慢性疾病、低蛋白血症、输血过快者,短时间血容量聚升导致心脏负荷过重,出现心衰,肺水肿。表现为心率快、呼吸急促、产生泡沫痰,颈静脉怒张,听诊肺内大量啰音。CT、胸片可见肺水肿。处置:立即停止输血,给予吸氧,应用治疗心衰的药物及利尿剂。对心功能低下者,严格控制输血速度和用量,严重贫血可输浓缩红细胞。

5.输血相关性移植物抗宿主病　在免疫力低下、低蛋白血症、骨髓抑制及淋巴细胞减少时,血中存在免疫活性淋巴细胞,成为移植物而增殖,对受血者组织起反应。出现发热、皮疹、腹泻、骨髓抑制、感染和肝炎等,严重可死亡,治疗效果差。以预防为主,对加强化疗和放射疗法及骨髓移植患者输入含淋巴细胞血液者,γ射线照射去除免疫活性淋巴细胞。

6.传染疾病　输血可将供血者所带肝炎病毒、HIV、T细胞白血病、EB病毒、布氏杆菌以及淋病、梅毒、疟疾等的病原体传递给受血者。其预防措施包括:

(1)为供血者体检

(2)严格掌握适应证

(3)有效灭活病毒、细菌

(4)输自体血

7.免疫抑制　输血时受血者非特异免疫能力下降,抗原特异性免疫受抑制,能增加术后感染和促进肿瘤生长、复发、转移的几率。其免疫抑制与输血量和输血成分有关,4单位红细胞成分血或等量全血则会产生影响。

8.其他　大量快速术中输冷藏血3000ml以上可出现低体温,输血前尽可能使血液制品的温度达到体温水平,预防体温过低,特别是婴幼儿在输血过程中注意保暖;枸橼酸钠抗凝剂可导致碱中毒,血钙过低、术中及时行血气分析,预防碱中毒的发生,适当给予钙离子,预防低血钙的同时还可以促进凝血功能;大量输入库存血可导致高血钾,术中注意尿量,血钾过高时可通过促进钾向细胞内转移而降低血钾,输注5%碳酸氢钠溶液100～200ml,或给予25%葡萄糖溶液100～200ml,每5g糖加入胰岛素1U。大量成分输血可致凝血因子缺乏而出现凝血异常而使患者出现凝血障碍、出血倾向及DIC改变,术前应准备血小板、新鲜冰冻血浆或冷沉淀当大量成分输血时补充相应的血细胞或血浆成分。

四、术中急性脑膨出

【概念】

术中因某些原因致使脑组织从手术创口区域膨胀向颅外疝出或嵌顿而无法还纳,称为急性脑膨出。

【原因】

1.麻醉方面

(1)麻醉过浅、患者躁动,颅内压突然升高。

(2)呼吸道梗阻,脑乏氧。

(3)引起颅内压增高的药物应用不当。

2.体位　体位、头位不当造成头颈部静脉受压,回流受阻。

3.术中失血性休克、血压低、乏氧、待恢复后出现创口渗血,再发血肿等。

4.皮瓣设计不合理、手术入路途经错误,皮瓣、骨窗过小。

5.出血及其他原因

(1)金属固定架的金属固定钉穿透颅骨内板(尤其儿童)形成骨折,刺破硬脑膜内的血管或脑表面的血管引起金属钉周围硬膜外、硬膜下或脑实质内血肿。

(2)在颅骨与硬膜之间安放自动牵开器(自动拉钩)致使硬脑膜与颅骨内板分离,血管出血,形成硬膜外血肿。

(3)手术操作中小动脉撕裂、剪断、损伤。

(4)手术操作中深部动脉、静脉出血,术野不清,止血困难。

(5)止血不彻底,少量渗血,形成血肿,缝合硬膜前脑膨出。

(6)脑组织反复受到牵拉,牵拉过久,用力过大,可造成脑组织裂伤、肿胀,静脉回流障碍,形成局部脑组织挫裂伤。

(7)手术时间长,脑表面暴露过久,干燥,脱水,造成细胞坏死脑水肿。

6.脑脊液回流受阻,三脑室、四脑室、侧脑室、环池、四叠体池附近手术致使脑室、脑池内脑脊液通路因局部脑组织肿胀、渗血、病灶残留等导致阻塞;或添加止血材料阻塞引起急性脑积水。

7.各种原因(外伤、肿瘤、血管畸形等)导致静脉窦损伤、撕裂、肿瘤侵蚀等,出现急性狭窄、闭塞,血液回流受阻、出血。

8.重度颅脑损伤时,原已破坏的小动脉、静脉、桥血管、板障静脉等在解除血肿后破裂出血。

9.在病变切除后原来不健康、损伤的血管由于压力差改变,牵拉移位撕裂等出血。

10.重度颅脑损伤、广泛脑挫裂伤,中线移位超过 1.0cm 以上,双侧颅内血肿,多发性颅骨骨折,冠状缝哆开宽大者,手术时见急性脑肿胀或再出血等引起急性脑膨出。

11.术中急性大面积脑梗死或急性脑血管扩张。

12.合并下丘脑、丘脑、脑干、基底结损伤或弥漫性白质损伤,中枢调节功能丧失,出现弥漫性脑肿胀,造成脑膨出。

13.术中出血部位,因其原因不同可在不同部位出血:

(1)术区出血。

(2)邻近术区部位出血。

(3)远离术区部位出血。

(4)同侧颅腔出血。

(5)对侧颅腔出血。

(6)幕上手术幕下出血。

(7)幕下手术幕上出血。

(8)左右侧出血(一侧手术对侧出血)。

(9)前后部位出血。

术中出血按与硬膜关系可分为硬膜外、硬膜下、脑实质内和室内。

【处理原则】

1.需排除因术中麻醉、呼吸道、体位等因素所致脑膨出。
切除膨出、嵌顿、坏死、液化、无生机的脑组织,减少颅内压力。

2.保护有功能的脑组织、神经、重要血管。

3.解决处理造成急性脑膨出的原因

4.进行外减压(去骨瓣减压),预防术后脑水肿、脑肿胀。

【具体步骤】

1.术中正确估计失血量,与麻醉师密切合作,全面监护血压、心率、心电、血氧饱和度等生命体征,保证静脉通道通畅,使输血与失血保持同步,预防和纠正大出血和休克的发生。

2.手术中必须仔细止血,尽量减少失血,操作有序,有良好的临场应变能力和心理素质,做到快而不乱,避免再次造成更大的损害。

3.急速静点甘露醇降低颅内压以缓解急性脑膨出所致的颅压高和脑水肿。

4.立即迅速快捷地扩大手术创口、骨窗、扩大硬脑膜术窗,解除缓解因急性脑膨出造成的静脉血管受压、血液回流障碍、脑组织嵌顿。

5.疝出脑组织出血时,电凝止血。液化、坏死出血、无生机的脑组织可予以切除。

6.保留有生机、健康脑组织。

7.寻找处理急性脑膨出的原因:

(1)手术区的探查处理:①对较大血管出血电凝或夹闭。②术区血肿的清除。③静脉窦出血时,压迫止血或用明胶海绵帖敷,压迫缝合,加压固定止血。对静脉窦裂口压迫止血,予以缝合。④静脉或静脉窦狭窄,回流不畅,能可能减压松解。⑤残留病变的切除。⑥活动性渗血或小动脉出血,电凝止血后再用速即纱等压迫止血,防止再渗血。⑦对颅骨、板障、骨孔创面出血,电灼后骨蜡封闭。⑧清除坏死、挫伤失活脑组织及原填塞止血物质,作内减压。⑨硬脑膜悬吊压迫止血;去骨瓣减压。⑩急性梗阻性脑积水者,探查梗阻原因。如有出血,清除脑池、脑室内的血块或血肿。有残留病变或填塞止血物一并清除,解决梗阻原因,必要时作脑室外引流以缓解颅压高。

(2)其他原因的寻找。在手术区域或相关部位没发现明显血肿及其他原因,可速行术中CT检查,以确定是否在其他部位有颅内血肿、急性脑积水、脑肿胀等改变,为下步治疗提供依据。

【防治措施】

1.基本原则

(1)术前进行影像学等全面检查,如:CT、MRI、CTA、MRA、DSA等资料全面、详细。对病变诊断明确,掌握病变及病变周围血管、神经、脑室等解剖关系;

(2)设计手术入路,使手术路径距离短、易操作、安全。

(3)术前准备充分,对可能出现的并发症做出评估,做好紧急处理急性并发症的准备。

(4)疑难手术,充分备血,建立快速输血通道和检测中心静脉压。

(5)选择安全的麻醉方案。

(6)医生有良好的心理素质和术中应变能力,果断处理突发意外情况。

2.具体手术操作方法 充分术前准备,恰当的手术入路,充分的手术暴露,有效地控制术中出血,手术显微镜下应用显微外科技术、超声刀、导航等定位仪器使用。

对巨大颅底、天幕、桥小脑角、脑室内等肿瘤,手术应按步骤进行。

(1)对有脑积水或术后出现循环梗阻者,术前腰椎穿刺置管或脑室外引流。

(2)靠近脑池者解剖脑池,释放脑脊液以降低术区压力,扩大手术操作空间。

(3)手术操作轻柔,脑板固定稳而力量适度,适当间歇固定以缓解对脑组织的牵拉。

(4)边切肿瘤边止血。

(5)手术具体方法:①一般先找到肿瘤蒂部、基底或在幕近端阻断供血血管;再进行包膜内(或囊内)分块切除以缩小瘤体;最后处理瘤壁。②瘤蒂宽大或术野暴露不充分,尤其颅底巨大肿瘤时,必要时可磨除颅底骨质,可先行包膜内切除肿瘤减压,缩小瘤体,扩大手术操作空间。③肿瘤内有重要血管和神经穿越或有大出血危险,可沿肿瘤边缘保护正常血管和神经,分块切除。④肿瘤巨大挤压周围正常血管、神经使其扭曲,沿肿瘤与脑组织等之间的间隙分离蛛网膜逐步进入,对正常过路动脉、神经,于近肿瘤端电凝切断供血血管、保护过路动脉及神经。尽量减少、避免对神经的副损伤。⑤尽量保留回流静脉,防止术后脑梗死或脑出血造成偏瘫、癫痫及相应脑继发性损害。⑥静脉窦的处理:肿瘤侵及静脉窦时,矢状窦前1/3可结扎切除。在非优势半球的横窦、乙状窦,根据MRV等静脉成像情况酌情处理,优势半球应必须保持通畅,出血时可行静脉窦压迫止血或缝合、修补等,视具体情况而定。⑦手术结束前术区彻底止血。生理盐水冲洗为清澈透明方可关颅。

【巨大动静脉畸形手术原则】

1.根据病灶部位,骨瓣设计合理,但要适当扩大,特别对大.中型动静脉畸形,结合供血动脉、畸形血管团、引流静脉及皮质标志识别定位,大型动静脉畸形可以先介入栓塞治疗。各种显微血管手术器械、动脉瘤夹应准备齐全。

2.操作:

(1)剪开硬膜时注意一些表浅动静脉畸形的血管常与硬膜粘连,需仔细电凝切断。

(2)注意皮质引流静脉的保护,防止撕裂,对侧裂区、静脉窦区大的回流静脉不要轻易阻断。

(3)根据DSA显影判断动静脉畸形的供血动脉及引流静脉的走向,判定后先阻断皮质表面动脉,以手术镊子或动脉瘤夹夹闭观察血管有无怒张及畸形血管形态变化,如无怒张或血管团扩大等变化可电凝后逐根切断。

(4)于病灶边缘,脑组织与动静脉畸形之间胶质带切开;对出血后动静脉畸形,可经过其血肿腔或瘢痕组织间隙寻找动静脉畸形;对深部供血动脉,在切除动静脉畸形同时尽早先电灼切断为宜。

(5)最后夹闭或结扎切断主要引流静脉。分离引流静脉切断时,先试验性夹闭观察血管团是否增大,如无变化方可切断,待动静脉畸形全部游离切除后再处理回流到静脉窦或深部的引流静脉,在畸形血管附近电灼切断或结扎。

（6）彻底止血。

【动脉瘤手术】

1.动脉瘤载瘤动脉的临时阻断是预防术中大出血和脑膨出的重要操作之一。

2.沿脑池蛛网膜间隙分离，释放脑脊液，降低脑表面的张力，以扩大手术空间，减少对动脉瘤的牵拉和误伤，防止破裂出血。

3.对巨大囊状动脉瘤，瘤蒂较窄时，如能夹闭，可先阻断载瘤动脉后夹闭。

4.如动脉瘤体积过大，显露动脉瘤很困难，可低电流双极电凝缩小瘤体，扩大手术操作空间，夹闭动脉瘤。

5.对大的宽颈囊状动脉瘤或梭形动脉瘤，缩小瘤体及夹闭有困难者可行血管成形术，保证远端动脉供血；或选择血管内介入治疗。

6.对巨大动脉瘤不能夹闭，或夹闭易造成破裂或操作困难者，如能孤立者可以孤立，或孤立后切除。术前必须准确判断侧支循环状况并做好压颈试验或血管内球囊阻断试验等充分准备。做临时阻断实验时，判断耐受缺血的时间至少要超过45分钟以上；DSA证实侧支循环建立，保证术后不出现脑梗死症状而危及生命。颈动脉、前循环动脉瘤可压颈2周，每次持续45分钟无脑缺血症状。

7.动脉瘤有血栓者，可先切开动脉瘤外膜，小心剥离解除血栓，低电压、微电流电凝动脉瘤囊壁，使之缩小，扩大手术空间后处理动脉瘤壁；一旦动脉瘤术中破裂，可行瘤腔明胶海绵、速即纱压迫，夹闭已缩小的动脉瘤壁或缝合动脉瘤外膜。如侧支循环代偿好，切除或孤立术均可予以实施。有些巨大动脉瘤如能先做颅内外动脉吻合再手术，也不失为一种有效的治疗手段。

8.动脉瘤因种类、形态、动脉瘤厚度、所处位置、瘤体大小、是否形成血栓、动脉瘤数量、是否发生蛛网膜下腔出血及出血分级而具体实施治疗方案，以应对各种情况。

（刘德华）

第四节　神经外科术后并发症及加强监护

一、术后呼吸系统并发症的加强监护及处理

（一）术后呼吸系统的一般监护及处置

【保持呼吸道通畅】

术后患者回到 ICU 病房，在意识清醒血压正常的情况下，将床头抬高 $15°\sim20°$，肩背后放置软垫，使颈部伸展，保持气管伸直、通畅。

在拔除气管插管前，尽量吸除气管内分泌物及误吸的胃肠道内容；必要时可以应用支气管镜予以清除。如果拔除气管插管后，意识未完全清醒、麻醉药物（如肌松剂）代谢未完全排除及肥胖的患者，容易出现下颌松弛和舌后坠，造成呼吸道梗阻，应置入口咽通气道或鼻咽通气道。放置口咽通气道时，应沿着硬腭将舌体压向下方，逐渐将口咽通气道头端置于舌根部；放置鼻

咽通气道时,注意涂以润滑剂,动作轻柔,防止鼻黏膜出血。

【监护病房内监测指标】

1.呼吸状态　包括呼吸的频率、幅度和节律及呼吸道是否通畅。正常呼吸频率为 $10\sim30$ 次/分,平均 17 次/分;潮气容积(VT)为 400ml,通气量(VE)为 6L/min。上呼吸道阻塞出现"三凹征"和鼻翼扇动,下呼吸道阻塞则呼气时间延长,可听到哮鸣音。

2.血氧饱和度(SaO_2)的监测　SaO_2 应保持在 $95\%\sim100\%$($PaO_2>80mmHg$),当 SaO_2 $<95\%$($PaO_2<80mmHg$)时就提示有低氧血症,若 $SaO_2<90\%$($PaO_2<60mmHg$),表示有严重低氧血症。

3.血气分析　主要反映肺泡的弥散性和肺的通气/血流灌注比及酸碱平衡的评估。指标包括:血浆 pH 值、PaO_2、$PaCO_2$、BB、BE 及渗透压和电解质等。$PaCO_2$ 直接反映肺泡通气状态,正常值为 $35\sim45mmHg$,$<30mmHg$ 为过度通气;$>45mmHg$ 为 CO_2 潴留,说明肺通气功能不良,须及时处理。在 ICU 的患者,常规每日测一次,重症者每 4 小时测一次。

【气管切开】

指征:对于术后出现以下情况的患者,应尽早施行气管切开术:

1.重度昏迷、短时间内不能清醒或吞咽和咳嗽反射消失的患者。

2.手术累及脑干致使脑干缺血水肿。

3.尾组脑神经功能障碍。

4.高位颈髓病变损伤术后膈肌麻痹。

5.处于浅昏迷、嗜睡状态的极度肥胖患者,有明显的舌后坠,影响呼吸者。经呼吸道管理无效者。

6.严重颅底骨折出血活动期,有误咽的表现。

7.任何原因出现的上呼吸道梗阻。导致脑缺氧,高颅压,影响患者术后恢复的病例。

【雾化吸入】

神经外科术后患者,由于气管内插管,长时间的机械通气或气管切开,及应用脱水药物等原因,致使气道干燥,气道清除黏液的能力减弱,容易在气道内形成痰痂;特别是有误吸的患者更容易发生支气管痉挛,可以应用超声雾化吸入治疗。

雾化吸入的药物配方基本包括生理盐水,抗生素(妥布霉素)、化痰药物(盐酸氨溴索、α 糜蛋白酶)、平喘解痉药物(氨茶碱、异丙基肾上腺素)及抗过敏药物(布地奈德)等。不同药物的配方及雾化的次数和时间,可根据不同情况进行调整。以上雾化吸入药物也可以配以液体行气管内滴入。

(二)成人呼吸窘迫综合征

【原因】

1.作为单独脏器损伤,颅脑损伤继发的成人呼吸窘迫综合征(ARDS)发生率仅次于肺损伤,居第二位,且多发于重症神经外科患者。神经外科病症发生后,由于抗利尿激素分泌增加,神经血管反应失调,易发生急性肺水肿而导致 ARDS。

2.意识障碍是神经外科重症患者的最主要临床表现,患者咳嗽反射减弱甚至消失,使气管及肺泡内分泌物增加,除引起呼吸道梗阻外,也是细菌良好的培养基,使呼吸道感染的机会增大。严重感染,尤其是呼吸道感染是晚期 ARDS 的主要原因。

【处理】

1.ARDS 一旦发生后,死亡率极高,需着眼于预防、早期诊断和治疗。ARDS 常见于昏迷、大量误吸的患者。故重症神经外科患者,意识丧失伴有呕吐、误吸者均容易发生 ARDS,应予重视。重点观察呼吸、血气、血氧饱和度等指标,及时清理呼吸道,必要时行气管切开以保证呼吸道通畅。

2.一旦患者出现进行性加重的呼吸困难,尤其是吸气性呼吸困难,呼吸频率>28 次/分,血氧饱和度<90℃,吸氧不能改善,则 ARDS 的诊断基本明确。此时,应积极治疗,包括机械通气、呼气末正压通气、控制感染、改善微循环、治疗原发病等措施。

（三）呼吸机的应用

【适应证】

1.通气功能障碍　呼吸中枢冲动发放减少或传导障碍。表现呼吸频率减少,幅度下降,血氧饱和度下降,血二氧化碳分压升高($PaCO_2$)>55mmHg(7.33kPa)。肺泡通气不足,Ⅱ型呼吸衰竭。

2.换气功能障碍,难以纠正的低氧血症　功能残气量减少;V/Q 比例失调;弥散障碍等。多见于肺炎、肺挫裂伤、肺水肿、急性呼吸窘迫综合征(ARDS)等引起的急、慢性呼吸衰竭,表现为 PaO_2<60mmHg,Ⅰ型呼吸衰竭。

3.呼吸肌疲劳　表现为呼吸频率增快,伴有二氧化碳分压升高,应该在出现氧合障碍或肺性脑病前进行机械通气。

4.经各种非手术与手术方法治疗颅内压增高无效时,可应用呼吸机控制呼吸,降低 $PaCO_2$,以达到缓解颅内压的目的。

5.治疗需要　如全麻手术、支气管肺泡灌洗术等。

【禁忌证】

机械通气无绝对禁忌证,在某些情况下,需要先进行必要的处理再进行机械通气。

1.张力性气胸,应先进行胸腔闭式引流再行机械通气。

2.肺大泡,进行机械通气时要适当降低气道峰压及平台压,调低限压水平,避免使用呼气末正压(PEEP),若出现气胸,应尽早进行胸腔闭式引流。

3.误吸或咯血引起的窒息性呼吸衰竭,应先行小潮气量、长吸气时间、高浓度氧改善氧合后,行气管镜吸净异物后,再进行常规机械通气。而气道内持续出血时,可行头低位机械通气。原则是尽可能减少气道阻塞又保证通气供给。

【机械通气时机的把握】

1.呼吸衰竭一般方法(如吸氧等)治疗无效。

2.呼吸频率>35～40 次/分或<6～8 次/分。

3.呼吸衰竭伴有严重意识障碍。

4.PaO_2<60mmHg,尤其是吸氧后仍 PaO_2<60mmHg。

5.$PaCO_2$进行性升高,单纯呼吸性酸中毒导致 pH 动态下降(pH<7.20),pH 比 $PaCO_2$ 更重要,$PaCO_2$ 仅供参考。

【机械通气前的准备】

1.程序文件的准备:家属签字、知情同意、家属回避。

2.人员准备:专业医师及护理人员。

3.建立人工气道的准备:气管插管或气管切开。

4.呼吸机及呼吸机管路连接的准备。

5.监护和抢救设备、药品的准备。

6.充分估计预后及撤机可能性,宜早不宜晚。

【呼吸机模式及参数简介】

1.常用通气模式

(1)A/C:辅助控制通气(A/C辅助通气)和 CV(控制通气)两种模式的结合,结合 AV 和 CV 的特点,通气靠患者触发,并以 CV 的预设频率作为备用。当患者无自主呼吸、自主呼吸频率低于预置频率或患者吸气努力不能触发呼吸机送气时,呼吸机即以预置的潮气量及通气频率进行正压通气,即 CV;当患者能触发呼吸机时,按照实际频率进行通气,即 AV。参数设置:应用容量控制 A/C 时,需预设触发敏感度、潮气量频率(备用频率)、吸气时间/吸气流速和流速波型。应用压控制在 A/C 时,需预设触发敏感度、压力水平、吸气时间、通气频率(备用频率)。

A/C 主要应用于:

1)患者有严重呼吸抑制(如麻醉、中枢神经系统功能障药物过量等),无自主呼吸时。

2)可最大限度减少呼吸肌做功,有利于呼吸肌疲劳的恢复。

3)在实施特殊通气方式,如反比通气(IRV,即吸/呼比≥1:1)、分肺通气以及在闭合性颅脑损伤时,为减少脑血流和降低颅内压故意采用的过度通气等。

4)对患者呼吸力学的监测,如气道阻力、顺应性等,只有在 CV 控制通气时测定才准确可靠。

(2)SIMV(同步间歇指令通气):SIMV 是自主呼吸与控制呼吸相结合的呼吸模式,在触发窗内,患者可触发与自主呼吸同步的指令正压通气,在两通气之间触发窗外允许患者自主呼吸,指令呼吸是以预发容量(容量控制 SIMV)或预设压力(压力控制 SIMV)的形式送

参数设置:当容量控制 SIMV 时需设置潮气量、流速/吸气时间、频率和触发敏感度;当压力控制 SIMV 时需设置压力水时间、频率和触发敏感度。

临床应用:

1)SIMV 主要是在撤机时,作为控制通气到完全自主呼吸之间的过渡。

2)SIMV 也作为长期通气支持的标准技术。

3)治疗 ARDS。

(3)CPAP(持续气道正压通气):是在自主呼吸条件下,整个呼吸周期内(吸气及呼气期间)气道保持正压,患者完成全部的呼吸功,是 PEEP 在自主呼吸条件下的特殊技术。

参数设置:仅需设定 PEEP 水平。

适用于通气功能正常的低氧患者、ARDS 患者、呼吸机撤离前的过渡模式。

(4)BIP(P_{low})AP(双水平气道正压通气):是指给予两种不同水平的气道正压,为高水平压力和(P_{high})低水平压力之间定时周期性切换。

参数设置:P_{high}曲、P_{low}、T_{high}(高压时间)、T_{low}(低压时间);频率=60/(T_{high}+T_{low})。

例如:T_{high}1~2 秒,T_{low}2~4 秒、P_{low}5cmH_2O,P_{high} 在 P_{low} 以上 15~25cmH_2O,取决于产生的 VT;撤机阶段:随自主呼吸的增加,P_{high}减至 10~20cmH_2O,P_{low}仍为 5cmH_2O;若患者仍呼吸平稳,再将 P_{high}减至 10cmH_2O,若患者仍平稳,通常可以脱机。

BIPAP 通气时患者的自主呼吸较少受干扰,不易产生人机对抗,当 T_{high} 较长时,可明显改善氧合;可由控制呼吸自主呼吸过渡,不用变更通气模式直至呼吸机撤离;该模式具有压力控制模式的特点,但在 P_{high} 水平又允许患者自主呼吸;与 PSV 合用时,患者容易从控制呼吸向自主呼吸过渡。因此,该模式既适用于换气功能障碍型呼吸衰竭,又适用于通气障碍型呼吸衰竭。

2.PCV(压力控制通气)　通常应用于保护性肺通气(如 ARDS、肺挫裂伤、肺大泡等),能有效控制气道压力,防止气压伤产生。预设控制通气的吸气压力、吸气时间,吸气压力通常设置在 20~30cmH_2O,根据潮气量进行调整;吸气时间根据氧分压(PaO_2)和二氧化碳分压($PaCO_2$)水平进行调整。

2.常用参数设置　潮气量VT:在容量控制通气模式下,VT 的选择通常依据体重选择 6~12ml/kg(理想体重),并结合肺的顺应性和气道阻力进行调整,避免气道平台压超过 35cmH_2O;在通常状况下,选择 8~12ml/kg,平均 10ml/kg;ARDS 时,选择 6ml/kg,以避免产生气压伤。

呼吸频率 f:频率选择可根据目标动脉二氧化碳分压($PaCO_2$)水平,成人通常设定为 8~20 次/分。急、慢性限制性肺疾病时也可根据目标 $PaCO_2$ 水平超过 20 次/分,准确调整呼吸频率应依据动脉血气分析的变化综合调整 VT 与支持频率(f)。

流速调节:成人常用的流速设置为 30~60L/min,根据吸/呼比和气道阻力进行调整。

吸气时间与吸/呼比设置:通常设置吸气时间为 0.8~1.2 秒,或吸/呼比为 1:1.5~2.5;换气功能障碍患者可适当延长吸气时间及增加吸/呼比(1:1.5),通气功能障碍患者可适当延长呼气时间及降低吸/呼比(1:2.5)。

触发敏感度:一般情况下,压力触发常为-2.0~-0.5cmH_2O,流速触发常为 2~5L/min。

氧浓度 FiO_2:机械通气初始阶段可给予高 FiO_2(100%)以迅速纠正缺氧,以后依据目标 PaO_2、氧供氧耗水平和血流动力学状态,酌情降低 FiO_2 至 50% 以下,维持 PaO_2≥60mmHg。

PEEP(呼吸末正压):通常设置在 3~5cmH_2O,为预防性应用 PEEP,维持肺泡膨胀,防止肺泡萎陷、不张;5~15cmH_2O,用于治疗严重低氧血症(如 ARDS、肺水肿),对血流动力学影响较大,应注意监测;肺大泡和气胸时,避免使用 PEEP。

PSV(压力支持):通常设置 8~20cmH_2O,根据潮气量及人机协调性进行调整。

叹息 sigh:部分定容呼吸机,每隔 50~100 次间歇正压通气或每隔 3 分钟给予一次 2 倍或 1.5 倍潮气量,用于防止肺泡萎陷、不张;部分呼吸机叹息需要设置,通常选择 3~5cmH_2O,肺大泡和气胸时,慎用叹息。

参数调节原则：最低通气与氧合需求、最低气道压力原则；反馈原则，注意床旁监测，及时调整；避免肺损伤原则。

【使用呼吸机的基本步骤】

1.判断机械通气的适应证。

2.确定是否有机械通气相对禁忌证，如果有，要进行相应的处理（如前所述）。

3.确定机械通气要解决的问题，通气障碍/换气障碍。通气障碍多选择容量控制保证分钟通气量；换气障碍多选择压力控制，高水平 PEEP，防止气压伤。

4.根据氧分压（PaO_2）和二氧化碳分压（$PaCO_2$）水平进行设置参数。容量控制设置潮气量、频率、流速/吸气时间、压力支持；压力控制设置吸气压力、频率、吸气时间、压力支持。

5.确定氧浓度 FiO_2：可以从 60％开始，根据氧合状况逐渐下调，长时间机械通气不应超过50％，以防止氧中毒。

6.确定 PEEP：当 $FiO_2 \geqslant 60\%$ 而 $PaO_2 < 60mmHg$，应加用 PEEP，将 FiO_2 逐渐下调至50％以下，PEEP 调节原则为从小以 $2\sim3cmH_2O$/次递增，达到最低气道压力、最好氧合、对循环影响最小。

7.检查报警设置。

8.开始每 $2\sim4$ 小时查血气分析，以调整各参数设置及方式，稳定后每日查血气分析 $1\sim2$ 次。

【呼吸机撤离】

改善呼吸泵功能：保持呼吸中枢适宜的驱动力，避免和治疗原发病、准确、有效地治疗原发病是呼吸机撤离的首要条件，准确地诊断和治疗原发病、准确地判断原发病是否控制。改善呼吸泵功能：保持呼吸中枢适宜的驱动力，避免使用镇静剂，纠正代谢性碱中毒，脑功能的恢复，良好的休息。改善外周泵功能：包括维持良好的氧合与通气功能、循环功能稳定、营养状态良好、纠正水电解质紊乱和酸碱失衡。

呼吸机撤离的生理学指标：

1.$PaO_2 \geqslant 60mmHg$（$FiO_2 < 40\%$）。

2.PaO_2/FiO_2（氧合指数）$> 200mmHg$。

3.撤机前 $PaCO_2$ 达基本正常范围（$40\sim50mmHg$），慢性阻塞性肺疾病（COPD）患者中达缓解期水平。

4.pH 值在 $7.35\sim7.45$，撤机中无显著降低。

5.浅快呼吸指数（呼吸频率/潮气量，即 RR/VT 单位：次/L）RR/VT < 80 提示易于撤机；若为 $80\sim105$，需谨慎撤机；> 105 则提示难于撤机。

撤离方法：

SIMV 方式：为常用撤机方式，逐步过渡，比较平稳，但可能会增加呼吸功。

PSV 方式：每次吸气均有辅助，人机协调性更好，方式更为平稳。

（四）医院获得性肺感染

肺部感染是神经外科术后患者严重的并发症。

【发病原因】

1.全身和局部的免疫防御能力下降　常由于局部呼吸道黏膜-纤毛清除能力下降,肺泡的巨噬细胞吞噬作用受到影响,以及全身免疫系统的细胞、体液免疫功能下降的结果。

2.致病菌侵入下呼吸道　由于昏迷、误吸、人工气道的建立、分泌物的增多、及机械通气及雾化吸入均可使病原菌侵入下呼吸道。

3.滥用抗生素　广谱抗生素的大量应用使菌群失调和二重感染。

【常见病原菌】

1.铜绿假单胞杆菌　为条件致病菌,病情严重,病死率高。虽为需氧菌但在厌氧条件下也可生长,是院内感染的重要病原体。

2.克雷伯杆菌　为近年来院内感染最多见的革兰阴性杆菌。

3.金黄色葡萄球菌　革兰阳性球菌,引起急性化脓性肺感染,病情重,病死率高。

4.军团菌　需氧革兰阴性杆菌,属细胞内寄生菌,多通过吸入到达肺部。

5.真菌　为条件致病菌,当机体免疫力下降时,通过吸入真菌孢子或经皮肤、黏膜侵入。

【诊断】

1.临床症状　发热、脓痰和肺部听诊闻及啰音等。

2.实验室及辅助检查　白细胞计数及分属,肺部X线片及CT。

3.痰涂片和培养　是重要的确切手段。

4.抗生素应用原则　在未知病原菌之前,针对临床表现和痰涂片革兰氏染色结果,尽量使用敏感窄谱抗生素,对革兰氏阳性球菌用青霉素或红霉素;革兰阴性菌或混合感染用二代或三代头孢或与氨基糖苷类抗生素联合应用。待病原菌培养和药敏结果回报后,应用敏感抗生素。

二、胃肠道并发症

(一)应激性溃疡

【发生部位及发生率】

应激性溃疡主要发生在上消化道,包括胃窦部、幽门、胃底乃至全胃和十二指肠,也可以发生于空肠、回肠。应激性溃疡是神经外科疾病常见的严重并发症。根据原发病的种类、部位、严重程度,其发病率有所不同。脑出血是合并应激性溃疡最常见的并发症,发生率13%～20%,与出血部位有关,其中脑干、脑室出血发病率为高。凡是创伤、出血、缺血、水肿、感染及颅内压增高症等疾病累及到脑干、下丘脑、或由于休克、呼吸衰竭等多脏器功能衰竭、凝血机制障碍(如DIC),甚至抢救中应用呼吸机辅助呼吸的重患均可能发生消化道的应激性溃疡,其发生率为10%～60%。

【发生时间】

临床上,多在原发病发生后24～48小时即可出现胃、消化道出血。个别的病例也有原发病后3～10天。

【发生机制】

确切机制尚不十分清楚,但公认与下丘脑损害有关。下丘脑的血管网极其丰富,血-脑屏障又不健全,易受内环境紊乱的影响。各种应激因素的作用都可引起消化道的应激性溃疡。一般认为,有以下几种因素:

1.ACTH 的释放,肾上腺皮质激素升高,使胃酸分泌增加。

2.交感神经麻痹迷走神经兴奋,分泌乙酰胆碱,增加胃酸和胃白酶的分泌,引起肠胃黏膜血管扩张出血。

3.儿茶酚胺增多,胃黏膜缺血。

4.促胃泌素增多及胃黏膜保护作用下降。

5.胰多肽升高,促进胃酸分泌。

6.酸中毒、氮质血症发生,损伤了胃黏膜血供,使黏膜糜烂出血。

【危险因素】

1.严重创伤。

2.严重颅脑损伤。

3.烧伤面积＞25％。

4.大手术。

5.败血症。

6.休克。

7.呼吸衰竭。

8.凝血障碍。

9.急性肝衰竭。

10.急性肾衰竭或多脏器衰竭等。

11.下丘脑、垂体鞍区病变术后。有人认为与脑桥被盖部、额叶眶回或海马回损伤有关。

其中最重要者如下:

(1)机械通气＞4 天以上者,有 65％发生应激溃疡。

(2)凝血机制障碍:血小板$<100\times10^9$/L,凝血酶原时间延长,部分凝血激酶时间延长;应用抗凝剂者;伴有弥漫性血管内凝血(DIC)、多脏器功能衰竭(MOF)、休克以及败血症等严重疾患。

(3)多发危险因素同时发生,增加了弥漫性应激性溃疡的发生率。

【应激性溃疡治疗】

内科治疗:注意观察胃管、胃液性质、血压脉搏。大量出血可以休克,要及时输血,应用氨甲苯酸、酚磺乙胺。奥美拉唑、西咪替丁、雷尼替丁等药物治疗。奥美拉唑的治疗效果优于西咪替丁。有效率可为 72％,治愈率 43％。同时用 4℃等渗盐水盥洗胃部止血,或用 0.02％去甲肾上腺素洗胃,10％孟氏液、凝血酶和云南白药注入。奥美拉唑是新型胃酸分泌抑制剂,能高选择抑制胃壁细胞的 H^+-K^+-ATP 酶的活性,使 H^+-K^+ 交换功能发生可逆性障碍,抑制H^+的产生。H_2 受体阻滞剂和抗酸剂联合应用效果较好。

外科治疗:包括迷走神经切断术、胃血流阻断术、胃切除术等。手术后再出血率约 20%～50%,死亡率为 50%。其他,还有内镜对局部溃疡出血、电凝或激光止血、血管内选择性动脉栓塞治疗等。

【应激性溃疡预防】

停止或避免应用激素治疗。多数患者应用抗酸剂和配合 H_2 受体拮抗剂,使胃酸升高到 pH>3.5,氢离子浓度降低 90%以上,持续静点或每 6 小时间断静注西咪替尼替定,奥美拉唑 40mg,每日 1～2 次静脉注射。也可以预防应激性溃疡出血。生长抑素的效果也不错,只是价格昂贵。如能口服应经口途径给药。

(二)呕吐

【原因】

全身麻醉药物的影响,第四脑室底及其附近后颅凹病变的手术、离子紊乱、术后进食过早或迷走神经紧张度增高等。

【治疗】

给吩噻嗪类药物,抗组胺药物(茶苯海明),胃动力药物(多潘立酮)及胃肠减压治疗。

(三)腹泻

【原因】

1.长期卧床、昏迷、进食障碍、鼻饲或静脉营养调配不当,导致胃肠功能紊乱。

2.神经系统病变导致的自主神经功能紊乱。

3.抗生素应用、抗酸剂应用影响了肠道的正常菌群,菌群失调导致的正常腹泻。

【治疗】

1.一般治疗　补液、防止脱水和离子紊乱、营养支持。

2.药物治疗　用甲硝唑或去甲万古霉素。

3.停原用抗生素,纠正肠内菌群失调。

(四)金黄色葡萄球菌性肠炎

术后数日至 2、3 周后,由于长期大量应用广谱抗生素,肠道菌群失调,肠道内耐药的金葡菌、绿脓杆菌、变形杆菌、某些梭状芽胞杆菌和白色念珠菌等大量繁殖,引起肠炎。

金黄色葡萄球菌经长期用抗生素治疗,敏感菌株受到抑制,而耐药的金黄色葡萄球菌株趁机繁殖。

金黄色葡萄球菌为侵袭性细菌,能产生毒素,对肠道破坏性大,所以金黄色葡萄球菌肠炎起病急,中毒症状严重,主要表现为呕吐、发热、腹泻。大便性状呈暗绿色水样便,也叫海水样便。黏液多,有腥臭味,有片状伪膜。大便黏液涂片,可见大量脓细胞,经革兰染色,可见成堆的革兰阳性球菌。大便培养金黄色葡萄球菌阳性,即可明确诊断。

【治疗】

立即停用原用的抗生素,可选用红霉素、新型青霉素、庆大霉素、万古霉素或先锋霉素Ⅵ治疗。调解肠道内菌群,纠正低蛋白血症。

三、肝功能不全

重度颅脑创伤、复合性组织损伤、手术大出血、大量输血,使肝脏功能损伤或原有肝脏疾病加重,相反术前忽略肝脏功能检查及预防,而大量有损肝脏负担药物的治疗,导致原发性神经系统疾病的治疗发生困难,诸如凝血因子的减少、抗凝因子减少、纤溶亢进、血小板减少、凝血困难,增加了手术的风险,出现血浆蛋白下降、离子紊乱、免疫功能低下,感染的机会加大。

【预防与治疗】

1.避免有损肝脏药物的应用。

2.应用丙种球蛋白提高免疫力。

3.纠正离子紊乱,应用人血白蛋白。

4.输入新鲜血浆及血小板,注射维生素 K。

5.提高术前肝功能检查及治疗意识。

四、循环系统管理(血压的调控)

术后患者需要维持正常的脑灌注压(CPP),保证足够的脑血流量(CBF)。

(一)术后低血压

【原因】

1.术中有效循环血容量维持不足,术后未及时补充。

2.术后中枢性低血压。术中循环中枢损伤、脑干缺血、水肿、脑血容量不足、脑灌注压下降。

3.鞍区术后肾上腺皮质功能不全。

4.输血反应。

5.术后心肌功能不全。

6.再出血。

【治疗】

寻找原因,及时补充。

1.检查监测低血压原因。

2.下肢抬高,促进静脉回流,提高心输出量;扩容,输血补液补充血容量,必要时药物治疗,应用血管收缩药物。

3.降低颅内压,治疗脑水肿,保障灌注压。

(二)术后高血压

原因:首先要想到颅内压增高引起的 Cushing 反射,立即检查颅内压增高的原因所出现的反应性高血压;其次要认识到原发性高血压患者对手术和麻醉的反应,或有否二氧化碳蓄积、尿潴留、疼痛、烦躁等引起的高血压。

【治疗】

脑灌注压(CPP)等于平均动脉压(MAP)减去颅内压(ICP)之差。

1.对于颅内压增高的单纯降低血压治疗,会减少脑的灌注压,关键是解除颅内压增高的原因。

2.对于有高血压病的患者,应了解患者的平时的基础血压,血压维持在收缩压 160～170mmHg,舒张压 80～90mmHg 的水平;过度降低血压会导致脑梗死和心肌梗死的风险。

3.术后麻醉未完全清醒的患者,躁动也可以发生高血压。可用血管扩张剂,硝普钠 0.2～10μg/(kg·min)。可以经口服药物,维持血压稳定。

五、开颅术后并发症

中枢神经系统任何疾病,经过开颅手术治疗的患者,都需要经历术后并发症发生的风险,诸如术后颅内血肿、颅内感染、脑积水、颅内高压、脑脱出及神经功能缺失等。这一切有部分是源于神经外科所特有的精湛技术缺欠,如果神经外科医师能够像一个艺术家精心雕塑自己的作品那样,把美丽和快乐呈现给人们的话,那么神经外科医生就能把患者的生命从魔鬼那里抢回来。

神经外科应该是科学与艺术的完美结合。

(一)头皮切口一期愈合不良

切口的感染意味着手术的失败:

1.切口皮瓣的设计　一定保证皮瓣供血血管不受损伤,才能避免皮瓣缺血坏死感染。

2.皮瓣蒂部的处理　切口蒂部要有足够的宽度,保证充分的血液供应。蒂部血管不要轻易结扎、电凝,皮瓣蒂部的分离宜深不宜浅,防止血管损伤。

3.电凝止血　要根据不同部位、不同口径的动静脉调整双极止血电凝器的止血功率、强度和电凝时间。达到血管组织凝固而不焦的程度,对出血点镊夹时要少而准,过度电凝致组织炭化并与镊子尖端粘连,反而出血,并可引起硬脑膜皱缩或头皮坏死。

4.头皮缝合　要严密缝合帽状腱膜层,否则头皮切口两侧回缩,愈合不良,容易发生脑脊液漏。因缝线结扎过紧、过密、过窄、对合不齐、内翻或外翻都可以使头皮感染坏死。

5.术前备皮时污染,术中污染,术终时留有死腔、切口积血、积液或术后患者手抓搔创口,都可能得不到一期愈合。

6.皮下缝线结扎松弛,线头过长变成异物,包裹困难,容易感染。

(二)颅骨手术操作的并发症

1.钻、锯、剪、撬、咬等切开颅骨的操作均可能损伤硬脑膜和脑组织。

2.钻颅时,用力过猛,钻头摇摆,有钻头陷进颅内的危险,引起严重的硬脑膜脑损伤、常见如硬膜下出血血肿、神经功能缺失及生命危险。

3.在锯、撬、咬开颅骨时,常因颅骨内面与硬脑膜密着、或因血管嵌入内板形成的血管沟内一并损伤。线锯导板误插入硬脑膜下,使硬脑膜撕裂,脑组织挫伤,造成血管出血,静脉窦破裂,甚至并发空气栓塞。压迫静脉窦的骨片,应谨慎处理,以避免静脉窦大出血。

(三)预防术中硬脑膜损伤

硬膜下常有粗大的静脉回流,蛛网膜颗粒、桥静脉及脑皮质与硬模粘连等,剪切不慎,不仅阻碍手术操作,而且可以发生急性脑膨出、颅高压和不可逆性的神经功能缺陷。硬脑膜与颅骨内板过分剥离,术中和术后容易形成硬脑膜外血肿,引起术中脑膨出和术后高颅压。避免出现此类并发症的方法是在硬脑膜剪开前早期悬吊。涂抹骨蜡时不要塞到颅骨内板之下。硬脑膜切口缘裸露部分应用湿棉片覆盖保护,防止干燥。电凝止血时,电流强度要适度,以被电凝的组织色泽变白为度。电流强度过大,容易烧焦硬脑膜,并使其皱缩,造成关颅时缝合困难,术后易形成脑脊液漏和颅内血肿。

(四)脑组织损伤并发症

1.病变定位:在探查病变时,常用脑针寻找脑深部病变或脑室时,绝对禁止脑针在组织中摆动、改变方向切割脑组织,进入病变区尽量沿着解剖的自然沟、裂、隙切除病变,尽量避开皮质的大血管及主要功能区。

2.手术操作时发生正常脑组织的牵拉性损伤,自动牵开器牵拉较手工牵拉准确,损伤小,暴露清晰,但不正确的位置摆放,也可以裂伤较大的血管和脑组织;术中操作碰撞,脑板移位,都可能发生不良后果。

3.脑组织功能区的保护重于病变的切除。拙劣的粗糙的手术操作造成损伤的后果往往比病变的损害还严重得多。主要的功能区严禁电凝,如脑干、下丘脑、中央前回、后回等。脑保护的重要性和技巧需要多年实践才能体会、掌握。

4.术中、术后注意病变切除后,发生的相邻区域正常脑组织塌陷与体位的关系。术中可以通过头位调整,防止过量脑脊液排放及生理盐水充填,避免塌陷脑组织出血、水肿、功能障碍。术后注意防止体位的搬动,发生脑移位,特别是脑干的移位可以导致死亡的危险。

(五)术后颅内血肿并发症

术后血肿发生率不超过1%,但其死亡率高达30%～50%。术后颅内血肿并发症是衡量神经外科团队技术质量的重要指标之一。实际上,部分血肿发生于手术过程中,常常在术后6～24小时内才发现或表现出来。术后麻醉复苏期过后患者仍不清醒,应首先除外颅内血肿。术前的必要准备、术中严格止血技术和术后即刻的常规CT检查是预防和早期诊断其发生发展的重要措施。

【基本原因】

1.术中止血不确切、不正确。

2.手术终止于低血压情况下关颅。

3.板障出血。

4.术中硬脑膜剥离、塌陷,硬脑膜未在剪开前悬吊,术区残腔渗血聚集,引流不畅。

5.脑室系统手术时,轻微渗血,流向隐蔽处,聚集形成血肿。

6.患者体位不当,造成头位低(低于心脏水平)、颈部扭曲、胸腹受压等,使头部静脉回流障碍。

7.创面渗血、出血、肿瘤病变残腔积血、深在部位积血,都可以形成颅内血肿。

8.切除病变如 AVM 或多血性肿瘤时,手术早期误将回流静脉损伤,造成创面渗血或脑实质内出血;或因灌注压突破造成术后脑肿胀和颅内出血。

9.对于高血压患者,术前高血压未能及时治疗或疗效不佳,术中血压控制不当,血压波动较大,造成术中、术后脑出血。

10.术前有凝血障碍未予重视和及时纠正,术中大失血大输血、凝血机制障碍,应用抗凝药物未及时停止或停药或停药时间不够充分。如术前服用阿司匹林,至少须停药 1 周,如为紧急手术须补充足量的血小板。

11.术后病变切除,脑脊液大量排出,脑压下降,使脑组织塌

(六)术后颅内感染

1.术前备皮时间距离手术时间过长(通常应在术前 3 小时内备皮),头皮划伤,相当于在污染头皮上做手术,术前无菌处理缺欠。

2.经额窦、乳突气房等部位的骨瓣开窗,没有对窦腔化预防感染的处理。

3.因某种因素,二次开颅手术时,匆忙中忽略的问题常常是导致感染的机会,譬如:头皮消毒草率、消毒范围不够;敷料污染不区,手术时间过长,引流置管不当等。

4.各层组织结构,缝合、处理不当,特别是二次手术创口愈合不良造成脑脊液漏,遭致感染。

5.颅内异物,如钛板等修补材料、止血海绵、生物材料、骨蜡及残余骨屑等都是可以引起感染的因素,要仔细、谨慎处理。

6.开放性颅脑损伤,清创时间延迟、清创不彻底,没有按清创术做规范化的处理,可以遭致脑膜炎、脑脓肿的严重威胁。

7.带有感染机会的颅内病变都可以导致颅内复杂杂性感染,譬如:表皮样囊肿、颅内异物、肉芽肿、颅咽管瘤、分流导管等。

8.术后抗生素的应用不当或没有及时发现处理

9.因硬脑膜缝合不严密,缺损未能修补,疏于鼻旁窦和乳突蜂房处理,头皮清创、缝合不当等原因,术后发生脑脊液鼻漏、耳漏、创口漏。

10.手术止血不彻底,特别是脑室系统手术,术后残腔积血堵塞脑脊液通路,发生脑积水,颅内压增高。

(七)术后常见的颅内感染疾病

1.脑炎、脑膜炎多发生于术后 5～7 天。

2.脑室炎多发生于术后 3 天,临床表现意识状态逐渐恶化。

3.脑脓肿多为脑炎、脑膜炎感染阶段的后续发展,要早期发现治疗可以避免发生。

4.硬膜下积脓少见,但可以发生于硬膜下病变钻孔引流术的病例。

5.脑积水、脑脊液分流术后感染多发生于术后 3 个月,常由于术前脑室、脑脊液理化性状不达标准,又急于解决积水所致的临床征象所致。

（八）术后迁延性颅内压增高

择期手术治疗的颅内病变、颅内压增高，需经过手术切除病变，术前后脱水降颅压、引流、激素应用等综合治疗，才能恢复正常。但是，从开颅手术角度考虑，颅内压增高也可能得不到缓解甚至加重。原因可能有：

1.大量输液扩容、大量排放脑脊液，血压大幅度升降都可能引起颅内压的巨大波动，出现颅内出血，血肿形成。

2.因为脑脊液循环通路受阻，术后出现急性脑积水。

3.术后颅内再出血，多数为硬膜外血肿、硬膜下血肿或病变残腔血肿。

4.重要的静脉、静脉窦损伤，静脉回流受阻。

5.AVM 或血管母细胞瘤等多血性病变切除术后出现灌注压突破。

6.手术牵拉性损伤，导致术后脑肿胀和脑实质出血，或致间脑、脑干等深部组织损伤，产生急性脑水肿、脑肿胀。

术者要结合术中情况、病变切除情况及影像学检查，查明原因。当采取常用的非手术疗法不能阻止颅内压增高进行性恶化时，要积极考虑，果断决策二次手术减压治疗，及时解除导致术后迁延性颅内压增高的病因，以防贻误战机，造成不可逆性继发脑损害。

（九）开颅术后其他并发症

1.头皮及躯体压迫性褥疮。

2.体位摆置不当或保护不充分，导致上肢过度外展产生的臂丛损伤或因压迫所致的腓总神经损伤等。

3.电极板贴敷不当，造成局部电灼伤。

4.患者与手术床的金属护架接触发生的单极漏电短路，引起电灼伤。

5.头部消毒时致角膜烧伤、溃疡。

6.颅内异物导致的各层结构慢性感染，坏死或愈合不良。

7.头部切口与头面部关节组织粘连，颞肌或颞颌关节损伤导致的关节运动障碍及牵张性疼痛。

8.头皮切口设计错误或术后软组织感染所导致的面容缺欠，或面神经周围支损伤，出现面神经麻痹。

（十）术后神经功能缺失

在正常操作下的颅脑手术也难免造成正常组织的损伤，甚至比原发病更为严重的损伤，因此要特别注意以下区域的手术损伤：

1.大脑半球深部手术时要注意锥体束、传导束、连（联）合纤维的损伤。特别是内囊、中央前回、枕叶皮质、颞叶嗅觉中枢、额颞叶的语言中枢等主侧半球功能区的损伤。

2.小脑、脑干区手术防止脑神经损害和后循环的动脉、静脉、静脉窦损伤。

3.丘脑、下丘脑区域手术容易发生视神经、视交叉梗死、动脉的深穿支、回返动脉的损伤。

4.脑室系统的手术注意侧脑室、第三脑室及第四脑室周围有许多重要的神经结构及构成脑室壁的重要结构的损伤。可以造成灾难性的后果。要特别注意轻柔的手术操作避免微细血管的损伤。难以处理的病变不要强行处理，片面追求全切率。

5.中央沟、内囊等重要功能区域的手术，不但要避免对该部位直接的机械性损伤，而且要保护好该部位的动脉供血和静脉回流。如中央沟静脉闭塞直接引起偏瘫并发症。

6.脑干及其附近的手术要严密注意供应脑干的穿通动脉、意识结构（网状结构）和生命结构（呼吸中枢）区域的保护。造成术后功能损害的原因：

（1）术后早期、晚期癫痫、抽搐发作，导致脑缺氧、脑水肿。

（2）术中牵拉性脑损伤导致的神经功能缺失。

（3）术后脑脊液循环梗阻、呼吸障碍、脑积水、硬膜下积液、残腔积液、囊肿形成、脑室穿通畸形。

（4）术中脑血管损伤，造成术后脑缺血；或静脉损伤，引起瘀血性梗死和脑肿胀。

（5）术后异物残留、感染、脑脓肿及肿瘤复发。

（6）去骨瓣减压术后脑膨出（颅外疝）。

（7）开颅术后，颅骨缺损，去骨瓣减压区塌陷，头皮软组织与硬膜或脑组织粘连。

六、脑牵拉性损伤

神经外科手术时为暴露病变对脑组织不适当或过度地牵拉或压迫造成的脑组织的损伤称之为脑牵拉性损伤，可以造成严重后果，包括脑水肿、脑挫裂伤、脑缺血、脑梗死或脑内出血和术后严重的颅内压增高。

粗暴的手术操作对脑组织损害的后果有时远远超过原发疾病的危害。从神经外科手术观念讲，保护重要结构的原则高于对病变本身的切除。此点每每被缺少临床经验的医生所忽视。患者将承受原发疾病和手术损伤的双重后果。脑的牵拉性损伤即是手术对脑的直接损伤之一，也是术后神经功能障碍、术中急性或术后迟发性颅压高和脑肿胀的主要原因之一。因此必须引起高度重视。

脑牵拉性损伤的发生与外力的大小、作用面积和作用时间有关，也与脑的顺应性、脑的张力和脑的即刻灌注压有关，因此术者必须时刻关心以下问题，即手术入路的选择，患者的头位，脑板的形状、数目和安放位置，术中脑灌注压的波动、脑组织张力和顺应性，以及对脑牵拉的强度、距离和牵拉时间等。

（一）牵拉损伤的原因及预防

1.手术入路选择不当，切口设计缺欠，使病变暴露不全。

2.暴露程序错误，要充分认识首先应该暴露哪个部位、哪个血管等相关结构。

3.手术操作程序欠缺。要认识哪些病变先瘤内掏空后再分离、切除，以腾出空间和界面，但血管性病变，如 AVM、血管母细胞瘤等不可"囊内切除"！多血性病变也须尽量避免，必要时可以采取术前栓塞策略，以减少术中失血。

4.避免强行牵拉。

5.病变与正常组织界面不清，盲目牵拉。

6.没有按照解剖层次、蛛网膜下腔分割出的脑池、脑裂、脑沟进行分离。

7.术前缺乏对病变类型、性质、来源和生长方式的分析评估。能否全切、部分切除估计不足。

8.血管病的手术要充分认识血管的走向、动脉、静脉的关系。

9.长时间的外力牵拉和牵拉面积过大、时间过长，容易造成损伤。可以借助体位变动，利用重力腾出空间，减少脑的牵拉。

10.功力、功底不足，牵拉粗暴、乏力。

11.避免手工或器械的暴力牵拉。

（二）牵拉性损伤的类型与后果

1.脑质损伤可以根据不同部位产生不同后果：

(1)脑皮质、白质损伤，可以发生癫痫瘫痪及功能区功能障碍。

(2)下丘脑脑干损伤可以发生昏迷、高热、低血压、休克、消化道出血、尿崩症和离子紊乱等导致死亡。

(3)术后因脑血流量减少，灌注量下降而发生的脑水肿、脑缺血、脑肿胀乃至脑血管自动调节障碍，以及因静脉回流受阻引起的瘀血性脑肿胀或脑梗死/出血。

2.脑神经的损伤，翼点入路区域的手术可以有嗅神经、视神经、动眼神经等的牵拉损伤。颅后窝手术容易发生面听神经和尾组脑神经的损伤。

3.脑动脉主干、过路动脉的牵拉、压迫可以发生血管痉挛、缺血、出血等症状，可以导致死亡。

4.脑静脉特别是深部粗大静脉及静脉窦的损伤，可以出现术中、术后的恶性脑肿胀。

5.脑室系统损伤可以发生出血、急性脑积水及脑室内粘连、脑室穿通畸形和脑脱出。

七、术后脑水肿

脑水肿是颅内病变颅内压增高的中心病理过程。术前、术中、术后都可以发生。术前常常是病变引起，术后肯定与手术程序密切相关，不可忽视。

1.因手术创伤造成的脑水肿发生于术后第2～3天，5～7天逐渐消退。

2.术后高度关注患者的病情变化，及时进行 CT/MRI 检查，鉴别脑水肿与颅内血肿，以便采取恰当治疗。为鉴别脑水肿和脑缺血，有时需要做灌注 CT 检查，可以早期发现缺血，以便及时处理。有脑疝危险时及时行开颅减压术。

3.脑水肿的非手术疗法：抬高头位，避免应激刺激或咳嗽等增加颅内压的各种因素。保持呼吸道通畅和适当的气体交换。过度换气使 $PaCO_2$ 控制在 $25～30mmHg$。充分镇静和止痛，避免患者躁动。对于因脑挫伤或牵拉伤造成的脑水肿，可以静注前列腺素 E，因其有修复 BBB，减轻脑水肿作用。因血-脑屏障的破坏，甘露醇等渗透性利尿剂对脑局部的水肿效果有限。

4.如用人工控制呼吸，避免吸气时胸腔由负压变成正压，影响静脉回流。

5.药物治疗：应用渗透性利尿剂脱水降颅压。监测血浆渗透压、电解质。限制液体入量。肾上腺皮质激素对预防治疗瘤周水肿有肯定疗效。

6.冬眠疗法:维持体温 30～32℃。

7.脑水肿的发生率与肿瘤性质、血管病的种类有关。如恶性脑膜瘤,尤其是血管增生的血管外皮细胞瘤,高流量低阻力型的血管畸形等容易发生脑肿胀。

八、弥散性血管内凝血

弥散性血管内凝血(DIC)是一个复杂的病理过程。其特征是多种原因引起人体凝血与抗凝血过程异常,发生弥散性血管内凝血;特别是毛细血管内的纤维蛋白沉积和血小板凝聚,导致微循环障碍,血栓形成。由于凝血因子的消耗及纤维蛋白溶解亢进导致出血倾向和溶血现象。

【疾病原因】

1.重度颅脑损伤并发胸腹等复合性损伤的呼吸功能不全是由于肺瘀血、肺出血、肺水肿等使肺毛细血管微血栓形成的结果。

2.并发有创伤性休克、失血性休克或中枢性休克,出现组织缺氧、心肌缺血、心血管症状。

3.多种休克或手术大出血导致持续性血压下降,肾小球血流量下降、毛细血管被纤维蛋白栓塞,肾小管坏死,出现急性肾功能不全。

4.血型不合的输血产生溶血,红细胞析出磷脂类物质,促使血液凝固;不合血型的抗原、抗体反应激活凝血系统,出现 DIC。

5.感染,特别是革兰阴性菌(绿脓杆菌、大肠杆菌、变形杆菌、沙门氏菌)产生的内毒素可以破坏红细胞、血小板,引起促凝血活性物质释放,使血小板凝集,血栓形成,引起血管内凝血。

6.血液的高凝状态神经外科常见有高血钠、高血糖等。

【临床症状】

1.出血 发生率为 85％～100％。DIC 的出血期,主要发生在纤维蛋白溶解亢进期。表现为广泛性自发性出血,这是诊断 DIC 的主要依据。既可以看到皮肤瘀血、瘀斑、紫癜、皮肤黏膜坏死、创口部位瘀血,而且可以有突发性颅内出血、内脏出血。

2.低血压、休克 DIC 的第二个表现,常常突然出现四肢厥冷、口唇发紫、全身冷汗等末梢循环衰竭,神智混浊,肾功能不全。

3.多发性微血管栓塞 由于 DIC 的基本病理变化为血管内弥散性微血栓形成,所以,临床上表现皮肤黏膜坏死,脑微血管栓塞,心肌微血管栓塞,肺栓塞、肾皮质、肾小管栓塞、心肌微血管、肝脏微血栓形成等深部脏器组织栓塞。

4.溶血现象 临床上发热、黄疸、血红蛋白尿、贫血;化验有血清胆红素升高、尿胆原及粪胆原增加,网织红细胞计数升高及血液中出现大量红细胞碎片。

【DIC 实验室检查】

1.血小板减少 发生率 80％～90％。血小板正常值为 10 万～30 万/mm³(100～300)×10⁹/L。血小板减少<5 万～10 万/mm³ 低于 30×10⁹/L,是诊断 DIC 的依据,如果血小板超过 150×10⁹/L,基本可以排除 DIC 诊断。

2.血小板功能检查　出血时间:7 分钟以上为异常(正常值 1～6 分钟)。

3.纤维蛋白原测定　纤维蛋白原正常范围为 2～4g/L。DIC 时,纤维蛋白原减少(低于 1.5g/L),如<0.6g/L 表示病情严重。

4.凝血酶原时间(PT)　PT 正常范围为 10～15 秒。DIC 时凝血酶原时间延长。发生率为 85%～100%。当纤维蛋白原减少时,凝血酶原时间延长,若 PT>20 秒为重危。

5.凝血酶时间(TT)　发生率 60%～70%。正常参考范围为 11～21 秒,大于 24 秒为危急,见于 DIC 纤溶亢进期。

6.血浆因子 Ⅴ、Ⅷ的检查有助于 DIC 的鉴别诊断。

7.部分凝血活酶时间测定(APTT)　APTT 正常为 20～40 秒。DIC 时 APTT 延长,超过正常范围 10 秒以上为异常,APTT 缩短见于 DIC 高凝期。

【DIC 诊断标准】

1.原发病的诊断

2.临床表现

(1)多发性出血倾向。

(2)原发性难以解释的微循环衰竭或休克。

(3)多发性毛细微血管栓塞的临床表现。

(4)抗凝血治疗有效。

(3)实验室检查符合 DIC 标准。

【DIC 治疗】

1.积极治疗原发病及预防 DIC 发生的原因和诱因,解除病因,多学科协作抢救治疗。

2.抗凝血治疗　阻断 DIC 病理过程的最重要的措施之一,就是应用肝素治疗(低分子肝素)。抗凝血疗法的疗效与治疗产生 DIC 的原发病有关,与抗凝的用药方法,治疗经验有重要关系。也可以应用 AT-Ⅲ(抗凝血酶-Ⅲ)制剂。一般的血栓形成,应用低分子右旋糖酐、阿司匹林、扩血管药物等改善微循环的治疗就可以收到效果,但是对 DIC 的治疗,必须多方协作密切配合才能挽救生命与垂危。

3.抗纤维蛋白溶解药物的应用　鉴于 DIC 的出血倾向及纤维蛋白溶解亢进,可以应用氨甲苯酸(PAMBA)0.1～0.3g/次静脉滴注,一日不超过 0.6g;它能保护纤维蛋白不被纤溶酶降解而达到止血作用。氨甲乙酸 E(ACA)4～10g 静脉滴注,1 次/日;氨甲环酸(AMCA)500～700mg 静点,1 次/日;抑肽酶 4 万～8 万 U 静点,1 次/日。

4.血小板及血浆凝血因子的治疗　解除高危因素,输新鲜血、新鲜血浆及纤维蛋白原、血小板悬液等。

5.溶栓治疗　DIC 病理过程的中心就是血管内凝血导致的微循环障碍、血栓形成、多数采用药物溶栓,如尿激酶、链激酶、双链酶等。对大血管的脑栓塞、脑静脉栓塞、静脉窦栓塞,可以择例行血管内介入治疗。

九、下肢静脉血栓及肺栓塞

【原因】

1.重患长期卧床、下肢低位、缺少活动、血流缓慢、血液黏稠度增高。

2.颅脑疾病并发下肢静脉曲张。

3.颅脑疾病并发糖尿病。

4.颅脑疾病并发动脉硬化、高血脂、冠心病、心律失常，肥胖症。

5.长期静脉置管治疗，引起静脉炎。

6.高龄患者有静脉炎、静脉血栓、肺栓塞病史者。

【预防与治疗】

1.静脉置管不要超过 7～10 天。

2.严密观察置管部有否感染、定期消毒、消炎治疗。

3.静脉输液避免同一静脉反复穿刺，尤其使用高渗、具有刺激性的药物时，要保护静脉，避免药物外渗。

4.对不明原因的下肢疼痛、肿胀，要及时查明原因。

5.卧床时，患肢抬高 20～30cm，促进静脉回流。轻微活动、禁止按摩，预防栓脂脱落，形成肺栓塞。

6.抗凝药物治疗期间要观察有无出血倾向，注意牙龈、皮下、黏膜，注射部位的出血。同时注意颅内出血、尿路出血、阴道出血。定期检查凝血功能。

7.低脂饮食、多饮水、保持大便通畅。防止增加腹压动作，如便秘、剧烈咳嗽，影响静脉回流、栓脂脱落。

8.严密观察有否胸闷、气短、呼吸困难，有否口唇发绀，亦压下等情况。

9.肢体肿胀减轻，局部疼痛缓解后，循序渐进离床活动。

10.正常情况下，颅脑手术后应鼓励患者早期床上、床下活动，指导肢体功能训练，防止下肢静脉血栓形成。

十、神经外科术后镇静与止痛

（一）概述

长期以来，危重的神经外科患者的术后镇静与疼痛问题一直存在着争议。对镇静剂的使用问题，神经外科学界更持谨慎态度，理由为：

1.使用镇静剂容易掩盖病情，对颅内出血不便观察。

2.镇静剂效果不佳，此类患者主动配合能力差。

3.剂量难以掌握，尤其是小儿和老年患者。

4.常有严重的副作用，如呼吸抑制及严重低血压等。

当然,在考虑给神经病理性疾病危重患者实施镇静时,一定要去除诱发焦虑、意识障碍、交感过度活跃的原发因素。此外,疼痛更是导致神经功能障碍的致命因素,尤其对于脑外伤的患者更是如此。所以对这些患者实施镇静的同时也要兼顾镇痛。

(二)神经外科危重患者镇静和镇痛的必要性

1.镇静的必要性　神经外科患者常因病情危重,需要监护治疗,接受多种有创操作及置入导管引流等,疼痛引起躁动和挣扎不利于病情控制而影响临床疗效,需使用镇静剂安定情绪、减轻疼痛或躁动。镇静,使患者保持安静,减少应激反应,有利于减少机械通气中因躁动引起的导管滑脱、气道损伤及气胸等并发症。所以说,很多情况下,一定程度的镇静和镇痛对于改善患者的舒适度和安全性实属必要。

2.镇痛的必要性　术后疼痛可引起机体交感神经活性增加并引起应激反应,尤其是对神经外科患者,可导致烦躁、血压升高及恶心、呕吐,这些都可能增加颅内出血的风险。颅脑手术后发生高血压的原因很多,疼痛是一个不容忽视的因素。疼痛刺激血压升高可引起脑血流量增加,继而导致脑动静脉分压差减小,引起过度灌注综合征,最终导致脑组织充血水肿,甚至颅内出血。

疼痛应激可刺激血管内皮细胞等分泌血管内皮素,使脑血管收缩造成脑缺血、缺氧,还能引起神经细胞内兴奋性氨基酸释放,促使钙离子(Ca^{2+})内流和氧自由基生成,从而加重术后的颅脑损伤。

术后疼痛还可促进体内各种促炎性细胞因子的释放,导致细胞肿胀和死亡,破坏 BBB,促进脑水肿形成;还可诱导其他大量炎症介质的表达,从而引起继发性颅脑损伤。

(三)神经外科镇静镇痛药物的选择

1.镇静药

静注药物选用的标准:①起效快,镇静作用强,镇静程度易控制;②对呼吸、循环功能影响小;③与其他药物无明显的相互干扰作用;④消除方式不依赖肝、肾或肺功能,具有多种体内代谢途径;⑤消除半衰期短、不蓄积;⑥价格低廉。

(1)丙泊酚:具有很强的催眠、镇静作用。起效快,苏醒亦快,几乎无药物蓄积,恶心呕吐的发生率低。镇静过程中有12%出现低血压,且见于首次注射后,避免输注过快(30～60秒),以减轻对心血管和呼吸功能抑制。建议对镇静＞6小时的患者,应拟定恰当的阶段性输注方案,避免短时间内大剂量＞6mg/(kg・h)或长时间使用,以防引起神经系统激惹和丙泊酚输注综合征(PIS)。其常用剂量为 5～50μg/(kg・min)。

副作用:注射痛,低血压,呼吸抑制,PIS,过敏等。故对危重患者应该严密监测离子、酸碱平衡状况,及时调整,减轻此药的副作用。

(2)苯二氮䓬类

地西泮:高度脂溶性,可以迅速从大脑分布到外周。抗癫痫治疗时,反复应用易致药物蓄积。镇静时每 30～60 分钟 2mg 静脉注射或每次 5～10mg 口服,一日 3～4 次。

咪达唑仑:此药的作用特点是起效快(1～1.5 分钟),维持时间短,剂量范围宽,治疗指数高,有顺行性遗忘作用。对循环和呼吸影响较小。根据需要每 5～30 分钟 0.5～1mg 静脉推注或者 0.07mg/kg 肌注。维持输注量:0.25～1.0μg/(kg・min)。

劳拉西泮：水溶性低，通过血-脑屏障时间长，单剂量注射时起效时间明显慢于咪达唑仑，其效能是咪达唑仑的 $4\sim7$ 倍，作用时间长。劳拉西泮不受年龄及肝功能障碍的影响，且给药方式灵活，可间歇和持续给药。用药方式：镇静时给予每 $1\sim2$ 小时 $0.25\sim0.5mg$ 静脉注射或 $2\sim4mg$ 口服，一日 $3\sim4$ 次。对于所有的苯二氮革类药，其静脉推注速度不得超过 $5mg/min$，小儿静脉注射要超过 3 分钟。

(3)异丙嗪(非那根)：有中枢催眠及镇痛作用，并能强化哌替啶的疗效。有显著的抗组胺及抗胆碱能作用，对于改善微循环有益，每次 $25\sim50mg$ 肌注。

(4)水合氯醛：为小儿常用的镇静剂。口服和直肠吸收均较快，因其刺激性大，常稀释给药。

(5)冬眠合剂：低温冬眠疗法是神经外科治疗中一项重要的辅助措施。

适应证：

• 严重感染引起的高热、惊厥。

• 中枢性高热。

• 严重的中毒性休克、创伤性休克及严重的烧伤。

• 重症脑外伤或其他重症脑病。

• 甲状腺危象。

• 高血压危象。

• 顽固性疼痛，如急性心肌梗死，一般措施不能止痛者。

• 高度精神紧张。

禁忌证：血容量不足的患者；肝肾功能严重损害者；严重的贫血。注意，神经外科烦躁患者在使用冬眠合剂时并发症较多，如体位性低血压、呼吸抑制、咳嗽反射减弱、呼吸道梗阻、意识障碍加深、延迟清醒、延长病程等。但这种镇静方法在需要长时间镇静、进行低温或亚低温治疗、不需要快速唤醒的患者中仍有较多应用。

(6)巴比妥类：为脂溶性，可迅速分布全身。具有镇静、催眠止痉，减少脑血流量，降低脑组织代谢率，抑制脑脊液生成等作用。对非占位性高颅压降低 ICP 作用明显，与低温疗法并用，效果佳，但需减少药量。

苯巴比妥：用作镇静时，$1\sim3m/kg$ 静脉注射或肌注。根据临床效应反复调整剂量；治疗癫痫持续状态时，可 $10\sim15$ 分钟给予 $15\sim20mg/kg$ 静脉给药。

硫喷妥钠：高度脂溶性、超短效药。静脉注射后立即分布到脑但反复应用仍可在脂肪蓄积。最后经肝肾脑等组织进行生物转化，最后以无活性的代谢物经肾脏排出。$1\sim5mg/kg$ 的剂量往往能产生维持 $5\sim10$ 分钟的降低 ICP 作用。

戊巴比妥：常作为治疗痉挛性癫痫的首选药物。其可降低的脑的代谢和脑血流，进而降低颅内压。静脉负荷剂量 $3\sim30mg/kg$，维持输注 $1\sim2mg/(kg\cdot h)$。

巴比妥类副作用：低剂量时，对血压轻微影响，或没有影响。大剂量时则可能需要血管活性药或正性肌力药以维持心血管的稳定。其他尚有导致支气管痉挛、血管性水肿、呛咳、屏气、喉痉挛等副作用。联合用药时需调整相关药物的剂量。

(7)α-受体激动剂：有很强的镇静、抗焦虑作用，且同时具有镇痛作用，可减少阿片类药物的用量。其亦具有抗交感神经作用，可导致心动过缓和（或）低血压。可乐定用药的反跳性高血压反而会加重脑损伤和颅内高压。故长期用药后应逐渐减量。

右旋美托嘧啶是 α-受体的高选择性激动药，是目前唯一兼具镇静与镇痛作用的药物，同时它没有明显心血管抑制及停药后反跳。可单独应用，也可与阿片类或苯二氮草类药物合用。长期应用，可以导致肾上腺皮质激素受抑制、恶心、呕吐、发热、口干、焦虑，房颤。此药可以诱发心动过缓和低血压。大剂量给予，却可能导敛反常的一过性的高血压。对于行经蝶骨垂体瘤切除的患者，右旋美托嘧啶对 ICP 的影响较小，但却因为降低全身血压而改变民脑灌注。

用法：1μg/kg 静脉注射，注射时间大于 10 分钟。对于 NSU 的患者剂量可以从 0.2～0.7μg/(kg·h)追加。同时根据肝肾功能调整用药剂量和方案。

（8）抗谵妄药：在伴有肺部疾病、谵妄、意识障碍、焦虑、甚至有暴力倾向的患者，可作为首选药。

氟哌利多：0.625～2.5mg 静脉注射，追加剂量不应超过每 2～4 小时 0.625～1.25mg，起效时间 1～3 分钟。作用时间为 2～12 小时不等。氟哌利多对 ICP 的影响较小，可降低 CPP，其机制可能为全身血管扩张所致。

氟哌啶醇：是治疗谵妄常用的药物。高脂溶性，有效半衰期往往很长。可以静脉内给予 0.5～5.0mg 负荷量。临床使用氟哌啶醇的方式通常是间断静脉注射。氟哌啶醇半衰期长，对急性发作谵妄的患者需给予负荷剂量，以快速起效。副作用：氟哌利多和氟哌啶醇常由于抑制胆碱能神经的效应而引起一系列并发症，如思维模糊；锥体外系症状（EPS）；室性心律失常，既往有心脏病史的患者更易出现此类副作用；此外还可抑制肠蠕动，导致尿潴留等。

2.镇痛药

（1）阿片类药

芬太尼：不宜用于维持镇痛。其镇痛效价是吗啡的 100～180 倍，静脉注射后起效快，由于迅速向周边室再分布，故分布半衰期相对较短，约 30～60 分钟，对循环的抑制较吗啡轻；但其清除半衰期较吗啡显著延长，重复用药后可导致明显的蓄积和延时效应。血流动力学影响小，故适合合并心血管病的人应用。快速静脉注射芬太尼可引起咳嗽胸壁、腹壁肌肉僵硬而影响通气，使用时应注意。用法：每 30～60 分钟 12.5～50μg 静脉注射，或者持续输注(0.01～0.03μg/(kg·min)或 25～50μg/h，负荷量可用可不用。每 15～30 分钟根据临床效应调整注药速度。

瑞芬太尼：新的短效阿片受体激动剂，可用于短时间镇痛的患者，也常采用持续输注。静脉负荷剂量 0.5～1.0μg/kg，注射时间应大于 30 秒，以后 0.05～0.1μg/(kg·min)持续输注。瑞芬太尼不依赖于肝肾功能代谢。对呼吸有抑制作用，但停药后 3～5 分钟恢复自主呼吸，长时间应用可能以生痛觉过敏。

舒芬太尼：镇痛作用约为芬太尼的 5～10 倍，作用持续时间为芬太尼的 2 倍，镇痛效果好。

吗啡：价格低廉，镇痛作用强，静脉注射 15～20 分钟起效，消除半衰期 90～120 分钟，负荷量 0.05mg/kg，维持量 4～6mg/h。吗啡可引起组胺释放，致低血压和支气管痉挛。对低血容量患者，神经安定类药的合用往往产生更严重的低血压；在肝、肾能不全时其活性代谢产物可造成延时镇静和副作用加重。吗啡的代谢物与癫痫也有关，且吗啡消除半衰期长达 15～20 小时时,故已经不被推荐于 NSU 应用。

阿片类药对于颅内压一般没有影响,但是由于肌阵挛和呼吸抑制,可产生二氧化碳蓄积,导致颅内高压。

阿片类的逆转:纳洛酮。应避免超射现象如心动过速和苏醒期躁动,加重颅内出血和颅内高压、或心肌梗死。给药应小剂量开始。

阿片类镇痛药的副作用:呼吸抑制;尿潴留、胃肠道低动力性锥体外系症状;瘙痒;对痛觉的敏感度下降导致长期卧床的患者可发生压力性溃疡。

可待因:一直是神经外科患者常用的术后镇痛药物,由于直接静

脉注射有导致心血管虚脱的危险,所以一般采用肌内注射。

(2)曲马朵:通过抑制痛觉下行抑制通路中的神经递质 5-羟色胺(5-HT)和去甲肾上腺素(NE)的再摄取而发挥镇痛作用。治疗剂量无呼吸抑制及心血管不良反应。对颅内压(ICP)和脑灌注压(CPP)都无影响。

总之,对于神经外科的镇痛和镇静药要求个体化,同时要选用短效、半衰期短的药物,以便对神经系统进行评估、同时要严密监测呼吸、心血管功能、颅脑的功能等。

(刘春雷)

第九章　颅脑损伤

第一节　颅脑损伤的诊断

一、颅脑损伤的分类

【按照损伤部位与性质分类】

（一）头皮损伤

1.头皮挫裂伤。

2.头皮血肿。

3.头皮撕脱伤。

（二）颅骨损伤

1.颅盖骨骨折。

2.颅底骨折。

（三）脑的损伤

1.原发性脑损伤

（1）脑震荡。

（2）脑挫裂伤。

（3）原发性脑干损伤。

（4）下丘脑损伤。

（5）弥漫性轴索损伤。

2.继发性脑损伤

（1）脑水肿。

（2）颅内血肿

1）硬膜外血肿。

2）硬膜下血肿。

3）脑内血肿。

【解剖分类法】

颅脑损伤的解剖分类法,包括颅骨骨折、脑膜损伤和脑实质损伤。

(一)颅骨骨折

按照骨折线情况分为线形骨折、凹陷骨折、粉碎性骨折、穿入性骨折四类,还有一种特殊的骨折形式是颅缝哆开或者称为颅缝分离,归属于线形骨折范围。在儿童还有特殊的生长性颅骨骨折和分离性线状骨折两种特殊形式,但比较少见。

按照部位分为颅盖骨折、颅底骨折。

按照是否和外界相通分为开放性颅骨骨折和闭合性颅骨骨折。开放性颅骨骨折是指和外界空气相通,位于颅底的开放性骨折,通过颅底部的孔、腔等自然通道和外界相通,一般称为内开放损伤。骨折线经咽鼓管(鼓膜未破裂)依然是内开放性骨折。

颅盖的开放性骨折并非和硬脑膜的破损相关,头皮完整不和外界相通,仍然归类于闭合性骨折类型。但一般如果颅底骨折同时硬脑膜破裂,即使和外界不相沟通,临床也多诊断为内开放性颅脑损伤。

(二)脑膜损伤

脑膜损伤主要引起出血。

1.硬脑膜外出血 硬脑膜外出血(EDH)以颞部较多见。多由于创伤局部或颞骨骨折导致脑膜中动脉撕裂出血所致。血肿常引起颅骨与局部硬脑膜分离,压迫局部脑组织,形成平整而边界不清的压迹。典型的临床表现是患者在因创伤所致的短时意识丧失后,有 6～8 小时的清醒期,随着血肿的形成和发展,患者再次陷入进行性昏迷状态。患者常因脑疝、呼吸衰竭死亡,因此应及时确诊并进行手术处理。

2.硬脑膜下出血 硬脑膜下出血(SDH)多因桥静脉(连接脑皮质和上矢状窦)撕裂所致,因此出血位置多在大脑背侧部,在硬脑膜和蛛网膜之间。血肿大小与机体的凝血功能和出血的次数等有关。由于血肿直接压迫脑组织,致使局部大脑受压的压迹凹陷呈不规则状,轮廓分明。

急性硬脑膜下血肿可伴有脑挫伤或撕裂。临床症状出现较缓慢,有不同程度的意识障碍。其后果取决于出血程度及局部脑损伤等因素。慢性硬脑膜下血肿常发生在轻微脑损伤后,多见于具有脑萎缩的老年人。起病缓慢,往往血肿发展至相当体积后才出现症状,可表现为精神错乱,注意力不集中,偶可出现癫痫和缓慢进行的昏迷。血肿表面有起源于硬脑膜的肉芽组织包围。轻微损伤又可使其中的毛细血管破裂导致少量出血,这种出血和机化的过程可反复进行,使肉芽组织机化呈层状增厚,并使血肿进行性增大。未经治疗者多死于因颅内压增高所致的脑损害。

3.蛛网膜下腔出血 蛛网膜下腔出血(SAH)可伴发于脑挫伤,也可单独存在。通常出血范围有限,少数可为广泛、弥漫的出血。如果广泛弥漫的蛛网膜下腔出血、机化,可引起脑积水。

(三)脑实质损伤

脑实质损伤有下列几种。

1.脑震荡　脑震荡是头部创伤后暂时性意识丧失,其发生可能与中脑旋转所致网状系统一过性功能障碍有关,一般无明显的结构变化。必须指出的是,临床医生单凭症状作出脑震荡的诊断须相当慎重。不少有脑震荡脑史的患者,在其尸检时可发现程度不同的脑挫伤。

2.脑挫伤　脑挫伤和裂伤是最常见的局限性脑损伤。脑损伤发生在直接受外力冲击之处称为冲击伤,发生在其对侧者称为对冲伤。后者的发生与脑在受损过程中的旋转和位移有关。对冲伤易发生在额叶、颞叶,而枕叶甚少见,此与颅底不规则骨性粗糙面有关。脑挫伤多累及脑回之冠,脑沟深部大多完好。病变呈楔形,底朝表面,尖端位于深层。局部软脑膜和皮层全层坏死(皮质分子层坏死是与脑梗死相区别的特征),并伴皮层血管撕裂出血。挫伤灶最后由增生的星形胶质细胞和由软脑膜成纤维细胞增生形成的纤维胶质瘢痕加以修复,病灶和硬脑膜粘连。

3.脑裂伤　脑裂伤乃由头部重度钝器伤造成,除脑皮质外病灶还累及深部脑组织。

4.弥漫性轴索损伤　弥漫性轴索损伤患者在颅脑损伤后即出现深昏迷和植物状态。肉眼观脑无明显病变。镜下,轴突广泛肿胀,以大脑白质、胼胝体和脑干上部最为显著。继之出现髓鞘变性、灶性出血坏死和小胶质细胞增生。本病的发病机制可能与加速或减速过程中对脑造成的剪切力损伤轴突有关。本病多见于汽车车祸,约有 20%患者经治疗可恢复正常意识。

5.脑出血　损伤性脑出血常伴发于脑挫伤、撕裂伤和急性轴突损伤。一般为点状或灶性出血。如大血管撕裂则可导致大出血或血肿形成。

【临床分类法】

急性闭合性颅脑损伤的临床分型是一个重要而复杂的课题,多年来一直缺乏世界通用的统一分型体系,给有关颅脑损伤的科学研究和临床工作造成了相当的困难,也影响了相关的国际学术交流。1960 年我国首次制定了"急性闭合性颅脑损伤的分型"标准,并于 1964 年和 1978 年两次进行修订,该标准参照前苏联的临床病理分型体系,为我国在颅脑损伤工作中统一标准、促进学术交流做出了重要贡献。1974 年和 1976 年英国格拉斯哥大学的 Jennett 及 Teasdale 等提出格拉斯哥昏迷评分法,以此为基础对急性颅脑损伤进行分型。该评分法尽管存在一些不足之处,但很快被各国学者接受并推广应用至今,大大方便了国际学术交流。

（一）临床应用分类

该方法主要应用于临床诊断,以颅脑损伤部位和损伤的病理形态改变为基础。首先根据损伤部位分为颅伤和脑伤两部分,二者又分为开放性和闭合性损伤。脑损伤依据硬脑膜是否完整,分为开放性颅脑损伤和闭合性颅脑损伤。前者的诊断主要依据是硬脑膜破裂,脑脊液外流,颅腔与外界交通。颅底骨折合并脑脊液漏者又称之为内开放性脑损伤。闭合性脑损伤又可以分为原发性和继发性两类。

（二）根据病情轻重分类

临床应用分型只能对颅脑损伤患者进行受伤部位和病理类型做出诊断和分型,而无法对患者病情的轻重进行判断。我国于 1960 年首次制定了"急性闭合性颅脑损伤的分型"标准,按昏迷时间、阳性体征和生命体征将病情分为轻、中、重 3 型,经两次修订后已较为完善,已成为国内公认的标准。

1.轻型

(1)伤后昏迷时间 0～30 分钟;

(2)有轻微头痛、头晕等自觉症状;

(3)神经系统和 CSF 检查无明显改变。主要包括单纯性脑震荡,可伴有或无颅骨骨折。

2.中型

(1)伤后昏迷时间 12 小时以内;

(2)有轻微的神经系统阳性体征;

(3)体温、呼吸、血压、脉搏有轻微改变。主要包括轻度脑挫裂伤,伴有或无颅骨骨折及蛛网膜下腔出血,无脑受压者。

3.重型

(1)伤后昏迷 12 小时以上,意识障碍逐渐加重或再次出现昏迷;

(2)有明显神经系统阳性体征;

(3)体温、呼吸、血压、脉搏有明显改变。主要包括广泛颅骨骨折、广泛脑挫裂伤及脑干损伤或颅内血肿。

4.特重型

(1)脑原发损伤重,伤后昏迷深,有去大脑强直或伴有其他部位的脏器伤、休克等;

(2)已有晚期脑疝,包括双侧瞳孔散大,生命体征严重紊乱或呼吸已近停止。

(三)根据昏迷程度分类(GCS)

1.概念　一般常听到的昏迷指数指的就是"格拉斯哥昏迷评分"(GCS),是由格拉斯哥大学的两位神经外科教授 Graham Teasdale 与 Bryan J.Jennett 在 1974 年所发表。起初是为了评估头部外伤患者的状态及预后而定的,之后则被广泛地运用于任何有意识变化的患者,例如:头部外伤、脑血管障碍(脑卒中)等。以往在描述意识状态的时候可能会用昏迷、半昏迷、痴呆等词来形容,不过不同的人用词的定义不同,往往会造成沟通的困难,使用昏迷指数的好处在于用"分数"作为意识状态的判定,使每位医护人员看到分数后可以客观地大概了解患者的昏迷程度,并可作后续的追踪和评估。

2.评估方法　测定时要保持室内安静,患者取仰卧位,暂停心电监护和床边治疗(输液不停),测定时刺激强度与部位应相对固定,言语尽量适中,并尽量用患者能够听懂的话。

GCS 的评估有三个方面,三个方面的分数相加的总和即为昏迷指数。记述以 E、V、M 三个方面:

睁眼反应

4 分:自然睁眼

3 分:呼唤会睁眼

2 分:有刺激或痛楚会睁眼

1 分:对于刺激无反应

C 分:因肿胀睁不开眼

说话反应

5 分:说话有条理

4 分：可应答，但有答非所问的情形

3 分：可说出单字

2 分：可发出声音

1 分：无任何反应

E：气管内插管无法正常发声

T：气管切开无法正常发声

运动反应（M）

6 分：可依指令动作

5 分：施以刺激时，可定位出疼痛位置

4 分：对疼痛刺激有反应，肢体会回缩

3 分：对疼痛刺激有反应，肢体会弯曲

2 分：对疼痛刺激有反应，肢体会伸直

1 分：无任何反应

3.昏迷程度判定昏迷程度以 E、V、M 三者分数相加总和来评估，正常人的昏迷指数是满分 15 分，昏迷程度越重者的昏迷指数分数越低。

轻度昏迷：13～14 分

中度昏迷：9 分到 12 分

重度昏迷：3 分到 8 分

低于 3 分：因插管气切无法发声的重度昏迷者会有 2T 的评分。

注：

（1）将三类得分相加，即得到 GCS（最低 3 分，最高 15 分）。选评判时的最好反应计分。注意运动评分左侧、右侧可能不同，用较高的分数进行评分。改良的 GCS 应记录最好反应/最差反应和左侧/右侧运动评分。

（2）一般来说，GCS 只适用于成年人，由于婴幼儿语言表达能力的限制，因此关于儿科的昏迷指数有所修正：

1）用言语反应判定：2～5 岁。

5 分：微笑，声音定位，注视物体，互动

4 分：哭闹，但可以安慰，不正确互动

3 分：对安慰异常发音，呻吟

2 分：无法安慰

1 分：没有语言反应

2）用言语反应判定 5 个月。

5 分：微笑或动作适当

4 分：哭闹，但可以安慰

3 分：长时间的不当躁动和（或）尖叫

2 分：打呼噜或躁动不安

1 分：无语言反应

(3)1976 年重新修订时,将重型中分出特重型(3~5 分)。这一分型已在国内外广泛应用,其优点是简明科学,易于掌握,便于临床应用,基本上能反映出脑损伤程度。不足之处是未能包括脑干反射和瞳孔大小及对光反射、眼球位置及活动、颅内压等内容。

4.GCS 对预后的判定。

(四)急性闭合性颅脑损伤分型的建议

此建议是在 1997 年 9 月天津召开的全国第二次颅脑损伤学术研讨会上提出的:

1.轻型

(1)伤后昏迷时间在 30 分钟以内,GCS/3~15 分。

(2)临床症状有伤后头痛头晕、恶心呕吐、逆行性健忘,神经系统检查无明显阳性体征,腰穿压力及 CSF 化验正常。

(3)CT 检查无异常发现。

2.中型

(1)伤后昏迷<12 小时,GCS/9~12 分。

(2)伤后症状有头痛、恶心呕吐、有或无癫痫,神经系统检查有肢体瘫痪及失语,有脑受压及生命体征改变。

(3)CT 检查可有局限性小出血及血肿,脑水肿,中线结构移位<3mm。

(4)腰穿压力中度增高,血性脑脊液。

3.重型

(1)伤后昏迷>12 小时,GCS/6~8 分。

(2)临床表现有偏瘫、失语或四肢瘫,有生命体征改变。

(3)CT 检查有蛛网膜下腔出血及颅内散在出血灶,血肿>60ml,脑池变窄或封闭,中线结构移位>3mm。

(4)腰穿压力显著增高>3.43kPa(350mmH$_2$O),脑脊液为血性。

4.特重型

(1)伤后昏迷>12 小时或持续昏迷,GCS/3~5 分。

(2)临床表现:发生脑疝在 3 小时以上,四肢瘫痪,脑干反射消失。

(3)CT 检查有蛛网膜下腔出血,颅内血肿或大面积梗死,环池封闭,中线结构移位>10mm。

(4)腰穿压力严重增高>4.9kPa(500mmH$_2$O),CSF 为血性。

(五)轻微型和轻型分类

1993 年 Stein 和 Ross 首次提出,将轻型颅脑损伤进一步分为轻微型和轻型,目的是将危险性增加的患者鉴别出来并给予有效处理,这样可以为很多国家减少严重的资源负担。

1.轻微型患者具备下述一个以上特点　①没有意识丧失或健忘;②GCS 为 15 分;③机敏反应和记忆力正常;④没有局灶性神经系统功能障碍,且没有可触摸到的凹陷性骨折。一般可以在告知有关颅脑损伤注意事项后,准其回家。但应收住院的适应证为:有颅脑以外损伤;年龄很小或很大;家中没有可靠的照看人;有潜在严重的内科性疾病需要治疗等。

2.轻型患者具备下述一个以上特点　①小于 5 分钟的短暂意识丧失;②对出事情况有健

忘;③GCS 为 14 分;④机敏反应和记忆力受损;⑤可触摸到凹陷骨折。轻型患者都应迅速获取 CT 扫描结果。CT 扫描未见颅内病变且没有其他住院适应证时,告知患者有关颅脑损伤注意事项后,可准回家;CT 扫描发现颅内病变,或还有上述住院适应证时,应迅速进行是否手术的评价。另外还特别提出,住院时 GCS 为 13 分的患者,都应按中型颅脑损伤处理收住院,因为这些患者中,有 40%CT 扫描可见颅内异常,约 10%需神经外科手术。

(六)轻型和高危性轻型颅脑损伤分类

1997 年 Hsiang 等同其他学者一样,进一步提出将原来认为的轻型颅脑损伤再分为两型:轻型和高危性轻型颅脑损伤。

1.轻型颅脑损伤　GCS 为 15 分,头颅 X 线检查无骨折。

2.高危性轻型颅脑损伤　包括 GCS 为 13 和 14 分所有患者,以及 GCS 为 15 分中头颅 X 线检查有骨折者。按这种新分类,前者没有接受任何手术处理(包括 ICP 监测器的安置和开颅血肿清除术);而后者约 10%接受了手术。用 X 线检查有无头颅骨折更切合实际。

【医学分级】颅脑损伤在医学上共分三个等级:

1.一级　称为颅脑损伤Ⅰ级,即轻度颅脑损伤。指受伤当时有昏迷,昏迷时间在 30 分钟以内,且颅脑螺旋 CT 多次扫描均无异常发现者。

临床上根据其表现,又人为划分 3 级:

1 级——轻型脑震荡;

2 级——中型脑震荡;

3 级——重型脑震荡:一般轻型无后遗症表现,中型及重型脑震荡者依据个体差异可有程度不同的后遗症表现(即颅脑损伤后综合征范畴),如:头痛、头晕、恶心、呕吐、记忆力下降、甚至智力下降等。以上表现可为连续性或间断性发作,且长期不能完全缓解。一般颅脑损伤Ⅰ级即应系统治疗,以防后遗症发生。

2.二级　称为中度颅脑损伤。指当时有昏迷,昏迷时间大于 30 分钟,而小于 1 小时,颅脑螺旋 CT 检查提示有出血或水肿区者。这一级一定要住院正规治疗,因出血可能随时会有变化,导致转为重度颅脑损伤,甚至死亡。视情况而决定是否手术治疗,一般常规药物治疗,严密观察病情变化。

3.三级　称为重度颅脑损伤。指昏迷时间大于 1 小时以上甚或持续昏迷,伴生命体征紊乱,颅脑螺旋 CT 检查提示有出血或水肿或脑干区低密度影像(脑干损伤)。这一类患者死亡率较高,如脑干损伤,死亡率可达 50%或以上。治疗方法同中度颅脑损伤。

一级内也包括脑震荡伴颅底骨折者。颅底骨折表现最多见前、中颅底骨折,需抗感染治疗,防止颅内感染死亡。颅脑损伤每级均有 GCS 标准。

(一)轻型颅脑损伤

1.基本条件

(1)GCS15 分。

(2)意识程度:清醒,有时嗜睡(小儿多见)。

(3)颅内压检测:199~80mmH$_2$O。

2.定位、临床表现及CT影像特点

(1)轻型脑挫裂伤

临床表现:清醒有时嗜睡、头痛、头昏等。

CT影像特点:脑内有小片状混杂密度。

(2)轻型颅内血肿(硬膜外、硬膜下、颅内)。

临床表现:无任何不适或轻度头痛。

CT影像特点:幕上血肿量9ml以下,幕下血肿量2ml以下。

(3)轻型外伤性蛛网膜下腔出血

临床表现:无不适或轻度头痛。

CT影像特点:纵裂后半有出血。

(4)轻度大脑镰疝

临床表现:无不适或轻度头痛。

CT影像特点:中线移位3mm以下。

(5)颅骨线形骨折

临床表现:无不适或轻度头痛。

CT影像特点:示线形骨折。

(6)轻型头皮血肿

临床表现:可查到小的头皮血肿4cm以下(帽状鞘膜下、骨膜下、头皮血肿)。

CT影像特点:头皮肿胀右径4cm以下。

(7)头皮挫裂伤或切割伤

临床表现:面部裂伤2.9cm以下,头皮裂伤4.9cm以下。

CT影像特点:头皮肿胀。

(8)脑震荡

临床表现:原发昏迷,逆行健忘等。

CT影像特点:未见异常。

(二)中型颅脑损伤

1.基本条件

(1)GCS/9~14分。

(2)意识程度:烦躁→嗜睡→清醒。

(3)颅内压监测:200~350mmH$_2$O。

2.定位、临床表现及CT影像特点

(1)中型脑挫裂伤

临床表现:烦躁、嗜睡、清醒,有时有定位体征。

CT影像特点:脑挫裂伤明显,面积限于一个脑叶。

(2)中型颅内血肿(硬膜外、硬膜下、颅内)

临床表现:颅内压增高表现:头痛、呕吐、视乳头水肿。

CT 影像特点:幕上血肿量 10~30ml,幕下血肿量 3~10ml。

(3)中型外伤性蛛网膜下腔出血

临床表现:脑膜刺激征(+)。

CT 影像特点:纵裂全程出血,侧裂单侧少量出血等。

(4)中型大脑镰疝:CT 影像特点:中线移位 4~9mm。

(5)单侧前颅凹骨折

临床表现:单侧熊猫眼。

CT 影像特点:线形骨折,眶部骨折等。

(6)粉碎型、凹陷型颅骨骨折

临床表现:骨折处有头皮挫裂伤,有压痛或血肿。

CT 影像特点:粉碎或凹陷型骨折。

(7)头皮大血肿

临床表现:头皮可触及 5cm 以上骨膜下血肿或帽状鞘膜下血肿。

CT 影像特点:切线位侧出直径>5cm。

(8)头皮开放损伤大于 5cm,面部损伤大于 3cm 挫裂伤或切割伤

临床表现:颅骨可有损伤,但无脑管液漏出。

CT 影像特点:可有骨折,软组织肿胀等。

(三)重型颅脑损伤

1.基本条件

(1)GCS/6~8 分。

(2)意识程度:朦胧,烦躁—浅昏迷。

(3)颅内压监测:350~499mmH$_2$O。

2.定位、临床表现及 CT 影像特点

(1)重型脑挫裂伤

临床表现:朦胧烦躁→浅昏迷,一般有神经系统障碍定位体征的表现。

CT 影像特点:双侧脑挫裂伤,一侧两个脑叶以上挫裂伤。

(2)无昏迷的原发脑干损伤

临床表现:朦胧烦躁,有脑干损伤体征及交叉瘫。

CT 影像特点:环池、四叠体池受压消失等,个别患者出现四脑室缩小的表现。

(3)重型颅脑血肿(硬膜内、硬膜下、颅内血肿)

临床表现:颅内压增高的表现。

CT 影像特点:幕上血肿量 31~79ml,幕下血肿量 11~19ml。

(4)重型蛛网膜下腔出血

临床表现:明显脑膜刺激症。

CT 影像特点:双侧或单侧裂池出血及下腔出血(纵裂)。

(5)重型大脑镰疝:CT 影像特点:中线移位 10~15mm。

(6)内开放型颅脑损伤

临床表现:脑脊液耳漏,鼻漏,双侧熊猫眼。

CT影像特点:颅内积气,颅底或颅骨骨折。

(7)开放型颅脑损伤

临床表现:脑组织外漏颅外,颅骨缺损或粉碎,头皮哆开。

CT影像特点:颅内积气,颅骨粉碎,脑组织外漏头皮肿胀等。

(8)头皮撕脱伤。

(四)特重型颅脑损伤

1.基本条件

(1)GCS3～5分。

(2)意识水平:浅昏迷→昏迷→深昏迷。

(3)颅内压测定500mmH$_2$O以上。

2.定位、临床表现及CT影像特点

(1)原发性脑干损伤

1)中脑及脑桥以上损伤

临床表现:瞳孔时大时小,浅昏迷以上,双侧锥体系征(＋)。

CT影像特点:环池、四叠体池受压、消失及出血。

2)脑桥下部、延髓损伤

临床表现:瞳孔极度缩小,高热,生命体征变化,以呼吸变化常见。

CT影像特点:小脑幕区出血,四脑室变小或消失。

(2)下丘脑损伤。

临床表现:体温过高,过低,应激性溃疡,尿崩症等。

CT影像特点:小脑幕区出血,鞍上室变小或消失。

(3)小脑幕裂孔疝

临床表现:同侧瞳孔散大对侧肢体偏瘫为最常见。

CT影像特点:中线移位,腔室不对称,环池、四叠体池受压或消失。

(4)枕骨大孔疝

临床表现:生命体征变化呈现"二慢一高",呼吸变化是疝前期变化的主要观察项目,临床要高度重视。本人推荐:后颅窝颅内压监护可靠,可使用之。

CT影像特点:后颅窝高压表现:亨氏区消失,四脑室变小或消失。如果有前后两张片对照,表现更明显。

(5)弥漫性脑肿胀:以颅内压监护为主,CT检查为辅。

临床表现:颅内压逐渐增高表现:出现"二慢一高",瞳孔逐渐散大等。

CT影像特点:脑室变小,脑沟脑裂消失,皮层下小出血点等。

(6)特重型颅内血肿(包括硬膜外、硬膜下及腔内血肿)

临床表现:颅内压增高及脑疝表现(镰下疝、小脑幕疝或枕大孔疝)。

CT影像特点:幕上血肿量超过80ml以上,幕下血肿量超过20ml以上。

(7)特重型蛛网膜下腔出血(包括脑室内出血):CT影像特点:脑室出血,环池、四叠体池、鞍上池出血等。

(8)特重型大脑镰疝:CT 影像特点:中线移位 16mm 以上。

(9)特重型内开放性颅脑损伤(包括失血性休克):临床表现:口鼻喷出大量脓血性脑脊液,很快出现休克,抢救不及时数小时内死亡。

(10)特重型开放性颅脑损伤

临床表现:脑组织外溢,生命体征明显变化者。

CT 影像特点:粉碎性颅骨折、颅内积气、脑组织外溢及脑挫裂伤等。

(11)继发性脑干损伤(上段型-下段型)

临床表现:昏迷程度逐渐加深,脑干症状由上向下进展,最后呼吸停止死亡。

CT 影像特点:环池、四叠体池受压或消失,最后出现四脑室缩小或消失。

二、颅脑损伤的症状与体征

颅脑损伤后,由于不同病例的致伤机制、受伤部位、伤情轻重、就诊时机等因素的不同,临床表现差异较大,如考虑到继发性颅脑损伤的存在,则病情更为复杂。本节只介绍伤后常见的症状体征,既包括神经系统本身的异常情况,也描述继发于颅脑损伤的全身系统性改变。

(一)意识障碍

意识障碍是颅脑损伤患者伤后最为常见的症状,伤后立即出现的意识障碍通常被称为原发性意识障碍。如患者伤后存在一段时间的清醒期,或原发性意识障碍后意识一度好转,病情再度恶化,意识障碍又加重,称为继发性意识障碍。原发性意识障碍通常由原发性颅脑损伤所致,其病理生理机制为广泛皮质损伤、弥漫性轴索损伤。以往认为,脑干损伤是导致持续原发性意识障碍的主要原因;现在许多学者认为,单纯脑干损伤所致意识障碍远较弥漫性轴索损伤为少见,多数所谓的脑干损伤只是弥漫性轴索损伤的一部分。继发性意识障碍的出现往往提示颅内继发性损伤的发生,包括脑水肿、脑缺血及全身系统性并发症的存在,但颅内血肿却是继发性意识障碍的最常见原因。典型的意识障碍-清醒-意识障碍病程,提示硬膜外血肿的存在,而对于硬膜下血肿来说,由于通常伴有较重的脑损伤,故中间清醒期不明显,但有些病例通过仔细观察可以见到意识障碍-好转-再次加重的病情变化,此时应及时行 CT 检查,以免延误治疗。

不同程度的意识障碍往往预示伤情的轻重程度.而意识障碍程度的变化又提示病情好转或恶化。因此,了解不同程度意识障碍的表现非常重要。

根据意识障碍的程度,可以由轻到重分为 4 级:①嗜睡:表现为对周围刺激的反应性减退,但患者可被唤醒,能基本正确地回答简单问题,停止刺激后很快又入睡。各种生理反射和生命体征正常。②昏睡:对周围刺激的反应性进一步减退,虽能被较响的言语唤醒,但不能正确回答问题,语无伦次,旋即又进入昏睡。生理反射存在,生命体征无明显改变。③浅昏迷:失去对语言刺激的反应能力,但疼痛刺激下可有逃避动作,此时浅反射通常消失,深反射减退或消失,生命体征轻度改变。④深昏迷:对外界的一切刺激失去反应能力,深浅反射消失,瞳孔对光反射迟钝或消失,四肢肌张力极低或呈强直状态,生命体征也出现紊乱,患者病情危重,预后不良。

（二）头痛和呕吐头

痛一般见于所有神志清楚的颅脑损伤患者，可以由头皮或颅骨损伤所致，也可由颅内出血和颅内压增高引起。头痛可为局限性的，通常多见于外力作用部位，是由于局部组织损伤及其继发的炎症反应造成的；也可为弥漫性的，常由于脑组织损伤或颅内压增高所致。头痛与病情严重程度并无一定的关系。如患者诉头痛，但疼痛位置表浅而局限，且神志清楚，CT未见明显异常，通常是由于颅外组织创伤所致，除对症止痛治疗外，无须特殊处理。如患者全头剧烈胀痛，且逐渐加重，并伴有反复的呕吐，应高度警惕颅内血肿的发生。伤后早期呕吐可以由迷走或前庭结构受损伤引起，但颅内压增高是颅脑损伤患者伤后头痛的主要原因。反复的喷射性呕吐是颅内高压的特征性表现。

（三）瞳孔改变

瞳孔由动眼神经的副交感支和交感神经共同支配。伤后立即出现一侧瞳孔散大，对光反射消失，而患者神志清楚，可能为颅底骨折导致动眼神经损伤所致的动眼神经原发性损伤。若伤后双侧瞳孔不等大，一侧瞳孔缩小，对光反射灵敏，同时伴有同侧面部潮红无汗，眼裂变小（Horner综合征），在排除颈部交感神经受损的可能后，应考虑是否存在脑干的局灶性损伤。如双侧瞳孔缩小，对光反射消失，伴有双侧锥体束征和中枢性高热等生命体征紊乱症状，表示脑干受损范围较广，病情危重。如伤后头痛、呕吐加重，意识障碍逐渐加深，伴有一侧瞳孔逐渐散大，对光反射迟钝或消失，应考虑颅内血肿和小脑幕切迹疝的存在。若双侧瞳孔散大，对光反射消失，则已属于脑疝晚期。一般来说，患者清醒状态下，双侧瞳孔均等地扩大和缩小，而对光反射正常，并无病理意义。

（四）眼底改变

颅脑损伤后早期眼底改变不常见，如存在明显脑挫裂伤、蛛网膜下腔出血时，眼底检查可见到玻璃体下火焰状出血。当出现脑水肿、颅内血肿或脑缺血时，颅内压显著增高，可以见到双侧视盘水肿，表现为视盘生理凹陷消失或隆起，边界不清，动静脉直径比例<2：3。头痛、喷射性呕吐和视盘水肿是颅内压增高的表现。

（五）锥体束征

锥体束一部分发源于中央前回和旁中央小叶（第4区）的皮质运动神经元，另一部分起源于附加运动区（第6、7、8等区），它们的纤维聚集成束，经放射冠、内囊、大脑脚下行；部分在脑干终止于脑神经运动核，称为皮质脑干束。其余部分在延髓的锥体中交叉，下行于对侧脊髓侧索中，中止于不同节段的前角运动神经元，通常所称的锥体束即指该部分纤维。

锥体束行程中任何部位的损伤都会表现出锥体束征。位于中央前回的脑挫裂伤可以导致对侧肢体程度不等的瘫痪，如病变局限，可以只表现为单瘫，可伴有病理征（＋）。位于脑干部位的损伤，如部位局限，会引起对侧肢体完全瘫痪，病理征（＋）；如脑干广泛受损伤，则患者出现昏迷，伴有双侧肢体瘫痪，去大脑强直，双侧病理征（＋）。颞叶钩回疝发生早期，会出现典型的患侧瞳孔散大，对光反射消失，伴有对侧锥体束征阳性，对病情判断具有重要的提示作用，此时及时手术清除血肿，有可能使病情逆转。若双侧瞳孔散大、病理征（＋）、伴有发作性去大脑强直时,病变已属晚期。

(六)脑疝

脑疝是指颅内压增高后,颅内各腔室间出现压力差,推压部分脑组织向靠近的解剖间隙移位,引起危及患者生命的综合征。常见的有小脑幕切迹疝和枕骨大孔疝。

1.小脑幕切迹疝 　小脑幕切迹疝包括小脑幕切迹上疝(小脑蚓部疝)和小脑幕切迹下疝,最常见的为小脑幕切迹下疝(又称颞叶钩回疝)。正常情况下,颞叶内侧的结构靠近小脑幕缘,包括海马回、钩回、海马旁回(内侧为海马回和齿状回)。当出现幕上血肿或严重脑水肿时,幕上压力升高,推移小脑幕缘旁的上述结构向幕下移动,移动过程中压迫行经脚间池的动眼神经、同侧大脑脚和大脑后动脉,出现明显的临床症状。脑疝发生早期,由于动眼神经的副交感支位于神经表面,最先受累,表现为同侧瞳孔最初缩小,旋即扩大,对光反射迟钝或消失。随着脑疝进一步发展,同侧大脑脚受压,表现为对侧肢体偏瘫,病理征(+)。大脑后动脉受压,引起枕叶皮质梗死。由于中脑受压,影响网状结构上行激活系统功能,患者出现昏迷。脑疝晚期则表现为双侧瞳孔散大、固定、深度昏迷,伴有双侧病理征(+)和阵发性去大脑强直,脑干由于长期移位和受压,发生继发性损伤,患者生命体征出现紊乱。

2.枕骨大孔疝 　在压力差的作用下,小脑扁桃体向下移动,疝入枕骨大孔,形成枕骨大孔疝(TMH)。由于枕骨大孔前部容纳延髓,脑疝发生时小脑扁桃体向前挤压延髓,导致延髓腹侧的呼吸和心血管中枢受累,故小脑扁桃体疝病情发展较快,而意识障碍多不明显,临床上并无特殊表现和先兆,如突然发生呼吸衰竭,患者往往因抢救不及而死亡。因此,对颅后窝血肿患者,应适当扩大手术指征,并密切观察病情变化,最好在 ICU 病房中进行监护。

(七)全身性改变

颅脑损伤后,患者不仅表现为头痛、呕吐、意识障碍及局灶性神经功能缺损等中枢神经系统损伤的症状和体征,还会出现全身各器系官统的功能异常。临床上患者可以以脑部损伤表现为主,但严重颅脑损伤患者还可出现全身脏器功能紊乱,以致威胁生命。因此,在救治严重颅脑损伤患者时,一定要注意其全身情况,对可能出现的并发症做到早期预防、早期发现、及时治疗。颅脑损伤患者常出现的全身性功能紊乱包括生命体征的改变、水、电解质代谢紊乱、脑性肺水肿、应激性溃疡、凝血机制障碍等。

1.生命体征的改变 　脑外伤发生后,患者可暂时出现面色苍白、心悸、出汗和四肢无力等症状,此时监测生命体征,可以发现呼吸浅快、心动过速、节律异常、脉搏微弱、血压下降,如损伤程度不重,伤后半小时内上述症状体征都可以恢复正常。一般来讲,单纯颅脑损伤很少在伤后早期出现休克,否则应怀疑伴有其他脏器损伤如气胸、内脏大出血等情况。伤后早期生命体征紊乱,已经恢复正常,但随即出现血压升高、脉压加大、脉搏和呼吸变缓,说明存在颅内压进行性增高,应高度怀疑继发颅内血肿。脑干损伤后,呼吸、血压和脉搏等生命体征紊乱程度较重,持续时间较长,应予密切监护和治疗。脑的血供与脑血流量(CBF)有关,而 CBF 又与脑灌注压(CPP)成正比,与脑血管阻力(CVR)成反比。通常计算 CPP 用平均体动脉压(SAP)与颅内压(ICP)之差,故得出公式 CBF=CPP/CVR,也即 CBF=(SAP-ICP)/CVR。本公式说明,脑血流灌注与动脉血压关系密切。当颅脑损伤发生后,颅内压通常增高,此时如患者血压持续较低或伴有休克,将显著降低脑血流灌注,加重继发性颅脑损伤。

2.脑性肺水肿　脑性肺水肿可见于严重颅脑损伤患者。主要是由于创伤的直接作用，或颅内高压、脑水肿、脑缺血等因素的影响，导致下丘脑自主神经功能中枢功能障碍，主要为交感神经兴奋，大量儿茶酚胺类物质释放入血。肺血管对于儿茶酚胺反应较敏感，发生血管痉挛，同时周围血管收缩，肺血流量增加。在上述两方面因素作用下，发生急性肺水肿。临床上表现为急性起病，早期出现呼吸困难，伴有大量血性泡沫痰，肺部听诊可闻及双肺广泛的湿啰音，及时行胸片检查可以确诊。治疗原则应以支气管解痉治疗为主，不宜过分降低血压，以免加重脑缺氧；为观察神志改变，也不宜应用镇静剂。一旦出现本症，患者预后不良，死亡率很高。

3.应激性溃疡　应激性溃疡在重型颅脑损伤后发生率很高，其发病原因与脑损伤后下丘脑释放过多的儿茶酚胺和交感神经兴奋有关，在上述因素的作用下，胃十二指肠黏膜血管强烈收缩，抗酸能力减弱，黏膜缺血坏死，病理检查见到类似浅表性胃炎的表现。临床上表现为呕吐咖啡色胃内容物，如出血较迅猛，也可呕吐鲜血，同时伴有失血性休克。病理检查发现，严重颅脑损伤患者胃黏膜都存在不同程度的病变，因此，应常规对严重颅脑损伤患者给予抑酸药。一旦发生黏膜出血，应静脉输入强力抑酸药，并使用凝血酶和冰盐水进行胃内灌洗，同时纠正低血容量。

4.凝血机制障碍　根据文献报道，重型颅脑损伤后约半数患者可出现凝血机制障碍，但多为亚临床型。这是由于脑组织富含组织凝血活酶，伤后释放入全身循环中，通过外源性途径激活凝血机制并致级联反应。严重者表现为弥散性血管内凝血（DIC）。检查可见凝血时间和凝血酶原时间延长，以及血清纤维蛋白降解产物（FDP）水平增高。如能及时发现，并积极输注新鲜血浆及其他血液成分。

三、颅脑损伤的影像学诊断

【概述】

颅脑损伤的影像学诊断包括头颅平片（X线）、X线计算机体层摄影（CT）、磁共振成像（MRI）等。

头颅平片简单易行，可发现骨折，但不能了解颅内情况。CT能在一个横断解剖平面上，准确地探测各种不同组织间密度的微小差别，是观察骨、关节及软组织病变的一种较理想的检查方式。MRI是利用人体组织中氢质子在磁场中受到射频脉冲的激励而发生磁共振现象，产生磁共振信号，经过电子计算机处理，重建出人体某一层面图像的成像技术。磁共振具有多参数、多序列、多方位成像的特点，具有较高的软组织分辨力，目前已广泛用于人体各系统和各部位疾病的诊断。尤其是在中枢神经系统，MRI有其特有的优势，脑灰白质对比度明显优于CT，另外，由于无骨伪影干扰，后颅窝结构显示非常清楚。

X线摄片、CT、MRI可称为三驾马车，三者有机地结合，使当前影像学检查既扩大了检查范围，又提高了诊断水平。对于颅脑损伤的检查，三者各具优势，选择好适应证且有机结合，可以对颅脑损伤患者做出准确的诊断。

近些年来，PET-CT、PET-MRI以及脑磁图的临床应用，对于脑外伤后并发症及远期功能性改变亦具有判断价值。

【X线计算机体层摄影】

（一）CT 图像特点

1.CT 图像是人体断面图像，通常是以横断面图像为主，解剖结构清晰，无影像重叠。为了显示整个器官，需要多个连续的层面图像。此外，通过 CT 设备上图像重建程序的应用，还可重建冠状面及矢状面图像，能够更好地观察细微结构及病变。

2.CT 图像是由一定数目不同灰度的像素按矩阵排列所构成。像素是构成 CT 图像的最小单位，其黑白度反映该像素的 X 线吸收数值。不同 CT 装置所得 CT 图像的像素大小及数目不同。大小可以是 1.0mm×1.0mm，0.5mm×0.5mm 不等；数目可以是 256×256，即 65536 个，或 512×512，即 262144 个不等。像素越小，数目越多，构成图像越细致，即空间分辨力高。CT 图像的空间分辨力不如 X 线图像高。

3.CT 图像是以不同的灰度来表示的，反映器官和组织对 X 线的吸收程度。因此，与 X 线黑白图像一样，CT 影像的黑白代表密度的高低。CT 图像上的黑影表示低密度区，如肺组织；白影表示高密度区，如骨骼。但是 CT 的密度分辨力远高于 X 线，可区分密度差异极小的不同组织结构，这是 CT 的突出优点。所以，CT 可以更好地显示由软组织构成的器官，如脑、脊髓、纵隔、肺、肝、胆、胰以及盆部器官等，并在良好的解剖图像背景上显示出病变的影像。

（二）CT 在颅脑损伤诊断中的临床应用

CT 扫描可准确显示出颅脑损伤的病理变化，且安全无损伤、无痛苦，能对患者的预后做出评估，对提高颅脑损伤的诊治水平起着十分重要的作用。目前，CT 是诊断颅脑损伤的首选检查方法。

1.颅骨骨折　颅骨骨折在脑外伤中较为常见。CT 可以判断骨折的性质，精确测量出凹陷骨折移位的深度，准确地显示骨折片的大小、数目和位置，发现颅底骨折的征象以及有无颅内并发症的存在。

2.硬膜外血肿　硬膜外血肿是指外伤后血液聚集在颅骨内板与硬膜之间隙内所形成的血肿。CT 可以直接显示血肿的形态，确定其位置、大小、范围及有无并发症存在。通过对血肿密度和部位的观察，不仅能确定血肿的分期，而且可推断其出血来源。

CT 平扫表现为颅骨内板下梭形或双凸形高密度区，密度较均匀，CT 值为 40～100Hu。内缘光整锐利，常位于骨折部位的下方，范围一般不超越颅缝，周围水肿及占位效应较轻。

3.硬膜下血肿　硬膜下血肿是指发生在硬脑膜与蛛网膜之间隙内的血肿，是最常见的颅内血肿之一。约占各类颅内血肿的 1/3。根据血肿形成的时间，临床分为急性、亚急性及慢性硬膜下血肿三类。

CT 平扫表现为颅骨内板下新月形或带状高密度区，CT 值约 70～80Hu，范围较广，可跨越颅缝，常伴有脑挫裂伤，占位效应较显著。

4.硬膜下积液　CT 表现为新月形水样低密度影。以两侧额区多见，常深入前侧列池。硬膜下积液可因并发出血而成为硬膜下血肿。

5.脑内血肿　脑内血肿是指外伤所致的脑实质内出血形成的血肿。多由对冲性脑挫裂伤出血所致，也可为着力点区脑实质血管损伤出血引起，约占颅内出血的 5%。CT 表现为：

（1）脑内形成不规则的肿块，100Hu周围常有低密度水肿带环绕而显得锐利、清晰，周围可合并脑挫裂伤，可见程度不等的占位征象。

（2）直径≥2cm为血肿，直径＜2cm为出血点。

（3）发生在大脑深部或靠近脑室的血肿可破入脑室形成脑脊液-血液平面或脑室铸型。

（4）脑室如靠近脑表、正中裂、外侧裂可破入蛛网膜下腔而密度增高。

（5）有的外伤性血肿可在48小时后延迟出现，预后差。

6.脑挫裂伤　系指在一钝性外力作用下形成的局部或大部脑组织的静脉淤血、脑水肿、脑肿胀、坏死、液化及散在多发性小灶性出血。

CT表现：脑实质低密度水肿区内出现多发、散在的点状高密度出血灶，有人将其比作撒盐或胡椒面改变。

7.颅内血肿量的计算方法　关于颅内血肿量的计算方法有很多版本，最初是日本的多田明等于1981年首先报道了 $T(ml)=\pi/6\times L\times 5\times Slice$ 方法，随后又相继报道了潘道明氏方法、多田氏改良法（$T=2/3\times$长×宽×层面）、陆晓氏计算法等。实际上，在临床工作中，可以采用下列计算方法。

（1）对于急诊可以采用以下最简单的计算方法

1）根据CT片上的长度标准，在出血量最多的那个层面上，量出X（宽度）和Y（高度）。例如：X为4cm，Y为5cm。

2）在CT片上看有多少个出血层面。例如：4个层面。

3）公式：X×Y×层面数÷2，即为出血量，单位ml。例如：4×5×4÷2＝40ml。

（2）利用卡瓦列里原理是按照等距离抽样方法，在任何一方向通过特征物作若干（n个）等距随机平截面，界面间距（h）事先确定，特征物的所有截面积的总面积乘以截面积间距即为该特征物的体积。利用卡瓦列里原理测量颅内血肿体积，可以采用最简便的测量工具——测格。测格中的直线交叉点称为测点，方格中的所有直线称为测线，小方格的边长为d，整个大方格为侧面，测点、测线之间有相互关联的关系，测点被赋予特定的意义，代表一定的面积，在此为 d^2。

具体的测量方法为：

将测格图放大复印在透明胶片上，按照头部CT比例尺的单位长度，测格边长（d）就是CT片上比例尺的1个厘米刻度的长度。测点代表一定的面积，在此为1cm²，将测格随意叠放在CT片的血肿图像上，计算落于血肿上的测点数。根据计算体积的卡瓦列里原理，估计血肿体积（V）的公式为：$V=\sum p\times d^2\times h$，$d^2$ 为测点相关联的侧面面积1cm²，$\sum p$ 为落于血肿上的测点总数，h为厚度，头部常为1cm。因为单位统一为厘米，实际上只要累加每层面血肿上的测点数即为血肿体积数值（cm³）；

测格的优点是：只计算预测图像中的测点数P，就可计算位于该图像中的侧面的面积A。计算方法为：$A=d^2\times P$。

（3）CT定量法：在CT操作台上按Crsr键，再按Trace键，滚动轨迹确认血肿边缘将游标置于血肿中，按Roi键，便可以显示层面血肿面积（cm²）。因为层厚常为1cm，故每层面的面积数值即为体积值，每层面按照上述方法操作，然后相加便得此血肿体积（cm³）。

（4）辅助临床推测脑损伤严重度

1）颅脑血肿：不管是硬膜外血肿、硬膜下血肿还是颅内血肿，都是颅内占位病变，性质是一样的。按数量定性为：特重型幕上 80ml 以上，幕下 20ml 以上；重型：幕上 50～79ml，幕下 11～19ml；中型：幕上 20～49ml，幕下 3～10ml；轻型：幕上 19ml 以下，幕下 2ml 以下。

2）外伤性蛛网膜下腔出血：是指由于外伤所致颅内血管破裂后，血液进入蛛网膜下腔，多伴有严重的颅内损伤。

CT 平扫，少量蛛网膜下腔出血表现为局部脑沟、脑池、脑裂内高密度影；出血量多时，则脑沟、脑池、脑裂内高密度影形成铸型。发病后 48 小时内 CT 显示蛛网膜下腔出血的准确率最高。出血量少者，1 周后 CT 复查血液吸收；大量出血则需要 2～3 周才能吸收消失。

外伤性蛛网膜下腔出血按部位定性分为 4 型：①特重型：蛛网膜下腔出血破入脑室系统；②重型：侧裂池出血；③中型：纵裂及分散性出血；④轻型：局限性小出血（纵裂后部出血）。

3）大脑镰下疝：以中线移位距离脑疝定量分类：特重型：中线移位 16mm 以上；重型：10～15mm；中型：4～9mm；轻型 3mm 以下。

4）挫裂伤：脑挫裂伤是颅脑外伤所致的脑实质器质性创伤，属原发性闭合性颅脑损伤。CT 表现为：①局限性低密度灶；②散在点片状出血；③占位效应与脑萎缩；④其他征象。较重的脑挫裂伤常合并蛛网膜下腔出血、脑外血肿、颅骨骨折等。

脑挫裂伤的皮层区弥漫性肿胀并出血，大部分出血是在脑实质的血管周围。在 CT 片上，挫伤似乎表现为皮层及皮层下白质的水肿区与代表出血的高密度区混合。CT 平片扫描发现的骨性隆起附近出血性挫伤区域出血点可融合，看起来像皮层及皮层下白质的血块。这些病变好发于脑冠，即可证明其起源（脑组织抛向颅骨），并可据此将脑挫伤与脑血管疾病和其他大脑损伤区别开来。

5）弥漫性轴索损伤：弥漫性轴索损伤是指颅脑在受到加速旋转暴力作用后，脑实质及中线结构被撕裂，造成神经轴索弥漫性断裂，是一种严重的致命伤。

几乎所有严重的脑外伤均由于大脑镰撞击而产生胼胝体损伤，CT 片常能看到坏死及出血，并可扩散到相邻的白质。从受力点沿作用力方向范围内也可见白质内散在出血。Strich 描述的白质变性区也可以出现。根据一些学者的病理资料，这些白质病变区倾向于灶状，有些位于出血、挫伤及缺血区周围，其他则有一定距离。病变沿胼胝体下行的传导束分布并使传导束中断，白质变性也可明显呈弥漫性，而与局灶性破坏性病变无明显关系。这普遍认同了弥漫性轴索损伤和胼胝体、中脑损伤等一些严重脑外伤的主要病理变化。

【磁共振成像磁共振成像（MRI）】

是通过对静磁场中的人体施加某种特定频率的射频脉冲，使人体组织中的氢质子受到激励而发生磁共振现象，当终止射频脉冲后，质子在弛豫过程中感应出 MRI 信号，经过对 MRI 信号的接收、空间编码和图像重建等处理过程而得到的一种数字图像。

随着磁共振成像系统硬件及软件的不断发展，MRI 图像质量不断提高，各种新技术层出不穷，在临床上的应用日益广泛。

（一）磁共振影像的特点

1.磁共振成像的优势

（1）无 X 线电离辐射，对人体安全无创；

（2）多方位成像，便于显示解剖结构及病变的空间位置关系；

（3）多参数成像，为明确病变性质提供更丰富的影像信息；

（4）软组织结构显示清晰；

（5）与 CT 相比，无骨性伪影，对颅底结构显示清晰；

（6）除了可以显示形态变化，还能进行功能成像和生化代谢分析。

2.磁共振成像的缺陷

（1）对钙化显示不如 CT；

（2）对胃肠道显示欠佳；

（3）对骨皮质显示不如 X 线或 CT；

（4）对呼吸系统病变显示不如 CT；

（5）信号变化解释相对复杂，病变定性诊断仍存在困难；

（6）检查时间相对长；

（7）价格相对比较高；

（8）存在一些禁忌证（体内留有心脏起搏器或其他金属物品者、危急重症患者不宜做 MRI 检查；妊娠 3 个月内者除非必需，不推荐进行 MRI 检查）；

（9）多数 MRI 设备检查空间较为封闭，部分患者因恐惧不能配合完成检查。

（二）常规 MRI 在颅脑损伤中的临床应用

颅脑位置比较固定，不受呼吸、胃肠蠕动及大血管搏动的影响，运动伪影少，而 MRI 又具有很高的软组织分辨率，因此，MRI 在颅脑病变方面应用的效果最具优势。由于无骨性伪影，MRI 在显示颅底、脑干及后颅窝病变上明显优于 X 线和 CT。

在颅脑损伤诊断中，MRI 较 CT 有很大的优越性，它可以提高颅脑损伤的检出率、早期发现脑实质损伤。另外，MRI 在显示脑出血、判断出血原因以及估计出血时间方面有独特的优势，可以动态观察颅内血肿的演变过程。

1.弥漫性轴索损伤（DAI）　DAI 也称剪切伤，主要发生于皮髓质交界区的脑白质、胼胝体，以及上部脑干背外侧。MRI 是本病的首选检查。多发小出血灶在 T_1WI 上呈高信号，T_2WI 常显示皮髓质交界区及胼胝体的多发高信号，出血后期的含铁血黄素在 T_2WI 上呈低信号并可长期存在。另外，MRI 可以发现更多 CT 不能显示的病变，尤其是非出血性，小于 1.5cm 病灶，以及位于脑干、胼胝体的病灶。

2.硬膜外/下血肿　MRI 可以清楚地显示血肿的部位、形态、范围及对邻近脑组织的压迫情况，并可计算血肿容积，为手术治疗提供详尽的资料，对血肿清除后效果的观察也有较好的应用价值。另外，还可以根据 MRI 信号的变化大致判断血肿形成的时间。急性期血肿首选 CT，但 MRI 对于亚急性或慢性期血肿显示优于 CT。另外，CT 对少量积液或积血难以显示，而 MRI 在液体很少时也能分辨出来，同时还可以通过多序列推断是积液还是积血。

3.脑挫裂伤　脑挫裂伤早期 CT 可不敏感，MRI 对诊断非出血性挫裂伤敏感度大大超过

CT，主要用于亚急性期及慢性期病变的评价。水肿及其中散在的小灶性出血是脑挫裂伤MRI信号变化的基础。MRI所显示的脑挫伤或脑裂伤的范围要比CT大，且有可能显示其中的较小出血灶。

4.外伤后脑梗死　外伤后脑梗死是颅脑损伤常见且易忽略的并发症之一，容易被其他颅脑损伤病变症状掩盖，MRI有助于早期发现缺血性改变。

5.脑疝　MRI可以较CT更清楚地显示各种脑疝类型及程度。

6.蛛网膜下腔出血　蛛网膜下腔出血时，由于出血与脑脊液相混合，使凝血过程受影响，又由于脑脊液中磷脂酶的作用，使红细胞被迅速溶解，过早释放了红细胞内的脱氧血红蛋白，即使在急性期也不能显示细胞内外磁化率差异所致的T_2WI低信号。因此，MRI不能显示急性蛛网膜下腔出血。对于亚急性蛛网膜下腔出血，由于存在正铁血红蛋白，无论是在T_1WI还是T_2WI均可以显示脑沟、脑裂、脑池内的高信号。

7.硬膜下积液　也称硬膜下水瘤。MRI较CT分辨是积液还是积血更有优势，但若蛋白含量较高，与硬膜下血肿不易鉴别。

8.颅骨骨折　CT为颅骨骨折首选检查。MRI主要通过间接征象来诊断，漏诊率高，主要用于显示颅内并发症。

9.脑外伤后遗症　颅脑损伤的结局因部位和程度而异。轻者损伤可完全修复，重者常遗留不同的后遗症，如脑萎缩、脑软化、脑积水、脑穿通畸形囊肿、蛛网膜囊肿等，MRI均可清楚地显示这些改变。

（三）功能性磁共振成像的临床应用

功能性磁共振成像是利用功能变化来形成图像，以达到早期诊断的目的。

1.磁共振波谱成像（MRS）　MRS是一种无创性研究活体组织代谢及生化指标测定的技术，能测出不同化合物在强磁场作用下所产生的不同化学位移（通常以PPM表示）峰值，从而对脑内多种不同化合物进行相对定量分析，如N-乙酰天门冬氨酸（NAA）、胆碱类化合物（Cho）、肌酸（Cr）、乳酸（Lac）等。当前主要用[1]H-MRS。资料表明，NAA、Cho、Cr等代谢物在健康成人脑内浓度基本恒定，与年龄无显著相关性，在正常人脑左右半球镜像区的浓度无显著差异，在同一种族的不同性别间无显著差异，这些特性是[1]H-MRS应用于临床的基础。

在很多疾病的发生和发展过程中，代谢改变往往早于形态学改变，因此，MRS能提供的代谢信息有助于疾病的早期诊断。^{1}H-MRS临床应用可以明确脑损伤后脑组织病理生理变化的神经生化机制，可以在分子水平为超早期颅脑损伤的临床诊断、药物治疗效果的评价、神经功能恢复的评估、损伤的严重性及预后提供新的线索。

2.扩散张量成像（DTI）　DTI是利用脑组织中水分子扩散运动有沿着脑白质纤维走行方向的特性，使脑白质束成像的技术。DTI不仅可以提供人体组织微观结构、神经纤维走向和受损情况等信息，还可重建纤维束走行的立体结构，从而揭示白质纤维之间的联系和连续性。DTI技术是目前唯一能在活体中显示神经纤维束的走行、方向、排列、髓鞘等信息，通过观察脑白质束的形态、走行、有无中断及破坏等，可以检查脑白质束病变。

DTI的基本原理：水分子在不均质组织具有扩散各向异性的特征，脑组织的髓鞘白质纤维中由于轴突膜与髓鞘的存在作为扩散的屏障，在平行于纤维方向的扩散速度远远大于垂直方向的扩散,这种方向依赖性的扩散就是各向异性。DTI通过观察随扩散梯度脉冲方向改变而发生波动的扩散值大小来标记和描绘水分子弥散的各向异性。部分各向异性(FA)是描述脑白质纤维各向异性特征的主要参数之一,其大小与髓鞘的完整性、纤维致密性及平行性有密切关系,能够反映白质纤维是否完整,与预后有密切关系。FA值表示各向异性与整个扩散的比值,其范围在0～1之间,1表示最大各向异性,FA值越大,神经传导功能越强。正常情况下白质组织排列紧密,水分子沿白质纤维束走行方向扩散最快。

脑外伤后出现系列微观环境的改变,如神经元肿胀或萎缩、组织结构损伤导致细胞外间隙及水分子扩散屏障改变等,这些均可导致水分子弥散各向异性改变,因此DTI对确定脑损伤的范围和程度有一定价值。通过分析可以推断白质纤维束的完整性,可以预示颅脑损伤好转。

DTI可显示外伤对白质纤维束移位、变形及破坏等情况,为诊断弥漫性轴索损伤提供更多信息,是目前活体观察轴索病变最直观的影像方法。FA值是DTI成像中最常用的观察参数,被称为“髓鞘损伤的指针”。FA与临床相应指标的关联性较常规序列及磁共振表观扩散系数(ADC)值好。有研究发现脑损伤后高的FA值与较好的功能预后相关联。DTI很有希望成为颅脑损伤患者白质损伤程度的鉴定和量化的有用工具。

3.扩散张量纤维束成像(DTT) 使用1.5T Twin-speed with Exite Ⅱ超导型磁共振成像系统,先常规进行MRI检查(包括横轴位T_1WI、T_2WI、FLAIR和矢状位T_1WI扫描),然后进行头部轴面弥散张量成像(DTI)扫描,及配合使用AW4.2工作站Functtool2.0软件对DTI图像做分析。由软件自动重建出部分各向异性(FA)图、相对各向异性(RA)图、表观扩散系数(ADC)图。

在FA图和ADC图中重点测量内囊前肢、内囊后肢、胼胝体膝部、胼胝体压部的FA值、ADC值。

(1)DTI的FA图可提供很好的灰白质对比度。在FA图上,白质表现为高信号。脑外伤后损伤灶白质呈低信号改变,FA值明显降低;可见白质结构的紊乱、移位、变形,其连续性和完整性消失。

(2)基于DTI技术获得的三维重建DTT图,可使脑内主要白质纤维束可视化,直观地显示主要白质纤维的位置、立体形态、走行及相互之间的空间位置关系。

(3)三维DTT图,可提供脑外伤后白质纤维束损伤的确切信息,显示脑外伤患者白质纤维束移位、变形及破坏情况,反映白质纤维束与外伤病灶的关系,有助于临床医生对患者脑外伤的严重程度和预后评估做出正确判断。

1)正常成人部分各向异性(FA)图像。

2)正常成人脑内主要白质纤维束的三维显示。

3)DTT图侧面观还可见联系枕叶与额叶皮质的下枕额束,桥横纤维、小脑中脚等白质结构。

由于此典型病例存在右侧基底节区急性出血,病变可能会累及内囊和胼胝体等白质结构,故对患者另加DTI序列观察。

4.血氧水平依赖性成像(BOLD) 血氧水平依赖性成像是通过一定的刺激使大脑皮层各功能区在磁共振设备上成像的方法,它结合了功能、影像和解剖三方面的因素,是一种在活体人脑定位各功能区的有效方法。

血流动力学反应与脑神经活动间存在着密切的联系,这是脑功能磁共振成像的基础。脑组织被激活时,伴随着一系列的局部脑血流、脑血容量、氧摄取和局部脑葡萄糖利用的动力学改变。如脑组织的活跃可引起局部脑血流量增加,局部葡萄糖利用仍与其匹配,但氧摄取量只有轻微的增加,故使血管内的氧合血红蛋白量增加,而脱氧血红蛋白减少。脱氧血红蛋白是顺磁性物质,产生局部梯度磁场,使质子快速去相位,因此具有缩短 T_2 的作用,而在脑区激活时,脱氧血红蛋白量减少,其缩短 T_2 的作用亦减小,同静息态相比,局部脑区的 T_2 或 T_2* 相对延长,在 T_2WI 或 T_2WI 上脑激活区信号相对升高,通过磁共振成像系统采集到的图像上可见到激活脑区的信号强度增加,从而获得激活脑区的功能成像图。成像时,将激活区高信号以不同颜色叠加于 T_1WI 解剖图像上,即可获得相应脑区的功能成像。BOLD 效应与 MR 场强有关,场强越大,该效应越强。

感觉、运动以及认知性神经功能成像实验已在世界范围内广泛开展,它主要研究关于脑的感觉、运动、记忆、认知、幻觉、听觉以及视觉等过程,并取得了巨大的进展。神经手术计划的制订是 MR 脑功能活动成像应用的主要领域。由于病变的影响,具有重要功能的解剖结构常发生变形或移位,功能皮层的定位与正常解剖结构的功能区分布有一定的差别。术前 MR 脑功能成像对患者脑解剖—功能关系的显示有助于神经外科医生制订手术计划,在微创伤性的操作中也起着十分重要的作用。

【PET-CT、PET-MRI】

(一)PET 简述

正电子发射计算机断层显像(PET)是一种"核素示踪影像技术"。由于 PET 显像技术利用的是生理生化活动机制,所以 PET 显像技术又被称作生化显像或功能分子显像技术。PET 的出现使医学影像技术达到了功能分子影像水平,能够无创、动态、定量评价活体组织器官在生理状态下及疾病过程中细胞代谢活动的生理、生化改变,从而使获得分子水平的信息成为可能,在疾病的早期诊断、治疗方案选择、疗效判定等方面起到独特作用,尤其对肿瘤的良恶性判定、临床分期、治疗方案选择、疗效判定有独特的优势。

正是因为 PET 是能够反映人体功能、生化代谢及进行分子影像研究的先进的分子影像技术,随着各类新型神经系统受体显像剂的出现,PET 不仅可提供大脑血流灌注和葡萄糖代谢情况,还可特异性地观察各种受体结合情况,是诊断中枢神经系统疾病的有效方法,在帕金森病(PD),阿尔茨海默病(AD)等神经变性疾病,癫痫(EP),脑肿瘤等各类疾病的诊断中有着广泛应用。

(二)PET-CT

PET-CT 是将 CT 和 PET 两种不同成像原理的设备有机、互补地结合在一起,各自发挥优点、弥补不足,从而获得一种反映人体解剖图像与反映人体分子代谢情况的功能图像完全融合的全新影像学图像。可以提供病灶精确解剖定位和详尽的功能与代谢方面的融合信息,实现了优势互补。具有灵敏、准确、特异及定位精确等特点,一次显像可获得全身各方位的断层图像,可对全身整体状况一目了然,达到早期发现病灶和诊断疾病的目的。

PET-CT 通过测定 F-FDG 在脑细胞的代谢率,能准确、客观地反映脑细胞的功能状况,这对于受到损伤的脑细胞更敏感,可以得到脑损伤区域的脑组织代谢情况。因此,PET-CT 能作为评价持续性植物状态预后和判定疗效指标,其敏感性比脑干听觉诱发电位及体感觉诱发电位更高,具有很高的临床价值。

（三）PET-MRI

PET-CT 作为一种新的多模式显像技术,将分子影像技术的发展推向了新的高度。但是,随着 PET-CT 的普及,CT 与 PET 结合的局限性也逐渐暴露出来,如软组织分辨率差、高剂量 X 线辐射等,这些局限性很大程度上归咎于 CT。随着磁共振技术的迅速发展,PET-MRI 一体机应运而生,在图像采集上实现了全身 MR 和 PET 数据的同步采集。

对于颅脑损伤患者,PET-MRI 可检出一般影像检查易漏诊的小血肿,对脑损伤不但有特异性,而且可以对脑损伤后(如植物人)进行脑代谢状况评估,判断是否有脑死亡,对治疗及唤醒意义重大。PET-MRI 可对脑缺血性疾病进行早期诊断,其通过脑血流灌注和脑血容量测定反映脑血流和血脑屏障的破坏情况,并检测脑血流的通透性。

【脑磁图】

将脑细胞自发的神经磁场探测并描记下来形成曲线数据资料,称之为脑磁图(MEG)。脑磁图是一种应用脑功能图像检测技术对人体实施完全无侵袭,无损伤的大脑研究和临床应用设备。MEG 磁场主要来源于大脑皮层神经细胞树突产生的兴奋性突触后电位。脑神经电流所产生的生物磁场非常弱,MEG 检测过程中测量系统不会发出任何射线、能量或机器噪声,而只是对脑内发出的极其微弱的生物磁场信号加以测定和描记。在实施 MEG 检测时,MEG 探测器不需要固定于患者头部,对患者无须特殊处置,所以测试准备时间短,检测简便安全,对人体无任何副作用及其他不良影响。

脑磁图包括自发脑磁图及诱发脑磁图,其中诱发脑磁图应用较为广泛。脑磁图检测的是大脑神经元顶树突正切方向的细胞内电流,不受头皮软组织与颅骨等结构的影响,具有良好的空间分辨力及时间分辨力。

MEG 主要反映神经细胞在不同功能状态下所产生磁场的变化,因此能相对直接反映神经元的活动状态,为了解脑功能瞬时情况提供信息;随着设备的更新换代,现在的脑磁图在整个头部的探测位点已达 306 个,可同时快速收集和处理整个大脑的数据,并将采集到的脑磁信号转换成脑磁曲线图或等强磁力线图;而且还可与 CT 或 MRI 等显示大脑神经结构解剖图的影像信息叠加整合,从而将生理功能和解剖结构融合在一起,这一技术又称为磁源成像(MSI)。MSI 不但给出了脑功能的即时信息,而且能够进行功能区的定位。这种解剖和功能的结合及互补能够同时提供精确、适时的三维神经动能活动的立体定位解剖图像,无论对基础研究还是临床应用均具有特殊意义。

MEG 和 MSI 在颅脑中的应用

1.术前脑功能区定位　　随着神经外科技术和伦理学的提高和发展,微创神经外科的理念已被普遍接受,降低手术死亡率已不再是唯一目的,保留神经功能完整和提高术后生存质量已成为现代神经外科追求的重要目标。虽然 CT、MRI 在神经外科诊断和治疗的历史进程中发挥了革命性贡献,但 MEG 和 MSI 在功能定位中则显示了前者不可替代的作用。MEG 可以在 MRI 影像上明确标记脑主要功能区,实现无创脑功能成像,同时与计算机导航系统融合,为手术入路方案制定、术中选择最佳入路而避免损伤脑功能区提供可靠依据。目前 MEG 的诱发磁场可以对皮质感觉区、视觉中枢、听觉中枢、嗅觉中枢、运动中枢及语言中枢等功能区进行定位。

2.癫痫外科　众所周知,癫痫外科的目标是去除致痫灶和阻断癫痫传导径路,从而达到癫痫停发或减少发作的目的。MSI 可以把大脑皮质神经元电活动产生的磁信号在颅外采集处理后,将磁信号空间位置融合对应于 MRI 图像相应的解剖部位,直接客观地显示局部神经元的活动情况。由于 MEG 具有极高的时间和空间分辨率,对癫痫的术前定位具有特殊优势。

癫痫外科术前评估和致痫灶的精确定位是手术成功的关键。长期以来,头皮 EEG 和视频 EEG 及 MRI 对开展癫痫外科虽有帮助,但仍远远不够。创伤性植入电极描记技术虽然提高了定位精确度,但其风险性不易被接受而难以推广。MSI 的优势不仅是无创伤性,主要是可以勾画出脑的重要功能区与癫痫灶之间的解剖关系,如与计算机导航手术系统相结合,则更加准确地切除致痫灶而不损伤重要功能结构。MEG 由于灵敏度高,不仅在癫痫发作间期有较高阳性率,而且在发作期定位更为可靠。MSI 与侵入性电极定位符合率可达 80% 以上。

颅脑损伤后发生癫痫,颅内还可能有其他病理改变。而 MSI 则不受脑组织解剖改变等因素影响,仍然能够进行精确定位。因此,MSI 在癫痫外科治疗中已成为术前诊断、手术方案制定、手术入路选择和术后疗效评估的突破性技术。

3.颅脑损伤　MEG 可用于脑外伤神经病理及功能性缺损的判定。MEG 主要反映细胞在不同功能状态下产生磁场的变化,因此相对直接地提供了脑神经组织的功能信息,MEG 不但给出了脑功能的即时信息而且能够进行功能性组织的定位。研究发现,脑缺血、脑外伤时多出现异常 EEG 慢波活动,且较弥漫,使用 MEG 则能在初期的脑缺血时就观察到有定位意义的异常低频磁场活动(ALFMA),而这些初期脑缺血的 ALFMA 活动在 MRI 和 CT 的解剖影像学上是无法显示的。

轻型创伤性颅脑损伤患者尽管传统的影像学检查如 CT、MRI 或脑电图缺乏异常。但患者常表现明显的神经生理障碍,如头痛、头昏、恶心、认知下降、个性改变等。磁源成像在鉴别脑震荡后遗症患者是否存在脑功能障碍方面优于 MRI 或 EEG,比 EEG 或 MRI 在轻型颅脑损伤中提供的客观依据更敏感。ALFMA 能证实脑震荡后遗症病理生理学异常并能评估其恢复进程。约 60%~70% 的脑外伤后综合征患者有 ALFMA 表现。在脑外伤中,ALFMA 的存在随临床症状的改善而发生变化甚至消失,这提示 ALFMA 可能是可逆性脑组织损害的标志。将来有可能使用 MEG 作为临床评价脑损害程度,尤其可能作为评估意外事故造成的颅脑损伤状况的重要鉴定手段。MSI 诊断轻型颅脑创伤异常的敏感性远高于 MRI 及 EEG。

重型颅脑损伤患者昏迷后可生存相当长的时间,通常由于弥漫性脑损伤导致脑功能恢复不完全。对这样的患者功能评估较为困难,诱发电位则可以提供一个脑功能障碍的客观检测。近来研究对严重颅脑损伤后长期昏迷的患者用 MEG 测量刺激双侧正中神经引起的躯体感觉磁场区域来评估皮质体感功能,认为弥漫性脑损伤导致躯体感觉传入冲动在原躯体感觉皮层减少与延迟,并引起代偿性反应扩张。通过 MEG 测定的体感诱发区域的中潜伏期对严重颅脑损伤患者是有用的皮层功能测定。也可应用 MEG 对脑创伤后植物坐存状态患者的脑功能情况进行评估。

四、脑外伤的电生理检查及其意义

从历史的发展来看,神经电生理学,特别是大脑功能的电生理研究,已成为颅脑创伤学研究的重要领域。临床上普遍开展的是脑电图、脑干诱发电位、事件相关电位。目前关于创伤的电生理研究有集中在细胞内 ATP 控制的 K^+-ATP 离子通道的调控预激活、温度对大脑的调控、容积敏感性氯离子通道的调控等的电生理研究。

(一)脑电图对脑损害的测定

【脑电图频域分析】

既往脑电图一直是对 EEG 波形、频率、幅度、时程及瞬态分布来线性分析脑功能的。由于脑电信号是由大量脑神经细胞在高度相干状态下的电活动在大脑皮层上的总体效应,且易受主观因素(如心理活动)及客观因素(如声、光刺激)的影响,因此脑电具有高度的随机性,波形极不规则。这一特征决定了脑电在时域分析方面的困难性。由于脑电功率谱相对稳定,并且能揭示脑电中所隐含的一些病理信息,因此,频域分析是目前脑电临床应用的主要方法。其内容包括:脑电信号的功率谱分析、压缩谱阵、时一频分布、空域分析及脑地形图等。近年来,新开发的仪器有:单视频脑电和双视频脑电;老年痴呆的预测预报专用系统;32 导脑电图的采集、记录及分析系统;新生儿脑功能的检测系统等。

【脑电图的非线性分析】

非线性科学是研究各个不同学科中非线性现象共性的一门国际前沿学科,它是在以非线性为特征的各门分支学科的基础上逐步发展起来的综合性学科,曾被誉为 20 世纪自然科学的"第三次大革命"。非线性动力学是非线性科学的主要研究内容之一,并且在非线性科学最初所研究的问题中,许多是来源于非线性动力学问题,孤立子和浑沌现象的发现也都是有着非线性动力学背景的。例如在 19 世纪末和 20 世纪初,法国著名数学家 POincare 在研究三体问题时,发现解对初始条件极为敏感,三体引力相互作用就能够产生极为复杂的动力学行为,并且在确定性的动力学方程中某些解有不可预见性,这就是现在所讲的浑沌现象。同时 POincare 还提出了一系列的重要概念,如动力系统、稳定性、分岔、同宿和异宿等。1963 年美国麻省理工学院的 Lorenz 在用计算机研究大气对流模型时,发现了非周期的无规律现象,类似于随机现象。Lorenz 的发现意味着浑沌理论的诞生,说明非线性科学的产生是有着深刻的非线性动力学背景的。

非线性科学的主要研究方法要有 3 大类:解析方法、计算方法、实验方法。从已有文献看,解析方法主要有平均法、多尺度法、三级数法、广义谐波平衡法、L-S 方法和奇异性理论、规范形理论和 Melnikov 方法、中心流形理论和惯性流形理论等。对于搏动扰动系统中的许多实际问题,单独使用某种方法已难于解决问题,人们经常同时使用几种方法进行研究。平均法、多尺度法、三级数法、广义谐波平衡法和 L-S 方法及奇异性理论可用来研究机电工程中非线性动力系统的响应和局部分岔,规范形理论可用来研究局部和全局分岔,Melnikov 方法可用来研究全局分岔和浑沌动力学。中心流形理论和惯性流形理论可对高维机电系统和无限维机电系统进行降维处理,使系统的维数降低。

脑损害的评估长期以来缺乏定量的测量和预测指标,虽然对脑的认识已进入分子水平,但从整体角度评价脑的动力学行为却十分困难,原因在于脑是一个高度多单元无序的浑沌整合体。这种非线性单元的组合构成了非线性动力学行为。

颅内压搏动过程可应用机械柔性结构的非线性动力学来分析,由于机械柔性结构在振动过程中极易失稳,呈现出完全的非线性特征,因此在机械柔性结构中有着极其丰富和复杂的动力学行为,如分岔、分形和浑沌特性等。

近期的研究发现,血压搏动、中枢调节均可成为扰动因素导致 ICP 的分叉,EEG 的非线性动力学分析在国外也已广泛重视起来,早在 1989 年,美国国会提议未来"脑的十年"所应解决的十大突破点,就包括有"脑回路的计算机建模及脑机制非线性动力学理论实验"。十多年来先后有了许多重要的发现:如 S00ng 发现 α 节律具有奇异吸引子特性,其噪声度极小。Gallez 发现清醒、昏迷及癫痫状态时脑由高浑沌状态通向非浑沌状态。Gruneis 发现中脑网状结构神经元串放电具有 I/f 涨落的现象,提出为信息加工的一个过程。最近的临床研究发现痴呆和 Parkinson 病多导 EEG 的关联维数显著低于健康组。1996 年发现 Alzheimer 病的 EEG 的非线性分析诊断率大大高于线性分析。这些研究表明:用非线性分析法反映脑功能及脑皮层损害是可能的。对颅内压增高状态下的 ICP-EEG 进行非线性分析,具有较大的临床意义。如果这方面研究取得进展,则将为临床无创性测量脑损害方面,提供了极为有效的工具,并具有极大的社会效益。

此外,目前国际上普遍研究集中在外伤后迟发性癫痫的发生机制。有研究表明,神经"新芽"传导的异常反馈的存在,是诱发癫痫的主要原因。有研究观察到,细胞外记录中神经元突触传导为多重反馈波,与损伤程度和部位密切相关。它在脑科学探索上不只是对创伤治疗的意义,也提示神经系统具有再生的机制,但如何去对待它的发生发展,将是一个很有趣的现象。

(二)脑损伤皮层体感诱发电位和事件相关电位

反映认知功能的事件相关电位(ERP)较反映传导功能的体感诱发电位(SEP)更适用于脑高级功能研究,ERP 异常与脑损伤后功能障碍恢复有极大的联系。SEP 已广泛用于临床,对脑、脊髓损害的定位诊断、病情及预后判断具有重要价值。SEP 各波中最易引出的是近场电位,常表现为 P、N 双相波,其他远场电位例如起源于外周或脊髓的正相波记录则较为困难。由于体感传导的路径漫长而复杂,所以传导路中某一部分的损害常导致 SEP 特定波形的延迟、减弱或消失。P300 是内源性事件相关电位成分中峰潜伏期在 300ms 左右的晚期正相电位,通常认为该电位与人类认知功能有关,为信号加工的特有电位。已在大量器质或功能性脑损伤研究中发现 P300 电位异常常伴随出现,如脑卒中、癫痫、精神分裂症等。动物的相应电位称 P300 样或 P3 样电位,有实验证明,单独使用 R 刺激即使不与任何行为相联系,也能诱发 P3 样电位,原因是 R 刺激的不确定性或不可预料的新奇性,使大脑产生注意、区别等心理活动,从而诱发了 P3 样电位。一般认为边缘系统(包括海马、扣带回、壳核等)与学习记忆、思维等脑高级功能有联系,由于胚胎对外界刺激因子的敏感性,一定场强的脉冲微波孕期辐照有可能通过其非热或微热效应直接作用于胚胎或胎仔并导致其上述脑区的发育与功能障碍,而海马等结构被认为是 P3 样电位的重要起源区。认知功能检测仪——为新一代的收发电位,通过记录和分析诱发电位中 P1、N1、P2、N2、P300、N400、CNV 等成分,监测和评价人的认知功能。

(汪大庆)

第二节　头皮损伤

一、头皮血肿

头皮血肿多因头部钝器伤所致,根据血肿位于头皮内的具体部位又分为皮下血肿、帽状腱膜下血肿和骨膜下血肿。

【诊断标准】

1.临床表现

(1)皮下血肿:局部肿块一般体积小,有时因血肿周围组织肿胀隆起,中央相对凹陷,易误认为凹陷性颅骨骨折。

(2)帽状腱膜下血肿:因帽状腱下组织疏松可蔓及范围较广。

(3)骨膜下血肿:其特点是限局于某一颅骨范围内,以骨缝为界。

(4)休克或贫血:帽状腱膜下血肿可蔓延至全头部,小儿及体弱者可导致休克或贫血。

2.实验室检查

(1)血常规化验:了解机体对创伤的反应状况,有无继发感染等。

(2)血红蛋白下降表明出血严重。

3.辅助检查

(1)头部 X 线摄片包括正位、侧位及血肿部位切线位平片。

(2)必要时可考虑行头部 CT 检查,以除外颅内异常。

【治疗原则】

1.非手术治疗　较小头皮血肿在 1～2 周左右可自行吸收,巨大的血肿可能需要 4～6 周吸收。采用局部适当加压包扎,有利于防止血肿继续扩大。为避免感染,一般不首选穿刺抽吸。

2.手术治疗　巨大头皮血肿出现明显波动时,为促进愈合,可在严格消毒下行穿刺抽吸,其后加压包扎,尤其是儿童患者。包扎松紧要适当,过松起不到加压作用,过紧可能导致包扎以下疏松组织回流障碍,出现眶内或耳后积血,严重者可出现头皮坏死。

二、头皮裂伤

头皮裂伤系锐器或钝器伤所致。由于帽状腱膜具有纤维小梁结构的解剖特点,头皮血管破裂后血管不易自行收缩而导致出血较多,可引起失血性休克。

【诊断标准】

1.临床表现

(1)活动性出血:接诊时常能看到头皮创口有动脉性出血。

(2)休克:创口较大、婴幼儿、就诊时间较晚的患者可有失血性休克的临床表现。

2.辅助检查(检查应在急诊止血后进行)

(1)头部 X 线:包括正位、侧位和创口部位切线位平片。

(2)必要时可考虑行头部 CT 检查,以除外颅内异常。

(3)需检查创口深度、污染程度、创底有无骨折或碎骨片。如果发现有脑脊液或脑组织外溢,需按开放性颅脑损伤处理。

3.实验室检查

(1)血常规化验:了解机体对创伤的反应状况,有无继发感染等。

(2)血红蛋白和血细胞比容持续下降表明出血严重。

【治疗原则】

头皮供血丰富,其清创缝合的时限允许放宽至 24 小时。多采用一期全层缝合。若缝合张力过大,可适当松解创口周围头皮,减少张力。其后注射破伤风抗毒素,并根据创伤情况应用抗生素、补液、输血等。

三、头皮撕脱伤

头皮撕脱伤多因发辫受机械力牵扯,使大块头皮自帽状腱膜下层或连同颅骨骨膜被撕脱所致。

【诊断标准】

1.临床表现

(1)休克:失血性休克或疼痛性休克或创伤性休克。

(2)活动性出血:接诊时常能见到自头皮创缘有动脉性出血。

2.辅助检查(应在急诊止血后进行)

(1)头部 X 线:包括正位、侧位平片。

(2)必要时可考虑行头部 CT 检查,以除外颅内异常。

3.实验室检查　　血红蛋白和血细胞比容持续下降表明出血严重。

【治疗原则】

治疗上应在止血、抗休克、备足血前提下,彻底清创,一期缝合头皮,如有头皮缺损,应行中厚皮片植皮术,对骨膜已撕脱者,可在颅骨外板上多处钻孔达板障,然后植皮。条件允许时,采用显微外科技术行小血管吻合、头皮原位缝合术,如获成活,可望头发生长。术后应采用广谱抗生素抗炎治疗。

(路顺利)

第三节　颅骨损伤

颅骨骨折系指颅骨受外力作用,导致颅骨连续性中断。一般而言,凡有颅骨骨折存在,提示外力较重,合并脑损伤的几率较高。但颅骨骨折患者不一定都合并严重脑损伤,而没有颅骨骨折的患者,也可能存在严重的脑损伤。根据部位可将颅骨骨折分为颅盖及颅底骨折;根据骨折形态分为线性和凹陷骨折,如因暴力范围较大与头部接触面积广,形成多条骨折线,分隔成多条骨折碎片者则称粉碎性骨折;而颅盖骨骨折端的头皮破裂称开放性骨折,颅底骨折端附近黏膜破裂则称内开放性颅骨骨折。开放性骨折及累及气窦的颅底骨折易合并骨髓炎或颅内感染。

一、颅盖骨线状骨折

【诊断标准】

1.临床表现　有明确的头部受力史,着力部位可见头皮挫伤及头皮血肿

2.实验室检查　同头皮损伤。

3.辅助检查

(1)头部 X 线:包括正位、侧位平片。

(2)必要时可考虑行头部 CT 检查,以除外颅内异常,CT 骨窗像可确定骨折形态,经重建的颅骨像可更好地反映骨折形态。

【治疗原则】

单纯性颅盖骨线状骨折本身无需特殊处理,但应警惕是否合并脑损伤;骨折线通过硬脑膜血管沟或静脉窦所在的部位时,要警惕硬脑膜外血肿发生的可能。需严密观察并复查 CT。内开放骨折可导致颅内积气,应预防感染和癫痫。

二、颅底骨线状骨折

颅底部的线形骨折多为颅盖骨骨折线的延伸,也可由邻近颅底平面的间接暴力所致。据所发生的部位可分为颅前窝、颅中窝和颅后窝骨折。由于硬脑膜与前、颅中窝底粘连紧密,故该部位不易形成硬脑膜外血肿。又由于颅底接近气窦、脑底大血管和脑神经,因此,颅底骨折时容易产生脑脊液漏、脑神经损伤和颈动脉-海绵窦瘘等并发症,颅后窝骨折可伴有原发性脑干损伤。

【诊断标准】

1.临床表现

(1)颅前窝骨折累及眶顶和筛骨,可伴有鼻出血、眶周广泛淤血("眼镜"征或"熊猫眼"征),以及广泛球结膜下淤血。如硬脑膜及骨膜均破裂,则伴有脑脊液鼻漏,脑脊液经额窦或筛窦由

鼻孔流出。若骨折线通过筛板或视神经管,可合并嗅神经或视神经损伤。

(2)颅中窝骨折如累及蝶骨,可有鼻出血或合并脑脊液鼻漏,脑脊液经蝶窦由鼻孔流出。如累及颞骨岩部,硬脑膜、骨膜及鼓膜均破裂时,则合并脑脊液耳漏,脑脊液经中耳由外耳道流出;如鼓膜完整,脑脊液则经耳咽管流向鼻咽部而误认为鼻漏。颅中窝骨折常合并有第Ⅶ、Ⅷ脑神经损伤,如骨折线通过蝶骨和颞骨的内侧面,尚能伤及垂体或第Ⅱ、Ⅲ、Ⅳ、Ⅴ、Ⅵ脑神经。如骨折端伤及颈动脉海绵窦段,可因颈内动脉-海绵窦瘘的形成而出现搏动性突眼及颅内杂音。破裂孔或颈内动脉管处的破裂,可发生致命性鼻出血或耳出血。

(3)颅后窝骨折线通过颞骨岩部后外侧时,多在伤后数小时至2日内出现乳突部皮下淤血(Battle征)。骨折线通过枕骨鳞部和基底部,可在伤后数小时出现枕下部头皮肿胀。骨折线尚可经过颞骨岩部向前达颅中窝底。骨折线累及斜坡时,可于咽后壁出现黏膜下淤血。枕骨大孔或岩骨后部骨折,可合并后组脑神经(第Ⅸ～Ⅻ脑神经)损伤症状。

颅底骨折的诊断与定位主要根据上述临床表现。淤血斑的特定部位、迟发性,以及除外暴力直接作用点等,可用来与单纯软组织损伤相鉴别。

2.辅助检查

(1)头部X线确诊率仅占50%。摄颏顶位,有利于确诊;疑为枕部骨折时摄汤氏(Towne)位;如额部受力,伤后一侧视力障碍时,摄柯氏位。

(2)头部CT对颅底骨折的诊断价值更大,不但可了解视神经管、眶内有无骨折,尚可了解有无脑损伤、气颅等情况。

3.实验室检查

对疑为脑脊液漏的病例,可收集耳、鼻流出液进行葡萄糖定量测定。

【治疗原则】

1.保守治疗

单纯性颅底骨折无须特殊治疗,主要观察有无脑损伤及处理脑脊液漏、脑神经损伤等合并症。当合并有脑脊液漏时,需防止颅内感染,禁忌填塞或冲洗耳鼻,禁忌腰椎穿刺。取头高体位休息,尽量避免用力咳嗽、打喷嚏和擤鼻涕。可静脉或肌内注射抗生素。多数漏口在伤后1～2周内自行愈合。超过1个月仍未停止漏液者,可考虑手术。

2.手术适应证

(1)脑脊液漏不愈达1个月以上者,在抗感染前提下,经内镜或开颅手术修补硬脑膜,以封闭漏口。

(2)对伤后出现视力减退,疑为碎骨片挫伤或血肿压迫视神经者,应在12小时内行视神经管减压术。

三、凹陷性骨折

凹陷性骨折见于颅盖部,好发于额骨及顶骨,呈全层内陷。成人凹陷性骨折多为凹陷及粉碎性骨折,婴幼儿可呈乒乓球凹陷样骨折。

【诊断标准】

1.临床表现

(1)头皮血肿:在受力点有头皮血肿或挫伤。

(2)局部下陷:急性期可检查出局部骨质下陷。

(3)神经功能障碍:当骨折片下陷较深时,可刺破硬脑膜,损伤及压迫脑组织而出现偏瘫、失语和(或)局灶性癫痫。

2.实验室检查　同"头皮血肿"。

3.辅助检查

(1)头部 X 线:骨折部位切线位,可显示出骨折片陷入颅内深度。

(2)头部 CT:不仅可了解骨折情况,且可了解有无合并脑损伤。

【治疗原则】

1.保守治疗

(1)位于非功能区凹陷深度不足 1cm 的小面积骨折,无临床症状者不需手术治疗。

(2)新生儿的凹陷性骨折,应尽量采用非手术复位方法。如使用胎头吸引器置于骨折处,通过负压吸引多能在数分钟内复位。

2.手术适应证

(1)合并脑损伤或大面积骨折片陷入颅腔,导致颅内压增高,CT 显示中线结构移位,有脑疝可能者,应行急诊开颅去骨片减压术。

(2)因骨折片压迫脑重要部位,引起神经功能障碍如瘫痪、癫痫等,应行骨片复位或清除术。

(3)开放粉碎凹陷性骨折,需行手术清创、去除全部骨片,修补硬脑膜,以免引起感染。

(4)在非功能区,下陷大于 1cm 者,视为相对适应证,可考虑择期手术。

(5)位于大静脉处的凹陷性骨折,即使下陷较深,如无明显临床症状,可经观察,待充分准备后择期手术。

（路顺利）

第四节　脑损伤

　　脑损伤是指暴力作用于头部造成的脑组织器质性损伤。根据致伤源、受力程度等因素不同,以及伤后脑组织与外界相通与否,可将脑损伤分为开放性及闭合性脑损伤。前者多由锐器或火器直接造成,均伴有头皮裂伤、颅骨骨折、硬脑膜破裂和脑脊液漏。后者为头部受到钝性物体或间接暴力所致,往往头皮颅骨完整;或即便头皮、颅骨损伤,但硬脑膜完整,无脑脊液漏。根据暴力作用于头部时是否立即发生脑损伤,又可将脑损伤分为原发性脑损伤和继发性脑损伤,后者指受伤一定时间后出现的脑损伤,如颅内血肿和脑水肿。

一、脑震荡

脑震荡是指头部受力后在临床上观察到的短暂性脑功能障碍。脑的大体标本上无肉眼可见的神经病理改变,显微病理可有毛细血管充血、神经元胞体肿大、线粒体和轴索肿胀。

【诊断标准】

1.临床表现

(1)意识改变:受伤当时立即出现短暂的意识障碍,可为神志不清或完全昏迷,常为数秒或数分钟,大多不超过半个小时。

(2)逆行性遗忘:患者清醒后多不能回忆受伤当时乃至伤前一段时间内的情况。

(3)短暂性脑干症状:伤情较重者在意识改变期间可有面色苍白、出汗、四肢肌张力降低、血压下降、心动徐缓、呼吸浅慢和各生理反射消失。

(4)其他症状:可有头痛、头晕、恶心、呕吐、乏力、畏光、耳鸣、失眠、心悸和烦躁等。

(5)神经系统检查无阳性体征。

2.实验室检查　腰椎穿刺颅内压正常,脑脊液无色透明,不含血细胞,白细胞计数正常。

3.辅助检查

(1)头部 X 线:无骨折发现。

(2)头部 CT:颅内无异常。

【治疗原则】

1.观察病情变化　伤后短时间内可在急诊科观察,密切注意意识、瞳孔、肢体运动和生命体征的变化。对于离院患者,嘱其家属密切注意头痛、恶心、呕吐和意识障碍情况,如症状加重应立即来院检查。

2.卧床休息　急性期头痛、头晕较重时,嘱其卧床休息,症状减轻后可离床活动。

3.对症治疗　头痛时可给予颅痛定等镇痛剂。对有烦躁、忧虑、失眠者可给予地西泮、三溴合剂等药物。

二、弥漫性轴索损伤

弥漫性轴索损伤是加速或减速的惯性力所致的弥漫性脑损伤,由于脑的扭曲变形,脑内产生剪力或牵拉作用,造成脑白质广泛性轴索损伤。损伤可位于大脑半球、胼胝体、小脑或脑干。显微病理表现为神经轴索断裂。

【诊断标准】

1.临床表现

(1)昏迷:受伤当时立即出现昏迷,且昏迷时间较长。

(2)瞳孔和眼球变化变化:部分患者可有一侧或双侧瞳孔散大,对光反应消失。广泛损伤者可出现双眼向损伤对侧和向下凝视。

2.辅助检查

(1)头部 CT 扫描:可能发现大脑皮质与髓质交界处、胼胝体、脑干、内囊区或第三脑室周围有多个点或片状出血灶。

(2)头部 MRI 扫描:可较精确地反映出早期组织撕裂出血灶。

【治疗原则】

(1)同"脑震荡"。

(2)脱水治疗。

(3)昏迷期间加强观察,若病情恶化,及时复查 CT,如发现颅内血肿或严重脑水肿,需立即手术,清除血肿或行减压术。三、脑挫裂伤暴力作用于头部时,着力点处颅骨变形或发生骨折,以及脑在颅腔内的相对位移,造成脑的着力或对冲点伤。对冲伤和着力点伤,均可造成脑挫伤和脑裂伤,由于两种改变往往同时存在,故又统称脑挫裂伤。前者为脑皮质和软脑膜仍保持完整,而后者有脑实质及血管破损、断裂,软脑膜撕裂。脑挫裂伤的显微病理表现为脑实质点片状出血,水肿和坏死,脑皮质分层结构不清或消失,灰质与白质分界不清。脑挫裂伤常伴有邻近的限局性血管源性脑水肿或弥漫性脑肿胀。

【诊断标准】

1.临床表现

(1)意识障碍:受伤当时立即出现,短者半小时、数小时或数日,长者数周、数月,有的为持续昏迷或植物生存。

(2)生命体征改变:常较明显,体温多在 38℃左右,脉搏和呼吸增快,血压正常或偏高。如出现休克,应注意全身检查。

(3)局灶症状与体征:受伤当时立即出现与伤灶相应的神经功能障碍或体征,如运动区损伤的锥体束征、肢体抽搐或瘫痪,语言中枢损伤后的失语,以及昏迷患者脑干反射消失等。

(4)颅压增高:为继发脑水肿或颅内血肿所致。尚可有脑膜刺激征。

(5)其他:患者清醒后有头痛、头晕、恶心呕吐、记忆力减退和定向力障碍。

2.辅助检查

(1)头部 X 线:多数患者可发现有颅骨骨折。

(2)头部 CT:了解有无骨折、有无脑挫裂伤和颅内血肿。

(3)头部 MRI:不仅可以了解具体脑损伤部位、范围及其周围脑水肿情况,而且尚可推测预后。但因检查时间较长,一般不作为首选检查方法。

3.实验室检查

(1)血常规:了解应激状况。

(2)血气分析:在迟缓状态可有血氧低、高二氧化碳血症存在。

(3)脑脊液检查:脑脊液中有红细胞或血性脑脊液。

【治疗原则】

(1)轻型脑挫裂伤患者通过急性期观察后,治疗与弥漫性轴索损伤相同。

(2)抗休克治疗:如合并有休克的患者首先寻找原因,积极抗休克治疗。

（3）重型脑挫裂伤患者应送重症监护病房。

（4）昏迷患者应注意维持呼吸道通畅。①呼吸困难者，立即行气管插管连接人工呼吸机进行辅助呼吸。②对呼吸道内分泌物多，影响气体交换，且估计昏迷时间较长者，应尽早行气管切开术。

（5）对伴有脑水肿的患者，应适当限制液体入量，并结合脱水治疗。

（6）对脱水治疗颅内压仍在 40～60mmHg 时，因势必导致严重脑缺血或诱发脑疝，可考虑行开颅去骨瓣减压和（或）脑损伤灶清除术。

四、脑干损伤

头、颈部受到暴力后立即出现，多不伴有颅内压增高表现。脑干损伤的病理变化有脑干神经组织结构紊乱、轴索断裂、挫伤和软化。由于脑干内除有脑神经核团、躯体感觉运动传导束外，还有网状结构和呼吸、循环等生命中枢，故其致残率和死亡率均较高。

【诊断标准】

1.临床表现

（1）昏迷：受伤当时立即出现，且昏迷程度较深，持续时间较长。意识障碍恢复比较缓慢，恢复后常有智力迟钝和精神症状。如网状结构受损严重，患者可长期呈植物生存。

（2）瞳孔和眼球运动变化：双侧瞳孔不等大、极度缩小或大小多变。对光反应异常。眼球向外下或内凝视。

（3）去大脑强直。

（4）病理反射阳性、肌张力增高、交叉性瘫痪或四肢瘫。

（5）生命体征变化

①呼吸功能紊乱：常出现呼吸节律紊乱，表现为潮式呼吸、抽泣样呼吸或呼吸停止。

②心血管功能紊乱：心率及血压改变多出现在呼吸功能紊乱之后。

③体温变化：多数出现高热，脑干功能衰竭后体温不升。

（6）内脏症状

①消化道出血：是脑干损伤后多见的一种临床表现。

②顽固性呃逆：症状持久，难以控制。

2.辅助检查

（1）脑脊液穿刺：腰椎穿刺脑脊液多呈血性，压力多为正常或轻度升高，当压力明显升高时，应除外颅内血肿。

（2）头部 X 线：可伴有颅骨骨折。

（3）头部 CT：在伤后数小时内检查，可显示脑干有点片状高密度区，脑干肿大，脚间池、桥池、四叠体池及第四脑室受压或闭塞。

（4）头部及上颈段 MRI：有助于明确诊断，了解伤灶明确部位和范围。

（5）脑干诱发电位：波峰潜伏期延长或分化不良。

【治疗原则】

（1）一般治疗措施同脑挫裂伤。

（2）对一部分合并有颅内血肿者,应及时诊断和手术。对合并有脑水肿或弥漫性轴索损伤者,应用脱水药物和激素等予以控制。

（3）伤后1周,病情较为稳定时,为保持患者营养,应由胃管进食。

（4）对昏迷时间较长的患者,应加强护理,防止各种并发症。

（5）有条件者,可行高压氧治疗,以助于康复。

（路顺利）

第五节　外伤性颅内血肿

外伤性颅内血肿形成后,随血肿体积不断增大,临床症状进行性加重,而引起颅内压增高,导致脑疝形成,危及生命,是临床上常见的继发性脑损伤的主要类型。早期及时清除血肿,可在很大程度上改善预后。

一、血肿分类

1.根据血肿的来源与部位

（1）硬脑膜外血肿。

（2）硬脑膜下血肿。

（3）脑内血肿。

（4）多发性血肿。

2.根据血肿症状出现的时间

（1）急性血肿:伤后72小时以内出现症状者。

（2）亚急性血肿:伤后3日～3周内出现症状者。

（3）慢性血肿:伤后3周以上出现症状者。

二、硬脑膜外血肿

硬脑膜外血肿是指出血积聚于硬脑膜外腔与颅骨之间。出血来源与颅骨损伤关系密切,当颅骨骨折或颅骨在外力作用下瞬间变形,撕破位于骨沟内的硬脑膜动脉或静脉窦所引起的出血或骨折端的板障出血。在血肿形成过程中,除原出血点外,由于血肿的体积效应不断使硬脑膜与颅骨分离,又可撕破另外一些小血管,使血肿不断增大,最终出现脑受压的症状。

【诊断标准】

1.临床表现

（1）意识障碍意识:改变受原发性脑损伤及其后的血肿形成的继发脑损伤的影响,常见有如下几种类型。

①原发性脑损伤较轻,如脑震荡,有一过性意识障碍,而血肿形成得不是很快,因此在脑疝形成前有一段数小时的中间清醒期,形成受伤后立即昏迷-清醒-再昏迷过程。

②原发性脑损伤较重,加之血肿形成较为迅速,此时无中间清醒期,仅表现为意识障碍进行性加重。

③原发性脑损伤甚轻或原发性脑损伤很局限,不存在原发昏迷,只当血肿增大脑疝形成后出现昏迷。

(2)头皮血肿或挫伤:往往在血肿形成部位有受力点所造成的头皮损伤。

(3)瞳孔变化:在血肿形成后的早期,患侧瞳孔一过性缩小,随之扩大,对光反应迟钝或消失;同侧上睑下垂。晚期对侧瞳孔亦散大。

(4)锥体束征:早期血肿对侧肢体力弱,逐渐进行性加重。晚期出现双侧肢体的去大脑强直。

(5)生命体征:表现为进行性血压升高、脉搏缓慢,以及体温升高。

(6)其他:昏迷前有头痛、烦躁不安、呕吐、遗尿和癫痫等。

2.辅助检查

(1)头部 X 线平片:约 90% 病例伴有颅骨骨折。

(2)头部 CT 检查:该项检查可明确是否有血肿形成,血肿定位,计算出血量,中线结构有无移位及有无脑挫伤等情况,骨窗像对骨折的认识更加明了。硬膜外血肿典型表现为颅骨内板与脑表面有一双凸镜形密度增高影。

【治疗原则】

1.非手术治疗

仅用于病情稳定的小血肿,适应证如下。

(1)患者意识无进行性恶化。

(2)无神经系统阳性体征或原有神经系统阳性体征无进行性加重。

(3)无颅内压增高症状和体征。

(4)除颞区外,大脑凸面血肿量<30ml,颅后窝血肿<10ml,无明显占位效应(中线结构移位<5mm),环池和侧裂池>4mm,治疗方法基本同脑挫裂伤。但特别需要严密动态观察患者意识、瞳孔和生命体征变化,必要时行头部 CT 复查。若发现病情变化或血肿增大,应立即行手术治疗。

2.手术适应证

(1)有明显颅内压增高症状和体征的颅内血肿。

(2)CT 扫描提示明显脑受压的颅内血肿。

(3)幕上血肿量>30ml,颞区血肿量>20ml,幕下血肿量>10ml。

(4)意识障碍进行性加重或出现昏迷。

二、急性硬脑膜下血肿

硬脑膜下血肿是指颅内出血血液积聚于硬脑膜下腔。硬脑膜下血肿是颅内血肿中发生率最高者,同时可为多发或与其他类型血肿伴发。

急性硬脑膜下血肿是指伤后 3 日内出现血肿症状者。多数伴有较重的对冲性脑挫裂伤和皮质的小动脉出血,伤后病情变化急剧。

【诊断标准】

1.临床表现

(1)临床症状较重,并迅速恶化,尤其是特急性血肿,伤后仅 1~2 小时即可出现双侧瞳孔散大、病理性呼吸的濒死状态。

(2)意识障碍有中间清醒或好转期者少见,多数为原发性昏迷与继发性昏迷相重叠或昏迷的程度逐渐加深.。

(3)颅内压增高的症状出现较早,其间呕吐和躁动比较多见,生命体征变化明显。

(4)脑疝症状出现较快,尤其是特急性硬脑膜下血肿。一侧瞳孔散大后不久,对侧瞳孔散大,并出现去脑强直、病理性呼吸等症状。

(5)局灶症状较多见,偏瘫、失语可来自脑挫伤或(和)血肿压迫。

2.实验室检查　　同"脑挫裂伤"。

3.神经影像学检查

(1)头部 X 线:半数病例伴有颅骨骨折。

(2)头部 CT:在脑表面呈新月形或半月形高密度区,有助于诊断。

【治疗原则】

治疗原则同"硬脑膜外血肿"。

四、慢性硬脑膜下血肿

慢性硬脑膜下血肿为伤后 3 周以上出现血肿症状者,好发于老年患者。血肿大多广泛覆盖大脑半球的额、顶和颞叶。血肿有黄褐色或灰色结缔组织包膜,血肿内容早期为黑褐色黏稠液体,晚期为黄色或清亮液体。

【诊断标准】

1.临床表现

(1)病史多不明确,可有轻微外伤史或已无法回忆。

(2)慢性颅内压增高症状常于受伤 2~3 个月后逐渐出现头痛、恶心、呕吐、复视、视物模糊、一侧肢体无力和肢体抽搐等。

(3)精神智力障碍表现为记忆力减退、理解力差、智力迟钝、精神失常,有时误诊为神经官能症或精神病。

(4)局灶性症状由于血肿压迫所导致轻偏瘫、失语、同向性偏盲、视盘水肿等。

2.辅助检查

(1)头部 X 线:可显示脑回压迹,蝶鞍扩大和骨质吸收。

(2)头部 CT:颅骨内板下可见一新月形、半月形混杂密度或等、低密度阴影,中线移位,脑室受压。

(3)头部 MRI:可确诊。

3.实验室检查

(1)血常规检查:了解机体状态。

(2)凝血功能及血小板检查:了解凝血因素是否正常。

【治疗原则】

1.非手术治疗　对不适合手术的患者,可采用甘露醇脱水治疗。

2.手术治疗

(1)颅骨钻孔闭式引流术。

(2)骨瓣开颅血肿清除术,适用情况如下。

①闭式引流术未能治愈者。

②血肿内容为大量血凝块。

③血肿壁厚,引流后脑组织不能膨起者,手术旨在将血肿及血肿壁一并切除。

3.手术后并发症

(1)血肿复发或形成积液。

(2)引流管损伤脑组织或皮层血管。

(3)气颅。

(4)手术后感染。

(5)癫痫发作。

五、脑内血肿

脑内血肿多发生在脑挫裂伤最严重的伤灶内,常见的血肿部位有额叶底部、颞极及凹陷骨折处的深部,有时可与硬脑膜下血肿伴发,老年人好发于脑深部白质内。

【诊断标准】

1.临床表现

(1)头部外伤史:受伤机制多为对冲伤。

(2)意识障碍:呈进行性加重或伤后持续性昏迷,很少有中间清醒期。如血肿破入脑室,意识障碍则更加明显。如系凹陷性骨折所致脑内血肿,则患者可能有中间清醒期。

(3)颅内压增高:症状一般较明显。

(4)局灶体征:与血肿所在部位有密切关系,可见有偏瘫、失语、癫痫等。

2.辅助检查

(1)头部 X 线除外颅骨骨折,特别是凹陷性颅骨骨折。

(2)头部 CT 在脑挫伤灶附近或脑深部白质内见到圆形或不规则高密度或混杂密度血肿影,即可诊断。

3.实验室检查

【治疗原则】

同"硬脑膜外血肿"。

六、迟发性外伤性颅内血肿

迟发性外伤性颅内血肿(DTIH)是指头部外伤后首次影像学检查未发现血肿,经过一段时间后重复 CT 扫描,或手术发现的血肿,或原出血处逐渐扩大形成的血肿。迟发性血肿可发生在硬脑膜外、硬脑膜下和脑实质内,短者伤后数小时、数日,长者数周甚至数月。降低外伤性迟发性颅内血肿病死率和致残率的关键在于早期诊断和治疗。

【诊断标准】

1.临床表现

出现以下情况,可考虑本病的可能。

(1)严重的临床症状,剧烈头痛、频繁呕吐、烦躁不安及有意识障碍,但是 CT 所显示的脑损伤却较轻微,少量出血、单纯颅骨骨折、蛛网膜下腔出血等。

(2)经正确恰当地治疗后伤者意识状态无好转或一度好转后又恶化。

(3)观察及治疗过程中出现新的神经系统损害表现,如偏瘫、失语、瞳孔散大等。

(4)出现局限性癫痫发作。

(5)伤后或术后:患者长时间处于低意识水平或减压窗外膨明显且张力较高。

(6)颅内压监测持续升高一度平稳后突然升高。

2.辅助检查　首选头部 CT 检查,早期复查有助于及时发现原来无血肿区的新的血肿。

3.实验室检查　复查凝血功能,如有异常,则出现迟发性血肿的几率增加,需更加密切监测患者。

【治疗原则】

(1)早期发现,及时行血肿清除手术。

(2)小血肿无手术指征,可采用保守治疗,脱水、抗生素、抑酸、营养、神经代谢药物等支持治疗,但必须严密观察病情和 CT 监测。

(3)积极防治并发症。对并发脑疝病情严重者,清除血肿的同时可行广泛减压颅骨切除术。

(4)如血肿发生在颅后窝且并发急性脑积水、急性颅内压增高者,应行脑室体外引流术,随即行血肿清除术。

（路顺利）

第六节　开放性颅脑损伤

颅脑开放性损伤除头部开放创伤外,常有不同程度的脑损伤、出血、水肿、感染等继发损害。与闭合性脑损伤相比较,除损伤原因不同外,因有创口存在,可有失血性休克、易招致颅内感染等特点。

【诊断标准】

1.临床表现

(1)明确病史:询问受伤时间、致伤物种类及经过何种处理。

(2)头部创口检查:应仔细检查创口大小、形状、有无活动性出血、有无异物及碎骨片、脑组织或脑脊液流出。

(3)意识障碍:取决于脑损伤部位和程度。局限性开放性损伤未伤及脑重要结构或无颅内高压患者,通常无意识障碍;而广泛性脑损伤,脑干或下丘脑损伤,合并颅内血肿或脑水肿引起颅内高压者,可出现不同程度的意识障碍。

(4)局灶性症状:依脑损伤部位不同,可出现偏瘫、失语、癫痫、同向偏盲、感觉障碍等。

(5)颅内高压症状:创口小、创道内血肿或(和)合并颅内血肿,以及广泛性脑挫裂伤而引起严重颅内压升高者,可出现头痛、呕吐、进行性意识障碍,甚至发生脑疝。

2.辅助检查

(1)头颅 X 线:了解颅骨骨折的部位、类型、颅内金属异物或碎骨片嵌入的位置等情况。

(2)头部 CT:对诊断颅内血肿、脑挫裂伤、蛛网膜下腔出血、脑中线移位、脑室大小形态等有意义;亦可显示颅内异物及颅骨骨折。

3.实验室检查

(1)血常规检查:了解失血、失液情况。

(2)腰椎穿刺:主要了解有无颅内感染和颅内压情况,但要慎重。

【治疗原则】

1.非火器性颅脑损伤

(1)及时清创处理,预防感染。应尽早清除挫碎组织、异物、血肿,修复硬脑膜及头皮创口,变有污染的开放性伤道为清洁的闭合性伤道,为脑损伤的修复创造有利条件。

(2)清创手术尽可能在伤后 6～8 小时内行清创,但清创时间多取决于患者伤后来院就诊的时间。目前应用抗生素的条件下,早期清创缝合时间最晚可延长至 48 小时。清创完毕应缝好硬脑膜与头皮。伤道与脑室相通时,应清除脑室内积血,留置脑室引流管。如果脑组织膨胀,术后脑压仍高,可以不缝硬脑膜,并视情况做外减压(颞肌下减压或去骨瓣减压),伤后 24 小时内,肌内注射破伤风抗毒素 1500U。

(3)特殊伤的处理钢钎、钉、锥等刺入颅内形成较窄的伤道,有时因致伤物为颅骨骨折所嵌顿,在现场急救时不要贸然将其拔除;特别是伤在静脉窦所在处或鞍区等部位时,仓促拔出致伤物可能引起颅内大出血或附加损伤引起不良后果。接诊后应行头部正侧位及必要的特殊位置的 X 线平片,了解伤道及致伤物的大小、形状、方向、深度、是否带有钩刺和伤及的范围。如果异物靠近大血管、静脉窦,可进一步行脑血管造影、CT 等检查,查明致伤物与血管等邻近结构的关系。根据检查所获取的资料,分析可能出现的情况,研究取出致伤物法,做好充分准备再行手术。

(4)静脉窦损伤的处理首先要做好充分输血准备。上矢状窦伤时,应先在其周边扩大颅骨骨窗,再取出嵌于静脉窦裂口上的骨片,同时立即以棉片压住窦的破口,并小心检查窦损伤情况。小的裂口用止血海绵或辅以生物胶即可止住,大的破裂口则需用肌筋膜片覆盖于裂口处,缝合固定,亦可取人工硬脑膜修补静脉窦裂口,以达到妥善止血。

2.火器性颅脑损伤的处理　火器性颅脑损伤包括及时合理的现场急救,快速安全的转送,在有专科医师和设备的医院进行早期彻底清创和综合治疗。其中颅脑穿透伤伤情较重,可分为:盲管伤,仅有射入口,致伤物停留在伤道末端,无射出口;贯通伤,投射物贯通颅腔,有入口和出口,形成贯通伤道,多为高速枪伤所致,脑损伤广泛而严重,是火器性颅脑损伤最严重者;切线伤,投射物与头部呈切线方向擦过,飞离颅外,射入口和射出口相近,头皮、颅骨、硬脑膜和脑组织浅层皮层呈沟槽状损伤,所以又称沟槽伤。

(1)现场急救与转送。

(2)早期清创处理清创的目的是把创道内污染物如毛发、泥沙、碎骨片、弹片异物、坏死碎化的脑组织、血块等清除,经清创后使创道清洁、无异物、无出血、无坏死脑组织,然后修补硬脑膜、缝合头皮,由开放伤变为闭合伤。清创要求早期和彻底,同时尽可能不损伤健康脑组织,保护脑功能。伤后 24 小时内,过敏试验阴性者,应肌内注射破伤风抗毒素 1500U。

(3)术后处理:应定时观察意识、瞳孔、生命体征的变化和神经系统体征。观察有无继发性出血、脑脊液漏,必要时行 CT 动态观察。加强抗感染,抗脑水肿,抗休克治疗,术后常规抗癫痫治疗,加强全身支持治疗;错迷患者保持呼吸道通畅,吸氧并加强全身护理,预防肺炎、褥疮和泌尿系感染。

(路顺利)

第七节　颅脑外伤的现场救治

一、现代创伤救治的新认识与新方法

近年来,随着我国交通业和建筑业的快速发展,多发伤的发病率有较大的增长。交通事故导致的多发伤占全部多发伤的一半以上,死亡人数居世界首位。我国的道路交通事故万车死亡率约 10%,是美国的 6 倍,是日本的 10 倍。在人口死因构成中占第 4 位,已经被纳入国家疾病控制计划。

(一)现代创伤救治

近年来创伤救治的新进展包括以下 4 个方面:

1.有效的救治时间　创伤救治成功率的高低首先取决于得到有效救治的时间。早在第一次世界大战期间,人们发现如果伤者在 1 小时内得到救治,死亡率是 10%,但是随着得到救治的时间延长,到伤后 8 小时才得到救治时,死亡率竟然高达 75%。这一数据后来被美国马里兰大学的休克创伤中心创始人考莱(R.Adams Cowley)引用,并提出了著名的"黄金 1 小"理念:"在生存与死亡之间存在一个黄金 1 小时,如果你伤情严重,你只有不到 60 分钟的时间争取生存。虽然你可能不是在那段时间内死亡,可能在两三天甚至两周后死亡,但是在那一小时内发生在你体内的改变已经是不可恢复了。"我国的王一镗提出了创伤性死亡有 3 个高峰,第

2个高峰在伤后数分钟至 3 小时内,为提高存活率,关键的一点是要能抓紧伤后"黄金 1 小时"内的紧急救治。

2.现场急救的程序与专业化　建立城市"快速反应、立体救护"急救网络。建立和健全院前急救、院内救治的一体化的救治体系,是实现"快速反应、立体救护"的基础。只有这样才会做到院前院内急救的无缝衔接,才会使急诊绿色通道更加畅通,才会使多发损伤患者得到更快、更有效的救治,亦是多发性创伤急救模式的发展趋势。

3.创伤救治的原则　在严重创伤病程发展的不同阶段,需要采取相应的治疗措施。在早期阶段要以控制应激反应强度为主,中期则要设法减少各种炎性介质释放,控制感染,以减轻 SIRS;到 SIRS 和多器官功能障碍综合征(MODS)阶段要在控制 SIRS 的同时采取有效措施支持器官功能。后期阶段血液净化、透析和免疫调节治疗。

4.创伤免疫学　如何保护严重创伤后肠道功能不受损伤,提高严重创伤后机体的免疫功能,减轻免疫损害是当今创伤医学领域最为活跃的前沿学科或课题。我国的蒋建新教授等针对"传统创伤诊治方法由于敏感性强、阳性率低,不能有效进行早期干预和治疗,由此造成治疗滞后,延长了患者的康复期"这一临床难题,围绕创伤感染流行病学特征、内源性细菌及其毒素移位、创伤后感染易患机制、早期预警诊断与防治新措施进行了系列研究,提出了创伤后免疫功能紊乱的新观点,并证实免疫功能紊乱是创伤后感染易患性增加的免疫学机制,并提出了创伤后免疫防御功能受抑的神经内分泌反应、血清免疫抑制因子和抑制性 T 细胞假说;提出了防御性与兴奋性模式识别受体的新观点,以及创伤时防御性模式识别受体表达下调、兴奋性模式识别受体表达上调是始动免疫细胞功能紊乱的受体机制;发现了创伤感染时炎症级联反应形成的分子机制及细菌致病因子协同致病的受体机制。

在创伤治疗的整个过程中均应考虑保护和增强免疫调节功能。研究用非甾体抗炎药(布洛芬和吲哚美辛等)减少 PGE_2 的产生,改善抗原提呈和维护淋巴细胞的 IL-2、IFN-γ 产生,促进 IL-2R 表达,下调巨噬细胞启动的急性期反应,以恢复创伤后的免疫抑制。使用生长激素、催乳素、拟胸腺药物和免疫调节中药等均可调节创伤患者的细胞免疫功能。

(二)"快速反应、立体救护"的新模式

重大突发事故、局部战争、恐怖事件、特种意外伤害已成为当今"世界公害"。在灾害或意外发生时,第一时间内现场死亡人数是最多的,对现场急救来说,时间就是生命。传统的急救观念往往使得处于生死之际的伤员丧失了最宝贵的几分钟、十几分钟"救命的黄金时间"。所以,必须提倡和实施现代救护的新概念和技能,重视伤后 1 小时的黄金抢救时间,10 分钟的白金抢救时间,使伤员在尽可能短的时间内获得最确切的救治,最好将救命性外科处理延伸到事故现场。

1.现场急救需要"快速反应、立体救护"的新模式。

2.传统现场救治方式与新理论危重病急救的比较传统救治是现场急救-后送-急诊科检查和治疗—ICU 加强医疗。新理论危重病救治是受伤现场-移动 ICU 加强医疗(基本一步到位),将救命性的外科处理延伸到事故现场,必要时将一个高质量的 ICU 病房前移至事故现场。这对于呼吸、心搏骤停的伤员能及时进行上呼吸道清理、行人工呼吸,同时做体外心脏按压及电击除颤和药物除颤等;气道阻塞行环甲膜穿刺术或行紧急气管造口;对开放性气胸能做

封闭包扎;对张力性气胸,在锁骨中线第2、3肋间用带有单向引流管的粗针头,穿刺排气;对有舌后坠的昏迷伤员,放置口咽腔通气管,防止窒息,保持呼吸道通畅;对肠脱出、脑膨出行保护性包扎;对重度中毒伤员,及时注射相应的解毒药;对面积较大的烧伤,用烧伤急救敷料保护创面;对长骨、大关节伤,肢体挤压伤和大块软组织伤,用夹板固定;应用加压包扎法止血;如加压包扎仍无效时,可用止血带;特别紧急时,能实施简单的救命性手术。当伤员因发生大出血、休克等严重伤情而无法后送时,对大血管损伤行修补或结扎;对呼吸道阻塞行紧急气管切开术;对开放性气胸行封闭缝合,张力性气胸行闭式引流等。这样就大大提升了现场急救的内容和水平。

二、现场高级生命支持技术

过去,院前急救大都是运用基本急救技术(BLS)。近年来有人呼吁高级急救手段前移,由于条件所限还没得到广泛推广。目前高级急救技术(ALS)还是在院内使用,院前急救特别是在现场应用还较少。在国外,以多数欧洲国家强调移动ICU应用,就地抢救。结合瓦斯爆炸伤害的特殊性,院前时间长、伤情危重、必须就地抢救,而且危重伤员多,大都需要高级急救技术支持。因此,国外移动ICU的做法很值得借鉴。通过研究和临床实践,对器材进行筛选,严格适应性训练,关键实现在平地操作的可行性,经过反复科学演练达到熟能生巧的程度。在瓦斯爆炸伤害井口急救时,推广应用高级急救技术,对稳定伤情发挥了重要作用,确保了早期进行高质量的救治,最大限度抢救矿工生命。因此,在严重多发伤特别是重型颅脑损伤的院前急救中,现场高级生命支持是不可或缺的重要组成部分。

(一)在现场应用高级急救技术的选择

1.现场应用高级急救技术的适应证 根据创伤严重度评分标准、GCS、煤矿瓦斯爆炸伤院前评分方法(RPMB)等判定为重伤患者,有专人护送转院;严重患者大部分通过基本急救稳定伤情,少部分需要高级急救技术支持;对于危重患者及时心肺复苏(CPR)、及时除颤后,必须及时行高级生命支持救治。

2.现场应用高级急救技术的选择原则

(1)针对瓦斯爆炸伤危重伤员的需要,以心肺复苏为主,选择可靠的急救技术;

(2)现场(井口)操作有可行性;

(3)以现代化、先进的器材作为支持。

(二)维持呼吸道通畅与充分氧疗

在现场救治中,维持呼吸道通畅与充分氧疗是一项重要措施,也是现场救护的医务人员必须掌握先进的现代化器材和设施进行基本与高级生命支持技术。维持呼吸道通畅的方法有手法清理气道、手法开放气道;口、鼻面罩,放置口、鼻咽通气道;咽插管;气管内插管;环甲膜穿刺和气管造口术等。在煤矿瓦斯爆炸伤害现场可根据病情和条件选择应用。确保呼吸道通畅或建立可靠的人工气道,进行充分的氧疗或人工辅助、机械通气。

1.口、鼻咽通气道 适用于自主呼吸良好、中度以上昏迷的意识不清者;利用口或鼻咽通气道,以抵住舌根、舌体使其前移并离开咽后壁,从而解除梗阻。

(1)口咽通气道：对于自主呼吸良好、意识不清、反应迟钝的瓦斯爆炸伤害患者，口咽通气道能够帮助建立通畅的气道。成人口咽通气道包括 80cm、90cm、100cm 三个型号，指从通气道管翼至尖端的长度。选择口咽通气道型号应根据所测的患者耳垂至口角的距离。放置口咽通气道时，先迫使患者张口，然后将湿润的口咽通气道送入口内，沿舌上方方向（导管的凸面朝向患者下颌）置入。当导管置入到全长的 1/2 时，即接近咽后壁时将导管旋转 180°，并向前继续推进至合适位置确认口咽通气道位置适宜、气流通畅后，用胶布将其妥善固定。

(2)鼻咽通气道：当患者口咽反射正常或不能张口时，鼻咽通气道可作为面罩通气的辅助方式。成人型号为 6.0～9.0mm（数值代表通气道的内径），也可以用粗细合适的短气管导管代替。临用前在导管表面涂以润滑剂，通过鼻孔沿鼻腔底部（与硬腭平行）置入，直至感到越过鼻咽腔的转角处，再向前推进至气流最通畅处，并用胶布固定。

2.喉罩通气　喉罩是介于气管内插管和面罩之间的一种新型通气工具，不易损伤咽喉组织，对循环功能影响轻微，比面罩通气效果确切，管理方便，故广为临床采用。喉罩插入咽喉部，充气后在喉的周围形成一个密封圈，既可以让患者自主呼吸，也可以施行正压通气。适用于需要辅助或人工通气，气管内插管困难的煤矿瓦斯爆炸伤害患者。

(1)喉罩的选择和准备：喉罩由通气导管和通气罩两部分组成。按其大小，喉罩分为 7 种型号，供不同年龄、体重和形体的患者选用。喉罩通气罩内的空气抽尽后可进行高压蒸汽消毒（最高温度不得超过 134℃），但不能用戊二醛、甲醛或氧化乙烯消毒。临用前，应在喉罩管的下端涂上少许润滑油，以减少其对咽喉的局部刺激。

(2)喉罩通气的实施方法：按气管内插管的要求进行麻醉前准备和用药。插入喉罩时不需使用肌松药，但应给予适量静脉麻醉药和（或）吸入麻醉药，也可采用咽喉部表面麻醉和神经阻滞，以消除咽喉反射，避免引起咳嗽或喉痉挛。插入喉罩时可用盲探法，也可借助喉镜明视插入。将喉罩插入喉部后，手放开喉罩，试行向气囊注气。此时随着充气，喉罩会自动退出少许，以适应咽喉的解剖位置。然后施行加压通气或让患者自发呼吸。喉罩放置合适的标志为气道通畅，可闻胸部清晰呼吸音，喉罩两侧为清晰管状呼吸音，无异常气流音，亦无漏气感。如果发现有呼吸道阻塞，应立即拔出喉罩，重新试插。喉罩置放到位后，加牙垫并用胶布固定。向喉罩充气不宜过多，一般 1 号喉罩充气量为 2～4ml，2 号充气量为 10ml，3 号充气量为 20ml，4 号充气量为 30ml。

(3)喉罩通气的注意事项

1)喉罩对上消化道反流、呕吐所致的误吸无防止效果，且加压通气可导致气体入胃进而增加呕吐误吸的危险，故应禁用于已插胃管的患者，严重肥胖或肺顺应性低的患者也应忌用。呼吸道分泌物多的患者也不宜用喉罩，因为不易经喉罩吸除过多的分泌物。第三代喉罩分为气管通道与食管通道，易于排除胃内积气、积液，减少了反流误吸的危险。

2)喉罩不宜过多地重复使用，一般以 10 次左右为宜。每次应用前均应做常规充气试验，以确保喉罩不漏气，无"疝气"形成。

3)置放喉罩的操作应轻柔、准确；自始至终使用牙垫阻咬；导管只能向下固定在下颌部，不可改变方向以防止喉罩移位；置入喉罩后，不得做托下颌等操作，以防将罩压向喉头而致喉痉挛或移位导致喉梗阻。

4)正压通气的压力不宜超过 15mmHg,以防喉罩漏气或大量气体人胃。

5)喉罩通气期应密切观察其通气效果和气道通畅情况,宜做 PETCO$_2$ 和 S PO$_2$ 等监测,确保通气良好。

6)在患者咽喉保护性反射恢复之前不宜移动喉罩或将气囊放气,最好待患者能按指令张口后再拔出喉罩。

3.气管内插管　将合适的导管插入气管内的操作称为气管内插管,气管内插管是快速建立人工气道、进行有效通气的最佳方法之一。

【适应证】

(1)患者自主呼吸突然停止,需紧急建立人工气道进行机械通气和治疗。

(2)患者严重呼吸衰竭,不能满足机体通气和氧供的需要,而需机械通气。

(3)患者不能自主清除上呼吸道分泌物,或出现胃内容物反流,或气道出血,随时有误吸可能。

(4)患者麻醉手术需要。

【操作要点】

(1)气管内插管的设备:开放气道和气管内插管基本的工具,包括咽喉镜、气管导管、导管芯、牙垫、开口器、胶布、吸引器、简易呼吸器、注射器、插管弯钳、局麻药、喷雾器及吸氧设备。

咽喉镜供窥视咽喉区、显露声门和明视插管用。其镜片一般有直、弯两种。后者对咽喉组织刺激小、操作方便、易于显露声门和便于气管内插管,因此在临床上广为应用。但对婴幼儿及会厌长而大或会厌过于宽而短的成人来说,使用直喉镜片则便于直接挑起会厌而显露声门,少数用弯喉镜片难以显露声门的病例常可显示其优点。在急诊插管盒内,应备齐各种号码的直、弯喉镜片以及异型光纤喉镜,以供不同病例选用。

(2)气管导管的选择:插管常用的气管导管有塑料制品和橡胶制品两种,应备齐各种号码的专用气管导管,供婴幼儿、儿童和成年人选用。实践证明,橡胶导管耐用,但对喉、气管刺激大,易产生局部组织损伤和近、远期并发症,故已逐渐被淘汰;聚氯乙烯导管则显著优于橡胶制品,已在临床推广使用。一般大龄儿童和成年患者均宜使用带套囊的导管,因套囊充气后不仅能有效防止漏气和口咽腔分泌物流至下呼吸道,而且可减少导管对气道黏膜的直接摩擦损伤。气管导管套囊以低压、大容量型为好,因高压型套囊更易对气管黏膜的血液循环造成障碍,导致局部缺血和坏死等并发症。对成人或儿童患者施行气管内插管前,除选择预计号码导管外,还要备好相近号码的大、小导管各一支,以便临时换用。管芯可使软质气管导管弯成所期望的弧度,对某些少见病例,例如短颈、声门的解剖位置偏前或张口受限而无法明视声门的患者,恰当使用管芯可将导管前段弯成鱼钩状,有利于经试探后将导管送入声门。正确使用插管钳或导管钩可提供鼻插管成功率。此外,在已置入气管导管的患者需插鼻导管时,也常借助于插管钳和咽喉镜操作。

(3)气管内插管的方法

1)经口气管内插管:对于心搏呼吸骤停或深度昏迷的急诊患者,只要条件具备应立即进行气管内插管,通常于直视下使用喉镜进行气管内插管。

A.插管前的准备:准备和检查插管所需的设备。选择合适的气管内导管并准备相邻规格的导管各一根,对套囊做充气和放气实验。如估计声门显露有困难,可在导管内插入导管芯,并将导管前段弯成鱼钩状。插管前对患者用带密封面罩的简易呼吸器,加压给氧 2 分钟。

B.患者取仰卧位,头后仰,口、咽、喉轴线尽量呈一直线。

C.以右手拇指、示指和中指提起患者下颌,并使患者张口,以左手持喉镜沿口角右侧置入口腔,将舌体推向左侧,沿正中线缓慢轻柔通过悬雍垂,至舌根见会厌。如用弯喉镜片,则推进镜片使其顶端抵达会厌谷处,然后上提喉镜,间接提起会厌显露声门。如用直喉镜片,则直接用喉镜片挑起会厌显露声门。

D.施行喉及气管黏膜表面麻醉。

E.右手持气管导管,使气管导管斜口段对准声门裂。沿喉镜走向插入导管,使导管通过声门进入气管。看到充气套囊通过声带,即可退出喉镜,再将导管插深 lcm 或更多一些。主要在门齿上的导管标记的数字,可帮助术者了解导管插入的深度,防止插入过深进入气管分支。

F.导管插入后立即塞入牙垫,用注射器向气管导管套囊充气约 5ml,立即检查气管导管的位置,确定是否在气管内。方法如下:气管导管内持续有凝集的水蒸气;按压胸廓,有气体自导管溢出;接简易呼吸器人工通气,可见胸廓抬起;两肺部听诊有对称的呼吸音;上腹部听诊则无气过水声。将导管与牙垫用胶布固定,并与患者面部固定。

2)经鼻气管内插管(NTI):通常在行紧急气管内插管时,经口插管是首选方法。但针对张口困难、下颌活动受限、颈部损伤、头不能后仰或口腔内有损伤,难以经口插管等情况,应选用经鼻气管内插管。此外,由于经鼻气管内插管的患者对导管的耐受性强,所以经鼻气管内插管法也适用于需长时间保留导管的患者。

经鼻气管内插管分为盲探插管、明视插管或纤维支气管镜辅助插管 3 种方式。危重患者有呼吸时应选用盲探 NTI,在插管过程中可通过探听导管的呼吸音来判断导管是否进入气管。

插管前先检查并选择一通畅的鼻孔,最好是右鼻孔,向患者(尤其是清醒者)的鼻孔内滴或喷少量血管收缩药(如麻黄碱、去氧肾上腺素),以扩大鼻腔气道,减少插管出血;对清醒患者,应再滴人适量局部麻醉药(如 1％利多卡因)以减轻不适。施行咽、喉及气管表面麻醉后,选一大小和曲度合适、质地柔软的导管,充分润滑后从外鼻孔插入鼻腔。取与腭板平行,最好是导管的斜面对向鼻中隔,在枕部稍抬高、头中度后仰的体位下轻推导管越过鼻咽角。如患者可张口,则可借助于喉镜在明视下用插管钳或插管钩将导管头部引至正确部位后插入声门。在盲目经鼻插管时,捻转导管使其尖端左右转向,或伸曲头部使导管头前后移位,或将头适当左右侧偏改变导管前进方向,趁吸气时将导管向前推进。若听到气流或咳嗽,则表明导管进入声门。确认导管位于气管内后再用胶布固定导管,连接呼吸器进行呼吸支持。

一般认为有头部损伤特别是颅底骨折的患者,不能采用此方法,因为此方法有可能使导管通过颅底骨折处进入颅内。此外,经鼻插管的难度较大、费时,对鼻黏膜损伤大,不作为首选。

【注意事项】

(1)操作前一定要做好准备工作。

(2)每次操作时,中断呼吸时间不应超过 30～45 秒。如果一次操作未成功,应立即给予面罩纯氧通气,然后重复上述步骤。

（3）避免损伤：常见有口腔、舌、咽喉部的损伤，出血，牙齿脱落以及喉水肿。其中初学插管者最常见的失误是用喉镜冲撞上门齿，并以此为杠杆，从而导致牙齿的缺损。

（4）避免误吸：上呼吸道的插管和手法操作多能引起呕吐与胃内容物误吸，这时可采用 Sellick 手法（即后压环状软骨，从而压塞食管），避免胃内容物反流和误吸。

（5）避免缺氧：通常每次插管操作时间不应超过 30 秒，45 秒是极限。超过 45 秒将导致机体缺氧，因此应熟练操作技术。尽量缩短插管时间并注意给氧，是改善缺氧的主要手段。

（6）避免插管位置不当：由于操作不当，将导管误插入食管内，又不能及时发现，将导致严重后果。这是气管内插管最严重的并发症。

（7）避免喉痉挛：这是插管的严重并发症，可导致缺氧加重，甚至心搏骤停。此时应使用肌松剂或镇静剂缓解此反应，必要时应立即行环甲膜穿刺或气管切开。

（8）避免插管过深：进入一侧主支气管，导致单肺通气，产生低氧血症。

4.食管-气管联合导管　这种盲插管设计为食管和气管两条插管合二为一的双腔管，以保证其无论在置入食管还是气管的情况下都可以进行通气。一个腔与传统的气管内插管一样，在其通向气管时管在其末端开放。当其插入食管时管腔在其末端堵塞而在喉的部位有许多小孔通气。这样，依据插管的位置不同远端的气囊可用于封闭食管或气管（图 9-1）。

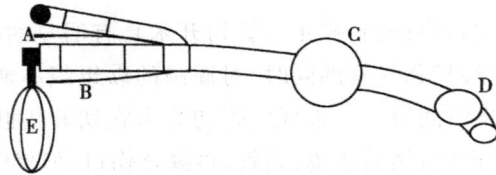

图 9-1　食管-气管联合导管
A. 食管囊注气管；B. 气管囊注气管；C. 食管气囊；
D. 气管气囊；E. 皮球附图

（1）食管-气管联合导管插入方法：用左手的拇指和示指拉开舌和下颌，暴露咽喉部，右手将插管轻轻插入至 20～22cm（插管上有一标志线，听诊两肺呼吸音即可）。插管有大小两个囊，大囊位于插管近端，注入 100ml 气体用于封闭口鼻通道，远端小囊注入 15ml 气体封闭食管或气管。如果插管进入食管，可用长管通气。这时另一管腔可用于吸取胃液或胃内注药之用，如插管进气管，则同气管内插管一样。

（2）食管-气管联合导管的主要优点：

1）无论插入食管还是气管内都能建立有效的人工通气，而插管的成功率始终是 100%，极大地争取了抢救时间。

2）不用喉镜等附加设备即可插入，尤其适用于院前急救及在狭小的空间（如救护车内）使用。

3）不需移动患者的头颈部，患者在任何姿势都可插入，对有颈部疾患的患者（如颈椎骨折固定）尤为适宜。

4)非专科业务人员亦可准确操作,不需特殊训练,在基层医院、卫生所容易普及应用。

5)用于肥胖、颈部短粗的患者,这类患者普通气管内插管的成功率极低。

6)由于有远、近端两个气囊的保护,可有效地防止误吸和胃液反流入气管。

(3)食管-气管联合导管的主要缺点:如果盲插管进入食管后,呼吸道分泌物易堵塞管腔,且在这种情况下,盲插管的通气是管壁上的侧孔,因此,造成吸痰困难,因而这也决定了它的另一缺点,盲插管保留时间短(一般保留1~2天)。

5.环甲膜穿刺和造口术　环甲膜穿刺和造口术吹氧通气是气道梗阻时开放气道的急救措施之一,可为正规气管造口术赢得时间。

环甲膜在环状软骨与甲状软骨之间。环甲膜穿刺和造口的具体操作方法如下:先用手指在两软骨之间做好定位,然后做一皮肤切口,在明视下刺透环甲膜并插入导管。该技术用于自主呼吸空气、氧气、人工通气和气管内吸引。必须选用不致损伤喉部的粗套管,一般情况下,成人选用外径为6mm的粗套管。紧急时,成人可选用14号静脉导管针穿刺环甲膜。若从导管针回抽出气体可确定为进入气管。针芯撤出后,将外套管固定并与喷射呼吸机相连接。临床上也常用喷射呼吸机配备的穿刺喷射针直接穿刺环甲膜进行喷射通气。

6.经皮旋转扩张气管切开　经皮扩张气管切开术(PDT)是在导丝的引导下,用一个带有螺纹的锥形扩张器,一次性旋转扩张气管前软组织及气管前壁,再将气管套管沿瘘口直接插入气管内的新技术(图9-2)。

与常规气管切开术相比,经皮旋转扩张气管切开术具有明显的优越性:创伤小,皮肤切口仅为1cm;锥形扩张器在旋转扩张气管的同时,对周围的软组织亦能起到压迫止血的作用,因此出血甚少;操作简单,手术时间短——常规气管切开术在切开皮肤、皮下后,需分离带状肌,上提甲状腺峡部,暴露气管前壁,然后造瘘、插管,再缝合伤口,但气管前壁位置较深,尤其是体胖的患者,在分离肌肉时往往出血较多,加上床旁操作时光线较差,也会增加手术时间,整个手术过程往往需要10~20分钟,而新技术无需分离肌肉,只需在导丝引导下旋入直径约1cn的扩张器,操作过程不超过5分钟;并发症少——由于无需分离周围组织,因此新技术不会损伤胸膜顶、颈侧大血管等重要结构,不会发生皮下气肿和纵隔气肿。

【手术方法】

(1)手术采用7号或8号PercuTwist气切组套(Riisch,德国)。该组套主要包括带套管的穿刺针、J形导丝、旋转扩张器、内径7mm或8mm的气管套管和与之配套的插入器等。其中旋转扩张器和插入器均为中空的,导丝可以插入其中。

(2)术前患者经静脉给予咪达唑仑(咪唑安定)5~10mg,并将呼吸机的氧浓度调为100%,持续监测患者的血压、心率和氧饱和度情况。

(3)患者取仰卧位、肩背部垫一薄枕,将患者头向后仰、充分暴露穿刺点。颈前皮肤消毒铺中。

(4)消毒颈部皮肤,局部麻醉穿刺点后在第2~3气管环间隙插入引导套管穿刺针,若插出空气再进入0.5cm撤出引导套管穿刺针的针芯,保留针套。

(5)术者位于患者右侧,第一助手位于患者左侧,第二助手位于患者头侧。用1%利多卡因20ml+4滴1‰肾上腺素于第3、4气管环处的颈前皮肤行局部麻醉。

（6）如有气管内插管时,吸净咽部分泌物后将气囊放气,再由第二助手将气管内插管拔出至距门齿 15～17cm,并负责固定患者的头部于正中位。

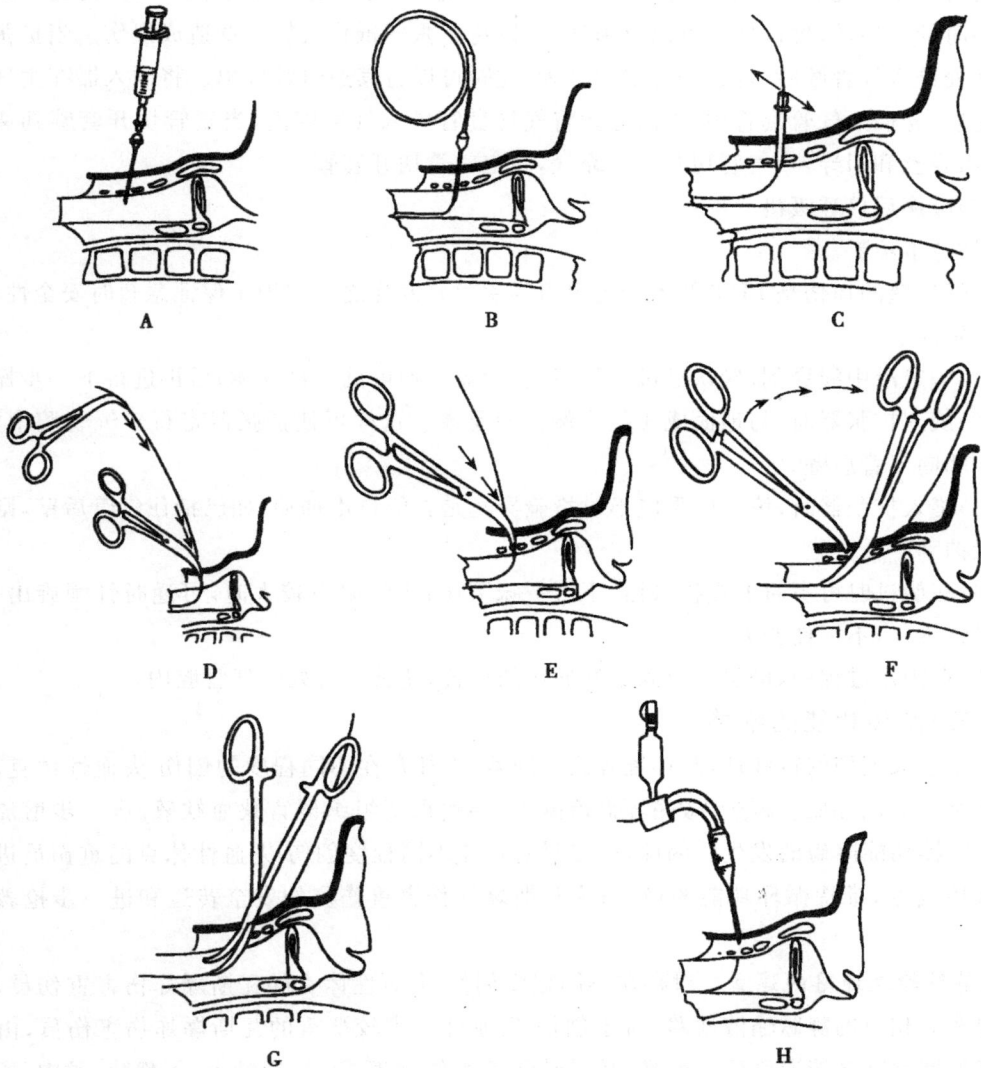

图 9-2 经皮旋转扩张气管切开术

A. 气管穿刺成功,气体从注射器内漏出,拔出注射器及穿刺针,留下外套管;B. 沿外套管放套管导丝入气管内,然后拔出外套管;C. 沿导丝放入扩张器,旋转前进,进入气管内,拔出;D. 从扩张钳孔穿过导丝,使扩张钳沿导丝潜入软组织内;E. 扩张钳顶端与气管垂直进入气管内;F. 扩张钳沿导丝角度导入气管,在进入气管时顺势调整钳子的角度;G. 扩张气管穿刺口至 1.5cm 大小,当管道扩张至气管及支气管时,再次进行扩张,使入口直径为 1.5～2.0cm;H. 沿导丝插入气管套管至气管内,然后拔出气管内栓

（7）术者持带套管的穿刺针沿中线于第 3、4 环间垂直穿刺进入气管腔,此时有明显落空感,用空针回抽可见气体。此时将穿刺针略指向足端,固定住套管并拔出穿刺针,将 J 形导丝经套管导入气管腔内,去除套管。固定导丝,术者经穿刺点做颈前约 1.5cm 的皮肤横切口。将

旋转扩张器放入生理盐水中 10～15 秒以活化其表面的亲水材料,然后将导丝插入其中。在导丝的指引下,将旋转扩张器沿与水平面约成 45°、尖端指向足端行顺时针旋转,逐步旋开颈前组织和气管前壁。此时应注意是像拧螺丝一样慢慢旋入,而不是用力向下压入。旋进时第二助手应不时抽动导丝,确认导丝可以自由活动,以免扩张器抵住气管后壁造成损伤。当扩张器螺纹最宽处进入气管腔后,再旋进时阻力减少,此时可以将其逆时针旋出。将插入器在生理盐水中活化后,先插入气管套管中,再沿导丝将气管套管导入气管腔内,当气管切开套管到达位置后,撤出导丝和引导器,气管切开套管充气,固定气管切开套管。

(8)吸痰后接呼吸机。

【注意事项】

气管后壁的损伤是 PDT 技术较为突出的手术并发症之一。为了保证急救时安全性,操作时应特别注意:

(1)一定沿中线穿刺,确认已进入气管(注射器回抽可见大量气体)后再进行下一步操作。

(2)旋入扩张器时,与地面成 45°,尖端指向足端。这样可使扩张器走行于气管腔中,而不是直接朝向气管后壁。

(3)旋入扩张器时,第一助手应不时检验导丝是否能自由抽动,如已抵住气管后壁,则导丝将不能抽动。

(4)在旋进时可不时上提扩张器,不可一味下压;当觉阻力较大时,可逆时针稍旋出一些,再顺时针旋入,不可使蛮力。

(5)在操作过程中,助手一定固定好导丝的位置,使其一直处于气管腔内。

(三)循环功能的维持

由于造成创伤的特殊地理、环境等诸多因素,往往存在不同程度的创伤-失血性休克,休克的本质是有效循环血量减少,微循环血流障碍,导致重要组织器官缺血缺氧,进一步增加了创伤后多脏器功能障碍的发生。因此,应尽早对存在不同程度创伤-失血性休克的重伤员进行有效的液体复苏,维持循环功能的稳定;为瓦斯爆炸伤害重伤员的安全转运和进一步抢救创造条件。

1.静脉输液通路的建立　对存在不同程度创伤-失血性休克的瓦斯爆炸伤害重伤员,应根据情况建立相应的静脉输液通路,对于创伤-失血性休克较严重的瓦斯爆炸伤害伤员,由于静脉塌陷外周静脉输液通路建立困难,必要时可考虑左、右股静脉,锁骨上、下静脉,颈内、颈外等深静脉穿刺置管,建立静脉输液通路;在保证液体复苏的同时,还可以进行中心静脉压监测,指导瓦斯爆炸伤害重伤员的液体复苏。

无论建立什么样静脉输液通路,都应避开有明显出血的部位和肢体,以免加重伤处出血和影响液体复苏效果。

2.无静脉输液条件时液体复苏救治技术　受到损伤的大多伤员会出现致死性低血容量性休克,造成组织细胞代谢障碍和生命脏器功能损害,如不能及时输血输液、补充血容量,伤员可能在短时间内死亡或发生严重的并发症。因此,现场救治创(烧)伤-失血性休克最有效的方法是及时充分地进行液体治疗。液体治疗实施的越早,救治成功的几率就越大。但在距离有条件的医院比较远的矿山时,短时间内常出现批量休克伤员,由于环境恶劣、交通不畅通、后送延迟以及医疗资源匮乏或是夜间无照明等条件下使常规静脉液体治疗难以实施或延迟实施、而使病死率或并发症大大增加。因此,采取无静脉输液条件下休克救治技术对于现场休克伤员的救治具有十分重要的意义。

无静脉输液条件时休克救治技术主要包括口服或经胃肠道补液、骨髓腔输液、抗休克裤、抗休克或急性缺氧、生命维持和细胞保护药物。

(1)口服或经胃肠道补液在常规静脉液体复苏难以实施时,口服或经胃肠道补液,是一种简单易行的救治休克的有效手段。口服液通过胃肠道吸收入血,能扩充血容量、维持血压、延长生命,并为后续治疗争取时间。口服液干粉携带方便,加水即可制成口服溶液,对无菌要求不如静脉输液那样严格,用于大批休克患者的救治时间要也少于静脉补液,这对于战场或现场自救和互救将是一个不错的选择。人类开始通过消化道补液的历史远早于静脉补液,在静脉补液技术出现以前,主要靠保暖和给伤员口服大量盐水自救或互救因战伤和失血引起的休克。早在1905年就有人报道给腹腔大出血的伤员口服或者灌胃输入低温盐水能暂时维持循环功能。第二次世界大战期间包括在珍珠港战役中,口服或通过胃肠道补液得到广泛应用,成为静脉补液救治烧伤休克的辅助措施。但20世纪50年代以后由于静脉补液技术的发展,口服补液在临床运用减少。20世纪70年代世界卫生组织(WHO)推荐将口服补液(ORS)用于儿童严重腹泻和霍乱时的恢复血容量治疗,在不发达国家和地区取得了显著效果。自美国"9.11"事件以后口服补液又重新受到重视。近年来,国内外学者就口服液体复苏失血或烧伤休克进行了一系列研究表明,在维持血容量、减轻脏器损害、降低病死率等方面可以达到与静脉补液相似的效果。研究还表明口服液成分以葡萄糖-电解质溶液效果较好;胃动力药、维生素C、高渗盐/糖在促进胃对口服液的排空、减轻胃肠组织缺血再灌注损伤以及减少补液量等方面有一定的作用。

口服补液在发挥其部分替代静脉补液的同时,也存在以下问题:①严重烧、创伤休克[>40%总体表面积(TBSA)烧伤和40%血容量失血时]胃肠道血流量锐减,能量代谢障碍,对口服液胃排空和肠吸收能力显著降低、导致伤员对口服补液难以耐受,表现为呕吐或腹泻,而直接影响口服液体治疗的效果;②口服补液与静脉补液同样受到现场水源的限制;③有腹部或胃肠道损伤时不宜采用口服补液。

(2)骨髓腔输液

1)骨髓腔输液的理论基础:骨髓腔输液的机制与骨组织的发生和解剖有关。人的骨髓内具有1～2条较大的静脉窦及分布丰富的静脉窦隙网,血窦中的血液通过横向分布的静脉管道流入中央静脉窦,然后汇入全身静脉汇流系统。骨内静脉通道在外周静脉塌陷时依然保持一定程度的开放,且骨内血窦具有较大的通透性,这为骨内输液给药提供了解剖学基础。另一方面,心搏骤停时,大动脉搏动消失、血压测不出,循环停止,静脉无充盈,心、脑及其他重要脏器遭受缺血缺氧损害,最有效的CPR复苏时限为4～6分钟。在最短的时间内使复苏药物迅速作用于心脏,是CPR进程中重要的技术环节之一。

2)骨髓腔输液方法的优点

A.操作简单、快捷、方便,为抢救争取时间,国内作者也有报道可以在30～60秒内建立骨髓输液通路,易于医护人员短时间掌握,其穿刺成功率高达90%以上。经骨髓输液比较安全,并发症发生率也低。

B.任何医务人员经过简单的培训均能掌握这种技术。

C.进针准确,用时短,有落空感时取出针芯,用注射器抽吸,见到骨髓液证实在骨髓腔内即可注射药物或与输血器连接。

F.骨皮质对穿刺针有固定作用。这种方法在临床上被广泛应用,成功救治了大量的创伤、失血及各类危重患者,发挥了巨大的作用。

3)骨髓穿刺的方法:根据患者年龄大小选用不同的骨髓穿刺针,进入骨皮质后有落空感,拔出管芯后用注射器回抽,发现有骨髓液后将静脉输液器接到骨髓针上即可输液或给药。目前研究最多和临床采用最多的部位是胫骨近端。大多数研究认为,6岁以下的儿童适于胫骨骨髓输液,其进针部位为胫骨粗隆下方1～3cm,可避开骨骺生长板,所覆盖的皮肤和其他组织层薄,也没有大血管、神经和较大肌肉。但成人胫骨骨骼较硬,穿刺时容易滑脱,可采用胫骨中部稍上方处。Warren等研究表明,胫骨远端、股骨远端、肱骨近端也可作为输液部位,其疗效与静脉相似。用于抢救时的装置由穿刺驱动器(电动或手动)、穿刺针、连通器、腕带等组成,临床CPR时操作非常便捷。医师首先要确定置管的位置,比如用触诊的方法确定胫骨粗隆,在其内侧面下1～3cm处,约在胫骨粗隆内下方一横指,常规消毒,在确定穿刺部位将穿刺针经皮刺入。垂直并稍向趾部穿入胫骨近端的骨皮质,用轻而捻转或钻孔的动作进针,当感觉到穿刺针前进阻力突然减低时即停止进针,阻力减低即表示已进入骨髓腔。通过针头在骨髓腔中的液体流速与20G针头在静脉中的流速相同,药物由针头经骨髓腔能很快到达中央静脉循环,其循环时间较远端肢体静脉更短。美国心脏协会(AHA)、心肺复苏国际指南(ILCOR)均认为,建立骨髓腔内血管通路是抢救心搏骤停患者的标准方法。

3.有效止血和补充血容量

(1)有效止血有效止血是维持循环功能稳定的重要内容,只有控制住活动性出血,才有可能对创伤-失血性休克的瓦斯爆炸伤害重伤员进行有效的液体复苏。根据动脉出血呈鲜红色,常随心脏收缩而呈间歇性喷射;静脉出血多为暗红色,持续涌出;毛细血管损伤出血多为渗血,常用止血方法有指压法、加压包扎法、止血带法。

(2)包扎、固定与止痛剧烈疼痛可诱发或加重休克,或造成精神痛苦,故应尽可能止痛。对无昏迷和无瘫痪的伤员可皮下或肌内注射盐酸哌替啶75～100mg或盐酸吗啡5～10mg。已有休克或低血压者应用静脉缓慢注射以保证药效。

(3)创伤-失液性休克的液体复苏创伤休克和其他原因引起的休克均存在有效容量不足及微循环灌流不足的共同特点,因此容量复苏是休克治疗首先需要解决,而且是必不可少的基本措施,以往曾提出"恢复丢失的容量",现在认为对控制出血性休克,以恢复有效循环血量为指导原则,对于有活动性出血者,应尽快止血,手术彻底止血前,给予适量液体,以保持机体基本需要(平均动脉压保持在50～60mmHg为宜)。

1)复苏液体选择:选用何种液体复苏休克,以往争论较多,目前比较一致的看法是晶体液与胶体液两者兼补为宜。单纯葡萄糖液或生理盐水不能作为扩容剂,单纯输注葡萄糖导致可脑、肺水肿,高血糖,低钾血症、低钠血症。而单纯输注生理盐水可导致高氯血症,加重酸中毒。平衡盐液及高渗盐水有较好的效果,但不能长期单纯使用,应及时输血及补充胶体等。常用的晶体液有平衡盐、高渗氯化钠，胶体液有右旋糖酐和羟乙基淀粉。

A.平衡盐液(乳酸林格液)：其配方为氯化钠 6g，氯化钾 0.3g，氯化钙 0.2g，乳酸钠 3.1g，加注射用水至 1000ml。由于其渗透压、电解质、缓冲碱含量及 pH 与血浆相似，因此是一种有效的维持循环量、提高血压、降低血黏度、增加血液流速、改善微循环、防止不可逆性休克的溶液，但它不能代替输血。单纯大量输注平衡盐液以抗休克，最后导致血红蛋白急剧下降，对危重伤员是不利的，必须及时补充胶体溶液。

B.高渗氯化钠：近年来国内外使用高渗氯化钠(7.5％NaCl)于失血性休克的急救，效果令人瞩目。其特点是输注量少，仅 4ml/kg，提升血压效果好、心率减慢、尿量增加、神志恢复清醒较快。输入 250ml 其效果相当于输注等渗液 2000ml 的复苏效果。其作用机制为输注后使血浆胶体渗透压明显升高，从而把组织间隙及肿胀细胞内的水吸出，扩充血容量，改善微循环及脏器灌流，增加心功能。特别在高原使用时不易发生肺、脑水肿等并发症。高渗氯化钠输注抗休克存在的缺点是有少数病例输注后有出血倾向，因此应注意监测其出凝血参数。近期报道高渗氯化钠与分子量 70kD 的右旋糖酐伍用，即配成 7.5％NaCl-6％旋糖酐 70，其抗休克效果较单纯高渗氯化钠效果更好而且持续时间更长，输注量仍为 4ml/kg，但对维持机体平均动脉压(MAP)、心排出量、氧耗量、脏器血流量及存活率均较单纯等量的 7.5％NaCl 为好，且其用量仅为乳酸林格液的 1/10。应急条件下使用时其优点为易制备和储存，体积小，效果好。存在的缺点是右旋糖酐输注后有少量患者可发生过敏反应或休克，此外，输注右旋糖酐后干扰配血，因此必须在输注前即抽取血标本配血。

C.右旋糖酐：具有较强的胶体渗透压，目前常用的为中分子右旋糖酐(分子量为 70～80kD 左右)。每输注 1g 可使 20～50ml 的组织间液渗入血管内，并能较长时间维持其胶体渗透压。中分子右旋糖酐在血液循环内的半减期为 12～24 小时，因此具有良好的扩容作用。而且输注后可降低血黏度及血小板的黏附性，有利于疏通微循环，因此右旋糖酐已是临床抗休克常用的胶体溶液。右旋糖酐输注的缺点是有少量患者对输注右旋糖酐有过敏反应，输注后在血液循环内可改变第Ⅷ因子和血小板的特性而影响血凝，使部分创伤伤员特别是有广泛软组织损伤的伤员易引起渗血，所以输注量一般不超过 1500ml，以免出现出血倾向。

D.羟乙基淀粉：具有良好的血浆增容作用，减少血浆黏稠度，改善微循环，输注后过敏反应的发生率远比右旋糖酐为低且不影响配血。目前临床已有多个高分子量(200kD)羟乙基淀粉产品，如德国的 HyperHAES(7.2％NaCl-6％ HES20％.5)、匈牙利的 Osmohes(7.2％NaCl-10％HES20％.5)和奥地利的 Hyperhes(7.5％NaCI-6％HES20％.66)。

E.生命维持和细胞保护药物：在战场、突发事故和灾害现场，既无输液条件，又无水源时，如果能用药物提高伤员对休克的耐受能力，保护休克状态下的组织细胞，维持生命脏器的功能，延长伤员的存活时间，就能为安全转运和后继治疗争取时间。

目前有一定前景的药物主要有精氨酸加压素、丙戊酸和乌司他丁等。国外的研究表明，精氨酸加压素能升高非控制性失血性休克伤员的血压，使血液从腹腔失血部位向心、脑等生命器官转移，减少复苏液体需求。有多项研究显示，抗癫痫的常用药丙戊酸能提高致死性失血或创伤休克动物的存活。我国的研究也证明在无静脉输液条件下丙戊酸能有效维持 50％TBSA Ⅲ。由于丙戊酸是一种组蛋白去乙酰基酶抑制剂，其抗休克机制可能与其能抑制组织促炎基因表达和 NF-κB 活性,抑制心肌、肝细胞和神经细胞凋亡,促进 HSP70 和 SOD 等保护性蛋白的表达有关。蛋白酶抑制剂乌司他丁由于有强大的抗炎作用,可能通过抑制微血管通透性增加,减少烧伤休克时血管内的液体丢失和补液量,提高伤员对烧伤休克的耐受能力。氧自由基清除剂依达拉奉对提高致死性失血性动物的存活率也有显著效果。

2)休克的液体复苏原则:严重创伤休克液体复苏,以往强调充分扩容,并强调早期输注胶体液及全血。根据严重创伤休克病理生理特点及病程经过,目前对液体复苏提出了新的看法。其要点是把严重创伤休克病程分为三个阶段,根据各阶段病理生理特点采取不同的复苏原则与方案。

第一阶段为活动性出血,从受伤到手术止血,约 8 小时,此期的主要病理生理特点是急性失血/失液。治疗原则主张用平衡盐液和浓缩红细胞复苏,比例为 2.5:1,不主张用高渗盐液、全血及过多的胶体溶液复苏。不主张用高渗盐液是因为高渗溶液增加有效血容量,升高血压是以组织间液、细胞内液降低为代价的,这对组织细胞代谢是不利的;不主张早期用全血及过多的胶体液是为了防止一些小分子蛋白质在第二期进入组织间,引起过多的血管外液体扣押,同时对后期恢复不利,如患者大量出血,血红蛋白很低,可增加浓缩红细胞的输注量。另外,由于此期交感神经系统强烈兴奋,血糖水平不低,此期可不给葡萄糖液。

第二阶段为强制性血管外液体扣压期,历时约 1～3 天,此期的主要病理生理特点是全身毛细血管通透性增加,大量血管内液体进入组织间,出现全身水肿,体重增加。此期的治疗原则是在心、肺功能耐受情况下积极复苏,维持机体足够的有效循环血量。同样此期也不主张输注较多的胶体溶液,特别是白蛋白。值得注意的是此期由于大量血管内液体进入组织间,有效循环血量不足,可能会出现少尿,这时不主张大量用利尿剂,关键是补充有效循环血量。

第三阶段为血管再充盈期,此期机体功能逐渐恢复,大量组织间液回流入血管内。此期的治疗原则是减慢输液速度,减少输液量,同时在心、肺功能监护下可使用利尿剂,必要时可补充一定的胶体溶液,以促进组织间液的回收。

(3)休克液体复苏时间:传统观点认为,创伤休克低血压,应立即进行液体复苏,使用血管活性药物,尽快提升血压。但近来却提出了延迟复苏的概念,即对创伤-失血性休克,特别是有活动性出血的休克患者,不主张快速给予大量的液体进行复苏,而主张在到达手术室彻底止血前,应给予少量的平衡盐液维持机体基本需要,在手术彻底处理后再进行大量复苏。若过早使用血管活性药物、抗休克裤、平衡盐液或高渗盐液提升血压(即刻复苏)并不能提高患者的活存率,事实上有增加死亡率和并发症的危险。

(4)复苏标准:以往通常用心排出量(CO)和心脏指数(CI)作为休克患者的复苏指标,但近年来研究表明,严重床上休克、脓毒休克患者,组织细胞缺血、缺氧并非单纯血供不足所致,而是与组织的氧供(DO_2)和氧摄取(VO_2)有密切关系,所以近年来休克患者的复苏除用 CI 作为复苏标准外,有学者提出了用 DO_2 和 VO_2 作为复苏标准的观点,且强调 DO,相 VO_2 复苏达超常值,同时强调用血乳酸盐和碱缺失作为复苏标准。

常用的提高 D_2、V_2 的方法包括:①充分扩容,提高有效血容量;②使用正性肌力药物(多巴胺、多巴酚丁胺);③应用血管收缩剂(肾上腺素、去甲肾上腺素、去氧肾上腺素);④改善通气,维持动脉血氧饱和度。值得提出的是,严重创伤休克、脓毒休克属高排低阻或输液、多巴胺治疗失败的休克患者可使用血管收缩剂。肾上腺素、去甲肾上腺素、去氧肾上腺素在一定范围内使用超常规剂量可改善脓毒休克、全身炎症反应综合征的血流动力学指标,提高 DO_2 和 VO_2,达超常值。参考剂量为肾上腺素 $0.04\sim1.0\mu g/(kg \cdot min)$,去氧肾上腺素 $0.5\sim8\mu g/(kg \cdot min)$,多巴酚丁胺 $2.5\sim6\mu g/(kg \cdot min)$。

血乳酸盐和碱缺失的正常值:血乳酸盐正常值 $\leqslant2mmol/L$。碱缺失的正常值为 (0 ± 2) $mmol/L$,轻度碱缺失为 $2\sim-5mmol/L$,中度碱缺失为 $-6\sim-14mmol/L$,重度碱缺失为 $-15mmol/L$ 以上。

(四)主要部位伤的处理原则

一些严重影响呼吸、循环的部位伤,应在瓦斯爆炸伤害现场得到及时的积极有效处理,才能保证瓦斯爆炸伤害伤者呼吸、循环功能的有效维护,为瓦斯爆炸伤害伤员的安全转送提供条件。

1.颈部损伤

颈部损伤最大的危险是上呼吸道梗阻引起的窒息,颈部大血管破裂所致大出血,颈椎损伤引起高位截瘫导致呼吸肌麻痹致呼吸衰竭。若抢救不及时死亡率很高。现场抢救的主要措施有:

(1)颈部制动对所有颈部严重损伤的瓦斯爆炸伤害伤员都要想到有颈椎骨折的可能,头颈两侧沙袋制动,防止伤员头部左右摇摆以免加重颈椎损伤。

(2)保持呼吸道通畅。

(3)颈部大血管出血的急救处理。

2.胸部伤 瓦斯爆炸伤害所致胸部伤的急救原则主要为:尽快恢复胸膜腔的完整性和呼吸道的通畅,防治休克和维持循环功能。

(1)胸廓骨折瓦斯爆炸后,有胸痛,尤其在深呼吸及咳嗽时加重;局部压痛,有时可触及骨擦音、间接挤压胸廓时骨折部位疼痛;多根多处肋骨骨折时可见局部凹陷畸形及反常呼吸运动;X线检查可确诊。处理措施主要有:对多根多处肋骨骨折有大面积浮动胸壁者,可施行胸壁固定术;适当应用抗生素以预防感染。

(2)创伤性血胸受伤后有胸痛、咳嗽或咯血,中等量以上血胸可有失血性休克表现,伤侧下胸部浊音、呼吸音减弱或消失,血胸量多者纵隔向健侧移位,伤侧肋间饱满,胸腔穿刺可抽出不凝血;如积液量较多,则可行闭式引流。对进行性血胸,伴有休克者,应在积极抗休克救治的同时,准备开胸探查,进行手术止血,术后置胸腔闭式引流。

(3)创伤性气胸分为闭合性气胸、张力性气胸和开放性气胸 3 种类型。

1)闭合性气胸:表现为不同程度的呼吸困难、胸闷、伤侧呼吸音减弱,叩诊呈鼓音,气管偏向健侧,立位胸部 X 线片显示伤侧肺不同程度萎陷,胸腔内积气。对于肺压缩小于 30%,且临床症状轻者可严密观察;有明显临床症状者,应行胸腔穿刺抽气术;气胸量大,或胸穿后肺仍萎陷者,应行胸腔闭式引流。

2)张力性气胸:表现为进行性加重的呼吸困难,可伴有休克;伤侧叩诊呈鼓音,呼吸音消失,气管偏向健侧,可伴有纵隔气肿和皮下气肿;X线胸片显示无肺纹理及大量气胸症状。对于张力性气胸应行胸腔闭式引流术,或采用无水封瓶的单向管引流或持续负压吸引;对胸腔闭式引流后症状无改善,气胸仍不断发展者,应开胸探查;对严重纵隔气肿者可行纵隔切开术。

3)开放性气胸:表现为严重的呼吸困难并伴有创伤性休克;胸壁组织缺损,有时可闻及胸壁气体进出的嘶嘶声;X线胸片显示伤侧有肺萎陷、纵隔偏向健侧。救治上首先封闭胸壁伤口,变开放性气胸为闭合性气胸;随后行胸腔阀式引流术;在经输血、输液抗休克,全身情况改善后,在气管内插管下行清创和封闭胸腔手术。

(4)心脏穿透伤和急性心脏压塞主要表现为休克症状,血压低,脉压小,周围循环呈衰竭状态,颈静脉怒张(吸气时更明显),心音低远;心包穿刺可抽出心包积血,同时因减轻了心包内压力,症状缓解。超声波检查有助于诊断。救治措施主要为在局麻下做心包穿刺术,刺抽出积血;必要时开胸行心脏缝合修补术。有心律失常者可用洋地黄及抗心律失常药物。

(五)现场心肺复苏

心搏呼吸骤停和意识丧失,是煤矿瓦斯爆炸伤害现场救治中最紧急的危险情况,心肺复苏(CPR)就是针对此种危急状况所采用的急救措施。心搏、呼吸突然停止后,循环终止,由于脑细胞对缺氧十分敏感,一般在循环停止后4～6分钟大脑即发生严重的甚至不能恢复的损害,因此必须争分夺秒,积极进行现场心肺复苏的抢救。

1.心搏呼吸骤停的判断　突然的意识丧失,大动脉搏动消失,胸腹部起伏消失,鼻腔无气体逸出,双侧瞳孔散大,眼球固定,口唇发绀,面色苍白,全身肌肉松软。

2.徒手心肺复苏的操作方法

《2010美国心脏协会心肺复苏及心血管急救指南》中,建议将成人、儿童和婴儿的基础生命支持程序从A-B-C(开放气道、人工呼吸、胸外按压)更改为C-A-B(胸外按压、开放气道、人工呼吸)。

(1)C　判断心跳是否存在及胸外按压。

1)如果触摸伤员颈动脉或股动脉无搏动(又无意识),则应进行胸外心脏按压。

2)胸外心脏按压要求定位、姿势,按压速率且手法正确。

3)胸外心脏按压操作:伤员平卧于硬质木板或硬板床上,术者一只手放在伤员胸骨中下1/3交界处,另一只手交叉重叠在下面另一只手背上,有节律地将胸骨向下压5cm,按压速率至少为每分钟100次,保证每次按压后胸部回弹,尽可能减少胸外按压的中断。胸外心脏按压和人工呼吸的比例为30:2。

(2)A　判断神志、开放气道、确定有无自主呼吸。

1)迅速确定伤员是否存在意识(判断神志):呼叫或轻拍伤者面部。

2)迅速使伤员处于平卧位(放置体位)。

3)如果伤员昏迷,则应畅通呼吸道,清除口腔异物,头后仰、举颏,可能时行环甲膜穿刺或气管内插管。

4)畅通呼吸道/开放气道:成功复苏的最主要动作是立即开放气道。舌和(或)会厌部肌肉因缺乏张力会分别阻塞咽和喉部。舌后坠是意识不清患者气道阻塞的最常见原因。吸气时,气道内产生负压,这时舌或会厌或两者均可能形成阀门式机制阻塞气管入口造成阻塞。由于舌连于下颌,将下颌前移后可使舌部抬起而离开咽后部并开放气道。

(3)B　即人工呼吸。

1）如果伤员自主呼吸停止，则维持头部后仰位。

2）进行人工呼吸：口对口呼吸（成人），口对鼻呼吸（口腔有阻），也可用简易呼吸器。口对口人工呼吸操作：在保持患者仰头抬颏的前提下，复苏者用拇指和示指捏住患者鼻孔，深吸气后，用双唇密封包住患者的嘴，向其口腔全力吹气两次，每次吹气量为 $800\sim1200ml$。吹气速度均匀，保持肺膨胀压低于 $20cmH_2O$（抢救者用眼睛余光观察患者胸部，操作正确应能看到胸部有起伏并感到有气流逸出）。继而以大约每秒 1 次的速率进行人工呼吸，直至获得其他辅助通气装置或患者恢复自主呼吸。最好有两位抢救人员在场，则可与胸外心脏按压同时进行。2 个施救者的按压-通气比率为 30：2，安装辅助呼吸装置后，可按照大约每 $6\sim8$ 秒 1 次呼吸的速率进行人工呼吸（每分钟大约 $8\sim10$ 次呼吸）。应避免过度通气。

（3）密闭面罩或气管内插管：施术者一只手的拇指和示指握住面罩，紧扣在伤员面部，另三指托起下颌，用呼吸囊或呼吸机做人工呼吸。密闭面罩呼吸时，最好向食管内插入带气囊的导管，以防呼吸时气体入胃或胃内容物反流至肺内引起误吸。

值得注意的问题：一是取消既往心肺复苏程序中在开放气道后"看、听和感觉呼吸"以评估呼吸的环节，医务人员检查反应以发觉心搏骤停症状时会快速检查呼吸。在进行 30 次按压后，单人施救者开放患者的气道并进行 2 次人工呼吸。二是施救者应持续实施心肺复苏，直至自动体外除颤器（AED）到达且可供使用，或者急救人员已接管患者。

3.电除颤　大多成年人心搏骤停的原因是心室颤动，早期除颤是提高心搏骤停存活率的关键，越早除颤存活率越高。有报道，室颤发生后，每延迟 1 分钟，其死亡率增加 $7\%\sim10\%$。最好是在倒下后不到 3 分钟内给予电击救治。为了提高电除颤成功率，可先予肾上腺素 1mg 静脉注射，以使细颤变成粗颤，增加电除颤成功率。

电除颤方法：①将两块电极板涂上导电糊或盐水纱布作垫子，再将两块电极板分别放在右胸第 2 肋间隙的锁骨中心上和左胸乳头外侧的腋中线上。前-侧电极位置是合适的默认电极片位置。可以根据个别患者的特征，考虑使用任意三个替代电极片位置（前-后、前-左肩胛以及前-右肩胛）。将 AED 电极片贴到患者裸露的胸部上任意四个电极片位置中的一个都可以进行除颤。新的数据证明，四个电极片位置（前侧、前后、前-左肩胛以及前-右肩胛）对于治疗心房或室性心律失常的效果相同。②最好使用双相波除颤器，如果没有也可以使用单相波除颤器。③进行单次电击之后立即进行心肺复苏而不是连续电击以尝试除颤。④选择电能量，首先用200J，若不成功，立即进行徒手心肺复苏准备进行第二次电除颤；第二次电除颤能量可增加至250J，仍不成功时，立即徒手心肺复苏，同时静脉注射肾上腺素；第三次电除颤能量可增加至300J，最大可用360J。对心室电除颤，必须选择非同步除颤。

4.心脏起搏　对于无脉心搏骤停患者，并不建议将起搏作为常规处理。对于有脉搏但有症状的心动过缓患者，医务人员应准备好为对药物无反应的患者进行经皮起搏。如果经皮起搏失败，经过培训、有经验的操作者可以开始经中心静脉心内起搏。

5.药物复苏　近年来用于心肺复苏的药物变化较快，到目前为止，只有肾上腺素仍是首选药物。不少药物在临床实践与研究中，或被淘汰，或已不作为首选药物。曾经在我国盛行一时的"三联针"（联合用肾上腺素、去甲肾上腺素和异丙肾上腺素）和"新三联针"（联合用肾上腺素、异丙肾上腺素和阿托品或利多卡因），既无充分的理论依据，亦无肯定疗效，而且其中有的药物,因弊多利少,被建议不用于复苏,"三联针"及"新三联针"应废用。目前,提倡心肺复苏药物的使用要基于其他急救措施,如基本生命支持、气道管理、电除颤之后,才尽快进行药物复苏。

在这里值得说明的是心内注射的问题。心内注射有它的优缺点:优点是起效快,作用强而迅速。缺点是有导致冠状血管撕裂、心脏压塞、气胸的危险,给复苏后期处理增加困难,且心内注射时要中断胸外按压和通气。由于中心静脉和气管内给药与心内注射给药比较,其复苏成功率、血药浓度均无明显差别,因此,目前认为心内注射给药只能用于开胸心脏按压或无其他给药途径时。

(1)肾上腺素:为α、β受体兴奋剂。α-受体可增加心肌和大脑的灌注量,促使心肌恢复自主循环。β受体在自主循环恢复后,增强心肌的收缩性、自律性、自主起搏性和心率。该药使室颤波由细变粗无效时,每隔3～5分钟可重复静脉注射,量可增大,以提高电除颤效果。常用量为1mg静脉注射或稀释后气管内喷雾。尽管近年有大剂量静脉使用该药的报道,但因其对心肌的抑制作用,仍应严格掌握使用剂量。

(2)利多卡因:能提高心室颤动阈值,促进电除颤的效应。经徒手心肺复苏和电除颤无效时可用作首选药物。使用方法为,首次剂量1～1.5mg/kg静脉注射,以快速达到和维持利多卡因的治疗水平,再根据需要每5～10分钟静脉注射0.5～1.5mg/kg,总量3mg/(kg·d)。心律失常好转后,可以1～4mg/min静脉滴注维持。休克、肝功能障碍和70岁以上老年伤员,使用利多卡因的剂量要减半。

(3)溴苄铵:适用于对电除颤、肾上腺素、利多卡因治疗无效的心室颤动和室性心动过速伤员。顽固性室颤时,可以5～10mg/kg加入5％葡萄糖液40ml中静脉注射,随后做电除颤;若持续室颤,剂量可增至10mg/kg,每5分钟重复一次,总剂量不超过30mg/kg。有效果时,以1～2mg/min静脉滴注维持。

(4)碳酸氢钠:为碱性药物,对代谢性酸中毒有效。通常不在心肺复苏早期使用,当心脏经过复苏无效时,每10分钟给1mmol/kg。必须保证在足够通气的情况下用药,最好能根据血气分析监测给药。

(5)纳洛酮:为吗啡受体拮抗剂,可有效对抗心搏骤停后产生的内源性吗啡样物质介导的各种效应,从而起到消除呼吸抑制、增加呼吸频率和催醒的作用。该药副作用小,心肺复苏时可尽早使用。剂量为2mg静脉注射,若未显效,30分钟后可重复使用,或用0.4～0.8mg/h,持续静脉滴注。

(六)脑复苏

心跳呼吸停止后2～4分钟,脑内葡萄糖和糖原耗尽,4～5分钟则ATP耗尽,细胞膜的钠泵运转失灵,细胞内钠堆积,水分进入细胞内导致细胞肿胀。缺氧导致毛细血管通透性增加,间质水肿、肿胀导致颅内压增高,血液循环发生障碍,加重缺氧,进一步出现脑组织变性、坏死。因此,衡量复苏的结果还要看脑功能恢复的状况。在急救复苏中,脑复苏已经越来越受到重视。脑复苏的措施有:

1.维持有效脑灌注压　适当升高血压,避免细胞产生灶性缺血现象。可应用肾上腺素,快速输液和血管活性药物以提高血压。

2.控制性过度换气　使血内 CO_2 浓度下降,受损害轻的脑组织的血管收缩,使血液流向受损害重的脑组织血管床,改善局部血液供应,有利于组织细胞恢复。

3.低温　通过头部降温可降低脑代谢,减少脑组织的氧耗,减轻脑水肿,降低颅内压。如戴冰帽、冰碴包绕头部等,使局部温度降低至 33～35℃。

4.脱水　一般用 20％甘露醇 150～250ml 静脉滴注,每 8 小时一次,如果在间隔中加用 50％葡萄糖 50ml 静脉注射,效果更好,但要注意电解质紊乱的调整和肾功能的保护。

5.肾上腺皮质激素　可保持血脑屏障和毛细血管的完整性,改善脑循环功能,防止细胞膜自溶和坏死。常用地塞米松,首次 1mg/kg,然后 0.2mg/kg,每 6 小时一次,使用 3～5 天。

6.改善脑细胞代谢的药物　如能量合剂、维生素 C、活脑素等,通常使用 5～7 天。

7.钙离子拮抗剂　如尼莫地平等药,可减轻脑缺血后血管痉挛,改善脑缺氧。

8.高压氧舱　使用车载式高压氧治疗,可提高血氧张力,纠正脑缺氧,减轻脑水肿,降低颅内压,提高复苏成功率。

三、颅脑外伤的现场救治

颅脑外伤分为原发性和继发性颅脑损伤两种。对于原发性颅脑损伤,就目前医疗水平来说是没有办法扭转的,需要做的是维持患者基本生命体征,让其保持平稳、慢慢康复。继发性颅脑损伤则要求及时、稳妥地进行抢救。如果抢救不及时、不得当,就会失去机会。所以中国就有"抢救一条龙"的说法和做法。

"一条龙","龙头就是第一现场。"所以,颅脑外伤的现场救治非常重要。

(一)伤情拣别

在抢救现场除了大出血的伤员之外,应首先把头部有伤的伤员挑出来。值得注意的是:刚发生车祸后,昏迷的伤员一般是头部受伤,脉搏微弱的伤员是休克伤员,休克也会意识不清,但休克伤昏迷稍晚于头部伤。

现场脑外伤严重度评价,通过呼叫、让伤员抬高肢体、压眶反射快速地进行 Glasgow 昏迷评分。

(二)现场抢救与转送流程

颅脑损伤的患者急救能否取得效果的关键,在于急救人员能否进行正确和及时的现场抢救,急救人员应在快速、简洁地了解患者的受伤时间、地点、原因及过程后,立即对头部和全身情况进行迅速认真的检查,在综合病史及初步检查情况做出病情判断后随即开始现场急救。

急救人员:一般 4 人,最好医生 2 人,护士 2 人。由 1 名医生进行操作,另一名医生进行记录和帮助施救操作;2 名护士输液、下尿管和观察生命体征。

急救项目:伤情评估、静脉注射或输液、心电监护、颈托固定、搬运。

急救器械:颈托、心电监护仪、血压表、输液器、留置针、20％甘露醇、止血药物、生理盐水、软担架、担架车。急救流程:医生:判断现场环境的安全性,通过呼叫、让伤员抬高肢体、压眶反射快速得进行 Glasgow 昏迷评分,同时报告给记录员。

护士:粘贴心电贴片,连接心电监护并开启心电监护仪,报告血压、脉搏、呼吸和血氧饱和度,并记录。

医生:边检查边报告"瞳孔大小、形状、对光反射"。

护士:打开气道,清理口腔,鼻导管吸氧。然后根据需要建立 1～2 个静脉通道,按照医嘱输注液体或甘露醇等。

医生:边检查边报告"头皮挫裂伤情况、有无出血和畸形;压迫眶上神经有无反应;观察双眼周有无淤血呈'熊猫眼',鼻孔有无流血,口腔有无呕吐物,双耳是否有出血,双耳后是否有淤血青紫,颈部软硬度,胸、腹、四肢有无外伤和畸形,四肢有无瘫痪,双膝腱反射及病理反射征"。

医生和助手:上颈托。

急救人员:将伤者头部抬高 45°,用保险带固定侧卧位,然后边输液、吸氧,边抬担架车进入急救车内。

1.头部出血 压迫面动脉或颞浅动脉可以止头面部的出血。

2.加压包扎 对一些小的挫裂伤应无菌纱布覆盖、网罩包扎即可,如果为大的裂伤,可用消毒急救包或其他清洁质软的布料,压迫伤口,再用绷带风帽式或"8"字形包扎方法缠扎。

3.脑膨出的包扎 发生脑膨出的一般都是严重的颅脑外伤,伤员大部分都处于昏迷状态。因此,首先应使伤员侧卧或侧、俯中间位,解开领口和腰带,保持呼吸道通畅。对于脑膨出,先用纱布、手帕、衣服条等作成一个大小适中的保护圈,放在膨出脑组织的上面,再用清洁的敷料、布单等覆盖脑组织,然后再用干净容器(如小饭碗)扣在上面,再用三角巾或其他材料包扎。注意包扎时动作要轻柔,以免损伤脑组织。

(三)现场急救的重点与方法

现场急救的重点是呼吸与循环功能的支持,及时纠正伤后发生的呼吸暂停与维持血压的稳定。有条件的可使用高级生命支持的急救方法。

1.保持呼吸道通畅 急性颅脑损伤的患者多因出现意识障碍而失去主动清除分泌物的能力,可因呕吐物或血液、脑脊液吸入气管造成呼吸困难,甚至窒息。故应立即清除口、鼻腔的分泌物,调整头位为侧卧位或后仰,必要时就地气管内插管或气管切开,以保持呼吸道的通畅,若呼吸停止或通气不足,应连接简易呼吸器作辅助呼吸。

2.制止活动性外出血 头皮血运极丰富,单纯头皮裂伤有时即可引起致死性外出血,开放性颅脑损伤可累及头皮的大小动脉,颅骨骨折可伤及颅内静脉窦,同时颅脑损伤往往合并有其他部位的复合伤均可造成大出血引起失血性休克,而导致循环功能衰竭。因此制止活动性外出血,维持循环功能极为重要。现场急救处理包括:

(1)对可见的较粗动脉的搏动性喷血可用止血钳将血管夹闭。

(2)对头皮裂伤的广泛出血可用绷带加压包扎暂时减少出血。在条件不允许时,可用粗丝线将头皮全层紧密缝合,到达医院后需进一步处理时再拆开。

(3)静脉窦出血现场处理比较困难,在情况许可时最好使伤员头高位或半坐位转送到医院再做进一步处理。

(4)对已暴露脑组织的开放性创面出血可用吸收性明胶海绵贴附再以干纱布覆盖,包扎不宜过紧,以免加重脑组织损伤。

3.维持有效的循环功能 单纯颅脑损伤的患者很少出现休克,往往是因为合并其他脏器的损伤、骨折、头皮裂伤等造成内出血或外出血而致失血性休克引起循环功能衰竭。但在急性颅脑损伤时为防止加重脑水肿而不宜补充大量液体或生理盐水,因此及时有效地止血,快速地输血或血浆是防止休克、避免循环功能衰竭最有效的方法。

4.局部创面的处理　以防止伤口再污染、预防感染、减少或制止出血为原则,可在简单清除创面的异物后用生理盐水或凉开水冲洗后用无菌敷料覆盖包扎,并及早应用抗生素和破伤风抗毒素。

5.防止和处理脑疝　当患者出现昏迷及瞳孔不等大,则是颅脑损伤严重的表现,瞳孔扩大侧通常是颅内血肿侧,应静脉注射或快速静脉滴注(15～30分钟内)20％甘露醇250ml,同时用呋塞米40mg静脉注射后立即转送,并注意在用药后患者意识和瞳孔的变化。

(四)转送

1.转送前的准备

(1)强调"急"、"快"、"救"的原则,特别是对成批伤员更要做到忙而不乱、快而有效。

(2)确保转运途中抢救器材的齐全和功能完好性,以及抢救药品的足够。

(3)转送前对病情做正确的评估,对途中可能发生的变化应有足够的认识,包括变化时的应急措施。

(4)确保良好的通信设施,途中与目的地医院保持联系,将病情和抢救信息提前告知,以便目的地医院提前做好抢救准备。

2.在转送过程中应遵循以下原则

(1)对有严重休克或呼吸困难疑有梗阻者应就地就近抢救,待病情有所稳定后再转送,切忌仓促搬动及远道转送。

(2)转送过程中,为防止昏迷患者因误吸入呕吐物、血液、脑脊液引起窒息,应将头转向一侧,对确认无颈椎骨折者可托起颈部,另一只手压前额使之尽量后仰。必要时先行气管内插管后再转送。注意途中随时清除口腔和呼吸道的分泌物。

(3)对于烦躁不安者,可予以适当的四肢约束,在引起烦躁的原因未解除前,慎用镇静剂。

(4)四肢和脊柱有骨折的患者应用硬板担架运送,在转送前应做适当固定,以免在搬运过程中加重损伤。

(5)陪送的医护人员在转送过程中应密切注意患者的呼吸、脉搏及意识的变化,情况紧急时随时停车抢救处理。

(6)到达目的医院后,陪送的医护人员应向接受单位的医护人员分别详细地告知所了解的受伤时间、原因、初步的体检及诊断、现场和途中的病情变化以及处理情况。

(7)转送就近医院抢救的原则颅脑损伤的抢救重要的是快速及时,就近治疗。有的人迷信大医院,误认为昏迷的患者只有大医院才能救治,不惜代价将伤员送往大医院,而不是就近抢救,耽误了时间。实际上,中等医院日常工作不很忙,能及时抢救伤员,抢救成功的机会可能会更高。尤其是交通事故多发生于郊外或交通发达地区,这些地区的医院常抢救颅脑损伤伤员,许多医院有神经外科医生,有能力完成颅脑手术。即便是就近的医院神经外科治疗技术欠缺,也应该在病情稳定后再转往上级医院进行救治。

(杨化强)

第八节　脑外伤的诊断与急救

一、加强处理方案

据创伤性昏迷资料库的研究表明,重型颅脑损伤的死亡率从 20 世纪 70 年代后期的 50% 左右下降到近期的 36%,重要原因就是采用了一种"加强处理方案"。医院前的"创伤性高级生命支持系统",医院中的"重型颅脑损伤的处理指南",以及"欧洲脑损伤联合体成人重型颅脑损伤处理指南",都是创伤系统的典型代表。虽然各自阐述的内容和侧重面有所不同,但均试图采用切实可行的方案,保证稳定而充分的通气和循环,以达到防治脑继发性损害的目的。

目前公认,建立并采用一种创伤系统,是减少重型颅脑损伤死亡率的重要措施。每一系统内容,涉及医院前的现场,住院前的医院内转运或(和)医院内 ICU 环境下等几个环节,均根据当时的研究结果,由当时认为最为合理的具体处理步骤和方法所组成。每一处理方法,都是下述近来形成的颅脑损伤脑灌注压处理理论中某一方面的具体体现。一般认为,通过对当时创伤系统的认识,可以了解重型颅脑损伤系统处理的步骤,具有重要意义。

在每一系统中,对早期气管内插管,迅速将患者转运到条件适宜的治疗单位,进行迅速而及时的复苏,早期 CT 扫描,及时清除颅内血肿或挫伤等占位病变,以及最后在 ICU 环境内接受极为具体的处理等方面,都给予了特别强调。

二、脱水、镇静、肌松药物使用的理论基础

重型颅脑损伤患者在转运中,可以给予镇静和肌肉松弛性药物,以及通气方面的处理。不应常规预防性使用甘露醇,因为低血压患者有低血容量危险。也不应常规使用过度通气降低 PCO_2,这样可加重脑的缺血。但在小脑幕切迹疝临床体征出现时,就应该使用过度通气和甘露醇。还应注意,有低血容量的颅内高压患者,仅在血容量复苏充分的情况下才能使用甘露醇,以防血压的骤然剧降。

世界上主要颅脑损伤治疗中心,目前都在使用颅内压(ICP)监测进行指导治疗,已成为重症治疗措施中不可缺少的组成部分。患者来院时,颅内压高低决定病情的程度是临床医生的共识。但入院时腰穿测定颅内压很危险,也不适用。应该将此标准换成颅内压监护仪测定法,既符合时代的要求,又降低了医生实行腰穿的风险性及患者的危险性。其标准为(据颅内压):特重型颅内压大于 $500mmH_2O$,重型 $350\sim499mmH_2O$,中型 $200\sim350mmH_2O$,轻型 $80\sim199mmH_2O$。

在重型颅脑损伤治疗中,ICP 监测的目的在不断发展。在 1977 年至 1982 年以后一段时间内的治疗注意力,几乎都集中在颅内高压(ICH)本身的处理上。一般认为正常 ICP 在 $0\sim10mmHg(0\sim136mmH_2O)$ 之间。虽然认为正常 ICP 的绝对上限值为 15、20mmHg 或 25mmHg 的作者都有,但多数认为 20mmHg"合理",且当 ICP 超过上限值时,应给予处理。

但实际上,在治疗颅内高压(ICH)的各种情况下,不可能使用一个固定的域值,应该参考临床特点和 CT 扫描来对 ICP 进行解释。例如在有颅内占位改变情况下,ICP 在 20mmHg 时可以引起小脑幕切迹疝,可是在弥漫性脑肿胀情况下,ICP 高达 30mmHg 时仍能维持足够的脑灌注。以往对不同严重程度的 ICH、降颅内压方法以及使用降颅内压的条件等都不加选择,而单纯追求降颅内压的效果,比如过度通气,巴比妥盐类药物和低温治疗等,反而常常引起病情的恶化。1990 年以后的近期研究,开始强调脑灌注压(CPP)处理的重要作用。根据 ICP 和血压监测确定 CPP(CPP=ICP×MAP)(MAP,meanarterialpressure,平均动脉压),是保证脑血流(CBF)的最重要因素之一。将各种降低 ICP 的方法作为改善 CPP 的必要手段,以改善 CBF 为目的。1993 年 Rosner 根据理解 ICP 各种现象必需的基本生理和病理生理概念,结合以往 POiseuille 法则,重新限定了 CBF 是 CPP、血管半径(r)和血液黏滞度(n)的函数,其关系为:CBF=CPPr4/n。脑血管自动调节机制的完整性或部分保留,是使用 CPP 处理方案的前提。影响 CPP 处理的因素分析,也是重型颅脑损伤其他治疗方法的重要理论基础。

ICP、MAP、CPP、CBF 与脑内血容积之间,具有相互影响作用。因为颅脑损伤后的脑血管自动调节曲线右移,所以在多数情况下升高 CPP,可以增加 CBF,引起血管收缩,降低脑内血容量,达到降低 ICP 和改善脑缺血的目的。适度升高血压或有效地降低颅内高压,或此两者的结合,都是增加 CPP 的重要途径。增加 CBF、改善脑缺血,除用升高 CPP 之法外,还可考虑使用降低血液黏滞度和药物解除血管痉挛等手段。前期的经典 CPP 处理方案,都建立在损伤后脑血管自动调节机制没有功能障碍的脑缺血处理基础之上。这与实际情况不符,要想进一步完善,还需要在脑血管自动调节功能状态、脑缺血和脑充血的鉴别以及 CBF 对脑氧代谢供应的满足程度等方面作出准确的监测和处理。持续并同时多参数的监测,对潜在有害现象的早期认识和治疗具有重要意义。理想的监测应包括 ICP、MAP、CPP、CBF、颈静脉氧饱和度和动静脉氧差、脑电活动以及经颅多普勒(TCD)几项参数。在不发达国家和地区,至少也应监测 ICP、MAP、CPP 以及 AVDO,几项,这些都是低价而容易监测的技术。使用多参数监测,可以准确鉴别引起 ICH 的原因是脑缺血还是脑充血。对监测出来的一部分患者具有脑血管自动调节机制,部分性损害的脑充血,通过平均动脉压的适度调整,以及控制性过度通气的使用,能因其血管收缩效应而得以改善,达到降低 ICP 的效果。

在上述处理后的 CBF,仍不能满足损伤后脑氧代谢需要时,可以考虑采用降低脑氧代谢的措施,减少 CBF 需求,从另一方面保证 CBF 与脑氧代谢率需求之间的相适宜关系,达到降低 ICH 的脑保护目的。据统计,10%～15% 的住院严重颅脑损伤患者,使用常规的降颅内压方法不能奏效,死亡率为 84%～100%。镇静药物,对弥漫性脑肿胀引起的 ICP 升高较为有用,对儿童尤其如此。使用丙泊酚或硫喷妥钠时,一定要注意不要使血压出现更大程度的下降,以免对 CPP 产生负效应。

现在认为,巴比妥盐类药物发挥作用的机制可能有几个方面:血管张力的改变,代谢的抑制,以及自由基中介的脂质过氧化。随着代谢需要的下降,CBF 及其相关的脑血容量也减少,对 ICP 和整个脑灌注都可产生有益的效应。在苯巴比妥药物剂量的确定和效应监测方面,观察脑电活动变化比血清浓度可靠:脑电中有爆发性抑制出现时,脑氧代谢率几乎减少 50%。密切监测并及时处理低血压,是使用此类药物当中的关键。因心肌收缩性受抑制而引起低血压,可通过维持正常的血管内容积而得以避免。

在严重创伤性脑损伤后立即使用体表冷却,进行中度低温治疗,并维持 24 小时,能够降低 ICP,改善治疗结果。产生此效应的原因,一是引起严重创伤性脑损伤后炎症反应的减少,二是引起脑代谢的减少。应注意,此治疗的时间如超过 48 小时,或温度降至 30。C 以下,都有增加感染和心律失常的危险。

三、神经保护性药物在颅脑损伤中的作用

许多药物的使用目的,是想对创伤性脑损伤时发生的分子的、生化的、细胞的,以及微血管的过程施加影响。可现在对这些制剂效果的评价表明,没一种有益。尤其应注意的是,常规使用的皮质类固醇,即使大剂量也没能改善患者的结果,因此已不再推荐使用。钙离子通道拮抗剂、谷氨酸受体拮抗剂和抗氧化剂等,虽然在动物实验表明有效,但至今没有得到临床研究的证实,原因可能是入选患者的标准不合适等。神经节苷脂、神经妥乐平、神经生长因子已经在临床普遍应用,具有保护神经元免受神经毒损害的作用,也具有促进神经再生的作用,有条件的,在急诊室就尽早使用,值得推荐。

四、清醒患者以及很快恢复神志的患者(轻度头外伤)

这是一种最常遇到的临床情况。粗略地讲,本类可分成二级紊乱功能。第一级,患者根本无神志不清,而仅有瞬间晕倒或"眼冒金星",这种损伤在对生命或死亡以及进行脑损伤的判断时意义不大,尽管我们要进一步指出,并不排除颅骨骨折、硬膜外或硬膜下血肿的可能性,此外,患者仍可有较苦恼的创伤后综合征,包括头痛、头晕、疲劳、失眠及神经质,这些症状在脑外伤后或数天内很快发生。第二级,神志短暂性丧失数秒或数分钟,即患者受到震荡。当我们首次看到这类患者时,多数已完全恢复,或处于前述的"脑震荡的临床表现"中的某一期。尽管神志清楚,但其对损伤时或损伤后的事件遗忘,其后,可出现头痛及其他创伤后综合征症状及代偿性神经官能征。

大多数这种类型的患者不需要神经专科会诊,只要其家庭成员能及时反馈患者临床状态变化的情况,就不需住院。仅仅有少数患者,主要是那些神志恢复缓慢者或有颅骨骨折者,具有可能发生出血或其他迟发并发症的危险。至于是否对其头颈部需常规拍片仍未定论,但在当今现实社会中,医师倾向于这样做。假如患者没有骨折并且神志清楚,仅有 1/1000 发生颅内(硬膜外)出血的机会。如伴有颅骨骨折,则出血危险性增加到 1/30。但是大多数研究,例如 Lloyd 等进行的一个研究发现,儿童的颅骨骨折与颅内损伤的关系相对较差。在这些貌似轻微的头部外伤之后,有时可以出现莫明其妙而令人担忧的严重的临床现象,有些患者没有意义,而其他严重的病例则预示病理过程并非脑震荡。一旦发生应进行神经内科和神经外科评价。

五、头部外伤后迟发的晕厥

事故发生后,伤者在行走并看起来正常后,面色可再变苍白并失神倒地,数秒或数分钟即恢复,这是血管减压晕厥发作,与疼痛和精神紧张有关,与非外伤性疼痛及恐惧所致的晕厥毫无两样。这种晕厥也可发生在非头部的其他损伤中,但头外伤时发生的晕厥更难解释。Denny-Brown 描述了一种更为严重的迟发性创伤后虚脱,我们很少见到。患者似乎从头部打击中完全恢复,表现为受到外伤后茫然和发生极短暂的意识丧失,恢复后经历数分钟或数小时,突然虚脱跌倒,并且无反应。其最突出的症状是明显心动过缓,伴有中间清醒期,使人首先怀疑演变为硬膜外血肿(实际上心动过缓是硬膜外出血的晚发但不一定必然出现的体征)。然而,其颅内压不升高,病情也不再进展,并且随后有短暂的不安定、呕吐及头痛,往往数天内完全康复。Denny-Brown 认为这一型迟发性创伤后虚脱是由于延髓挫伤,但仍不能明确解释临床表现的发生顺序,有学者认为这是血管减压性晕厥的最严重类型。

六、嗜睡、头痛和恍惚

这一综合征最常发生于受到震荡性或非震荡性头部外伤后的儿童,他们感到不再是他们自己,倒地后嗜睡,主诉头痛或呕吐,这些症状均提示硬膜外或硬膜下出血。MRI 可以显示受力点附近轻度局灶性水肿。通常没有颅骨骨折,数小时后症状消退,证实这种情况属良性。

七、脑震荡式意识障碍

1.轻微型患者 没有意识丧失或健忘,GCS 为 15 分,机敏反应和记忆力正常,没有局灶性神经系统功能障碍,且没有可触摸到的凹陷性骨折。一般可以在告知有关颅脑损伤注意事项后,准其回家。但应收住院的适应证为:有颅脑以外损伤;年龄很小或很大;家中没有可靠的照看人;有潜在严重的内科性疾病需要治疗等。

2.轻型患者 具备下述一个以上特点:小于 5 分钟的短暂意识丧失;对出事情况有健忘;GCS 为 14 分;机敏反应和记忆力受损;可触摸到凹陷骨折。轻型患者都应迅速获取 CT 扫描结果。CT 扫描未见颅内病变也没有其他住院适应证时,告知患者有关颅脑损伤注意事项后,可准回家;CT 扫描发现颅内病变,或还有上述住院适应证时,应迅速进行是否手术的评价。另外还特别提出,住院时 GCS 为 13 分的患者,都应按中型颅脑损伤处理收住院,因为这些患者中,有 40%CT 扫描可见颅内异常,约 10%需神经外科手术。1997 年 Hsiang 等,同其他学者一样,进一步提出将原来认为的轻型颅脑损伤再分为两型:轻型和高危性轻型颅脑损伤。①轻型:GCS 为 15 分,头颅 X 线检查无骨折。②高危性轻型:包括 GCS 为 13 分和 14 分,以及 GCS 为 15 分中头颅 X 线检查有骨折者。按这种新分类,前者没有接受任何手术处理(包括 ICP 监测器的安置和开颅血肿清除术),而后者约 10%接受了手术。用 X 线检查有无头颅骨折更切合实际。

严重创伤性脑损伤初期治疗的目标,是防治区域性或全脑性的缺血。降低颅内压,改善脑灌注压(CPP)以及脑血流(CBF),是治疗颅脑损伤的重要方面。在一定条件下和一定时间内使用巴比妥盐类和中度低温等治疗,可以降低脑代谢,减少 CBF 需要量,降低颅内高压(ICH),又是治疗某些严重颅脑损伤的重要补充方法。创伤 7 天之内,应为非瘫痪患者提供静止代谢消耗热量的 140%,而为瘫痪患者应提供 100% 热量,其中 15% 热量应为蛋白质,经胃肠或非胃肠给养均可。使用苯妥英钠和卡马西平,对防止早期创伤后抽搐有效,但不适于晚期抽搐的预防性治疗。

八、一过性创伤性截瘫、失明及偏头痛样现象

在跌落或打击头顶部时,两腿可出现暂时无力和麻木,并可出现轻微的双侧 Babinski 征,有时出现括约肌失禁。打击枕部可造成暂时性失明,数小时后症状消失。这些一过性症状似乎不是由于颅骨的凹入或脑冲击到颅骨内板所造成的直接的局限性震荡效应。颈段脊髓的震荡被认为是一过性截瘫的另外一个原因,但不太可能。失明及截瘫后常发生搏动性血管性头痛。一过性偏头痛样视觉症状、失语或偏瘫,其后头痛,这种情况有时可以发生于参与竞争性身体接触运动的运动员。很可能所有这些现象是头部被打击而诱发的偏头痛发作造成。特别在首次发生此种偏头痛发作的儿童,这种情况可持续数小时。另外有一种临床可能性,特别是在急性四肢瘫的病例,由颈段脊髓软骨性栓塞引起。

九、迟发性偏瘫

据经验,确有男性青少年或年轻成年人在进行数小时相对较弱的体育运动伤或车祸伤中发生严重轻偏瘫、同向偏盲或失语(左侧病变)。影像学或超声检查揭示颈内动脉夹层动脉瘤。偏瘫不能用其他原因解释时,夹层可能发生于颅内段的颈内动脉,应该采用 MRA 或动脉造影术寻找。在其他情况下,特别是颈部受到打击后,颈动脉形成附壁血栓,反过来造成脱落栓子到大脑前或大脑中动脉。有一些偏瘫,除头部外伤外无另外解释。迟发性偏瘫的其他原因是晚发性形成的硬膜外或硬膜下血肿以及更严重者出现的脑内出血[偶尔来自以前就有的动静脉畸形(AVM)出血]。上述情况大多数与知觉程度的下降有关。

十、脂肪栓塞

合并长骨骨折的患者,在 24~72 小时之后,在出现伴有或无局灶性体征的昏迷之后可出现急性肺部症状(呼吸困难及呼吸深快)。这一后果是因为全身性脂肪栓塞,先为肺部,然后是脑部。有些病例肺部症状的发生与胸部上方瘀点性变化有关,据说 1/3 的患者尿中可以出现脂肪微粒。呼吸窘迫是脂肪栓塞综合征最为重要而且有时是唯一的特征。胸部平片表现为双肺绒毛样浸润。在脑部,脂肪栓塞可以引起广泛的瘀点性出血,累及双侧白质和灰质,并有少数较大的梗死。尽管通常情况下与潜在性损伤有关的脂肪栓塞综合征的死亡率高达 10%,但

是在 3~4 天内,大多数患者可以自发性恢复。

十一、从头外伤开始一直昏迷的患者

　　这里要探讨的核心问题是 Symonds 提出的脑震荡与脑挫伤的关系,既然头部外伤后立即意识丧失,任何人都不会怀疑其脑震荡的存在,但假如数小时甚至数天仍未恢复意识,单纯用脑震荡定义的另外一半即一过性脑功能丧失,来解释不能令人满意。对这些患者进行详细的病理学检查可发现颅内压增高、脑挫裂伤、蛛网膜下腔出血、梗死区及散在脑内出血的证据,这些改变既可以发生在冲击区也可以发生在对冲击、胼胝体以及沿冲击力方向分布的两种结构之间。某些患者,弥漫性轴突性损伤是其最突出的异常,而在另一些患者,则可见散在但规律分布的位于上位中脑及下位丘脑区的缺血性及出血性病变。挫伤区周围脑组织肿胀,尸检病例可以在进行髓鞘染色时发现白质苍白,通常可以见到不同量的硬膜下出血,丘脑及中脑常见明显移位,后者在小脑幕切迹疝时被压到小脑幕游离缘,造成继发性中脑出血以及坏死区。有些患者伴有明显的经脑幕疝。必须牢记严重颅脑外伤伴有即刻呼吸停止以及有时心动过缓、心跳停止,这些全身性改变对脑的影响足以引起昏迷。另外,头外伤常合并饮酒或服用毒品,因此,必须考虑到中毒或代谢性脑病可能是昏迷的原因。在这一类严重脑外伤及长时间昏迷病例中,可分为三种临床亚类:一类为脑或其他部位损伤危及生命;二类为在数天或 1~2 周内症状出现改善,随后有不同程度的恢复,但遗留有神经体征;三类为持续昏迷、昏睡或脑功能严重受影响。所有这种类型患者,初步稳定期以后,最有兴趣的问题是进行临床和放射学评估,目的是发现外科可以治疗的病变,即硬膜下或硬膜外血肿,或者可以治疗的脑实质内血肿。大多数病例,发现这种占位性病变一般可以手术切除。但是也有少数病变,手术过程不能充分去除病变,并且因为存在相关的脑损伤,昏迷有可能持续。第一亚类患者全部为严重外伤而危及生命的患者,首次接诊多处于休克(可能因内脏器官破裂或颈髓损伤)状态,伴有低血压、低体温、细而快的脉搏、皮肤苍白潮湿。如果这种状态持续并出现深昏迷、瞳孔散大固定、无眼球运动及咽反射消失、肢体松弛、鼾声、不规则呼吸或呼吸衰竭,则往往在短时间内即死亡。一旦呼吸停止,脑电图等电位线,临床状态与脑死亡状态相符合。然而,脑死亡的诊断不应在伤后立即作出,以免与缺氧、毒品或乙醇中毒及低血压混淆。在部分此类患者中,如果血压、呼吸平稳,经数小时观察昏迷深度、体温、脉搏及血压,即可估计出脑损伤程度。深昏迷合并低体温及脉率增快,与体温快速升高、脉率迅速加快、不规则呼吸一样,均是重要的预后指征。在某些濒死病例,体温持续上升直到最后循环衰竭而死亡,CT 平扫可见小的线状或圆形出血,很显然这些出血是由于旋转力作用于上位脑干和胼胝体的结果。

　　在这类严重的脑损伤中,患者仅存活数小时或数日,尸检通常能发现脑挫伤及局灶性出血、组织坏死及脑肿胀。在美国创伤性昏迷数据库中,有 1030 例严重外伤患者,其 Glasgow 昏迷评分(GCS)≤8,其中 21% 有硬膜下血肿,11% 有脑内血块,5% 有硬膜外血肿,值得注意的是半数病例 CT 片上没有发现占位病变。根据 CT 诊断标准,认为有一半存在弥漫性轴索损伤,尽管后者在许多病例中与占位性病变共存。Row-botham 总结了 50 例这类病例的连续尸检资料,仅有 2 例无肉眼可见的改变。在这些病例中包括表面挫伤(48%)、裂伤(28%)、蛛网膜下腔出血(72%)、硬膜下血肿(15%)、硬膜外出血(20%)及颅骨骨折(72%)。正如上述数据所提示的,数种病理变化可合并出现在同一病例中。此外,颅外器官及组织的损伤也常见,并且明显可以造成致死性后果。第二亚类为相对较轻并罕有致死的颅脑损伤,可观察到在恢复时间和程度上的所有分级。本组中损伤最轻的病例,尽管可能在开始1～2天内出现受挫伤脑组织肿胀、硬膜下血肿扩大、脑出血或梗死以及蛛网膜下腔出血等诱发的动脉痉挛,导致患者神志再恶化,但一般在数小时内恢复神志。其脑脊液通常呈血性,最终可基本完全恢复,但创伤性健忘可能要持续数日甚至数周。必须强调,偶尔贯通伤及凹陷性骨折可严重地损伤脑组织,而根本不引起震荡。在这一亚类中,临床功能恢复的顺序与前述的脑震荡顺序相同,只是其时间更长些。谵妄所造成的错乱状态可持续数周,另外可伴随一段时间长短不定的攻击行为或不合作(创伤性谵妄)。外伤性健忘的时间长短与损伤的严重程度成比例。尽管一些单侧体征在昏迷期即可检查出来,但局灶性神经体征(轻偏瘫、失语、意志缺失等)只在神志逐渐恢复的过程中才变得明显。一旦患者症状改善到能够交谈,可以明显看出其思维迟钝、情感反应不稳定以及判断失误,这一状态有时被称作"创伤性痴呆"。第三亚类严重脑外伤较少发生,其生命体征虽然正常,但神志永远不能恢复。数周过去后,前景变暗淡。这种患者,特别是年轻人,6～12周后可能仍然昏迷,可恢复到令人惊奇的程度,尽管恢复不彻底,但这种情况罕见。有些长期存活者能睁眼或自己能够从一侧向另一侧转头或转眼,但没有证据表明他们可以看见或辨别最亲近的家庭成员。他们不能讲话,只能完成原始的姿势反射或回缩动作。Jennttt和Plum称之为"持续性植物状态"。在创伤性昏迷数据库中,14%的患者处于此种状态。伴随不同程度的去脑或去皮层状态的偏瘫或四肢瘫很常见。这类患者往往在数月或数年后死于并发症。Adams检查了昏迷或植物状态持续1～14年的14例患者的脑组织,所有患者均发现在上位脑干存在广泛的出血和坏死区。在归纳本类头颅外伤时——伤后即有昏迷的患者,从伤后18～36小时起,其脑挫伤效应、出血及脑肿胀才变得明显,其后数天内继续进展。假如患者能度过这一时期,由于这种效应并发症,包括颅内压增高、颞叶脑疝、硬膜下出血、缺氧及肺炎等并发症引起死亡机会将大大减少。到达医院后仍呈昏迷者的死亡率为20%,其中大多数死亡发生在头12～24小时内,原因为直接脑损伤合并其他非神经损伤因素。至24小时时仍存活者,其总死亡率降至7%～8%。到48小时后,只有1%～2%的人死亡。有证据表明,立即将患者转入重症监护室进行脑外伤处理时,由有经验的人员对患者进行检测将提高患者的生存机会。

十二、脑震荡后有中间清醒期及严重大脑损害

原发性昏迷只持续数分钟或偶尔的例外根本没有昏迷——很容易误导医生得出错误结论:既然无震荡发生,则没有创伤性脑出血或其他脑损伤的可能性。表现为这种严重发展顺序的患者,由于小的硬膜下血肿的迟发性扩大、恶化的脑水肿或偶尔的硬膜外血凝块表现均可使病情迅速恶化,Marshall称之为"讲话后死亡"。创伤性昏迷数据库中34例此类患者(Marshall等),大多数在首次CT片上显示中线结构显著移位,反映存在脑水肿及脑挫伤。迟发脑内血肿造成的类似情况是严重原发颅脑损伤的特征,从发病开始患者就有昏迷的危险,并

且风险极高。下列疾病在所有的这种迟发性类型必须加以考虑。

十三、注意昏迷与中毒的鉴别

许多颅脑损伤的伤员,头发未剃光之前看不清伤痕,有些旋转伤的颅脑损伤伤员甚至全身完好无损,若无人目击受伤过程,缺少经验的医生常会考虑到其他疾病而误诊。作者曾遇到一位男性年轻患者,独自一人昏迷倒在家中,被送往一家医科大学临床医院,先请了内科教授会诊,认为是中毒,安置于神经内科治疗,一天后患者出现昏迷加深、抽搐,才做 CT 检查,发现硬膜外血肿,血肿量 100 余毫升。手术前剃光头后才发现枕部头皮淤血,推测系摔伤。由于延误时间长,手术效果差,患者重残。

（汪大庆）

第九节　脑外伤的 ICU 监护与治疗

一、脑外伤的重症专科监护

重症监护室(ICU)是由高水平的医护人员,应用专业设备对疾病进行严密监测和有效治疗的场所。近年来,大型神经外科中心建立配套的神经外科重症监护病房(NSICU)已成为共识。NSICU 可针对神经系统疾病的变化特征,对中枢神经系统进行一体化的监护、治疗和护理,可避免一般 ICU 不能及时发现的神经系统损害,降低神经重症的死亡率。与一般 ICU 不同的是 NSICU 在颅脑创伤的早期处理中,颅内压(ICP)监测、脑氧代谢状态监测、脑血流量(CBF)监测、脑电活动监测、脑温监测、颅脑影像学监测等脑功能及代谢状态指标的监测已成为重要的诊治手段。

（一）颅内压的监测

【颅内压监测的意义】

ICP 的正常范围为 0.80~1.6kPa,达到 2.0kPa 即被认为 ICP 增高,达到 2.67kPa 是临床必须采取降压措施的最高临界,这时脑容量极少的增加即可造成 ICP 急剧上升。对具体患者来说,容积-压力关系可以有所不同,并取决于脑容量增加的速度和颅内缓冲代偿能力。作为对这种脑顺应性测试的一种方法,可以向蛛网膜下腔内注入或抽出 1ml 液体,如 ICP 变化>0.4kPa,即表示颅内压缓冲机制已经衰竭而必须给予处理。正常的颅内压波形平直,在 ICP 升高的基础上可以观察到两种较典型的高 ICP 波形。一种为突然急剧升高的波,可达 6.67~13.33kPa 并持续 5~20 分钟,然后突然下降,此称 A 型波。A 型波可能与脑血管突然扩张,导致脑血容量急剧增加有关。A 型波具有重要的临床意义,常伴有明显临床症状和体征变化。一种为每分钟急剧上升到 2.67kPa 的波形,称为 B 型波。B 型波的确切意义还不十分清楚,可能为 A 型波的前奏,提示脑顺应性降低。但也有人认为 B 型波可能与呼吸有关,而无特殊重要意义。

在临床上,可将 ICP 增高的发展过程分作四个阶段:

1.代偿期　此期颅腔内容物体积或容量的增加未超过其代偿能力,临床上可无症状。其持续时间取决于病变的性质、部位和发展速度。严重缺氧、缺血、急性颅内血肿等多为数分钟到数小时;而慢性颅内压增高如脑脓肿、肿瘤等可长达数天、数周乃至数月。

2.早期　此期颅内容物的体积已超过代偿能力,颅内压在 2.00～3.67kPa,脑灌注压和脑血流量为平均动脉压和正常脑流量的 2/3,有轻度脑缺血和缺氧的临床表现。此时如及时去除病因,脑功能容易恢复。

3.高峰期　病情发展到较严重阶段,颅内压几乎与动脉舒张压相等,脑灌注压和脑血流脑细胞生物电停放。临床表现为深昏迷、一切反射均消失、双瞳孔散大、去大脑强直、血压下降、心跳微弱、呼吸不规则甚至停止。此期虽经努力抢救,但预后恶劣。脑灌注压和脑血流量仅为平均动脉压和正常脑血流量的 1/2,脑组织有较重的缺血和缺氧表现,并明显地急剧发展。此期如不及时采取有效治疗措施,往往出现脑干功能衰竭。

4.晚期　此时颅内压几近平均动脉压,脑组织几乎无血液灌流,脑细胞活动停止。

1951 年 Guillaume 通过侧脑室穿刺导管首先进行了颅内压的测量,1960 年 Lundberg 对颅内压进行了连续监测,开始了颅内压监测的临床应用。随着颅内压监测的应用,多种压力转化器应运而生,出现了可用于脑室、硬膜下、硬膜外、脑实质内等多种类型的转换器,由于光纤系统的运用和动功能探头的研发,推动了转换器的小型化发展。Zwienenberg 对脑室内、脑实质内及脑池内光纤导管的监测进行了对比研究,认为脑室内监测可靠性大,脑实质内监测损伤性较大,而脑池内监测结果明显偏低。

颅内压监测有助于实时判断颅内压力改变,帮助判断颅脑损伤的程度,指导降低颅内压措施的选择和使用。对减少脑继发性损害,促进恢复改善预后有重要作用。Miller 指出,在无颅内压监测下盲目地使用甘露醇有害无益,颅内压监测是判断颅内高压的可靠措施,是应用脱水剂的良好指标。Grow 认为 ICP>25mmHg 耐持续 10 分钟是紧急应用脱水剂的重要指征,颅内压的监测可以对颅内小血肿的手术提供指导。

【颅内压监测的方法】

1.临床特征的观察与判断　颅内压增高的基本临床特征是头痛、呕吐、视乳头水肿、意识障碍和脑疝等。然而由于不同的发病原因,根据其起病和临床经过可分为急性和慢性颅内压增高。

(1)头痛:慢性颅内压增高所致头痛多呈周期性和搏动性,常于夜间或清晨时加重,如无其他体征常易误诊为血管性头痛。如在咳嗽、喷嚏、呵欠时加重,说明颅内压增高严重。急性颅内压增高多由于外伤所致颅内血肿、脑挫伤、严重脑水肿等引起脑室系统的急性梗阻,因此其头痛剧烈,而且不能被缓解,常很快发生意识障碍,甚至脑疝。

(2)呕吐:恶心和呕吐常是颅内压增高的征兆,尤其常是慢性颅内压增高唯一的临床征象。伴剧烈头痛的喷射状呕吐则是急性颅内压增高的佐证。

(3)视神经乳头水肿:视神经乳头水肿是诊断颅内压增高的准确依据,但视乳头无水肿却不能否定颅内压增高的诊断。由于急性颅内压增高病情进展迅速,一般很少发生此种情况。反之,慢性颅内压增高则往往有典型的视乳头水肿表现,首先是鼻侧边缘模糊不清、乳头颜色淡红、静脉增粗、搏动消失；继而发展为乳头生理凹陷消失，乳头肿胀隆起，其周围有时可见"火焰性"出血。

（4）意识障碍：它是急性颅内压增高最重要的症状之一，系由中脑与脑桥上部的被盖部受压缺氧或出血，使脑干网状上行激活系统受损所致。慢性颅内压增高不一定有意识障碍，但随着病情进展，可出现情感障碍、兴奋。躁动、失眠、嗜睡等。

（5）脑疝：由于颅内压增高，脑组织在向阻力最小的地方移位时，被挤压入硬膜间隙或颅骨生理孔道中，发生嵌顿，称为脑疝。

有实验证明：颅内压高达 $2.9\sim4.0$ kPa 持续 30 分钟就可发生脑疝。脑疝发生后，一方面是被嵌入的脑组织发生继发性病理损害（淤血、水肿、出血、软化等），另一方面是损害邻近神经组织，阻碍和破坏脑脊液和血液的循环通路和生理调节，使颅内压更为增高，形成恶性循环，以致危及生命。

临床常见的脑疝有小脑幕裂孔疝和枕骨大孔疝。前者多发生于幕上大脑半球的病变，临床表现为病灶侧瞳孔先缩小后散大、意识障碍、对侧偏瘫和生命体征变化，如心率慢、血压高、呼吸深慢和不规则等；后者主要由于增高的颅内压传导至后颅凹或因后颅凹本身病变而引起。早期临床表现为后枕部疼痛，颈项强直。急性的枕骨大孔疝常表现为突然昏迷、明显的呼吸障碍（呼吸慢、不规则或呼吸骤停），心率加快是其特征，也有心搏随呼吸并停者，而血压增高则不如前者明显。

2.有创 ICP 监测　虽然临床症状和体征可为 ICP 变化提供重要信息，但在危重患者，ICP 升高的一些典型症状和体征，有可能被其他症状所掩盖，而且对体征的判断也受检测者经验和水平的影响，因此是不够准确的。判断 ICP 变化最准确的方法是进行有创的 ICP 监测，实施的指征为：①所有开颅术后的患者；②CT 显示有可以暂不必手术的损伤，但 GCS<7 分，该类患者有 50% 可发展为颅内高压；③虽然 CT 正常，但 GCS<7 分，并且有下列情况两项以上者：A.年龄>40 岁；B.收缩压<11.0kPa；C.有异常的肢体姿态，该类患者发展为颅内高压的可能性为 60%。

实施有创 ICP 监测的方法有四种，ICP 监护的内容包括适应证、持续时间和压力、波形、振幅等，不同的波形等常提示一定的临床意义。

（1）脑室内测压：在颅缝与瞳孔中线交点处行颅骨钻孔并行脑室穿刺，或在手术中置入细硅胶管，导管可与任何测压装置相连接。也有人习惯通过脑室测压（DOME）与血流动力学监测仪的测压系统相连接，结果非常满意。为便于引流脑脊液，可在 DOME 前端连接一个三通。如果没有电子测压装置，则改用玻璃测压管测压。

脑室内测压最准确，且可通过引流脑脊液控制颅内压，但有损伤脑组织的风险，在脑严重受压而使脑室移位或压扁时也不易插管成功。此外，导管也容易受压或梗阻而影响测压的准确性。脑室内测压最严重的并发症是感染，因此管道内必须保持绝对无菌并防止液体反流。

（2）硬膜下测压：即将带有压力传感器的测压装置置于硬脑膜下、软脑膜表面，可以避免脑穿刺而损伤脑组织，但准确性较脑室内测压差，感染仍是主要风险。

（3）硬膜外测压：将测压装置放在内板与硬膜之间，无感染风险，但准确性最差。

（4）腰穿测压：在急性 ICP 升高，特别是未做减压术的患者不宜采用，因有诱发脑疝形成的可能。一旦脑疝形成后,脊髓腔内压力将不能准确反映 ICP。

3.无创颅内压检测　无创 ICP 监测相应没有上述操作复杂,也没有如感染等并发症,但其准确性有待进一步研究,目前临床使用的主要方法为闪光视觉诱发电位监测、视网膜静脉压监测、鼓膜移位法和前囟测压法等,但目前已少用。

(1)闪光视觉诱发电位(f-VEP)监测:f-VEP 是指由弥散的非模式光源刺激诱发出的视觉诱发电位,它可以反映 ICP 的改变,其原理是神经元及其纤维的兴奋与传导需要不断地从血液循环得到能量。颅脑创伤继发 ICP 升高时,神经元及其纤维发生缺血缺氧和能量代谢障碍,脑脊液 pH 下降,乳酸浓度增高,神经传导发生阻滞,电信号在脑内的传导速度减慢。这一减慢的电信号可被 f-VEP 捕捉到,f-VEP 波峰潜伏期延长,延长时间与 ICP 值成正比。f-VEP 反映的是从视网膜到枕叶皮质视通路的完整性,受视敏度影响较小,无论患者合作与否均能完成检查,因此适合重症,特别是昏迷患者的监测。周翼英等对 f-VEP 和有创 ICP 监测的测量值进行比较,发现两者有良好的相关性。f-VEP 可以较准确、无创地监测 ICP,指导临床治疗,但目前尚存在许多不足:①f-VEP 主要通过 N_2 波潜伏期的长短来计算 ICP 值,但脑水肿、血肿、局部缺氧缺血和乳酸堆积等多种因素均可引起 N_2 波潜伏期延长,故 f-VEP 不能区分颅内高压的原因;②f-VEP 监测仪操作者选择 N_2 波潜伏期的准确程度直接影响测量结果,而目前对 N_2 波潜伏期的选择还没有统一的科学标准;③目前 f-VEP 的参数方程是基于脑积水患者建立起来的,但不同的疾病,如颅内感染、脑水肿、脑挫裂伤、脑积水和脑肿瘤等对神经传导速度的影响是否一致尚不可知;④年龄对神经传导速度也有影响,60 岁以上患者随着年龄的增高潜伏期会延长;⑤f-VEP 也不适用于监测儿童 ICP 增高患者。

(2)前囟测压法(AFP):早在 1959 年,Davidoff 首次经前囟测得 ICP,但与有创监测相比精度较差。随后 Wealthall、Salmon 等对其仪器进行了改进,一定程度上降低了前囟软组织弹力的影响。目前,鹿特丹遥测传感器(RTT)是较可靠的测前囟压的仪器,它和有创 ICP 监测的相关性较好。AFP 主要用于新生儿和婴儿的 ICP 监测,但仍存在以下问题需要解决:①AFP 多以压平前囟为测压条件,仅适用于突出骨缘的前囟,对前囟凹陷的新生儿无效;②测压时压平外凸的前囟缩小了颅腔容积,在一定程度上会增高 ICP,对患儿不利,且测得的 ICP 值偏高。

(3)鼓膜移位法(TMD):90%正常人群 40 岁前耳迷路导管是开放的,鼓膜周围的液体压力直接反映颅内脑脊液的压力。ICP 变化时,外淋巴液的压力随之产生变化,使原本处于静止状态的镫骨肌和卵圆窗的位置发生改变,继而影响听骨链和鼓膜的运动,通过计算 ICP 改变前后的 TMD 值差别可估算 ICP。TMD 值的正常范围是-200～200nl,超过 200nl 为颅内高压。Samuel 等比较了 8 例脑积水患儿 TMD 和有创 ICP 监测的测量值,TMD 诊断颅内高压的准确性为 80%,特异性为 100%。Frank 等亦发现耳声发射,尤其是有颅内畸变产物的耳声发射可作为一种无创监测 ICP 的方法。TMD 法的优点是能在一定范围内较精确地反映低颅内压,区分高颅内压和低颅内压所引起的头痛等症状;还可以鉴别 ICP 增高与梅尼埃病或迷路病变导致的眩晕、耳鸣等症状。但 TMD 也有许多缺陷:①不能用于连续监测;②周围环境过于嘈杂时,由于患者暂时性音阈改变而影响测量值;③因镫骨肌反射缺陷,不能用于脑干和中耳病变者;④老年人由于耳迷路导管已闭合,不能进行 TMD 监测。

（4）视网膜测压法（ODP）：生理状况下，视网膜静脉经视神经基底部回流到海绵窦，视网膜中央静脉压≥ICP。颅脑创伤患者 ICP 增高时，视神经基底鞘部受压，导致视乳头水肿和视网膜静脉搏动消失。Firsching 等和 Motschmann 等分别对两组患者用负压式视网膜血管血压仪测量视网膜中央静脉压，并同时进行有创 ICP 监测，发现两种监测方法有良好的线性相关。ODP 测定 ICP 方便、实用、适用范围广且可重复测定，但不适合长期监测。

（二）脑氧代谢状态的监测

1.组织氧饱和度（rSO$_2$）　近红外线光谱仪可利用 650～1100nm 波长红外线，透过颅骨测出皮层的静脉血氧饱和度，是一种非侵袭性监测手段。动态观察局部脑组织皮层静脉血氧饱和度可监测颅内疾病的进展，但在梗死、坏死的脑组织中，由于脑部已经没有新陈代谢，脑氧饱和度有可能接近正常，有关临床方面的大规模试验仍有待开展。

2.局部脑组织氧分压　通过微探头置入脑内的方法可监测到局部脑组织的氧分压（PaO$_2$）、二氧化分压（PaCO$_2$）及酸碱度（pH）。当局部脑组织发生缺血时，在其他监测数据尚无改变（如 ICP 正常）时已可通过脑组织监测 PaO$_2$ 而早期发现缺血。目前认为局部脑组织 PaO$_2$<10mmHg 时，即提示存在局部缺血。

3.脑内微透析技术　微透析技术是一种微创、连续的研究细胞间液生化和神经递质等活性物质变化的动态监测方法。20 世纪 80 年代已被用于动物实验。近来，微透析技术也应用于神经外科临床。国内外的研究表明，对于重型颅脑创伤患者，微透析技术监测脑细胞间液一些活性物质的变化，是一种安全有效、先进的监测手段，可指导临床治疗。具体实施方法是将微透析导管分别插入患者脑创伤病灶相邻的半暗带区、相对正常区和腹部皮下组织，收集微透析液。灌流速度为 0.3μl/min。每小时 1 管透析液，平均收集时间为 17 天。收集的透析液用生化分析仪测定谷氨酸（Glum）、葡萄糖（Glu）、乳酸（Ac）、丙酮酸（Pym）和甘油（Gly）。目前也有床边微透析技术设备（如 CMA SoMa、Sweden）应用于临床，具有方便、快速等优点，如丙酮酸（LPR）和 Gly 等升高提示在 11～23 小时会出现由于血管痉挛导致的迟发性缺血性损伤。

4.颈静脉窦氧饱和度　将导管从颈静脉逆向置入颈静脉窦，经 X 线定位后，连续监测颈静脉窦氧饱和度，反映脑部代谢情况。颈静脉窦氧饱和度代表整体性的脑组织氧饱和度，正常值为 55%～75%，<50% 提示脑组织缺血。

（三）脑血流量监测

在脑损伤后，脑组织血液循环发生改变，如灌流不足或过度充血。颅内压增高、脑水肿、血管痉挛等都可能是灌流不足的原因。经颅多普勒超声（TCD）利用低频超声波穿过颅骨较薄的地方检测颅底大动脉血流速度，可根据动脉平均流速（MV）、搏动指数（PI）的大小及波型改变判断低脑血流、高脑血流、血管痉挛及脑死亡等情况。正常人大脑中动脉平均血流速度为（65±17）cm/s，重型颅脑损伤患者大脑中动脉初始速度通常低于正常水平 65cm/s。脑损伤越重低血流速度持续时间越久。高血流速度并颈静脉氧饱和度（SjvO$_2$）增高是提示脑充血。高血流速度也是脑血管狭窄、大脑中动脉痉挛的反映。蛛网膜下腔出血患者平均血流速度可达 250～300cm/s，在脑损伤后脑血管痉挛，血流速度增加则不甚显著，通常为 100～200cm/s。TCD 是全脑血流监测，有报道也可用于 ICP 无创监测，但其准确性不佳。也可运用激光多普勒，采用有创性颅内探头，持续监测局部脑血流（rCBF）变化情况。正常成人的平均脑血流量约为(50 ± 5)ml/(100g·min)。静息状态下脑灰质的平均脑血流量为(76 ± 10)ml/(100g·min),而白质仅为(20 ± 4)ml/(100g·min)。重度颅脑损伤患者在早期可见脑血流量减少,若恢复期见脑血流量增加,提示脑损伤康复可能有利。

(四)脑电活动监测

1.脑电图(EEG)　重型颅脑损伤患者脑功能恢复情况与脑电图变化的严重程度有关。通过脑电图的监测能够较正确地估计预后。EEG的记录通常用国际标准$10\sim20$电极导联法,可记录具有解剖、生理意义的脑的各个部分电活动变化。1937年首次应用于麻醉过程监护。在重型颅脑损伤患者中,EEG对颅内高压、昏迷、外伤性癫痫以及判定脑死亡等有重要价值。近年来已有56导联、24小时脑电动态描记仪(EEG holter)等设备监测。利用自动处理脑电活动监测技术提高颅脑损伤的诊断和处理水平。目前可用的技术包括:脑功能监测(CFM)、脑功能分析监测(CFAM)、脑电周期分析法、频谱分析法(SA)等。轻型颅脑损伤在24小时内的描记大部分正常,少数有弥漫性θ波或δ波。重型颅脑损伤时,少数病例在受伤后不久,甚至在昏迷状态可有正常的基础节律。若为完全和持久的电活动减少,则预后不佳。在受伤后不久若有持续的$12\sim15$Hz电活动,亦提示预后较差。在重型颅脑损伤时基本节律可减慢至$4\sim6$Hz,它出现的早晚具有预后意义。如在48小时内出现,则预后较差;若出现较晚,则预后较好。脑电双频谱指数监测是一种经处理过的EEG参数,可对颅脑损伤后患者的镇静、意识丧失及催醒程度等进行监护。由于颅脑损伤后常有颅骨骨折和开颅手术等。EEG监测受到一定限制,脑磁图(MEG)监护就更显有利,MEG对人体完全无接触、无侵袭、无损伤,故诊断方便。MEG记录的是神经元的突触后电位所产生的电流所形成的脑磁场信号。对脑功能测定、损伤判断、脑损伤评估和癫痫定位等有重要的参考价值。

2.脑干诱发电位(EP)　EP可用以检查昏迷患者的中枢神经系统的功能水平,其波形与特殊解剖结构之间关系紧密,诱发电位监测不会受镇静药,甚至全身麻醉的影响,体感诱发电位(SEP)最常使用,依照振幅、时程的改变,可侦测出脑部缺血的发生,并可作为脑电图的补充。脑干听觉诱发反应(BAER)主要用以监测脑桥及中脑的病变,BAER的消失往往提示预后较差。视觉诱发电位(VEP)在闭合的眼睑上用强闪光刺激后于枕部头皮记录到。在VEP复合波中,Pl00振幅大,由视觉神经元产生。波形清晰。可作为视觉传导功能的指标。重型颅脑损伤患者多表现为各潜伏期及振幅的异常。可判断脑外伤及昏迷患者,对诊断及预后判断有重要的参考价值。

(五)脑温监测

一般认为脑温与机体核心温度相接近。有许多部位可用来测定核心温度。如中耳、直肠、口腔、膀胱、食管、肺动脉或颈静脉等。但近年来的研究发现,脑温常高于核心温度,尤其是在异常温度范围时,其差距更大。对重型脑损伤患者的脑温和肛温进行持续监测研究发现,伤后脑温和肛温均明显升高,肛温比脑温大约低$0.3\sim1.2$℃,持续高体温可增加脑氧代谢,加重脑损伤。临床上采取亚低温治疗重型颅脑损伤时,早期肛温低于脑温约1℃,达到亚低温标准后,温差基本一致。

(六)颅脑影像学监测

CT、MRI 和核医学检查可对颅脑损伤后的形态进行监测,尤其是 CT 更具有方便快速等优越性。而放射性核素脑显像、单光子发射断层扫描(PET)等方法还可对脑代谢等进行监护。而上述监护多数为无创性,尤其是 PET 的使用,更是对新的治疗措施和患者预后判断相对于MRI 等更具优越性。

二、严重感染的 ICU 集束化治疗

ICU 发展到今天,以机械通气为代表的各种生命支持手段日臻完善,但是就在危重患者的生存期大大延长的同时,感染却成了降低死亡率的瓶颈。感染和脓毒症不仅是多器官功能障碍综合征的主要原因,而且还是危重患者后期死亡的主要的直接原因,也是决定长期机械通气患者预后的重要因素。因此,预防和控制感染已成为危重患者的重要内容。

严重感染是社区获得性疾病中第 10 位的致死原因,但在重症医学科(ICU)却是首要的致死原因。严重感染导致死亡的途径(原因)很多,感染性休克、急性呼吸窘迫综合征,多器官功能障碍综合征是最常见的表现形式,病死率高达 30%～70%而受到关注。严重感染和感染性休克预后凶险,2002 年 10 月欧洲危重病医学会(ESICM)、美国危重病医学会(SCCM)和国际感染论坛(ISF)联合发布巴塞罗那宣言,呼吁医务人员、医疗机构和政府联合起来,共同实施拯救严重感染运动,力争在 5 年内将病死率降低 25%。为规范治疗措施、方案,达到真正有效降低严重感染病死率的目的,一系列建立在循证医学基础上的专家推荐、方案、指南被制定和相继提出,严重感染集束化治疗是近年来最热门的话题。

(一)关于感染的基本概念与定义

1.严重感染　定义为可疑或已经证实的感染加全身炎症反应综合征(即发热、心动过速、呼吸急促、白细胞增高等)。

2.脓毒症　定义为严重感染合并脏器功能不全,如同时合并低血压、低氧血症、少尿、代谢性酸中毒、血小板减少或抑制。

3.感染性休克　定义为脓毒症合并排除容量不足的低血压。

感染性休克和脏器功能不全是严重感染患者最常见的死亡原因,病死率分别为 25%～30%和 40%～70%。

(二)危重患者感染的特点

【流行病学】

1.发病率　在住内、外兼有的综合性 ICU 的危重患者中,感染患者占 30%～40%,其中原发病为感染性疾病者占 15%～20%,医院内获得性感染发生率为 20%～30%。在实施人工气道或机械通气的危重患者中,医院内获得性肺炎的发病率显著升高,有报道其发病率高达 25.7%,据我们观察,机械通气患者下呼吸道感染发生率可达 50%以上。

2.传染源　就交叉感染而言,传染性患者、患者和工作人员中的带菌者及贮存于宿主机体以外的病原微生物是 ICU 内感染的三大传染源,但是,宿主体内微生态失衡导致菌群失调、定位转移和自身感染可能较交叉感染更为常见,因此,危重病患者自身可能就是传染源。

3.传播途径　大体上分空气传播和接触传播两大途径,空气传播一般不占重要地位,而通过护士或医生的手的接触传播极为重要。危重患者常用的通气机、雾化吸入器、透析器、各种导管等现代诊疗器材,也明显地增加了感染传播的机会。研究表明,接受人工气道和通气机治疗的患者医院内肺炎发病率是其他患者的 7～21 倍。

4.易感人群　ICU 是危重病患者最集中、运用现代诊疗技术最广泛的场所,也是易感人群最多的地方,这是 ICU 内感染率高的主要原因。

5.易感因素　严重创伤或大手术、侵入性诊疗措施、激素和免疫抑制剂治疗、广泛使用广谱抗生素等,使危重病患者成为抵抗力低下的易感宿主。机体抵抗力低下不单指特异性的和非特异性的体液和细胞免疫,而是指包括生理屏障、生理反射和正常菌群等防御机制在内的全面的防御体系。危重病本身及其治疗措施常可破坏这种防御体系,导致病原微生物侵入而感染,呼吸系、胃肠道、泌尿系和皮肤是最常见的四个侵入途径。

(1)呼吸系:正常有两道防线,第一道是包括鼻腔空气净化、湿化和调温系统,呼吸道黏膜的黏液-纤毛运载系统与咳嗽及吞咽反射结合构成的呼吸道廓清机制,以及会厌和声门协调构成的呼吸道机械屏障,第二道是呼吸道局部的细胞和体液免疫系统。两道防线正常情况下能使下呼吸道保持无菌状态。下列因素能损伤呼吸道防御系统,增加易感性:①麻醉、镇静剂治疗、饮酒、吸烟等抑制纤毛活动,损害纤毛-黏液毯的廓清能力;②昏迷、咳嗽和吞咽反射不全,导致误吸;③气管内插管、气管内吸引、支气管镜检查等,导致内源性和外源性的微生物污染下呼吸道,后者尤为危险;④气管切开和气管内插管,使上呼吸道的防御功能丧失,湿化不足又可进一步损害黏液-纤毛运载系统;⑤慢性肺疾患;⑥长期吸烟者;⑦上呼吸道正常菌群的改变,这多与抗菌药物、医院环境、住院时间、留置胃管等有关。

(2)胃肠道:有三道防线,一是胃肠道的蠕动和胃液化学屏障作用,二是黏膜的分泌性免疫系统和黏膜下、肠系膜淋巴组织中的细胞和体液免疫系统,三是肠道内正常菌群所具有的定植抗力。增加胃肠道易感性的因素有:①胃液缺乏,胃酸下降;②肠麻痹,肠梗阻;③胃肠道缺血,胃肠黏膜屏障受损;④肠道菌群改变,生物屏障破坏;⑤鼻饲,肠道器械性检查。

(3)泌尿系:防御体系有赖于三种机制,一是尿道平时关闭、输尿管定向蠕动、膀胱尿液不能反流,二是尿道黏膜 IgA 介导的表面免疫,三是膀胱的排空能力,因为尿液是良好的细菌培养基,残余尿与菌尿症关系密切。增加尿路感染的因素有:①留置导尿;②尿潴留,有病理和心理方面的原因,后者如不习惯床上排尿;③摄入液体减少,在住院患者中有时也有心理方面的原因,如担心饮水会增加排尿的麻烦;④导尿术和膀胱镜检查;⑤肠道菌群的改变,使尿路特异性免疫暂时失去。

(4)皮肤:有两道防线,一是机械屏障作用和由皮脂腺、汗腺分泌物中的抑菌物质构成的化学屏障,二是皮下局部细胞和体液免疫。增加皮肤易感性的因素有:①摩擦和潮湿;②皮肤长期受压和压疮;③手术切口和创伤伤口;④穿刺、注射和静脉输液,深静脉穿刺和置管时感染危险性更高。

【病原微生物及其变迁】

危重患者感染的病原菌多是毒力较低的条件致病菌,但是导致感染播散或流行的往往是其中产生了毒力和耐药性的特殊的"医院菌株"。随着临床上抗菌药物使用情况的变化,病原微生物的种类和耐药性也发生了相应的变化,这些变化的特点和最新动向分别描述如下:

1.病原微生物种类的变迁

(1)革兰阳性菌逐渐减少,但其中的金黄色葡萄球菌和表皮葡萄球菌感染近年又有回升,特别是在骨科患者和静脉导管感染中。

(2)革兰阴性杆菌比例上升,成为目前主要病原菌,其中以假单胞菌属(特别是铜绿假单胞菌)、不动杆菌属(如醋酸钙不动杆菌)和肠杆菌科各属(代表菌种有肺炎克雷白菌、大肠埃希菌、阴沟肠杆菌、费劳地枸橼酸杆菌、黏质沙雷菌、普通变形杆菌、雷极普鲁菲登斯菌等)为最主要。

(3)真菌感染呈上升趋势,白色念珠菌、曲霉菌最常见。

(4)病毒、原虫(如卡氏肺孢子虫)与其他病原微生物感染越来越受到重视。

(5)某些特殊感染又成为新的问题,如出现了人类免疫缺陷病毒(HIV)感染的流行,结核菌感染又重新抬头等新情况。

2.病原微生物耐药性变迁

(1)细菌耐药率迅速上升,多重耐药菌增多。其中葡萄球菌及革兰阴性杆菌的耐药问题尤为突出,耐药谱极广的耐甲氧西林金葡菌和表皮葡萄球菌在某些单位已经成为主要病原菌。

(2)对临床新近应用的抗菌药物耐药的菌株迅速出现。如亚胺培南,据上海长征医院急救科 ICU1994 年的监测资料,5.4%铜绿假单胞菌对其耐药,而黄单胞菌仅 50%对此药敏感。

3.临床特点　危重患者感染无疑也具有感染性疾病所共有的临床表现,包括一般症状和器官、系统定位症状,前者如寒战、发热、全身肌肉酸痛、意识改变、白细胞计数增加等,后者视感染部位不同而异。但是,由于感染发生在危重患者,感染的临床表现相对于患者生命体征的不稳定而显得不甚突出;再者,危重患者一般属于免疫受损宿主,免疫和炎症反应受抑制可显著改变感染的临床过程。因此,危重患者感染常表现出一些与普通人群感染不同的临床特点。

(1)起病隐匿:除原发性严重感染症外,多数危重患者的感染为其他疾病的并发症。前者起病缓急取决于感染症的性质。由于感染的临床表现和原发病引起的全身炎症反应综合征(SIRS)很难区分,因此感染的起病多显得较为隐匿,早期较难认识。少数则急性起病,呈爆发性过程。

(2)发展迅速:危重患者感染起病虽隐匿,但患者免疫低下,感染病灶难以彻底清除,病原微生物对抗菌药物多有耐受,因此,病情发展迅速,较难控制,易发展成为脓毒症,从而导致或加重多器官功能障碍综合征。

(3)症状多样:发热最为常见,但程度和热型不一。寒战和大量出汗在血液系统感染患者中也较常见。而头痛、乏力、食欲减退、肌肉酸痛、胸痛、尿痛等主观症状多不明显。

(4)局部表现不典型:在继发感染的危重患者中,感染的器官、系统定位症状和体征一般不很明显。例如继发肺炎时可无胸痛、咳嗽、咳痰甚轻微,X 线改变也不典型。又如免疫抑制患者合并肺结核时,胸部 X 线缺乏肺结核的典型表现,常仅有肺纹理增加或呈间质性肺炎的改变。再如继发下尿路感染时,尿路刺激征并不明显。但是我们也发现,少数临床表现却具有良好的诊断特异性。如在静脉置管患者中,弛张热或不规则高热强烈提示导管相关感染的存在;

又如出现密集分布于胸腹部为主的全身腹侧皮肤的细小疱疹,与念珠菌败血症关系密切,皮疹的出现或消退与感染的发生或控制相关。

(5)与危重病本身难鉴别:各种原因所致的危重病可能有一共同的病理生理过程,这就是系统性炎症反应,而感染的本质正是微生物或寄生虫所致的炎症反应,两者的临床表现很相象或重叠,特别是败血症和全身炎症反应综合征更难区分。此外,某些原发病本身表现与继发感染相似,如肺挫伤、ARDS 与肺部感染,病毒性肺炎与非感染性间质性肺炎,等等。

(三)严重感染的集束化治疗

集束化治疗的实质是一系列建立在循证医学基础上的专家推荐方案与指南,目的是试图通过规范化、标准化、统一化治疗措施,达到提高严重感染抢救成功率的目的。

1.强调早期诊断与处理的重要性

(1)6 小时内的快速诊断鉴于严重感染的早期诊断是早期目标性治疗的前提,发病 6 小时内的快速诊断成为提高抢救成功率首当其冲的环节。

(2)早期目标治疗(EGDT)各种感染(病死率 32.1%)一旦发展为严重感染或感染性休克,病死率成倍增加(44.7%～58.2%)。降低病死率的突破口是早期加强治疗,遏制全身性感染恶化,并成为改善预后的主要途径。此外,从抢救创伤患者的"黄金 6 小时"和"白银 24 小时"概念,延伸至对严重感染或感染性休克的抢救与治疗,液体复苏、血管活性药物、抗炎症反应性药物(糖皮质激素、乌司他丁、前列腺素 E_1 等)正确使用、美国 FDA 推荐对 APCHE Ⅱ 评分≥25 的患者或有死亡高危因素的患者使用基因重组活化蛋白 C(rhAPC)等应允出现。有资料显示,若能在 6 小时内纠正低灌注状态,患者全部存活;7～24 小时内纠正低灌注状态,也可获得很高的生存率,但器官衰竭发生率明显增加;低灌注状态持续超过 24 小时的患者,病死率显著增加。因此,强调 EGDT 能降低器官衰竭发生率,提高生存率,是降低病死率的主要突破口。

2.多渠道或途径治疗的必要性

多渠道或途径治疗主要体现在液体复苏、血管活性药物、保护性肺通气策略、血液净化、抗炎反应、强化胰岛素治疗、活化蛋白 C、各种炎症细胞因子单克隆抗体、免疫增强、营养支持、抗凝血等诸多治疗和生命器官支持,如呼吸机维持呼吸功能,血管活性药物、抗心律失常药物、起搏除颤等维持和改善循环功能,血液净化技术(CRRT)维持肝、肾功能,保肝、利胆、维生素、各种成分性血液制品维持凝血功能,唯独能维持胃肠道功能的策略与手段少,保持肠道通畅、维持正常饮食、适当应用胃肠动力药、避免肠道菌群失调成为保护胃肠道屏障重要途径。严重感染的后果是 MODS,多渠道或途径预防或保护脏器功能十分必要。

此外,发生严重感染的患者中,宿主因素不能忽视,营养支持与免疫增强是近年来得到关注的领域。抗感染病因治疗的同时,就考虑应用能提高宿主细胞与体液免疫的药物或方法,并加强营养支持,这些均有助于提高抗感染治疗的疗效,提高综合救治的成功率。

3.个体化方案的必要性　医学与其他自然科学(物理、数学、化学等)相比,最大的不同点就在于没有不变的定律和 1+1=2 的公式,找不到一模一样的患者。即使对已经被人类认识的疾病,依靠现有的诊断与治疗途径和方法,均存在很多例外与个体差异。因此,千篇一律的治疗方案和各种治疗指南,不适用于所有患者。盲目依靠指南或集束化治疗,有时甚至可能造成危害。对那些不像三、不像四、不像五的患者，临床医生只能将指南作为治疗原则或策略鉴戒或参考，具体到每个患者，还是要根据病情制定个性化治疗方案，并依据变化适当调整。

4.病因治疗——抗感染　感染性疾病的病因或源头治疗是抗感染，抗生素选择正确与否是治疗成败的关键。选择抗生素的依据是病原菌，多数情况下是得不到病原菌诊断依据就要选择抗生素，对病原菌的推测正确与否就成为初始抗感染治疗成败的关键。即便获得病原菌诊断依据，查到的未必是致病菌，查不到的未必不是致病菌，对病原菌的推测与鉴定还是个难题。因此，抗感染治疗的难点是对病原菌的推测与鉴定。它需要将大样本的流行性病原学调查资料与丰富的临床经验相结合，再根据患者的年龄、基础疾病、发病环境、以往用药史、伴随症状与体征、全身炎症反应严重程度、胸部 X 线表现特点、治疗疗效等综合分析。一旦致病菌推测正确，合理选择抗生素一般不是难事。对致病菌推测正确与否，已经成为抗感染治疗成败的关键。

（四）严重感染集束化治疗的具体策略

1.综合治疗　危重患者感染的治疗决不能仅仅依赖抗菌药物，而应该采用综合性措施。

（1）尽可能早期彻底清除感染灶：对于有明确病灶的外科感染，及早用手术方法清除病灶是控制感染的关键。任何其他措施均只能作为辅助治疗，决不能替代手术。

（2）尽可能充分引流化脓性病灶：对于各种体表的或深部的脓肿，以及化脓性胆管炎、坏死性胰腺炎、腹膜炎、慢性骨髓炎、化脓性关节炎等外科感染症，充分引流是基本的外科原则，也是控制感染最有效的措施。在某些内科感染症，如肺炎，咳嗽、排痰、体位引流等促进痰和分泌物引流的手段，也是不可忽视的治疗措施。

（3）撤除已经感染的导管：各种侵入性导管，对机体而言都是异物，都是感染的诱因。对于深静脉导管，一旦怀疑发生了导管相关感染，就应立即拔除，并在无菌操作下剪下导管尖一小段作细菌培养和药敏试验。往往静脉导管-拔除，感染就能迅速控制。对于留置导尿的尿路感染患者，其根本治疗也在于尽早解除病因、拔除导尿管。

2.投用有效的抗菌药物　抗菌药物是治疗感染症的有力武器，现代临床实践中，感染的治疗离不开抗菌药物。但是必须强调合理使用抗菌药物，不能滥用。同时还应指出综合治疗在危重患者感染中的重要性，特别是药物治疗并不能替代基本的外科原则。

（1）抗生素选择和策略性换药的依据：均是致病菌，困惑的是致病菌推测与鉴定有难度，需要大量信息与长期抗感治疗的经验积累，还需要实验室的支持和仔细的疗效观察与分析。有难度不是选择错误的理由，平素减少用药的盲目性，重视疗效分析与病原菌鉴定可能为正确推测致病菌、选择抗生素奠定基础、提供帮助。

（2）抗感染治疗的疗程：严重感染的抗感染治疗疗程很重要，疗程不够或过长均可能导致抗感染治疗失败，通常严重感染的抗感染治疗不少于 7 天（细菌），抗真菌治疗不少于 10 天，必要时可适当延长。停止抗感染治疗的指征是症状缓解、病灶吸收（胸片）。由于严重感染抗感染治疗后真菌感染发生率高，病情迁延、病原菌难以分离与鉴定是抗真菌治疗不容易定的常见原因。停止所有抗生素治疗、积极寻找致病菌、生命器官支持与保障是无奈的选择，但也不乏切实可行的有利措施。

（3）加强物理治疗与免疫支持：抗感染治疗抗生素不是唯一，物理治疗，如翻身、拍背、咳嗽、排痰、雾化吸入、体能锻炼、引流等,也是抗感染治疗不可忽视的环节。人工气道建立或开放对肺部感染患者,就是相当于外科患者伤口引流。此外,免疫支持能增加宿主的抗病能力,协同抗感染。

3.加强营养支持　危重患者处于严重应激状态,代谢亢进,营养需求明显增加。合并感染时,能量、氮质、维生素等营养物质的需求进一步增加。一般估计,感染时能量和氮量比原需要量增加 10%～30%,伴发热时,体温每升高 1℃再增加能量消耗 10%。为了适应危重患者的营养需求,常有必要采用肠内或肠外营养。

随着人们对危重病营养支持的重视,静脉营养成为 ICU 普遍采用的支持途径。能用胃肠道不用静脉的原则需强调和坚持,不但能减少经费,还能避免并发症、保护胃肠黏膜。胃肠道营养支持的途径需要斟酌,鼻—空肠管是最佳的选择,但由于放置困难,临床开展不普遍。

4.免疫疗法　免疫疗法作为一种辅助治疗在危重患者感染中可能有效。有人认为,危重患者可按免疫特征分低反应性和高反应性两组。对于低反应性的患者,最好进行非特异性免疫疗法,如输入新鲜血浆、白细胞悬液、免疫球蛋白、细胞因子等,粒细胞减少患者用粒细胞集落刺激因子(G-CSF)或粒细胞-巨噬细胞集落刺激因子(GM-CSF)疗效较好。对于高反应性的患者,可用脱敏治疗,或给予糖皮质激素或小剂量免疫抑制剂。细菌疫苗及高效价免疫血清等主动或被动免疫疗法,其临床效果并不十分肯定。增加营养、改善全身状况是增强抗感染免疫最有效的方法。

5.高压氧治疗　高压氧治疗在厌氧菌感染,特别是创伤厌氧菌感染中有独到的疗效,可大大降低死亡率和截肢率。

6.液体复苏与控制　随着创伤、休克综合救治中黄金 6 小时或白金 24 小时的提出,液体复苏一度十分盛行,盲目快速补充容量的后果是液体负荷加重导致的并发症和病死率增加,控制静脉容量补充、避免并发症仍值得重视。液体复苏与控制的难点在监测指标,有强调中心静脉压((CVP),但由于影响 CVP 的因素很多,临床误导的现象时有发生。目前还是主张依据动脉血压、心率、尿量、已经补液量与丢失量等综合评判,至于血乳酸水平、6 小时乳酸清除率、胃肠黏膜 pH、舌下二氧化碳分压、中心静脉血氧饱和度($ScvO_2$)等,临床应用不普遍,很难说这些指标对监测容量负荷优于前者。鉴于在危重病综合救治过程中普遍容量负荷过多的现状,加之缺乏简便易行的评判或监测指标,控制静脉补液量仍显得十分重要。原则上,静脉补液量是非用不可的静脉用药需要的液体和胶体,其余可用可不用的液体量尽量经胃肠道补充,这样做不但安全、副作用小,而且经济。

7.血管活性药物　各种血管活性药物在严重感染和感染性休克中的使用已经得到认可,尤其是去甲肾上腺素,在高排低阻性感染或过敏性休克中使用十分普遍,并取得良好的临床疗效。

8.各种抗炎症反应性药物　可以用于抗炎症反应性药物很多,糖皮质激素(GC)、乌司他丁、前列腺素 E_1、血必净均被证实有良好的抗炎症反应性。虽然对糖皮质激素的争论最多,但临床应用多而疗效确切的还是 GC。虽然 GC 有应激性消化道出血、感染扩散、真菌感染、无菌性骨坏死等副作用,但由于抑制各种炎症介质激活与释放导致的瀑布性炎症反应疗效确切,的确能纠正顽固性缺氧与休克,减少靶器官损害,提高机体应激能力,降低病死率。只要用药指征、用量、疗程掌握好,上述副作用与并发症是完全可以避免的。我们不主张对严重感染患者常规使用 GC,但当出现顽固性缺氧和休克常规治疗无效时,应不失时机地应用 GC,剂量相当于甲泼尼龙(甲强龙)静脉注射,3～5mg/(kg·d)(每次 40、80、160mg,每 8～12 小时一次),必要时 20mg/(kg·d)(500mg,每 12 小时 1 次),1～3 天后酌情减量,总疗程控制在 7～15 天(因原发病需要应用 GC 的患者例外)。

9.基因重组活化蛋白 C　与肝素基因重组活化蛋白 C 是抗凝剂,但却被作为抗炎症反应制剂被推广使用,尤其是对高危人群(APCHEⅡ 评分≥25),并已被证明有效,能降低死亡相对危险 19.4%,绝对危险 6.1%,并降低 MODS 发生率等。rhAPC 抑制凝血酶产生、抑制或阻止血小板活化导致瀑布性炎症反应被认为是 rhAPC 治疗严重感染的主要机制。但是,由于 rhAPC 主要副作用是出血,有报道 2.5%～3.5%患者发生严重、致命性颅内出血,并需要 3 倍或以上的输血,近来在很多医院被限制使用。我们没有用 rhAPC 的第一手资料,但却有使用肝素治疗顽固性休克与缺氧的成功经验。体会同样是肝素抗凝与导致出血的剂量十分接近,使用时需要严密观察,随时调整用量,以达到使用肝素改善脏器功能,但却不能发生出血。由于普通肝素半衰期短,严密观察及时调整或停用,基本未发生致命性出血,确有些顽固性休克与缺氧被成功纠正。通常 50mg 肝素加入 50ml 液体中,以 1～5ml(mg)/h 静脉泵入,总量≤100mg/24h。

10.血糖控制　无论是否有糖尿病,均主张通过强化胰岛素治疗将血糖控制在相对低的水平 80～110mg/L(4.4～6.1mmol/L),有研究提示较将血糖控制在 180～200mg/(10.0～11.1mmol/L)水平更能降低危重病发生率与病死率。但是,由于危重病导致高、低血糖的因素在随时变化,低血糖发现或纠正不及时引起的不可逆性脑功能损害已成为 ICU 并不少见的并发症,维持相对低血糖水平时更需要严密监测血糖水平。

11.控制炎症反应,保护全身重要器官功能

感染与全身器官功能有密切的关系。感染可以导致休克、急性呼吸窘迫综合征、弥散性血管内凝血、多器官功能不全等全身严重并发症,许多抗菌药物有损害重要器官、系统功能的毒副作用。而全身器官、系统功能不全同样可以影响感染的发生与发展,还会影响抗菌药物的作用。如组织血液灌注不足、缺氧等易导致厌氧菌感染,灌注不足可降低组织药物浓度,肾功能不全可影响抗菌药物的排出,加大药物的毒性。更为重要的是,控制感染只是危重病救治中的一个环节,挽救生命才是最终的目标,而保护全身重要器官功能是实现这一目标的基础。治疗危重患者感染时,除了增加重要器官血流灌注和维持其正常功能外,在选择抗菌药物时,尤应注意尽量避免使用对肝、肾、心脏等有毒性的药物。

(1)呼吸机使用:呼吸机分有创与无创,是纠正缺氧与二氧化碳最直接的措施。在危重病综合救治中,呼吸机使用的时机是治疗抢救成功的关键环节。由于 PaO_2 和 SaO_2 是监测缺氧的主要依据,接受氧疗状态下的 PaO_2 和 SaO_2 不足以反映机体的组织缺氧,延误呼吸机使用时机通常是导致抢救治疗失败、病死率、MODS 发生率高的主要原因。恰当掌握时机的唯一途径是重视原发病、胸部 X 线表现、呼吸频率、心率、神志、全身状况。接受氧疗条件下,即便 PaO_2 和 SaO_2 尚在正常范围,呼吸急促或困难、心率快、烦躁、神志恍惚或谵妄,均可能是组织缺氧的具体体现,及时实施呼吸机治疗能保证充分氧供,能在一定程度上纠正组织缺氧,不但

能为原发病治疗赢得时间,还能有效避免缺氧导致的 MODS,甚至直接死亡。

(2)血液净化与CRRT:是肾功能不全或衰竭抢救的福音,ICU自从有了CRRT,再也必为少尿和无尿造成的急性左心衰竭和高钾血症而发愁了。但是,目前各地ICU接受血液净化与CRRT治疗的患者数量急剧上升,使用十分普遍,大有用得过滥之势。血液净化与CRRT,成本高、有些疗效并不确切,滥用的后果必然是并发症多、病死率高、医疗成本增加。如何恰当掌握适应证,不是一句话或几句话可能概括的,最好的办法是避免千篇一律地用CRRT来清除炎症介质。毛细血管渗漏是全身炎症反应的主要表现形式,CRRT能清除体内多余水分,但却并不一定能清出第三间隙水分。因此,使用CRRT应该有的放矢,并通过严密观察,随时应用或停用。

(3)胃肠道功能维持与保护:鉴于胃肠道是内毒素积聚地,胃肠道不通畅、胃肠屏障被破坏,内毒素释放造成的全身炎症反应和MODS最棘手。保持胃肠动力是维持与保护胃肠功能的主要途径,避免胃肠道菌群失调、避免应用胃肠动力抑制剂、早期应用胃肠动力激动剂(生大黄粉)值得重视。

(4)肝功能维持与保护:虽然肝脏是修复功能最强的脏器,但由于危重病治疗或抢救期间能损害肝功能的因素太多。肝功能损害的表现形式多样,黄疸、谷丙转氨酶(ALT)升高是常见的肝功能损害,顽固性低血糖、顽固性低血浆蛋白、凝血障碍均可以与肝功能损害有关。保护肝功能最好的途径是减少不必要的药物治疗,尤其是抗生素与静脉营养支持。抗生选择不当、抗感染治疗无效是长时间应用和反复更换抗生素的主要缘由,其结果是致病菌没有被杀灭,肝肾功能损严重。由于肝功能损害有时并不表现在黄疸和ALT升高,肝功能损害不容易被发现,一旦发展成顽固性低血糖顽固性低血浆蛋白、凝血障碍等,可能已经为时过晚。因此,任何异常或疾病均是预防比治疗容易,肝功能保护更好提前,谨慎各种药物使用是预防肝功能损害的主要途径。

(五)预防

危重患者感染的来源可分为内源性和外源性两类,或者称为自身感染和交叉感染。两者的预防措施都不外乎控制传染源、切断传播途径、增强患者免疫防御功能三个方面。但是,预防自身感染重在减少病原菌的定植和菌群易位,控制交叉感染则更应侧重切断传播途径,而增强抵抗力是最根本的预防措施。

1.增强全身免疫功能　加强危重患者的营养支持,积极纠正水、电解质和酸碱平衡失调,维护全身重要器官、系统的功能,合理应用糖皮质激素和免疫抑制剂,从严掌握低温疗法的适应证,适当补充血液制品,还可试用一些疫苗、高效价血清、细胞因子等免疫制剂。

2.保护局部防御机制　关键是尽量减少侵入性的诊疗操作,尽量缩短气管内插管、深静脉导管、右心漂浮导管、鼻饲胃管、导尿管、腹膜透析管等在体内留置的时间。留置导尿应采用封闭式集尿袋,各种引流也要采取封闭方式,并尽量采用一次性用具。此外,应尽量少用镇静剂、肌松剂及镇咳药物,保持气道湿化,采取合适的术后体位,可减少肺炎的发生。

3.减少病原微生物的定植和菌群移位　所谓定植是指微生物在宿主体表或黏膜表面定居、生长和繁殖的现象。菌群移位是指定植在特定部位的“正常菌群”从原来部位转移到其他部位,导致感染。目前认为,口咽部定植菌的误吸和胃肠道菌群移位是肺炎和败血症这两种危重患者最常见感染的主要发病机制。因此,如何减少病原微生物的定植和菌群移位是值得注意的问题。

(1)合理应用抗菌药物,保护体内生物屏障:正常菌群的存在可以抵抗外来细菌的侵入,而体内微生态环境失调,特别是广谱抗菌药物的使用,可破坏这种由正常菌群构成的生物屏障,导致菌群失调和病原菌的定植。

(2)消化道选择性去污染(SDD):一般认为,肠道内定植的革兰阴性需氧杆菌和兼性厌氧菌以及真菌是内源性感染的主要致病菌,而厌氧菌则是正常菌群的主要构成,对维护肠道生物屏障有重要作用。所以有人主张选用能选择性地抑制革兰阴性杆菌和真菌而不影响厌氧菌的抗菌药物,预防肠源性感染。这种抗菌药物预防性给药方法就是SDD。用于SDD的药物必须是针对潜在致病菌的,不影响厌氧菌,而且最好是平时较少用的药物,通常选用多黏菌素E、妥布霉素、两性霉素B等。SDD的临床实效尚未得到普遍肯定,有待进一步评价。

(3)保持胃液酸度,防止胃内细菌定植增加:正常胃液pH为1.0,胃腔保持无菌状态。胃内细菌定植随胃液pH的升高而增加。胃液碱化可能导致经胃-肺途径的肺部感染机会增加。因此,预防或治疗危重患者的上消化道出血,应避免选用碱化胃液的H_2-受体拮抗剂和H^+-K^+-ATP酶抑制剂,而可用硫糖铝等胃黏膜保护剂。

(4)保护肠黏膜屏障,减少肠源性感染:肠腔是人体最大的储菌库,肠道菌群移位、毒素吸收引起肠源性感染和脓毒症,可进一步导致MODS。完整的肠黏膜屏障是阻止肠源性感染发生的关键。除了尽量避免胃肠道缺血、缺氧,积极处理肠功能障碍,目前尚缺少有临床实效的保护肠黏膜屏障的手段。已有证据表明,肠内营养有利于维护肠黏膜的完整性。因此,在可能的条件下,危重患者应采取肠内营养,不宜长期禁食或采取肠外营养。

4.控制ICU内交叉感染

(1)管理规范化:建立和健全管理制度,包括消毒隔离制度、日常清洁卫生制度、感染监控制度,并由专门人员负责监督落实,这是控制ICU内感染的关键。

(2)设施完善化:ICU布局合理,消毒隔离设施完善,这是控制ICU内感染的物质保障。缺乏方便、合理的洗手设施、通风不良、病床隔离不善等,对控制感染极为不利。

(3)抓主要环节:控制和预防ICU内感染的工作涉及面很广,主要应抓好三个环节:

1)手的卫生:医护人员的双手不可避免地、经常性地既要接触患者身体污染部位和物品,又要接触无菌伤口和器物,是最重要的传播途径。洗手是控制ICU内感染最重要的措施之一,肥皂和流水洗手,可使手表面的暂时性菌丛减少1000倍,足以使轻度污染手的存菌量减少到不足以引起交叉感染的程度。但洗手肥皂应干燥,且个人专用,最好使用消毒液体皂和烘手器。当手被大量菌污染,或接触有高度致病性的微生物,或洗手用品可能已严重污染时,就应消毒。

2)日常清洁和消毒:不重复使用一次性医疗物品,采用高效消毒剂和合理的消毒方法,做好呼吸器和呼吸管道的消毒,严格掌握一切侵入性操作的指征和无菌要求。紫外线和甲醛蒸气等化学消毒剂空气消毒方法意义不大,可予废除。

3)合理使用抗菌药物:首先要普及抗菌药物应用知识,提高对滥用抗菌药物不良后果的认识;其次要强调病原学诊断对抗菌药物治疗的重要性,提倡针对性用药。

　　总之,ICU 严重感染病情严重而复杂,集束化治疗涉及的领域多、影响环节多,很多环节上各种观点不容易统一或达成共识,获得证据也不容易。但集束化的目的就是为了统一与规范,以提高抢救成功率,如何学习和掌握集束化治疗方案,又不拘泥于集束化治疗方案的限制,通过严密观察与分析,掌握病情发展或变化的第一手资料才能制定出切实可行的具体集束化治疗方案,才能真正提高严重感染抢救成功率。

(路顺利)

第十节　颅脑损伤并发症及其防治

一、颅底骨折与脑损伤

　　在 20 世纪上半叶,曾经一度认为颅骨骨折是原发的,而脑损伤才是继发的,后来才明白尽管颅骨是坚硬的,但仍有一定韧性,足以承受造成脑损伤的打击而不发生颅骨骨折。因此,骨折的出现,尽管能粗略估计出脑组织承受作用力的大小,但是已不再认为是脑损伤的可靠指标。即使在致死性头外伤中,尸检仍显示 20%~30% 的病例颅骨完整。相反,许多有颅骨骨折而不伴随严重的或持续的脑功能障碍患者至少部分原因是打击的力量被骨折分散。现代的趋势是主要考虑有无脑损伤存在而不是单纯注意颅骨本身的骨折。据统计,骨折合并脑损伤的几率为非骨折的 5~10 倍,伴有严重损伤时经常达到 20 倍,此外,骨折对于脑损害的严重程度及部位具有重要的意义,还能对脑神经麻痹作出解释,并且为细菌及空气进入颅内以及脑脊液的外流提供潜在的途径。在这一方面,颅底骨折具有特殊的意义(图 9-3)。

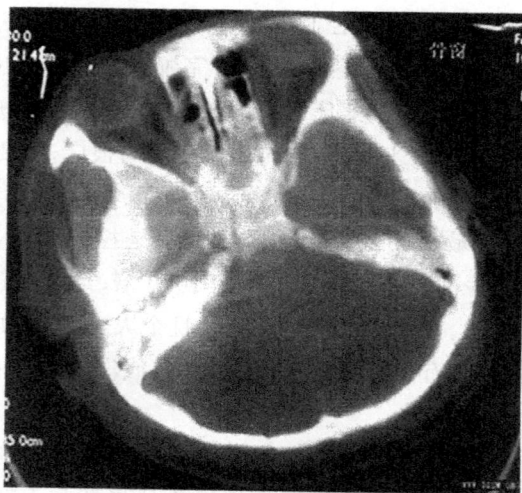

图 9-3　颅底骨折的 CT 像

(一)颅底骨折与脑神经损伤

　　对于相关的颅底骨折,可以轻易地感觉到脑神经损伤的可能性。某些颅底骨折单凭颅骨平片往往很难确诊,而要根据患者表现出几个特征性的临床表现中的一种加以诊断。岩锥的骨折常常使外耳道出现畸形、撕破鼓膜并伴有脑脊液耳漏,或血液聚集在完整的鼓膜后面而使鼓膜呈蓝色。如果骨折再向后延长一些,则会损伤乙状窦、耳后及乳突上组织变松软并出现瘀斑(Battle 征)。前颅底骨折可造成血液进入眶周组织,造成特征性"浣熊"或"熊猫"征。存在任何上述体征均需要进行采用骨窗设定的 CT 扫描。

脑神经损害征也常常提示存在颅底骨折,嗅神经、面神经、听神经是最容易受损的神经。但是包括第Ⅻ脑神经在内的任何神经均容易产生损害。

1.失嗅及明显味觉丧失(实际为芳香味觉丧失,基本味觉类型:咸、甜、苦、酸不受影响)为头外伤的常见后遗症,特别是头枕部坠落伤。其中大多数失嗅为永久性的,如为单侧则不被患者察觉,其机制认为是通过筛板的或筛板附近脑移位或嗅神经撕裂。

2.蝶鞍或附近骨折可撕裂垂体柄,引起尿崩症、阳痿及性欲减退、闭经。罕见情况下,这种骨折可以引起预先存在的垂体腺瘤出血,导致垂体卒中综合征。

3.蝶骨骨折可裂伤视神经,从一开始即失明。瞳孔直接对光反射消失,但对侧眼光刺激时患侧仍有反应(交感反射),数周后视乳头变苍白,为视乳头萎缩的表现,视神经部分性损伤则发生盲点以及视野模糊。完全性动眼神经损伤的特征为上睑下垂、患侧眼球外展并上斜视、眼球内侧及垂直运动丧失、瞳孔固定和散大,复视在下视时加重。头部代偿性倾斜提示滑车神经损伤。另外,视神经和眼运动神经疾病应注意与直接损伤眼眶或眼运动肌造成的眼球移位相鉴别。三叉神经眼支及上颌支的损伤可由经过中颅凹的颅底骨折或直接损伤其颅外分支引起,神经分布区皮肤麻木、感觉减退或神经痛为损伤麻烦的后遗症。

4.岩骨骨折导致面神经损伤的方式有两种:①岩骨的横行骨折,伤后立即发生面肌麻痹,这很可能与神经横断有关,在这种情况下,有时采取手术吻合神经能获得成功;②岩骨的纵向骨折,为较常见的一型,面肌麻痹出现在 5～7 天后,这一过程有时被错误地解释为颅内损伤病变的进展。

岩骨骨折招致的第Ⅷ脑神经损伤,是伤后立即发生的听力丧失或位置性眩晕及眼球震颤。神经损伤所致的耳聋必须与耳蜗损伤引起的高调听力丧失以及与中耳出血、听骨链断裂(传导性耳聋)所致的耳聋相鉴别。眩晕也必须与创伤后头晕相鉴别。通过舌下神经管的骨折引起舌的一侧无力。应该记住对于上颈部的打击也可以引起下位脑神经麻痹,原因是直接损伤其周围分支,或颈动脉夹层的后果,或者是脑神经颈段和颅内段的损伤。

(二)颈内动脉-海绵窦瘘

蝶骨的颅底骨折可撕裂颈内动脉或其海绵窦内分支,数小时或 1～2 天内,随着动脉血进入,引流静脉窦的眼上、下静脉膨胀,出现搏动性突眼,眼眶发紧并疼痛,眼球可部分或完全性固定,这是由于穿过海绵窦的眼运动神经受压所致。展神经最常受累,而第Ⅲ、Ⅳ脑神经受累少见。也可发生视力丧失,原因为视神经及视网膜缺血。视网膜静脉充血及青光眼是视力衰竭的其他原因。约 5％～10％ 的瘘可自发缓解,其余患者必须通过介入放射技术(如股动脉插管的可分离球囊)或直接手术修补瘘口。并非所有颈内动脉海绵窦瘘均为外伤性,偶尔发生于海绵窦囊性动脉瘤破裂病例或发生在 Ehlers-Danlos 病,后者为结缔组织缺陷病。另有一些原因不明。

（三）气颅、气肿及鼻漏（脑脊液漏）

如果骨折处头皮撕裂，其下硬膜也撕裂，或骨折线通过鼻窦内壁，则细菌能进入颅腔，导致脑膜炎或脓肿，另外，脑脊液漏入鼻窦则表现为水样物流出（称为脑脊液鼻漏）。对此水样物可通过使用尿糖试纸检测葡萄糖而鉴别（黏液中不含糖）。也可经腰穿注入荧光素或碘化水溶性染料，再往鼻腔放入棉拭子看其吸附情况加以证实。大多数急性期脑脊液鼻漏还可自然愈合。如果鼻漏持续或合并脑膜炎，则符合修补指征。对脑脊液鼻漏患者目前不提倡预防性应用抗生素防止脑膜炎，然而有些神经外科医师仍沿用，特别对于儿童患者。颅腔内积气常常发生在颅骨骨折或广泛性神经外科手术后，通常是（CT 表现）突面硬膜外或硬膜下或半球间，有可能是细菌进入颅内的潜在途径。小量积气通常可以吸收，无意外发生。但是，大量气体聚集引起占位效应，引起外伤后临床症状恶化（张力性气颅），吸入 100% 纯氧可暂时缓解，但如仍有临床体征则要针刺抽吸。

（四）低钠血症

有研究发现，在重型颅脑损伤患者中低钠血症的发生率为 31.5%，平均发生在伤后 5～7 天，持续时间平均 5 天，平均血清钠浓度为 (122.1＋9.7)mmol/L。抗利尿激素异常分泌综合征（SIADH）、脑性耗盐综合征（CSW）和其他类型的低钠血症在恢复时间及治愈率方面差异均无统计学意义，而预后与病情轻重有密切关系，病情越重（GCS 越低），低钠血症发生率越高，低钠血症越严重，病死率越高。因此早期发现并鉴别低钠血症的类型，及时而有针对性地治疗低钠血症对改善预后具有重要意义。

（五）尿崩症

有研究表明，颅脑损伤后发生尿崩症有显著意义的危险因素是 GCS 和颅底骨折。外伤后中枢性尿崩与脑损伤程度呈负相关，伤情越重，尿崩出现概率越高，尿崩持续时间越长；颅底骨折的出现使尿崩症发生的概率增加；年龄、颅脑损伤性质、致伤因素、视神经损伤不是脑外伤后尿崩的有显著意义的危险因素；颅脑损伤后中枢性尿崩一般是短暂性、部分性尿崩。也有迟发性尿崩症的个例报道，预后较差。

二、脑外伤引发的外伤性脑梗死新认识

外伤性脑梗死（TCI）指颅脑外伤患者在颅脑外伤后微循环障碍和血管损伤造成的脑缺血和脑梗死表现，可发生于全年龄组，但多见于儿童组患者，患者一般均有明确的外伤史，伤后早期症状容易被掩盖，多于伤后 24～48 小时出现迟发性神经体征。若得不到及时有效的治疗，将使病情加重，死亡率及致残率增高。CT 及 MRI 扫描表现同一般缺血性脑梗死相似。外伤性脑梗死的出现直接影响着颅脑外伤患者的预后。

TCI 在临床上也并不少见，国内有陆续的研究报道，尤其多见儿童外伤性基底节腔隙性脑梗死，并发大面积脑梗死者少见，我国的夏志民等报道在收治的 1496 例颅脑创伤患者中，并发大面积脑梗死 35 例，仅占 2.34%。邵良仕等将 TCI 分为 5 型：Ⅰ 型，腔隙性梗死型；Ⅱ 型，单脑叶型；Ⅲ 型，多脑叶型；Ⅳ 型，挫伤出血型；Ⅴ 型，小脑与脑干型。其中 Ⅰ～Ⅱ 型疗效较好，Ⅲ

～Ⅴ型病情严重,病死率和致残率高。年龄、低血压或休克、蛛网膜下腔出血、脑挫裂伤、硬膜下血肿、并发脑疝、合并糖尿病等因素是颅脑损伤继发外伤性脑梗死的危险因素。单纯灶状梗死内科综合治疗疗效可靠;单纯大面积脑梗死及并发颅脑损伤的灶状梗死积极手术减压,及时改善微循环,可取得良好的效果;并发重型颅脑损伤以及老年人的大面积脑梗死预后差。小儿外伤性脑梗死多有明确轻微头外伤史,多发生于一侧基底核区,诊断主要依据临床表现和影像学检查,以保守治疗为主,早期发现和治疗是成功的关键。

【发病机制】

(一)脑血管损伤

外伤可导致脑内小血管断裂、闭塞,骨折碎片也可损伤脑血管。脑深部的穿支动脉血管远离主干,细长且走行迂曲,属终末分支,吻合支少,对血流动力学变化敏感,易受其影响。在儿童期血管内膜发育不完善,侧支循环少,变异多,并且与颈内动脉分支在解剖上走行成直角,当不同外力作用于头部时,颅骨与脑组织、表面脑组织与深部脑组织之间发生相对运动,易造成穿支动脉牵拉、扭曲、移位,引起血管内膜或分支处的损伤或痉挛,继发形成血栓。同时,局部脑组织缺血、水肿,进一步压迫本已狭窄的供血动脉,使症状加重。此外,由于儿童自主神经功能发育不健全,血管调节能力差,也是造成儿童期外伤性脑梗死比较多见的原因之一。另外,由于颅内压增高,引起脑组织向天幕孔、大脑镰下疝出,伴有移位的供血动脉被嵌压、牵拉、扭曲,造成血管的狭窄、闭塞及血管内膜的损伤,亦可形成血栓,如临床较常见的小脑幕切迹下疝嵌压大脑后动脉,所致的该侧枕叶梗死。

(二)微循环障碍

脑微循环障碍参与急性脑梗死整个病理生理过程。脑微循环是指外径 $300\mu m$(内径 $100\mu m$)以下的血管系,即联通支动脉、软脑膜血管等小动脉系统的循环。局部脑缺血或再灌注时,脑微循环障碍则可导致诸如无复流现象、迟发性脑缺血后低灌注(DPH)、再灌注损伤等,近年来受到基础研究和临床的关注。无复流现象是指脑缺血再灌注后在微小血管床内未能被示踪剂再灌注的状态。

1.微循环障碍发生机制　　DPH 是指继脑缺血再灌注一过性反应性充血后持续再灌注 1～4 小时出现的脑血流低下状态。微循环障碍对缺血半暗带的影响尤为重要。脑缺血后微循环障碍的原因,依据缺血类型(永久性缺血、缺血后再灌注)和缺血部位(缺血中心部、半暗带)等的不同,大体上可分为血管外、血管壁、血管内三个方面。

(1)血管外因素:颅脑损伤造成的神经元破坏,谷氨酸等过度释放,细胞外谷氨酸浓度很快升高,突触后谷氨酸谷底激活受体,Ca^{2+} 内流,激活大量酶,细胞进一步去极化释放 K^+,细胞外 K^+ 引起去极化扩散,游离的 K^+ 引起星形细胞肿胀和脑水肿。从缺损的血管壁游离出去的白细胞释放多种分解酶,也导致脑组织破坏、水肿,脑水肿可压迫毛细血管,加重脑微循环障碍。而微循环障碍又可以引起并加重血管源性脑水肿,压迫血管腔,从而形成恶性循环,造成再灌注后"无复流"现象的出现。

(2)血管壁因素

1)血管壁超微结构的改变:内皮细胞是构成微循环的重要组织学基础。伤后 4 小时透射电镜下即可见大鼠脑损伤后皮层脑微血管内皮细胞管腔表面有微绒毛形成，细且弯曲，相邻的微绒毛往往拥抱成环，管腔形态不规则；增多的微绒毛占据微血管，使微循环灌注减少，促使血栓形成，导致脑外伤后脑组织的低灌注；微绒毛突起既增加血小板与血管内皮细胞接触面积，使其更易聚集、黏附，又可使血流动力学发生改变，微循环内的血液发生涡流，易于促进血栓形成。

2）微血管舒缩功能障碍：Petrov 等认为，内皮素和血管收缩因子在微血管收缩力的自动调节和保持足够的灌注中起重要的作用，而且 NO 在脑实质动脉的调节因素中起重要作用，但颅脑损伤发生后，脑血管内皮细胞发生损伤，以内皮素为代表的缩血管因子和 NO 为代表的舒血管因子之间的动态平衡被打破，血管收缩，局部血流动力学发生改变，血流量下降，血流速度减缓，易于促进微血栓形成。另外，Batteur Parmentier 等的实验表明，NO 的水平下降导致白细胞与内皮细胞之间的黏附能力增强。颅脑损伤诱发的脑血管痉挛亦可导致微循环障碍，对血管痉挛时脑血管的形态学研究发现了血管内皮细胞的营养障碍和血管平滑肌细胞的坏死，但目前外伤性血管痉挛的发病机制仍不清楚，有研究称外伤性蛛网膜下腔出血（tSAH）是导致 TBI 后血管痉挛的主要原因之一。

（3）血管内因素

1）红细胞：颅脑损伤后，酸中毒、钙离子细胞内超载、血管内皮细胞活化、血浆外渗等均可导致血液黏变、血细胞比容升高，红细胞变形能力下降，聚集增加，微血栓形成等血液流变学变化，使脑微循环血流缓慢、淤滞，循环阻力升高，有效灌注急剧减少，甚至出现"无灌流现象"。这些变化加重了受伤脑组织的缺血、缺氧、酸中毒、使脑水肿更加严重，如此反复，形成恶性循环。Mchedlishvili 等用活体固定的方法研究兔脑皮层毛细血管的微血流结构，定量测算毛细血管直径、血浆层宽度、毛细血管血细胞比容、红细胞长度、宽度及轴流宽度等，通过比较正常和缺血组的各项指标变化发现决定微循环障碍最重要的血液流变学因素是红细胞聚集增加、血浆和血黏度增高、红细胞变形能力下降。脑外伤后除上述三个主要指标变化外，还出现血沉加快、血小板聚集增加、HCT 增大和纤维蛋白原浓度下降等变化，这些变化均不同程度地促进了微循环障碍的形成。

2）血小板：颅脑损伤后早期即可诱导细胞因子产生，血管内皮细胞产生的血小板活化因子、假性血管性血友病因子，血栓素 A，等均可介导血小板与血管内皮细胞的黏附反应及血小板之间的聚集反应，形成血小板血栓。张荣军等通过对大鼠脑外伤后 P-选择素的测定证实了大鼠脑损伤后 6 小时即可出现血小板活化和血栓形成的倾向。缺氧的脑组织可产生大量的氧自由基，造成内皮细胞的损伤，内皮下胶原暴露，又可以激活血小板，有利于局部脑血管微血栓的形成，导致微循环障碍。

3）白细胞：颅脑损伤后白细胞也会发生活化，形状变成扁平状，表面出现结合分子，使白细胞聚集并黏附于脑血管内皮细胞，中性粒细胞可以通过释放氧自由基、蛋白溶解酶、炎性介质等导致微血管堵塞和血管舒缩功能障碍，进一步加重微循环障碍。Mckeating 等将兔的血凝块注射入皮层小血管，用抗中性粒细胞血清处理动物，可使局部脑血流明显恢复，间接证实了微循环障碍与白细胞的活化有关。Hartl 等采用荧光微循环显微镜观察到兔脑流体冲击伤后 6 小时便可见到白细胞贴壁增多，血管通透性增加，若伤前注射抗黏附单克隆抗体，贴壁情况则明显减轻。

2.微循环障碍发病理学改变　动物实验证明,脑实质内点状出血,血管内大量微血栓形成,随时间的延长其病理改变加重。临床研究证实颅内血肿、脑挫裂伤可直接或间接压迫脑血管导致脑梗死。创伤后的脑水肿、颅内压增高、脑灌注压降低、血流缓慢及脱水药物使用等,均可造成血液黏滞度的增加,凝血系统被激活,血管内血栓形成。外伤后自由基反应、外伤后的脑血管痉挛、高颅内压均可引起病灶及周围组织发生过氧化反应,这一恶性反应产生大量有害的物质——过氧化脂质(LPO),同时抑制过氧化反应,使超氧化物歧化酶(SOD)活性降低,引起血管收缩和凝血,从而形成局部梗死灶。这种在颅脑外伤后即已存在的微循环障碍和血流动力学变化在颅脑外伤3～7天达到高峰。文献中 Maxwell 和 Martin 等认为,颅脑外伤后脑血管即发生痉挛,导致脑缺血改变而出现脑梗死;高培毅等通过动态 CT 脑灌注成像实验研究,发现脑局部低灌注模型局部脑血流量(rCBF)下降到电衰竭阈值和膜衰竭阈值之间时,星形细胞可以作出比神经元更为迅速的反应,即星形细胞水肿。星形细胞足板肿胀使得毛细血管的管腔变窄,造成局部微循环障碍,加重脑局部的缺血缺氧。Hijdra 等认为,颅脑外伤后血流动力学发生改变,血液中纤维蛋白原浓度增高,血小板黏滞性、聚集性增强,加之脑血管痉挛,形成脑梗死;Mirvis 等认为,脑梗死继发于脑挫裂伤、颅内血肿、脑水肿等病变压迫相应的血管所致。

【临床表现】

外伤性脑梗死临床上可表现为两种类型。一种是以微循环障碍为主的脑梗死,发病时间多在1周内,梗死范围小,呈局灶性,常位于中线附近的脑白质或基底核区,为动脉深穿支供血区梗死,脑血管造影不易发现,临床诊断主要依据神经系统缺失症状和 CT 及 MRI 检查,治疗及时效果较好。但如伤情未能控制,1周后出现的脑梗死,疗效较差。另一种是主要供血动脉血栓形成的皮质性梗死,CT 及 MRI 检查梗死范围较大,中线结构移位明显。脑血管造影可发现闭塞部位,多为颈内动脉及其分支主干梗死,发病时间与创伤机制和程度有关,也与治疗过程是否顺利有关。颅脑外伤后1周内出现的脑梗死,多与创伤机制和程度有关,可称之为外伤后急性脑梗死。1周后由于伤情未能控制或其他原因造成的脑梗死,可称之为外伤后迟发性脑梗死。

【诊断】

诊断时应注意外伤前有无脑梗死症状,对颅脑外伤患者如确有脑梗死症状或出现某些无法用外伤解释的表现时,应及时行 CT 检查,如 CT 阴性,可复查 CT,行薄层扫描或应用磁共振液性衰减反转回复序列图像(FLAIA)检查。儿童期外伤性脑梗死多好发于一侧基底核区,多为单发腔隙性梗死,病灶呈圆形或卵圆形低密度区,直径多在 10mm 以内,边界清楚,CT 值 8～24Hu。MRI 检查可显示与 CT 扫描同样部位的异常信号,占位效应不明显。成人组梗死主要发生于同侧蛛网膜下腔出血(SAH)、脑挫裂伤或颅内血肿的患者,SAH 的主要部位同外伤性脑梗死发生的部位相一致或有明显的相邻关系,出血量多的 SAH 患者,脑梗死的发生率较出血量少的患者要高。原有动脉硬化、高血压、嗜酒等自身因素引起的脑血管弹性差的患者,在严重颅脑外伤时,易出现大面积梗死。

脑外伤并发大面积脑梗死临床相对少见,是颈内动脉或大脑中动脉等大动脉急性阻塞,预

后较差,病死率和致残率高,如失语、肢体瘫痪、感觉障碍,部分成为植物人。其发生机制很多学者都有研究:

1.颅脑外伤引起脑微循环障碍,从而导致脑外伤后继发性脑缺血改变,血管反应性变化与脑外伤严重程度呈正相关关系;

2.手术中对脑组织牵拉,导致脑血管痉挛、损伤而形成血栓,使血管狭窄、闭塞发生梗死;

3.部分血肿清除术后因脑缺氧、水肿等颅内压增高,压迫大脑大动脉,引起大面积脑梗死;

4.脑疝患者由于术前持续时间长,术后疝出组织未能复位等,压迫脑动脉引起大面积梗死;5.脑外伤术后蛛网膜下腔出血及手术操作等因素可诱发脑血管痉挛,产生脑缺血,如合并其他血肿更易引起脑水肿、脑梗死。故其发生机制主要是脑血管本身的损害、脑循环障碍、血管痉挛、血管内膜损害、凝血酶的激活及脑出血、脑挫裂伤致颅内压增高压迫等相关因素。

CT 对颅脑损伤的诊断十分确切,大面积脑梗死的标准,有人认为梗死灶＞4cm 或累及多个脑叶。患者无需受太多限制,很短时间内即可取得明确结果,对临床治疗选择最有帮助,所以一般首选 CT 检查。CT 表现为硬膜外血肿和(或)硬膜下血肿、颅内血肿、蛛网膜下腔出血,在此基础上出现大范围的(3 个叶以上)低密度影,密度不均,边界不清,多呈楔形或扇形,按颅内大动脉血供区域分布,梗死多发生在手术血肿同侧,脑室受压,中线结构明显偏移,可有脑疝改变。

【治疗及预后】

灶状梗死以常规内科治疗为主,早期给予钙离子拮抗剂和神经营养药物治疗,对范围稍大、病情较重的患者,可予小剂量脱水及激素治疗,恢复期应重点加强功能锻炼。儿童外伤性脑梗死多发生于基底核区,梗死范围较局限,同时儿童大脑侧支循环建立迅速,恢复供血能力强。因此预后较好,复查 CT 有时可见低密度灶消失。颅脑外伤合并大血管梗死将严重影响患者的预后,这主要取决于梗死灶内残存的脑血流量(CBF),一般 CBF 保持在 25ml/(kg·min)时,恢复较好。因此,对梗死面积较大者应积极行抗脑水肿和改善微循环治疗,提高局部脑血流量,防止脑软化。对外伤性脑梗死患者采用溶栓治疗也可获得良好效果。治疗时机宜在发病后 3～6 小时内。外伤后的急性脑梗死患者,在除外颅内出血时,6 小时内行溶栓治疗,外伤后的迟发性脑梗死患者如能及时发现 24 小时内行溶栓治疗,也可改善症状。采用溶栓治疗外伤性脑梗死应十分慎重,特别是对溶栓过程中必须动态监测患者的凝血机制,观察意识状态、颅内压和神经系统症状体征变化,及时发现出血倾向,同时要维持人体内环境的稳定。

由于脑外伤颅内血肿并大面积脑梗死的预后较差,所以应采取措施积极治疗,预防发生。血肿较大时应尽早手术清除血肿,减轻颅高压,减轻脑组织压迫。手术中应操作仔细、轻柔。积极脱水、减压,解除血管痉挛。密切观察病情变化,适时复查 CT 了解病变情况,采取相应治疗,是预防脑梗死的有效措施。大面积脑梗死一旦发生,目前临床暂无切实有效的治疗方法,一般可给予溶栓、降低颅内压等一些综合性治疗,因此预防大面积脑梗死是很重要的。

三、外伤性迟发性脑出血与凝血功能障碍

(一)对凝血过程和凝血机制的新认识

　　凝血是指血液由液体转为凝胶状态的过程,它是人体止血功能的重要组成部分。在凝血过程中,纤维蛋白凝块的形成既是止血的基础,也是以后细胞内生和组织修复的核心。凝血系统包括凝血和抗凝两个方面,两者的动态平衡是维持体内血液流动状态和防止血液丢失的关键。早在 20 世纪 60 年代,国际止血与血栓学会以罗马数字统一命名了凝血因子Ⅰ～Ⅷ;且 Macfarlane,Davies 和 Ratnoff 分别提出了凝血过程的"瀑布学说"。该学说将凝血过程的起始阶段分为内源途径(血液途径)和外源途径(组织途径);这两条途径均通过共同途径导致凝血酶的大量形成,凝血酶使纤维蛋白原转变为纤维蛋白形成凝血块。可以认为,凝血过程的"瀑布学说"是凝血因子作为酶原逐级激活为酶("瀑布学说"的一系列酶促反应),这种逐级放大的过程形成了大量的凝血酶而使血液由溶胶状态转化为凝胶状态。近年来随着研究的不断深入,凝血理论也在不断地发展和完善。所谓内源性或外源性凝血并非绝对独立的,而是互有联系,这就是进一步说明凝血机制的复杂性。

　　【凝血过程的瀑布学说】

　　1.内源性凝血途径　　是指参加的凝血因子全部来自血液(内源性),这一凝血途径通常是因血液与带负电核的异物表面(白陶土、胶原等)接触而启动凝血。临床上常以凝血时间(CT)或活化部分凝血酶原时间(APTT)测定来反映体内内源性凝血途径的状况。

　　当血管壁发生损伤,内皮下组织暴露,因子与带负电荷的内皮下胶原纤维接触就被激活为Ⅻa,少量Ⅻa与激肽释放酶原(HMWK)可使 D-聚体(PK)转变为激肽释放酶,后者又可与 HMWK 一起迅速激活大量Ⅻ,Ⅻa又同时激活因子Ⅺ使之转化为Ⅺa。继而,Ⅺa激活因子Ⅸ在使之转化为Ⅸa,此阶段无需辅因子参与,但因子Ⅶa-组织因子复合物也可使Ⅸ使之转化为Ⅸa(外源途径)。Ⅸa-因子Ⅷa与 Ca^{2+} 和 PF3 共同形成复合物,从而激活因子 X 为 Xa。当因子Ⅷ、Ⅸ、Ⅺ缺乏时可见于血友病,并有 CT 和 APTT 的延长。

　　2.外源性凝血途径　　外源性凝血途径是因组织因子(TF)暴露于血液而启动的凝血过程。在正常人体内,组织因子来源于血液以外(外源性)且不与血液接触。血管壁内的成纤维细胞、平滑肌细胞以及血管外的组织细胞表面存在组织因子,一旦血管内皮受损或血管壁破坏,内皮下细胞及组织细胞的组织因子得以与血液接触从而启动外源性凝血过程。临床通常以凝血酶原时间(PT)测定来反映体内外源性凝血途径的状况。

　　当组织损伤后,释放组织因子,TF 与血液中的 FⅦa 形成复合物,在钙离子存在的条件下,该复合物(FⅦa/TF)能将 FX 激活成为 FXa。同时,FⅦa/TF 也可激活 FⅨ,FⅨa、FⅧ和钙离子在磷脂表面形成 FⅨ激活复合物,促进 FX 的活化(见内源性凝血途径)。TF 与因子Ⅶ结合后可加快激活Ⅶ;Ⅶ和Ⅶa与 TF 的结合有相同和亲和力;TF 可与 Xa 形成复合物,后者比Ⅶa单独激活因子 X 增强 16000 倍。由于 TF 广泛存在于各种组织(以脑、肺、胎盘中含量最多)所以一旦进入血液,因其含有大量磷脂而极大地促进了凝血反应。

　　3.凝血共同途径从因子 X 被激活至纤维蛋白形成,是内源、外源凝血的共同凝血途径。①凝血活酶形成:即 Xa、因子Ⅴ、PF3 与钙离子组成复合物,即凝血活酶,也称凝血酶原酶;②凝血酶形成:在凝血酶原酶的作用下,凝血酶原转变为凝血酶;③纤维蛋白的形成:纤维蛋白含有三对多肽链,其中 A 和 B 中含很多酸性氨基酸,故带较多负电荷,凝血酶将带负电荷多的纤维蛋白肽 A 和 B 水解后除去,转变成纤维蛋白单体,能溶于尿素或溴化钠中,是可溶性纤维蛋白;同时,凝血酶又激活因子Ⅻ,后者使溶性纤维蛋白发生交联而形成不溶的稳定的纤维蛋白,从而形成血凝块。至此凝血过程才全部完成。

【凝血过程的"瀑布学说"的修正及发展】

1.凝血过程的"瀑布学说"的修正　传统的凝血过程的"瀑布学说"认为内源性凝血途径是生理止血中凝血过程的主要途径,而外源性凝血途径是次要的或辅助性的。近年来,随着凝血因子结构与功能以及因子间相互关系的逐步阐明,特别是组织因子途径抑制物(TFPI)发现和深入研究,人们对瀑布学说做出了概念性更新。主要的发现是Ⅶa/TF复合体不仅可激活因子X,也可激活因子Ⅸ;凝血酶也可激活因子Ⅺ。生理止血中的凝血过程主要是通过组织因子途径启动的。由损伤处Ⅶa/TF复合体的形成,Ⅶa/TF复合体可激活X,而FXa与Ⅶa/TF反馈的激活Ⅶ/TF,形成较多的Ⅶa/TF。但由于TFPI对FXa与Ⅶa/TF的灭活作用,只形成少量的凝血酶。然而,少量的凝血酶反馈的激活血小板与FⅪ、FⅧ和FV,通过内源性凝血途径促使足量的凝血酶生成。另外,近年来的研究强调了血浆抑制物在凝血过程中的作用。如TFPI可抑制Ⅶa/TF/Xa复合体,蛋白S和蛋白C可灭活因子V和因子FⅧ,以及抗凝血酶(AT)可抑制凝血酶和其他凝血蛋白酶。这些组织因子途径抑制物在调节凝血,特别是将凝血反应局限于细胞表面起着重要的作用。

2.基于细胞的凝血模式　TF负载细胞的作用:TF是细胞受体,FⅦ和FⅦa的辅因子。TF正常情况下表达于血管外膜及内皮、基层细胞及腺体细胞上。当表达TF的细胞暴露于受损处的血液时,通过其跨膜区锚定于细胞上的TF与血液中的FⅦ结合,使FⅦ快速转化为Ⅶa,形成Ⅶa/TF复合体,并催化2个极为重要的反应:①FX活化为FXa;②EⅨ活化为FⅨa。在表达TF的细胞上形成的FXa可与活化血小板释放的辅因子Va相互作用,形成凝血酶原酶复合物,在表达TF的细胞附近产生少量的凝血酶,从而启动凝血系统,随后引起凝血酶的大量形成。产生于TF表达细胞上的小量凝血酶有以下作用:①活化血小板;②激活FV;③活化FⅧ并使其从VWF上分离;④活化F。可见TF负载细胞产生少量的凝血酶在促进血小板参与随后的凝血步骤中起关键作用。Ⅶa/TF激活的FXa的活性严格限制在TF负载细胞上,扩散出细胞表面的FXa可被TFPI或抗凝血酶快速抑制,TF只存在于损伤组织处血栓凝块的周围。在正常情况下,人体血液中的TF水平很低,在常规止血中不起主要作用;而在某些病理状态下,TF水平增高,则可促进血栓的形成。

活化血小板的作用:血小板可黏附和聚集在TF暴露处,在局限于损伤部位的凝血反应中起主要作用。血小板的定位与活化受vWF、凝血酶、血小板受体以及血管壁成分如胶原的介导。产生于TF表达细胞上的小量凝血酶活化血小板,使其从α颗粒中释放FV并活化为FVa,活化FⅧ,从vWF释放FⅧ,并活化FⅪ。一旦血小板活化,FVa和FⅧa可快速定位于血小板的膜表面。由Ⅶa/TF复合物所形成的FⅨa结合到活化的血小板表面。活化的血小板上的特异位点与FⅨa结合,促进FⅨa/FⅧa复合物的形成。一旦血小板"十因子酶"复合物组装完成,血浆中的FX可被募集至血小板表面并被活化成FXa。FXa和FVa结合产生大量的凝血酶使血液凝固。

内皮细胞的作用:内皮细胞的主要作用是限制损伤部位的凝血反应,阻止血栓扩展至完整的内皮细胞。内皮细胞有2个主要的抗凝-抗血栓活性。凝血酶生成激活蛋白C、蛋白S及凝血调节蛋白 TM)系统。在完整的内皮细胞处,凝血酶与内皮细胞表面的 TM 结合,形成凝血酶/TM 复合物,该复合物内皮细胞蛋白 C 受体(EPCR)与结合,激活与辅因子蛋白 S 结合的蛋白 C,后者灭活附近内皮细胞表面的 FVa 和 FⅧa 可防止血管中过多凝血酶的生成,避免临近血管正常区域发生血栓栓塞。同时,AT 及 TFPI 可与内皮细胞表面的硫酸肝素结合,灭活完整细胞附近的蛋白酶而起抗凝作用;内皮细胞还可通过释放前列环素和一氧化氮抑制血小板的活化,通过膜外 ADP 酶(CD3-9)降解 ADP。

(二)创伤性脑损伤后凝血功能指标改变的机制及其临床意义

随着院前急救的发展和 CT 设备的普及,患者伤后至院时间及伤后首次 CT 扫描时间缩短,患者在入院后出现进展性脑损伤的可能性大大增加,有人认为,就诊时格拉斯哥昏迷评分(GCS)已不能准确反映患者实际损伤严重程度,不能准确反映患者预后。临床研究发现,创伤后进展性出血性损伤(PHI)的发现率越来越高,因此,不能依赖首次 CT 扫描结果,作结论性诊断。凝血-纤溶指标不仅能准确反映脑组织损伤程度,而且可以进一步预测 PHI 发生的可能性,其本身也与患者预后密切相关。因此,对 TBI 患者进行凝血-纤溶指标监测有重要的临床意义。对凝血功能不全的适当干预治疗也有潜在的受益。

【TBI 患者发生凝血功能改变的机制】

1.颅脑创伤后发生凝血功能改变的可能机制　脑组织,尤其是皮质组织,含有大量组织因子(TF),创伤后脑组织血管内皮破损暴露组织因子,通过外源性凝血途径激活凝血级联反应。发生凝血反应速度取决于受损脑组织释放入血液的组织因子量,最终血栓形成,凝血因子、血小板、纤维蛋白及凝血酶消耗。凝血过程的抑制调控因素包括:组织因子途径抑制物(TFPI)、蛋白 C 系统、抗凝血酶及氨基葡聚糖。这些因子限制纤维蛋白形成,将凝血系统的激活局限在受损部位。当过多的组织因子释放时,调控失去作用,表现为凝血-纤溶指标的变化。

脑组织中特别富含凝血激酶,损伤时由于血脑屏障的破坏和应激作用,大量释放凝血激酶,从而启动外源性凝血,内源性凝血途径同时被激活,出现短暂的高凝状态和继发的纤溶亢进,高凝状态下血液黏稠、血流减缓,易引发血栓,造成脑组织微循环障碍,而纤溶亢进则可能造成继发性出血。凝血常规中 Pr 是外源性凝血试验的综合检验指标,反映凝血系统中因子Ⅶ和组织因子质和量的异常;APTT 是内源性凝血系统的综合检验指标,APTT 延长提示凝血因子质和量的异常及循环抗凝物质的存在;TT 是内外源性凝血系统的共同途径,当血液中纤维蛋白原明显减少时 TT 延长;血小板降低的原因主要是高水平的凝血酶使纤维蛋白原转化为纤维蛋白,后者与血小板表面血小板膜糖蛋白结合介导血小板聚集,使得血小板消耗性减低。DD 是目前临床常用的纤溶系统激活的分子标记物,它是交联纤维蛋白原的特异性降解产物,是一种稳定的标志物,其血浆水平增高反映继发性纤溶活性增强,不受其他因素影响,可作为体内高凝状态和纤溶亢进的特异性分子标记物。文献报道 DD 反映凝血纤溶异常的特异性较强,是颅脑损伤早期可靠的预后指标。

2.临床研究中发现的机制　文献报道在颅脑损伤后凝血紊乱发生率在 3%～64% 不等。有研究表明,患者在伤后很短时间内就会发生凝血障碍,通常在 1 小时之内,而且与患者损伤的严重性无关,但凝血功能的异常与患者的预后相关。也有研究显示死亡患者的 APTT、DD 明显长于生存组的患者,死亡患者的血小板虽然低于生存患者,但两组之间的差异没有统计学意义,FDP 在不同的检测时间变化较大;几乎所有的患者血浆中的 DD 水平都有所升高,死亡的患者要显著高于生存的患者。Hulka 研究了 TBI 患者伤后的凝血情况,他们将 149 例 TBI 患者根据患者的 CT 表现分为两组,结果表明 CT 正常者中有 25% 的患者存在凝血障碍,而 CT 扫描显示存在脑损伤的患者中却有 41% 的存在凝血损害,并且凝血功能异常患者的死亡率是正常者的 9 倍。Michael 等研究了 11 例重型单纯头部创伤(IHI)患者的凝血指标,对患者的动静脉血及脑脊液检测,研究发现凝血因子在动静脉间呈经颅的梯度变化,推测凝血反应激活在伤后颅内阶段就已发生,而非全身系统循环时出现。Nekludov 等对 TBI 患者研究发现创伤后颅内出血患者血小板功能下降,低于其他部位创伤患者,血小板对花生四烯酸反应下降,推测可能与环氧合酶功能下降有关。

除创伤因素外,凝血功能不全可由血小板减少或凝血因子缺乏引起。失血、DIC、酸中毒及低体温都会增加凝血功能不全的风险。

3.凝血-纤溶指标与颅脑创伤伤情的相关性　目前数项研究已经证实凝血功能不全和脑损伤的严重程度呈正相关。Stein 等研究发现即便轻微的脑损伤也可引起血管内凝血功能改变。虽然重型颅脑创伤患者出现凝血功能不全的可能性更大,且其凝血-纤溶指标改变更加显著,哪一项指标能更好地体现脑组织损伤的程度并且对预后作出预测目前存在争议。

(1)相关临床研究结果:某学者以国际标准化比率(INR)和部分凝血酶原时间(PTT)为指标,对 276 名 IHI 患者进行了研究,发现 TBI 组的凝血功能不全率远高于非颅脑创伤组(17.3%vs5.8%),相对凝血功能不全风险是 2.9 倍。某学者研究发现,颅脑 CT 上显示脑挫裂伤患者其纤维蛋白裂解产物(FDP)较硬膜外血肿患者高,CT 上脑挫裂伤较重患者较轻度脑挫裂伤 FDP 值高,且在高水平持续时间更长。某学者等报道了 60 例伤后 3 小时内就诊的 IHI 患者,患者入院时 GCS 与就诊时凝血酶原时间(PT)、FDP、D-二聚体值呈负相关,与血浆纤维蛋白原呈正相关。某学者对颅脑创伤患者凝血时间(COT)检测,发现就诊时 COT 与就诊时 GCS 无关,但与患者伤后 3 个月预后相关,伤后早期的高凝状态可由 COT 检测发现,凝血时间延长程度反映了颅脑损伤的严重程度,预示着 DIC 及迟发性损伤,患者预后不良。颅脑外伤后血小板也会下降,并持续到伤后 2～3 天。在重型颅脑损伤患者中可能会出现组织因子过度释放,导致凝血系统迅速过度激活,出现弥散性血管内凝血(DIC)。

(2)颅脑创伤后凝血功能不全的发生概率:一些研究报道 TBI 后凝血功能不全比例达到了 90%。文献报道凝血功能不全差异较大,这与近年来对凝血功能不全认识的变化及检验方法的改进有关。总体上,有三分之一 TBI 患者出现凝血功能不全,重型患者超过 60%,轻型小于 1%。

4.凝血-纤溶指标与 PHI 之间的关联　凝血功能不全不仅是颅脑创伤的结果,它的出现可能导致继发性脑损伤的发生。

某学者对 142 例闭合性颅脑创伤患者分析,有 60 例在就诊后出现 PHI,研究分析了凝血指标(PT、PTT 及血小板计数)及其他潜在导致 PHI 的因素,分析表明 PTT 值的增高为预测 PHI 的最佳指标。某学者的研究稍有差异,结果表明 PT、PTT 及血小板值的增高均可预测 PHI。某学者研究发现血友病因子 vWF 及凝血调节蛋白(TM)是脑血管内皮损伤的很好指示,TM 的增高预示了迟发性脑损伤的发生。

某学者报道出现迟发性颅脑损伤的患者中有 55% 出现了 PT、活化部分凝血酶原时间（APTT）及血小板改变，尤其是 PT 及 APTT 显著延长。

其他研究显示颅脑创伤后 PHI 与 DIC 相关，此时 FDP、纤维蛋白原等指标相较 PT、PTT 及血小板计数更加可靠。

5.凝血-纤溶指标改变对 TBI 患者预后的影响　Aysegul 等分析 60 例伤后 3 小时内就诊的 IHI 患者，死亡患者组 APTT、PTT、FDP、D-二聚体值较非死亡组明显增高，推断这些伤后 3 小时内的凝血-纤溶指标为预测患者预后的良好指标。

某学者等发现 FDP 的增高预示了不良预后及病情恶化，凝血功能不全的 TBI 患者死亡率达 9.4%，不良预后率（GCS1～3 分）为 33.2%，相对无凝血功能不全患者死亡风险为 10 倍，不良预后风险为 30 倍。

某学者等对 70 例 2 小时内就诊的 TBI 患者分析，当就诊时 D-二聚体＞5μg/ml 或纤溶酶-α₂ 纤溶酶抑制物复合（PIC）＞15μg/ml，92% 的患者死亡，无论其就诊时意识状态怎样。当 D-二聚体＜1μg/ml 或 PIC＜2μg/ml 时，所有患者预后良好，无死亡病例。研究同时发现，如果出现颅内血肿（任何类型），血肿的大小与纤溶指标无明确关联。

在重度 TBI 中出现 DIC 在文献中均有报道。出现 DIC 的危害是显而易见的，可导致后期凝血功能低下、多器官梗死、多器官功能不全，甚至多脏器功能衰竭。

6.凝血-纤溶指标对临床治疗策略的意义　某学者发现，颅脑 CT 上显示脑挫裂伤的患者其 FDP 较硬膜外血肿患者高，CT 上脑挫裂伤较重患者较轻度脑挫裂伤 FDP 值高，且处于高水平状态时间更长。某学者发现当 D-二聚体＜1μg/ml 或 PIC＜2μg/ml 时，所有患者预后良好，无死亡病例。研究同时发现，如果出现颅内血肿（任何类型），血肿的大小与纤溶指标无明确关联。

研究结论对外科治疗策略提供了很好的依据，如果颅脑创伤患者伴有明显颅内血肿，血肿占位效应明显，若其 FDP 或 D-二聚体值较低，表明患者脑组织损伤并非严重，即便患者当时意识状态较差，在及时给予血肿清除后常能获得良好预后。如果患者就诊时 D-二聚体值较高，表明脑损伤较重，应积极给予去骨瓣减压术，即便患者当时意识状态良好、颅脑 CT 显示脑损伤较轻。

（二）目前针对凝血功能不全的干预治疗

1.凝血功能改变的两个时程　重型颅脑创伤可致早期获得性血液高凝状态，在伤后 24 小时内高凝状态可能居主要地位，这在女性中更加显著。创伤后高凝状态可导致器官缺血梗死，甚至出现多器官功能衰竭。当凝血因子及纤维蛋白原消耗殆尽后，导致的结果是凝血功能低下，持续时间可达伤后 3 天。目前，多数研究认为凝血功能低下为迟发性脑损伤的危险因素之一，对其纠正可使颅内出血所引起的占位效应终止或减慢，为后续治疗与处理赢得时间。

创伤后凝血功能改变的两个时程是连续的，其时间界限取决于创伤严重程度及组织因子释放量，第一阶段高凝状态短在数分钟达到高峰，最长在 4 小时结束进入下一阶段。此后，继发的凝血功能低下成为主要问题。当患者 INR＞4.0 时，患者颅内出血的可能性将大大增加。

2.凝血功能不全的干预治疗

（1）针对早期高凝状态治疗：针对早期的高凝状态，很多学者提出干预治疗。控制高凝状态可以预防 DIC,减少凝血因子、血小板及纤维蛋白原的消耗,对后期的凝血功能低下的控制也是有益的,但理论上早期抗凝增加了凝血功能低下的危险性,这对于存在颅内出血的患者往往是不利的。

凝血酶为凝血过程关键酶,同时,在创伤过程中它有致炎症反应的作用,水肿形成及脑损伤修复过程均有它的参与。凝血酶的主要抑制剂是抗凝血酶,它可以抑制其他凝血因子。早期应用抗凝血酶Ⅲ,TBI 患者可以减少凝血不全的时程或阻止其出现。大多数的研究发现抗凝血酶替代治疗可以显著减少 DIC,尽管在感染性休克患者中大剂量的抗凝血酶治疗后患者获得了更好的预后,但没有证据证明能显著减少死亡率,抗凝血酶在 TBI 患者中的早期应用需要进一步的研究证实。

(2)针对凝血功能低下治疗:目前常用纠正凝血功能低下药物包括:冷凝集物、新鲜冷冻血浆、凝血酶以及重组活化凝血因子Ⅶ(rFⅦa)等。使用这些药物的主要担心在于是否会引起继发高凝状态,造成脑梗死、肺栓塞等并发症。

对 TBI 患者凝血干预治疗的目的在于使凝血状态达到控制出血和栓塞并发症之间的平衡。达到这一点在临床上是困难的,绝对用凝血指标来衡量凝血状态控制是否满意不合理,针对创伤患者情况不同,需个体化的控制水平。某学者均不推荐新鲜冷冻血浆(FFP)纠正 TBI 患者凝血功能低下。某学者认为 FFP 在纠正凝血功能低下方面作用有限。FFP 需要时间交叉配型,需要解冻,输入后发挥作用需要时间,而 TBI 患者往往病情危重,数小时内、短至数分钟内患者就会进入凝血功能低下阶段。此外,FFP 输注后带来的容量负担对 TBI 患者也是它的一项缺点。

某学者推荐华法林相关的出血使用凝血酶原复合体浓缩物(PCC),可以在 15 分钟内纠正低凝状态,容量负荷较小,其后维持凝血功能较稳定,后续要给予维生素 K 配合治疗。

凝血酶本身有一些血管外效应,可能会对脑细胞造成损伤,其聚集炎症细胞、破坏血脑屏障,同时还有血管收缩作用,减少血流灌注。一项研究表明当凝血块注入鼠脑后脑组织含水量增加,给予特殊的凝血酶抑制剂后水肿减轻。这些潜在的危险限制了凝血酶在 TBI 患者中的应用。

基因重组活化凝血因子Ⅶ(rFⅦa)最早应用于血友病患者的治疗,目前在 TBI 患者中开始使用。优点是纠正低凝状态迅速,10~15mg/kg 用量就可以减少术中出血,改善术中条件,短时显著疗效为手术及其他操作赢得了时间。rFⅦa 可以降低 INR,对于华法林相关的颅内出血也是安全的。White 认为 rFⅦa 是安全的,其致系统栓塞的几率小于 1%。最近一项 821 例受试者的随机三期对照试验证明其显著减小了血肿,但对致残率的改善没有帮助。rFⅦa 使用的合适时间窗也需要进一步研究,在早期使用理论上有致梗死的风险。

创伤后凝血功能改变提示临床上我们应根据凝血指标的监测指导止血药物的应用,注射用血凝酶(立止血)主要是在血管破损处促进凝血酶的生成,而对正常血管则影响较小,所以对全身的凝血指标监测应该影响不大。多数研究表明重型颅脑损伤早期即可发生高凝状态,至第 3 天左右向低凝状态转变,伤后 1 周逐步恢复正常。但夏志洁提出,急性单纯性颅脑损伤患者尤其是危重患者,早期纤溶系统活跃,故可尽早给予抗纤溶性药物治疗(如氨基己酸等)。对于重型颅脑损伤患者早期可应用止血药,但早期应慎重应用抗纤溶药。止血药疗程一般为 3

～5 天,一般不超过 7 天。最好能动态监测凝血指标,以选择止血药及调整止血药的疗程,同时应重视对 DIC 前期的治疗,可提高重型颅脑损伤患者的救治率。

四、颅脑损伤后精神损伤的新认识

(一)脑外伤所致急性精神损伤

1.脑震荡综合征　脑震荡后出现短暂意识丧失,一般 30 分钟内恢复。醒后患者对受伤当时情景和伤前片刻情况不能回忆。患者可有头晕,疲乏,焦虑,失眠,对声光刺激过敏,易激惹,自我感觉不良,抑郁,情绪不稳,缺乏自信,注意涣散,自主神经症状如皮肤苍白,冷汗,血压下降,脉搏缓慢,呼吸浅慢等。患者的脑电图可异常,脑干诱发电位反应延迟,受伤后 4～8 周脑血流仍减慢。

2.脑外伤所致昏迷　脑外伤后会发生久暂不一的昏迷,昏迷至恢复清醒过程,中间可有昏睡,浑浊,谵妄等,意识障碍时轻时重呈波动性。

3.脑外伤所致谵妄　谵妄一般由昏迷或昏睡转来。有些患者在谵妄时的行为反映病前职业特点。许多患者表现抵抗,吵闹,不合作,另一些更具攻击性。可有恐怖性幻视,严重的患者可有混乱性兴奋,甚至强烈冲动性暴力行为。谵妄可被朦胧和梦样状态等其他意识障碍所代替。

4.脑外伤所致遗忘综合征　其最显著的特点是遗忘基础上的虚构,患者常易激惹,其持续时间比酒精中毒性遗忘综合征要短。

(二)脑外伤后重新适应损伤

1.对脑外伤的心理灾难性反应　主要对脑外伤所致的脑功能缺陷产生灾难性反应。由于在外伤之前缺乏心理准备,因此在面对无法解决的问题时,患者可变得焦虑,激动和茫然若失,有的愤怒,抑郁和情绪不稳,甚至突然痛哭流泪。一般说来,灾难反应并非患者意识到自己不能胜任工作所发生的反应,而是在面临工作束手无策时发生。患者变得易焦虑,愤怒。其后果为:

(1)变得孤独退缩,回避使自己感到为难,恐惧的环境;

(2)有时采取假装没有听懂指令的办法回避工作;

(3)或假装忙忙碌碌使人难以启齿要他工作;

(4)有的患者变得过分刻板,谨慎,有序,以适应外伤后环境。

2.脑外伤后反应性改变　常为回避灾难反应的病理补偿行为,表现对有关事物的反应性降低,注意涣散,而对无关刺激又比较过敏。对一般环境中出现的普通事物难以感受和理解,因此环境适应能力降低,常产生疑虑和焦虑不安。患者往往否认自己的残疾,难以根据自己实际情况进行调整,以适应外伤后环境。因反应性改变常出现病理惰性,表现为对某一刺激一旦发生反应,兴奋极易扩散,并持续较久。结果对事物的理解感到困难,模糊且不肯定。

3.脑外伤后抽象与具体应用能力障碍　患者不能对事物抽象概括和不能应用抽象概括得出的概念与实践。例如患者能够拿着剪刀剪东西,但不能进行用空手模仿拿剪刀剪裁东西的动作。

（三）脑外伤后人格改变

1.脑外伤后人格改变常常是痴呆综合征的组成部分　额叶损伤引起的人格改变表现为不能客观地看待问题，对事物缺乏预见性和灵活性，如不能预见自己行为的后果和欣快症，言语增多，内容夸张啰嗦，在独处时表现迟钝，淡漠，嗜睡，对周围事物漠不关心。另一类人格改变表现为攻击性强，易违法乱纪，在儿童脑外伤后较多见。

2.脑外伤后原有人格病理扩张　大多表现为波动性抑郁，焦虑，强迫性人格及持久的易激惹。

3.脑外伤所致痴呆　表现为注意涣散，记忆减退，智能损害，情感淡漠，反应迟钝。

4.脑外伤所致脑病　多见于拳击运动员，可能与大脑连续积累的多发性点状出血和坏死有关。患者精细技巧受损，动作缓慢，平衡不良，注意不集中，记忆减退，讲话音浊和不流畅，欣快，多言多语，犹如醉态。痴呆严重者可达残废程度，主要取决于脑外伤的范围和严重程度。

（四）创伤后神经不稳定性综合征

这种令人痛苦的、常见的脑外伤后遗症，也称为脑外伤后或脑震荡后综合征、创伤后头痛.创伤性神经衰弱及创伤后精神衰弱。头痛是本病的核心症状，可呈弥漫性，也可局限于受伤部位。具有许多不同的描述：刺痛、搏动性痛、冲击性痛、枪刺样痛或压迫性痛等。头痛及其他症状加剧的原因包括精神及躯体因素、紧张、蹲位及已经提到的情感刺激，休息及安静状态可缓解。这种头痛可作为康复过程中的主要障碍。另一个主要症状为头晕，一般不是真性眩晕，只有眼花和头部轻飘感，患者感到不稳、眼花、虚弱、无力。然而，相当数量的患者叙述与耳迷路疾病一致的症状。注视周围物体瞬时移动，向上看或向一侧运动时可产生不平衡感，迷路测定有时可显示低反应性，但更常见的是无异常。某学者曾发现脑震荡者及颈部挥鞭样损伤者，眼震电图轻度异常的发生率较高，但其中有些数据难以解释。例外的是，眩晕可以伴发迷路及耳蜗（耳聋）的兴奋性降低，认为与直接损伤第Ⅷ对脑神经或听器官有关。创伤后神经不稳定患者不能耐受噪声、情绪激动及拥挤。临床表现包括紧张、忙碌、不能集中注意力、神经质、疲劳、恐慌、忧虑以及不能耐受常量的酒精，很类似于焦虑症及抑郁症。与这些主观症状相比，患者的记忆力及其他智能接近正常或正常，然而这点仍存在争论。创伤后神经不稳定这～综合征可发生于所有类别的颅脑外伤，不管轻度还是重度。一旦确诊，则可持续数月或数年，并且各种治疗抵抗，最终症状自行减轻。奇怪的是，这种疾病几乎不发生于儿童。本病特点是其持续时间和程度可因赔偿问题或官司而夸大，这提示有精神因素起作用。在那些这些问题不被社会所关注的国家，创伤后综合征的发病率非常低。关于这种创伤后神经不稳综合征，患者的体格似乎更为重要。稳定、健康、能够吃苦的人可以大度地接受震荡性损伤，然而，敏感、紧张、抱怨类型的个体在遭受这种意外时可能压力过重，而不能从思想上排除。环境压力对于发病也有一定的重要性，假如在创伤后不久要求患者做太多的事情，易激惹、失眠和焦虑可能被强化。在"仅有一过性意识障碍的患者"的治疗部分对这种患者的进一步治疗提出了一种手段。

（五）创伤后认知及精神损伤

在所有大脑震荡性损伤者，从伤前至伤后均有一段时间长短不一的记忆空缺（创伤性遗忘），只有在患者被告知后才可弥补这段空白。一定程度的大脑皮层高级功能障碍在中、重度损伤后可持续数周(或呈持续性),甚至到能形成连贯记忆时仍存在。在精神错乱期内,最突出的特征是记忆障碍,因此有类似于酒精性 Korsakoff 遗忘状态。这种状态是创伤性精神疾病的一段时期内的一个恒定特征,但有学者认为,它只强调了能进行记忆测验的患者。进行更加精细的检查时,其他认知障碍更加明显。处于创伤遗忘期的患者很少闲谈,常常不能提供事故发生的有关信息,这种异常在进入 Korsakoff 精神病慢性期的患者一般见不到。脑外伤者除对时间、地点定向力下降外,尚有注意力障碍、精神不集中、不能合成感觉资料,有时判断力障碍可以很严重。言语反复使其行动及思维受影响。一般情况下,Glasgow 昏迷评分较低,并且形成记忆障碍的间隔时间越长(逆行性遗忘),患者越容易伴有永久性的感知和人格变化。12%的昏迷时间超过 24 小时的头部损伤患者存在脑部异常(Sazbon 等)。假如患者的呼吸和运动功能正常(除外早期去皮质姿态)并且不伴有颅外损伤的话,94%的患者可以康复。恢复良好者往往在 6 个月内达到最大程度。另有人对患者进行了长时间的更详细的反复精神测验,甚至对相对轻度脑损伤者也进行了测验,证明 12~18 个月后仍有一定的改善。另有更微妙型的精神及行为异常也属于脑外伤后遗症。随着创伤后痴呆消失,患者发现仍然不能工作或适应家庭环境,持续表现为言谈突兀、夸大、固执、偏见及多疑,与上述的创伤性精神障不同,本病的表现并不一致,随患者年龄、性格、过去经历及所承受的环境压力而有改变,两个极端的年龄非常重要。某学者描述,儿童最突出的行为异常为性格改变,变得冲动而不考虑行为后果、缺乏道德感,这点与刚从昏睡性脑炎恢复过来的患者非常相似。某些青少年或年轻成人缺乏自制并冲动,与额叶疾病有关。在老年患者佯装显贵是智能下降的表现。所有这些症状的发展趋势是缓慢消退,尽管不总是完全性的,即使对那些因事故诱发物精神病暴发的患者也是这样(可为躁狂-抑郁、妄想型精神分裂症或神经官能征)。首次对各种“创伤性精神病”的类型进行了认真的分析。总之,颅脑损伤精神障碍的基本问题既简单又复杂,简单是因为其病因明了,即头部受到打击;复杂是因为脑外伤后常并发许多综合征。单纯就外伤而言,并无特殊治疗,最大限度上可以对即刻发生的颅脑损伤进行充分估计,并对导致并发征和进一步病变的因素进行评价。重点便放在了对脑损伤后并发症的诊断及治疗上。了解颅脑损伤致精神障碍的发生机制,预后及其治疗,对于临床治疗脑外伤精神障碍有着重要的作用。

(六)“拳击-醉酒脑病”

这是反复大脑损伤的一种累积效应,主要见于长时间从事多回合的拳击手,构成一类难以归类的颅脑损伤。其发生发展往往是多年从事这一活动(有时甚至是在接近退休时,更常见于退休后数年)的结果。表现为讷吃、健忘、思维减慢及其他痴呆体征、运动缓慢、僵硬及摸索,特别是累及下肢者,出现走路蹒跚、宽步态。经常发生帕金森样综合征,有时中度致残性共济失调。其跖反射呈一侧或双侧的伸直反应,EEG 呈慢 θ 波,有时呈 δ 波。Robert 及其同事分析了这种临床综合征,在 224 名职业拳击手中,有 37 例表现有一定程度的这种疾病。最近的研究发现约一半的职业拳击手,包括现职的和退休的,CT 扫描显示脑室扩大、脑沟变宽并有透明隔腔(后者是一种发育畸形,为什么在拳击手过度出现还不清楚)。多年前经气脑造影即证明这些改变与拳击回合的次数多少有关。某专家及其助手对本病进行了全面的病理研究,他检查了 15 例患有拳击-醉酒综合征的退休拳击手的大脑,发现了一组大脑的改变可解释其临床表现。所有标本均发现侧脑室的轻、中度扩大、胼胝体变薄。实际上所有病例也显示透明隔腔极度变宽和有窗形成。小脑皮层的下面易找到胶质瘢痕形成区,最明显是在这些区域和其正上方,Purkinje 细胞消失,颗粒细胞层有某种程度的变薄。令人惊讶的是只有几例大脑皮层有脑挫伤,也看不到以前出血的证据。这 15 例中有 11 例存在不同程度的黑质色素细胞消失和局部蓝斑,许多的细胞表现为 Alzheimer 病样神经原纤维变化,不过找不到 Lewy 小体。神经原纤维变化弥漫性分布于大脑皮层及脑干,而以内颞颞叶皮质最明显。值得注意的是,在这种病变内没有可以分辨的老年斑。结果所有拳击手痴呆症患者均发现广泛的 β-淀粉样免疫反应沉积(弥漫性斑)。Davie 在形成帕金森病的 3 名拳击手中,应用蛋白质磁共振光谱分析技术,证明在其壳核及苍白球中 N-乙酰门冬氨酸减少。这或许能反映此区域神经元减少,并与特发性帕金森病相区别。"拳手-醉酒"状态的病理发生机制仍不清楚。

(七)创伤后脑积水

创伤后脑积水是严重脑外伤的一个少见并发症,其发病表现为间歇性头痛、呕吐、错乱及嗜睡,随后有反应迟钝、淡漠及精神运动障碍,到这时其脑脊液压力已降至正常水平(正常压力脑积水)。尸检可见基底池粘连性蛛网膜炎。尽管偶尔在囊性动脉瘤破裂蛛网膜下腔出血的患者也可看到这类情况,但其发病机制相同,即血块阻塞导水管及第四腔室并基底脑膜纤维化。创伤性脑积水也可手术治疗。对脑室-腹膜分流术具有戏剧性的反应。

(八)脑外伤性脑萎缩

一般而言,脑外伤引起急性症状的病例占多数,临床表现比较明显,往往在受力集中的部位的脑组织破坏比较重,即使在疾病康复后,也会遗留各种并发症和后遗症,脑外伤性脑萎缩就是其中一种后遗症。

1.临床表现　在颅脑损伤后遗症期,除一些局部定位症状如偏瘫、失语、感觉障碍、吞咽困难、视力下降、智力减退、癫痫发作等表现外,尚可有头痛、头晕、耳鸣、多汗、失眠、心悸、情绪不稳等功能性症状出现,少数患者还可发展为外伤性痴呆。一般功能性症状多发生在一些脑震荡或轻度脑挫裂伤患者,而智力减退、癫痫发作则常是重度脑挫裂伤、硬膜下(外)血肿、开放性脑贯通伤等脑外伤的遗留症状。

2.辅助检查　脑外伤后引起的脑萎缩多以局限性脑皮质萎缩为主要表现,由于病因明确,诊断比较容易。影像学检查具有确诊价值,在 CT 和 MRI 上可以看到病侧脑沟变深,蛛网膜下腔增大,弥漫性脑萎缩者可有脑室扩大,有时还可看到蛛网膜囊肿、脑穿通畸形、各种脑积水、硬膜下血肿或积液等改变。脑电图常显示患侧局部脑电波异常,并可有癫痫样放电改变。

3.治疗和预后　以保守治疗为主,如选择改善神经细胞代谢和促进血液循环的药物。如果发现有陈旧性血肿、囊肿或脑积水等对脑组织的机械压迫,可及时采取手术清除。遇到频繁癫痫发作者,可选择苯妥英钠 0.1～0.291 日 3 次,或丙戊酸钠 0.25g1 日 3 次,或卡马西平 0.1～0.2g,1 日 3 次服用,一般病情稳定后即症状相对固定,较少进行性发展。

其他还有一些少见的精神障碍并发症:如儿童重度脑外伤后缄默症、脑外伤后外地口音综合征合并癔症样发作、额颞叶脑挫伤后食欲异常、脑外伤致"美食者综合征"偶有个案报道。

(九)创伤后锥体外系和小脑疾病

多年来在颅脑创伤和帕金森综合征之间的因果关系问题一直是一个有争议的话题。一般认为其并不存在，它们之间的任何关系均比较肤浅而且是偶然的。多数患者很可能有帕金森综合征的早期症状，由于头外伤而其更明显。然而，在一些罕见的病例，伤后 6 个月出现豆状核和尾状核的继发性坏死，发生主要以对侧帕金森体征为主的发作，包括进行性减慢的震颤，并且对左旋多巴治疗无反应。例外情况可能是拳击运动员的帕金森综合征，表现为"拳击-醉酒"综合征。除非合并大脑缺氧或中脑深部以及大脑悲剧性出血，否则小脑性共济失调是颅脑损伤的罕见并发症。如果小脑性共济失调由外伤本身引起，则多累及单侧，原因为小脑上脚损伤。步态共济失调也可提示存在交通性脑积水。

五、严重颅脑外伤后间脑发作

重型脑外伤患者中，约 15%～33% 出现间脑发作，其初次发作时间从伤后 24 小时到数周。间脑发作的根本原因是交感神经系统活性的升高，尽管其确切机制尚不清楚。

（一）命名及其临床特点

表述间脑发作的名词有很多，1956 年 Strich 首先描述了创伤性脑损伤后的自主神经功能障碍。之后众多文献对此进行报道，并逐渐认识到此类自主神经功能障碍发作并非癫痫，使用的名称包括创伤性脑损伤后自主神经功能障碍、自主神经功能障碍综合征、急性下丘脑功能不稳、下丘脑-中脑功能失调综合征、间脑综合征、间脑发作、发作性自主神经或交感神经爆发、中枢热、高热伴持续性肌肉收缩等。2004 年 Blackman 等对以往文献进行分析建议命名为发作性自主神经功能不稳伴肌张力障碍，但仍未能获得认同。但诸多文献均具有以下显著特点：发生在重型颅脑损伤后、发作性、自主神经功能不稳或者调节障碍、肌张力障碍（去大脑强直或者去皮层状态）。

（二）常见病因及机制

脑损伤后发作性自主神经功能障碍的常见原因为脑外伤、肿瘤、脑积水、颅内出血、蛛网膜下腔出血、缺氧性脑病，脑外伤是最常见的原因。在本组观察的患者中，由于是植物状态患者，因而各种原因导致的缺氧性脑病十分多见。目前其确切病理机制还不清楚。下丘脑是自主神经（植物神经、内脏神经）的较高级中枢，与大脑皮层、脑干、脊髓有广泛的纤维投射，参与自主神经功能、神经内分泌及情绪反应的调节。有学者认为是下丘脑自主神经功能中枢功能损伤或与皮层、皮层下、脑干神经核团联系中断；交感、副交感平衡矢调；或是脑干和间脑在失去皮层、皮层下结构控制后的释放现象。其详细机制有待进一步研究。

（三）临床表现

在临床中发现最多见、容易观察到的症状有多汗、呼吸急促、心动过速、发热、肌张力障碍，肌张力障碍明显发作者才出现躁动。有人建议脑损伤后发作性特点，有多汗、呼吸急促（20 次/分以上）、心动过速（100 次/分以上）、发热（37.5℃以上）、血压升高（140/90mmHg）、肌张力障碍等中的 4 项就应该考虑该综合征。

典型的间脑发作常分为三期：第一期，持续约一周，此时患者因镇静或肌松状况而无典型症状；第二期，平均于伤后 74 天出现间脑发作症状；第三期，症状消失。引发间脑发作的因素包括吸痰,翻身,环境感觉刺激,发热等。明确鉴别激发因素可以减少与之相关的发作次数。

(四)诊断标准及鉴别诊断

目前诊断标准没有统一,但鉴于其基本的临床症状:躁动、多汗、高热、高血压、心动过速、呼吸频促、肌张力障碍或姿势异常,Baguley 等以具有上述 7 项中的 5 项作为诊断依据。Blackman 等拟定了更为严格的诊断标准,要求有严重脑损伤(Rancho Los Amigos 量表认知功能≤Ⅳ)、体温高于 38.5℃、脉搏 130 次/分以上、呼吸 20 次/分以上、躁动、多汗、肌张力障碍,上述症状每天最少发作 1 次、持续最少 3 天,并排除其他疾病。Baguley 认为需要满足 7 种临床表现中的 5 种同时出现,即心动过速,高血压,呼吸频数,高热,肌张力增高,固定体位,多汗,即可诊断为间脑发作。标准过于严格,漏诊的患者会因得不到相应处理而对预后不利。

在鉴别诊断方面,需要与感染(尤其是颅内感染)、间脑癫痫(脑电图有无癫痫、抗癫痫治疗效果等可区别)、颅内压增高、抗精神病药物引起的恶性综合征(多巴胺受体阻滞剂或激动剂)、脊髓损伤($T_6 \sim T_8$ 以上)后自主神经反射异常(尤其合并脑外伤时)、脑外伤后精神障碍、恶性高热、麻醉药物戒断、药物撤离综合征(如巴氯芬的减量过快或突然撤药)等鉴别。Strum 等认为,诊断间脑发作需除外自发性心动过速/高血压和高热。而当与上述疾病交织存在时诊断更加复杂,但上述疾病应首先给予排除以免延误病情处理。

血儿茶酚胺和肾上腺素水平升高有助于明确诊断间脑发作,但是一般根据临床表现即可确诊。目前没有特异性的脑损伤类型或影像学特征提示间脑发作的可能性。一般认为癫痫与间脑发作有关,但是有报道对间脑发作患者行脑电图检查的结果,未检出癫痫波,证实间脑发作与癫痫无关。

尽管当前尚无检验学标准支持间脑发作的诊断,但仍有许多研究专注于间脑发作的原因。间脑发作常提示起源于颅内的神经源性变化,如新发的占位性病变或水肿、癫痫、甲状腺危像、深静脉栓塞、肺栓塞、感染、中枢性发热、成瘾性药物或酒精戒断。

(五)间脑发作的危害

间脑发作增加了继发性脑损害的危险性。常见脑组织氧降低、高血压、心律失常、高血糖、高热和高钠血症。如果患者持续处于高潮气量状态,导致血管收缩,会导致脑组织氧降低,在使用药物控制症状时,镇静或麻醉剂的使用可以即可缓解症状,持续的高血压会增加脑血流,从而导致脑水肿加重,再出血,心功能障碍。一般而言,高血压不需控制,因为血压升高是代偿反应,一般不需干预,如血压持续居高不下,可施加药物干预。一般不需长程使用抗高血压药物。常见心律失常包括心动徐缓、异位心搏、心律不规则、房颤、室上性心动过速,在心律失常出现明显症状或威胁生命时,需要处置。长时间的间脑发作增加患者出现心肌梗死的危险。循环中儿茶酚胺增多引起呼吸系统体液负荷过重会导致神经源性肺水肿,其症状与成人呼吸窘迫综合征相类似。机体代谢增高,可以升高体温,提高血糖水平,增加肌肉废用的危险和体重下降。在脑外伤患者,高热的原因多半来自感染,控制体温于正常范围是非常重要的。控制血糖于正常水平也很重要。机体代谢升高和多汗会引起高钠血症,肾功能不全,痰液黏稠等,所以要维持患者的能量供应以及水分平衡。

（六）药物治疗及评价

间脑发作的药物治疗主要是对症治疗，以减少持续性交感神经活性升高导致的副作用。药物选择取决于医生的选择，有效药物往往需要经过多种尝试。抑制中枢神经系统兴奋性的药物均可用来抑制交感神经活性。2004年某学者等分别对以往公开报道的文献进行回顾性分析，指出使用较多的几种药物：有作用于多巴胺受体的溴隐亭、多巴丝肼（美多芭）、氯丙嗪、氟哌啶醇；GABA受体的苯二氮䓬类药物咪达唑仑（速眠安）、地西泮、氯硝西泮；阿片受体激动剂吗啡；α受体阻滞剂可乐定、哌唑嗪；β受体阻滞剂普萘洛尔（心得安）；肌松剂丹曲林、巴氯芬等。吗啡和咪达唑仑多用于早期，能迅速控制症状，但上述文献显示两者使用后却增加心率和呼吸频率；溴隐亭、普萘洛尔、巴氯芬则多用于后期康复阶段。近来文献报道普萘洛尔、加巴喷丁、鞘内注射巴氯芬有良好效果，尤其是巴氯芬泵的持续给药可明显改善患者的痉挛状态。鞘内注射巴氯芬及巴氯芬泵在国内使用尚不普遍，亦未见正式文献报道，鉴于国外报道的良好效果值得借鉴使用。

祖国医学认为间脑发作属"痉病"，邪壅经络、瘀血内阻、伤津脱液、亡血失精乃致病之因，治则为祛邪清热、滋阴养血。

患者的自主神经功能障碍在1年内会自发消失，因而认为该综合征具有自限性，这需要进一步的临床观察。即便如此仍需及早进行干预治疗。

目前常用药物包括阿片肽受体拮抗剂，多巴胺拮抗剂，γ-氨基丁酸拮抗剂，镇静剂。患者接受ICU治疗阶段，静脉使用吗啡、芬太尼、咪达唑仑等，这些均为间脑发作治疗的一线药物。尽管静脉给药可以达到迅速起效，且可达到极量应用，但是会给患者带来呼吸抑制的危险。经胃肠道给药，常用来维持控制症状发作。

常用来配伍使用的药物是溴隐亭和羟考酮：溴隐亭是多巴胺受体拮抗剂，作用在下丘脑水平，可以降低温度阈值，减少多汗症状，并且可以降低血压。起始剂量是每8小时2.5～5mg，可以调整为每日30～40mg。羟考酮是阿片肽拮抗剂，对于对抗间脑发作也有良好效果。为达到有效血药浓度，初始剂量可以为每4小时5mg，可以增加到每4小时10mg。用药期间慎用对乙酰氨基酚。

如果间脑发作出现高血压和心动过速，或者溴隐亭和β受体羟考酮无明显疗效，可以加用β受体拮抗剂和α受体拮抗剂。普萘洛尔是非选择性β受体阻滞剂，可以抑制交感神经活性，同时可以降低血儿茶酚胺浓度，减少心脏负荷，直接作用于中枢神经系统控制中枢性高热。起始剂量可为10mg每日2次，可增加到每日640mg。普萘洛尔会引起低血压和心动过缓，建议谨慎用于哮喘和支气管疾病患者中。如果普萘洛尔无明显效果，那么可以使用可乐定或拉贝洛尔。可乐定是α_2受体阻滞剂，降低血肾上腺素和去甲肾上腺素水平。而拉贝洛尔是α_1、α_2、β_1受体阻滞剂。极端高热可以用氯丙嗪治疗，氯丙嗪是多巴胺受体阻滞剂，可以静脉、肌肉或口服使用，能迅速降低体温。低剂量使用氯丙嗪可以降低下丘脑相关的血管收缩张力，从而降低体温，因其存在抗胆碱能和锥体外系副作用，不建议长期使用。对乙酰氨基酚和降温毯与氯丙嗪连用可以控制体温。高热会延长间脑发作时程，所以维持正常体温能够减少发作的频次和严重程度。在处理高热时，要除外脑膜炎、肺炎、尿路感染和深静脉栓塞。在患者出现持续痉挛或肌紧张时可以使用丹曲林，可以减少钙释放，促进骨骼肌松弛，有助于降低体温，对降低交感神经活性也有作用。见诸报道的药物治疗还包括巴氯芬、氨基丁酸拮抗剂,用于鞘内注射。有报道使用卡比多巴/左旋多巴治疗闭锁综合征患者。环丙甲羟二羟吗啡酮可用于间脑发作的辅助治疗,其他药物包括苯妥英、苯巴比妥、卡马西平、美托洛尔、阿替洛尔。理论上,任何抑制交感神经活性的药物均可使用。

　　总之,脑损伤后发作性自主神经功能障碍临床并不少见,尤其是创伤性脑损伤后,关键在于对其要有充分的认识并细心发现,因为它可以对患者预后造成不良影响,提醒我们加强颅脑外伤术后的内科观察和处理对患者的康复也很重要。虽然目前治疗上尚无单一药物可以很好地解决所有症状,但间脑发作患者需要得到即刻处置。应静脉使用药物,尽管效果很短暂。同时要启用口服药物达到长期疗效。多种药物及剂量可选,直至生效。首先选择溴隐亭和羟考酮,如高血压不能控制,则加用可乐定。治疗的目标是迅速控制交感神经过度活跃的症状,减少继发损害,促进患者恢复。每个患者都需要个体化的用药。患者不需长期给药,但是何时停药,首先停何种药物均无固定模式。

六、外伤性癫痫的诊断与治疗

　　外伤性癫痫是继发于颅脑损伤后的癫痫发作,是颅脑损伤后一种常见的严重并发症。可发生于颅脑外伤后的任何时间,可在外伤后即刻发作,也可于外伤痊愈后数年发作。

(一)外伤性癫痫发生概率

　　由于各种文献的患者来源、入选标准、诊断标准及样本大小等因素的差异,癫痫发生率有很大的不同,从 0.5%～50% 不等。20 世纪的几次大规模的战争中,颅脑受伤患者的癫痫发病率为 30% 左右。第一次世界大战为 32%,第二次世界大战为 34%,朝鲜战争 30%,越南战争为 33%,两伊战争为 32%,而克罗地亚战争只有 9%。总的来说,重度颅脑外伤的癫痫发病率比轻度颅脑外伤高,颅脑火器伤(30%～50%)比一般的闭合性损伤(1%～10%)高。

(二)外伤性癫痫分类

　　依据癫痫的始发时间,分为早期癫痫和晚期癫痫。但其时间界限各家报道不一,有以 1 周为界,也有以 2 周为界,也有以 1 个月为界。也有人将发生于颅脑外伤 24 小时内的癫痫称作即刻癫痫。早期癫痫约 2/3 是在受伤后 1 天内发生,这其中有 1/3 的患者是在伤后 1 小时内发生。文献报道有 57% 的癫痫是在伤后 1 年内发生,而 5 年之后其癫痫发生率和正常人群相似。

(三)外伤性癫痫发生机制

　　1.早期癫痫发生的原因和以下因素有关:颅内血肿、凹陷性骨折、脑挫裂伤、脑水肿以及继发感染等,外伤后早期癫痫可作为脑损伤的证据之一,儿童比青少年及成人都易发生早期癫痫,儿童外伤后的早期癫痫有以下特征:

　　(1)即使轻微脑损伤也可诱发癫痫发作;

　　(2)即使脑损伤不重,也容易发生癫痫持续状态,其发生率达 22%,比成人高出一倍;

　　(3)高危因素是 GCS≤8 分、有昏迷史、CT 异常。

2.晚期癫痫是指癫痫发生于脑损伤 1 周以后,其发病时间长短不一,短者几个月内,长者可延迟到伤后 20 年,绝大部分是在伤后 6 个月至 3 年之间。Jone 统计指出伤后第一年内,患者发生癫痫的几率是正常人的 12.7 倍,随后 4 年是 4.4 倍,而 5 年以后是 1.4 倍,基本和正常人群相仿。外伤性癫痫其发生机制与以下因素有关:

(1)脑外伤后的脑挫伤、皮质裂伤和与之引起的红细胞外渗、红细胞溶解和含铁血黄素沉积于神经纤维网内,与癫痫的发生直接有关。这是人类脑外伤后的显著特点,许多学者发现,只要皮质组织内存在血液,就容易引起癫痫发生。这已在动物实验中证实,将铁或有血红素成分的产物注射到皮质内,可引起慢性的、反复的癫痫发作。至于铁沉积导致癫痫发作的具体过程,一般认为与自由基介导的脂质过氧化反应有关。脑外伤后,铁蛋白、转铁蛋白或出血至脑组织内或蛛网膜下腔的红细胞易释放出铁离子,铁的氧化是自发反应,并可产生超氧离子、过氧化氢等自由基,自由基作用于细胞膜,启动脂质过氧化反应,进一步产生自由基,这种脂质过氧化反应产物在癫痫的产生和传播过程中起重要作用。

(2)脑外伤后出现的瘢痕引起神经元突触机械扭曲,同时胶质增生的刺激和压迫,局部脑微循环和生化环境的改变,血脑屏障的破坏,都可引起神经元电生理过程的紊乱,表现为局部脑组织兴奋性增高。病理学研究发现,脑胶质瘢痕主要由胶原纤维、星形细胞纤维和周围血管组织构成,无神经细胞,底部的白质有胶质细胞增生。瘢痕与正常皮质间的中间区,只有软脑膜、硬膜动脉的吻合,缺乏毛细血管,并可见神经细胞和脑磷脂的破坏及神经元突触的再生,这种细胞再生现象是产生迟发性癫痫的重要原因。中间区的血流量只有正常脑区的 1/50,缺血造成的缓慢进行性灰质萎缩,也是产生致痫灶的原因之一。胶质增生和瘢痕形成,将周围组织向瘢痕中心牵拉,加上血管搏动的作用,对中间区的神经元树突形成机械性张力。而树突对这种张力很敏感,促使中间区成为致痫灶。

动物实验也证实了瘢痕在癫痫发作中的重要作用。将铝粉注射到鼠大脑皮质制造了外伤性癫痫模型。在注入铝粉后,一组接受泼尼松龙治疗和维生素缺乏饮食以阻止瘢痕形成,一组接受生理盐水注射和正常饮食作为对照。结果对照组出现了癫痫波,并常有局灶性发作,而治疗组癫痫活动明显减少。但是在癫痫已诱出后,再用泼尼松龙,则癫痫发作频率无明显改变。说明泼尼松龙通过阻止瘢痕形成来防止癫痫,却无抗癫痫作用。

(3)外伤后的代谢变化:脑外伤后血糖和有氧代谢发生变化,脑血流量下降,兴奋性氨基酸、K^+、乳酸等神经生化物质也有改变,造成脑组织的易感状态。继发性缺血、缺氧引起神经细胞膜的改变,致使细胞内外环境失衡,细胞内 Ca^{2+} 增加,激活 Na^+ 通道,使细胞膜去极化,降低了神经细胞兴奋域值。同时神经胶质细胞损伤,使其丧失了对神经元和突触前末梢细胞外间隙中 K^+ 和二氧化碳浓度的调节作用,破坏了局部电解质和酸碱平衡,使病灶附近的神经元兴奋性提高,诱发癫痫。另外,在很多动物模型和临床监测中,都观察到兴奋性氨基酸浓度在癫痫发作前后有大幅度升高,故有人认为兴奋性氨基酸是癫痫发作的启动因素。颅脑损伤造成的乙酰胆碱结合力障碍、谷氨酸代谢降低、恢复和维持细胞内 K^+ 浓度能力障碍以及酸类物质代谢紊乱等都是形成致痫灶的因素。

(4)点燃效应:又称癫痫发作的易化作用。颅脑外伤后第一次发作有一个潜伏期,在这一时期内,神经元的兴奋性不断变化,逐步建立起内部关键性联系,形成足够大的致痫网络,导致癫痫发作。对动物大脑进行低强度刺激,可以产生局灶性后发放,脑部出现痫样发放,而不出现运动效应。如重复这种刺激,使每次刺激引起的痫样电活动不断强化,最终每次刺激都能产生阵挛发作。这种点燃效应一旦建立就会持续相当长的时间。目前,已在多种动物中建立了这种点燃模型。杏仁核为点燃效应最敏感区,前梨状区皮质是所谓的"风暴区",是控制前脑及有关通路的各种癫痫发作的中心。在 21 例外伤性癫痫颞叶切除脑组织进行病理检查时发现所有标本都有胶质细胞增生,8 例有含铁血黄素形成,6 例有皮质的异位,94％的标本中有海马神经元丢失,其中齿状回门区细胞丢失最明显,严重时 CA_3 区和 CA_1 区也有细胞丢失。"点燃"效应对反复发作形成的癫痫通路有易化作用,是迄今为止对人类癫痫最有说服力的动物模型之一,也是人类外伤性癫痫发生、发展和治疗预防的理论依据之一。

外伤性癫痫的特点是局限生发作比全身性发作更多见,不同类型的癫痫发作可以发生在同一患者身上,额极部瘢痕周围起源的癫痫常无先兆,其形式多为全身性发作;中央一顶区病灶常引起对侧肢体运动或感觉性单纯部分性发作;内侧颞叶病灶常出现复杂部分性发作,这种发作常有腹部或听觉方面的先兆,表现为腹部有气流上升、恐惧感或幻听等;枕叶病灶常出现视觉先兆。癫痫发作以颞叶多见,可能原因是杏仁核和海马极易受脑外伤所致的缺血缺氧影响,另一个原因与外伤的特点有关,颞叶脑组织因颅底骨质不平易受挫伤或挫裂伤。枕叶癫痫少见。

外伤性癫痫脑电图特征外伤后癫痫患者脑电图上可出现慢波、棘波、棘慢波等一般癫痫常见的局限性异常,但无特征性改变,有时脑电图也可正常。正常脑电图约占 30％,异常 EEG 约占 70％,其中局限性异常占异常脑电图的 40％,广泛性异常占 60％。半数以上的外伤性癫痫在 10 年内停止发作,约 50％在 5 年内停止发作,这时脑电图也逐渐恢复正常。一般认为外伤后 EEG 异常有预后意义,EEG 上的棘波、棘慢波、局限性慢波或阵发性慢波长期不消失,预示将可能发生癫痫。但脑电图对预测是否发生晚期癫痫的作用不大,脑电图对早期外伤性癫痫的判断作用有限。

脑 CT 及 MRI 特征常表现有局部脑萎缩、软化灶、胶质瘢痕或囊肿形成,表现为脑室、蛛网膜下腔、脑池扩大,并因瘢痕收缩而将脑室牵引向病侧。异常多见于额颞区,而枕顶区少见。MRI 可以发现 CT 不能发现的异常表现,并可清晰地显示解剖结构的异常,MRI 的冠状位 T_2 像及质子像可显示海马萎缩,MRS(磁共振波谱)通过测定海马内 N-天门冬氨酸(NAA)和肌酐及胆碱的比值可发现海马硬化。Messori 利用 MRI 评估外伤后脑的形态学特点发现,需要外科治疗的硬膜下血肿及脑挫伤形成的局灶性胶质瘢痕是外伤性癫痫的高危因素,此种患者发生癫痫的风险比不需要手术治疗或单纯因硬膜外血肿而手术的患者高 4.38 倍,出血性脑挫伤形成的周围包有不完整含铁血黄素的胶质增生灶也是高危因素之一,而含铁血黄素被增生的胶质细胞完整包裹的则不是高危因素,含铁血黄素被不完整包裹的胶质增生灶比完整包裹的胶质增生灶其发生癫痫的风险高 6.61 倍,因此他认为外伤后的早期 MRI 追踪可以区分脑损伤后发生癫痫的高低。

(四)外伤性癫痫诊断

1.有明确的头部外伤史或手术史。

2.典型的癫痫发作表现对确定癫痫有决定性意义。

3.脑电图检查有癫痫样放电,包括常规头皮脑电图及长程(动态或视频)脑电图记录等。

4.脑 CT 或 MRI 扫描 CT 和 MRI 可以发现脑的软化灶、脑萎缩、脑室牵引性畸形等征象,MRI 此 CT 在显示脑结构性异常方面更为优越。MRS 可发现海马硬化。

5.正电子发射计算机断层显像(PET)和单光子断层扫描(SPECT)可帮助确定致痫灶,用于癫痫定位。

6.脑磁图(MEG)可帮助癫痫灶的定位,是一种无创性检查。

以上第 1 点和第 2 点是必备条件,其余可作参考。

(五)外伤性癫痫的治疗

【内科治疗】

与其他种类的癫痫一样,外伤性癫痫的治疗首选药物治疗。在诊断明确后,要明确以下几个问题:

1.需不需要应用抗癫痫药物　首先要考虑患者发作的次数,如果发作次数不超过每年 2 次,则服药的意义不大,因为服任何抗癫痫药物都有或多或少的副作用,且每天服药也让很多患者难以坚持。对于单纯感觉性部分性发作或发作范围不广的单纯运动性部分性发作,如果癫痫症状对日常生活和工作影响不大,或发作次数不多,权衡服用药物的利与弊,也可以不服用抗癫痫药物。

2.如果需要服药,要考虑患者的依从性,能不能遵循医嘱坚持服药,如果患者没有认识到癫痫所带来的危害,或患者对癫痫所带来的身体或心理上的副作用没有深刻的认识,面对药物的不良反应及长期规律地服药,很多患者是很难坚持的。据文献报道,不能规律服药或发作服药、不发作就停药比不服用抗癫痫药物的危害更大,面对这种情况,医生不能随意开出抗癫痫药物。

3.服用何种药物　这可根据医生的经验或发作的形式来决定,常用的抗癫痫药物有卡马西平、苯妥英、丙戊酸、扑米酮、苯巴比妥、乙琥胺、氯硝西泮、地西泮等,新药有氨己烯酸、拉莫三嗪、托吡酯等。

4.服用多久,何时停服　对于一般癫痫而言,在癫痫完全控制后 2 年可逐渐停药,但根据外伤性癫痫大部分能够自愈的特点,在癫痫完全控制后可以比一般癫痫早些停药,尤其是对于小孩不必拘泥于 2 年的限制。

【外科治疗】

外伤性癫痫具有自然痊愈的趋势,大约 50% 患者于发病 5～10 年内有希望终止发作,大约有 2/3 的患者在维持适当的抗癫痫药物浓度下,癫痫发作可得到较为满意的控制,因此对于外伤性癫痫选择手术时间应当慎重。一般认为对于外伤性癫痫经过正规抗癫痫药物治疗 2～3 年,如果仍控制不良的患者,可考虑外科治疗。对于发作频繁的患者或药物治疗后癫痫发作严重影响工作和日常生活的患者,可以早日手术治疗。虽然手术不应在初发后 3～4 年内进行,但也研究者认为早日手术可以打断癫痫加重脑外伤损害,而这种损害又能加剧癫痫发作的恶性循环,对改善患者的智能,加快脑外伤的康复有帮助作用。

外伤性癫痫手术治疗主要是致痫灶的切除,手术的关键在于对致痫灶的精确定位,术前要进行 CT、MRI 以及多次脑电图检查，必要时可进一步行 MRS、PET、MEG 检查，以帮助定位。术中可在皮层脑电图监测下寻找致痫灶。虽然颅脑损伤所致的脑膜-脑瘢痕是引起癫痫的主要原因，但瘢痕组织本身并不产生异常放电，致痫灶多在脑膜—脑瘢痕附近的皮质，手术时应将这部分组织充分切除。当致痫灶位于运动、语言等重要功能区时，术前需要了解瘢痕组织与功能区的关系，对青春发育前的小孩，功能区的功能是否转移至对侧或其他部位，功能区与瘢痕增生组织是浸润关系还是压迫关系。切除范围以不加重神经功能损伤为原则，对切除瘢痕后仍有大量异常放电者，可行损伤处周围皮层软膜下横纤维切断术或电灼术。

手术后应继续服用抗癫痫药物 1～2 年，手术效果取决于手术的时机、病灶切除是否彻底等多种因素，经手术治疗的患者，约有半数可获得优良效果。Penfield 报道 62 例，术后 22.5% 完全控制，22.5% 显著改善。Rasmussen 统计 625 例，病灶切除后平均观察 12 年，40% 发作完全停止，26% 明显减少。

（六）外伤性癫痫的预防

1.病因预防　尽量消除可能导致颅脑外伤后癫痫发作的各种因素，如开放性颅脑外伤创口的早期彻底清创，去除异物和骨折片，切除无生机的脑组织，清除颅内血肿，积极控制脑水肿，整复凹陷性骨折，缝合和修补硬膜，及时腰穿放出血性脑脊液，防止创口感染等。

2.预防性应用抗癫痫药物　预防性应用抗癫痫药物存在争论。1973 年 Rap POrt 等曾向 1354 位神经外科医生发出调查表，征求对药物预防治疗的态度，其中有 1064 位作了回答，58% 的人主张预防性治疗，42% 的人不用任何药物，其中 20% 的人认为药物不良反应超过预防的效果，9% 的人则认为预防性治疗无效。美国物理医学与糜复学院脑外伤小组（1998）对预防用药提出了如下建议：

（1）治疗标准如无癫痫发作病史，不建议对非穿透性脑外伤预防应用苯妥英钠、卡马西平、丙戊酸、苯巴比妥以阻止晚期癫痫发作。

（2）对高危患者可预防性使用苯妥英钠、卡马西平、苯巴比妥来阻止早期癫痫发作。

（3）不建议对穿透性脑外伤预防应用苯妥英钠、卡马西平、丙戊酸、苯巴比妥以阻止晚期癫痫发作。

（4）对于具体的预防用药时间长短的选择应权衡利弊，考虑药物效能/不良反应比，使治疗效果最佳，而不良反应发生风险小。血药浓度监测对实现这一目的是有帮助的。现普遍认为，对于存在高危因素的患者，在外伤后最初一周内预防行抗癫痫治疗效果最佳，不良反应最少。

我们自己的经验是针对不同脑外伤的情况用药，用药持续至病情稳定，主要是颅内情况稳定，包括颅内压基本正常，颅内水肿基本消退，因此重度脑外伤应用抗癫痫的时间则长于 1 周，有时长达 1 个月以上，而轻度脑外伤则几天即可。早期不能口服时应用苯巴比妥肌肉注射（成人 0.1～0.2g，每 8 小时 1 次；小孩每次 15～30mg/kg，每 8 小时 1 次），能口服或鼻饲后改用卡马西平（得理多）、苯妥英钠或丙戊酸等，有条件者早期可用德巴金静脉注射。

（七）外伤性癫痫的预后

外伤性癫痫的预后较好，较易用药物控制，在血药浓度的监测下可进一步提高疗效。一半以上的患者即使不用药物，在几年内也可自行逐渐停止发作，脑电图也可恢复正常，75% 的早期癫痫经适当处理后不再发作，其余 25% 的患者发生晚期癫痫，约有一半的晚期癫痫可获持久缓解。Walker 报道 739 例外伤性癫痫患者,其中 60％患者 10 年后不再发作,但也有部分患者发作越来越重,8％患者成为难治性癫痫,死亡率较无癫痫的外伤患者高,寿命也较短。

影响外伤性癫痫预后的主要因素有:

1.闭合性颅脑损伤较开放性颅脑损伤引起的癫痫预后好;

2.脑外伤得以及时彻底治疗者预后较好;

3.发作频率低者预后较好;

4.癫痫能迅速控制者预后较好;

5.全身性发作比部分性发作者预后较好;

6.有早期癫痫者预后较好,儿童比成人预后好;

7.潜伏期很长或很短都不是有利因素;

8.脑电图严重异常者预后差。

七、脑外伤后上消化道溃疡与消化道出血

(一)概述

临床上常常看到,在一些脑外伤和颅脑手术后的患者中,出现消化道出血。此时作急诊胃镜检查,常可以见到胃黏膜有弥漫的出血点、糜烂,甚至大面积的浅溃疡,胃黏膜病理呈急性炎症改变。这些临床症状统称为"应激"。

应激性溃疡(SU)因 1932 年由 Cushing 首先观察发现并提出,故又称 Cushing 溃疡,是机体在各种严重创伤、危重疾病以及严重的心理障碍等应激状态下,发生的急性胃、十二指肠黏膜糜烂、溃疡等病变,严重者可导致消化道出血、穿孔,并使原有疾病恶化。据相关资料报道,颅脑外伤后应激性上消化道病变的发生率高达 91％,出血发生率为 16％～47％,出血后病死率可高达 50％。刘兴华等报道 180 例的资料中,GCS 为 13～15 分,出血率为 10％,GCS 下降至 9～12 分时,出血率升高至 47.1％。当 GCS 下降至 3～8 分时,出血率急剧升高达 92％。这充分说明 GCS 与出血率之间有统计意义(P<O.001),GCS 越低,伤情越重,昏迷越深,则上消化道出血的发生率也就越高。但据费舟等对 118 例重型颅脑损伤患者死亡原因进行分析,发现死于上消化道出血患者仅占 3.4％。由此可见,虽然颅脑损伤并上消化道出血时病死率很高,但上消化道出血不是造成病死率高的原因,而颅脑损伤的轻重才是决定预后的关键因素。

患者入院时的血糖、年龄和 GCS 是消化道出血的危险因素。提示:入院时 GCS 越低、入院时高血糖的年龄大的 TBI 患者合并消化道出血的风险高。年龄>60 岁的 TBI 患者合并消化道出血的风险增加。

(二)发生机制

一般认为,颅脑损伤后上消化道出血的发生是下丘脑及脑干自主神经中枢功能改变、神经体液平衡失调引起的多种因素共同作用的结果。多数认为颅脑损伤后上消化道出血和以下因素有关:①颅脑损伤后发生强烈应激反应使交感神经-肾上腺髓质系统过度兴奋,以及原发和(或)继发的下丘脑、脑干、中枢神经系统内多巴胺神经元损伤,导致血中儿茶酚胺(CA)升高。体内儿茶酚胺增多引起胃黏膜血管强烈持续收缩,出现胃黏膜损害。②颅脑损伤后刺激副交

感或抑制交感中枢的自主神经调节失衡,引起胃酸、胃蛋白酶分泌增加。梁维帮等检测70例脑外伤患者的基础胃酸,发现出血组显著高于非出血组($P<0.05$)。动物实验也证实,刺激下丘脑某些区域时,胃酸分泌增加,过多分泌的胃酸进一步损害胃黏膜的屏障结构。以上①②在颅脑损伤后上消化道出血的发生过程中起到极其重要的作用。③在治疗中应用糖皮质激素,可能是上消化道出血的诱因之一。④凝血酶机制异常。脑组织损伤时可激活外源性凝血系统,导致血液凝固机制异常甚至DIC。梁维帮等观察到脑外伤后上消化道出血组患者FDP水平较无出血组显著升高。FDP是反映颅脑损伤后血凝异常最敏感的指标,故血凝机制异常可能在上消化道出血的发生中起一定的作用。

(三)应激性溃疡出血的诊断标准

应激性溃疡出血(SUB)分为显性出血与临床大出血。显性出血指:呕血、血性或咖啡色的胃内抽出物,黑便、便血。临床大出血指显性出血伴随着下列情况之一:①24小时内血压下降20mmHg;②体位改变时,血压下降10mmHg或心率每分钟增加20次;③24小时内血红蛋白下降20g/L,需输2个单位的全血;④需外科手术治疗的胃出血。

(四)预防和治疗

SUB对患者危害大,死亡率高,为了提高救治率,减少死亡率,故应采取积极的预防和治疗措施。SUB的预防效果直接影响着原发病的预后,因而防治SUB是抢救重症患者的一个不可忽视的环节。具体的方法:

1.全身支持及早期建立胃肠道营养,积极治疗原发病,及时纠正低血容量和酸碱失衡,是防治SUB的基础,纠正机体酸碱失衡及低血容量,可以增强胃黏膜上皮细胞抗酸能力。

2.药物预防与治疗

(1)胃黏膜保护剂:生理状况下,胃黏膜不断受到各种物理和化学因子的损伤,由于胃黏膜自身有一系列保护机制,包括黏膜前、黏膜和黏膜后保护,使得胃黏膜在形态和功能上能保持完整。胃黏膜保护机制受损害时,即使各种损害因子无增强,胃黏膜的形态和功能也可出现明显损害。胃黏膜保护剂能明显增强胃黏膜的保护能力,有利于胃黏膜的修复,因此越来越受到临床医师的重视。近年来,随着人们对胃黏膜保护机制认识的加深,越来越多的胃黏膜保护剂应用于临床,使胃肠道疾病治疗水平有明显提高。

1)传统胃黏膜保护剂

A.前列腺素及其衍生物:前列腺素(PG)是由必需脂肪酸合成的二十碳的氧合脂肪酸。PG不能在细胞中贮存,当需要时由细胞内一系列酶促反应迅速使花生四烯酸转化成PG。外源性PG对胃黏膜上皮细胞有直接保护作用,其主要机制有:促进黏液和HCO^-的分泌;增加胃黏膜血流量;刺激胃基底细胞向表面迁移,加快胃黏膜修复;提高黏膜磷脂含量,防止水溶性攻击因子对黏膜的损害;促进Na^+、Cl^-的转运,稳定细胞膜和溶酶体膜。外源性前列腺素口服后被胃酸和胃蛋白酶迅速消化分解,不能发挥其细胞保护作用,而人工合成的PG衍生物可以耐受胃酸和胃蛋白酶的消化作用,口服后可以发挥其抗酸和细胞保护作用。目前上市的PG衍生物有米索前列醇、罗沙前列醇、恩前列素。动物实验表明,预先或同时给予MPS可以防止大剂量阿司匹林、无水乙醇、强酸和强碱诱导的胃黏膜出血和溃疡形成,且这种作用和胃酸分泌抑制无关。临床使用MPS800μg/d,十二指肠溃疡4周愈合率达60%,胃溃疡4周愈合率达

64％和 H₂ 受体拮抗剂无显著差异。在使用 NSAID 时同时加用 MPS,4 周胃溃疡发生率为 0,而未加用 MPS 组胃溃疡发生率为 4％。PG 同时也有抑制胃酸分泌的作用,但所需剂量较大,临床常用剂量的药理作用主要是其胃黏膜保护作用。PG 的主要副作用是可以引起腹泻,其发生率为 6％～8％,其他有轻微恶心、上腹痛等,另外 PG 对妊娠子宫有收缩作用,因此孕妇不能使用 PG。

B.铝剂:硫糖铝为蔗糖八硫酸铝盐复合物,含铝量为 18.2％～20.7％,口服后 98％不吸收经肠道排除,2％吸收后以二糖硫酸盐形式经肾脏排除。硫糖铝在酸性环境下解离为带负电荷的八硫酸蔗糖,和溃疡面带正电荷的变性蛋白结合,形成一层保护性屏障,阻断胃酸、胃蛋白酶对溃疡的消化作用,防止胃黏膜进一步损伤。硫糖铝还可以促进胃黏膜合成内源性 PG,后者是一种重要的胃黏膜保护因子。此外,硫糖铝可以和表皮生长因子(EGF)结合并促进 EGF 在溃疡周围聚集,EGF 可以促进上皮细胞、肉芽组织、新生血管的生长,从而促进溃疡愈合。临床研究表明,硫糖铝对十二指肠溃疡和胃溃疡的 4 周愈合率和 H₂ 受体拮抗剂相似,对反流性食管炎、急性糜烂性胃炎的预防也有一定作用。硫糖铝水溶剂比片剂疗效更佳。硫糖铝的主要副作用是便秘,其发生率大约 4％。此外,硫糖铝可以影响 H₂ 受体拮抗剂、四环素、地高辛、氨茶碱等药物的吸收,降低其生物利用度。铝碳酸镁是一种抗酸剂,同时也具有胃黏膜保护作用。铝碳酸镁的胃黏膜保护作用机制有:增加胃黏膜上皮细胞的内源性前列腺素合成,增加胃黏膜血流量;铝碳酸镁具有抗脂质过氧化作用,清除氧自由基的氧化作用,氧自由基在黏膜损伤和溃疡复发中起重要作用;增加胃黏膜上皮细胞 EGF 和 EGF 受体的表达,EGF 可以促进胃黏膜上皮细胞增殖。

C.铋剂:枸橼酸铋钾(CBS)在酸性环境下,在溃疡基底部和溃疡肉芽组织形成一层坚固的氧化铋胶体沉淀保护膜,从而隔绝胃酸、胃蛋白酶对胃黏膜和溃疡的侵蚀作用。CBS 能刺激内源性前列腺素的释放,促进黏膜修复和溃疡愈合。此外,CBS 还能改善胃黏膜的血液循环、抑制和杀灭幽门螺杆菌。上述硫糖铝、枸橼酸铋钾并不能抑制酸分泌及中和胃酸,而是通过覆盖胃黏膜,在黏膜与胃酸之间形成薄的保护层来起作用。它还能与胃蛋白酶结合,抑制该酶分解蛋白质,并与胃黏膜的黏蛋白结合形成保护膜,覆盖溃疡面,利于黏膜再生和溃疡愈合。

D.替普瑞酮:替普瑞酮为一种萜类物质,具有组织修复作用,特别能强化抗溃疡作用。它能促进胃黏膜微粒体中糖脂质中间体的生物合成,进而加速胃黏膜及胃黏液层中主要的黏膜修复因子即高分子糖蛋白的合成,提高黏液中的磷脂质浓度,从而提高黏膜的防御功能。本品不影响胃的正常生理功能,如胃液分泌及胃运动功能。对盐酸、阿司匹林及酒精所致溃疡本品具有细胞保护作用,而 H₂ 受体拮抗剂和抗胆碱药则无此作用。本品还能改善氢化可的松引起的胃黏膜增殖区细胞繁殖能力低下,保持胃黏膜细胞增殖区的稳定性,促使损伤愈合。本品并能提高正常大鼠胃体部与幽门间黏膜中 PGE₂ 的合成能力,改善失血应激及固定水浸应激引起的胃黏膜血流量低下。

E.伊索拉定:化学名为 2,4-二氨基-6-(2,5-二氯苯基)-1,3,5-三嗪顺丁烯二酸。动物实验表明,伊索拉定对实验性胃黏膜损害(盐酸、乙醇、阿司匹林等所致)有明显的保护作用。Ueda 发现合用伊索拉定和 H₂ 受体拮抗剂比单独使用 H₂ 受体拮抗剂能明显减轻动物应激性溃疡的发生,对已经形成的应激性溃疡,合用伊索拉定也能明显提高愈合质量。伊索拉定通过强化胃黏膜上皮细胞间的结合,抑制上皮细胞的剥离、脱落和细胞间隙的扩大,增强黏膜细胞本身的稳定性,以发挥黏膜防御作用,抑制有害物质透过黏膜。其作用机制与提高胃黏膜细胞内cAMP、前列腺素、还原型谷胱甘肽及黏膜糖蛋白含量有关。

2)新型胃肠道黏膜保护剂

A.瑞巴派特:瑞巴派特是一种新型胃黏膜保护剂。动物实验表明,瑞巴派特可以清除黏膜上皮细胞内氧自由基,对中性粒细胞产生的氧自由基有显著作用,而对细胞损害作用非常强的羟自由基也有消除作用。瑞巴派特通过刺激胃上皮细胞生长、血管生成促进组织重建,直接刺激胃微小血管内皮细胞生长的作用。同时,瑞巴派特可以促进前列腺素合成,增加胃黏膜血流量。瑞巴派特也可以减少再灌注引起的小肠黏膜上皮细胞凋亡。临床研究证明,瑞巴派特可以使幽门螺杆菌相关性胃炎和非甾体抗炎药物引起的胃炎的组织学明显改善。Fujioka 在一项 206 例多中心随机双盲对照研究表明,使用 12 周瑞巴派特使溃疡愈合处组织学积分明显优于未用瑞巴派特组,而对幽门螺杆菌的根除率未有影响。

B.替丁类药物:目前常用的"替丁"类药物有西咪替丁(泰胃美)、雷尼替丁、法莫替丁、尼扎替丁和罗沙替丁。"替丁"类药物药理学上称之为 H_2 受体拮抗剂,它们能竞争性地拮抗组胺与 H_2 受体结合后引起的胃酸分泌,用于治疗消化性溃疡。传统的给药方法是一日剂量分次给药,如西咪替丁 200mg,每天 4 次或 400mg,每天 2 次;雷尼替丁 150mg,每天 2 次;法莫替丁 20mg,每天 2 次;尼扎替丁 150mg,每天 2 次;罗沙替丁 75mg,每天 2 次。近年来新研究表明,组胺的分泌以夜间为主,并且夜间胃液酸度在消化性溃疡,特别是十二指肠溃疡发病中起重要作用。白天的胃酸分泌与乙酰胆碱、胃泌素相关,且胃酸排出量不但与溃疡的形成无关,而且能维持正常的消化过程,特别是蛋白质的消化;促进钙和铁的吸收;有利于保持胃内无菌环境,避免念珠菌、幽门螺杆菌感染引起的溃疡愈合延缓和溃疡病复发。因此认为,"替丁"类药物白天服用实无必要,还有可能起不利健康的作用,而睡前将一日剂量一次给药,更有利于溃疡病的治疗,而且服用更为方便。临床观察证明了这种观点。目前已经在临床应用的"替丁"类药物一日剂量一次给药法为睡前服,西咪替丁 800mg,雷尼替丁 300mg,法莫替丁 40mg,尼扎替丁 300mg,罗沙替丁 150mg。

也有人报道,对于脑外伤后应激性溃疡用大剂量西咪替丁(甲氰咪胍)[20～30mg/(kg·d),分 6 次静滴]效果会更好。

应该注意的是本药物与其他多种药物配伍使用,有相互促进或抑制作用,故在使用前应该掌握其使用注意事项。

总之,作为预防性用药,我们采用了在治疗原发伤病基础上同时使用止血、制酸、保护胃黏膜等处理。伤后预防性使用常规剂量的西咪替丁、法莫替丁或奥美拉唑,一般用药 7～14 天,伤后 24 小时仍持续昏迷者即早期予胃管鼻饲或减压,在出现呕血、胃内抽出暗(鲜)红色血性液或咖啡样液时,抽空胃内容物,以冰生理盐水灌洗胃,使用云南白药、西咪替丁或硫糖铝混悬液止血,制酸,保护胃黏膜等药物灌洗胃;常规应用氨甲苯酸(止血芳酸)、酚磺乙胺(止血敏)或注射用血凝酶(立止血)7～10 天。如出现出血性休克予积极纠正,重型颅脑损伤并上消化道出血严重者,可同时应用阿托品治疗应激性溃疡(又称药物性迷走神经切除),阿托品 0.5mg/3h,肌内注射。

C.奥美拉唑:奥美拉唑又称洛赛克,是一种新型胃酸分泌抑制剂,可选择性非竞争性地抑制胃壁细胞中的质子泵 H^+-K^+-ATP 酶,从而阻断胃酸分泌终末关卡,产生强烈的抑制胃酸分泌作用,因此无论对基础分泌还是各种原因引起的应激性分泌均有强烈的抑制作用,使出血局部形成血栓从而达到止血的目的。为预防脑损伤后发生上消化道应激性溃疡出血,提倡伤后早期口服或经鼻饲管注入奥美拉唑。

每日早晨吞服 20mg。胃内食物充盈时,可减少吸收,故应餐前或空腹口服。本品治疗十二指肠溃疡疗程通常为 2～4 周,治疗胃溃疡及反流性食管炎疗程为 4～8 周。也可静脉滴注,即临用前将瓶中的内容物溶于 100ml0.9％氯化钠注射液或 100m15％葡萄糖注射液中,本品溶解后静脉滴注时间应在 20～30 分钟或更长。当口服疗法不适用于十二指肠溃疡、胃溃疡和反流性食管炎的患者时,推荐静脉滴注本品的剂量为 40mg,每日 1 次。

本品可延缓经肝脏代谢药物在体内的消除,如地西泮、苯妥英钠、华法林、硝苯地平(硝苯啶)等,当本品和上述药物一起使用时,应减少后者的用量。

D.生长抑素:生长抑素的全称为生长激素释放抑制激素(施他宁),是存在于胃黏膜、胰岛、胃肠道神经、神经垂体和中枢神经系统中的肽激素。具有抑制胃分泌和蠕动,以及在下丘脑/垂体中抑制促生长素的释放。其主要药理学特点为:一方面它可以通过局部的反馈机制抑制促胃液素的分泌,同时抑制胃蛋白酶、组胺和促胃液素诱发的胃酸分泌,从而达到预防和治疗 SUB 的目的。另一方面可通过减少胃肠道血流量,抑制胃酸和多种消化酶的分泌,促进血小板凝集和血块收缩等作用达到止血的目的。生长抑素原是治疗上消化道大出血的,主要是食管静脉曲张出血:开始先静滴 $250\mu g$(3～5 分钟内),继以 $250\mu g/h$ 静滴,止血后应连续给药 48～72 小时。以往文献中已有用于术后 SUB 治疗的报道,近年来生长抑素用于预防 SUB 是对于该药的较新尝试。

E.表皮生长因子(EGF):主要存在于唾液腺中,也可由胰腺和十二指肠巴氏腺分泌产生,胃和小肠上皮细胞均有 EGF 受体,EGF 具有很强的生物学活性,可促进上皮细胞 DNA、RNA 和蛋白的合成,促进上皮细胞的分裂增殖,增强黏膜修复能力。EGF 还可以刺激内源性前列腺素释放,增加黏膜血流量、黏液和 HCO_3^- 的分泌,抑制胃酸分泌,有利于黏膜保护。动物实验表明,经口服或皮下注射人工合成的 EGF 均可显著增强大鼠胃黏膜对乙醇损伤的保护作用。

3.内镜介入治疗 内镜直视下各种止血技术的发展和完善使止血率明显提高,手术率下降,病死率下降,目前已被国内外专家推荐为首选方法。

(1)局部注射:高渗盐水和肾上腺素、硬化剂、凝血酶。

(2)热凝固止血:热探头、单极或多极电凝、激光、微波。

(3)局部喷洒:5％～10％孟氏液、凝血酶、去甲肾上腺素液、有机黏胶。

药物喷洒疗法适用于黏膜糜烂及浅小溃疡出血。方法简便,临床应用较多。常用药物有:①去甲肾上腺素:可收缩胃内小动脉,减少局部血流而止血。常用浓度为 4～8ml/100ml,一般喷洒 20～40ml/次。据报道该药在肝脏灭活,不会对全身产生影响。有效率 80％～86％。②Monsell 液:即碱式硫酸铁溶液,是一种强收敛剂,可使出血灶周围血管收缩甚至痉挛并促使血液凝固。即刻止血率 90％～100％。常用浓度为 5％～10％。高浓度虽止血快,但会引起呕吐、腹泻等不适。有报道高浓度 Monsell 液致食管、贲门括约肌痉挛而使胃镜取出困难,通常每次喷洒 50～100ml。③凝血酶:可促进生理性凝血过程,高效而无副作用,但形成的血凝块易脱落故须注意再出血情况,据报道 1 分钟止血率达 98.8%。

(4)血管夹:对小动脉出血总止血率达 70%～90%,用于食管静脉曲张的套扎术。

(刘　念)

第十一节　颅内压增高

颅内压(ICP)是指颅腔内容物对颅腔壁所产生的压力。由于存在于蛛网膜下腔和脑池内的脑脊液介于颅腔壁与脑组织之间,并与脑室、脑池和脊椎管内蛛网膜下腔相连通,因此,临床上常以侧脑室内、小脑延髓池和腰段蛛网膜下腔所测得的脑脊液静水压来表示 ICP。正常成人在身体松弛状态下侧卧时的腰穿或平卧时侧脑室内的压力高度约为 0.78～1.76kPa(80～180mmH$_2$O),儿童为 0.39～0.88kPa(40～90mmH$_2$O);坐位时腰穿压力约为 3.43～4.41kPa(350～450mmH$_2$O)。用 ICP 监护仪测定 ICP 曲线上显示的平均 ICP,是曲线图上相当于波宽的 1/3 处,也就是曲线下缘的舒张压处加上 1/3 的脉压(曲线图上、下压力之差),相当于 0.67～2.0kPa(5～15mmHg)。

平卧时成人 ICP 持续超过正常限度 200mmH$_2$O 或 1.95kPa(15mmHg),即为颅内高压。ICP 生理性增高可发生于咳嗽、喷嚏、体位变化或压迫颈静脉等情况。这些升高有时可很显著,但因其为一过性且压力通过颅脊轴均等分布,一般耐受良好。病理性升高可表现为慢性进行性、突然升高或持续性稳态颅内高压。如不能及早发现和及时处理,则可导致脑灌注压降低,脑血流量减少,因缺血、缺氧而造成中枢神经系统功能障碍,甚至可因颅内高压而引起脑疝,危及患者生命。

一、颅内高压的发生机制

颅缝闭合后,颅腔容积已相对固定。颅腔内容物包括脑组织(1400g)、脑脊液(75ml)和血液(75ml),正常情况下,此三者的总容积与颅脑总容积保持动态平衡,维持 ICP 在正常水平。三种颅内容物均不能被压缩,但在一定范围内可以相互替换。所以三者中任何一种体积的增加,均可导致其他一种或两种内容物体积代偿性的减少,从而使 ICP 仍维持在相对平稳的状态,不致有很大的波动,这是颅内容积(或空间)代偿基本的概念,即 Monroe-Kellie 原理。

因为脑组织体积比较恒定,尤其是在急性 ICP 增高时不能被压缩,ICP 的调节就在脑血容量与脑脊液量间保持平衡。在正常情况下,为维持脑组织最低代谢所需的脑血流量为 32ml/(100g·min)[正常为 54～65ml/(100g·min)],全脑血流量为 400ml/min(正常约 700～1200ml/min),脑血管内容量应保持在 45ml 以上,脑血容量可被压缩的容积约占颅腔容积的 3%左右。脑脊液是颅内 3 种内容物中最易变动的成分,在脑室、脑池和颅内蛛网膜下腔的脑脊液量,约在 75ml 左右,约占颅腔容积的 5.5%。当发生颅内高压时,首先通过脑脊液减少分泌,增加吸收和部分被压缩出颅以缓解 ICP 升高,继之再压缩脑血容量。因此,可供缓解颅内高压的代偿容积约为颅腔容积的 8% 左右。

使颅腔容积缩小的各种伤病如大面积颅骨凹陷骨折、向颅腔内生长的骨瘤或骨增生性疾病如颅骨发育不良症，或先天性狭颅症和颅底凹陷等，均可有一定程度的颅内高压症状出现。最常见的还是颅内容物体积增加或颅腔内病理性地出现第 4 种内容物（如血肿、肿瘤），当其容积超过代偿容积后，即可出现颅内高压症。

二、颅内高压的常见病因

ICP 增高是神经系统多种疾病所共有的一种综合征。由于 ICP 增高主要是颅腔空间与其内容物体积之间不平衡引起，故引起 ICP 增高的具体病因不外乎两大类：各种引起颅腔空间狭小的情况和颅内容物体积扩张的各种情况。

（一）引起颅腔狭小的原因

在颅脑损伤情况下，主要是广泛性颅骨凹陷骨折，其他尚包括各种先天性狭颅畸形、颅颈交界畸形、颅骨向内的异常增厚，如向内生长的颅骨骨瘤、颅骨结构不良、畸形性骨炎等。

（二）引起颅内容物体积增加的原因

1. 脑体积增加　临床上最常见的是脑水肿，可由脑损伤、炎症（脑炎、脑膜炎）、全身性疾病如休克、窒息、小儿中毒性肺炎或中毒性痢疾引起的中毒性脑病等。

2. 脑血容量增加　各种原因引起的二氧化碳蓄积和碳酸血症；颅内各种血管性疾病如动、静脉畸形、血管瘤、脑毛细血管扩张症；下丘脑、鞍区或脑干等处血管运动中枢附近受到刺激后所导致的急性脑血管扩张（急性脑肿胀），以及各种类型的严重高血压症等均可因脑血容量增加而引起 ICP 增高。

3. 脑脊液量增多　脑脊液分泌和吸收功能障碍所引起的交通性脑积水，常见的有婴幼儿先天性脑积水，静脉窦栓塞或蛛网膜粘连后引起的交通性脑积水，蛛网膜下腔出血后因红细胞堵塞蛛网膜颗粒所引起的脑积水等。较多见的是因脑脊液通路上受阻塞的阻塞性脑积水，或先天性延髓及扁桃体下疝畸形（Arnold-chiari 畸形）、第四脑室闭锁症等。

4. 颅内占位性病变　常见的有颅内血肿、自发性颅内出血（出血性脑卒中、血管瘤或动、静脉畸形引起的蛛网膜下腔出血）、颅内肿瘤（胶质瘤、脑膜瘤、神经纤维瘤、巨大的颅咽管瘤或垂体瘤、松果体瘤、皮样或上皮样囊肿、脊索瘤和转移瘤）、颅内脓肿、颅内肉芽肿（结核瘤、真菌性肉芽肿等）、寄生虫病（颅内血吸虫、囊虫、包虫及肺吸虫等）。

这些疾病可由于上述 4 种因素之一或两种以上的因素而产生 ICP 增高，如颅脑创伤患者可同时或在疾病发展过程中先后出现脑血管扩张、脑水肿、颅内血肿等。

三、颅内高压的病理生理学

各种原因所引起颅腔容积与颅内容物容积之间的稳态平衡遭到破坏，且超过一定的代偿限度，就发生 ICP 增高。由于颅内容积代偿功能的存在，随着各种引起 ICP 增高的情况出现，早期即可启动脑脊液量的被置换出颅内和调节脑血流量的代偿过程，压力和容积间的关系，通过 ICP 的持续监测,可以颅内容积/压力关系曲线来反映 ICP 增高的过程和生理调节功能。如 ICP 增高超过了颅内代偿功能限度,ICP 不断持续升高,则可引起脑血流量调节功能发生障碍,脑组织缺血缺氧严重,加重了脑水肿,使脑组织体积增加,ICP 更上升,可使脑组织移位形成脑疝,终致脑干受压造成呼吸、心血管中枢衰竭而死亡。

(一)颅内容积代偿

可以从 ICP 监测所示的容积/压力曲线反映出临床特点。容积/压力曲线是 1965 年 Langfitt 用狗为实验动物,硬脑膜外腔置入一小水囊,每小时向囊内注入生理盐水 1ml,观察 ICP 变化曲线。曲线的水平部分代表 ICP 增高时的代偿期,垂直部分代表失代偿期,转折点即为两者的临界点。在临界点前虽颅内容物容积有增加,但可借脑脊液置换和脑血流量减少来代偿,不致出现明显的 ICP 增高症状。若一旦达到临界点后,增加的颅内容积仅少量,但 ICP 上升的幅度却明显加快,说明此时的生理调节功能已渐丧失。临床上可见到缓慢生长的肿瘤,可较长时间不出现颅内高压症状,一旦出现 ICP 增高症状,病情发展明显加速,短期内即可出现颅内高压危象或发生脑疝。在一些进展迅速的占位性病变,ICP 短期就开始升高,并随着病变的发展使 ICP 持续上升。

压力.容积关系也可用颅内的回缩性和顺应性来表示。两者是一对矛盾。回缩性来自颅脊髓腔内结构的可塑性与弹性所产生的阻力,即单位容积的变化所产生的 ICP 变化;顺应性表示颅内的容积代偿能力,即允许颅腔内所能接受的容量,是单位 ICP 的变化所需的容积量,即颅腔内可供调节 ICP 升高的容积量。当代偿功能较多地保留时,则顺应性强而回缩性弱;反之,则顺应性弱而回缩性强,两者成反比。在颅腔内容积压力代偿过程中,ICP 的上升速率依赖于脑的顺应性。严格地讲,顺应性定义为压力变化时功能性的体积变化。因此,言及 ICP 最合适的说法应是可塑性,即体积变化时功能性的压力变化。而顺应性更多的是反映颅腔容积代偿的能力。在正常情况下,脑顺应性良好,可以耐受中度体积变化而 ICP 升幅极小。当顺应性受损时(如水肿、血肿、血管充血、脑脊液或血管通路的梗阻),微小不良刺激即引起 ICP 急剧升高。

1973 年 Marmarou 提出用压力-容积指数(PVI)来量化颅内顺应性。由于典型的容积-压力曲线表现为指数曲线,在曲线上某一点所测得顺应性不等于其他部位的顺应性。若将压力转换为对数,在半对数坐标上,可使容积-压力曲线直线化,该直线斜率即为 PVI。

PVI 是一个计算值,表示为使 ICP 升高 10 倍所需的液体量。为确定 PVI,注射或抽取 1ml 液体进出脑室系统,可发现立即产生的 ICP 瞬变值。PVI 值在 20ml 以上说明顺应性正常;PVI 值介于 15～20ml 提示顺应性下降,存在 ICP 显著增高的可能,通常适度处理后可以控制;PVI 值小于 15ml 提示顺应性很差,预示很大可能发生不可控制的颅内高压。正常成人和颅脑创伤后不同 PVI 时的压力。临床上常发现颅脑创伤后由于 PVI 下降较小,血肿量增加,可引起大幅度 ICP 上升。

遗憾的是,测定 PVI 有风险。注射或抽取液体必须开放脑室引流系统,明显提高感染概率。当顺应性降低时,注射液体来测定 PVI,可诱发或加重颅内高压。抽取液体时,有将脉络丛或室管膜组织吸入导管的可能性,装置内全部液体可被迅速抽取,而不能正确反映压力变化,均影响 PVI 的准确性。这些因素严重限制了 PVI 的临床应用。

(二)脑血流量的调节

脑血液循环的主要功能是向脑组织供氧及其他营养物质、清除其代谢废物、运送激素与介质以实现脑组织对靶器官的调节功能。脑组织血液供应极其丰富,正常成人平均脑血流量(CBF)约为 60ml/(100g 脑组织·min),全脑的供血量约占心排出量的 15%,而脑组织的重量仅占身体重量的 2%,说明脑组织的复杂功能需要总体较多的血液来支持。另一方面,脑组织没有足够的能量储备,所以脑组织对缺血缺氧非常敏感,容易遭受缺血缺氧损害,但脑血流量太多也会破坏脑组织的内环境稳定而导致脑损伤。因此保证脑组织恒定适当的血流量对维持其生理功能是非常重要的。

脑血流量的大小与脑灌注压(CPP)成正比,与血管阻力(CVR)成反比。血管阻力主要取决于阻力血管管径的大小即血管的收缩或舒张,血液的黏稠度也起一定的作用,为了保证脑组织恒定适当的脑血流量,机体依靠精密的脑自动调节功能来维持这种关系。从生理上可分为两种自动调节功能:压力自动调节和代谢自动调节,两者都是通过改变阻力血管的管径(即改变 CVR)来发挥作用的。

1.压力自动调节　脑血管随管腔压力变化而改变其管径,使脑血流量在一定灌注压范围内得以保持稳定不变或少变,此调节过程称脑血流的压力自动调节。当 CPP 增高,阻力血管壁上的平滑肌受到的压力增加,阻力血管即发生收缩,使管径缩小,CVR 增大,减少过多的血流通过;反之,当 CPP 下降,阻力血管扩张,管径扩大,CVR 减少,使通过的血流量增加,使 CBF 不致减小,此即为脑血管的压力自动调节。脑血管的这种压力自动调节,对全脑血流量的稳定具有保证作用。脑血管的自动调节功能是有限度的,阻力血管平滑肌收缩都有一定限度,当阻力血管的平滑肌收缩已达极限,再增加 CPP,血管的阻力也不会再增大,这就是自动调节的上限,约相当于 CPP 为 16.0～17.3kPa(120～130mmHg),越过此上限,则 CBF 将随 CPP 的增高呈线性递增,即发生脑灌注压突破(脑过度灌注),脑血管将扩张、充血,血管渗透性增加,有血液或血细胞渗出,出现脑肿胀,使 ICP 增高。如 CPP 下降,阻力血管扩张,血管腔扩大到极限,如 CPP 继续下降,血管也不会再扩大,这就是自动调节的下限,约相当于 CPP 为 6.7～8.0kPa(50～60mmHg),CPP 低于这个水平,CBF 将随 CPP 的下降呈线性减少,发生脑缺血甚至梗死。压力自主调节在脑损伤时常被破坏。多数情况下其功能可得到部分保留,表现为自主调节的 CPP 下限移向较高的 CPP 水平(上限基本不变),低于此水平,将发生灌注不足。各种旨在提高 CPP 的治疗措施的目标是努力维持 CPP 在此范围之上。遗憾的是,对特定患者而言,无法知道可以接受的最低 CPP 值,经常应用的 CPP 治疗阈值 60～90mmHg 主要是理论上的推测。脑血管的压力自动调节功能不是固定不变的,受多种因素的影响,如神经调节功能、脑的代谢情况、颅脑损伤或病变的影响、血二氧化碳及氧分压和患者全身情况等。在自动调节功能被完全破坏情况下,CBF 与 CPP 呈正比,应尽力维持 CPP 在稍高于可保持适当充足 CBF 的 CPP 点之上的一个窄幅范围内,若 CPP 太低,将发生灌注不足,CPP 过大,CBF、脑血容量(CBV)增大,导致 ICP 增高、血管源性脑水肿加重。因此,此时估计个体患者的 CPP 值具有重要意义。

2.代谢自动调节　脑代谢自动调节系脑组织根据细胞代谢需要自动调节 CBF 水平,对脑血流量在脑内的分布起着合理分配作用,以维持脑的正常生理功能。脑代谢增高时,细胞外液内氢离子、钾离子及腺苷的浓度增高，血管便扩张，CBF 就增加；反之，脑代谢降低时，细胞外液内增高的化学物质被冲洗，便使血管收缩，局部脑血流量就减少。通过脑代谢自动调节机制，脑组织缺血缺氧或高碳酸血症时，血管便扩张，CBF 增加；过度通气时引起血中氢离子减少，促使血管收缩，CBF 减少。CBF 不足导致代谢应激，引发血管扩张，将提高 CBV，从而诱发或加重颅内高压。与自动调节功能部分保留的情况相类似的是，此时通过提高 CPP 来升高 CBF 可以实际上降低 CBV，降低 ICP。脑损伤一般不易使代谢自动调节功能受损，即使在严重颅脑损伤仍多保留。

（三）全身性血管加压反应

在急性颅脑损伤和急性 ICP 增高的患者中，为保持脑灌注的相对恒定，机体通过自主神经系统的反射作用来调节脑血流量，此时体内儿茶酚胺异常释放，又名神经性调节反应（Cushing 三主征）。即周围动脉收缩而使动脉压升高，增加每次心搏出量而出现心搏有力而慢，以达到提高脑血流的灌注压。同时呼吸变慢变深，使肺泡内二氧化碳和氧能充分交换，以提高血氧饱和度，改善缺氧情况。但当 ICP 急剧上升达动脉舒张压水平，动脉血二氧化碳分压上升近 6.6kPa(50mmHg)亦可使此神经反应丧失而发生血压骤然下降，脉搏变细弱，呼吸变浅或不规则甚至停止。这种全身性血管加压反应的中枢，不仅在延髓内的血管运动中枢和呼吸整合中枢，还受自额叶眶回、额极、岛叶尖端到扣带回前部内脏运动中枢的影响，并与下丘脑视前区、垂体漏斗、中脑等处血管运动和呼吸整合中枢相联系，也受到主动脉弓和颈动脉窦的压力和化学感受器的支配。

呼吸整合中枢较血管运动中枢的应激性为高，对缺血缺氧的敏感性也灵敏，但耐受性较差。因此，临床上呼吸的节律和幅度改变较血压、心跳等的变化为早，也易于衰竭，不易恢复。

（四）临床所见 ICP 增高的类型

由于 ICP 增高的原因及发病原理不同，临床所见的 ICP 增高可区分为两种不同的类型。一种是弥漫性 ICP 增高，颅内各部位压力普遍增高，没有明显的压力差，因而颅内结构没有明显的移位。临床上所见的外伤性弥漫性脑肿胀、全脑缺血缺氧、脑膜脑炎、蛛网膜下腔出血、各种毒血症引起的全脑性脑水肿等都属于这一类型。另一种为颅内某一部分先有局部压力升高，通过脑的移位将压力传到颅内各部，使整个 ICP 升高，在颅内的不同部位有比较明显的压力差，病变所在区域常常压力最高，并构成压力源。临床所见外伤性颅内血肿、各种颅内占位病变。

上述两种 ICP 增高时，颅内的生理调节机制是不同的。弥漫性 ICP 增高时，生理调节较为有效，机体所能耐受的压力程度较高，当压力解除后，神经功能的恢复较快。局限性压力增高时，机体调节功能较差，能耐受的压力程度较低，ICP 增高超过一定时间后，解除压力后，其神经功能恢复较慢。之所以有上述区别，可能与脑移位有关，特别是与脑干的轴性移位有关。脑干局部高压引起脑血管的自动调节功能损害，受压较久后血管张力丧失，脑血容量随血压的提高而扩张，血流淤积，血管通透性增加，压力解除后，血管调节功能不易迅速恢复，反易出现脑实质内出血、水肿，故神经功能不能较快恢复。临床上对此两类不同的 ICP 增高，应有所区别，选择适当的救治措施，有利于患者的救治。

四、颅内高压的分期和症状

ICP 增高的发展过程，根据临床症状和病理生理特点，分为代偿期、早期、高峰期和晚期（衰竭期）四个不同阶段。应该引起重视的是，有些患者分期并不明确。

（一）代偿期

病变虽已开始形成，但处于初期发展阶段。由于颅腔内有占总容积 8％～10％以下的代偿容积，所以只要病变本身和病理变化后所占的体积不超过这一限度，ICP 仍可保持在正常范围内，临床上也不会出现 ICP 增高的症状和体征，所以早期诊断较为困难。

此期进展的快慢，取决于病变的性质、部位和发展的速度等因素。如良性肿瘤和慢性硬脑膜下血肿，病变发展较缓慢，一般产生的脑水肿也较轻，故此期持续的时间都较久，甚至数月到数年。急性颅内血肿、脑脓肿和恶性肿瘤因病变发展较快，周围的脑组织也有较为广泛和严重的水肿反应，这种原发性改变可迅速地超过颅腔的代偿容积，所以此期一般都较短。如急性颅内血肿此期仅为数十分钟到数小时，脑脓肿为数日到数周，恶性肿瘤多为数周或 1～2 个月。病变位置对 ICP 增高临床也有重要意义，如前颞叶病灶因受颞窝限制及邻近脑干之故，可在 ICP 较低状态（15mmHg）即出现小脑幕切迹疝。

（二）早期

病变发展并超过颅腔的代偿容积，但 ICP 低于平均体动脉压值 1/3，小于 4.7kPa（35mmHg），脑灌注压值为平均体动脉压值的 2/3，脑血流量也保持在正常脑血流量的 2/3 左右，约 34～37ml/(100g 脑组织·min)，动脉血二氧化碳分压值在正常范围内。脑血管自动调节反应和全身血管加压反应均还保持良好。但脑组织已有早期缺血缺氧和脑血流量减少，血管管径也有明显改变，所以逐渐出现 ICP 增高症状和体征如头痛、恶心、呕吐，并可因激惹引起 ICP 的进一步增高。还可见到视神经盘水肿等客观体征。在急性 ICP 增高时，尚可出现血压升高、脉率变慢、脉压增大、呼吸节律变慢、幅度加深的 Cushing 反应。

（三）高峰期

病变已发展到严重阶段，ICP 为平均动脉压值的 1/2＝4.7～6.6kPa（35～50mmHg），脑灌注压也相当于平均体动脉压值的一半，脑血流量也为正常的一半约 25～27ml/(100g 脑组织·min)。如 ICP 接近动脉舒张压水平，动脉血二氧化碳分压超过 6.1kPa（46mmHg）而接近 6.6kPa（50mmHg）时，脑血管自动调节反应和全身血管加压反应可丧失，可出现脑微循环弥散性梗死。此时患者有剧烈头痛、反复呕吐、视神经盘高度水肿或出血，神志逐步趋向昏迷，并可出现眼球、瞳孔固定散大或强迫头位等脑疝先兆症状。

（四）晚期（衰竭期）

病情已发展到濒危阶段，ICP 增高到相当于平均体动脉压，灌注压＜2.6kPa（20mmHg），血管阻力已接近管腔完全闭塞，脑血流量仅为 18～21ml/(100g 脑组织·min)，脑代谢耗氧量（$CMRO_2$）＜0.7ml/(100g 脑组织·min)[正常值为 3：3～3.9ml/(100g 脑组织·min)]，动脉血二氧化碳分压接近 6.6kPa（50mmHg），动脉血氧分压下降到 6.6kPa（50mmHg），动脉血氧饱和度＜60％。此时患者处于深昏迷，各种反射均可消失，出现双瞳孔散大、去脑强直等现象，血压下降，心跳快弱，呼吸浅速或不规则甚至停止，脑电图上呈生物电停放，临床上可达"脑死亡"阶段。

五、颅内高压的处理原则

ICP 增高是一种继发的临床综合征，其原因和发生机制各不相同，原发病变和颅内高压本身所引起的病理生理改变也常很复杂而严重。因此其治疗方法也是多方面的，但基本的原则是患者全身状况（原发病和继发的病理生理及生化改变）和颅内高压的治疗并重，两者不可偏废。只注意降低 ICP 而忽略颅内高压发生的机制并给予有效的处理，则增高的 ICP 即使在间断的降颅压措施下，仍将继续存在而难于逆转。因此降颅压疗法是临时治疗措施，而治本的方法是除去引起压力增高的原因和终止其病理生理过程。当然 ICP 暂时降低本身可也可消除 ICP 增高的不利影响（如脑缺氧所致的脑水肿）而有减少压力继续增高的可能。处理的目标是降低 ICP、合理调整体动脉压以维持合适的脑灌注压。

（一）ICP 监测

颅内高压合理有效的治疗必须以准确持续的 ICP 和 CPP 监测为依据。ICP 监测有助于判断病情、治疗时机方法的选择、观察治疗效果、判断预后，已成为 ICP 增高患者救治中重要的手段。

对于具有下列情况者需予 ICP 监测：颅脑创伤格拉斯哥昏迷量表（GCS）评分小于 8 分和头颅 CT 异常患者，头颅 CT 异常是指颅内血肿、脑挫裂伤、脑肿胀或基底池受压。

对于颅脑损伤患者头颅 CT 正常但符合以下 3 种情况中的两种也应行 ICP 监测：①年龄大于 40 岁；②单侧或双侧呈去脑或去皮层状态；③收缩压低于 90mmHg。

而 GCS 评分＞8 分在以下情况行 ICP 监测：①多发伤手术需麻醉时间延长；②机械通气使用镇静剂或肌松剂；③使用使 ICP 增高的治疗方法如呼气末正压（PEEP）；④专科医师认为颅内高压存在概率较高的其他情况如颅内多发血肿严重脑肿胀等。

根据 ICP 进行相应治疗可以提高患者的预后，没有 ICP 监测根据经验来治疗 ICP 增高预后相对较差。在颅脑创伤患者 ICP 增高时控制不力，会导致脑灌注不足脑缺血缺氧加重致死亡率病残率上升，而 ICP 不高时，使用降 ICP 治疗如高渗性脱水、过度通气、镇静、镇痛、肌松治疗均有潜在不良反应。

临床上一次性测定 ICP 的方法，是通过颅骨钻孔穿刺侧脑室或侧卧位腰椎穿刺测定的脑室内压或椎管蛛网膜下腔的脑脊液静水压。这种方法只能一次性测定 ICP，不能连续地观察 ICP 的变化，其所测的压力为颅脊腔开放的压力，都伴有部分的脑脊液流失。虽然脑脊液流失量很少，但对 ICP 仍然有影响，特别是 ICP 越高，影响越大；腰穿测压还必须颅脊腔保持通畅，如有脑疝，则颅脊腔已不相通，测得的压力也不能代表 ICP。

ICP 监测技术主要包括植入法和导管法。植入法是将微型传感器置入颅内（简称体内传感器或埋藏传感器），传感器直接与颅内组织（硬脑膜外、硬脑膜下、蛛网膜下腔、脑实质等）接触而测压。导管法借引流出的脑脊液或用生理盐水充填导管，将体外传感器与导管相连接，借导管内的液体与传感器接触而测压。无论是体外与体内传感器都是利用压力传感器将压力转换为与 ICP 力大小呈正比的电信号,再经信号处理装置将信号放大后记录下来。由于传感器放置的位置不同,可得出不同的压力数据,因而有脑室压(IVP)、硬脑膜下压(SDP)、硬脑膜外压(EDP)、脑组织压(BTP)之分。由于颅内各部位的结构不同,组织弹性和顺应性不同,所测得的压力,有小的差异,但都被承认为 ICP 的代表。目前最常用者为脑室插管和脑实质内光导纤维尖端监测器和蛛网膜下腔螺栓。多数学者认为脑室内插管法是当前优点最多的监测方法。它能准确测定 ICP 与波形,便于调零和校准,可行脑脊液引流并可促使脑水肿液的廓清以降压,是黄金标准。脑实质内光导纤维测压,四周均为脑组织,监测到的压力与脑组织所含的血容量和含水量有很大的关系,故测得的压力与其他几种压力有较大的差别,常用以反映脑水肿的程度。ICP 监测连续记录下来的正常 ICP 波为一种脉冲波,是由脉搏波以及因呼吸运动而影响着颅内静脉回流的增减而形成的波动组成。所以 ICP 波的组成与动脉的灌流与静脉的引流两个因素有关,当快速记录时(80～200mm/min),两种波形都可以分别从图像上看出来。但进行 ICP 监护时常持续记录数日,因此压力图像常用慢记录(2mm/min)表示,则各波互相重叠,组成一条粗的波状曲线。曲线的上缘代表收缩期 ICP,曲线的下缘代表舒张期 ICP,后者加 1/3 的压差为平均 ICP,即通常所说的 ICP 值。

ICP 增高的分级如下:正常 ICP(5～15mmHg);轻度增高(15～20mmHg);中度增高(20～40mmHg);重度增高(>40mmHg)。

颅脑创伤患者 ICP 监测的禁忌证:严重凝血功能障碍,目前认为要求 INR<1.2 可行植入监测。

ICP 增高的治疗域值:无去骨瓣减压时>20mmHg,去骨瓣减压时 ICP>15mmHg 即需干预降颅压治疗。亦有的中心选择 25mmHg 作为干预降颅压治疗的域值。ICP 监测应和临床症状、脑 CT 扫描情况三者结合用于指导治疗。

ICP 监测的部位包括脑室内、脑实质内、硬膜下、硬膜外、蛛网膜下腔。以脑室内最为准确,并可用释放 CSF 来降低 ICP 兼有治疗作用,优先选用。对于 ICP 监测引起的颅内感染或出血等并发症情况,感染发生率为 1%～10%,主要为脑室炎,监测时间少于 5 天,几乎无感染。出血发生率为 1%～2%。导致患者残疾的情况极为罕见,故不应由此理由而放弃监测ICP。脑实质内 ICP 监测准确性类似于脑室内 ICP 监测,由于不能重新标定,可能导致测量误差,在脑室内 ICP 监测不能达到的情况下采用脑实质内 ICP 监测。蛛网膜下腔、硬脑膜下、硬脑膜外 ICP 监测准确性欠佳。

对于 ICP 监测的时间,可持续监测 3～5 天,一般不超过 7 天。临床需要 ICP 监测超过 10 天时,建议换对侧重置探头监测。目前在一些大的神经创伤中心采用 ICP 增高的程序化处理,具有相对的合理性。

(二)ICP 增高的基础治疗

临床上许多因素影响 ICP,避免这些因素加重 ICP 增高,是治疗中应注意的重要问题,不应忽视。

患者体位是护理颅内高压患者的一个重要内容。应将头部置于正中位,避免扭曲或压迫患者颈部,保持颈静脉引流通畅。头部抬高可通过加强脑脊液引流和脑静脉血回流排出颅腔而降低 ICP。但需注意的是，在某些患者，脑脊液和脑血流量置换过多可反而加重颅内高压，抵消了抬高头部的益处。合理的方案是根据患者的临床状况和 ICP 监测，个体化处理患者头位。当不能监测 ICP 时，头部抬高 $15°\sim30°$ 多可使 ICP 降低。

应当积极处理发热，因为体温升高可提高脑代谢、脑血流、加重脑水肿而使 ICP 升高。应尽可能及早明确发热原因，进行针对性治疗，同时应用解热镇痛药如对乙酰氨基酚降低体温，进行对症治疗。在对乙酰氨基酚耐药的病例，吲哚美辛可控制发热并降低 ICP。物理降温如降温毯对发热患者有益，但需注意寒战可加重颅内高压。当必须降温而患者出现寒战时，可应用冬眠合剂、镇静剂或非去极化神经肌肉阻滞剂。虽然人工低温有益于降低 ICP，但由体温再升高和寒战引起的反跳性 ICP 升高影响了其应用价值。

咳嗽、呼吸道不通畅或与呼吸机对抗可升高胸膜腔内压，减少颅腔的静脉引流，导致 ICP 升高。应保持呼吸道通畅，必要时行气管切开，减低呼吸道阻力。尽量减少呼吸道刺激，应用祛痰剂、湿化呼吸道便利排痰。可应用镇静剂和肌松剂来避免呼吸机对抗。非去极化神经肌肉阻滞剂优点在于没有组胺释放效应，后者可继发血管扩张和升高 ICP。

呼气末正压（PEEP）只有在平均气道压力升高、传导至纵隔时可升高 ICP。PEEP$8\sim$ 10cmH_2O 时，对 ICP 几无影响，PEEP$>$15cmH_2O，ICP 明显升高。当肺顺应性降低时如成人呼吸窘迫综合征或肺炎时，PEEP 对 ICP 的影响降低。

应保持适当的体循环血压。低血压可直接引起脑血管扩张、ICP 升高。低血压时脑灌注压下降影响脑供血，脑缺血可加重脑水肿，严重影响颅内高压患者的预后，应尽量避免或尽早处理低血压。高血压对 ICP 的危害程度没有低血压严重。然而，当脑自动调节机制受损时，严重的高血压可导致区域性脑血流增加、脑水肿和 ICP 升高。目前非常重视合理 CPP 对脑水肿的影响，有报告提示 CPP 过高会因为增加脑毛细血管的静水压，加重脑水肿。CPP 过低会导致脑缺血、缺氧，继而造成继发性神经元损伤，加重脑水肿，所以现在主张 CPP 维持在 $60\sim$ 70mmHg，避免低于 50mmHg。当 CPP 在 $50\sim60$mmHg 时，需要监测颈静脉血氧饱和度或脑组织氧监测，避免出现脑缺血。然而当要求将 CPP 维持在 70mmHg 以上时，部分患者需要积极的液体治疗和血管活性药物的使用，会产生全身的不良反应，如急性肺损伤和急性呼吸窘迫综合征（ARDS）。有文献报道，与 CPP 小于 70mmHg 相比，CPP 超过 70mmHg 使 ARDS 的发生率上升 5 倍，严重影响患者的预后。目前认为在 ICP 控制的前提下，CPP 与预后直接相关。

疼痛和躁动可因提高脑血流而升高 ICP。在颅内高压危及生命的患者，不应过分强调为避免用镇静剂使神经病学检查不准确，而否定通过镇痛和镇静来控制 ICP 的合理性。当患者存在呼吸机对抗，吸痰、疼痛刺激都会引起 ICP 增高、脑水肿加重，适当的使用镇静剂如异丙酚或咪达唑仑，及止痛剂如芬太尼或吗啡，均可用助于控制 ICP 和减轻脑水肿。

重度颅脑创伤后由于胰高血糖素、肾上腺素、皮质激素分泌增多，血糖升高，为创伤性糖尿病。高血糖对神经元有损害作用，低血糖同样会导致患者预后不良。强化控制血糖在 $90\sim$ 150mg/dl 较为理想，静脉泵强化胰岛素治疗严格监测血糖，避免高血糖和低血糖的出现，严格血糖控制在 $70\sim100$mg/dl 会增加低血糖发生的概率，增加脑能耗危机的发生。后者是指通过脑微定量分析测定脑组织间隙葡萄糖水平低于 0.7mmol/L，丙酮酸/乳酸比值大于 40（正常值小于 25)。脑能耗危机是重型颅脑创伤预后不良的独立因子,加重脑水肿。

低钠血症会降低血浆渗透压,导致脑肿胀,症状的严重程度与低钠血症发生的速度及严重程度有关。症状可有恶心呕吐、嗜睡、谵妄、癫痫、昏迷、呼吸骤停和脑疝。颅脑创伤后低钠血症的常见原因包括抗利尿激素异常分泌综合征(SIADH)、脑性盐耗综合征(CSW)和甘露醇的反复使用。正确的病因分析应包括患者出入液量的平衡情况,输液治疗的处方情况、血和尿渗透压、尿钠浓度、肾上腺和甲状腺功能的检测。临床应注意纠正低钠血症的速度不能过快,以免出现脑桥的脱髓鞘改变和不可逆的脑损害(24 小时纠正<10mmol/L)。

颅脑创伤后,癫痫发作会增加脑继发性损害,如 ICP 增高、脑氧代谢率增加、脑血流增加、脑血液容量增加、CPP 下降。绝大多数的研究不支持预防性使用抗惊厥药物来预防迟发性外伤性癫痫,不推荐常规抗癫痫预防治疗超过 1 周。如果出现迟发性外伤性癫痫,可根据新发癫痫的规范方法来治疗。外伤性癫痫的高危因素包括:GCS 评分小于 10 分,脑皮层挫裂伤,凹陷性骨折,硬膜下血肿,硬膜外血肿,脑内血肿,穿透性颅脑损伤,外伤后 24 小时内出现癫痫者。

(三)过度通气

过度通气是用呼吸机等机械方法增加患者的肺通气量,亦称人工机械性过度通气。此法使动脉血二氧化碳分压($PaCO_2$)降低(低碳酸血症)、脑脊液碱化,促使脑血管收缩,减少脑血流量和脑血容量,从而快速降低 ICP。ICP 降低后维持的时间长短不等,但一般情况下,随着脑和血管平滑肌中二氧化碳缓冲系统的代偿性调整,使脑脊液碱中毒被纠正,在开始过度通气后数小时内,ICP 常恢复至原有水平。有研究纳入一组健康志愿者,观察机体对过度通气的正常反应,$PaCO_2$ 降至 15~20mmHg、30 分钟后,CBF 减少了 40%,4 小时后 CBF 增加到基础值的 90%,当 $PaCO_2$ 恢复正常后,CBF 超过正常值 31%。在重型颅脑伤患者中,$PaCO_2$ 每变化 1mmHg,CBF 变化 3%,但在 CBF 较低时变化值较小。

过度通气是通过降低 CBF 来降低 ICP 的。在重型颅脑伤患者,早期脑灌注压下降,CBF 下降,对低碳酸血症反应降低,过度通气能进一步降低 CBF,有可能造成或加重脑缺血、脑血管自主调节功能丧失。因而,虽然过度通气是降低 ICP 较为快速的方法,但应尽量少用,特别应避免应用长时程过度通气方法。对严重颅脑伤患者目前主张当使用镇静剂、肌松剂、脑脊液引流和渗透性利尿剂难以控制颅内高压,在脑受压所致的脑功能障碍进行性加重时,短暂过度通气可能是有益的。

目前不推荐使用预防性的过度通气($PaCO_2$<25mmHg)。过度通气可作为一种临时的手段来治疗 ICP 升高。在颅脑创伤后第一个 24 小时内脑血流经常显著减少,此时应避免过度通气。如果使用过度通气,$PaCO_2$ 在 25~30mmHg 则推荐使用颈静脉血氧饱和度或脑组织氧监测,以了解脑氧输送的情况,即脑缺血缺氧的情况。轻度过度通气($PaCO_2$ 在 32~36mmHg)时极少出现脑缺血缺氧的情况。$PaCO_2$ 水平可以通过控制性机械通气达到。调整呼吸的频率、潮气量和 PEEP 可以达到血气分析满意的 $PaCO_2$。

目前没有临床试验评价过度通气对颅脑创伤患者预后的直接影响,仅限于颅脑创伤后不同阶段的预后分析。在特定的亚组患者,过度通气可增加患者死亡率。当经颅多普勒监测证实 ICP 增高是由于脑过度灌注引起时,轻度过度通气是最理想的控制颅高压的方法。

（四）高渗性治疗

高渗性治疗是指适当提高血浆渗透压，依靠相对非渗透性的血-脑脊液屏障在血液与脑实质（即脑细胞和细胞外间隙）的液体之间造成一个渗透压差，促使脑组织失水，在总体上增加脑组织的顺应性。正常血浆渗透压值为 286mmol/kg。

1.甘露醇　甘露醇是应用最为广泛的渗透性脱水剂，其分子量为 180.17。在体内不被代谢，经肾小球滤过后在肾小管内甚少被重吸收。静脉使用后提高血浆渗透压，使血管内和组织间产生渗透压梯度，使脑组织，主要使正常脑组织内水分进入血管内，使脑组织脱水，并降低 ICP。甘露醇的利尿作用是因为甘露醇增加血容量，并促进前列腺素 I_2 分泌，扩张肾血管增加肾血流量，提高肾小球滤过率。甘露醇在肾小球滤过后重吸收＜10％，故提高了肾小管内液渗透浓度，减少肾小管对水和 Na^+、Cl^-、K^+、Ca^{2+}、Mg^{2+} 的重吸收，达到利尿目的。甘露醇还可以减低血液黏滞度，可使脑血流和脑血管容量增加，从而代偿性收缩脑血管。此外，甘露醇还可减少脑脊液形成。

甘露醇常用剂量为 0.5～1.5g/kg。使用中的注意事项包括：①注意留置导尿避免尿潴留；②快速推注会产生低血压，所以必备等张液体和血管加压素，强大的利尿作用产生低血容量，将直接导致低血压甚至肾衰竭，特别在应用其他肾毒性药物。有败血症存在或以前有肾脏疾患病史者更容易出现肾衰竭；③持续使用甘露醇可降低血镁、血钾和血磷，而短时快速利尿有时出现致命性高钾血症。长时间使用甘露醇会产生肾髓质浓缩功能紊乱以致产生肾源性尿崩症；④部分患者出现反跳，在给药后 30～120 分钟需重复给药的患者更容易发生。长时间使用甘露醇会进入组织间隙，特别是血-脑脊液屏障破坏区域，加重血管源性脑水肿。甘露醇可以开放血-脑脊液屏障，因而甘露醇和其他循环于血液中的小分子物质可以进入脑脊液和脑组织，脑脊液和脑组织吸收和潴留甘露醇，引起反向的渗透压梯度移位，产生反跳性 ICP 升高。当甘露醇在血液内循环较长时间时，如持续灌注甘露醇时，甘露醇在脑组织中的积聚作用最明显。因此，应用甘露醇应采用间歇注射，而不应持续静注。目前许多学者主张应用甘露醇使血浆渗透压维持在 300～310mmol/L，以达到理想的脱水效果。目前并无关于甘露醇治疗神经外科危重患者的前瞻性研究。

甘露醇治疗 ICP 升高应遵循以下原则：

（1）在确认存在 ICP 升高或高度怀疑 ICP 升高时使用甘露醇，而不是预防性使用。在 ICP 正常时盲目脱水，易导致迟发性血肿及其他并发症；

（2）必须加强监测，避免低血容量、低血压和电解质紊乱。应强调适度容量复苏的重要性；

（3）监测血浆渗透压，特别是重复使用甘露醇时，维持血浆渗透压在 300～310mmol/L，不超过 320mmol/L 甚为重要。超过 320mmol/L 不能增加脱水效果，易致肾衰竭。渗透性脱水治疗时，可通过监测渗透压间隙（监测和计算血浆渗透压的差值）以指导治疗。血浆渗透压间隙低于 55mmol/L，有助于避免肾功能不全的发生；

（4）临床医师应根据 ICP 增高的病因来调整使用甘露醇，即合理结合外科的和其他降 ICP 的方法。

2.甘油果糖和尿素　甘油果糖亦可产生类似甘露醇的脱水效果，但较缓慢，可作为甘露醇脱水治疗的补充。但其缺点包括：

(1)较甘露醇更为严重和常见的反跳作用；

(2)产生高血糖；

(3)在临床有效剂量时可产生溶血作用。山梨醇类似于甘露醇可静脉注射，也会产生高血糖，相对于甘露醇的作用时间4～6小时，其作用时间仅1～2小时。尿素用于脱水降颅压治疗在过去曾引起注意，现已弃用，原因在于：①存在反跳作用；②引起凝血功能异常；③会引起恶心、呕吐、腹泻等并发症；④注射时血管外渗漏引起组织坏死。

3.高渗性盐水 在20世纪80年代，高渗性盐水作为失血性休克的复苏液体受到青睐。与等渗液相比，相同量高渗性盐水由于渗透压梯度的建立，拥有更强大的容量复苏能力，而血流动力学稳定对颅脑创伤预后极为重要。最近发现其降低ICP的作用，机制与甘露醇相似，使血管内和组织间产生渗透压梯度。与甘露醇相比，高渗性盐水较少出现ICP反跳，也不会大量脱水导致容量过低。在动物实验中，高渗性盐水的降ICP作用已得到普遍认可，临床试验却不多。有报告提示，顽固性ICP增高患者对甘露醇，甚至苯巴比妥治疗无效，ICP＞25mmHg的患者对高渗性盐水治疗有效。应用高渗性盐水应注意的问题包括：

(1)尽量维持血钠145～150mmol/L，不超过155mmol/L；

(2)给药方法为持续静脉注射，密切监测血浆渗透压、电解质和肾功能；

(3)注意容量过负荷和凝血功能异常的监测；

(4)血钠变化显著过快可出现脑桥脱髓鞘改变，可能导致硬膜下血肿和癫痫。

3.襻利尿剂 襻利尿剂，尤其是呋塞米，能降低ICP，与渗透剂结合使用更为有效。利尿剂的作用机制是通过轻度利尿产生渗透压梯度、减少脑脊液生成、从正常和水肿脑组织中排出钠和水。但是，利尿剂以牺牲血容量为主，不主张单独用于降ICP治疗。临床可作为甘露醇的辅助用药，特别是中心静脉压偏高而心肌功能受损时。因此，利尿剂在使用时应注意严密监测血压和中心静脉压，避免低血容量和低血压。

（五）镇静镇痛肌松疗法

有研究发现，大剂量巴比妥酸盐可能有益于治疗伴有颅脑损伤、暴发性肝衰竭、脑(脊)膜炎和局灶性脑缺血的颅内高压患者，以降低用其他方法难以控制的ICP增高，也称为巴比妥昏迷疗法。最常应用的药物是硫喷妥钠和戊巴比妥。此类药物降低ICP的机制是多方面的。足以引起全身麻醉的大剂量药物可抑制正常脑区的脑代谢，而减少脑的氧和能量需要，引起血管收缩和脑血流的减少，是为脑代谢-血流偶联反应，可有效降低ICP，并使血液分流至缺血区域。另外，巴比妥类可限制脂膜的过氧化损害、清除自由基、减少血管源性水肿生成、减少脂肪酸释放、减少缺血组织的细胞内钙的含量。此外，此类药物还可抑制癫痫发作，有利于人工过度通气的施行，减低脑和全身的应激反应。巴比妥类药物降低ICP的作用常较迅速且明显。

巴比妥昏迷疗法不良反应多且较为严重。常因周围血管扩张和药物对心脏收缩的抑制而发生血压降低和心动过速，特别是剂量较大或用药较久(48小时以上)者，以及心脏复苏后脑缺血的患者容易发生，有时可引起死亡。其他不良反应包括支气管收缩、明显的低钾血症、少尿或无尿、肠蠕动功能下降、免疫抑制、坠积性肺炎、抗利尿激素分泌异常综合征。因此，必须加强血流动力学监测和血液中药物浓度监测。因不能进行准确的神经体征检查，应用大剂量巴比妥类药物时应进行持续 ICP 和脑电图监测，加强神经影像检查。

尽管巴比妥治疗可通过降低脑代谢和脑氧代谢率，从而通过血流—代谢偶联作用降低脑血流和脑容量，降低 ICP，特别是控制顽固性 ICP 增高。然而到目前为止，尚无随机临床试验来验证巴比妥治疗对重型颅脑创伤患者预后的影响作用。硫喷妥钠是目前最常用的苯巴比妥类药物，负荷量 5～10mg/kg，随后以 3～5mg/(kg·h) 维持输注，以达到 EEG 爆发抑制。输注时要避免低血压的出现。重复的苯巴比妥药物治疗会导致药物在体内的蓄积和肝功能异常。在欧洲，重型颅脑创伤后顽固性 ICP 增高被随机对照研究分组成大骨瓣减压组和苯巴比妥治疗组，该试验还在进行中。有主张在重型颅脑创伤出现顽固性 ICP 增高时在脑干功能衰竭前采用该方法有效，而且需要充分的容量复苏，必要时予以血管活性药物如去甲肾上腺素等。由于该治疗存在诸多潜在并发症，因此要求医护人员经验丰富。患者治疗前必须处于血流动力学稳定状态，必须有持续的全身系统监测来避免或治疗血流动力不稳定状态。目前尚不推荐预防性使用巴比妥治疗控制 ICP。

镇痛剂和镇静剂已成为 ICP 控制常用的方法，特别针对躁动患者。与咪达唑仑相比，异丙酚在通过改善血流.代谢偶联而降低脑代谢和脑血流方面效果更为明显。阿片类药物如芬太尼，在镇痛的同时也有镇静作用。在不同的治疗中心，肌松剂的使用各有不同。目前一般不主张常规使用肌松剂。肌松剂的使用会掩盖医生对癫痫的识别和治疗。此外，长时间肌松剂的使用会导致严重的不良反应，如多发性神经病和肌病。

（六）皮质激素

皮质激素通过加强和调整血.脑脊液屏障功能、降低毛细血管通透性，减轻脑肿瘤或脓肿患者的脑水肿。但是皮质激素对与颅内高压有关的其他临床状况的治疗效果尚不明确。对脑内出血患者一般无明确疗效。有研究显示，在一组中度 GCS 评分患者治疗时使用皮质激素，没有发生死亡病例，提示可能有治疗作用，但属三类证据。目前在脑出血不推荐使用皮质激素。一类证据不推荐使用皮质类固醇激素来改善重型颅脑创伤患者的预后和降低 ICP。在中重度颅脑创伤患者，大剂量甲基泼尼松龙与死亡率增加有关，被禁忌使用。CRASH 试验随机收录了 10008 例重型颅脑创伤患者，试验过程中发现甲基泼尼松龙治疗组死亡率更高，而并发症发生率相似。目前认为，仅在监测中发现皮质类固醇水平低下或以往因其他疾病需要皮质类固醇激素治疗的患者，在颅脑创伤时予以替代治疗。

同样，大多数研究显示，皮质类固醇激素对伴发水肿的急性半球梗死无效甚至有害。仅实验研究提示在超急性期，类固醇可通过限制膜过氧化而限制水肿形成。

对于脑肿瘤患者，类固醇激素用量应根据瘤周水肿的反应来确定，一般 20～40mg 地塞米松/日。

应用皮质激素潜在的不良反应包括胃肠出血、肠穿孔、免疫抑制、血糖增高、高分解代谢、创伤恶化和行为紊乱，易并发多重感染。鉴于其有害的不良反应，除非对原发疾病治疗有益，对颅内高压患者不推荐常规使用类固醇激素。

（七）预防性亚低温治疗

早期的动物实验和小规模的临床试验提示颅脑创伤后治疗性亚低温可以改善患者的预

后，在 Marion 前瞻、对照的重型颅脑创伤试验中治疗组控制体温 32～33℃ 持续 24 小时，与正常体温组相比 6 个月的格拉斯哥转归评分（GOS）预后评分相对较好。迄今为止，最大的临床试验由 Clifton 牵头的 NABIS 试验，368 例重型颅脑创伤患者随机分为治疗组（维持亚低温33℃ 持续 48 小时）和对照组（正常体温），亚低温组出现 ICP 峰值大于 30mmHg 概率较少，但是 6 个月的死亡率没有差别（28%vs27%）。与正常体温控制相比较，目前没有依据证明预防性亚低温治疗能降低重型颅脑创伤患者的死亡率。目前已完成的 6 项前瞻对照试验提示，对于颅脑创伤患者，亚低温治疗维持目标体温大于 48 小时，死亡率有下降趋势，与 GOS 较好有关。亚低温治疗也存在一些严重并发症，主要包括：电解质紊乱、免疫抑制、凝血功能障碍、心血管功能不稳定、皮肤坏死等。近几年有日本学者提出将体温控制在 35℃，能取得 32～34℃亚低温的脑保护和控制 ICP 的效果，但不良反应更少。目前认为在顽固性 ICP 增高患者可将亚低温作为治疗的二线选择。

（八）脑脊液引流

脑室穿刺置管既可监测 ICP，又可行外引流，甚至可以在床旁施行该手术，许多治疗中心常规使用脑室造瘘来降低 ICP。由于外伤性脑水肿患者压力容积指数（PVI）下降，释放少量的脑脊液即可明显下降 ICP。我们在长期 ICP 监测和神经重症治疗过程中，甚至发现数滴CSF 外引流，即可导致大幅度 ICP 的下降，是控制 ICP 简单可靠的方法。目前主张每次少量释放脑脊液 3～5ml，每天引流 100～150ml 为安全范围。应防止短时间大量释放 CSF，ICP 突然下降，CPP 过高，则加重脑水肿。出现脑积水的患者脑室脑脊液引流更为重要。但 ICP 不高不主张脑脊液外引流，除非为引流感染或血性之脑脊液。对疑有颅内高压的患者，因存在致死性的扁桃体疝风险，诊断性腰穿和治疗性腰大池脑脊液引流应相对禁忌。如果实属必要，应做 CT 扫描以排除巨大占位效应和梗阻性脑积水，并且腰穿应由具备处理神经疾病丰富经验的医师完成。对于腰大池引流，目前较为公认的观点是避免在中重度和重度 ICP 增高（如 ICP>30mmHg）时应用，当 CT 提示环池闭塞或明显中线移位禁忌腰穿。腰大池脑脊液引流仅作为综合控制轻中度 ICP 增高的辅助治疗方法。

（九）手术治疗

Harvey Cushing 在第一次世界大战前提出采用大骨瓣减压治疗重型颅脑创伤，但早期的手术结果无法显示其有改善预后的作用。近年来由于神经外科重症监护治疗的进步，使得大骨瓣减压后患者的预后有明显的改善。当顽固性 ICP 增高非手术治疗无效，进行大骨瓣减压能使相当一部分病危患者得到解救。目前主张在 ICP>25mmHg，为弥漫性脑肿胀，可采用双额高冠状大骨瓣减压，亦可采用双侧额颞大骨瓣减压。内减压主要是指非主侧半球的额叶或颞叶切除。两者均可大幅度的降低 ICP。目前有两项前瞻对照研究试验，一项为大骨瓣减压和苯巴比妥治疗对照研究（RESCUE icp 试验），观察两组对重型颅脑创伤顽固性 ICP 增高患者 ICP 控制和预后的影响。另一项为 DECRA 试验，即在澳大利亚和新西兰举行的早期去骨瓣减压的研究，其目的是为了研究早期大骨瓣减压对重型颅脑创伤顽固性 ICP 患者功能的影响，发表在 2011 年 4 月新英格兰医学杂志。结果显示，对弥漫性重型颅脑创伤顽固性 ICP 增高患者,虽然行大骨瓣减压显著减低 ICP,但死亡率无差异。与预计结果相反,减压组预后不良率更高。但其选择去骨瓣减压的 ICP 阈值为 20mmHg 备受争议,也不符合目前的一致意见。有专家认为阈值过低,25mmHg 或 30mmHg 可能更为合适。另外入组患者中减压组双侧瞳孔无光反应明显较保守治疗组高(28%vs12%),也是造成结局混淆的重要因素。最后,在接近 8 年 15 个医学中心 3000 多例登记患者中入选试验患者仅 155 例,该试验入选患者缺乏代表性,不能代表重型颅脑创伤全貌。对于弥漫性脑损伤的手术治疗,应从适应证、时机和手术方法综合考虑。

(杜德运)

第十二节　脑外伤的手术治疗

一、现代神经外科手术

(一)模拟神经外科手术的模拟教学

手术是现代医学高度发展的一面镜子。因为大脑是复杂而独特的组织,人们无法预断手术后会发生什么,所以脑外科手术仍然是一件令人头疼的事。

大脑是一个非常精密的结构,细小的神经从中穿过。如果手术中出了错,哪怕一点点小错,患者就有可能出现严重的问题,像瘫痪、昏迷、失语或者听不懂别人说话。为了降低脑外科手术的风险,世界上顶尖的神经外科专家和计算机科学家一起,应用虚拟现实技术,开发了模拟神经外科手术的奇妙系统。它最简单的应用是帮助实习医生测试,并锻炼手和眼睛之间的协调性,非常逼真。利用功能强大的计算机,虚拟现实工作台把三维影像和手的运动结合在一起,使医生如临实境。

如果把这个系统和三种不同的医学扫描仪结合起来,工作台就会建立精确的脑部图像,和实际的一模一样。这时,工作台就成了虚拟的手术台。在这个系统中,外层的网状架构显示的是皮肤。借助 CT 图像,医生首先能够看到颅骨的结构。然后,磁共振的图像会被添加上去,显示出手术中我们感兴趣的关键区域,比如肿瘤的位置。最后,再扫描患者脑部的主要血管,医生就得到了完整的患者脑部三维图像:血管、肿瘤、骨骼和它们的空间关系。尽管这个虚拟系统仍处于研究阶段,可仍然显示出了巨大的作用,为年轻专科医师快速、熟练掌握脑室穿刺手术技巧,提供安全、有效的训练手段。据文献介绍说:一个患者成功地切除了脑干附近危险的脑肿瘤。过去,这种手术要用 5～6 小时,利用这个系统产生的三维模型找到了最佳的手术方案,今天的手术只用 3 小时就变得可能了。现在,专家们正致力于把这个模拟手术系统变得更有真实感,让医生能够进一步感觉到他们所看见的和要切除的东西,希望他们能够成功。

(二)微创手术

微创是专门与外科及手术相连接的词语,如微创手术、微创外科等。微创,目前没有一个准确的定义。但不少外科医生认为,微创应该是相对传统手术而言,主要具有四大特点:切口小、创伤小、恢复快、痛苦少。

微创手术,顾名思义就是微小创伤的手术。是指利用腹腔镜、胸腔镜、脑室镜等现代医疗器械及相关设备进行的手术。

微创外科的出现及在医学领域的广泛应用是最近十几年的事。1987年法国医生Mouret偶然完成第一例腹腔镜(LC),并没有想到它标志着新的医学里程碑的诞生。微创概念的形成是因为整个医学模式的进步,是在"整体"治疗观带动下产生的。微创手术更注重患者的心理、社会、生理(疼痛)、精神风貌、生活质量的改善与康复,最大程度体贴患者,减轻患者的痛苦。微创手术无需开刀,只需在患者身上开1～3个0.5～1cm的小孔,患者不留瘢痕、无疼痛感,只需3～5天便可完成检查、治疗、康复全过程。降低了传统手术对人体的伤害,极大地减少了疾病给患者带来的不便和痛苦。微创手术具有创伤小、疼痛轻、恢复快的优越性。

1.手术器械的改进

(1)有一种新型手术剪刀,其特点是两个手柄都是绝缘的,手术中,电流从一个刀口流到另一个刀口,加热并凝固了人体组织中的血液,从而封住了伤口,并减少了血液流失,而伤口仅仅是变白了。它的另一个好处是缩短了手术时间,由于医生不用在手术刀和止血钳之间频繁地换来换去,手术时间大约可以减少三分之二以上。对一些长时间的大手术来说,这是非常重要的。

(2)氩气刀:切割过程中,氩气刀比起普通高频电刀具有如下优点:当氩气刀的高频高压输出电极输出切割电流时,氩气从电极根部的喷孔喷出,在电极周围形成氩气隔离层,将电极周围的氧气与电极隔离开来,从而减少了工作时和周围氧气的接触以及氧化反应,降低了大量产热的程度。由于氧化反应及产热的减少,电极的温度较低,所以在切割时冒烟少,组织烫伤坏死层浅。另外,由于氧化反应少,电能转换成无效热能的量减少,使电极输出的高频电能集中于切割、提高了切割的速度,增强了对高阻抗组织(如脂肪、肌腱等)的切割效果,从而形成了氩气覆盖的高频电切割。

3.ViewSite脑手术系统:ViewSite脑手术系统是一种新型神经外科设备,能够进行微创脑外科手术,并对周边脑组织达到最小的损伤。ViewSite脑手术系统(VBAS)包括一个导入器和工作通道端口,允许外科医生无缝进入目标,360°均匀地分散脑组织。充裕的工作通道允许多台仪器同时使用,同时能够深入观察脑组织。其优越性还包括比双眼更能观察到手术部位和周围,不同的宽度和长度满足所有的手术需要,以及与许多外科手术臂有兼容性,避免意外移动。该VBAS有四种宽度可供选择:12mm、17mm、21mm和28mm,以及3cm、5cm、7cm和其他不同的长度。

该VBAStranscortical(TC)的系统可以在任何颅脑手术,包括颅内或皮质下使用,治疗脑内血肿、动静脉畸形、海绵状血管瘤、转移性和原发性脑肿瘤、脑囊肿、脑室肿瘤。TC模型消除大脑的变化,允许直接路径到达大脑横向位移或目标。该系统是美国Vycor医疗研制的产品。

2.脑室镜　20世纪90年代神经外科进入微创时代。微创神经外科是神经影像学、微导管、超声、激光技术、放射医学、光学和计算机科学迅速发展的产物,是现代神经外科技术的尖端,是现代科技成果在神经外科疾病治疗中的综合体现,已成为神经外科发展的前沿,与传统神经外科手术及显微外科手术治疗相比,其最大优势就在于能以最小的创伤治疗神经系统疾病,给患者提供了神经功能保全最好、效果最佳、安全度最大、创伤及痛苦最小的治疗,真正达到微创的目的。

脑室镜技术是微侵袭神经外科的核心内容,它以极少的创伤(头皮切口 2.5cm,颅骨钻孔仅 8mm)完成了脑内疾病的治疗,其优点是小切口,手术对患者痛苦小,康复快,费用低廉,副损伤及并发症发生率明显降低,疗效显著。近年,由于内镜技术的快速发展,利用脑室镜技术治疗脑内疾病成为新的治疗手段并日益得到推广和运用。目前这项全新的技术可以应用到脑积水、胶性囊肿、脑囊肿、蛛网膜囊肿、脑室内肿瘤、胆脂瘤、脑脓肿、囊虫病及内镜辅助经蝶显微外科手术治疗垂体瘤等脑内常见疾病的诊治,安全、快速,效果显著。

(1)三脑室底造瘘治疗梗阻性脑积水:正常人的脑颅内有一定量的脑脊液,这些液体在脑颅内自行循环,保护和营养脑组织。当循环通路受阻时,脑脊液就会积聚在颅内,发生"脑积水"。传统的治疗方法,是将一根管子埋在体内,管子的一端放入颅内积水处,另一端则通过人体放在腹腔内,经脏器吸收排出体外,以减轻颅脑压力。这种手术方法创伤较大,且易引起不同程度的感染,同时,由于脑脊液流入腹腔内,不符合人的生理特点,故只能起缓解症状的作用。现在采用脑室镜治疗脑积水只需在患者头皮上轻轻划开一条约 3cm 长的口子,将 0.5cm粗的脑室镜管子插入颅内,同时,在患者的脑室底部打一个约 4mm 直径的小孔,使梗阻的脑脊液重新流通。这种新的手术方法简便、创伤小、术后恢复快、且更符合人体生理特点。

运用神经导航制订手术计划,设计理想的手术切口和入路,实时、动态地监测内镜的操作轨迹,内镜下行颅内开窗术,结合神经导航技术,用以弥补病理情况下脑室内局部解剖变异导致内镜操作中定位困难的缺陷,使脑室内复杂手术的精确性更高,手术安全有效。神经导航辅助脑室镜技术在微创神经外科手术中具有广阔的发展前景。

(2)脑室镜下治疗脑室内血肿:在全麻下,患者仰卧,头取正中位。常规消毒铺巾盖单,侧脑室额角穿刺,切开头皮 3~4cm,钻颅后扩大骨孔成直径 2cm 的小骨窗,"+"形剪开硬脑膜,用脑针穿刺侧脑室前角成功后,沿穿刺道将脑内镜置入脑室。在电视图像指示下,用内镜吸引器吸除同侧侧脑室的部分血肿,边吸引边用温生理盐水冲洗。对不能吸出的血凝块,在内镜直视下用肿瘤钳、活检钳夹碎后清除,活动性出血可用双极电凝或激光止血,持续冲洗至术野清晰。如遇出血,先要加快冲洗速度,小的渗血常可止住。若有活动性出血,待术野清晰后,用双极电凝止血。调节内镜方向,适当清除脑室壁的血肿。然后经室间孔进入第三脑室及对侧脑室探查并清除血肿。如对侧脑室血肿量较多,清除困难,改对侧额角入路经对侧脑室清除血肿。行第三脑室底造瘘,造瘘部位在双侧乳头体前方中央最薄无血管区,以扩张球囊直接穿破底部,然后球囊缓慢充盈进行扩张,小体积反复操作,直到将瘘口扩大至 4~5mm。最后,边冲洗边观察边退出内镜。内镜导引下侧脑室留置脑室外引流管两根,一根用于微量泵入尿激酶,另一根引流脑脊液。

此方法有如下优点:①脑室镜下清除脑室内积血迅速彻底,特别是对铸型脑室内血肿;②超早期手术清除脑室内血肿,可以防止急性梗阻性脑积水的形成;③脑室镜能清除脑室旁基底节区的部分血肿;④对脑室内出血患者行单纯脑室外引流可有效控制颅内压,但预防脑积水作用不显著。

二、重型颅脑创伤的去骨瓣减压术

现如今,重型颅脑创伤患者死亡率仍然较高,平均为30%～40%,其中约80%的患者死于发病1周以内,死亡的主要原因是伤后各种原因所导致的难治性的高颅内压。对于这类患者,开颅清除颅内占位病变,去除骨片,最大限度降低颅内压,是急性期挽救患者生命的最后希望。对于颅内压调节失代偿者,当常规治疗方法失效时,很多学者认为去骨瓣减压术(DC)是可采用的唯一外科手段。据资料显示,对于外伤后出现高颅内压脑疝的患者,施行紧急开颅手术治疗死亡率为32%,而未进行手术的患者死亡率高达97%。从理论上讲,去骨片的面积越大,可使颅腔代偿的容积越大,降颅内压的效果越好,但不能无限制地扩大,否则会有加重病情和增加并发症的危险。究竟开多大的骨瓣最好,如何制定手术方案和进行有效的操作?目前在国内尚缺乏规范,治疗效果也不尽相同。

根据多数学者共识,DC应用于重型颅脑创伤患者的适应证、禁忌证、时机、疗效评定和影响因素都是神经外科医生所必须掌握的。

【大骨瓣开颅的理论基础】

1.颅脑创伤后的颅内压增高 众所周知,在颅脑创伤后的急性期,最主要的临床表现就是由于伤后脑组织继发的肿胀、水肿和颅内出血所导致的颅内容物体积增加。由于颅腔的容积能力是固定不变的,在一定范围内,通过脑血容量和脑脊液的自身调节,可以代偿部分颅内容物体积的增加,从而保持颅内压的相对稳定。当颅内容物体积增加明显,超出脑组织自身的代偿能力时,就会导致颅内压增高,而严重的高颅内压是急性期患者死亡的主要原因。因此清除颅内血肿等占位病变或(和)去除骨片以增加颅腔的代偿空间就是该手术的目的。

2.提供较广阔的视野 对于创伤性脑损伤或出血范围广泛的患者,大骨片开颅可以提供比较广。

【分类】

根据DC的目的,有学者将其分为Ⅰ期DC(primaryDC)和Ⅱ期DC(secondaryDC)。

Ⅰ期DC是指在切除颅内病灶的同时,为防止术后可能发生的颅内压增高而采取的预防性DC,也称之为预防性减压手术。该手术的目的不是控制已经发生的顽固性颅内压增高,而是术者根据术前影像和(或)术中所见(如脑肿胀、脑实变或骨瓣复位困难),经验性地采取的预防性治疗。

Ⅱ期DC(DC)是指对最大限度内科治疗无效的顽固性颅内压增高者所实施的DC。手术目的在于控制已发生的顽固性颅内压增高,可为伤后非手术治疗中出现病情恶化、监测显示颅内压持续增高者;也可为已接受开颅手术后出现病情恶化,CT检查和颅内压监测提示非手术治疗不能控制的顽固性颅内压增高者。

对于重型颅脑创伤者,是早期积极采用Ⅰ期DC,还是根据颅内压监测结果行Ⅱ期DC治疗,目前还存在争议,需要更多的临床研究来评估。

【临床适应证】

关于 DC 的指征,目前尚无统一的规范。Taylor 等报道的儿童颅脑创伤者指征为:颅内压 20～24mmHg 持续 30 分钟、25～29mmHg 持续 10 分钟、≥30mmHg 持续 1 分钟,或有脑疝表现者(一侧瞳孔散大或心动缓慢)。Rutigliano 等报道的病例中,指征为包括脑室外引流、巴比妥疗法、高渗盐水和利尿剂等治疗仍然无效的顽固性颅内高压、GCS<9 分者。

Skoglund 等报道的指征为:①经规范化神经监护处理仍不能维持颅内压/脑灌注压在理想状态(颅内压<20mmHg,脑灌注压>60mmHg);②伤后立即出现急性神经状态恶化,而 CT 扫描为弥漫性脑水肿且无占位性出血。Stocchetti 等报道的 18 例中,14 例为给予巴比妥疗法后 2 小时仍不能有效控制颅内压而采取 DC 者,余 4 例是采取Ⅰ期 DC 治疗者。

Salvatore 等报道 80 例 DC 联合钩回切除内减压治疗重型颅脑创伤的指征为:①有急性或进展性颅内压增高伴天幕裂孔疝者;②CT 扫描有天幕裂孔疝,如中脑受压和移位、桥前池闭塞、对侧颞角扩大;③GCS 为 3～8 分。Morgalla 等报道的指征为:①保守治疗颅内压持续>30mmHg(脑灌注压<50mmHg)不能得到控制;②经颅多普勒提示患者状态恶化,仅有收缩期血流或收缩期峰波;③无其他严重合并伤;④年龄<60 岁。

我国多数学者的共识是:①严重广泛脑挫裂伤或脑内血肿,占位效应明显;②急性硬膜下血肿出现脑疝者;③弥漫性脑水肿/脑肿胀;④外伤性颅内占位病变所致双瞳散大者。尽管迄今为止尚无随机的临床研究证实 DC 改善成人重型颅脑创伤预后方面,要比最大限度内科治疗更有效,但回顾性总结、非随机前瞻性研究以及和以往对照研究的结果显示,及时 DC 可改善一部分患者的疗效。在期待前瞻、随机、对照研究结果的同时,多数学者主张对颅脑创伤后弥漫性脑肿胀和顽固性高颅内压者,在常规治疗措施不能有效控制高颅内压时,应该早期、大骨瓣地进行 DC 治疗。

【禁忌证】

DC 作为重型颅脑创伤继发顽固性高颅内压者的二线治疗中可选择的方法之一,并非适合所有伤者。大多数学者认为下列情况应视为 DC 的禁忌证:

1.双侧瞳孔散大、对光反射消失、GCS3 分、脑干损伤和中心型脑疝。

2.对伤后有严重神经损伤和有迹象提示预后差者(如影像上有脑干损害或者严重弥漫性轴索损伤者)。

【手术方法】

目前临床上采用的 DC 方法存在很大的差异,包括单侧还是双侧减压、颅骨去除的部位和范围、硬脑膜的处理方式、是否采用其他辅助技术等。

1.单侧还是双侧　多数学者认为单侧 DC 适用于伤后 CT 扫描显示脑肿胀主要位于一侧大脑半球、中线结构向对侧偏移者。而双侧 DC 适用于伤后 CT 扫描显示双侧大脑半球弥漫性脑肿胀、中线结构无明显偏移者。

2.切口和颅骨去除的范围　目前临床上常用的有标准外伤大骨瓣、双额骨瓣和半颅去骨瓣减压,个别采用双枕去骨瓣减压。

(1)标准外伤大骨瓣(美国 Becker):一侧额颞顶大骨瓣开颅操作技术:①体位:仰卧,头偏对侧位约 45°,手术侧肩下垫高 20°;②头皮切口:起自颧弓向上耳屏前 1.5cm 绕过耳廓一绕顶结节后至矢状线中点沿中线向前发际,形成大"?"形瓣;③骨窗:向前平皮缘,向下平颧弓上缘,向上距离中线 2cm,其余部分紧邻皮缘下开窗,范围相当于一侧幕上颅骨的 2/3 以上面积,平均 12cm×15cm 大小;④硬膜:十字或放射状剪开硬膜,大小接近骨窗,并有利于行硬膜减张成形缝合;⑤颅内操作:仔细检查,彻底清除血肿及挫裂/坏死组织,止血确实;⑥术后要进行硬膜扩大减张成形缝合,以恢复颅腔的生理密闭性,硬膜修补材料可以是自体骨膜,颞浅筋膜,阔筋膜或人工硬膜补片;⑦术后逐层缝合颞肌,筋膜或骨膜,帽状腱膜殁头皮。术后因创面较大,渗血较多,通常放置皮下和(或)硬膜下残腔引流管。引流袋的高度一般与头部同一水平即可。

若需双侧减压时,可一侧完成后再行对侧 DC,或患者仰卧位,双侧头皮切口在中线处汇合成一个切口,再双侧分别按上述方法操作。若切口绕过耳轮向后至枕部再转向上,达中线后向前至额部发际内,可显露一侧大脑半球,即为半颅 DC。

(2)双额骨瓣:双额冠切大骨瓣开颅操作技术:①体位:患者平仰卧位,头正中位,垫高约 15°～30°。②头皮切口:冠状瓣切口,起止于双侧耳屏前发际内。颞肌翻向侧方后,双侧颞部钻孔,去除颞骨鳞部行颞肌下减压后,再双额骨瓣开颅。③骨窗:向下至眉弓上缘,向上紧邻皮缘,两侧至翼点,骨瓣后缘为冠状缝后 3～5cm,前平前颅窝底水平,整块取下骨瓣;也有学者主张两侧额骨瓣开颅而保留矢状窦上骨桥,避免静脉窦损伤的同时,有利于硬脑膜悬吊后压迫止血。④前端十字过矢状窦切开硬膜,并结扎矢状窦和剪开大脑镰。硬膜剪开的范围接近骨窗大小,并有利于行硬膜减张成形缝合。⑤颅内操作:仔细检查,彻底清除血肿及挫灭/坏死脑组织,止血确实。⑥术后要进行硬膜扩大减张成形缝合或硬膜直接缝合(当预计术后颅内压不会再次升高和硬膜足够松弛时),以恢复颅腔的生理密闭性。硬膜修补材料可以是自体骨膜,颞浅筋膜,阔筋膜或人工硬膜补片。⑦术后逐层缝合两侧颞肌,筋膜或骨膜,帽状腱膜及头皮。术后因创面较大,渗血较多,通常放置皮下和(或)硬膜下残腔引流管,引流袋的高度一般与头部同一水平即可。

(3)双枕骨瓣:Stefini 等首次报道 1 例采用双侧枕部 DC 治疗颅脑创伤的经验。与双额部 DC 相比较,他们认为该术式有三个明显的优势:①避免了额窦开放后脑脊液漏和颅内感染危险;②上矢状窦后 1/3,无来自皮层的桥静脉回流,硬脑膜切开后肿胀的脑组织外膨不会引起静脉牵拉损伤;③术后患者仰卧状态,借助重力的作用,更有利于脑组织的减压。他们认为对于血肿偏后者,该术式较双额部 DC 能更快和更有效地降低颅内压。

Skoglund 等报道骨瓣的大小和降低的颅内压之间有明显的相关性。多数学者主张单侧骨瓣的直径至少>12cm,且强调必须去除颞骨基底部,达中颅窝底。

3.硬脑膜的处理

(1)切开与否:有单纯颅骨去骨瓣减压,或者硬脑膜部分切开,也取得了较好疗效的报道。但多数学者认为,此种术式虽在儿童患者中可能有效,但不推荐这样做。如 Cushing 所说,因硬脑膜缺乏足够的弹性,单纯颅骨去除不能称为减压治疗,硬脑膜切开前不能保证充分的减压效果。Yoo 等报道硬脑膜切开后才最大限度降低颅内压。

(2)切开方式:采用标准外伤大骨瓣者,多数主张放射状切开硬脑膜。为避免术中脑膨出,Alves 等提出沿额底、蝶骨嵴和颞底方向行基底部硬脑膜切开,也有人主张硬脑膜开窗式切开。但二者因显露范围有限,限制了对损伤灶的确切处理。

双额 DC 时,有学者主张双侧硬脑膜垂直于中线切开,至中线后缝扎矢状窦后将大脑镰切开,这样可使脑组织向前扩张,并有利于双侧压力的平衡。也有采用双额分别十字切开减压方法,避免处理矢状窦的操作。

(3)减张缝合与否:为减少术后脑脊液漏、切口疝和继发性脑损害等并发症,多数学者主张取自体组织(如骨膜、颞肌筋膜)和(或)异体材料行硬脑膜减张缝合。若脑膨出明显,可将颞肌瓣和骨缘硬脑膜减张缝合。

4.其他辅助技术

(1)脑叶切除:对于顽固性颅内高压或者术中发现脑肿胀明显者,有学者主张采用脑叶部分(额叶或颞叶)切除以利术后颅内压的控制。Oncel 等报道一组 183 例重型颅脑创伤者采用脑叶切除治疗的结果(其中额叶、颞叶、其他脑叶或联合脑叶切除分别为 48.1%、36.6% 和 15.3%),恢复良好率为 48%,不良率为 51.9%。他们统计分析认为最初 GCS 低、闭合性伤和额叶切除与预后不良密切关联,对有局灶性损害病灶或弥漫性颅内高压或脑疝者,选择性脑叶切除是有效方法。

(2)天幕游离缘切开和颞叶钩回切除:颅内高压引起颞叶钩回疝后,受压过久的脑干组织可发生永久性缺血性损害。有学者主张 DC 的同时,选择性切除部分颞叶钩回和切开天幕游离缘。Salvatore 等认为该术式对急性及进展性颞叶钩回疝者,能有效解除对脑干的直接压迫并降低幕上下的压力梯度,年轻者若治疗及时其疗效更好。

(3)血管隧道技术:Csokay 等报道的血管隧道技术,是在骨窗缘下皮层主要回流静脉的两侧,垫上吸收性明胶海绵和可吸收缝线制成的垫片,使得回流静脉在骨窗缘不受卡压,从而避免静脉淤滞和继发性水肿的产生。

(4)腰池引流:有学者将腰池引流作为颅脑创伤后高颅内压处理的辅助方法之一,Tu-ettenberg 等总结 100 例采用腰池引流作为辅助治疗方法的资料,结果显示可明显降低颅内压并改善临床状态,但有 7% 患者发生致命性脑疝。为避免引流过度导致幕上下压力梯度过大,应限定在环池明显可见者中采用此种方法,同时有颅内压监测作为前提。

5.骨瓣的去留　虽然大部分这类患者手术需要去骨片,但应当明确这样一个概念,大骨瓣开颅不等于去大骨片减压,不是所有的患者都需要去骨片。是否需要去除骨片,要在颅内操作完成后视脑组织的状态而定,此外,还要参考术前的病情程度。

通常在有如下情况时,可以考虑去除骨片:

(1)单纯的硬膜外或硬膜下血肿,脑组织严重受压,表面苍白无血运,无脑搏动,预计可能会出现术后大面积脑梗死情况时。

(2)在清除血肿和坏死组织后,如果脑组织肿胀或水肿导致脑膨出情况时。如果术后内减压充分,脑压不高者可以行骨瓣复位。

【影响疗效的因素】

1.年龄　多数的研究显示,年龄和疗效间存在直接的相关性,年轻者采用 DC 的疗效要比年长者好。早期报道中患者的年龄上限为 50 岁以内,Kunze 等报道,年轻者采用 DC 的疗效要比年长者好；Munch 等的报道也支持这一观点。POmpucci 等回顾 55 例采用 DC 治疗的资料，结果显示年龄≤65 岁和＞65 岁者间，预后差异有统计学意义；而＜40 岁和 40～65 岁者间，预后无差异。

2.伤后 GCS　　伤后 GCS 越低，预后越差。Ucar 等总结 100 例采用 DC 治疗结果，术前 GCS 为 4～5 分组预后不良和恢复良好率分别为 96.6% 和 3.4%，而术前 GCS 为 6～8 分者预后不良和恢复良好率分别为 65% 和 25%（P＜0.05），其结论是术前 GCS 为 6～8 分者最适合该术式治疗。

3.手术时机　　DC 介入的理想时机尚无定论，但多主张在不可逆性神经损害发生之前进行。POlin 等报道，应在脑水肿达到高峰的 48 小时内进行。Guerra 等报道 57 例的手术时间为伤后 12 小时～8 天。Munch 等报道，伤后 4 小时内手术者死亡率为 30%，而 4 小时后手术者死亡率高达 90%。Chibbaro 等报道的 48 例采用 DC 治疗的结果显示，伤后 16 小时内手术者的预后好于 16 小时后手术者（预后良好率分别为 58.4% 和 41.6%，P＜0.05）。而 Jagan-nathan 等报道的一组患者中，从受伤到手术的平均时间间隔为 68 小时，对患者的生存率无影响。

4.合并损伤的程度　　合并多发伤的 TBI 者，其预后要比单纯颅脑创伤者差。Meier 等报道的病例中，有、无多发伤死亡率分别为 53% 和 34%。

5.并发症　　DC 后常见的并发症包括：硬脑膜下积液、脑积水、颅内出血、感染和脑梗死等，这些并发症发生影响术后的疗效，但是否与 DC 直接相关及相关的防治，还值得研究总结。

三、颅骨缺损与修补

【颅骨缺损的病因】

1.开放性颅脑损伤，尤其是火器伤作清创术后，颅骨本身即有骨折碎裂，伤口为有菌性开放伤，易感染骨折不能复位。

2.闭合性颅脑损伤清除血肿、挫裂失活脑组织后颅内压仍高而行去骨瓣减压术。

3.骨瘤等颅骨病变切除后。

颅骨属膜性骨再生能力差，新生骨主要来自内层骨膜，而 5～6 岁后即失去骨再生能力。直径小于 1cm 者可以骨性愈合，直径 2～3cm 以上者难以修复，从而遗留颅骨缺损。

【颅骨缺损对颅脑的影响】

通常颅骨缺损直径小于 3cm 者多无症状；施行颞肌下减压术或枕下减压术后有肥厚的肌肉及筋膜覆盖，并在缺损区可以形成坚韧的纤维性愈合层，起到原有颅骨对脑的保护作用，在临床上亦无任何症状。大片颅骨缺失可造成患者头颅严重畸形，直接影响颅内压生理性平衡，直立时塌陷、平卧时膨隆，早上凹入晚上凸出；或因大气压直接通过缺损区作用在脑组织上，久而久之则势必导致局部脑萎缩，加重脑废损症状，同时患侧脑室也逐渐向缺损区扩张膨出或变形。此外，小儿颅骨缺损可随着脑组织的发育而变大缺损边缘向外翻，凸出的脑组织也逐渐呈进行性萎缩及囊变。所以小儿更需要完整的颅骨保证脑的正常发育。

【临床表现】

通常颅骨缺损直径小于 3cm 者多无症状；施行颞肌下减压术或枕下减压术后，有肥厚的肌肉及筋膜覆盖并在缺损区可以形成坚韧的纤维性愈合层，起到原有颅骨对脑的保护作用，在临床上亦无任何症状。颅骨缺损的临床表现：

1.直径 3cm 以上的缺损，特别是位于额部有碍美观和安全的缺损。

2.常见的症状，如头昏、头疼、局部触痛、易激怒、不安等。

3.患者对缺损区的搏动、膨隆、塌陷存恐惧心理，怕晒太阳、怕震动甚至怕吵闹声，往往有自制力差、注意力不易集中和记忆力下降；或有忧郁、疲倦、寡言及自卑。

4.因大片颅骨缺失造成患者头颅严重畸形，直接影响颅内压生理性平衡，直立时塌陷、平卧时膨隆，早上凹入、晚上凸出。

5.因大气压直接通过缺损区作用在脑组织上，久而久之则势必导致局部脑萎缩，加重脑废损症状，同时，患侧脑室也逐渐向缺损区扩张膨出或变形。

6.小儿颅骨缺损可随着脑组织的发育而变大，缺损边缘向外翻，凸出的脑组织也逐渐呈进行性萎缩及囊变，所以小儿更需要完整的颅骨保证脑的正常发育。

【手术治疗】

颅骨缺损的治疗是施行颅骨修补成形术，但对手术的时机、方法和选用的材料以及适应证与禁忌证均须认真考虑，特别是患者要求修补颅骨缺损的目的，希望解决什么问题。因为单纯的颅骨成形术对脑外伤后功能性症状神障碍和外伤性癫痫等表现的治疗效果是难以预测的。

（一）手术指征

1.颅骨缺损直径大于 3cm 者。

2.缺损部位有碍美观。

3.引起长期头昏、头痛等症状难以缓解者。

4.脑膜—脑瘢痕形成伴发癫痫者（需同时行痫灶切除术）。

5.严重精神负担影响工作与生活者。

（二）手术时机

对于颅骨缺损，一般教科书主张在外伤手术 3 个月以后再进行颅骨修补，各家医院就修补的时机说法不一，有的主张 3 个月后，有的主张 6 个月后，但目前没有外伤手术后 3 个月内进行颅骨修补对人体有害的确切证据。北京博爱医院神经外科更提倡早期行颅骨修补术，即在颅骨缺损处由膨起变平或凹陷时就做修补，有的在 3 个月内，有的甚至在 1 个月内，早期颅骨修补术有如下的好处。

1.早期做颅骨修补有利于患者康复　颅骨缺损患者颅骨缺损处压力是不断变化的，不仅随着心跳、呼吸在不停地波动，且在睡眠、平卧时缺损处会膨起，在站立活动时会塌陷，用力大便时也会膨起，脑皮层在膨起时会卡压在颅骨缺损边缘，塌陷时会随之下陷，如同电线一样反复折动，久而久之，产生功能损害；颅骨缺损处因缺乏颅骨保护，承受外界一个大气压，皮层血运在一定程度上受到影响，血运减少该处皮层功能会受到影响，如再行高压氧治疗，有加重脑皮层受压之虞。

　　早期颅骨修补不仅保护大脑避免意外伤害,减轻心理压力,而且避免脑皮层折返运动,改善皮层供血,有利于高压氧治疗,有利于患者功能康复。通常认为,颅骨修补手术的目的在于恢复颅骨完整性,对患者原发病引起的认知障碍、瘫痪、失语、精神障碍无治疗作用。我们在术前谈话中也是这样向患者家属强调的,以降低患者对手术的期望值,减少纠纷。据我们观察,部分患者在修补术后,脑功能有很大程度的提高。可表现在认知障碍改善、精神状态好转、言语障碍好转、运动功能改善等方面。

　　有部分患者担心手术中断康复治疗,我们在围术期细节上做了改进,如术后6小时即进食水,1天拔引流管,2天后即可下床继续康复锻炼,可吸收线缝合,无须拆线等,不耽误康复治疗。

　　2.早期做颅骨修补避免骨窗过度凹陷　　随着时间延长,颅骨缺损处骨窗逐渐凹陷,严重者过度凹陷形成一"深坑","深坑"给颅骨修补手术造成很大麻烦,不做处理直接修补,往往术后出现修补材料下积液、硬膜下、脑内出血、癫痫发作等。而使凹陷骨窗变平非常困难,目前缺乏有效安全的方法。早期修补避免骨窗过度凹陷,减少了术后并发症。

　　3.早期做颅骨修补避免脑皮层功能倒退　　有少数患者在6个月后行颅骨修补手术,出现肢体活动障碍加重或言语、认知障碍加重,几个月辛苦康复,训练的疗效化为乌有,我们称之为脑皮层功能倒退,影像学检查,没有积液、出血等并发症,理论上很难解释。分析脑皮层功能倒退可能的原因,我们认为有可能是脑皮层供血减少造成的。头皮的血管在没有颅骨的情况下可能与脑皮层血运相沟通,修补时剥离皮肌瓣,会切断吻合血管,造成皮层缺血功能倒退,这种情况在大面积颅骨缺损、大面积脑梗死去骨瓣减压、烟雾病做了颞肌贴敷的患者中,容易出现,修补手术做的越晚越容易出现。所以早期修补手术在颅内外血管交通之前手术,可能避免脑皮层功能倒退。修补后头皮血管仍可能通过钛板的网孔和颅内沟通,理论上有利于患者进一步康复。

　　4.早期做颅骨修补有利于减少硬膜下积液　　部分硬膜下积液,和颅骨缺损有关,特别是大面积颅骨缺损,压力不均衡、脑组织重力作用下垂,硬膜下隙增宽形成积液,穿刺抽吸是无效的,做修补手术后,积液自然消失,有的硬膜下积液已经形成囊腔与蛛网膜下腔不通,修补术中将囊腔打开,也可一次治愈积液。

　　5.早期做颅骨修补避免颞肌萎缩　　涉及颞骨的颅骨缺损,颞肌的附着点离断,时间越长越可能萎缩,颞肌萎缩明显的患者修补术后出现颞部明显隆起,与对侧不对称,不美观,家属往往报怨颅骨塑形不满意,其实是颞肌萎缩向下堆积造成的,早期修补避免颞肌萎缩,塑形美观满意。

　　6.早期做颅骨修补有利于脑积水的治疗　　有理论认为,颅骨缺损是形成脑积水的原因之一,早期修补可能避免颅骨缺损相关脑积水的形成。慢性脑积水常常在伤后1~2个月出现,在颅骨缺损和脑积水同时存在的情况下,应先行颅骨修补术,且应早期手术,不然,随着脑积水的进展,脑室扩大,颅骨缺损处骨窗张力增高,骨窗隆起,处理变得棘手,修补手术已无法进行,不得已先做分流手术解决脑积水,同期或二期做修补手术,均增加了分流管堵塞和感染的风险。分流手术最好选用可调压分流管,避免过度分流引起骨窗凹陷,增加修补手术硬膜下出血、积液、脑内出血的风险,术前颅内压不能降得较低,骨窗应平或略凹陷,以利于皮下组织、钛板和脑膜的贴敷,减少皮下积液的发生,术后 1 周再调节分流管压力,进一步缓解脑积水。

(三)延迟手术指征

颅骨缺损修补的时机,应视患者的全身和局部情况而定,在下列情况下应该考虑延迟手术。

1.对初期清创不彻底、局部已感染、颅内存有病灶及颅内压增高的患者,暂勿施行颅骨成形术。

2.部分全身情况差、神经缺损严重、不能自理生活者;特别是合并心肺并发症、贫血、糖尿病、营养不良、电解质紊乱者延迟修补。

3.缺损区头皮菲薄有大片瘢痕者,亦勿急于修补,可外盖局部头盔暂时保护,待条件成熟后再考虑成形手术。

4.行动脉瘤夹闭、脑血管畸形、血管介入治疗者应复查血管影像检查,明确病灶已处理妥善,再考虑修补手术。

(四)颅骨修补材料的选择

关于修补颅骨的材料,种类甚多,各有利弊。

1.自体骨虽然组织反应小,但需在供骨区和植骨区两处施术,增加患者痛苦且整形效果较差。有人将去大骨瓣减压所取下的骨片包埋在腹部皮下,作为日后修补之用,由于须作两处手术,而且骨片常常被吸收变小以致松动下凹。

2.采用异体骨又因冷藏于骨库,增加了污染的机会,异物反应也较大故均已少用。

3.骨移植材料　理想的骨移植材料应具有良好的生物相容性和整合能力、化学性质稳定、术后长期维持其形状、不易滑脱移位、可预知其长期生物学性质、易于塑形、轮廓化方便、价格便宜。目前国内使用的颅骨修补材料有机玻璃、硅橡胶、钛板、钛网及其他有机材料,但都具有各自的优缺点。

(1)平板有机玻璃经加热塑形作为修补材料,具有方便易行的优点,但对整形要求较高的眼眶、鼻根等处则效果欠佳,同时,抗冲压强度较差容易碎裂亦非理想材料。

(2)由高分子材料甲基丙烯酸甲酯与苯乙烯共聚物的粉剂加上甲基丙烯酸甲酯单体水剂互相混合制成的可塑性自凝材料,既有良好的塑形性能,又能自凝固化形成坚固稳定的永久性植片,具有强度适宜、组织相容性好、不易降解、不影响 X 线检查等优点。近年来有人在上述双组分材料中添加了制孔剂,研制出可塑性微孔人工颅骨材料。植入人体后,成纤维细胞可以长入植片的微孔,使植片与组织融为一体,且有钙化和骨化趋势,可谓较理想的颅骨修补材料。

(3)金属颅骨成形片如不锈钢板及网片、钽板或钛合金板及网片均有较强抗压性能,组织相容性亦好,但钛网、钛板由于易导热、导电,造成患者术后在高温环境中有头部灼热感,钛网板价格亦昂贵,边缘锐利还容易穿破头皮并有影响 X 线检查的缺点。

(4)硅橡胶颅骨修补材料,虽然生物相容性较好,却存在强度偏低的问题。目前加网增强的硅橡胶颅骨板、羟基磷灰石或陶瓷材料所制成的新型颅骨成表植片则有较好的颅骨缺损修补性能。

（五）手术方法

1.常规方法 在局麻或全麻下施术,头皮切口呈弧形,皮瓣基蒂部血供应充分保证。分离头皮时勿损伤深面的硬脑膜,以免术后积液。采用覆盖法修补时,骨缺损区周边无需修整,骨衣也不必切开,用稍大于缺损的植片覆盖在缺损区,四周用粗丝线固定在骨衣上即可。但必须使用强度大、质地好、周边薄的材料,才能与颅骨的形态和弧度相吻合。若采用镶嵌法则需沿骨缺损缘切开骨衣并加修整,然后将剪裁合适的植片镶嵌在骨缺损处,周边钻孔用粗丝线固定在骨缘上。应注意在前额部行镶嵌法修补时,勿打开额窦,以免引起感染。术毕,应分层缝合头皮,不放引流,适当加压包扎。

2.无模多点成形钛合金颅骨修复体的数字化设计与方法 采用数字化电脑塑形钛网进行额颞大面积颅骨缺损修补,其术后并发症明显少于手工塑形钛网,而且能很好地还原患者的头形容貌,是颅骨修补理想的选择。

颅骨缺损的部位、大小、形状各不相同,且术前及术中进行传统模具和手工制作与缺损区难以十分匹配,特别是塑形的钛板修复体与原缺损区生理曲度不符,成形后左右对称性欠佳,美容效果差。既往多数临床医生采用简单工具对钛网进行现场加工制作,医生在术前和术中反复设计、裁剪、塑形,由于术者的经验和制作工具的影响,导致手术效果参差不齐,既延误了手术时间,又往往达不到对称的美容效果。而且 70%以上的患者缺损区域在前额、眉弓轮廓及其相邻的额颞顶区域,美容效果直接影响到患者的心理和生理的健康。

无模多点成形技术应用于颅骨成形术,标志着颅骨修复体塑形已从手工时代进入了数字化时代。近年来随着计算机和三维图像重建技术的应用以及采用自动模具制作钛板,使塑形更完美、更精确。目前,有一种钛合金颅骨修复体的数字化设计与制造技术,这种技术的优点是数字技术结合 CT 扫描三维成像,能使术前制成的修复体更精确。

3.颅骨修补材料的个性化设计与方法 随着计算机辅助设计和快速成形技术的发展,颅骨修补材料的个性化设计制造成为可能。赵文旭等采用个性化预制医用树脂和羟基磷石灰复合材料完成 48 例颅骨缺损的修补,效果满意。利用组织工程技术修补颅骨缺损是近年来发展起来的新方向,在组织工程骨中快速建立血管尤为重要。徐松柏等采用血管内皮生长因子(VEGF)转基因组织工程骨对兔颅骨缺损模型进行修复,对转基因技术在颅骨组织工程方面的应用进行初步探讨,认为 VEGF 转基因组织工程骨能加快修复区的骨形成,可望为临床大块颅骨缺损修复提供有效方法。

四、脊髓电刺激系统植入术

脊髓电刺激治疗在国际上已经有三十多年的历史。1967 年,Shealy 等报道了第一例脊髓电刺激治疗应用于顽固性疼痛,并获得了令人鼓舞的效果。20 世纪 70 年代,脊髓电刺激治疗得到了广泛的应用。1980 年,美敦力公司在美国使用了第一个可程控刺激系统,1982 年,第一次在临床上应用了完全植入式的神经刺激器,目前已有近六万名左右的患者接受了脊髓、外周电刺激治疗。

据报道,到 2003 年底,脊髓电刺激治疗在国内开展,已有近 50 名患者接受了脊髓电刺激治疗的测试,其中,35 例左右的患者接受了植入,并获得了较为满意的效果,由测试到完全植入的成功率在 70% 左右。由于该手术是微创技术且非破坏性、可逆性,并发症少,无副作用,并可根据患者的需要调节电压、脉宽、频率,可通过测试刺激评估疗效,避免不必要的外科手术所以为广大患者普遍接受及认可。现有的植入中心已遍布中国各大城市,植入技术也日趋成熟。

2011 年 2 月 15 日天津武警医学院附属医院实施了全国首例颅脑外伤术后的昏迷患者高颈段脊髓电刺术,使因车祸昏迷了一个多月的患者奇迹般地恢复了意识。

【脊髓电刺激治疗的适应证】

脊髓电刺激主要用于治疗慢性顽固性神经源性疼痛。适应证主要有:

1. 慢性腰腿痛在最常见的慢性致残性疾病中排在第三位,仅次于心脏病和关节炎。

2. 复杂性局灶性疼痛综合征如一些周围神经损伤后的疼痛。

3. 周围缺血性疼痛如糖尿病足、雷诺病等。

4. 顽固性心绞痛。

5. 残肢痛,幻肢痛。

6. 其他如带状疱疹后遗神经痛、神经根病、蛛网膜炎等。

高颈段脊髓电刺激主要适用于促醒长期昏迷患者的意识恢复。

【脊髓电刺激术】

1. 器械　脊髓电刺激系统由三个部分组成:植入患者脊髓硬膜外间隙的电极、植入腹部或臀部皮下的发放电脉冲的刺激器,以及连接两者的延伸导线。脊髓电刺激治疗的原理主要是 Melzak 和 Wall 在 1965 年提出的门控理论:通过植入脊髓硬膜外间隙的电极传递的电刺激,阻断疼痛信号通过脊髓向大脑传递,使疼痛信号无法到达大脑皮层,从而达到控制疼痛的目的。

2. 手术方法　脊髓外周电刺激系统植入术是一个微创手术。医生在影像学设备的引导下通过穿刺或在脊柱上开一个小骨窗,将电极放到脊髓硬膜外间隙的特定节段,然后通过体外的临时刺激器观察刺激覆盖的位置以及疼痛改善的程度,并根据测试的情况调整电极的位置以达到最佳的刺激状态。

(1)治疗顽固性疼痛:患者在手术过程中保持清醒状态以配合测试。测试成功后患者会带着临时刺激器回病房,接受一个 2~7 天左右的测试期,观察疼痛和日常生活(如睡眠、行走等)的改善情况。若疼痛缓解良好且患者对治疗效果较满意,则植入整个刺激系统(延伸导线和刺激器)。术后医生和专业技术人员会用体外程控仪对脊髓电刺激系统进行无创性的设置和调整,患者也可以用配置的患者程控器在医生设定的范围内进行调节,操作非常方便灵活。

(2)长期昏迷的促醒:①入院后完善相关术前检查,在全麻下行"高颈段脊髓电刺激植入术";②侧卧位,以 C_5 为中心,颈后正中入路,分离到棘突椎板,咬除 C_4 部分棘突和椎板,将美敦力外科板状电极植入患者的 C_2~C_3 椎管内,并将电刺激发生器放置到患者右侧锁骨下窝皮下。术后第一天开启电刺激器,根据患者生命体征和肢体刺激活动情况,将刺激器电压设置为 1.2V,脉宽 130sec,频率 30Hz。刺激条件设置为:15 分钟开/15 分钟关,白天刺激 10 小时,夜间关闭模式。开启刺激器后患者肌张力明显降低。

【脊髓电刺激术评价】

脊髓电刺激治疗是一种微创疼痛治疗技术,它是在脊髓的硬膜外间隙插入一根电极,通过电刺激阻断疼痛信号的传导。它不破坏人体的组织结构,不仅可以有效缓解疼痛,而且有灵活多变的调节模式,可随患者病情的变化在体外不断调节,使疼痛能获得长期有效的控制。对于其他治疗方法无效或效果不佳的慢性顽固性神经痛,脊髓外周电刺激可起到很好的治疗效果。在植入整个系统之前,医生会作一个筛选测试,如果疼痛控制良好,才进行植入,从而避免了患者无谓的花销。脊髓外周电刺激治疗术后患者可减少口服镇痛药物的使用甚至完全停药,避免了长期大量用药对身体的损害,并且几乎没有副作用,故在医学界也被称为"绿色治疗"。脊髓外周电刺激治疗的不足之处是价格比较昂贵,使用一定时间后需要更换电池。

五、神经修复治疗

神经修复学是研究以细胞治疗为核心,以神经修复性药物、神经调控、生物和组织工程等神经塑形手段为基础的综合修复干预策略及其作用机制的一门学科,领域涉及神经系统损害部分的神经再生、结构修补或替代、神经重塑、神经保护、神经调控、血管发生及免疫调节恢复机制。近年的大量基础研究,特别是临床转化实践的迅速开展,极大丰富和更新了人们对神经修复学知识体系的认识,不断推动学科深入发展。

神经修复治疗,也称神经修复疗法:是细胞治疗、神经修复手术、神经修复药物治疗、神经调控/电刺激治疗、主动运动-目标强化神经康复治疗(AMTENT)、中医药治疗(TCM)、物理治疗、组织工程治疗和生物工程治疗的总称。其理论基础是神经可修复理论。效用机制包括神经营养因子、信号神经修复和神经塑形,其他还包括神经修补、神经调控、神经再生、神经替代、神经发生、突触发生、再髓鞘化、血管再生、免疫调节,以及神经保护等。目前神经修复疗法已经发展到第二代,第一代疗法是单一类型细胞移植、单一或部分疗法的简单组合,而第二代疗法依据神经系统修复的上述复杂客观规律,优化整合和有机组合当前各种有效方法,达到优势互补,能最大程度、最有效地修复神经功能,其突出特点是:多种类型细胞、多途径、多疗程和多手段综合神经修复治疗。方案采用个性化最佳细胞组合和最佳途径组合,多疗程植入细胞,联合最适宜的神经-肌肉刺激/激励,通过最佳突破脑屏障的用药路径和最优剂量使用修复类药物因子,结合主动运动-目标强化神经康复治疗,达到最佳费用-效果比。

神经修复学临床分类:普通神经修复学,小儿神经修复学、老年神经修复学、创伤神经修复学、疼痛神经修复学、精神神经修复学、癫痫神经修复学、卒中神经修复学等。以疾病和不同年龄患者群为分类亚专业的主要依据,使学科发展,更贴近临床,更关注疗效,更有可能主动整合所有的手段,能够更高、更全面地把握和治疗疾病,更健康地引导细胞(包括干细胞)、神经调控等治疗手段的发展。

神经修复与传统治疗互为基础原则:要大大加强神经康复和对症治疗,是神经修复学提高疗效的必由之路。因为外周肌肉和关节的运动,反过来也会影响神经塑形,所以神经修复一定要与最高水平神经康复和对症治疗(如抗痉挛的药物注射)紧密结合起来,这样才能减少长期的异常关节运动和对神经塑形的持续负面作用,达到最好功能改善。这对于脑瘫尤为重要,因为,他们脑内从幼年就没有一个正常的神经控制环路,所以要在神经修复的前提下,进行正常运动的康复训练。

神经系统疾病治疗之殊途同归原则:很多神经疾病开始发病各异,但最终损害殊途同归,故许多治疗手段是相同或相似的,作用机制也包括保护、再生、修复、替代、激活、微环境改变、免疫调控等多方面。

细胞药用原则:细胞移植后其中一个主要机制是通过释放因子,改变微环境而发挥作用,因细胞植入一定时间后数量将会逐渐减少,故神经修复作用也逐渐减弱,因此应该像用药一样,定期重复移植细胞。

车流梗阻理论:一个小的阻塞节点,就会严重影响整个车流,而疏通则是耗时巨大的事情。

细胞使用黄金2小时原则:即细胞产品从准备好,到临床植入患者体内的等待时间必须控制在2小时以内。因为存放超过2小时,细胞的存活和功能状态迅速下降。

外因主导内因原则:人体其他器官和系统的治疗,强调外因治疗通过内因内心起作用;而作为中枢,作为人体司令部,内因已经受累,故强调主要依靠外因,外在的修复是第一位的。人体其他器官和系统疾病的治疗,强调心理调节心理治疗配合;而作为中枢,作为人体司令部和心理思维的发源地的疾病,应该更需要依赖非心理方面的调整和治疗。

感觉促进运动假说:神经系统通过感觉传入,感知到存在,然后中枢发出运动信号,不断加强、纠偏、固化。所以,只强调运动锻炼,而无有效感觉刺激传入,对运动神经重塑效果的产生有限,且也不符合自然的神经发生学的过程,即感觉决定神经再生的方向,所以应该刻意加强细胞植入后的感觉刺激。应该强调给予患者有效的足量的感觉刺激,以利于运动神经的正确再生。而不仅仅是足量的单纯运动锻炼。

局部网络节点活化假说:细胞内实质内移植后,活化局部神经网络节点,逆转极化方向,对癫痫放电有抑制作用。

先活化再塑形原则:经过移植足够(或多次)细胞数量、药物、电磁刺激后,正确充分的功能训练神经重塑一定跟上,否则好细胞也被周围"坏"环境同化。

脊髓损伤患者神经修复三阶梯目标治疗方案:让躺着的人坐起来,让坐着的人站起来,让站着的人走起来。以修复神经+功能康复为基础的明确治疗方案,能够更有效地指导患者的治疗方向,提高临床疗效。

神经修复学发展六阶段:理念变革期、治疗探索期、比较整合期、规范治疗期、普及提高期、临床治愈期。

细胞神经修复疗法五原则:早期、足量,多途径,多量程,联合干预。

主动运动-目标强化神经康复治疗:是一种在神经修复治疗基础上,通过预设目标强化训练,来改善瘫痪患者肢体功能障碍的疗法。例如:对于脊髓损伤患者,设定三阶梯治疗目标,即让躺着的人坐起来,让坐着的人站起来,让站着的人走起来;对于累及下颈段、胸段、腰段的患者,使用尽量短的支具站起来强化训练站立和行走功能。对于卒中患者,通过限制健侧肢体的运动,达到强制使用患肢和强化训练患肢的目的,提高患者运动功能和日常生活能力。可短期集中强化重复训练患肢,每天强化120～240分钟,每周5～7天,连续8～12周。随后根据疗效,进行负荷调整。主动运动-目标强化训练要根据每个患者的功能障碍情况,突出日常生活动作,选择不同塑形任务,制订个体化训练方案;具体可结合塑形技术行为训练方法,让患者设定通过努力才可以达到的动作或行为目标,或是任务难度刚刚超过患者的肌肉运动能力。

无痛主动运动-目标强化神经康复治疗(PAMTENT):是在主动运动一目标强化神经康复治疗(AMTENT)基础上,结合"无痛康复治疗"理念,而形成的一个更加完整的康复学新概念。本治疗突出 AMTENT 治疗过程中严密监控疼痛应激反应策略,提前预防疼痛,即时控制疼痛,早期缓解疼痛,将疼痛程度控制在无痛康复治疗范围内,其根本目标是:既能最大限度改善患者的实用功能,又不致造成治疗性损伤。

七、脑外伤后昏迷、植物人的特殊手术治疗

脑外伤后昏迷、持续性植物状态以及后遗症的综合治疗,需要医生、护士、家属、护理员等的共同努力,甚至包括多学科的协作,更需要特殊治疗。

(一)脑起搏器

又称脑深部电刺激术(DBS),在脑内特定的神经核团植入电极,释放高频电刺激,抑制了这些因多巴胺能神经元减少而过度兴奋的神经元的电冲动,减低了其过度兴奋的状态,从而减轻帕金森病症状。脑起搏器治疗缓解帕金森病的三个主要症状:震颤、僵直和运动迟缓,尤其对中线症状有很好的改善作用,如起步和翻身困难等。脑起搏器是一套精致小巧的微电子装置,包括一个脉冲发生器、一根电极和一根延伸导线,这些部件均植入体内。植入体内的部件不会影响患者的日常生活。

(二)高颈段脊髓电刺激促醒长期昏迷

【概述】

脊髓电刺激(SCS)是将电极植入脊柱椎管内,以脉冲电流刺激脊髓、神经治疗疾病的方法。最初由 Shealy 等人于 1967 年首次临床应用脊髓电刺激治疗疼痛。随后闫晓明等的研究证实 SCS 能够改善外周血流量,于是 SCS 逐步应用于慢性神经源性疼痛、外周血管疾病和顽固性心绞痛及脊髓损伤后功能康复等领域的治疗。而随着硬膜外永久性埋植脊髓刺激系统的出现,硬膜外脊髓电刺激在更多领域应用受到广泛重视。

目前,急重型颅脑创伤的救治已经取得了明显的进步,但是仍有相当一部分患者发展为长期昏迷状态,闭合性颅脑创伤出院后处于长期昏迷的占 14%。在美国至少有 10 万～25 万名成人长期昏迷患者,6000～10000 名儿童长期昏迷患者。对于长期昏迷患者,促醒治疗是一个国内外医疗界的难题,常规的方法包括高压氧和中医治疗,但疗效欠佳。最近研究表明,高颈段脊髓电刺激(cSCS)能够促进长期昏迷患者清醒。

高颈段脊髓电刺激术还能激活胆碱能上行网状系统。一般认为,在昏迷患者中检测到正常的睡眠电位如睡眠纺锤波及正常的睡眠周期,都是有利的预后征兆,而低幅波活动、爆发一抑制及单调的高幅 δ 波活动则是预后不良的征兆。体感诱发电位在长期昏迷患者中常常表现为波幅变低和潜伏期的延长,P14 以上的电位一般认为是延髓的电位,是刺激正中神经在头皮记录到的躯体感觉皮层最早出现的电活动,在长期昏迷的患者中主要表现为潜伏期的延长。

对猫行高颈髓脊髓电刺激增加了 α 波减少了慢波,反映了脑局部血流量的增加,同时激活了脑干上行激活系统。

SCS 能够增加外周血流量的观点得到普遍认可,鉴于 SCS 可以引起周围血管舒张,增加外周血流量,人们自然联想到 SCS 对中枢是否有同样的作用。随着研究的深入,动物实验发现颈段脊髓电刺激明显增加了脑血流量,并且能够显著阻止脑萎缩的进程,另外脊髓电刺激能够显著减少大鼠脑水肿。而在临床上将电极放置在 $C_3 \sim C_4$ 水平,发现颈部脊髓电刺激能够明显增加患者大脑半球血流量,改善大脑血流增加糖代谢。这种机制可能与电刺激激活脑干网状结构中血管活性中枢有关,也可能与颈部脊髓电刺激降低交感神经紧张有关。三叉神经的二级神经元从脑干一直下降到 $C_1 \sim C_2$ 水平,在此平面刺激脊髓就可以通过这一副交感传导通路来舒张血管起调节作用,功能可逆性交感神经切除被看做 SCS 作用于人的一种可能调节机制。有研究证实,颈部 SCS 能够显著增加昏迷患者的脑血流灌注,提高脑脊液中多巴胺、去甲肾上腺素水平(肾上腺素水平无改变),减少氧化应激,从而起到保护脑组织促醒昏迷患者的作用,一系列研究证实 SCS 能够改善植物人的临床症状。

【手术方法】

1.入院后完善相关术前检查,在全麻下行"高颈段脊髓电刺激植入术"。

2.侧卧位,以 C_5 为中心,颈后正中入路,分离到棘突椎板,咬除 C_4 部分棘突和椎板,将美敦力外科板状电极植入到患者的 $C_2 \sim C_3$ 椎管内,并将电刺激发生器放置到患者右侧锁骨下窝皮下。术后第一天开启电刺激器,根据患者生命体征和肢体刺激活动情况,将刺激器电压设置为 1.2V,脉宽 130sec,频率 30Hz。刺激条件设置为:15 分钟开/15 分钟关,白天刺激 10 小时,夜间关闭模式。开启刺激器后患者肌张力明显降低。

【手术疗效评估方法】

1.脑电图　治疗期间每周监测患者短程脑电图、皮层及脑干听觉诱发电位和经颅多普勒超声变化。患者术前脑电图显示全导联 $3 \sim 4Hz$ 左右低中幅慢波,提示皮层脑电活动广泛受到抑制。术后复查脑电图显示脑电节律逐渐增快,至术后 2 个月除个别导联散在少量慢波外,余导联逐渐恢复 α 波节律,接近正常脑电活动。

2.脑干听觉诱发电位　术前脑干听觉诱发电位显示Ⅲ波和 V 波波幅下降,潜伏期延长;术前皮层诱发电位显示 N20 波幅下降,潜伏期延长,术后逐渐恢复。

3.经颅多普勒超声波　术前经颅多普勒超声检测大脑中动脉、大脑前动脉及颈内动脉血流显示受检动脉频谱呈高阻波形,血流方向正常,根据术前、术后血管波动指数(PI)以说明颅内血流明显增加。

(汪大庆)

第十三节 颅脑外伤的康复治疗

一、现代康复功能训练的新概念与新技术

世界卫生组织(WHO)将医学划分为保健医学、预防医学、临床医学、康复医学,康复医学又称为第四医学。研究伤残病后造成机体的功能障碍,进行康复评估、康复训练、康复治疗,以达到改善或促进患者身、心、社会功能目的的一门科学,是现代康复医学的基本概念。著名康复医学专家,美国纽约大学教授 Ruask 认为"康复治疗是临床治疗的后续,如不进行康复治疗,就意味着临床治疗工作并没有结束"。英国著名康复医学专家 D.Wade 教授以脑卒中为例指出了康复治疗、功能训练的新概念,认为:①应当以患者为中心,满足患者在功能康复上的需求,而不是以某些专家理论和假设为中心,脱离患者的实际需要;②功能训练应与患者日常生活、工作或作业活动联系起来,切忌千篇一律,只着眼于减轻临床病损和缺陷,忽视功能活动的训练;③应当鼓励患者经常进行力所能及的功能活动,而不是只限于每日用 5% 白天时间在治疗医师指导下进行练习,最好使患者经常处在一个学习的环境中;④只有靠多学科参与,并在家属的配合下,才能真正满足每个患者在功能康复上的具体需求。

【现代康复功能训练的新概念】

(一)功能训练在康复治疗中的地位

世界卫生组织总干事布伦特兰博士(Dr.Brund Tland)指出,21 世纪对人类最大的挑战是改善生活质量,而健康则是人们享受生活的前提。良好的生活质量与人们的功能状况息息相关。日本著名康复医学专家上田敏教授把生活质量(QOL)的内涵与《功能、残疾和健康国际分类》(ICF)的相应领域联系起来,QOL 的 3 个客观维度可分别与 ICF 的 3 个领域相对应。美国物理医学与康复学会认为"康复医师是功能医师",强调了康复治疗的功能导向。由此可见,要改善个人的日常生活活动的能力,改善参与社会生活的能力从而提高生活质量,都离不开功能训练。

功能训练是康复治疗的核心,也是伤残人士改善生活质量的基础。现代康复治疗的目标着重在使伤患和残疾人士改善功能、融入社会,从而提高生活质量。在众多的康复治疗手段中,功能训练处于首要及核心地位,许多康复治疗本身就属于功能训练,或辅助功能训练。

(二)功能训练的内涵

残疾人或伤患者的功能障碍常表现为:①原有功能减弱(退)或消失(但为暂时性),经治疗后,可逆转得到恢复;②原有功能永久性减弱或消失;③功能活动方式变异。针对以上 3 种不同情况,开展有针对性的不同性质及不同作用的功能训练,其包括:功能的增强、发展、代偿、补偿、代替、调整、矫正、适应,从而达到功能的恢复或重建和发展的目的。

(三)功能训练应实行"按需训练"

所谓"按需训练"是指在残疾人士和伤患人士的功能康复上,以实际的具体的需求为中心,

开展"有的放矢"的训练。

近年来,康复医学界许多专家反复强调功能训练应该以患者的实际需求为中心,直接改善或提高其在生活自理或职业活动、社会生活等方面的能力,而不应该按一般常规、千篇一律地安排患者的训练,缺乏特殊性、针对性和实效性。英国著名康复医学专家 D.Wade 教授最近指出,功能训练应与患者的日常生活或工作活动和作业的需求相联系,决定优先训练和重点改善的功能项目。

为使功能训练更好地符合伤患者和残疾人的需求,首先要确定残疾人康复需求的层次以及社区医疗康复中患者的需求,从中按实际情况选定重点需求项目,患者功能康复训练的具体需求要通过评估来确定(需求评估),而需求评估的基础又在于对其剩余能力与生活工作功能上的需要有清晰的了解和评估。

(四)决定功能训练的成效

个人因素和环境因素同等重要,在一些场合下,环境因素甚至更为重要。个人因素和环境因素与残疾的发生和发展,以及与功能的恢复和重建都有密切关系。

在环境因素方面,近年来有人提出了"丰富环境"的概念。所谓"丰富环境"是指在进行康复训练的现场,在物质-心理-社会上(有多种多样的训练器材,令人感到愉快和宽松的场地设施、装饰和布置,现场气氛能给人鼓励和信心)丰富的环境。观察证明,在"丰富环境"中进行康复训练,其效果优于在单调环境中进行活动。

总的说来,要通过动力引导和日常鼓励,调动患者的主观能动性和自觉性投入康复功能训练,同时要创造"丰富环境",使患者取得预期的康复功能训练的效果。

(五)功能训练不仅包括身体功能的训练,也包括心理和社会功能的训练

WHO 在 1998 年发布的一份关于 21 世纪人类生命健康展望的报告中,重申了对健康所下的定义"健康是指身体上、精神上和社会生活上处于一种完全健适的状态,而不仅仅是没有疾病或虚弱"。因此,康复的功能训练应当包括身体功能的训练和心理-社会功能的训练。

现代心理一社会功能或技能训练(PSST)的内容可包括以下 10 个项目:

1.对待健康、疾病、残疾和康复的心态调适;

2.心理情绪的调适和控制训练;

3.对付应激(突发事件造成的紧张、精神压力)的技能训练;

4.人际交往一般技巧训练(待人接物等);

5.与家人、亲友相处技巧和家庭生活调适

6.与工作单位同事相处技巧及人际关系调适训练;

7.参与社区生活的心态调适训练;

8.人际语言沟通技巧训练;

9.参与社会生活的衣着、仪容、个人卫生的调适训练;

10.休闲娱乐活动技能的训练。

(六)功能训练的主要场所正在从专业机构转移至社区和家庭

尽管康复医疗机构一般都具备较好的功能训练条件,然而由于这些机构数量少,集中在城

市、收费昂贵,而且住院天数有限制,尤其在发展中国家,更是远远不能满足散处在农村或城市街道广大残疾人和伤患者进行康复功能训练的需求,以社区为基础进行功能训练已成为一个必然的趋势,也是普及功能训练的一个新思路。

顺应功能训练这一新概念和新潮流,我国最近颁布的《康复训练与服务"十五"实施方案》规定:"以社区为基础,家庭为依托,充分发挥社区服务中心(站)、乡镇卫生院、学校、幼儿园、福利个体事业单位、工疗站、残疾人活动场所等现有机构、设施人员的作用,资源共享、形成社区康复训练服务网络,使残疾人就地或就便得到康复训练与服务。"

(七)辅助技术在现代功能训练中起到十分重要的作用

辅助技术是指用于残疾人和功能障碍的老年人,用以提高、维持和改善其功能性活动能力的工程技术、器械和用品、用具及技术服务系统。功能训练包括了应用辅助技术的技能训练,以便在辅助技术的帮助下,一方面能充分发挥使用者的潜力,另一方面又能补助或补偿使用者功能的缺陷,从而促进其独立生活和改善生活质量。

对那些有永久性残疾、功能严重障碍的残疾人和患者、老年人,虽经常规的康复及临床治疗,但功能无改善,严重影响独立生活,此时,应求助于辅助技术。残疾人使用辅助用品用具,实际应视为使用者身体器官的一部分或是使用者上下肢的延伸,它们能补偿使用者已缺失的功能,完成个人日常生活活动,并使参与社会成为可能。

随着科技的进步和残疾人康复的普及,辅助技术近年来有很大发展,据报道,国际上残疾人辅助用具已过 1000 种。我国目前也能生产供应残疾人用品用具 100 余种,从低技术的普通助行器、轮椅,到高技术的肌电假手、环境控制系统等,应用这些辅助技术可丰富残疾人的功能训练,促进残疾人的全面康复。

【现代康复功能训练技术的新发展】

1.利用信息与通信技术使功能训练超越时间、空间和物质条件的限制,从而大大提高效益。

在 21 世纪这个信息社会里,信息与通信技术(ICT)正在越来越多地被运用到康复功能训练中,如功能训练软件的制作和应用,远程指导康复和监测训练效果,利用电脑化或电脑辅助器械进行功能训练,利用虚拟现实技术开发模拟训练系统进行运动、作业、认知、语言、心理调适等多方面的功能训练,这类训练能超越传统的方式,不受时间、地点的限制,也大大减少对训练的物质设备和技术条件的依赖,从而提高质量,增加效益。ICT 在康复功能训练中的应用可以说是前途无量。

2."循证治疗"的原则正在引入康复功能训练中。

所谓"循证治疗",在康复医学中是指康复治疗和训练的方案、方法和所用手段的取舍,应遵循科学的原则,以经过缜密研究取得的实证为依据。

在康复训练中,常常有一些训练的体系是由某个专家、学者根据其研究所提出的假说、理论而拟订出来的,这些各个治疗学派的训练体系固然有很大的启发性,也可以试用于康复治疗,但是否有效,是否值得推广,则应经受实践和科研的考验。确实有理(理论)而又有据(疗效证据),就很值得推广使用,如果有理论而无实据,则应摒弃或淘汰,或进一步研究以改进(改良)其原有训练体系,因此,应加强对新的训练仪器设备和新的训练方法的科学研究(在临床和康复实践中试验、验证),以观察和积累疗效实证。尽管"循证治疗"的原则用于康复训练仅仅处于起始阶段,具体的运用和实际证据的收集与判断还存在着许多问题有待解决,但"循证治疗"的大原则和大方向是可取的。

3.功能训练中的"适用技术"正在开发,以适应发展中国家社区康复发展的需要。

所谓"适用技术",按世界卫生组织的解释,是指简单易行,成本低而有用,适宜于大面积推广使用,使广大群众受惠的技术。在发展中国家和社区康复中,尤其需要大量开发和使用这种适用技术,目的是使康复训练和服务对广大群众来说能符合"二 A"要求,即 Accessible(容易取得,就近可得,用得上),以及 Affordable(价格低廉,用得起)。

在设计和制作适用技术的功能训练或功能辅助用的器械和器具时,要有新的思路,也可以说是适用技术的思路:

(1)材料:就地取材,起码国内可得,不需进口,不用高档价昂的材料。

(2)设计和工艺:简单实用甚至因陋就简,可就地制作,不需依靠高精尖设备或高级技术人才。

(3)造型:外观不求刻意包装,豪华美观,但求简朴实惠,且符合当地文化风俗民情,能为广大群众接受即可。

(4)使用:操作简单,易教易学,使用方便,能在家中或社区使用,且器材结实耐用。

(5)成本和售价:成本低、价廉。

鉴于目前许多康复机构提供的功能训练方案常常依赖使用大型的或昂贵的器械设备,医疗器材公司生产的康复器械也往往只适于医院或康复中心使用,而按适用技术的原则开发的功能训练器材和方法还远远落后于社区康复发展的需要,世界卫生组织近年来多次号召在康复医疗中注意使用适用技术,如制作和供应符合适用技术要求的轮椅、义肢、矫形器等康复器械。WHO 与 IS PO(国际义肢矫形器协会)曾于 1995 年在柬埔寨金边和 2000 年在坦桑尼亚的 Moshi 市召开了会议,会议的主题是"适用的义肢/矫形技术",会上还提出了"适用思路"和"适用质量"的概念,后者还有待今后作进一步研究。此外,世界卫生组织近年来又牵头组织编订了适合发展中国家使用的"脑卒中"、"脑外伤"的康复训练手册,也是反映了这种趋向。

4.中西医结合的康复训练技术受到重视,正在临床实践和实验研究中发展和提高。

尽管康复医学是 20 世纪的产物,但用于功能康复的一些训练和治疗技术早在中国古代已经萌芽,经过历史的洗练推陈出新,至今一些行之有效而又经过科学验证的中国传统康复疗法,仍然具有强大的生命力,以其独特的作用为人类身心康复服务。像太极拳、八段锦、推拿治疗、保健按摩、针灸,以及宁神调息法等独特的身心松弛练习,就是著名的例子。

东西方的康复功能训练体系各有特点。西方的功能训练重点作用于肌肉骨骼及神经-肌肉系统对骨科康复、神经科康复有重要作用,而中国传统的功能训练则身心并练,形神兼养,动静结合,着重通过精神和心理的调适及保健促进身体的康复,对慢性病、身心性疾病的康复和残疾人的保健有重要作用。二者相互结合,取长补短,康复效果会更好。

我国目前正在积极发展中西医结合的康复功能训练技术,临床实践和实验研究都在进行之中,国际上,由中国或东方传到西方的传统康复治疗方法现正以另类医学、补充医学等名称渗透入西方的康复医学中,如用太极拳练习防治下腰痛、改善老人平衡能力,用东方特有的宁神调息松弛法的练习治疗慢性病等治已在一些国外的康复中心试行,引起西方学者的兴趣和重视。

二、神经系统康复与代偿的新概念及新认知

近年来人们认识到,在神经系统康复治疗中,无论达到什么水平的康复都不能达到绝对的健康;在非自然康复过程中,首先应该在充分认识神经修复临界点理论和河道疏浚理论基础上,明晰神经系统康复可能存在的三种机制,并为此而努力开发。

(一)康复与代偿而非绝对健康

中枢神经一旦损伤,则其神经组织即被结缔组织所代替或填充,神经细胞不可再生,然而,它的功能可能因而得到代偿而康复,因代偿而康复,这并不是绝对意义上的健康。

任何组织器官的损伤均将在大脑皮质留有病理性惰性痕迹病灶,此痕迹病灶的存在也不能称为绝对意义上的健康。

人类依靠于康复或代偿而得以维持临床上的健康。

(二)神经修复临界点理论

神经修复过程是遵循量变到质变的规律,神经修复曲线或轨迹,是由一个一个很多临界点组成的。从坐,到站,最后到走,神经修复过程中的临界点很多,都要长期艰苦不懈地积累锻炼,每天持有永不放弃的信念,一个一个地克服。每天不间断的量变,由微少到众多,一旦积累到临界点,即完成一次质的飞跃。犹如吃饭,到第一百口饭吃饱的话,前面九十九口都是量变累积的过程,第一百口才是质变,因此我们不能忽视每一口饭的价值,同样我们应珍惜每一点进步。

(三)河道疏浚理论

神经修复像修理河道,河道主要阻塞点疏通后,还要疏通上下游因废用而淤积的泥沙和水草,然后补充干涸的水。只有这样,整个河流才能最终恢复部分或全部流动。按照"河道疏浚理论",河道越长,越难修复。那么人比老鼠长度更长,即使除去物种本身的差异,修复难度也更大。

(四)自然康复与非自然康复

自然康复,即无需经过治疗或训练而得以恢复其所有功能。如在脑血管意外与脑外伤的情况下,由于中心病灶周围区域有水肿,因压迫、缺氧、代谢障碍而出现一过性的症状,或称"修饰症状"。在疼痛的恢复期,此水肿等功能障碍消失,修饰性症状也消失,因而临床症状大有好转,只有病灶中心区损害症状继续保留。一般认为此种可逆的、可完全恢复的修饰症状消失,应该称为自然康复。

非自然康复:自然康复后的康复,有3种假说:即功能代偿学说、联系再通学说与功能重建学说。

【功能代偿学说】

1.同侧大脑半球的周边部分代偿职能　被破坏病灶的邻接构造可代行已破坏的部分功

能。据 Roberts(1958)多例大脑皮质切除术的经验,无论切除优势半球的哪个部位,所发生的语言障碍均是一过性,可用以证明,即任何切除部分的功能总是由同侧半球的周边部分来代偿。

2.对侧大脑半球相对应的部分代行职能 左侧半球全切除之后语言功能可以有惊人般地恢复,认为这是其右侧半半代司其职。

3.低水平的神经构造代行职能 非自然恢复过程与受破坏部位的相应的低位水平的神经构造代和其职有关。高位水平的功能精细,低位水平的功能粗糙,但低位水平可代行高位水平之职。

由此认为,下位结构具有后备功能和潜在能力,因而,其功能恢复并不在于再学习,而是此后储备功能的再现,此再现可能是迅速而突然成功的。这首先表现在最早恢复的“运动”是脊髓控制的“联合反应”和“共同运动”。可以理解为高级中枢对下位中枢的调控能力丧失而下位中枢的活动被“释放”出来。但是,这种低位中枢控制的运动,并非真正的随意运动,它是以固定的运动模式出现的,以异常姿势反射和痉挛为基础的,是一种低级形式的代偿,这也是人类在中枢神经系统遭受某些损伤后产生的一系列变异适应过程。

【联系再通学说】

联系再通学说使神经冲动高于传导,称为易化、促通,在临床表现为对于治疗性刺激易于作出积极反应的态度,刺激是外在作用,反应则是内部过程。

促通技术对偏瘫具有多方面的恢复潜能,我们应采取各种治疗措施促使这些潜能的发挥,而不应以过早地训练健侧功能来代偿,这样会使患者丧失功能恢复的机会,促通技术目前已作为现代脑卒中偏瘫的核心康复医疗技术。

1.定义

促通技术:就是利用各种方式刺激运动通路上的各个神经元,调节它们的兴奋性,以获得正确的运动输出。包括促通和抑制两个方向。

促通:能够使处于阈下兴奋状态的神经元转变为兴奋状态的任何刺激称为促通刺激。对促通技术发生反应的过程称为促通。

抑制技术:使能产生兴奋冲动的神经元返回阈下兴奋状态,降低这些神经元的兴奋性,这个过程称为抑制。

促通技术是在细胞水平调节神经元兴奋性的康复技术。目前常用的促通技术分两大类:中枢性及外周感觉反馈性促通技术。

2.中枢性促通技术以 Brunnstrom 为代表 它是利用脑卒中后残余的肌肉功能进行最大用力时所引发的泛化运动,联合反应,共同运动和其他粗大运动的作用以促通正常运动出现的方法。这个方法不是由于外周传入冲动的促通作用,而是通过相对肌力较强的肌肉随意收缩时,整个运动模式中所有运动神经元兴奋的聚集来增强肌力较差的肌肉力量,或通过患肢有意识的触发异常粗大的共同运动,引起微弱收缩的肌肉参与这一模式,从而促使肌力恢复。在脑卒中偏瘫早期,患侧肌力普遍减弱时应用中枢性促通技术促使肌力恢复是很有益的。

3.外周感觉反馈性促通技术

(1)本体感受性神经肌肉促通技术(PNF):通过以不同频率和时间牵拉肌肉,使牵拉感受

器向 α 运动神经元传入的冲动发生变化,从而影响 α 运动神经元的兴奋状态,改善患肌的肌张力。

(2)Rood 技术:即皮肤感觉输入促通技术。在特定的皮肤区域施加轻微局部的机械刺激或表面给热刺激,影响该区的皮肤感受器以获得局部促通作用的方法。

(3)用持续的穿透性冷刺激局部皮肤,可使该区张力高的肌肉松弛,用于短时间降低肌张力以使神经肌肉再学习随意控制运动肌力。

(4)利用逃避反射的诱发作用:用一种轻微的伤害性刺激即可引起肢体多关节运动,而不能引起单肌肉的选择性收缩,表现为肢体的屈曲反应,若在足底加一伤害性刺激,使下肢屈曲-降低下肢伸肌张力,呈现抑制痉挛的暂时性效应。

【功能重建学说】

功能重建学说是主张利用尚存的中枢神经结构重建或再造已失去的功能,即尽可能地利用中枢神经细胞轴突的再生,树突的"发芽"以及突触阈值的改变机制,在中枢神经内重新组织功能细胞集团的网络系统,实行"功能重组",这就是神经系统的"可塑性"理论。

1.功能重建机制　中枢神经系统存在着大量的突触,在正常情况下,只有部分突触是经常活动的,阈值比较低处于活化状态,而相当一部分突触则阈值很高难以被使用,呈睡眠状态。

2.功能重建意义

(1)睡眠状态的突触为中枢神经系统损伤的功能提供了可能。

(2)改变了阈值的突触经常地传递信息→处于活化状态,否则→转入睡眠状态,因此在偏瘫患者运动功能训练过程中,一旦建立正常的运动模式,理应反复训练强化这种模式原存在。

突触发芽是指在一定的条件下,神经细胞的轴突末端可出现新的突起而形成突触现象(其突触阈值变化同上)。因此,中枢神经系统损伤后,通过康复治疗的训练,促进相关神经细胞的轴突发芽形成新的突触,并反复使用这些突触,建立接近于正常功能的新的神经网络_突触链、实现中枢神经功能重组,同时抑制异常的低级中枢控制的运动,使其突触链处于受抑制的高阈值状态,从而改善患肢的功能。突触芽的现象在生理和病理情况都可发生,学习和记忆过程就是新的突触链形成的过程。

3.功能重建方式

(1)与被破坏的神经构造相比较,本来是执行不同功能的那些神经构造的回路被启用——异种功能。

(2)与被破坏的神经构造相同,但却没有动用过的后备性闲置回路被启用(处于睡眠状态的突触)——同种功能。

功能重建的目的是达到康复,它可达到功能再造效果,分两个基本型。

第一,异种功能系列协同重建。

震颤麻痹的患者不能连续重复同样的动作,例如步行时或僵住或加速,但其登阶梯或走绳索时可见有改善。Luria 认为,这是由于外界的重复性刺激导致其自动性重复运动得以发挥。因而把此种外在的重复性刺激代之以"内在的"重复性刺激,则理应使其自主重复性运动得以改善。

Luria 采用瞬目法为此内在重复刺激,用以训练手部重复把握动作,瞬目,把握,瞬目,把握……重复不已。其结果可使手部的自动重复把握功能改善。此时原本无关的眼部运动系列与手部运动系列发生联系,Luria 称此种训练为异种功能协调的重建。

第二,同种功能系列协同性重建。

同种功能系列在不同水平上的协同重建。大脑在执行每个功能时都有大量神经元同时活化,有许多神经环路和中枢参加。如执行某一活动的主要区域损伤—这个活动执行将转换到调节这一活动的未受损的其他神经元(或邻近神经元),因此,同一功能在脑内有多重代表性,也是偏瘫患者是有恢复潜能的一个因素。

如震颤麻痹患者把握运动单纯反复执行时仅完成 3 次。此时可劝其按照"四轮马车的车轮数"或"按照五角星的顶角数目"做把握动作,那么患者即可做 4 次或 5 次把握动作而不伴有肌强直。此时,运动执行系列在本质上没有变化,只是其执行此自动重复动作的躯体水平有所改变。依靠此种功能重建,需经过长期训练,有周密的计划且需要患者主动与积极的配合。为达到临床康复的目的。在临床神经心理学领域里,依据不同功能假说而有不同的治疗方向,策略与手段:功能代偿学说——发掘中枢神经的潜在能力为治,功能重建假说——积极的有步骤的训练为治。

三、颅脑损伤的康复治疗

现代脑功能康复理论和实践研究证明:通过康复治疗可以观察到中枢神经系统(CNS)的改变:①CNS-边破坏,一边自行修复;②CNS 残存部分具有修复巨大的潜力;③通过运动训练,可以学会生来而不具备的运动方式;④通过训练可使一个系统承担与本运动毫不相干的功能;⑤通过训练不仅可以恢复功能,而且在脑的相应部位也发生相应的形态和结构的改变。如比 5 点说明,脑功能的可塑性和实行功能康复的理论与实践的依据。

脑损伤康复是以非药物治疗方法为主,包括 PT、OT、ST、RT 及中国的传统中医疗法,其主要是以提高患者各项功能为目的。

重症脑外伤患者的肢体功能障碍,严重影响了患者的生活质量,给家庭及社会带来了沉重的负担。国内外研究报道认为:早期康复的介入可降低致残率、改善生活质量,其功能恢复是基于损伤后的中枢系统功能的重塑和可塑性原理,通过输入正常的运动模式,促进患者正常运动模式的形成,达到最大的功能恢复。康复介入越早,其肢体功能 Fugl-Meyer 评分和日常生活自理能力 Barthel 指数预后越好。

【功能障碍特点】

(一)运动功能障碍

颅脑损伤患者的运动功能障碍表现是多方面的,如肌力减弱、关节活动度受限、耐力的降低、共济失调、肌张力增高、姿势不良、异常运动模式、运动整合能力丧失等。表现为患侧上肢无功能,不能穿脱衣物,下肢活动障碍,移动差,站立平衡差,不能如厕、人浴和上下楼梯。

(二)认知障碍

认知是知觉、注意、记忆、思维、言语等心理活动。当颅脑损伤时常可造成患者认知功能障碍,最常见的功能障碍包括:注意力降低;记忆减退;动作开始、终止能力受损;安全感降低和判断能力受损;反应迟钝;执行功能困难和抽象思维能力障碍;概括归纳。对于认知障碍的患者来说,这种障碍往往持续很长时间,不仅影响患者的日常生活和社会生活,而且直接影响患者的康复治疗。故在其康复过程中尤其应引起重视。

(三)感知觉障碍

感知觉是一种人们了解外界事物的活动,即知识的获得、组织和应用,它是一个体现功能和行为的智力过程。感知觉可分为:视觉、躯体觉、运动觉和语言觉。当颅脑损伤时常可造成患者感知觉功能障碍。知觉障碍具体表现四大类:体像障碍;空间关系紊乱;失认和失用。患者常表现为以下特征:不能独立完成简单任务;主动和全部完成某项任务很困难;从一件任务转到另一件任务很困难;对于完成任务的必要目标不能很好地加以辨认。

(四)行为障碍

颅脑损伤患者经受各种各样的行为和情感方面的困扰,对受伤情景的回忆、头痛引起的不适、担心生命危险等不良情绪都可导致包括否认、抑郁、倦怠嗜睡、易怒、攻击性及躁动不安。严重者会出现人格改变、类神经质的反应、行为失控等。

(五)言语功能障碍

言语是人类特有的复杂的高级神经活动,言语功能障碍直接影响患者的社会生活能力和职业能力,使其社交活动受限。脑损伤后的言语运动障碍常见的有构音障碍、言语失用。构音障碍是由于言语发音肌群受损后不协调,张力异常所致言语运动功能失常,常涉及所有言语水平(包括呼吸、发声、共鸣、韵律)。患者表现为言语缓慢、用力、发紧,辅音不准,吐字不清,鼻音过重,或分节性言语等。言语失用是由于言语的中枢障碍而产生的言语缺失。大脑左半球是语言运动中枢,当病变部位在大脑左半球额叶和其他1~2个脑叶时,会出现重度非流利型失语,患者表现为言语表达能力完全丧失,不能数数,不能说出自己的姓名,复述、呼名能力均丧失,不能模仿发出言语声音等。

【康复评定】

(一)颅脑损伤程度的评定

1.功能及预后评测的评定量表

(1)Glasgow昏迷评分标准。

(2)Glasgow结果量表(GOS):为了统一颅脑损伤治疗结果的评定标准,1975年Jennett和Bonel又提出伤后半年至1年患者恢复情况的分级,即格拉斯哥结果分级(GOS),Glasgow结果分级提供了五种不同的预后:

Ⅰ级:死亡(death,D)。

Ⅱ级:持续性植物状态(PVS),长期昏迷,呈去皮质或去大脑强直状态。

Ⅲ级:重度残疾(SD),不能独立生活,需他人照顾。

Ⅳ级:中度残疾(MD),患者不能恢复到原来的活动水平,但能生活自理。

Ⅴ级:恢复良好(GR),可以恢复到原来的社会活动和职业活动。成人能工作,学生能就学。

它是对颅脑外伤患者恢复及其结局进行评定,根据患者能否恢复工作、学习、生活能否自理、残疾严重程度分为 5 个等级:死亡、植物状态、重度残疾、中度残疾、恢复良好。

(3)残疾分级量表(disabilityratingscale,DRS):包括一个逆向 GCS,附加基本功能技巧、就业能力和总的依赖水平的检测。DRS 主要用于中度和重度残疾的颅脑外伤患者,目的是评定功能状态及随其时间的变化,DRS 的最大优点是覆盖面广,从昏迷到社区活动,从睁眼、言语运动反映到心理、认知、社会活动。

2.其他评估预后的指标

(1)颅内压监测:据统计颅内压 5.3kPa(530mmH$_2$O)以下时,压力高低与治疗结果无明显相关性,若达到或超过此压力时,则死亡率显著升高;如经各种积极治疗颅内压仍持续在 5.3kPa(530mmH$_2$O)或更高,提示预后极差。

(2)体感诱发电位检查:对预后具有相当敏感性和特异性(73%～95%),异常诱发电位愈少,在 3 个月内愈能取得较好恢复,如明显出现诱发电位异常,虽进行了康复治疗,最大恢复时间仍可能延长至 12 个月。

(3)瞳孔反射:如有瞳孔反射者 50%可获得良好恢复至中度残疾,无反射者则只有 4%。

(4)冰水灌注试验:冰水灌注昏迷患者耳内,如无前庭-眼反射,常表明有严重脑干功能失常,其死亡率可高达 85%～95%。

(5)脑电图和脑地形图可作为脑外伤后脑功能的评价,并可对昏迷程度和脑死亡做出评定。

急性颅脑外伤后大部分神经功能可在伤后 6 个月内恢复,恢复期可持续至伤后 2 年或更长。一般认为昏迷时间在 24 小时至 1 周的患者,治疗时间平均需要 6 个月,而意识丧失 2～7 周的患者则需 1 年,对伤势很重和昏迷 8 周以上的患者需 2 年的治疗时间。伤前的病患和精神因素可影响恢复过程,如过去曾有颅脑外伤、原有认知或行为异常或神经系统疾患则恢复较慢,且较少能完全恢复。颅脑外伤可加重原先的认知或行为异常。

(二)认知功能评定

可分别对记忆、注意、思维等进行评定,但常采用韦氏成人智力量表(WAIS)。认知障碍的分级通常采用 Rancho Los Amigos Hospital 的 RLA 标准。

(三)行为评定

颅脑损伤患者行为异常,常由情绪障碍所致,如抑郁或焦虑。可分别用汉密尔顿抑郁量表(HDS)和焦虑自评量表(SAS)进行评定,也可按行为障碍常见的临床表现来评定。

1.发作性失控　　往往是颞叶内部损伤的结果,发作时脑电图有阵发异常,是一种突然无诱因、无预谋、无计划的发作,直接作用于最靠近的人或物,如打破家具,向人吐唾液、抓伤他人、放纵地进行其他狂乱行为等。发作时间短,发作后有自责感。

2.额叶攻击行为　　因额叶受损引起,特点是对细小的诱因或挫折发生过度的反应,其行为直接针对诱因。

3.负性行为障碍　　常因额叶和脑干高位受损。特点是精神运动迟滞、感情淡漠、失去主动性,即使日常生活中最简单、最常规的活动也不愿完成。

（四）言语功能评定

常用的评定方法为：Halstead-Wepman 失语症筛选测验；标记测验；语言功能障碍的观察评测，包括：听、说、读、写等相关内容。

（五）运动功能评定

ROM 评定、肌痉挛评定（改良 AS 法）、平衡协调性评定、步态评定及肢体综合运动功能评定。

三、功能障碍的康复治疗（以所致偏瘫为例）

（一）运动障碍康复治疗

1.利用反射抑制模式矫正异常姿势。

2.床上训练

（1）良好肢位的摆放：患者全身关节处于正确功能体位，患者头下放枕，在患侧肩胛下放一小枕，使肩胛骨悬空，伸肘于枕上，腕背伸，手指伸展，下肢轻度屈曲，膝关节外侧垫枕，使髋关节及膝关节保持内收；膝关节下垫枕，膝关节微屈曲，脚掌下垫支撑板使踝关节背屈防止足下垂。

（2）关节被动活动：患者取仰卧位被动活动各关节，活动顺序先健侧后患侧，由上到下，由近到远，幅度由小到大做各关节无痛范围的被动活动。锻炼时间一天三次，每次半小

（3）床上主动运动：双手交叉握，患侧拇指在上，掌心相对或健手带动患手上举过头，下肢内收外展、屈伸、桥式训练、伸膝及屈膝训练。

（4）体位转换及平衡训练：包括翻身、上下左右移动躯体，从仰卧到坐起等体位变换。患肢伸肘、背屈，腕向患侧倾斜，保持坐位平衡。

（5）蹬空屈伸运动：患者仰卧位，双手置于体侧，双下肢交替屈髋屈膝，使小腿悬于空中，像蹬自行车行驶一样的运动 5～10 分钟，以屈曲髋关节为主，幅度、次数逐渐增加。

（6）患肢摆动法：取仰卧位，双下肢伸直，双手置于体侧，患肢直腿抬高到一定限度，作内收、外展 5～10 分钟。

（7）内外旋转法：患者取仰卧位，双下肢伸直，双足与肩等宽，双手置于体侧，以足跟为轴心、双足尖及下肢作内旋、外旋活动 5～10 分钟，以功能受限严重侧为主。

（8）屈髋开合法：患者仰卧位，屈髋、屈膝，双足并拢踩在床栏上，以双足下部为轴心，作双膝内收、外展活动 5～10 分钟，以髋关节受限严重侧为主，幅度、次数逐渐增加。

（9）俯卧开合法：患者取俯卧位，双膝与肩同宽，下肢伸直，双手置于胸前上方，然后屈膝90°，以双膝前部作轴心，作小腿内收、外展活动 5～10 分钟，以髋关节严重一侧为主，幅度、次数逐渐增加。

3.俯卧位训练

（1）位置：患者肘撑俯卧（以双手支撑起上部躯干俯卧），胸部垫楔形塑料枕，若能维持正确位置也可不用枕。

(2)目的:减弱仰卧时出现的伸肌张力增加;促进肩屈和外展;促进对颈的控制;牵张髋屈肌并降低其张力;使患者能自发地屈伸膝。

(3)内容:将体重从一肘向另一肘转移,以抑制肩伸和内收姿势以促进肩胛带肌,准备做俯到仰的翻身。治疗师对颈伸肌施加震颤或轻拍,或让患者注视挂于不同位置和高度上的画,以增强对颈的控制。

4.爬位训练

(1)位置:患者爬在塑料圆筒上,如不用也能维持爬位则不用筒。

(2)目的:减轻上肢肩伸、内收、内旋,肘腕屈曲的姿势;促进肩屈、外展,肘、腕伸站;促进肩胛带和骨盆带的稳定;促进保护和平衡反应。

(3)内容:将体重从一侧上肢向另一侧上肢、从一侧下肢向另一侧下肢、从双上肢向双下肢和一侧上下肢向另一侧上下肢转移,以降低肘、腕屈肌张力,促进肘、腕伸肌肩胛带和骨盆带的稳定;在圆筒上向前、向后滚动以促进自发的负重、促进保护和平衡反应;利用俯卧位促进对颈部的控制。

5.跪位训练

(1)位置:患者靠着一个塑料滚筒跪着,如不用也能维持该位置则不用滚筒。

(2)目的:促进头和躯干控制;抑制下肢整个屈、伸肌模式;促进在屈膝情况下的伸髋;在较应急的情况下促进肩屈和外旋;促进保护和平衡反应。

(3)内容:将体重从一侧髋向另一侧转移以促进髋稳定和平衡反应;用轻拍方法促进背、髋伸肌和髋外展肌;上肢抓起放在滚筒上方的物体并活动,以鼓励应用上肢时的身体平衡。

6.坐位训练

(1)位置:患者在治疗床边,双足放在地板上,如足达不到地板可垫木块。当坐稳且姿势良好后,改坐在气垫上。

(2)目的:促进头和躯干稳定;抑制下肢总的屈、伸肌模式;促进保护和平衡反应;通过支撑促进上肢伸展。

(3)内容:轻拍患者背和躯干侧面的伸肌以促进头直立和垂直以及对躯干的控制;先在辅助下让患者将躯干向前、后、左右运动和旋转以改善保护和平衡反应以及从侧卧到坐起的能力,上肢支撑在床上负重,以促进上肢的伸肌;交替地提腿、伸膝和踏足,以促进往复运动和活动的协调性,以准备站立或步行。

1)屈髋法:患者正坐于床边或椅子上,双下肢自然分开,患者反复作屈髋屈膝运动3～5分钟。

2)开合法:患者正坐于椅、凳上,髋膝踝关节各成90°角,双足分开,以双足间为轴心,做双膝外展,内收运动3～5分钟。

7.站位训练

(1)位置:患者借助支持物体站着,如能站则不用支持物。

(2)目的:进行保护和平衡反应;促进头、躯干和下肢的控制以备行走。

(3)内容:站在站立台中以促进躯干的控制和促进下肢的负重;当一侧下肢有骨折或严重痉挛时特别需要这种活动。将体重从一侧下肢向另一侧转移、向前和后转移;或用关节压缩法通过骨盆向下压缩以促进关节稳定;在体重转移时给予反馈以鼓励松弛或激活所需的肌肉;体重转移时使骨盆前挺和后退,以促进步态所需的骨盆旋转;在不移动下肢的情况下旋转躯干,以促进以后的自发旋转,辅助直立位时的功能活动,同时减轻由于缺乏躯干旋转而出现的机器人样活动;在平衡板上从一侧向另一侧摇动,或一足在前一足在后地摇动,以促进快速的屈、伸膝和步行所需的平衡反应。可选择站立平衡万方数据及步态训练和平衡杠内步法训练及上下阶梯等。

1)扶物下蹲法:单或双手前伸扶住固定物,身体直立,双足分开,与肩同宽,慢慢下蹲后再起立,反复进行3～5分钟。

2)患肢摆动法:单或双手前伸或侧伸扶住固定物,单足负重而立,患肢前屈、后伸、内收、外展摆动3～5分钟。

3)内外旋转法:手扶固定物站立,单足略向前伸,足跟着地,作内旋和外旋3～5分钟。

8.作业疗法　可使用相关的作业治疗工具,或让患者用手指快速指物或手指互相对指、画图、写字、翻纸牌等患侧上肢精细活动协调、控制能力的强化训练。动作由简单到复杂,循序渐进。

(二)认知障碍的康复治疗

1.注意力和集中力的康复训练方法

(1)猜测游戏:取两个透明玻璃杯和一个弹球,让患者注视术者将一个杯扣在弹球上,并指出有弹球的杯子,反复数次。无误后改用两个不透明的杯子,操作同上。反复数次,成功后改用更多的杯子或更多不同颜色的球,扣上后让患者分别指出有各种颜色弹球的杯子,移动杯子后再问。

(2)删除作业:在一张白纸上写几个大写的汉语拼音字母如 KBLRBPYO(亦可用数字、图形),让患者用铅笔删除术者指定的字母,如 B,再改写字母的顺序和规定要删除的字母,反复进行数次,成功后增加字母的行数和难度。

(3)时间感:要求患者按术者命令启动秒表,并于10秒时停止秒表,然后将时间逐渐延长至1分钟,当误差小于1～2秒时,改为不让患者看表,启动后让他心算到10秒时停止,然后将时间延长,到2分钟时停止,每10秒的误差不得超过1.5秒。达到要求后改为一边与患者交谈,一边让患者进行上述训练,使患者尽量控制自己不因交谈而分散注意力。

(4)治疗性作业活动:编织、木工、拼图练习等。

2.记忆能力的康复训练方法

(1)视觉记忆:先将3～5张绘有日常用品的图片卡放在患者面前,告诉患者每卡可以看5秒,然后将卡收去,让患者用笔写下所看到的物品的名称,反复数次,成功后增加卡的数目。

(2)编故事法:把要记忆的内容按自己的习惯和爱好编成一个小故事,有助于记忆。

(3)治疗性作业活动:木工、黏土作业、镶嵌等。

在日常生活中应采用下述的方法:

(1)建立恒定的每日活动常规,让患者不断地重复和练习;

(2)耐心细声地向患者提问和下命令;

(3)从简单到复杂进行练习,将整个练习分解成若干小部,先一小部一小部地训练,成功后再逐步联合；

(4)利用视、听、触、嗅和运动等多种感觉输入来配合训练；

(5)每次训练时间要短，记忆正确时要及时频繁地给予奖励；

(6)让患者分清重点，先记住最必需的事，不去记忆一些无关的琐事。

3.思维能力的康复训练方法　思维包括推理、分析、综合、比较、抽象、概括等多种过程，而这些过程往往表现于人类对问题的解决中。下面介绍一些推理和解决问题能力的训练方法。

(1)指出报纸中的消息：取一张当地的报纸，首先问患者有关报纸首页的信息如大标题、日期、报纸的名称等，如回答无误，再要他指出报纸中的专栏如体育、商业、分类广告等。回答无误后，再训练他寻找特殊的消息，如可问他两个球队比赛的比分如何？某电影院上映的电影如何？回答无误后，再训练他寻找一些需要他做出决定的消息。

(2)排列数字：给患者三张数字卡，让他由小到大将期排列，然后每次再给他一张卡，让他根据其数字的大小插进已排好的三张卡之间。正确无误后，再给他几个数字卡，问他其中有什么共同之处，如有哪些是奇数或偶数、哪些可以互为倍教等。

(3)分类：让患者将多项物品名称按物品用途分类、配对等。

(4)治疗性作业活动：图画合成、木工等。训练是多种多样的，也并非一天内就把某训练中的所有步骤都完成。

训练无需特殊用品，出院后在家中还可继续进行，因此对患者家属亦应进行训练，让他们也掌握训练方法。

（三）行为障碍的康复治疗

对发作性失控和额叶攻击，可用药物治疗和正惩罚法行为治疗。对负性行为障碍，采用行为疗法，如负惩罚法、成形法、代币法等，也可以进行作业治疗，消除攻击性情感。

（四）情绪障碍的康复治疗

情绪障碍常见为抑郁症状，甚至有自杀念头，采用康复心理治疗，同时适当用抗抑郁药品。

（五）言语障碍的康复治疗

对于构音障碍以及吞咽障碍，通过言语康复治疗师有针对性地采取发声、分辨等练习，提高言语能力。同时认知障碍的改善相应的言语障碍也逐渐好转。部分应用吞咽障碍治疗仪，也可取得一定效果。

（六）生活自理能力训练

早期帮助患者培养主动意识，吃药喝水时，用患手拿杯子，刷牙、吃饭用患手拿牙刷和筷子，洗脸时拿毛巾擦脸，另外，自己用患手锻炼梳头发、扣衣、穿脱衣服同时，指导家属协助患者训练，并经常鼓励督促患者尽力去做。

四、音乐疗法对昏迷促醒作用

（一）音乐疗法的现状

音乐疗法是科学且系统地运用音乐的特性，通过音乐的特质对人体产生影响，协助个人在疾病或残障的治疗过程中达到生理、心理、情绪的整合,并通过和谐的节奏刺激身体的神经、肌肉,使人产生愉快的情绪,使患者在疾病或医疗过程中身心改变的一种治疗方法。音乐疗法,在欧美、日本、我国台湾等地已蓬勃开展,西方一些国家将其广泛应用于精神病医院、老年疗养院及儿童特殊教育部门。国外学者的研究结果也提示在颅脑损伤早期给予积极的音乐治疗有辅助治疗作用。因此,音乐疗法对昏迷的促醒作用正日益被医务人员所接受,并初步应用于临床。在国内,音乐治疗多数用于晚期肿瘤患者缓解疼痛、减轻化疗反应,改善心身疾病和临终关怀等。

(二)音乐的治疗作用

据研究,音乐的治疗作用主要由曲调的节奏、旋律、响度、和声等因素决定,其中又以节奏、旋律最为关键。音乐活动主要对人体生理、心理、社会等方面产生积极作用。

1.生理方面　音乐对人体的生理作用首先是音响对听觉器官和听神经的刺激,继而影响到全身的肌肉、血脉及其他器官的活动。国外有学者认为音乐活动中枢在大脑右半球,其中起作用的主要涉及边缘系统。边缘系统是感觉、情绪、情感的反应中枢,也参与部分直觉、想象和创造性信息的处理过程。当人们受到非语言性音乐刺激后,边缘系统随之应答并通过释放内啡肽而使大脑产生一系列效应。美妙的音乐可充分调动和发挥集体的潜能,提高神经细胞的兴奋性及整个神经系统的活动力。对昏迷患者,音乐治疗主要通过其生理效应起作用。

此外,国内学者成其讯认为人机体能由许多有规则的振动系统和多种生物信息符号构成。人的脑电波运动、心脏搏动、肺的舒缩、胃肠的蠕动,以及自律神经的活动,形成有规律的振动系统。当一定频率的音乐节奏与上述振动系统的频率相一致时,就能使身体与音乐发生同步共振,产生一种类似细胞按摩的作用,从而起到镇静、镇痛、降压等综合的治疗效果。

2.心理方面

(1)自我表现:自恋是弗洛伊德提出的一个概念,指的是一种爱恋自己的心态。而自我陶醉即为一种自恋的表现,在音乐治疗的临床应用中,音乐治疗师借助歌唱、舞蹈、器乐表演等音乐活动,可以让来访者尽情地表现自我,用表演体验后的喜悦来满足患者的自恋情绪。

(2)唤起联想:在人的意识中,音乐常被无意识地感知并记录下来,无论是整首乐曲,还是片段音乐,每当我们听到它时,就会很自然地联想起过去的经验,唤起往日的记忆,再现过去的事件或情感。音乐治疗师借助来访者聆听音乐所产生的音乐本身以外的联想,可以达到心理治疗的目的。

(3)音乐同化:音乐可以使人同化,让人和音乐一样,在精神上与音乐的思想融为一体。从音乐中患者可以听到作曲家发自心灵深处的声音,而跟随着这种声音,听者也会不知觉地离开现实世界,进入到音乐所描述的另外一个境地,从而满足患者虚幻的体验和逃避现实的需求。同样,对于一些沉迷于虚幻的患者来说,他们也会从音乐的实际声响中,恢复有意识的知觉,把他们从梦境般的不现实的世界带回到现实世界,借由体验现实生活的音乐活动,领悟社会环境的约束,从不切实际的幻想中恢复到意识状态。音乐引导想象技术中,音乐治疗师就是利用音乐同化方法,借助来访者心理需求来达到对其心理治疗的目盼。

3.社会方面

(1)增进交流:通过音乐会、舞会、文艺演出等社会活动,人们可以借助音乐传达情绪、情感。音乐提供的非语言性交流的作用实际上反映了人们思想和价值观念,它是患者在很多场合下用语言交流所不能表达的。通过音乐表达、交流,可以为患者提供一个良好的社会交往平台,增进他们的语言表达和人际沟通能力。

(2)适应社会:音乐治疗中选择的音乐或歌曲都具有现实的社会意义,它具有启发和引导来访者什么是正当的、高尚的行为,协助患者适应社会的作用。通过歌曲演唱或音乐演奏等音乐活动,可以充实患者的社会习俗,这些音乐活动强调社会的体统,告诉来访者应该做什么及如何做,以及如何做才能真正适应社会生存。

(3)促进社会整合:大型的音乐活动本身就有社会整合功能,比如宗教音乐活动和大型交响音乐会等音乐活动,借由类似的音乐活动来自不同行业、不同宗族、不同宗教信仰的人们会自发地集合在一起,接受音乐的熏陶和洗礼。在团体的音乐治疗中,音乐成为一种信号,召集来自不同阶层的患者,把他们集中在一个安全、温馨的治疗环境里,患者通过参与需要集体协作的音乐治疗活动,借助音乐交流,也能有效提升患者在社会交往中的社会资源整合能力。

(三)音乐疗法促醒的作用机制

现代医学认为脑具有巨大的可塑性,当脑细胞受损后,正常脑细胞和平时受抑制的神经细胞可代替或脱抑制以适应脑受损后的功能改变。

此外,脑损伤昏迷者受损的脑组织中存在未坏死但丧失功能的细胞,这部分细胞功能的恢复是脑功能恢复的另一个途径。音乐作用于听神经,对患者产生听觉刺激,促使脑部生物电活动增强,调整大脑皮质的潜在能力。Sisson等认为听觉刺激对颅脑损伤昏迷患者大脑皮质活动有不同程度的影响,刺激听神经可使脑内多数区域血流量增加,从而改善临床症状;音乐的旋律、节奏还可以调节大脑边缘系统和脑干网状结构功能,促使未受损的脑细胞进行代偿,从而弥补变性受损脑细胞的功能,通过自身调节而加快意识的恢复。研究表明,颅脑损伤昏迷患者进行音乐治疗后,运动能力改善,情绪的稳定性增加,并能促进患者早期苏醒。

(四)音乐疗法促醒的实施方法

一般音乐治疗的实施方法有两种:被动式和主动式。被动式是使患者通过欣赏、感受音乐,在情绪、情感上发生变化,从而达到在生理、心理上进行自我调节的目的。主动式是让患者参与演唱或演奏活动,包括学习某种乐器的简易演奏法,也可同时结合体操或舞蹈动作及配合治疗人员对患者的交流达到治疗的目的。音乐疗法的一个特点是:音乐是通过人的耳进入人体的一种刺激,人的耳是不能自动关闭的,所以音乐疗法可以在任何时候,应用于任何人。对于昏迷患者只能采用被动性音乐疗法,音乐是此类患者音乐治疗的唯一方式。在国外曾发生过一件趣事:因交通事故受伤昏迷的25岁女子艾丝德是流行歌手伊里阿斯的歌迷,精神病学专家迪高医生得知此情,立即开出音乐处方:每日24小时播放伊里阿斯演唱的歌曲。在连续播放两周后的一天,艾丝德开始睁开眼睛,身体能慢慢移动,以后逐渐康复。一般患者以1小时/次为宜,音量控制在70dB以下,乐曲的选择则应因人和病症而异。我国相关人员研究表明对重症脑损伤患者(植物人)定时播放他(她)所熟悉的音乐,3次/天,1小时/次,能提高大脑皮层的兴奋性,促进神经系统的修复能力。另外,对脑外伤后持续性植物状态患者在音乐疗法的基础上,给患者播放其最亲密对象的声音(内容为呼唤患者的呢称及具有鼓励性、刺激性的语言,或较难忘的事和物),6次/天,10～15分/次,也取得良好效果。

（五）音乐疗法促醒作用的效果评价

对于音乐疗法促醒作用的效果评价，目前多数研究者主要依据临床指标（生命体征、昏迷量表、日常生活能力评定等）的观察结果和部分患者的脑电图改变做出结论。

最近国外学者采用功能性磁共振成像技术对音乐的脑部效应进行研究，初步证实本方法的有效性，推测其在音乐疗法的效果评价研究中有重要价值。另一方面，较多的研究报道以治疗前后对照作为疗效评价的依据，仅少数设立了对照组。因此，结果受其他治疗措施的影响，结论的可靠性有限。

五、中医康复

当今康复医学在世界各国向着多极化趋势发展。美国康复医学处在现代康复医学的领先地位，理论研究与应用技术均较成熟，有一套完整的康复结构体系。我国的传统医学源远流长，具有蕴意深邃而广博的概念和范畴的体系，中国传统康复医学具有很大的潜力和发展空间。日本的上田敏教授曾说：21世纪西方传统的康复医学将受到东方康复医学的挑战。

（一）中医应早期介入救治重型颅脑创伤患者防止长期昏迷

对因事故创伤等原因造成脑重伤导致重度昏迷的患者，先由正规医院采取常规外科手段进行检查并处理其复合创伤是必要的，以及时的稳定患者的各项生命体征。而随之由中医早期介入治疗，则对防止多种并发症的发生，进而有利于其昏迷状态的提前清醒，避免长期昏迷最终陷入植物人状态，均有其不可或缺的作用。早期介入，早期施治，在中医早期介入实施治疗过程中就能够创造性地有所发现，有所突破，有所成功。使得深度昏迷将有可能导致植物人的促醒治疗提前开始。我国中医学在对待许多疑难杂症方面，具有很深沉的积淀和潜能，以及广阔的发展前景，中医在促醒长期昏迷的患者和植物人方面已露曙光，这是特别需要用重墨加以肯定和重视的。

（二）"三联疗法"综合施治

中药、按摩、针灸三种方法联合，也就是中医早期介入，超前一步对已昏迷的患者进行治疗，开始早期促醒，避免患者长期昏迷进而成为植物人的中医治疗手段，即"三联疗法"。"三联疗法"同样适用于已经成为植物人的患者以及一般的脑卒中的患者。在具体的实施治疗过程中"三联疗法"中的第一环节是用准用好中药，让中药在治疗过程中充分发挥其潜能，先行修复损伤的脑神经组织。在用药纲目上，根据不同阶段的病情随时调整治疗计划，辨证施治，灵活运用。在抢救阶段最早介入时用中药扶正祛邪、固本求源，鼓励自身潜能，增强抵制力，着重控制与防止多种并发症的发生。由于脑重伤凶险的并发症是致患者于灭亡的首恶，重伤初期务必控制好并发症、使患者平静地度过危险期，根据患者情况和病情的进一步发展，逐步过渡到温补元气，化痰平喘，使患者痰壅的问题减小到最低水平，保证呼吸贯通，以策安全，最后过渡到用中药停止脑组织及脑细胞继发性的再损伤，控制脑积水过量生成和聚集，防止脑疝变成，避免脑积水过多导致引流现象的发生，特别是治疗脑组织继发性的再损伤控制脑积水，能够达到意想不到的效果，这对于脑重伤的患者裁汰昏迷时间避免成为植物人是至关重要的。

第二个环节即为中医按摩。这也是强调中医早期介入重度脑损伤救治的很重要的因素之一。有相关研究显示,假如患者在 10 天之内按摩不到位,腿部肌肉就明显开始萎缩,所以多数长期昏迷患者的腿部肌肉萎缩严重,骨瘦如柴。按摩的另一个重要作用是"压痛点"疗法,一方面使处于长期昏迷的患者或植物人状态卧床不起的患者,身体各部位预防肌肉萎缩,通过按摩及被动行动,尽量保证患者身体功能的新陈代谢接近于正常水平,增加肌体的含氧量。另一方面处于深度昏迷的患者或植物状态的患者无法沟通,不能对于刺痛作出应有的反应而双向交流。只有通过按摩,寻找发现因脑神经病变引起的肌肉、软组织、韧带痉挛导致的压痛点,这些痉挛压痛点,就是脑神经受损引起病变的关键部位。准确定位身体各个部位的痉挛压痛点,并对其进行按摩刺激,对促醒长期昏迷及植物状态患者方面有很好的疗效。

第三个环节是针灸治疗。在急性期过后要及早实施针灸,一方面使患者的促醒治疗及早进行,另一方面是在患者清醒之前即开始功能恢复。在长期昏迷和植物人促醒的针灸处方配置上,按照以下顺序进行:①"压痛点"方面的穴位,也就是阿是穴;②全息理论方面的穴位;③经外奇穴;④正经的 365 个穴位。根据昏迷患者及植物人的情况灵活运用。在积极促醒患者的同时兼顾听力、视力、语言、肌张力等异常情况,有针对性地加以针灸,并结合四肢末端针灸放血促进末梢血液循环,多管齐下,让机体功能恢复提前进行。

六、Lokomat 机器人对脑损伤的康复应用

康复机器人是近年出现的一种新型机器人,它属于医疗机器人范畴。它分为康复训练机器人和辅助型康复机器人,康复训练机器人的主要功能是帮助患者完成各种运动功能的恢复训练,如行走训练、手臂运动训练、脊椎运动训练、颈部运动训练等;辅助型康复机器人主要用来帮助肢体运动有困难的患者完成各种动作,如机器人轮椅、导盲手杖、机器人义肢、机器人护士等。

传统的康复程序依赖于治疗师的经验与徒手操作技术。随着患者数量迅速增大,节省治疗时间越来越成为关注的问题。近年来,已经有很多研究涉及机器人在协助残疾者康复训练的作用。康复机器人是通过机器带动肢体做成千上万重复性的运动,对控制肢体运动的神经系统刺激并重建,从而恢复肢体功能运动的一种新的临床干预手段。

由于脑的可塑性,医学上通常是通过进行重复的、特定任务的训练让患者进行足够的重复性活动。从而使重组中的大脑皮质通过深刻的体验来学习和储存正确的运动模式。根据康复医学理论和人机合作机器人原理,在一套由计算机控制的步态模拟控制系统的控制下,帮助患者模拟正常人步行规律进行康复训练,锻炼下肢肌肉,恢复神经系统对行走功能的控制能力,达到恢复下肢运动功能的目的。一种称为 Lokomat 的全自动康复训练机器人开始在神经康复中使用。

(一)Lokomat 康复训练机器人简介

对于脑外伤所致的神经系统疾患,功能运动和感觉的刺激在其康复过程中具有极其重要的作用。以徒手方式进行训练需要足够的人力,并十分耗费治疗师的体力,因此只能维持短时间的训练,此外,徒手辅助步行训练在肥胖或肌痉挛的患者中很难进行。Lokomat 康复训练

机器人运用增强反馈的训练方式,并且只需一名治疗师,即能完成对患者的康复治疗。

Lokomat 系统是由步态矫正器、先进的体重支持系统和跑台组成的。通过模拟生理步态轨迹,带动患者的单侧或双侧下肢,并精确地控制跑台的速度使之与患者步态相一致,使功能性运动治疗与患者的评估、反馈系统有机结合。治疗师可对 Lokomat 系统进行参数调整,以适合不同患者的需要。

(二)Lokomat 系统的治疗特点

1.动态的低惯性悬吊系统可以随时调整并精确地减轻患者体重,促进患者在最佳感觉刺激下的生理步态。

2.由系统控制的步态矫正器带动患者下肢在跑台上进行运动,增大了步行训练的活动范围。

3.通过直接安装在驱动器上的动力传感器对患者的活动能力进行评测,从而调整步行辅助等级(最大带动力至零带动力之间)。

4.训练过程中逐渐减少辅助力量,使难度略高于患者的步行能力,激发患者的潜能。

5.完整的生物反馈系统监测患者的步态并且提供即时可视化的运动反馈以提高患者训练的积极性。

增强反馈的训练方式在虚拟环境中提供诱导性和指示性的反馈,其功能包括:

(1)以相关的功能性反馈来诱导生理性步态。

(2)功能性反馈鼓励患者参与自身的治疗。

(3)吸引目光的虚拟环境能诱发患者的动机。

(4)可根据患者的认知能力和特殊需求,调整训练的难度及强度。

(5)包含多样的虚拟环境。

(6)患者所需的动作都符合生理学与生物力学的原理。

6.测评系统可进行动态重复测量。

7.自动化训练与手动训练模式可随时进行转换。

(三)训练方法

患者身体由背带进行悬吊、下肢通过绑带与机器固定在跑台上行走,行走时为生理步态。计算机控制步速并且测量患者运动时身体反应。机器人辅助步行训练的有效性根据个体有所不同,所以患者应保证最少每次 30 分钟的训练,每周 3 次,持续 4~8 周,并且要进行定期评估以确定是否需要进一步的训练以达到最佳效果。

(四)适应证

机器人辅助训练的首要目标是重新获得并改善步行能力,主要适用于由脑外伤、脑卒中、非完全性脊髓或神经或骨科疾病(如多发性硬化或髋骨移位)引起的下肢行走障碍。其他可进行机器人辅助训练的标准为:患者下肢具有感觉,并且至少一组主要肌肉群可运动。训练方案应经医师评估患者情况后确定。

(路顺利)

第十四节　脑外伤的高压氧治疗

一、概述

(一)高压氧——绿色治疗新概念

高压氧(HBO)疗法是一种物理疗法,即将患者放置在加压舱内,在比大气压高的气压环境下吸入高浓度的氧,利用增加血液中的溶解氧量来达到改善症状和治疗疾病的目的。高压氧治疗被称为绿色治疗新概念。

正常情况下,人把氧气吸入肺中,再由血中的红细胞将氧气运至全身各部。通常一个人每100ml动脉血有15g血红蛋白,实验发现每1g血红蛋白可以携带1.34ml的氧,这时每100ml动脉血就可以携氧20.1ml(15×1.34)。当所有血红蛋白都携带氧后,再吸入更多的氧,因为饱和的关系,也无济于事。这时如果患者仍然缺氧怎么办呢?可以用增加血中物理溶解氧的方法解决患者缺氧问题。怎样才能增加血中的溶解氧呢?已知,气体在液体中的溶解度随着压力的升高而增加。在高压下(高压氧舱中)吸氧,就可以使患者血中氧的溶解含量明显增加。这就是开发利用高压氧治疗疾病的理论基础。

自从1662年文献记载高气压治疗疾病以来,现如今已经发展成了一门有独特医疗效果和发展前途的学科——高压氧医学,是临床医学的一门新学科。近十年来进展很快,国内外已广泛用于临床并取得了显著疗效。特别是高压氧在一氧化碳等有害气体中毒、脑外科手术后及气性坏疽中的医疗作用,目前还没有其他方法可以代替。总的来说,适应于采用高压氧医疗的疾病和损伤有60种以上,如急性中毒所致的缺氧性损害、急性缺血性疾病(包括出血性休克)、脑梗死、脑水肿、眼底动脉栓塞、脑血栓形成、急性颅脑损伤、脑外伤综合征、过敏性脊髓炎、多发性硬化、帕金森病、脑炎及脑炎后遗症、电击伤、窒息、麻醉意外、挤压伤、过敏性休克、心脏病、猝死心肺复苏后所引起的急性脑缺氧、血栓性闭塞性脉管炎、周围血管病、冠心病、股骨头无菌性坏死、糖尿病足、突发性耳聋、烧伤、断肢再植、植皮、创伤愈合、蝮蛇咬伤、感染性疾病(顽固性脊髓炎、气性坏疽、破伤风、颌面部蜂窝织炎)、先兆流产和妊娠中毒症等。

(二)高压氧的治疗原理

总的来说,高压氧对机体的作用广泛而独特,它能促进细胞有氧代谢的作用;可抗厌氧菌,也可以抗需氧菌;可以减轻水肿;也促进白细胞的杀菌作用,促进某些抗生素的抗菌作用;增加血脑屏障的通透性;促进有害气体的排出,如煤气、二氯甲烷等;调节免疫功能及保健作用。

1.增加血氧含量,提高血氧分压和血氧弥散能力　人体各种细胞的活动皆要消耗能量,能量的生成赖以氧将细胞内的各种供能物质氧化。在安静状态下呼吸正常空气(含氧20%、氮约80%),成年人每分钟需氧量为250ml;在体力负荷或病理状态下,通过肺通气量和每分钟心搏量及血流速度增加来维持需氧量,使动脉氧分压(PaO_2)波动于10.6~13.3kPa。血液里的氧主要是与Hb结合,形成HbO_2,少量溶解在血浆里呈溶解状态氧。人的平均Hb为14.5g/dl,每克Hb携带1.34ml氧,因此,正常人Hb的携氧量为19.4ml/dl(14.5×1.34=19.4)。当

PaO_2 在 13.3kPa 时,97％的 Hb 与氧结合为 HbO_2,当肺泡氧分压和 PaO_2 为 13.3～26.6kPa 时,Hb 完全与氧结合而达到饱和,当肺泡氧分压和 PaO_2 再增加时,Hb 的携氧量不会再提高。正常情况下血浆里物理溶解状态的氧仅 0.3ml/dl,血液从肺携氧到组织绝大部分是以 HbO_2 方式进行,仅很少量由物理溶解方式来完成,当动脉血流灌注组织时,由于组织和细胞的氧分压分别为 5.3kPa 和 4.6kPa,远远低于 PaO_2,血浆内溶解氧向组织弥散,HbO_2 离解转为溶解状态氧向组织弥散,直到血氧张力和组织氧张力平衡。血液中的物理溶解氧量决定于其分压。高压下吸氧,肺泡内氧分压大大提高,PaO_2 也随着提高(PaO_2 接近肺泡分压的平均值),血液中的物理溶解状态氧量呈线性增加。在 2ATA(绝对大气压)下吸纯氧,人体血浆溶解氧量升至 4.4ml/dl.而在 3ATA 氧压下血浆中的物理溶解氧量达到 6.8ml/dl,较正常情况下的溶解氧量 0.3ml/dl 增加 21 倍。在常压下呼吸空气时,人体的动、静脉氧差(即组织耗氧量)为 5.6ml/dl 左右。因此,在 3ATA 下吸纯氧,即使 Hb 不提供氧,血浆中的物理溶解氧量完全能满足组织对氧的需要,很少需要结合氧离解,完全改变了氧离供氧方式。

人适应于在 1ATA 下吸入含氧 20％和含氮约 80％组成的空气。在高压氧舱内,2ATA 下吸入纯氧时,肺可达到的氧量比常压下呼吸空气达到的氧量增加 10 倍,在组织增加 15 倍。这种压力增加下吸氧建立的氧分子弥散梯度能通过如脑、脊髓、瘢痕组织、感染部位等相应的屏障。在高压氧下血氧分压升高,氧从毛细血管向远处细胞的弥散能力(有效弥散距离)大为增加,从而改善了机体和组织的氧化,消除缺氧状态,并能建立一种促使氧与其他毒性气体如一氧化碳更迅速进行交换的梯度。另外,实验证明,1.5ATA 和 2ATA 的高压氧可使红细胞的变形性增加,从而提高红细胞通过毛细血管的能力和促进组织的氧合作用。

2.血管收缩作用和增强微循环的功能　加压下的氧有类似于 α-肾上腺素能的作用,是强有力的血管收缩剂。在脑水肿病例,血管收缩作用对减少脑血流和降低颅内压是重要的。在 2ATA 高压氧下,虽然脑血流约减少 30％,但受损缺血组织的血流并不减少,这是由于局部缺血时酸中毒会使得缺血灶的血管自动调节发生障碍、血管扩张的缘故。

高压氧通过提高血氧分压,使血管收缩,减少脑血流量从而减轻脑水肿,降低颅内压。血氧含量的增加,改善了脑缺氧状态,从而打破了脑缺氧和脑水肿之间的恶性循环,对脑缺氧、脑水肿患者的抢救十分有效。实验证明,HBO 具有增强微循环的功能。在 2ATA 氧压下 10～15 分钟,缺血四肢的供血可增加到功能活动的需要值,在 3ATA 氧压下,Wistar 大鼠皮肤微循环血流速度加快,红细胞聚集减轻,开放的微动脉数增加,并有较早的侧支循环建立。这是由于细胞的分裂活动与氧分压有一定关系。当细胞外液的氧分压低于 1.3kPa 时,细胞不再分裂,不再合成胶原纤维。高压氧下,血氧分压和细胞外液的氧分压增高,组织新陈代谢旺盛,ATP 生成增多,血管成纤维细胞的活动和分裂增强,胶原纤维形成,从而促进新生血管的生成,加速侧支循环的建立。这有利于烧伤的皮瓣移植,断肢再植,脑血栓、心肌梗死等疾病的治疗。

3.对脑干网状上行激活系统的兴奋作用　实验证明,在高压氧下颈动脉系统的血流量减少,而椎动脉的血流量反而增加。Huyakawa 等测出在 2ATA 氧压下椎动脉血流量增加 18％,使脑干部位和网状系统的氧分压相对增高,高氧分压对网状系统的刺激较其他苏醒剂强烈,可强烈兴奋网状上行激活系统,有利于加速昏迷患者的苏醒和生命功能活动的维持。

4.细菌学作用　HBO对革兰阳性和阴性细菌均有抑制作用,尤其对厌氧菌的杀菌作用早已得到确认。在2～3ATA氧压下,对黏膜双球菌和脑膜炎双球菌的生长有明显抑制作用;在超过0.13MPa(1.28ATA)氧压下,白喉杆菌、大肠埃希菌、铜绿假单胞菌和金黄色葡萄球菌的生长也受到抑制;在3ATA氧压下革兰阳性细菌和白喉杆菌的生长可完全抑制;HBO下结核分枝杆菌的生长同样受到抑制。HBO对厌氧菌的杀菌作用是特异的。一般的厌氧菌必须在无氧或氧分压较低的环境下才能生长,当氧分压升高时,它们的生长受到抑制,这是由于厌氧菌缺乏过氧化物歧化酶(SOD)和过氧化氢酶,不能将在有氧环境下代谢活动产生的过氧化氢清除,而过氧化氢是一种强氧化剂,可抑制乙酰辅酶A的分解,阻碍脂肪代谢,起到杀菌作用。另外,厌氧菌缺乏细胞色素和细胞色素氧化酶,不能进行有氧代谢获得能量,于是其生长受到抑制。在0.25～0.3MPa(约2.5～3ATA)氧压下,人体组织的氧分压可使体内所有的厌氧菌不能生长繁殖和产生外毒素,这是HBO治疗如气性坏疽、破伤风这些厌氧菌感染疾病取得显著疗效的原因。HBO抑菌的非特异性作用是由于在高压氧下巯基(—SH)可以被氧化成二巯基,而巯基是许多酶类,如谷胱甘肽、琥珀酸脱氢酶等的组成部分,巯基被氧化后,酶的活性降低,细菌的代谢发生障碍,导致生长和繁殖受到抑制。HBO还增强受氧影响的白细胞的杀伤作用,这是因为白细胞吞噬细菌后的杀伤作用依赖于氧以生成过氧化氢、过氧化物和由分子氧衍生的其他还原氧,而受损的组织通常处于低氧状态而降低了病灶处白细胞的杀伤作用。

5.缩小气泡作用　HBO治疗减压病和空气栓塞症有显著疗效是众所周知的。在HBO下,压力作用使体内已形成的气泡体积缩小和气泡内压强升高,可以加速其溶于体液的过程;另一方面,由于血氧分压升高,气泡内外氧分压差增大,氧气可把气泡内的氮气置换出来,气泡内的氧可供组织利用,加快气泡的消失。在2ATA氧压下,气泡缩小到原体积的1/2,当压力增加到3ATA时,气泡缩小到原体积的1/3。随着压力的增大,气泡逐渐缩小,被气泡堵塞的血管逐渐恢复正常的血液流通,临床症状即可逐渐消失。

(三)高压氧舱

在常压下呼吸空气,其中含氧浓度为21%称为常氧,氧浓度超过21%,即便达到100%称为高浓度氧或称富氧,但不能称高压氧,在特殊设备(高压舱)加高压下吸氧称为高压氧,进行高压氧治疗的高压舱总称为高压氧舱。

人体在正常体温(37℃)时,肺内水蒸气压为6.11kPa,二氧化碳分压为5.2kPa,常压下呼吸空气时肺泡内氧浓度为14.3%,因此肺泡中的氧分压=(大气氧压-水蒸气氧压)×14.3%=(100-6.11)×14.3%,约等于13.6kPa。若在200kPa氧压下呼入纯氧,则肺泡氧分压=100×2-(6.11+5.2)=188kPa,较常压下吸入空气氧时增至14倍。根据Herry定律:血浆内物理性溶解氧量则与高压氧成正比增加。高压氧舱内压力升高,肺泡内氧分压也随着增加,溶解于血浆内的氧量相应也增加。如在300kPa氧压下,血浆中单纯物理溶氧量,便可满足组织细胞对氧的需要量,无需氧含血红蛋白的氧离。

(四)高压氧在急诊脑复苏中的应用

各种原因引起的心跳、呼吸停止,经积极的心肺复苏(CPR)成功后,脑的复苏即意识的恢复是衡量复苏成功的关键。所以,近年来医学把以往的心肺复苏发展成心肺脑复苏(CPCR),高压氧在脑复苏过程中有着药物及物理疗法不可代替的作用。

1.高压氧脑复苏的机制

(1)高压氧能迅速提高氧分压,增加氧含量,增加毛细血管氧气弥散距离,例如:试验证明在 2～3ATA 下吸氧,动脉氧分压高达 1813～2193mmHg,血浆物理溶解氧量从正常的 0.3ml 提高到 5～6ml,比常压吸空气增加了 17～22 倍,因此能迅速纠正全身组织缺氧状态,从而对脑、心、肺等重要器官有保护作用,防止其组织器官继续损伤和衰竭,为脑复苏准备了基本的条件。

(2)增加组织的氧含量和储备氧量,相应的脑组织及脑脊液氧含量和储备氧量也是增加的。据文献报道,在 3 个 ATA 下,平均每千克组织的储氧量为常压下的 4 倍。在高压氧下脑脊液及脑组织的氧分压肯定明显增高。在 2 个 ATA 下,脑脊液和脑组织的氧含量由常压下吸空气时的 33mmHg 和 34mmHg,提高到 277mmHg 和 244mmHg。脑组织及脑脊液的氧分压明显增高,能迅速改善对缺氧最敏感的脑组织的缺氧。

(3)打断、控制脑缺氧、脑水肿、颅脑内压增高的恶性循环。高压氧治疗时,高压氧可使颅内动脉血管收缩,血管阻力增加,血流量减少,且有效降低颅内压,据 Miter 报道,在 2 个 ATA 下约减少 30% 的血管面积,相应颅内压可降低 37%;高压氧下虽然脑血流量减少了,但因动脉氧分压是明显增加的,故脑组织的供氧不但没有减少,反而明显增加,对心肺复苏成功最易引起的脑缺氧、脑水肿患者,高压氧治疗既可降低颅内压,又能提高脑组织氧分压,增加脑氧利用的双重作用,有效地打断控制脑缺氧、脑水肿、颅内压增高的恶性循环。

(4)在高压氧下,颈动脉血流量减少,而椎动脉血流量增加,故虽颈动脉血流量减少,但网状激活所在的脑干血流量反而增加,且该处氧分压相对增加,有利于昏迷患者的复苏和生命功能活动的维持。

(5)高压氧下组织的氧分压增高,改善组织的有氧和无氧代谢,防止和纠正酸中毒,控制肺水肿,促进和维持水、电解质平衡。提高了心肺脑复苏(CPCR)的成功率。

2.高压氧治疗的注意事项

(1)注意肺氧中毒,因肺缺血缺氧和再灌注过程中肺已遭受损害,对高氧度较敏感,在进行高压氧脑复苏治疗中,要注意肺氧中毒。注意吸纯氧时间不要过久,同时治疗压力不要过高,应间断吸氧。6 例患者由于注意了氧中毒的存在,均未发生氧中毒。

(2)当患者进行高压氧治疗时,一定要保持呼吸道通畅,及时清除呼吸道分泌物。

(3)高压氧治疗虽然强调越早越好,但心肺刚刚复苏后,心电不稳,容易发生严重心律失常。故必须在心脏情况稳定后,方可进行高压氧治疗,治疗期间也要注意心率等情况变化,发现情况及时处理。

(五)有关高压氧疗法的不良反应或副作用

HBO 是一种相对安全的无创治疗,然而与其他疗法、药物一样,使用必须得当,如果 HBO 治疗时,高气压、高浓度氧及操作不当或根本错误,非但疗效不佳,反而会适得其反,都有可能使人体遭受损伤,使患者出现病情加重甚至死亡。如若超过剂量,则会引起氧中毒。治疗过程的各个环节如果操作发生差错、措施安排欠妥,会引起特异的事故,将导致诸多的副作用,如减压病、气压伤等。

1.氧中毒　机体对氧毒副作用的易感部位为肺、脑及眼等。因此氧中毒分为肺型、脑型及眼型。氧中毒的根本原因是高压氧条件下"超氧化自由基"增多造成的损害。氧过多的毒副作用之所以表现,是因活性氧的产生速度超过了细胞对这些毒性产物灭活的防御能力以及细胞被这些毒性产物损伤后的修复速度。

氧中毒性抽搐(发生率每 1 万次治疗中 1.3 次),特别是压力＞2.4 个绝对大气压时。有些患者属特异体质,对氧分压升高敏感。撤走氧气,抽搐即停,未发现有后遗症。肺部氧中毒(胸骨后疼痛、咳嗽、片状肺不张)可在 2 个绝对大气压下持续治疗＞4 小时后发生。如果按治疗方案进行,不会发生此情况。

2.尺神经支配区麻木　通常经过高压氧 20～30 次治疗后,有些患者主诉第 4、第 5 指(尺神经分布区)麻木。这种感觉在治疗结束后 4～6 周内会消失,原因不明。

3.浆液性中耳炎　每天进行 HBO 治疗者有可能发生,通常都很轻,停止高压氧治疗则可自愈。

4.眼部副作用　晶状体屈光改变是最常见的副作用之一。近视,特别是在老年人中会加重,但有老视者则报告视力有改进,特别是阅读时。通常停止治疗后 4～6 周内,屈光能力就可恢复到原来状态。然而在治疗前就有白内障的患者中,视力可能不会恢复到治疗前的水平。

总之,通过临床反复实践和研究,高压氧的应用范围日益扩大,但它毕竟属于年轻学科,其作用机制、适用范围以及各种疾病的治疗方案、毒副作用的预防等都有待于进一步研究讨论和完善,使高压氧医学在医学领域中发挥其越来越大的作用。同时,也应该清醒地认识到,高压氧治疗并不是什么病都有效的,有的疾病,如脑萎缩是不能被治愈的,只能延缓其进一步发展。高压氧不是一个固定的模式,通过选择不同的压力、时间和氧浓度可以组成无数种治疗方案。

二、脑损伤及其后遗症的高压氧治疗

(一)高压氧治疗脑外伤及其后遗症
【治疗原理】

1.高压氧可增加血氧含量,提高血氧分压。在 0.2MPa 氧压下,动脉血氧分压达 186.7kPa,为常压下吸入空气的 14 倍。脑外伤急性期由于脑组织水肿,出现弥散功能障碍,而高压氧下由于血氧分压增高,氧的弥散半径也扩大,从而纠正脑组织缺氧状态。

2.高压氧下脑血管收缩,脑血流量减少,脑水肿减轻,颅内压也相应降低。在 0.2MPa 氧压下,脑血流量减少 21％,颅内压降低 36％;在 0.3MPa 氧压下,脑血流量减少 25％,颅内压降低 40％。高压氧对脑外伤后脑水肿的防治有明显的疗效。

3.脑组织血管丰富,高压氧可促进侧支循环的形成,保护病灶周围"缺血半影区"内的神经细胞。在 0.2MPa 氧压下,葡萄糖代谢率提高,能量生成恢复,可促进脑组织的修复。

4.Hayakwa(1974)实验证明,在 0.2MPa 氧压下,椎动脉血流量增加 18％,可增加脑干网状激活系统供血量,提高上行性网状系统的兴奋性,有利于觉醒,从昏迷状态转为苏醒。

5.脑外伤综合征者,脑组织中往往存在着可变性脑组织缺氧区,这个区域内的脑细胞有相对性缺氧及轻度水肿、变性等表现。缺氧区可以是整个病灶,也可以是病灶周围组织,其神经功能低下或处于抑制状态,但有逆转的可能。高压氧下,脑血管收缩,脑血流量减少,而氧含量仍可增加,脑组织的氧供也增加,使变性脑组织缺氧区的缺氧状态解除,水肿消退,脑组织的有氧代谢恢复,三磷酸腺苷生成增多,有利于病灶区脑细胞生理功能恢复,使症状减轻甚至消失。

【适应证】

1.脑震荡、脑挫伤、脑外伤后综合征。

2.重度脑挫裂伤或脑干损伤病情稳定者。

3.颅脑手术后,脑水肿或脑组织局部供血不足者。

4.各种颅内手术后确认无活动性出血,病情稳定者。

【治疗方法】

常用 0.20～0.25MPa 氧压下面罩间歇吸纯氧 60～80 分钟,中间间歇 10 分钟,每日治疗 1 次,一般需治疗 20～30 次。病情严重者可每日治疗 2 次,病情稳定后改为每日 1 次,总疗程需 60～80 次。如为单人纯氧舱则直接吸氧 90 分钟(包括加、减压时间的吸氧),每日治疗 1 次,治疗次数视病情而定。

总之,高压氧治疗脑损伤可以减轻脑水肿,降低颅内压,改善脑电图,促进脑细胞和神经功能恢复,降低死亡率,提高治愈率,减少后遗症和缩短病程,具有推广应用价值。大多数学者发现:

1.凡是在早期(半年以内)昏迷期间的患者治疗效果满意。

2.颅脑外伤闭合性损伤的患者比开放性脑外伤患者治疗效果理想。包括一氧化碳中毒迟发脑病、其他药物中毒,手术中麻醉意外事故,术中心搏呼吸停止引起的广泛的脑缺血、缺氧去皮层状态的乏氧性脑病。

3.治疗时间在半年以内,超过半年以上和做过高压氧舱治疗的患者,治疗时间延长,效果不佳。

4.脑出血量在 30～50ml 的促醒效果较好。

5.脑干大面积出血的患者,合并有中枢性高热和呼吸肌麻痹的患者治疗不理想。外伤性脑积水,脑脊液蛋白增高的患者促醒困难。

6.治疗是本着中枢性治疗(包括药物)和周围性治疗相结合的原则,可以极大地缩短治疗时间和促醒时间,单纯用一种治疗效果停止在半醒状态,前功尽弃。

7.没有合并癫痫和脑萎缩的患者治愈率较高。

(二)高压氧对癫痫的治疗

【原理】

1.癫痫患者由于各种原因造成脑细胞异常放电,引起神经元长期超负荷运转,使神经细胞的结构及功能均发生异常改变,失去正常功能。高压氧下动脉血氧分压增高,能有效地提供高浓度氧,促进神经元代谢,使能量合成增多,纠正脑组织缺氧状态,使受损的神经元得以恢复正常功能。

2.目前认为癫痫病灶与脑部缺血有关,高压氧能使脑血管侧支循环功能增强,使氧弥散距离加大,有利于病灶区神经元得到有效供血供氧。

3.由于反复癫痫发作特别是癫痫持续状态,造成严重脑损害,出现脑水肿,高压氧能降低颅内压,减轻脑水肿,故对于反复发作的癫痫患者有较好的治疗作用。

【指征】

1.各种类型癫痫的发作间歇期。

2.癫痫性脑病。

3.癫痫发作造成的脑损害,如性格异常、记忆及智能低下等。

4.癫痫持续状态患者意识无恢复,但在抗癫痫治疗后抽搐停止者。

【方法】

多数患者采用压力 0.2MPa,每次吸氧 80 分钟,可以连续治疗 15～20 次。有意识障碍及小儿患者可采用纯氧舱治疗。

【注意事项】

1.癫痫患者如有频繁发作,应先用药物控制发作后再行高压氧治疗。

2.治疗过程中癫痫发作 2 次以上者应减压出舱,并在下次入舱前,肌内注射苯巴比妥钠 0.1g 或地西泮 10mg 后入舱治疗。舱内抽搐发作时不宜减压,以防肺气压伤的发生。

3.在高压氧治疗同时可用一些扩血管药改善脑部供血,如尼莫地平、山莨菪碱等。

4.由于长期癫痫造成的人格及精神异常,入舱前应充分交代治疗注意事项,并安排医务人员或亲属陪舱治疗。

(三)高压氧综合治疗脑外伤后持续性植物状态

【机制】

意识清醒状态的维持需要大脑皮质和脑干网状结构两者功能的完整,两种结构任何一种受到伤害,意识即发生障碍。大脑皮质广泛性疾病所引起的意识活动丧失称为去皮层综合征。而网状结构上行激活系统疾病所引起的意识活动丧失称为无动性缄默。由于两者的临床表现大致相同,故 Jennet 等主张持续性植物状态(PVS)概括这两种特殊的意识障碍。植物状态是指由各种原因造成脑严重损害后出现的一种没有感知的特殊意识状态。维持植物状态超过 1个月即被认为是持续性植物状态(PVS)。PVS 预后较差,目前尚缺乏有效的治疗,国内已较早开展了高压氧辅以中西医结合综合治疗 PVS,近来国内报道高压氧治疗 PVS 患者的总有效率为 74.6%～85.7%,意识恢复率为 16.7%～76%。

脑外伤后脑水肿,脑缺氧导致组织缺氧严重,脑细胞暂时失去功能,但血供并未完全阻断,仍有一定的能量及氧供应损伤的脑组织;同时病变的脑细胞未全部坏死,大部分处于水肿、可逆性改变状态,高压氧治疗可促使这部分细胞部分或完全恢复功能,这是脑外伤后植物状态复苏较心肺复苏和一氧化碳中毒好的原因。

高压氧治疗 PVS 的机制与下列因素有关:①增加血氧含量,提高血氧分压,加大毛细血氧气弥散距离,改善脑细胞的供氧,使部分处于功能可逆状态的细胞功能恢复。动物实验证明高压氧可明显缩小大鼠急性局灶性脑缺血再灌注损伤的面积,减轻神经系统症状,减少缺血半影区的神经元坏死。②加快毛细血管再生和微循环建立,从而改善脑缺氧,有利于受损组织的恢复。③通过轴索发生新的侧支,建立新的突触联系,使神经功能得到恢复。④激活上行性网状激活系统,加速觉醒,促进意识恢复。⑤使脑血管收缩,血流量减少,血管通透性降低,使脑水肿减轻,颅内压降低,从而打断缺氧,脑水肿,代谢障碍的恶性循环。

【高压氧治疗时机】

相关报道认为,高压氧治疗越早越好,在高压氧的作用下,脑细胞的氧供增加,使部分处于功能可逆状态的脑细胞恢复功能;如果超过一定时间,脑细胞可发生不可逆损害,即使行高压氧治疗,脑细胞也很难恢复功能。王敏等报道,60 天以内开始行高压氧治疗的有 1/5 病例达显效,超过 60 天才开始行高压氧治疗的无一例达显效,提示持续性植物状态患者应尽早开始行高压氧治疗,开始时间越晚效果越差。但是,60 天可否作为一个临界点尚需积累更多病例并总结经验才可定论。关于高压氧治疗次数与疗效的关系,从统计结果可以看出,高压氧治疗次数>30 次与<30 次比较,疗效有显著提高,提示对经过高压氧治疗后未脱离植物状态者,高压氧治疗次数至少应达 30 次。

高压氧治疗时机和治疗次数、发病时昏迷严重程度可影响高压氧治疗的疗效。多数医院认为,高压氧治疗时机的选择很重要,只要患者呼吸、循环系统的功能保持稳定,在排除高压氧治疗禁忌证后应及早给予足够疗程的高压氧治疗。对于中枢性高热、外伤性癫痫及气管切开患者,只要处理得当仍应坚持治疗。高压氧治疗开始越早,效果就越好。

但是,中国人民解放军总医院促醒中心却认为,昏迷和植物人的患者早期做高压氧容易出现:智能恢复迟缓,脑萎缩。四肢肌张力增高,行走困难。语言恢复迟缓,甚至失语。加重外伤性脑积水,增加颅内压力。

【治疗方法】

植物状态患者病情平稳即可采用高压氧治疗,具体方法是:压缩空气加压到 0.2～0.25MPa,采用一级供氧,稳压时戴头罩;气管切开患者用特制通气套管与气管套管相接,吸纯氧40 分钟×2 次,间歇中呼吸空气 10 分钟,每日 1 次,10～12 次为 1 个疗程。在安全用氧的条件下,多阶段长疗程治疗,每 2 个疗程休息最短 2 周再继续下一个疗程治疗,最少 4 个疗程,最长可达 21 个疗程。根据对 59 例 PVS 患者行高压氧治疗的统计,总有效率为 74.6%,且治疗72 次以上者疗效显著提高,治疗时间越早、年龄越小,恢复越快,疗效越显著。由于植物人不能与医生和家人沟通,要注意高压氧的三大副作用,即气压伤、氧中毒和减压病。

(四)高压氧对急性脊髓损伤的治疗

【原理】

1.高压氧下能迅速纠正脊髓损伤部位的缺氧状态。脊髓损伤后继发性损害主要是微血管痉挛、堵塞,造成脊髓缺血、缺氧或水肿,高压氧可提高脊髓的血氧含量及血氧分压。在 0.1MPa 空气下,脊髓氧分压为 15～30mmHg;在 0.3MPa 氧压下,脊髓氧分压提高到 450～560mmHg,是常压下的 3～4 倍。高压氧下在组织中的氧弥散半径增加,从而给脊髓组织提供了充足的氧气,增加了脊神经有氧代谢,纠正缺氧状态,使受损脊髓细胞的功能得以恢复。

2.高压氧能使血管收缩,减轻脊髓水肿,改善脊髓的血液循环,保护可逆性损伤的神经组织,有助于神经功能的恢复。

3.增加吞噬细胞的吞噬能力,加速病灶的清除和组织修复,促进细胞和毛细血管再生。

【指征】

1.脊髓震荡　与脑震荡相似,为脊髓损伤中程度最轻者,及早高压氧治疗可以痊愈。

2.脊髓损伤　出血采取必要措施,出血停止后,再行高压氧治疗。

【方法】

1.方案一　0.2～0.25MPa 氧压下吸氧80～90 分钟,每日 1 次,但也有人主张每日 2 次;一般 10～15 次为 1 个疗程,治疗 3～4 个疗程。但也有人进行了 10 个疗程治疗收到较好的疗效。

2.方案二　第一次高压氧治疗后,可进行脊髓造影,以确定是否需要手术,若不需手术,在第 1 次高压氧治疗后,每间隔 8 小时进行 1 次治疗,连前共 4 次。第 2 天起,每间隔 6 小时治疗 1 次,共 4 次。经这 8 次治疗后对病情重新估价,若患者脊髓为完全性损伤,即停止高压氧治疗;若病情好转,则可继续治疗 5 天,每日 2 次。然后重新估价病情,每次治疗用 300kPa,持续 90 分钟。是否终止高压氧治疗,视病情而定。

【注意事项】

1.应力争在脊髓损伤后 4～6 小时内进行高压氧治疗,最迟不要超过 48 小时。动物实验证明,脊髓损伤后 2 小时内作高压氧治疗的疗效显著,伤后 7.5 小时开始进行高压氧治疗,不致影响其疗效。

2.高压氧治疗应作为综合治疗措施之一,配合手术及药物治疗,对促进神经功能恢复,更为有利。

3.在治疗过程中,应防止肺部感染及尿道感染;对瘫痪患者注意应加强护理,预防压疮。

4.搬运患者时应避免损伤患者的脊柱,以免加重脊髓损伤。

(四)高压氧的绝对禁忌证

颅内活动性出血是高压氧(HBO)的绝对禁忌证,对疑有颅内活动性缺血的患者,绝不能贸然进舱治疗。对长期昏迷、持续性植物状态的患者和严重后遗症的患者应采用多阶段的长疗程的高压氧治疗,可望促醒和逐渐康复以及改善预后。HBO 治疗时机:颅脑外伤患者在生命体征稳定的前提下,排除颅内活动性出血,早期 HBO 治疗是一个重要原则,最佳 HBO 治疗时间为伤后 3 天内。

三、高压氧舱治疗后饮食护理

高压氧治疗颅脑损伤有较好的疗效,它不仅对颅脑损伤昏迷有促醒作用,而且对恢复期的失语、偏瘫等后遗症有促进康复的作用。如何在高压氧治疗期间给患者合理饮食指导,使患者既能保证在高压氧治疗时舒适,又能保证营养合理,促进患者的康复,现介绍如下。

1.不宜过饱,宜进食易消化食物　高压下唾液分泌减少,往往有口渴感。气压较高,腮腺分泌抑制愈明显,胃液的反射性分泌也明显受抑制,故不宜饱餐后立即进行高压氧治疗,最好在餐后 0.5～1 小时进舱进行治疗。高压氧使胃肠道平滑肌张力增强,肠道内气体被压缩,体积缩小肠蠕动增强,气体弥散,吸收增强,常会引起便意,进食过饱会引起舱内排便。我们在治疗中就遇到这样的病例:患者,男,35岁,脑挫裂伤清醒后,遗留有偏瘫、言语不清后遗症。进行高压氧治疗时,随着病情好转,患者食欲增加,第8次时由于吃得过饱,而出现在舱内排便现象,患者感到十分难为情,而且也影响了下一舱患者的治疗。因此护理人员除了指导患者要在治疗前一餐不要吃得过饱外,还要叫患者进舱前排空二便。

2.不要给易产气的食物　治疗当天禁食牛奶、豆类、韭菜、芹菜,夏天不要喝汽水、啤酒。因为产气的食物在肠道内产气,治疗减压时,气体膨胀而易引起腹痛。这不仅引起患者的痛苦,而且易与减压病相混淆。

3.营养充足膳食合理多样化　蛋白质、脂肪是维持脑功能恢复的主要物质,宜选用优质蛋白质,营养丰富制作细碎软易消化的食物,包括肉、鸡蛋、鱼、苹果、花生、动物内脏、核桃等食物。除了高压氧治疗前一餐,其他两餐可进食牛奶。此类患者每日进食还应予以粗粮、细粮、杂粮等碳水化合物的食物。在正常情况下脑组织可用脂肪分解的中间产物酮体来作为能源,但脑功能受损后,酮体不能恢复其功能.因此每日膳食中必须有适量碳水化合物,以保证酮体来源。每日保证进食新鲜的蔬菜、水果,包括根茎类、叶菜类。新鲜的绿色蔬菜、水果、菠菜、胡萝卜、橘子、香蕉等含维生素丰富的食物。无机盐、微量元素,人体内含量虽少,但对人体健康及脑功能恢复有重要作用,芝麻、海带、虾皮、黑木耳、花生、干果中含有丰富的无机盐、微量元素,指导患者在饮食中增加这些食物。

4.注意食品的味美　应注意食品感官形状、色香、味美以增加食欲,烹调方法要合理,避免营养素的损失。

5.要注意食品卫生　颅脑损伤患者身体抵抗力差,容易出现腹泻、痢疾等胃肠道疾病,特别是夏天更不要让患者进食生冷不洁食物,防止食物中毒。

6.多做宣传,家庭配合　良好的进食习惯按时进餐,不暴饮暴食特别是恢复期患者,加上高压氧使食欲增加,合理安排三餐,早餐占25%左右,中餐占50%,晚餐占25%,创建良好的进食环境,如数人同时进餐,进餐播放轻音乐等,饭前后不做大运动量的康复锻炼,忌强迫进食等。

（杨化强）

神经外科疾病
临床诊疗与危重症处置

（下）

刘　念等◎编著

吉林科学技术出版社

第十章　颅脑肿瘤

第十章 颅脑肿瘤

按照 WHO 中枢神经系统肿瘤分类(2007),脑肿瘤分为七大类型,它们分别是:

1.神经上皮组织起源肿瘤。

2.脑神经及脊神经根肿瘤。

3.脑膜起源肿瘤。

4.淋巴瘤和造血组织肿瘤。

5.生殖细胞起源肿瘤。

6.鞍区肿瘤。

7.转移性肿瘤。

第一节 胶质瘤

【概述】

神经系统肿瘤年发生率约为每年 14.8/10 万,患病率 130.8/10 万。在颅内肿瘤中以神经上皮肿瘤发生率最高,约占颅内肿瘤中的 40%。其中最常见的是胶质瘤。胶质瘤是一组具有向胶质细胞分化特征的神经上皮肿瘤的总称。根据 WHO(2007)的分类,神经胶质瘤分为 7 类:

1.星形细胞来源肿瘤。

2.少突胶质细胞瘤。

3.混合性胶质瘤。

4.室管膜肿瘤。

5.脉络丛肿瘤。

6.其他神经上皮来源肿瘤(包括星形母细胞瘤,三脑室脊索样胶质瘤)。

7.神经元及混合性神经元-神经胶质起源肿瘤(包括小脑发育不良性神经节细胞瘤,婴儿促纤维增生性星形细胞瘤/神经节细胞胶质瘤,胚胎发育不良神经上皮肿瘤,神经节细胞胶质瘤,神经节细胞瘤,中枢神经细胞瘤,脑室外神经细胞瘤,小脑脂肪神经细胞瘤,乳头状胶质神经元肿瘤,四脑室形成菊形团的胶质神经元肿瘤,副节瘤)。

在判断肿瘤的恶性程度方面,以下 7 项是胶质瘤分级的基本原则,已被广大神经病理医师所接受。①瘤细胞密度;②瘤细胞的多形性或非典型性;③瘤细胞核的高度异形性;④具有高度的核分裂活性;⑤血管内皮增生;⑥坏死(假栅状坏死);⑦ki-67 增殖指数升高。如判定

WHO Ⅳ级则需具备以上六项,MIB-1增殖指数>10%。一般将WHO Ⅲ级及WHO Ⅳ级胶质瘤称为高级别胶质瘤,或恶性胶质瘤;而将WHO Ⅰ级,WHO Ⅱ级胶质瘤称为低级别胶质瘤;结合其患者年龄,病理类型,病灶累及范围大小,是否存在神经系统功能障碍等将低级别胶质瘤分为高风险组和低风险组。在下列5项中,如果符合三项则认为属于高风险组,年龄≥40岁,病理诊断为星形细胞瘤,病灶最大径大于等于6cm,影像学提示病灶侵袭范围过中线,术前存在神经功能障碍。

【影像学诊断原则】

高级别脑肿瘤通常会在增强MRI上有异常发现,因此增强MRI应成为诊断金标准;MRS能够评价肿瘤及正常组织的代谢,其最佳用途是区分放射性坏死抑或肿瘤复发,另外利用MRS对肿瘤分级或评价治疗效果可能有帮助,MRS显示最异常的区域是进行活检的最佳靶点。为磁共振灌注成像(PWI)能够测量肿瘤内脑血流容积,对肿瘤分级确定、区分肿瘤复发及放射性坏死有价值;灌注最强部位作为指导临床。活检的最佳靶点。如存在幽闭恐惧症及体内植入物则利用增强CT;PET或SPECT扫描能够评估肿瘤及正常组织代谢情况,其最佳用途是区分放射性坏死抑或肿瘤复发,亦有助于肿瘤分级以及提供肿瘤活检的最佳靶区。鉴别肿瘤放射性坏死还是有肿瘤生长,多采用MRS、PWI、PET。推荐在胶质瘤切除术后24~72小时之内进行MRI增强术后复查。

【手术原则】

恶性胶质瘤首选治疗策略为手术切除,循证医学证据表明:在患者神经系统功能不损害的前提下,最大可能地切除肿瘤,是患者具有相对较好预后的因素(循证医学Ⅱc证据)。在恰当情况下进行最大范围的肿瘤切除,最大化地保留神经系统功能;不能实施最大范围安全切除肿瘤者,酌情采用肿瘤部分切除术,开颅活检术或立体定向(或导航下)穿刺活检术,以明确肿瘤的组织病理学诊断。手术方式包括:对可切除的区域做病灶大块全切除,立体定向活检,开放活检以及肿瘤的大部切除。影响手术疗效因素包括:年龄大小;临床表现的轻重;手术是否减轻了肿瘤占位效应;肿瘤是否具有可切除性[包括病灶数目、病灶位置以及距前次手术的时间(在复发患者)];肿瘤是新发抑或复发肿瘤等。由于神经系统肿瘤存在异质性,为做出准确的病理诊断,除了进行病理诊断的医生应具有较丰富的经验,神经外科医生应为病理诊断医生提供尽可能多的病变组织。为明确了解手术切除范围,应在术后24~72小时内进行MRI检查。

【放射治疗原则】

局部分割放射治疗(总剂量60Gy,每次分割剂量1.8~2Gy,30~33分割)是胶质瘤术后或活检术后标准放疗方案(循证医学Ⅰ,A证据)。在放射剂量已达60Gy后增加放射剂量并未显示出其优势。对于老年患者或一般条件不好的患者,快速低分割方案(如放射剂量40Gy,15次分割)是经常考虑采用的(循证医学Ⅱ,B证据)。随机对照的Ⅲ期临床试验(循证医学Ⅱ,B级证据)证实给予70岁以上患者放射治疗(总剂量50Gy,每次分割剂量1.8Gy,共28分割)要优于单纯支持治疗。

低级别胶质瘤(Ⅰ/Ⅱ级):利用术前及术后MRI的FLAIR及T$_2$像所显示的异常区域勾画出放疗中的大体肿瘤GTV,然后将GTV放大成临床靶区CTV(GTV并加其边界以外1~

2cm)，在放射治疗中应对 CTV 给以 45～54Gy 放射量，每分割量 1.8～2.0Gy，

室管膜瘤：局部照射：利用术前及术后 MRI 的 T_1 增强像，FLAIR/T_2 像确定肿瘤病灶。利用术前肿瘤体积加上术后 MRI 的异常信号确定病灶所在解剖区域的 GTV。临床靶区 CTV(GTV 加 1～2cm 的边界)应接受给以 54～59.5Gy 放射量，每分割量 1.8～2.0Gy。

全脑全脊柱：整个全脑和脊柱(至骶管硬膜囊底)给以 36Gy 放射量，每分割量 1.8Gy，之后给以脊柱病灶 45Gy 局部照射。脑原发灶应接受放疗处方为 54～59.SGy/每分割量 1.8～2.0Gy。

高级别胶质瘤(Ⅲ/Ⅳ级)：利用术前及术后 MRI 的 T_1 增强像，FLAIR/T_2 像确定肿瘤病灶大小。注意应包括可能含有肿瘤的解剖扩展区域。以肿瘤切除后残腔＋MRI 的 T_1 增强像所勾画的 GTV 以及外缘 3cm 为放射靶区 CTV，另外利用"收缩野 shrinkingfield"技术确定 GTV1(FLAIR 相及 T_2 像所显示的病灶区域)，GTV2(手术切除后残腔＋T_1 增强像所显示病灶区域)。GTV2 应接受放射治疗处方为 54～60Gy/每分割量 1.8～2.0Gy。

【胶质瘤化疗原则】

新诊断的多形性胶母细胞瘤(GBM，WHO Ⅳ级)：

(1)强烈推荐替莫唑胺(TMZ)同步放疗联合辅助化疗方案：化疗的整个疗程应同步化疗，口服 TMZ 75mg/m^2，疗程 42 天。放疗结束后，辅助 TMZ 治疗，150mg/m^2，连续用药 5 天，28 天为一个疗程，若耐受良好，则在以后化疗疗程中增量至 200mg/m^2，推荐辅助 TMZ 化疗 6 个疗程。

(2)无条件用 TMZ 的胶母细胞瘤患者建议尼莫司汀(ACNU)[或其他烷化剂药物 BCNU(卡莫司汀)，CCNU(洛莫司汀)]90mg/m^2，D1，VM2660m/m^2，D1～3，1～6 周/1 周期，建议 4～6 周期。化疗失败者，推荐改变化疗方案和(或)包括分子靶向治疗的研究性治疗。＋新诊断的间变性胶质瘤(WHOⅢ级)：

(1)推荐放疗联合 TMZ(同多形性胶母细胞瘤)或应用亚硝脲类化疗药物；

(2)PCV(洛莫司汀＋丙卡巴肼＋长春新碱)。

(3)ACNU 方案。化疗失败者，推荐改变化疗方案和(或)包括分子靶向治疗的研究性治疗。

对于新诊断的低级别胶质瘤的高风险人群，辅助化疗可以使得患者受益。

化疗方案：对新诊断低级别胶质瘤患者以 5/28 标准替莫唑胺(TMZ)方案进行化疗。对于复发或进展性低级别胶质瘤：

1.一线化疗方案　对未用过 TMZ 者，用 5/28 替莫唑胺(TMZ)标准方案治疗。

2.二线化疗方案

(1)亚硝脲类药物单药化疗：卡莫司汀(BCNU)210mg/m^2，静脉滴注，每 6 周一疗程；或每天 80mg/m^2×3 天，每 6 周一疗程。罗莫司汀(CCNU)110mg/m^2 静脉滴注，每 6 周一疗程。

(2)PCV 联合治疗方案：罗莫司汀＋丙卡巴肼＋长春新碱。

(3)铂类药物化疗。

预后详见表 10-1。

表 10-1　预后

WHO 分级　命名		发生率(占胶质瘤的百分比)(%)	5 年生存率(%)	中位生存期
Ⅱ	弥漫型星形细胞瘤	1.7	46.9	3～8 年
	少突胶质细胞瘤	9.2	70.5	10 年
Ⅲ	间变型星形细胞瘤	7.9	29.4	2～3 年
	间变型少突胶质细胞瘤	5.1	40.1	3～6 年
Ⅳ	胶质细胞瘤	50.7	9.8	9～15 个月

一、星形细胞来源肿瘤

【定义】

星形细胞来源肿瘤是由星形细胞衍化、分化比较成熟的肿瘤。

【概述】

星形细胞来源肿瘤是原发性颅内肿瘤中最常见的组织学类型,将近 75% 的肿瘤属于恶性程度比较高的间变性星形细胞瘤或多形性胶母细胞瘤。根据 WHO 关于神经系统肿瘤的分类,星形细胞来源肿瘤通常分为星形细胞瘤,间变性星形细胞瘤,多形性胶母细胞瘤,毛细胞性星形细胞瘤,多形性黄色星形细胞瘤和室管膜下巨细胞星形细胞瘤(表 10-2)。

表 10-2　星形细胞肿瘤的分类名称,分级及相关分子标记

名称	分级	分子标记
星形细胞瘤	Ⅱ	IDH1/IDH2 突变,p53 突变
间变性星形细胞瘤	Ⅲ	IDH1/IDH2 突变,p53 突变,LOH10p
原发多形性胶母细胞瘤	Ⅳ	p53 突变,PTEN 突变,NF1 变化,LOH10p/10q,EGFR 扩增、过表达,IDH1/IDH2 野生型
毛细胞性星形细胞瘤	Ⅰ	IDH1/IDH2 野生型,BRAF 突变
多形性黄色星形细胞瘤	Ⅱ	9p21.3 纯和性缺失
室管膜下巨细胞星形细胞瘤	Ⅰ	TSC2 异常

二、低级别(低度恶性)星形细胞肿瘤

【定义】

低级别(低度恶性)星形细胞瘤包括一组星形细胞肿瘤,其组织学上表现为肿瘤细胞具有

较好的分化程度（Ⅰ～Ⅱ级）。

【概述】

占全部星形细胞来源肿瘤的 10％～15％。低级别星形细胞肿瘤包括：弥散性星形细胞瘤，毛细胞性星形细胞瘤，多形性黄色星形细胞瘤和室管膜下巨细胞星形细胞瘤，有时亦把混合有少突胶质细胞-星形细胞瘤的肿瘤划入此类。

【病理】

大体标本：就实质性星形细胞瘤而言，纤维性星形细胞瘤色泽为白色；肿瘤质地较硬或呈橡皮样，甚至质地呈软骨样，纤维型星形细胞瘤在肿瘤中央常发生囊性变；而肥胖细胞性和原浆性星形细胞瘤的质地则较软，可呈半透明胶冻状，也可发生囊性变。从肿瘤大体外观看，有些肿瘤边界清楚，而另一些则为弥漫浸润性生长。

镜下细胞分化较好，异型核细胞较少，有丝分裂少，血管内皮增生和出血坏死罕见。

【诊断依据】

1.临床表现　20～40 岁为发病高峰，也可见于儿童，但老年少见。病程长短不等，1～10 年。患者就诊时所表现的症状和体征取决于肿瘤的部位和肿瘤的大小。幕上低级别星形细胞瘤如在大脑半球，其最常见的症状是癫痫，多数患者服用抗癫痫药物能够控制癫痫发作，患者还可能出现头痛，视力视野改变，精神改变和运动感觉障碍；发生于中线者早期可引起颅内压增高；发生于脑干者主要症状为头晕、复视、后组脑神经和锥体束损害引起的声音嘶哑、吞咽困难、眼球外展麻痹、角膜发射消失和肌力减退等症状；小脑低级别星形细胞瘤容易使脑脊液循环受阻，从而出现颅内压增高的相关症状，同时也常发生小脑症状和视功能障碍。

2.辅助检查

（1）X 线平片：可存在颅内压增高征象，部分病例有肿瘤钙化和松果体钙化移位。

（2）CT：典型的低级别星形细胞瘤 CT 平扫常表现为低密度为主的混合病灶，亦可表现为等密度病灶，与脑实质分界不清，肿瘤质地大多不均匀，肿瘤的占位效应及瘤周水肿多为轻至中度。CT 增强扫描时可增强亦可不增强，而毛细胞性星形细胞瘤边界清楚，增强扫描时均匀强化。

（3）MRI：病灶呈圆形和椭圆形，多表现为低和等 T_1 信号，T_2 高信号，多数病例边缘不清，少数轮廓清楚；肿瘤内囊性变时，T_1 加权像上为与脑脊液相似的低信号；肿瘤出血时表现为与出血时相一致的信号变化，一般为高信号多见；瘤内钙化影 T_1 加权像呈极低的信号。病灶中囊性变多见而出血坏死较少见。T_2 加权像显示瘤周水肿和占位效应较 T_1 加权像更明显，但多为轻至中度。增强扫描后，多数低级别星形细胞瘤无或轻度强化，仅少数可见中度强化。若肿瘤信号强度极不均匀，增强明显，应考虑到可能有恶性变。

【鉴别诊断】

低级别星形细胞瘤应与其他脑肿瘤如脑膜瘤、肉瘤、少数转移瘤相鉴别。如临床症状不典型，应与胆脂瘤、脑穿通畸形、脑软化灶等影像学上与低级别星形细胞瘤类似的疾病相鉴别。

【治疗原则】

1.手术治疗　手术是治疗低级别星形细胞瘤的最主要的手段，其治疗原则是在保存神经功能的前提下尽可能地争取全切除。

(1)如肿瘤较小,特别是位于非功能区者应争取行显微外科全切除。

(2)位于额极、颞极、枕极者可行肿瘤包括部分脑叶切除。

(3)肿瘤较大、浸润范围较广时,尽量多切除肿瘤,减少肿瘤残留,为有效地进行放疗及化疗打下基础。

(4)肿瘤位于功能区者而尚无偏瘫失语者,应注意保存神经功能,选择非功能区脑皮质切开达到肿瘤并行分块适当切除,以免发生严重并发症。

(5)脑室肿瘤可从非功能区皮质切开进入脑室,妥善保护脑室内结构,尽可能切除肿瘤解除脑室梗阻。

(6)位于丘脑、脑干的肿瘤,病灶较小呈结节性或囊性者可行显微外科切除。

(7)对侵犯一侧大脑多个脑叶致该侧功能完全丧失者,若未侵及中线及对侧,可考虑行大脑半球切除术。

2.对于典型低级别星形细胞瘤行手术全切除者,术后放疗仍是有益的;手术未能全切除者,应尽早实施放疗。放疗剂量 $45\sim54$Gy,每分割剂量 $1.8\sim2.0$Gy。

3.对于手术不能切除的低级别星形细胞瘤或低级别星形细胞瘤的高风险人群可以考虑替莫唑胺化疗:替莫唑胺以 5/28 周期辅助化疗,TMZ150$\sim$200mg/m²。对于复发或进展性病例:未用 TMZ 治疗者,(5/28)TMZ 标准方案治疗;亚硝脲类药物化疗:PCV 联合方案[procarbazine(丙卡巴肼)+CCNU(洛莫司汀)+vincritine(长春新碱)];基于铂类药物的化疗。

4.预后 低级别星形细胞瘤患者的预后根据肿瘤的位置和组织学的不同而不同。除了幕上和幕下等位置关系外,毛细胞性星形细胞瘤的预后最好,国外文献报道,对于幕上者其 5 年和 20 年的生存率分别为 85%$\sim$86%和 79%$\sim$82%,幕下者也达到 66%和 69%。典型的低级别星形细胞瘤的预后并不乐观,国外文献报道,幕上肿瘤 5 年和 10 年生存率分别为 51%$\sim$56%和 23%$\sim$39%;小脑的星形细胞瘤预后较差,5 年生存率仅为 7%。

三、多形性胶母细胞瘤

【定义】

多形性胶母细胞瘤是分化程度最低和恶性程度最高的星形细胞瘤。在所有的原发性脑内肿瘤中占 15%$\sim$23%,多形性胶母细胞瘤占胶质瘤的 35%,占高度恶性星形细胞瘤的 55%$\sim$87%,同时占所有星形细胞瘤的 50%。新诊断的多形性胶母细胞瘤患者的中位年龄是 64 岁,本病年轻人少见,儿童罕见。大脑半球是最常见的好发部位,约 2.3%$\sim$9%的患者表现为多发病变。

【病理】

肿瘤切面呈灰白色,广泛出血、坏死为最突出的特征,呈棕红色或黄色地图状。大多数病例中,肿瘤与正常脑组织界限不清。显微镜下为明显的细胞密度增大、多形性、核异型性和有丝分裂;肿瘤细胞坏死、内皮增生和坏死灶内假栅状细胞排列。肿瘤细胞坏死和内皮增生常用来鉴别多形性胶母细胞瘤和其他低级别星形细胞瘤。认为在血管内皮增生的情况下,是否合并肿瘤细胞坏死是判断预后的重要因素。

【诊断依据】

1.临床表现　多形性胶母细胞瘤起病较急,症状发展较快,早期即可出现头痛、恶心、呕吐等颅内压增高的症状,而局灶性症状体征因肿瘤所在部位不同而有所差异。

2.辅助检查

(1)CT:平扫表现为略高或混杂密度病灶,边缘不规则,占位表现及瘤周水肿更为明显。增强扫描显示病灶较低级别星形细胞瘤及间变性星形细胞瘤增强更为明显,形态更不规则。

(2)MRI:平扫 T_1 加权像显示多为不规则形态,少数为圆形或椭圆形,边界不清,多数呈不均匀信号(以低、等、混合信号为主)肿瘤内部坏死、囊变和出血多见,瘤周水肿多为中重度,占位征象明显。肿瘤可穿越中线,侵犯胼胝体和对侧半球,也可形成多发的病灶。平扫 T_2 加权像较 T_1 像能更明显地显示瘤周水肿,肿瘤侵犯范围及多发病灶。Gd-GTPA 增强后显示病灶呈不均匀强化,其强化形式多样。但影像与病理对照观察发现增强后强化的边缘并非肿瘤真正的边界。在非增强区、水肿区甚至 MRI 显示的正常脑组织内显微镜下均可见成簇或孤立的肿瘤细胞浸润。

【鉴别诊断】

需要进行鉴别诊断的肿瘤和非肿瘤性疾病同间变性星形细胞瘤。

肿瘤复发与假性进展的鉴别:恶性胶质瘤患者在放疗后很快出现原有影像学增强病灶面积变大的现象,甚至出现新的影像学增强病变,但未经任何进一步治疗即可逐渐减退,这一表现酷似肿瘤进展,被称为假性进展。假性进展是亚急性放射反应和治疗相关性坏死的过渡;由明显的局部组织反应(包括炎性组分、水肿和血管渗透性异常)所致,引起影像学增强区域的出血和扩大。目前主要依靠密切临床观察及影像学随访来鉴别假性进展,若放化疗停止后异常增强灶逐渐消退,可不予处理,若增强灶进行性增大甚至出现颅内高压症状,则需要再次手术以明确病理。另外,目前已有较多报道提出用 PET、MRS 等影像学手段进行鉴别,但仍有一定的假阳性和假阴性。

【治疗原则】

治疗原则:以手术为主,辅以放疗、化疗在内的综合治疗。

1.手术　多数作者目前主张扩大切除。肿瘤全切除者较次全切除和仅行活检者能够获得较高的生存率,因此术中应尽可能在保障神经系统功能前提下多切除肿瘤。有时因患者一般情况差或治疗累及重要结构,如运动区、基底节、下丘脑和脑干等,此时需调整手术策略。对于复发的多形性胶母细胞瘤,如果首次手术疗效好和病变局限于原发部位可以考虑再次手术。

2.放射治疗　根据术前/后 T_1 增强像,FLAIR/T_2 像确定肿瘤病灶大小。以肿瘤切除后残腔＋MRI 的 T_1 增强像所勾画的 GTV 以及外缘 3cm 为放射靶区 CTV,CTV2 应接受放射治疗处为 $54\sim60Gy$/每分割 $1.8\sim2.0Gy$。

3.化疗　对于初治胶母细胞患者:应用 Stupp 标准方案,先行放疗＋同步化疗:TMZ75mg/m² (放疗期间每日),然后行辅助化疗,以 5/28 标准方案进行,TMZ150 ～ 200mg/m。

复发/补救治疗：美国 FDA 批准对于 GBM 复发者可采用贝伐单抗(Bevacizumab)单药化疗；贝伐单抗＋细胞毒化疗药物联合化疗[irinotecan(伊立替康)，BCNU(卡莫司汀)，TMZ(替莫唑胺)]；替莫唑胺(TMZ)；亚硝脲；PCV 联合治疗方案；环磷酰胺铂类化疗药(二线或三线疗法)。

4.预后　与预后相关的因素包括患者年龄、KPS 评分、肿瘤部位和大小、手术时是否完全切除肿瘤。O6-甲基鸟嘌呤-DNA-甲基转移酶(MGMT)启动子甲基化的病例对烷化剂类化疗药物的敏感性较高因而预后较好。另有报道指出，GBM 出现 EGFR 扩增伴 PTEN 完整，则可能对 EGFR 抑制剂有效，有望获得较好的预后。应用 Stupp 方案治疗，GBM 的中位生存期为 14.6 个月，5 年生存率为 9.8%。最常见的死亡原因是肿瘤原发部位复发。

四、间变性星形细胞瘤

【概述】

间变性星形细胞瘤占脑肿瘤的 4%，占全部星形细胞肿瘤的 35%，占高度恶性星形细胞瘤的 12%～34%，其发病高峰在 40～50 岁，其恶性程度介于低级别星形细胞瘤和多形性胶母细胞瘤之间，2007 年 WHO 分级将其归为Ⅲ级。将Ⅲ～Ⅳ级星形细胞瘤称为高度恶性星形细胞瘤。

【病理】

肿瘤多位于大脑半球内，好发于额叶、颞叶、额顶及颞顶的脑白质区，有时也累及顶叶、下丘脑和脑桥，累及小脑者罕见。瘤体较大，有时侵犯几个脑叶或越过中线侵犯对侧大脑半球，肿瘤色灰红，质地较软，有囊性变和小灶性出血坏死灶。一般来说，良性肿瘤多半界限清楚，有包膜；而恶性肿瘤多半边界不清，无包膜。然而，这一规律在脑肿瘤的肉眼病理学中却不尽然如此。如低级别星形细胞瘤(尤其是纤维型和毛细胞性星形细胞瘤)界限多不清楚，无包膜，而间变性星形细胞瘤的边界却较低级别星形细胞瘤明显，甚至有假包膜，但实际上这种边界是不可靠的，因为肿瘤细胞已经浸润到周边组织中。在组织学上，间变性星形细胞瘤介于低级别星形细胞瘤和多形性胶母细胞瘤之间。比低级别星形细胞瘤细胞密度大，核异型性和有丝分裂程度高；又缺少多形性胶母细胞瘤的血管内皮细胞增生和坏死的特点。在瘤周水肿区及正常脑组织内仍可见孤立或成簇肿瘤细胞散在分布。

【诊断依据】

1.临床表现　主要表现为癫痫发作和所累及区域出现的局部神经元损害或刺激症状，病程进展快。

2.辅助检查

(1)X 线平片：可显示颅压高征象，但间变性星形细胞瘤的钙化率较低。

(2)CT：平扫显示病灶较大，形态可不规则，多以低密度为主或以等密度为主的低、等混杂密度病灶，并有不少病灶含高密度成分(与肿瘤内出血有关)，但出现钙化者少见；绝大多数病灶存在中、重度瘤周水肿，占位效应明显。CT 增强扫描见边界较清楚的不均匀增强病灶，部分病灶呈不规则环形或花圈形增强，累及胼胝体及其附近脑白质的肿瘤常侵及两侧，呈蝴蝶状生长，具有特征性。

（3）MRI：在平扫 T_1 加权像上，肿瘤边界不清，但较低级别星形细胞瘤明显，肿瘤多呈低、等混杂信号；T_2 加权像为等、高混杂信号，肿瘤中心常为高信号区周围绕以等信号环，环周可见高信号的指样水肿征象。肿瘤高信号区在病理学上为肿瘤坏死和囊性变，T_2 加权像上两者不能区分，但质子密度像可能有所鉴别。瘤周中重度水肿，占位效应明显。增强后间变性星形细胞瘤多呈不规则环形或花圈形强化，可见附壁结节。肿瘤可沿白质放射纤维、联合纤维发展及沿着联络纤维扩展，以及沿室管膜、软脑膜和脑脊液种植。增强后可见这些沿白质纤维或室管膜、软脑膜种植的异常强化区。对于间变性星形细胞瘤进行放疗/同步放化疗后，亦可出现影像学假性进展，诊断同胶母细胞瘤。

【鉴别诊断】与脑肿瘤性疾病如转移瘤、不典型的脑膜瘤，肉瘤、多形性胶母细胞瘤等相鉴别，特别是后者，有时只能通过病理检查才能相鉴别。与非肿瘤疾病如脑脓肿、结核球反应性胶质增生、血管瘤，血肿环状强化等相鉴别。

【治疗原则】

1.手术治疗　星形细胞瘤的手术治疗适用于间变性星形细胞瘤，肿瘤全切除者较次全切除和仅行活检者能够获得较高的生存率，因此术中应尽可能在保障神经系统功能前提下多切除肿瘤。

2.放射治疗　同胶母细胞瘤。

3.化疗　新诊断间变性星形细胞瘤。

推荐 1：应用 Stupp 标准方案，先行放疗＋同步化疗：TMZ 75mg/m²（放疗期间每日），然后行辅助化疗，以 5/28 标准方案进行，TMZ 150～200mg/m²。

推荐 2：应用亚硝脲类化疗药物。

（1）PCV（洛莫司汀＋甲基苄肼＋长春新碱）。

（2）ACNU 方案：复发/补救治疗：替莫唑胺；亚硝脲；PCV 联合治疗方案；美国 FDA 批准对于复发间变性星形细胞病患者可进行贝伐单抗单药化疗；贝伐单抗＋细胞毒化疗药物联合化疗［irinotecan（伊立替康），BCNU（卡莫司汀），TMZ］］；伊立替康；环磷酰胺；铂类化疗药（二线或三线疗法）；依托泊苷（eto POside）。

4.预后　间变性星形细胞瘤确诊后平均生存时间是 15～28 个月，1 年、2 年、5 年生存率分别为 60％～80％、38％～64％、35％～46％。与其他星形细胞瘤一样，最常见的致死原因是原发部位肿瘤复发。

五、少突胶质细胞瘤

【定义】

是由少突胶质细胞衍化、分化比较成熟的肿瘤。少突胶质细胞瘤占所有原发性脑内肿瘤的 4％～5％，占所有胶质瘤的 5％～10％。中年人多见，成人与儿童之比为 8：1。

【病理】

大体标本:肿瘤开始生长于皮质灰质内,部位表浅,局部脑回扁平而弥漫性肿大,脑沟变浅,切面见肿瘤与周围脑组织界限不清,较正常脑灰质更加灰暗或灰红。

镜下:瘤细胞呈特征样的"煎鸡蛋样"改变,中心为细胞核,周边为清亮的胞质,同时见到鸡蛋丝样的微血管生长方式。间变性(恶性)少突胶质细胞瘤内钙化较少突胶质细胞瘤少见,镜下可见多形细胞核和丰富的有丝分裂相。

【诊断依据】

1.临床表现 本病好发部位为额叶和顶叶,次之为颞叶和枕叶。由于肿瘤生长缓慢,病程较长,可达数年之久;临床症状取决于肿瘤部位。约50%~80%患者的首发症状为癫痫,其他症状颅内压增高症状晚期出现,并可逐步发展为病灶所在区域神经功能受损症状,如偏瘫及偏身感觉障碍。间变性(恶性)少突胶质细胞瘤则起病较急,病程发展迅速。

2.辅助检查

(1)X线平片:可显示肿瘤病灶异常钙化影及慢性颅内压增高征象。

(2)CT平扫:表现为幕上略高密度肿块,如囊性变则出现边界清楚的低密度区。钙化发生率为50%~80%,常见弯曲条带状钙化,具特征性。瘤周水肿及占位效应较轻。增强扫描病变呈轻度强化,边界清楚,轮廓不规则。

(3)MRI平扫:T_1加权像显示肿瘤为低或等信号,肿瘤边界多清楚,瘤周水肿及占位效应较轻,具有少突胶质细胞瘤的条带状、斑片状钙化在T_1加权像上呈低信号。平扫T_2加权像显示肿瘤为高信号,信号不均匀,钙化在T_1加权像也呈低信号。增强后少突胶质细胞瘤多数强化不明显,少数有不均匀强化。发生在脑室的少突胶质细胞瘤多有较明显强化。

间变性(恶性)少突胶质细胞瘤的MRI表现特点主要为特征性的钙化不多见,瘤周水肿较重,水肿带与肿瘤组织之间界限不清,常有明显占位征象;因肿瘤血脑屏障破坏较严重,增强扫描多呈明显均匀或不均匀强化,该类型肿瘤常与间变性星形细胞瘤难以区分。

【鉴别诊断】

无明显钙化的少突胶质细胞瘤与星形细胞瘤相鉴别,而有钙化的肿瘤则要与动静脉畸形相鉴别。

【治疗原则】

1.以手术治疗为主,术中应尽量切除肿瘤,如果肿瘤呈弥漫性生长,累及重要结构,可行肿瘤部分切除或大部切除。其他原则同星形细胞瘤手术治疗原则。

2.少突胶质细胞瘤的放疗及化疗原则同低级别星形细胞瘤,间变性少突胶质瘤的放化疗原则同间变性星形细胞瘤。

3.预后少突胶质细胞瘤的5年生存率在34%~83%之间,通常在50%~65%。与预后好有关的因素有肿瘤恶性程度低,第一次手术全切除率高和早期诊断。而间变性(恶性)少突胶质细胞瘤的5年生存率为41%,10年生存率为20%。近年来大量的分子病理学研究证实,少突胶质细胞瘤或间变性少突胶质细胞瘤的异柠檬酸脱氢酶1及异柠檬酸脱氢酶2(IDH1/2)突变及染色体1p和19q的杂合性缺失与较好的预后相关。

六、室管膜瘤

【定义】

室管膜瘤是由室管膜上皮细胞发生的肿瘤。室管膜瘤种间变性室管膜瘤是脑室内的肿瘤,占颅内肿瘤的 2%～9%,约占神经上皮肿瘤的 18%。肿瘤 3/4 位于幕下,1/4 位于幕上,位于幕下者多见于青年人。本病主要在儿童期发病,占儿童颅内肿瘤的 10%,排在星形细胞瘤和髓母细胞瘤之后居第三位。本病好发部位是第四脑室,其次为侧脑室和第三脑室。

【病理】

大体标本:肿瘤多呈结节状、分叶状或绒毛状,肿瘤呈淡红色,较脆软,触之易碎,瘤内血管及纤维组织较多,较硬。镜下检查:室管膜瘤有三种组织学类型:①乳头型和黏液乳头型;②上皮型;③多细胞型。肿瘤分型与预后关系不大。组织学上室管膜瘤的特点是包绕在血管周围形成"假玫瑰状"或"真玫瑰状"改变,电子显微镜可见血管周围包绕着无细胞区。间变性室管膜瘤细胞表现为多形性、细胞密度增大和有丝分裂相增多。

【诊断依据】

1.临床表现　肿瘤的病程和临床表现与肿瘤的部位不同而异。常见的症状为平衡障碍、恶心、呕吐、头痛等。常见的体征为共济失调和眼球震颤。发生于第四脑室的肿瘤病程较短,早期可出现颅内压增高,也可造成第四脑室底部脑神经损害,如耳鸣、视力减退、吞咽困难、声音嘶哑等;发生于侧脑室者,病程较长,因病变位于静区,肿瘤较小时可无任何症状,当肿瘤增大阻塞孟氏孔时可出现梗阻性脑积水、颅压高等症状。肿瘤侵犯相邻脑组织,可出现相应症状,如偏瘫、偏身感觉障碍、癫痫等。

2.辅助检查

1.CT　平扫示病变位于脑室周围或脑室内,呈分叶状等或略高密度病灶,肿瘤内囊性变表现为小的低密度;增强扫描显示肿瘤多呈均一强化,强化后边界清楚,囊性变区不强化。

2.MRI　平扫 T_1 加权像显示肿瘤呈等信号分叶状,边界清楚,囊性变区域为低信号,肿瘤位于脑室内,肿瘤一般不伴有瘤周水肿,如肿瘤位于脑实质的室管膜可伴有轻度水肿。平扫 T_2 加权像显示肿瘤以高信号为主,但 MRI 对钙化不甚敏感。增强后肿瘤常呈不均匀强化,其中以环形增强最常见。

【鉴别诊断】

与脑室系统其他常见肿瘤性疾病相鉴别,如脉络丛乳头状瘤、脑室星形细胞瘤、脑膜瘤以及髓母细胞瘤。

【治疗原则】

手术切除肿瘤和术后放疗是治疗室管膜瘤的主要方法。

1.手术治疗　为肿瘤治疗的主要手段。位于第四脑室者,肿瘤是否能够全切取决于肿瘤与脑干粘连程度。经颅后窝中线入路,保护枕大池后,切开小脑下蚓部显露肿瘤,保护好四脑室底部后分块切除肿瘤;如肿瘤从第四脑室底部长出者,则在切除时,可在四脑室底留一薄层以保安全。四脑室底避免放置明胶海绵,以免引起术后脑室通路梗阻和长时间发热。位于侧脑室者,选邻近肿瘤的非功能区,切开皮质进入脑室切除肿瘤,若肿瘤较大,可部分切除皮质以利肿瘤显露及切除。注意点:①术中勿损伤丘脑、中脑、延髓及大脑内静脉;②切除肿瘤同时尽量解除脑脊液循环障碍。

2.放疗 室管膜瘤是中度敏感的肿瘤,关于术后放疗方案尚存在争议,应在术后 2～3 周进行腰穿了解脑脊液细胞学情况,如果没有蛛网膜下腔播散而仅有局部残留,则低级别室管膜瘤术后可行局部放疗;如果已有脊髓播散或幕下间变性室管膜瘤患者都应行全脑全脊髓放疗及局部照射:术前/后 T_1 增强像,FLAIR/T_2 像确定病灶。确定病灶所在解剖区域的 GTV。临床靶区 CTV(GTV 加 1～2cm 的边界)应接受给以 54～59.4Gy,每分割量 1.8～2.0Gy。全脑全脊柱:整个全脑和脊柱(至骶管硬膜囊底)给以 36Gy 放射。婴幼儿进行脑部放疗时可有较多的并发症,可以考虑应用其他方法如化疗等治疗。

3.化疗 对于手术＋放疗治疗后复发患者可采用:①铂类单药或联合化疗;②依托泊苷;③亚硝脲类化疗药物;④贝伐单抗(美国 FDA 推荐)。

4.预后 5 年生存率为 37％～69％。分化较好的室管膜瘤、手术全切除均能提高生存率;而间变性室管膜瘤和手术后影像学仍显示肿瘤残余者易复发。

七、脉络丛肿瘤

【定义】

脉络丛肿瘤是由脉络丛细胞发生的肿瘤。脉络丛肿瘤起源于脉络丛上皮细胞,发病率较低,在颅内肿瘤中所占比例不足 1％,占神经上皮肿瘤的 1.7％～2％。按照 WHO 分类,脉络丛肿瘤由两类肿瘤构成,一为脉络丛乳头状瘤,另一为脉络丛乳头状癌。

本病发生于任何年龄,但以儿童多见,占儿童颅内肿瘤的 3％,在儿童脉络丛肿瘤中,约 40％发病在 1 岁,86％发病在 5 岁以下。儿童脉络丛肿瘤约 60％～70％位于侧脑室,20％～30％位于第四脑室,其余位于第三脑室及桥小脑角。成人脉络丛肿瘤多位于第四脑室。

【病理】

大体标本:最大的特点是乳头状,乳头长者似绒毛,短者似颗粒;肿瘤界限清楚,多呈膨胀性生长,压迫周围脑组织,不常浸润脑组织,虽较硬,但质脆易撕裂。

镜下检查:似正常脉络丛,但乳头更密集,上皮细胞增生活跃,排列密集,乳头覆盖以单层立方上皮。在此基础上脉络丛癌的 3 条诊断标准是:

1.邻近的脑组织有瘤细胞浸润;

2.瘤的规则乳头状结构消失,至少有一处发生浸润,瘤细胞有明显的恶性改变;

3.见到正常的脉络丛结构过渡到低分化状态。

【诊断依据】

1.临床表现 病程长短不一。脉络丛乳头状瘤最常见的好发部位是侧脑室,亦有可能发生在脑室系统的其他部位。临床症状和体征主要与脑积水引起的颅内压增高和局灶性神经系统损害有关,前者包括头痛,恶心,呕吐,共济失调和精神淡漠,反应迟钝;而后者则因肿瘤所在部位而异。位于侧脑室者半数有对侧轻度锥体束征;位于第三脑室后部者出现双眼上视困难;位于颅后窝者表现为步态不稳,眼球震颤及共济功能障碍,少数患者出现 Bruns 征。

2.辅助检查

(1)腰椎穿刺:所有的梗阻性脑积水患者均有颅内压增高,脑脊液蛋白含量明显增高。

(2)X 线平片:显示颅内压增高的征象,在成人表现为指压迹增多,儿童则表现为颅缝分离,15%~20%的患者可见病理性钙化。脑室造影的共同特点为脑室扩大及肿物不规则的充盈缺损。

(3)CT 平扫:显示肿瘤多位于脑室内,呈高密度,增强扫描呈均匀强化。肿瘤边界清楚而不规则,可见病理性钙化,同时可见梗阻性脑积水征象。

(4)MRI 平扫:T_1 加权像显示肿瘤以等信号为主,信号不均匀,内有因钙化或出血所致的低信号和高信号。肿瘤一般位于脑室内形成脑室内充盈缺损,常呈分叶状和菜花状;病变可引起梗阻性脑积水。平扫 T_2 加权像肿瘤为等或略高信号,信号不均匀。脑室内因阻塞而不能流动的脑脊液在质子密度加权像即为高信号。增强扫描后肿瘤常呈明显强化。

【鉴别诊断】

因为肿瘤多位于脑室内,故脉络丛乳头状瘤应与脑室旁星形细胞瘤、脑室脑膜瘤、室管膜瘤相鉴别。

【治疗原则】

1.手术　脉络丛乳头状瘤以手术切除为主,应尽量做到全切除。根据肿瘤所在不同位置而选用不同入路,但注意如瘤体过大不必强求完整切除,以防止损伤深部结构;因肿瘤血供非常丰富,切除肿瘤前注意阻断肿瘤供血动脉,包括中心部血管,以减少出血。对于肿瘤未能全部切除而不能缓解脑积水者,可行分流手术治疗。

2.放疗　因为本病可出现脑脊液播散,对这类患者可进行全脑及全脊髓放疗,但效果不佳。

3.预后　脉络丛乳头状瘤是良性肿瘤,如获得全切除,则长期存活率非常高,几乎达100%,即使脉络丛乳头状癌 5 年生存率可达 50%。

八、髓母细胞瘤

【定义】

髓母细胞瘤是发生于小脑的原始神经外胚层肿瘤,多数学者认为其来源胚胎残余组织,一种为胚胎期小脑外颗粒细胞层,另一种可能起源于后髓帆室管膜增殖中心的原始细胞。

【概述】

本病属于 WHO Ⅳ级,是恶性度最高的神经上皮肿瘤之一。本病好发于儿童,本病约占所有年龄段脑肿瘤的 3%~4%。占小儿脑肿瘤(小于 15 岁)的 18%,占儿童后颅窝肿瘤的 29%,儿童髓母细胞瘤占髓母细胞瘤的 94%。成人髓母细胞瘤较少见,占成人颅内肿瘤的 1%。目前将小儿髓母细胞瘤分为高风险及一般风险人群,如存在以下任意一点,则认为属于高风险人群:年龄小于 3 岁,肿瘤残留大于 1.5cm,脑脊液细胞学提示存在播散,病理提示为大细胞/间变性髓母细胞瘤。

【病理】

大体标本:肿瘤界限较清楚,肿瘤因富于细胞及血管呈紫红色或灰红色,质地较脆,较少发生大片坏死,囊变及钙化更少见,肿瘤有侵犯软脑膜的倾向,又可以借此进行蛛网膜下腔和脑室系统转移。

镜下检查:细胞很丰富,呈长圆形或胡萝卜形,细胞核多而细胞质少,细胞分化不良。在 2007 年 WHO 神经系统肿瘤分类中,髓母细胞瘤有 5 种组织学类型:经典型,促结缔组织(纤维)增生型,大细胞型,肌母型,黑色素型。

【细胞及分子遗传学】

近年对髓母细胞瘤的细胞及分子遗传学研究取得许多进展。本病最常见的细胞遗传学异常为 17 号染色体短臂的丢失(17p)。代表细胞增殖性癌基因 C-Myc 扩增非常常见,CDK6 扩增多见。

【诊断依据】

1.临床表现　因髓母细胞瘤 90% 发生于小脑蚓部,并且多向Ⅳ室及小脑半球浸润,约 5% 病例会出现肿瘤自发性出血。主要症状为:①颅内压增高症状(头痛、恶心呕吐、视神经乳头水肿);②小脑症状(躯干性共济失调,眼震、四肢性共济失调);③小脑危象:急性脑脊液循环受阻,小脑扁桃体下疝,压迫脑干时,出现呼吸循环系统功能异常,意识障碍,锥体束征及去皮质强直;④常出现颈部抵抗及强迫头位;⑤肿瘤转移症状:髓母细胞瘤在蛛网膜下腔转移后,可出现相应的脑和脊髓受累症状,如癫痫、神经根刺激,以及偏瘫、截瘫等症状。

2.辅助检查

(1)CT:平扫示病灶位于颅后窝中线,为均一略高密度,边界清楚;周围有瘤周水肿,第四脑室受压变扁且向前移位,可出现梗阻性脑积水征象。增强扫描显示肿瘤多呈均一强化,边界更清楚,脑室室管膜下转移也可明显强化。

(2)MRI:T_1 加权像显示肿瘤为略低信号,信号较均匀;T_2 加权像显示肿瘤为等或高信号区。若病灶信号不均匀,提示有坏死囊变或出血。增强扫描可见肿瘤实质部分明显强化,强化较均匀,增强扫描对发现有无椎管内蛛网膜下腔的转移灶有意义,显示为条状或结节状增强灶,如转移到脊髓还可见脊髓的点片状增强。

【鉴别诊断】

第四脑室室管膜瘤,小脑星形细胞瘤,脉络丛乳头状瘤。

【治疗原则】

髓母细胞瘤治疗主要是手术治疗为主辅以放疗,部分病例辅以化疗的综合治疗。

1.手术治疗　枕下开颅,尽量切除肿瘤,保护四脑室底部,尽量打通四脑室,解除脑脊液循环障碍。目前多数学者不主张术前进行分流术,可以在术前 2～3 天进行脑室外引流,待手术切除肿瘤后再去除外引流;如术后 1～2 周影像学检查未见脑室明显缩小,可进行脑室,腹腔分流术,由此是否会造成肿瘤播散,目前仍有争论。

2.放射治疗　肿瘤对放疗敏感,是治疗髓母细胞瘤的必要措施。应行病灶局部及全脑和全脊髓放疗(全脑＋全脊髓为 30～40Gy,后颅窝总剂量不低于 50Gy)。

3.化疗　对于高危人群或者不适合放疗的婴幼儿,可进行联合化疗。目前推荐的针对儿童髓母细胞瘤患者化疗方案为:CCNU(洛莫司汀)＋CCNU(顺铂)＋VCR(长春新碱);有一定循证医学证据证明成人髓母细胞瘤术后化疗能提高患者生存率。

4.预后　影响髓母细胞瘤患者的预后影响因素较多,C-Myc 扩增明显者预后不佳,年龄小的患者不及年龄大的患者。随着手术技术及放化疗策略的进步,儿童髓母细胞瘤患者 5 年生存率已由 20 世纪 70 年代的约 20% 上升到 70% 以上。

九、神经节细胞瘤

【定义】

神经节细胞瘤是在中枢神经系统由神经节细胞而产生的肿瘤。按照 WHO 中枢神经系统肿瘤分类,神经节细胞瘤是神经元性肿瘤中的一种。根据神经节细胞含有其他细胞的多少分为 5 种类型:①神经节胶质细胞瘤;②神经节神经鞘瘤;③神经节细胞瘤;④神经节神经母细胞瘤;⑤副神经节胶质瘤。神经节细胞瘤占脑肿瘤的 0.3%～1.3%,占小儿原发脑肿瘤的 4.3%～10.7%。

【病理】

神经节细胞是一种大型细胞,亦可见椭圆形的胶质细胞混合存在,呈肿瘤性改变时,即可诊断为神经节细胞瘤。神经节细胞瘤中发生退行变者约为 4%～33%,退行变时,神经元细胞和星形细胞都会发生恶变(间变性)。

【诊断依据】

1.临床表现　本病颞叶多发,其次是脊髓及脑干。先天性畸形如胼胝体发育不良和 Down 综合征患者中发病率更高。90% 以上患者的首发症状是癫痫,中线部位肿瘤常出现神经功能障碍和脑积水。

2.辅助检查

(1)CT 平扫:显示大脑半球低或等密度区,25%～50% 伴有钙化,囊性变也是常见 CT 表现。CT 增强扫描显示肿瘤轻度增强,但很少出现占位效应。

(2)MRI:T_1 加权像示等或低信号;T_2 加权像为高信号。增强后可以有不同程度的强化。

【鉴别诊断】

与侧脑室少突胶质细胞瘤、脑膜瘤、室管膜瘤、室管膜下巨细胞型星形细胞瘤及星形细胞瘤相鉴别。

【治疗原则】

不管是低度恶性还是间变性神经节细胞瘤,手术切除是最主要的治疗方法。放疗的作用目前有争议。神经节细胞瘤的预后相当好,有报道 10 年生存率达 90%;中线部位肿瘤的手术并发症发生率较高,如肿瘤侵犯重要结构,手术切除程度有限,则预后不良。

十、松果体细胞肿瘤

【定义】

起源于松果体实质细胞的肿瘤,包括松果体细胞瘤和松果体母细胞瘤。

松果体区肿瘤病理组织学类型达十余种,常见的松果体区肿瘤类型有:生殖细胞瘤、畸胎瘤、松果体细胞瘤、松果体母细胞瘤、表皮囊肿、胶质瘤及转移瘤等。起源于松果体实质细胞的肿瘤包括:松果体细胞瘤、松果体母细胞瘤和两者的混合瘤,这也是松果体区的代表性肿瘤病变。松果体细胞瘤及母细胞瘤占所有松果体区肿瘤的 15％～20％(在松果体实质细胞肿瘤中,松果体细胞瘤占 45％,松果体母细胞瘤占 45％,混合瘤占 10％)原发性松果体实质肿瘤(PPT)是一种少见的肿瘤,属于神经上皮肿瘤,由松果体腺的神经分泌细胞衍生而来。松果体细胞瘤多发生于成人,而松果体母细胞瘤多发生于儿童。

【病理】

松果体细胞瘤大体标本:肿瘤为边界清楚,有灰色颗粒均质切面,可见退行变,如囊变、出血。显微镜下见:松果体细胞瘤构成自松果体腺的松果体细胞。瘤细胞小而圆,大小一致,弥散或巢状分布,分化良好;间质以血管为主,瘤细胞多半朝向这些血管排列,围绕成血管性假菊花团,类似正常松果体细胞的排列方式。松果体细胞瘤为 WHO I 级。

松果体母细胞瘤大体标本:质软,边界不清,瘤内常见出血或坏死,钙化少见,常浸润临近结构,并可沿脑脊液循环途径播散。显微镜下:瘤细胞较小,圆或卵圆形,细胞核质比例高,核分裂象多见,可见颗粒状染色质,形态学上与其他神经外胚层肿瘤如髓母细胞瘤难以鉴别,都可出现 Homer-Wright 菊形团,Flexner-Wintersteiner 菊形团。松果体母细胞瘤为 WHO Ⅳ级。

【诊断依据】

1.临床表现　像其他松果体区肿物引起脑积水一样,患者主要症状为:

(1)颅内压增高症状(如头痛、恶心呕吐、共济失调、视神经乳头水肿、意识障碍);

(2)肿瘤压迫中脑四叠体之上丘出现 Parinaud 综合征,即向上凝视障碍,少数有下视障碍,双侧瞳孔对光反射迟钝或消失;

(3)影响下丘及内侧膝状体可出现耳鸣、双侧听力减退;

(4)压迫小脑上蚓部和结合臂可出现眼球震颤和小脑性共济失调;

(5)脊髓及马尾神经根损害,为肿瘤播散所致;

(6)内分泌系统紊乱:性发育异常,糖尿病及尿崩症。

2.辅助检查

(1)X 线平片:一般显示颅内压增高征象;在儿童出现钙化,或在成人出现钙化超过 1cm 者均为病理性钙化。

(2)CT:典型的松果体细胞瘤表现为平扫为低密度到等密度肿物,增强后多数为均匀增强,而松果体母细胞瘤增强扫描为不均匀增强。

(3)MRI:T_1 加权像显示松果体细胞瘤为低信号,边界清楚,如瘤内有钙化时可见低信号;而松果体母细胞瘤则以等、低混合信号为主,信号不均匀,肿瘤较大呈不规则浸润生长,肿瘤内部可见坏死、囊性变和出血区。T_2 加权像示松果体细胞为略高信号;而松果体母细胞瘤为不均匀高信号,瘤周水肿和占位征象明显。增强扫描显示松果体细胞瘤均匀增强;而松果体母细胞瘤为明显不均匀强化,并可发现肿瘤播散征象,在脑膜和室管膜的强化灶及脑内其他部位的转移。值得注意的是由于松果体腺缺乏血脑屏障,能被造影剂强化,因此强化的松果体结构并不一定异常。

(4)血管造影:主要用于术前了解松果体肿瘤的供血和周围血管情况,特别是静脉回流,包括大脑大静脉、Rosenthal 基底静脉、大脑内静脉以及小脑中央静脉等,有利于手术入路的选择。

(5)脑脊液检查:恶性松果体母细胞瘤有可能沿脑脊液播散。

【诊断和鉴别诊断】

松果体肿瘤的定位诊断主要依赖临床表现及影像学检查。Parinaud 综合征和 Sylvian 导水管综合征以及内分泌功能障碍的出现,应考虑该部位病变可能。头颅 CT 和 MRI 检查是明确肿瘤位置的有效方法。结合临床表现和辅助检查,特别是脑脊液、血清中肿瘤标记物的检测,可对有松果体肿瘤的性质做出初步判断。松果体细胞瘤应与起源于松果体区的除生殖细胞瘤以外的肿瘤和瘤样肿块相鉴别:

1.神经外胚层肿瘤　星形细胞瘤亚型——少突胶质细胞瘤、室管膜瘤、胶质母细胞瘤、髓上皮瘤、副神经节瘤(化学感受器瘤)、节细胞神经瘤、黑色素瘤。

2.非神经外胚层肿瘤　血管瘤、脑膜瘤、血管外皮细胞瘤、颅咽管瘤。

3.其他类型病变　松果体囊肿、蛛网膜囊肿、表皮样囊肿、皮样囊肿、淋巴瘤、浆细胞性白血病。

4.转移癌。

【治疗原则】

1.一般原则　由于目前影像学检查常不能准确定性诊断松果体区肿瘤,各种获得病理的方法各有利弊,目前对于松果体肿瘤的处理一直有争论。

(1)立体定性穿刺活检,明确诊断后给予相应治疗;大组病例结果表明,诊断有效性达94%,不能确诊者 5%。出现并发症者约占 10%。避免并发症的主要关键在于穿刺针道设计,避免损伤静脉系统,另外并发症的产生与肿瘤质的也直接相关。

(2)试验性放疗 20Gy,然后复查 MRI 或 CT,如果肿瘤缩小可继续全脑和脊髓放疗 30Gy,否则改变治疗策略进行手术治疗。反对意见:无病理学诊断者难以判断疗效,放疗后复发率高且复发后处理更加困难。

(3)手术治疗,术后放化疗,手术可以获得足够多病理,以明确诊断;但由于松果体区肿瘤位置深在,手术技术难度大,除了畸胎瘤,能够彻底切除的机会较少,有与手术相关的死亡率和病残率。

(4)合并脑积水和颅内压增高者,应在治疗肿瘤时辅以脱水、脑脊液分流或开颅减压等,并需注意沿脑室腹腔分流管播散可能。

2.手术治疗 最好行肿瘤全切除。手术入路有多种,目前最具有代表性的有:

(1) POppen 入路:枕后开颅切开部分小脑幕,沿大脑镰到达肿瘤;

(2)Krause 入路:枕下开颅在小脑幕和小脑表面之间到达并切除肿瘤。术中一定要注意尽量减轻对脑组织的压迫和牵拉,尤其是剥离肿瘤与深部静脉(大脑大静脉、大脑内静脉)时应格外小心。对于肿瘤未能全切且脑脊液循环梗阻未能解除者,可行侧脑室-腹腔分流术。不行直接手术而只行分流术者,术后颅内压虽不高,但中脑受压体征更明显,只有直接手术切除肿瘤才能解除肿瘤对脑干压迫。

3.松果体母细胞瘤 除局部放疗外,还需行全脑+全脊髓放射;松果体细胞瘤或较低恶度的松果体区肿瘤未能全切或手术后复发的患者应进行放疗。对于怀疑有肿瘤播散者更应行全脑全脊髓放疗。

4.化疗 松果体细胞瘤属于良性肿瘤,不需要化疗。松果体母细胞瘤处于原始未分化状态,对化疗敏感。常用的药物有顺铂,长春新碱,洛莫司汀以及环磷酰胺、卡铂、VP-16 等,目前尚未确定最有效方案。

5.预后 中枢神经系统转移时松果体实质细胞肿瘤患者死亡的最主要原因,目前,各种治疗松果体母细胞瘤术后中位存活时间在 24～30 个月之间。

(刘春雷)

第二节 胶质细胞瘤介入治疗

【概述】

恶性胶质细胞瘤生长速度快,复发率高,尽管手术切除联合放疗和化疗,其平均生存率仍不超过 18 个月。Woodhal l1959 年首先提出肿瘤供血动脉直接灌注化疗药物,以提高局部药物浓度。从 1964 年至 70 年代末,不少学者进行动脉内化疗,注入长春新碱治疗恶性胶质细胞瘤,但终因药物毒性、并发症高而未能继续。亚硝基脲类药物如卡莫司汀(卡氮芥,BCNU)问世以后,由于其分子小,脂溶性强,能透过血-脑屏障(BBB),使恶性胶质细胞瘤的治疗效果有了进一步的提高。近年来,对脑胶质细胞瘤有效的抗有丝分裂药物,如普鲁苄肼、VM26、羟基脲、氟尿嘧啶、FUDR 以及嗜膜唑胺相继问世,为脑胶质细胞瘤的化疗,提供了一较好的基础。有学者通过药物动力学模型定量分析,认为肿瘤组织供血动脉的血流率低,药物半衰期短,故动脉内给药是最佳途径。有学者用正电子发射扫描研究标记的 BCNU 在肿瘤中的摄入量,动脉途径的摄入量高于静脉给药的 10～100 倍。充分提示动脉内介入化疗是手术和放疗的重要补充。

【临床表现】

恶性胶质细胞瘤好发中年人,由于生长较快,常常以占位压迫为主,一方面表现为颅内压增高的症状和体征(头痛、呕吐、视神经乳头水肿);另一方面表现为局灶性症状和体征,如癫痫症状、精神症状、感觉障碍、运动障碍和视物不清等。

【影像诊断】

CT是可以发现脑实质中类圆形的等密度或高密度的阴影,血供丰富的胶质细胞瘤增强扫描更清楚;MRI有助于恶性胶质细胞瘤的诊断,在某些方面比CT更有优势;DSA多数情况不显影,但可以通过血管移位的间接征象来判断肿瘤的位置,有助于插管化疗,有少数胶质母细胞瘤血供丰富、染色明显、边界不清,可以初步判断其恶性程度。

【动脉内化疗】

目前动脉内输入化疗药物的方法大致分三种:

1.开放血-脑屏障　暂时开放血脑屏障(BBB),在眼动脉近端动脉内给药。目的是使不能透过BBB的药物能在肿瘤外围进入肿瘤的增殖区。常规用法是在注射化疗药前,动脉内快速注入20%甘露醇(颈动脉125ml/30min,椎动脉80ml/30min)。对此种方法,病人一般均有较好的耐受,有时可伴有眶周血管收缩、癫痫、心跳暂停等并发症。

2.眼动脉近端给药　将微导管送至眼动脉近端动脉内注入亚硝基脲类药物,可单独应用或与其他化疗药物合用。

3.眼动脉远端给药　应用微导管进行超选择性插管,在眼动脉远端内给药,以避免发生眼部并发症。也可用Magic导管、Tracker导管和弹簧圈导管超过眼动脉进行化疗。

【临床效果】

恶性胶质细胞瘤虽然生长迅速,复发率高,但大多局限在颅内,很少发生颅外转移。肿瘤多有一条或两条主要动脉供血,通过动脉途径输入化疗药物,可使肿瘤局部药物浓度提高,较好地杀伤肿瘤细胞。但因各家治疗方法不同,给药剂量各异,很难做出一肯定的判断。就近年的文献报道总的效果在50%~75%。

【并发症】

动脉内化疗的主要并发症是眼和神经系统受累。

1.眼部并发症　BCNU或ACNU动脉内注射后可引起患侧眼痛、视力下降、黑矇、甚至失明。其主要病理改变是视网膜、脉络膜血管的内皮损害,发生动脉周围炎或静脉炎。致病因素有两个:

(1)BCNU或ACNU中溶解的酒精浓度,酒精越多,溶解度越好,但眼症状越重。

(2)药物的剂量:降低药物剂量,眼部并发症可降低。眼动脉远端超选择性化疗可大为减少眼部并发症,但却增加了神经系统并发症。

2.神经系统并发症　动脉内化疗引起的神经毒性改变主要为脑白质软化,多处出血性坏死灶,中、小血管内皮细胞增生、肿胀、管腔闭锁,血管壁纤维样坏死,淋巴细胞、组织细胞及多核白细胞浸润,血管周围有环形出血等。病人表现为癫痫、偏瘫、失语等,CT主要表现出脑白质的低密度区,化疗血管周围的钙化及对比剂增强。主要与两个因素有关:

(1)药物剂量:用小剂量时则无神经毒性并发症,大剂量时偏瘫发生率较高。

(2)注药速度与药物流:Blacklock用碘标记化疗药给恒河猴颈动脉注射后发现,当用颈部血流1%~2%的速度注射时,层流使药物不能与血很好地混合,而以不同浓度沉积在所接触的解剖部位,使一些区域接受了过多的药物刺激。而用颈部血流20%的速度注射时,则没有这种现象。因此在今后的治疗中,药物剂量以 150～200mg/ms 为宜,仍选用眼动脉远端的超选择性化疗,但注药速度相对加快。

(颜水祥)

第三节　脑膜瘤

一、概述

脑膜瘤是成人常见的颅内良性肿瘤,占颅内原发肿瘤的 14.3%～19%,发病率仅次于胶质瘤。发病的年龄高峰为 45 岁左右,男女比例约为 1:1.8。19%～24% 的青少年脑膜瘤发生于神经纤维瘤病 I 型。

脑膜瘤的发生与蛛网膜有关,可发生于任何有蛛网膜细胞的部位(脑与颅骨之间、脑室内、沿脊髓),特别是与蛛网膜颗粒集中分布的区域相一致。脑膜瘤多与硬脑膜相粘连,但亦可与硬脑膜无关联,如发生在脑室内的脑膜瘤。

脑膜瘤通常为生长缓慢、边界清楚(非侵袭性)的良性病变。少数可呈恶性和(或)快速生长。8% 的患者多发,在神经纤维瘤病患者中尤为多见。偶尔肿瘤呈大片匍匐状生长(斑块状脑膜瘤)。

【诊断标准】

1.临床表现

(1)病史:脑膜瘤因属良性肿瘤,生长慢,病程长。因肿瘤呈膨胀性生长,患者往往以头疼和癫痫为首发症状。

(2)颅内压增高症状:可不明显。许多患者仅有轻微的头痛,甚至经 CT 扫描偶然发现脑膜瘤。因肿瘤生长缓慢,所以肿瘤往往长得很大,而临床症状还不严重。有时,患者眼底视乳头水肿已相当明显,甚至出现继发视神经萎缩,而头痛并不剧烈,无呕吐。值得注意的是,当"哑区"的肿瘤长得很大,无法代偿而出现颅内压增高时,病情会突然恶化,甚至会在短期内出现脑疝。

(3)局部神经功能障碍:根据肿瘤生长的部位及临近神经血管结构不同,可有不同的局部神经功能障碍。如蝶骨翼(或嵴)脑膜瘤外侧型(或翼点型)的表现与大脑凸面脑膜瘤类似;内侧型(床突型)多因包绕颈内动脉(ICA)、大脑中动脉(MCA)、眶上裂部位的脑神经和视神经而出现相应的脑缺血表现和脑神经功能障碍。嗅沟脑膜瘤多长到很大时才出现症状,包括Foster-Kennedy 综合征(同侧视神经萎缩,对侧视乳头水肿);精神改变,如压迫视路导致视野缺损等。

(4)颅骨变化:脑膜瘤常可造成临近颅骨骨质的变化,表现为骨板受压变薄、破坏,甚至穿破骨板侵蚀至帽状腱膜下,头皮局部可见隆起。有时,肿瘤也可使颅骨内板增厚,增厚的颅骨内可含肿瘤组织。

(5)癫痫:位于额部或顶部的脑膜瘤易产生刺激症状,引起限局性癫痫或全身发作。

2.辅助检查

(1)脑电图:因脑膜瘤发展缓慢,并呈限局性膨胀生长,脑电图检查时一般无明显慢波。但当肿瘤生长相当大时,压迫脑组织,引起脑水肿,此时脑电图可呈现慢波,多为局限性异常 Q 波,δ 波为主,背景脑电图的改变较轻微。脑膜瘤的血管越丰富,δ 波越明显。大脑半球凸面或矢状窦旁脑膜瘤的患者可有癫痫病史,脑电图可辅助诊断。

(2)头部 X 线片:由于脑膜瘤与颅骨关系密切,以及共同的供血途径,容易引起颅骨的改变,头部平片的定位征出现率可达 30%～60%,颅内压增高症可达 70%以上。主要表现如下几种。

①局限性骨质改变:可出现内板增厚,骨板弥漫增生,外板骨质呈针状放射增生。

②颅板的血管压迹增多:可见脑膜动脉沟增粗扭曲,最常见于脑膜中动脉沟。局部颅骨板障静脉异常增多。

(3)头部 CT:可见病变密度均匀,增强后强化明显,基底宽附着于硬脑膜上。一般无明显脑水肿,少数也可伴有明显的瘤周水肿,有时范围可达整个大脑半球。脑室内脑膜瘤半数可出现脑室外水肿。CT 检查的优点在于可明确显示肿瘤的钙化和骨质改变(增生或破坏)。

(4)头部 MRI:一般表现为等或稍长 T_1、T_2 信号,T_1 相上 60%的肿瘤与灰质等信号,30%的肿瘤为低于灰质的低信号。在 T_2 相上,50%为等信号或高信号,40%为中度高信号,也可能为混杂信号。肿瘤边界清楚,呈圆形或类圆形,多数边缘有一条低信号带,呈弧形或环形,为残存蛛网膜下隙(脑脊液)。肿瘤实质部分经静脉增强后呈均匀、明显强化。肿瘤基底硬脑膜强化可形成特征性的表现——"脑膜尾征",对于脑膜瘤的诊断有特殊意义。MRI 检查的优点在于可清晰地显示肿瘤与周围软组织的关系。脑膜瘤与脑之间的蛛网膜下隙界面消失,说明肿瘤呈侵袭性生长,手术全切除较困难。

肿瘤基底硬脑膜强化可形成"脑膜尾征",是脑膜瘤较为特征性的表现,但并不是脑膜瘤所特有的影像表现。邻近硬脑膜的其他病变,如转移癌和胶质瘤等也可有类似影像特点。

同时进行 CT 和 MRI 增强扫描,对比分析,能得到较正确的定位及定性诊断。

(5)脑血管造影:可了解肿瘤供血,肿瘤与重要血管的关系,以及硬脑膜静脉窦的情况(决定手术中是否可以结扎)。同时,脑血管造影也为手术前栓塞提供了条件。约一半左右的脑膜瘤,脑血管造影可显示肿瘤阴影。通常脑膜瘤在脑血管造影像上有特征性表现。

①脑膜血管呈粗细均匀,排列整齐的小动脉网,轮廓清楚呈包绕状。

②肿瘤同时接受来自颈外、颈内动脉或椎动脉系统的双重供血。位于颅前窝底的脑膜瘤可接受眼动脉、筛动脉和大脑前动脉分支供血;位于颅中窝底的脑膜瘤可接受脑膜中动脉、咽升动脉供血;颅后窝底的脑膜瘤可由枕动脉、椎动脉脑膜前支、脑膜后动脉供血。

③血管造影还可显示硬脑膜窦的受阻情况,尤其是矢状窦/大脑镰旁脑膜瘤。根据斜位片评估上矢状窦通畅程度较可靠。

④肿瘤的循环速度比脑血流速度慢,造影剂常在肿瘤中滞留。在脑血管造影的静脉期,甚至窦期,仍可见到肿瘤染色,即迟发染色。肿瘤血管明显且均匀一致延迟充盈的特点有助于确诊。

⑤脑膜瘤周围脑血管呈包绕状移位。

上述特点在脑膜瘤的脑血管造影中可同时出现,亦可能部分出现。

【治疗原则】

1.手术治疗

(1)手术切除脑膜瘤是最有效的治疗手段。随着显微手术技术的发展,脑膜瘤手术效果也随之提高,大多数患者治愈,但并不能排除复发可能性。

(2)手术原则

①体位:根据肿瘤的部位选择体位。侧卧位、仰卧位、俯卧位都是常使用的体位。

②切口:影像学的进展和导航技术的出现,使肿瘤的定位十分精确,手术入路应尽量选择到达肿瘤距离最近的路径,同时应避开重要神经和血管;颅底肿瘤的入路还应考虑到对脑组织的最小牵拉。切口设计的关键是将肿瘤恰位于骨窗的中心。

③手术显微镜的应用:手术显微镜下分离肿瘤,使操作更细致,保护周围脑组织。

④对富于血运的肿瘤,术前可栓塞供应动脉或术中结扎供应肿瘤的血管。

⑤对受肿瘤侵蚀的硬脑膜、颅骨应一并切除,以防术后复发。经造影并在术中证实已闭塞的静脉窦也可以切除。以筋膜或人工硬脑膜、颅骨代用品修补硬脑膜和颅骨。

⑥术后处理控制颅内压,抗感染、抗癫痫治疗,注意预防脑脊液漏。

2.非手术治疗

(1)放射治疗:对于不能全切的脑膜瘤和少数恶性脑膜瘤,手术切除后需放射治疗。

(2)其他治疗:激素治疗对减慢肿瘤的生长是否有效尚不能肯定,对复发又不宜再手术的脑膜瘤可做姑息疗法。

3.术后处理

(1)手术后应将患者送往重症加强护理病房(ICU)监护24~48小时。

(2)手术前脑水肿严重者术后应静脉给予脱水药、甲泼尼龙或地塞米松。

(3)患者麻醉苏醒后,立即进行神经功能评估,并作好记录。如出现神经功能缺损,须进一步分析原因。疑为颅内血肿形成者,须立即行CT检查或直接送手术室开颅探查,清除血肿。

(4)抗癫痫治疗:肿瘤累及运动、感觉皮层时或手术前患者有癫痫发作史,手术中和手术当天,需静脉应用抗痫药物,预防癫痫发作。手术后第一日患者可于进食后。恢复手术前的(日服)抗癫痫治疗方案。手术后抗癫痫治疗至少3个月,无癫痫发作者可逐渐减少药量,直到停止用药。手术前有癫痫病史的患者,抗癫痫治疗时间应适当延长,一般建议1~2年。

(5)预防下肢血栓和肺栓塞若患者术后有肢体运动障碍或老年患者,短期内不能下床,必要时应给予药物(如注射用低分子肝素钙,0.3ml,脐旁皮下注射)和弹力袜。

(6)脑脊液漏术后有脑脊液漏可能者,可取头高位,腰椎穿刺持续引流2~3日;出现脑脊液漏时可持续5~7日,一般可自愈。若脑脊液漏仍不缓解,应考虑二次手术修补漏口。

4.脑膜瘤切除分级

目前,国际应用较多的脑膜瘤切除分级法为Simpson分级法。这一分类法对统一切除标准、评定脑膜瘤的手术效果有重要的参考价值。具体可分为:

Ⅰ级　手术显微镜下全切除受累的硬脑膜及颅骨一并处理(包括受侵的硬脑膜窦)

Ⅱ级　手术显微镜下全切除受累的硬脑膜电凝或激光处理

Ⅲ级　手术显微镜下全切除受累的硬脑膜及硬脑膜外扩展病变(如增生颅骨)未处理

Ⅳ级　肿瘤部分切除

Ⅴ级　肿瘤单纯减压[和(或)活检]

但有人认为此分类法对于凸面脑膜瘤较为适用,对脑室内和颅底脑膜瘤未必适用,如侧脑室三角区脑膜瘤,无硬脑膜和颅骨的附着,颅底脑膜瘤手术多难做到受累颅骨,甚至硬脑膜的切除。故有人提出了针对颅底脑膜瘤的切除分级,因目前尚未得到广泛认同,在此不作详细介绍。

二、脑膜瘤的复发及处理

与任何肿瘤一样,脑膜瘤首次手术后,如在原发部位有少许残留,则很可能发生肿瘤再生长并复发。恶性和非典型脑膜瘤的 5 年复发率分别为 38% 和 78%。造成良性脑膜瘤复发的原因有两个,一是由于肿瘤侵犯或包裹重要神经和血管组织时未能完全切除而残留,如海绵窦脑膜瘤;二是由于肿瘤局部侵润生长,靠近原发灶周边或多或少残存一些瘤细胞。脑膜瘤术后复发多见于被肿瘤侵犯的硬脑膜。

【治疗原则】

1.放射治疗　放射治疗可能有效,可使平均复发时间延长。考虑到放射治疗可能引起的放射性损伤和坏死等副作用,对肿瘤可能复发的患者也可先行 CT 或 MRI 随访,发现明确复发迹象时再行放射治疗。

2.手术切除　根据患者年龄、身体状况、症状和体征,以及影像学资料等,决定是否再次手术。再手术的结果不仅仅取决患者年龄和一般状态,还取决于肿瘤的部位,如蝶骨嵴脑膜瘤,复发时若已长入海绵窦,再次手术的困难会更多;但复发的上矢状窦旁脑膜瘤,如已侵犯并阻塞上矢状窦,二次手术可将肿瘤及闭塞的上矢状窦一并切除而获得治愈。

三、矢状窦旁脑膜瘤

矢状窦旁脑膜瘤是指肿瘤基底附着在上矢状窦壁并充满上矢状窦角的脑膜瘤。有时肿瘤可侵入窦内甚至造成上矢状窦闭塞。

【诊断标准】

1.临床表现

(1)颅高压症状和体征:造成颅内压增高的原因,除了肿瘤本身的占位效应外,瘤体压迫上矢状窦及静脉,造成回流受阻也是原因之一。

(2)癫痫:较为常见的首发症状,尤其是在中央区的窦旁脑膜瘤。

(3)局部神经功能障碍:前 1/3 矢状窦旁脑膜瘤因侵犯额叶而常见精神方面的改变;中 1/3 型最常见的症状为癫痫和对侧肢体渐进性瘫痪;后 1/3 型最常见的症状为视野缺损。

2.辅助检查

(1)头部 CT 和 MRI:根据脑膜瘤的典型影像特点和部位可明确诊断。CT 的骨窗像可以提供与肿瘤相邻的颅骨受侵犯破坏情况。MRI 检查可显示肿瘤与大脑前动脉的关系、引流静脉的方向，了解矢状窦的受累程度及是否闭塞。

（2）脑血管造影：脑血管造影对矢状窦旁脑膜瘤的诊断价值在于以下几点。

①了解肿瘤的供血动脉和肿瘤内的血运情况。

②脑血管造影的静脉期和窦期可见肿瘤将静脉挤压移位，有的上矢状窦会被肿瘤阻塞中断。

【治疗原则】

1.手术前评估　根据患者的病史、年龄、影像学资料和患者对治疗结果的期盼，应评估手术的风险和手术对患者的益处，再决定是否手术。

2.头皮切口设计　通常采用马蹄形，骨瓣要足够大，必须能完全暴露需切除的肿瘤及受累的颅骨、硬脑膜。

3.手术操作

（1）在中线附近作钻孔时，应小心下方的上矢状窦。为防止导板穿过困难，可沿上矢状窦两侧多钻一孔。

（2）锯开颅骨后，用剥离子将颅骨与硬脑膜分开，上矢状窦部分要最后分离（高龄患者硬脑膜不易剥离）。

（3）翻开并取下游离骨瓣后，要立即处理颅骨板障出血，骨缘封以骨蜡。

（4）硬脑膜表面上的出血可电灼或压以明胶海绵，硬脑膜中动脉如参与供血，则可将其缝扎。上矢状窦表面的出血，压以明胶海绵和棉条，数分钟即可止血。骨窗四周悬吊硬脑膜。

（5）如果肿瘤累及颅骨内板，可用高速颅钻将受累的颅骨磨去。如颅骨侵蚀范围较大，特别是肿瘤已穿透颅骨时，可将其与肿瘤一并切除。

（6）中央静脉的保留位于中央区的大脑上静脉（中央沟静脉）被损伤后，术后患者往往出现严重的对侧肢体瘫痪。尽量保存该静脉。肿瘤较大时，应先做被膜内切除肿瘤。

4.手术后处理　上矢状窦旁脑膜瘤手术后应严密观察，发现并发症（如手术后血肿和脑水肿）并及时处理。

5.复发及处理

（1）侵犯上矢状窦，而又未能全切的肿瘤，术后易复发。

（2）复发后可再次手术，特别是首次手术时，矢状窦尚未闭塞，再次手术前矢状窦已闭塞者，可将矢状窦连同肿瘤一并切除。

（3）对未能全切的肿瘤术后应辅以放射治疗。

四、大脑凸面脑膜瘤

大脑凸面脑膜瘤是指肿瘤基底与颅底硬脑膜或硬脑膜窦无关系的脑膜瘤，可发生在大脑凸面硬脑膜的任何部位，最常见于额顶叶交界处、冠状缝附近。大脑凸面脑膜瘤占脑膜瘤的15%。女性与男性患病比例为 1.17∶1。

【诊断标准】

1.部位分类　通常将凸面脑膜瘤分为 4 个部位。

(1)前区:指额叶。

(2)中央区:包括中央前后回感觉运动区。

(3)后区:指顶后叶和枕叶。

(4)颞区:以前区、中央区发生率最高,约占 2/3。

2.临床表现

(1)大脑凸面脑膜瘤病史一般较长。主要表现为不同程度的头痛、精神障碍,半数以上的患者发病半年后可逐渐出现颅内压增高。

(2)局部神经功能缺失:以肢体运动感觉障碍多见,肿瘤位于颞区或后区时因视路受压出现视野改变。优势半球的肿瘤还可导致语言障碍。

(3)癫痫:以局限运动性发作常见,其肿瘤多位于皮层运动区,表现为面部和手脚抽搐。

(4)有些患者因为头外伤或其他不适,经行头部 CT 扫描偶然发现。

3.辅助检查

(1)脑电图:脑电图检查曾经是凸面脑膜瘤的辅助诊断方法之一,近年来已被 CT 和 MRI 检查所代替。目前脑电图的作用在于手术前、后对患者癫痫状况的估价,以及应用抗癫痫药物的疗效评定。

(2)头部 X 线:可能发现颅骨骨质针状增生、内板增厚或颅外骨性骨板。

(3)头部 CT 和 MRI:根据脑膜瘤的典型表现,对此病多可及时作出明确诊断。MRI 检查可以准确地反映大脑凸面脑膜瘤的大小、结构、邻近脑组织的水肿程度、肿瘤与重要脑血管的关系。MRI 增强图像上,60%～70%的大脑凸面脑膜瘤,其基底部硬脑膜会出现条形增强带,即"脑膜尾征",为脑膜瘤较为特异性的影像特点。目前认为,这一结构多数为反应性增高的结缔组织或血管组织,少数为肿瘤侵润,手术时应显露并切除,以达到全切肿瘤。

(4)脑血管造影:对诊断大脑凸面脑膜瘤,脑血管造影并非必需。如手术前怀疑肿瘤与上矢状窦有关,需行脑血管造影或 MRI 加以证实。脑血管造影还可以了解肿瘤的血运情况和供血动脉的来源(颈内或颈外动脉)。

【治疗原则】

1.手术前评估　大脑凸面脑膜瘤手术全切后,复发率很低。手术后主要并发症是肢体功能障碍、癫痫和术区血肿。针对每个患者的病史、化验结果、影像学检查特点,综合判断手术的风险代价和对患者的益处,然后决定是否手术。

2.手术操作

(1)可将皮瓣及骨瓣一起翻开,也可钻孔后取下骨瓣。如颅骨被肿瘤侵犯并穿破,可咬除或用锉刀锉平被侵蚀部分;单纯内板受侵蚀,用颅钻磨除受累的内板。

(2)由颈外动脉供血的大脑凸面脑膜瘤,开颅翻开骨瓣是整个手术出血最多的阶段,应立即采用电凝、缝扎或沿肿瘤切开硬脑膜等方法止血。

(3)用手指轻轻触摸硬脑膜可确定肿瘤的边界。环绕肿瘤外界剪开硬脑膜。应尽可能减少脑组织的外露。被肿瘤侵蚀的硬脑膜应去除,用人工硬脑膜或筋膜修补。

(4)分离和切除肿瘤。切除和暴露肿瘤可交替进行。在脑组织表面的蛛网膜与肿瘤之间逐渐分离,边分离边用棉条保护脑组织。肿瘤较小时可将肿瘤分离后完整切除。肿瘤较大时,可用超声吸引器(CUSA)将瘤内容逐渐吸除,然后再从瘤表面分离,以避免过度牵拉脑组织。有些软脑膜血管向肿瘤供血,可在分离肿瘤与瘤床之间电凝后剪断,并垫以棉条,直至肿瘤从脑内分离开。注意相邻血管(包括动脉和静脉)及功能区皮层的保护,必要时借助神经导航系统确定重要结构(如中央沟)的位置。

(5)止血后关颅:彻底止血后待血压恢复到手术前水平,手术野无活动性出血方可关颅。严密(不透水)缝合或修补硬脑膜,骨瓣复位固定,常规缝合头皮,在通常情况下可不必放置引流。

3.手术后处理

(1)患者术后应在 ICU 或麻醉康复室观察,直到麻醉清醒。

(2)如术后患者不清醒、出现癫痫发作、清醒后再度意识障碍或出现新的神经功能障碍,均应及时行脑 CT 扫描,除外术后(水肿)血肿。

(3)抗癫痫药物的应用:术后应常规给予抗癫痫药,防止癫痫发作。应保持血中抗癫痫药的有效浓度,通常给予丙戊酸钠缓释片持续泵入 1mg/(kg·h),患者完全清醒后改为口服。

(4)如患者有肢体运动障碍,术后应被动活动患者的肢体,防止关节废用性僵直和深部静脉血栓形成。为防止深部静脉血栓形成,可给患者穿着弹力袜。

五、脑室内脑膜瘤

脑室内脑膜瘤发生于脑室脉络丛的蛛网膜细胞,较少见,约占颅内脑膜瘤的 2%。

【诊断标准】

1.临床表现

(1)颅高压症状:侧脑室脑膜瘤早期症状不明显,就诊时肿瘤多已较大,患者已出现颅内压增高的表现,如阵发性头痛、呕吐、视乳头水肿。变换体位时肿瘤压迫室间孔,可引起急性颅内压增高。第三、第四脑室内脑膜瘤早期即可引起脑脊液循环障碍导致梗阻性脑积水,因此颅内压增高症状出现较早。

(2)局部神经功能障碍:肿瘤侵及内囊时可出现对侧肢体偏瘫。肿瘤位于优势半球时,还可以出现感觉性或运动性失语。其他还包括同向性偏盲。癫痫少见。

2.辅助检查

(1)头部 CT 和 MRI:根据脑膜瘤的典型影像学表现(除外"脑膜尾征"),CT 和 MRI 是诊断脑室内脑膜瘤最可靠的方法。

(2)脑血管造影:可以显示肿瘤的供血动脉。侧脑室脑膜瘤的供血动脉为脉络膜前动脉和脉络膜后动脉。脑血管造影片上可见上述动脉增粗迂曲,远端分支呈引入肿瘤的小动脉网,随后出现典型的脑膜瘤循环。

【治疗原则】

1.手术前评估

脑室内脑膜瘤被发现时往往较大,应及早确诊尽快手术治疗。根据 CT 和 MRI 检查了解肿瘤位于脑室的位置,与室间孔和导水管的关系,以及是否合并脑积水,同时选择适当的手术入路。不典型的脑室内脑膜瘤须与脑室内室管膜瘤、脉络丛乳头状瘤、胶质瘤及生殖细胞瘤相鉴别。

2.手术入路

(1)侧脑室脑膜瘤手术入路的选择原则

①到达肿瘤路径较近。

②可早期处理肿瘤的供血。

③尽量避免视放射的损伤。

(2)常用手术入路包括以下几种。

①三角区入路:较常用于侧脑室三角区脑膜瘤,可以减少患者手术后肢体无力和视野缺损的发生。有条件时应用神经导航技术可以准确确定三角区脑膜瘤的位置,仅用 2～3cm 的脑沟切口即可深入脑室分块切除肿瘤。手术安全,手术后并发症低;但早期处理肿瘤血供稍差。

②颞中回入路:可用于肿瘤位于侧脑室颞角者,但该入路易造成视放射损伤,优势半球手术可导致语言功能障碍。

③纵裂胼胝体入路:多被用来切除位置更靠近侧脑室前部的肿瘤。皮质损伤可引发癫痫。

④枕下正中入路:适用于第四脑室脑膜瘤。

⑤ POppen 入路:适用于第三脑室脑膜瘤。

3.手术操作

(1)在距离肿瘤最近或非功能区的皮层处选择适当的脑沟(如顶间沟),避开视放射纤维,将脑沟分开 2～3cm,进入侧脑室三角区。枕下正中入路显露第四脑室脑膜瘤时,可通过分离两侧的小脑延髓裂隙,抬起两侧的小脑扁桃体显露第四脑室,而不必切开小脑下蚓部。

(2)尽早暴露阻断肿瘤的供血动脉(如脉络膜前动脉)。

(3)肿瘤小于 3.0cm 时可分离后完整切除。肿瘤较大时,应先于肿瘤内分块切除,待体积缩小后再将残存瘤壁翻出。不可勉强完整切除,以免损伤肿瘤周围的脑组织,尤其是侧脑室壁。

(4)避免出血流入对侧脑室或第三脑室。止血要彻底。

(5)严密缝合硬脑膜,脑室内可不必放置引流管。若放置引流,一般不超过 3～5 日。

六、嗅沟脑膜瘤

嗅沟脑膜瘤是指基底位于颅前窝底筛板(硬脑膜)的一类颅底脑膜瘤,约占颅内脑膜瘤的 8%～13%,女性发病多于男性,男女比例约为 1：1.2。嗅沟脑膜瘤的瘤体可向两侧或偏一侧膨胀性生长。

【诊断标准】

1.临床表现

(1)颅内高压症状和体征:出现较晚,出现症状时肿瘤体积多已很大。

(2)神经功能障碍

①嗅觉障碍：嗅沟脑膜瘤早期即可有单侧嗅觉逐渐丧失，但不易觉察。

②视力障碍：可因颅内压增高或肿瘤压迫视神经所造成。

③精神症状：额叶底面受累的结果，表现为性格改变、记忆力减退和个性消失，也可出现兴奋、幻觉和妄想。老年患者可表现为抑郁。

④癫痫和震颤：少数患者可有癫痫发作。肿瘤晚期，压迫内囊或基底节，患者出现锥体束征或肢体震颤。

⑤其他肿瘤：向鼻腔生长，患者可因鼻出血而就诊。

2.辅助检查

(1)头部 X 线：可见颅前窝底包括筛板和眶顶骨质吸收变薄或消蚀而轮廓模糊。也可为筛板和眶顶骨质增生。

(2)头部 CT 和 MRI：MRI 可清晰地显示肿瘤与周围神经血管组织（如视神经、额叶、大脑前动脉等）的关系。CT 能比 MRI 更好地反映颅底的骨性改变。

(3)脑血管造影：侧位像示大脑前动脉垂直段弧形向后移位。大部分患侧筛动脉、眼动脉增粗，远端分支增多或呈栅栏状向颅前窝供血。

【治疗原则】

1.手术前评估

(1)需对患者的年龄、一般状况及心肺、肝肾功能等全身情况进行评估。

(2)根据影像学分析肿瘤的范围、瘤周脑水肿程度、肿瘤与视神经和大脑前动脉等主要结构的关系，以及肿瘤是否突入筛窦、额窦等情况，进而制定适合的手术方案，包括手术入路的选择、手术中的难点和相应的处置，以及术后可能的并发症。并将以上告知患者和家属。

(3)手术后无法恢复和避免嗅觉障碍。术前视力极差（如眼前指动）或已丧失者，手术后视力恢复的可能性不大，甚至反而加重。

2.手术操作

(1)手术入路：单侧额部开颅和双侧额部开颅两种手术入路，经硬脑膜内切除肿瘤。

①需最大程度地暴露颅前窝底的中线部分。患者仰卧位，头部后仰 30°，有利于额叶底面从颅前窝底自然下垂，减少术中对脑组织牵拉。

②骨窗前缘应尽量靠近颅前窝底。

③如额窦开放应仔细封闭，以防术后脑脊液鼻漏。

④为保护上矢状窦，可在窦两侧分别钻孔，钻孔后用剥离子尽可能剥离骨孔周围的硬脑膜，用铣刀铣开骨瓣。骨瓣翻起时仔细剥离骨板下的上矢状窦，将骨瓣游离取下。

⑤硬脑膜和上矢状窦上的出血可压以明胶海绵。

⑥切开硬脑膜时如遇见桥静脉应尽可能游离保护，必要时可用双极电凝烧断。

(2)脑脊液漏与颅底重建

①筛板处不可过分的搔刮，以防硬脑膜和筛板被破坏，造成手术后脑脊液鼻漏。但若该处硬脑膜甚至骨质已被肿瘤侵犯，应将之切除后用适当材料修补。

②颅底骨缺损处用钛板等修补。硬脑膜缺损用自体筋膜或其他材料修复。

3.术后并发症及处理

(1)脑脊液鼻漏和颅内感染

①严密封闭开放的额窦。

②筛窦开放后行颅底重建。

③抗炎治疗。

(2)手术后癫痫:抗癫痫治疗。

4.脑动脉损伤

(1)若动脉周围的蛛网膜尚完整可在显微镜下仔细分离。

(2)直视下分离肿瘤周边,尽量避免盲目牵拉肿瘤,以防粘连动脉或其分支被撕断。

(3)如粘连紧密,必要时残留部分肿瘤。

5.视力视野障碍

(1)避免牵拉等操作直接损伤视神经、视交叉。

(2)尽可能保护视交叉和视神经的供血血管,这甚至比保护视路的解剖完整更重要。

七、鞍区脑膜瘤

鞍区脑膜瘤又称鞍上脑膜瘤,包括起源于鞍结节、前床突、鞍隔和蝶骨平台的脑膜瘤。

【诊断标准】

1.临床表现

(1)头痛:多以额部为主,也可以表现为眼眶、双颞部疼痛。

(2)视力视野障碍:鞍旁脑膜瘤患者几乎都有不同程度的视力视野障碍,其中约80%以上的患者以此为首发症状。视野障碍以双颞侧偏盲或单眼失明伴另一眼颞侧偏盲多见。眼底检查可见 Foster-Kennedy 综合征。原发视神经萎缩可高达80%,严重时双侧萎缩。

(3)精神障碍:可表现为嗜睡、记忆力减退、焦虑等,可能与肿瘤压迫额叶底面有关。

(4)内分泌功能障碍:如性欲减退、阳痿和闭经。

(5)其他:个别患者以嗅觉丧失、癫痫、动眼神经麻痹为主诉就诊。

2.辅助检查

(1)头部 X 线:可见鞍结节及其附近的蝶骨平台骨质呈结节样增生,有时还可见鞍背骨质吸收,偶尔可见垂体窝变大,类似垂体腺瘤的表现。

(2)脑 CT 和 MRI

①鞍旁脑膜瘤在 CT 片上可见蝶鞍部等密度或高密度区,注射对比剂后肿瘤影像明显增强,骨窗像可见鞍结节骨质密度增高或疏松。

②对可疑鞍区病变者,多首先采用 MRI 检查。MRI 检查可更清晰地显示肿瘤与视神经、颈内动脉及颅骨之间的关系。矢状、冠状扫描可以判断肿瘤与蝶鞍、视交叉的关系。

③对鞍上高密度病变,应注意经脑血管造影与动脉瘤相鉴别,以防术中意外。

(3)脑血管造影:典型征象:正位像显示大脑前动脉抬高,双侧前动脉起始段合成半圆形。通常眼动脉可增粗并有分支向肿瘤供血,肿瘤染色明显。

【治疗原则】

1.手术入路

(1)经额底入路。

(2)翼点入路。

(3)经半球间(前纵裂)入路。

2.肿瘤切除

(1)先处理肿瘤基底,切断肿瘤的供应动脉。

(2)对于较大的肿瘤,不可企图完整切除,应先做瘤内分块切除,以减小肿瘤体积。

(3)边分离便切除肿瘤壁,一般先分离对侧视神经和视交叉,再分离同侧视神经和视交叉,包绕颈内动脉或其分支的脑膜瘤不必勉强切除,以免损伤而造成严重后果。

(4)肿瘤较大时,其后方常与下丘脑和前动脉(包括其分支和前交通动脉)粘连,分离时应注意小心保护。

(5)手术能全切肿瘤是最理想的,但有时因肿瘤大,与视神经和颈内动脉粘连紧密,若存在患者高龄等不利因素,全切鞍旁脑膜瘤常有困难。在这种情况下,不应勉强全切,可尽量被膜内切除肿瘤,达到视神经充分减压的目的。

3.手术后并发症

(1)视神经损伤:手术前视力越差,视神经耐受手术创伤的能力就越弱。手术中不要勉强切除紧贴在视神经上的残存肿瘤。但即使如此,难免造成原已很差的视力进一步恶化。

(2)嗅神经损伤。

(3)血管损伤:肿瘤较大时可压迫甚至包裹颈内动脉、前交通动脉、大脑前和大脑中动脉及其穿支等。手术中分离被肿瘤包裹的血管或大块切除肿瘤时,可能发生血管的损伤。一旦发生重要动脉的损伤,要尽量显微手术修复。另外,手术中的操作还可能造成脑血管痉挛,同样可以引发手术后脑梗死。

(4)下丘脑和垂体柄损伤:表现为意识障碍、高热和电解质紊乱,后果严重,患者可有生命危险。常因肿瘤较大,侵犯下丘脑和垂体柄或其供血动脉,分离肿瘤时造成直接或间接(血管损伤或痉挛)损伤。每日至少2次电解质检查,调节电解质紊乱;记录24小时尿量,若患者每小时尿量超过200ml,持续2~3小时,应给予鞣酸加压素注射液或弥凝治疗(应注意从小剂量开始,防止出现尿闭);高热患者给予冰毯降温;激素替代治疗等。

(5)脑脊液鼻漏:多见于术中额窦或筛窦蝶窦开放,可继发感染(脑膜炎)而造成严重后果。术中需严密封闭额窦,仔细修复颅底硬脑膜和颅骨的缺损。一旦出现可给予预防性抗炎治疗,同时行短期腰椎穿刺脑脊液引流,多数可自愈。不能自愈者应设法修补。

八、蝶骨嵴膜瘤

蝶骨嵴脑膜瘤是指起源于蝶骨大、小翼骨缘处的脑膜瘤,占全部颅内脑膜瘤的10.96%。男女患病比例约为1∶1.06。蝶骨嵴脑膜瘤分为内、中、外侧3型。蝶骨嵴内1/3脑膜瘤又称作床突脑膜瘤,临床表现与鞍旁脑膜瘤相似。

【诊断标准】

1.临床表现

(1)颅内压增高:一般不作为首发症状,肿瘤较大时无论哪一型蝶骨嵴脑膜瘤均可出现。

(2)局部症状和体征:取决于肿瘤生长的部位和方向。

①视力和视野障碍:内侧型多见。肿瘤早期可直接压迫视神经,并造成视神经孔和视神经管的硬脑膜和骨质破坏,进一步导致视神经受累,甚至失明。

②眼球突出:肿瘤向眼眶内或眶上裂侵犯,眼静脉回流受阻所致。

③脑神经功能障碍:内侧型脑膜瘤常可累及鞍旁走行的脑神经,包括第Ⅲ、Ⅳ、Ⅵ及Ⅴ第一支的脑神经损害,表现类似海绵窦综合征,如瞳孔散大、光反射消失、角膜反射减退及眼球运动障碍等。

④精神症状。

⑤癫痫发作:主要表现为颞叶癫痫。

⑥局部骨质改变:外侧型蝶骨嵴脑膜瘤可侵犯颞骨,出现颞颞部骨质隆起。

⑦对侧肢体力弱。

⑧其他:如嗅觉障碍。

2.辅助检查

(1)头部CT和MRI:以蝶骨嵴为中心的球形生长的肿瘤,边界清晰,经对比加强后肿瘤影明显增强。CT检查还可显示蝶骨骨质破坏或增生和有无钙化等情况。MRI检查可显示肿瘤与周边软组织的关系,包括脑叶、颈内动脉、大脑前、中动脉、视神经等。

(2)脑血管造影:显示肿瘤的供血动脉,肿瘤与主要血管的毗邻关系。

【治疗原则】

1.手术前评估

(1)需对患者的年龄、一般状况,以及心、肺、肝、肾功能等全身情况进行全麻手术耐受能力的评估。

(2)根据患者的临床症状和体征,结合影像资料评估手术难度和可能的并发症,肿瘤是否可以全切除等。

①MRI检查可以确定肿瘤与周围组织的关系,脑膜瘤边界清楚、蛛网膜完整者,手术中较易分离。

②广泛切除受累的颅底骨质及硬脑膜,可以防止手术后肿瘤复发。但需要颅底重建,防止术后脑脊液漏。

③内侧型肿瘤可包绕视神经和颈内动脉或侵犯眶上裂和海绵窦,常常不能全切除。手术后往往还会残留一些症状,而有些神经功能障碍甚至加重。

④对于内侧型肿瘤,年轻患者出现较重的临床症状或影像学显示肿瘤处于生长状态应选择手术。老年患者手术后并发症和死亡率都较高,选择手术应慎重。肿瘤若较小可观察,伴有明显症状者可考虑行放射治疗。对外侧型肿瘤,一般均考虑手术。

2.手术入路　无论是内侧型抑或外侧型蝶骨嵴脑膜瘤,目前多采用以翼点为中心的额颞部入路(翼点入路或改良翼点入路)。

3.手术操作

(1)肿瘤暴露分离外侧裂暴露肿瘤,减少对脑组织牵拉。大脑中动脉及其分支与肿瘤的关系。如肿瘤外面覆盖一薄层脑组织,难以完好保留时,可将这层脑组织切除以便于暴露肿瘤。

(2)肿瘤切除

①对于直径大于2cm的内侧型肿瘤,分块切除,以免损伤重要的血管和神经组织。

②先处理肿瘤基底。若瘤体阻挡基底的处理,也可先在肿瘤内分块切除,待基底显露后再切断肿瘤供血。

③沿肿瘤外周分离,注意保护颈内动脉、大脑前、大脑中动脉的主干和分支、视神经、下丘脑和垂体柄等重要结构。如分离困难,可残留与之粘连的部分瘤壁,严禁强求分离而给患者造成严重的后果。

④保护颈内动脉,一旦颈内动脉破裂,可先以海绵、肌肉压迫止血,同时在患者颈部压迫颈动脉,降低颈动脉压,在显微镜下缝合修补;或利用环绕动脉瘤夹修复破裂的颈内动脉。如均不奏效,只得结扎颈内动脉,同时行颞浅动脉与大脑中动脉分支吻合以减轻术后脑缺血损害程度。

⑤修补硬脑膜肿瘤切除后检查硬脑膜的破损程度,可选用自体骨膜、筋膜、阔筋膜或人工硬脑膜等修补,严密缝合,防止手术后脑脊液漏。

⑥若术后不需脑脊液引流(为防止脑脊液漏),手术结束时拔除腰椎穿刺引流管。

4.术后并发症及处理

(1)手术后颅内压增高:手术后颅内血肿、脑水肿、脑挫伤和脑梗死等都可能出现颅内压增高,情况严重者若不能及时发现和处理可引起脑疝和生命危险。应密切观察,必要时行CT扫描。加强脱水和激素治疗,保守治疗不能控制病情时应及时手术清除血肿和水肿坏死的脑组织,必要时行去骨瓣减压术。

(2)手术后癫痫。

(3)手术后脑梗死。

(4)深静脉血栓形成和肺栓塞。

(5)对于未能全切的内侧型蝶骨嵴脑膜瘤的患者,手术后可辅以放射治疗,以延长肿瘤复发的时间。如肿瘤复发,可考虑再次手术切除。

九、海绵窦脑膜瘤

海绵窦脑膜瘤是指发生于海绵窦壁或累及海绵窦的脑膜瘤。手术切除困难,难以彻底,术后并发症多。

【诊断标准】

1.临床表现

(1)头痛:原发海绵窦脑膜瘤症状出现较早,头痛可能是本病的早期症状。

(2)脑神经功能障碍:累及走行于海绵窦的脑神经可出现相应症状和体征,第Ⅲ、Ⅳ、Ⅴ和Ⅵ脑神经麻痹常见,如眼外肌麻痹、三叉神经的第一或第二支分布区疼痛。肿瘤压迫视神经可出现视力视野障碍等。

（3）眼球突出。

（4）来自颅底其他部位的脑膜瘤累及海绵窦者，患者早期先有肿瘤原发部位的症状，而后逐渐出现海绵窦受损害的症状。

2.辅助检查

（1）头部 CT 和 MRI：根据肿瘤的部位和脑膜瘤的典型表现可以早期诊断海绵窦脑膜瘤。注意区分原发海绵窦脑膜瘤与继发海绵窦脑膜瘤，后者肿瘤较大，可能合并骨质破坏、周围脑水肿和脑组织受压等表现。

（2）脑血管造影：可了解颈内动脉与肿瘤的关系，如颈内动脉的移位或被包绕、虹吸弯增大等，同时有助于了解肿瘤的供血情况。此外，脑血管造影还有助于与海绵窦血管瘤相鉴别。

【治疗原则】

1.治疗方法的选择　一般有以下 3 种。

（1）临床观察。

（2）放射治疗。

（3）手术治疗（或"手术＋放射治疗"的综合治疗）

①无论患者的年龄，只要症状轻微，均可暂时予以观察，定期做临床和影像学 CT、MRI 检查随访。一旦发现肿瘤有进展变化，再考虑放射治疗或手术治疗。

②症状明显的老年患者和手术后复发肿瘤建议行放射治疗。

③若患者一般状况许可且海绵窦症状逐渐加重，在患者对病情、手术治疗目的，以及手术后可能发生并发症表示理解和接受的前提下，可考虑手术治疗。

2.手术治疗

（1）手术入路：常用入路包括以下 2 种。

①翼点入路：可通过切断颧弓来减小对脑组织的牵拉。

②颅眶颧入路。

（2）手术原则

①不可强求完全切除肿瘤。如果手术中解剖结构不清楚或肿瘤与脑神经和颈内动脉等重要结构粘连紧密，全切肿瘤会不可避免地造成损伤，可行肿瘤次全或大部切除，手术后再辅以放射治疗。

②切除海绵窦内的肿瘤时如发生出血，应注意判断出血来源，静脉窦的出血使用明胶海绵、止血纱布等止血材料或肌肉填塞，不难控制；若系颈内动脉破裂出血，则需设法修补。

十、桥小脑角脑膜瘤

桥脑小脑角脑膜瘤主要是指起源于岩骨后面（内听道后方）的脑膜瘤。在桥脑小脑角肿瘤中，继听神经瘤和胆脂瘤之后，居第三位。

【诊断标准】

1.临床表现

（1）肿瘤生长缓慢，早期症状不明显。

(2)颅内压增高：多见于后期肿瘤较大时。

(3)局部神经功能障碍

①听神经损害居首位，表现为耳鸣和听力下降。

②面肌抽搐或轻、中度面瘫。

③面部麻木，角膜反射消失，颞肌萎缩，个别患者以三叉神经痛为主诉。

④小脑症状和体征，包括走路不稳、粗大水平眼震，以及患侧肢体共济失调。

⑤后组脑神经功能障碍，包括声音嘶哑、饮水呛咳、吞咽困难等。

2.辅助检查

(1)头部 CT 和 MRI

①诊断桥脑小脑角脑膜瘤首选 MRI 检查。

②桥脑小脑角脑膜瘤在 MRI 上边界清楚，呈卵圆形，基底附着宽；不增强时多呈等 T_1 和等 T_2 信号，注射对比剂后出现明显均一强化；往往与小脑幕有粘连。MRI 可清晰地显示肿瘤与周围结构的关系，特别是对脑干和基底动脉的压迫情况。

③CT 可能显示肿瘤内钙化，岩骨骨质破坏或增生，内听道一般不扩大(可借以与听神经瘤相鉴别)，有时可见岩骨尖骨质增生或破坏。

(2)脑血管造影：正位像可以显示大脑后动脉及小脑上动脉向内上移位，肿瘤向斜坡发展时，基底动脉向对侧移位。侧位像可见小脑后下动脉向下移位，同时可见肿瘤染色。目前一般不再采用脑血管造影来诊断桥脑小脑角脑膜瘤。

【治疗原则】

1.治疗方法的选择

(1)对症状轻微的桥脑小脑角脑膜瘤患者，可以手术，也可随访观察。

(2)肿瘤较小(<3cm)或患者不能耐受全麻手术或患者拒绝手术时，可考虑立体放射外科治疗。

(3)肿瘤较大(>3cm)，患者症状明显或患者虽尚无症状，但肿瘤增长较快，出现进展性神经功能损失时，建议手术治疗。

2.手术治疗

(1)手术入路

①枕下乙状窦后入路。

②颞底经小脑幕入路。

(2)手术操作(以乙状窦后入路为例)

①自后向前电凝分离肿瘤与小脑幕岩骨后的附着处，阻断肿瘤的供血。

②当第Ⅸ、Ⅹ对脑神经包绕肿瘤时，应仔细分离避免损伤。如肿瘤较大，与附近的神经或动脉粘连紧密，应先做肿瘤内分块切除(超声吸引器)，待肿瘤体积缩小后再继续分离，最后将肿瘤壁取出。

③切除受累的硬脑膜和小脑幕，切除困难时可用双极电凝或激光处理，防止肿瘤、复发。

④有条件在神经导航下切除桥脑小脑角脑膜瘤，可减少对重要神经血管的损伤，提高手术效果。

⑤应尽量靠近肿瘤侧电灼和剪断肿瘤供血动脉。在切除肿瘤时注意岩静脉、小脑上动脉、小脑前下动脉、小脑后下动脉、内听动脉、脑干和周围的脑神经的辨认和保护。如果肿瘤与脑神经和动脉粘连甚紧,不应勉强切除肿瘤,采用双极电凝或激光烧灼残存的肿瘤组织。

⑥术中神经电生理监测有助于面、听神经和三叉神经的辨认和保护。

⑦术中对脑干、三叉神经或后组脑神经的刺激可引起明显的心率、血压改变,严重时应暂停手术。

4.术后并发症

(1)脑神经功能障碍如面神经瘫痪、听力丧失、同侧三叉神经分布区的感觉障碍等,个别患者还可出现面部疼痛。后组脑神经功能障碍时,患者咳嗽反射减弱或消失,可引起误吸,必要时行预防性的气管切开。

(2)脑脊液漏多由于硬脑膜缝合不严密或乳突气房封闭不严引起。可行腰椎穿刺引流脑脊液缓解。必要时行二次手术修补。

(3)小脑挫伤、水肿,甚至血肿由于术中对小脑牵拉较重所致。严重时可导致患者呼吸骤停。术中若发现小脑组织异常肿胀,应及时探明原因,必要时切除挫伤水肿的小脑组织,清除血肿。术后严密观察病情变化,必要时复查 CT,如证实颅内血肿或严重脑水肿(肿胀),应及时行二次手术处置。

十一、岩骨斜坡区脑膜瘤

岩骨斜坡区(岩斜区)脑膜瘤是指基底位于三叉神经节压迹以下,内耳门以内和颈静脉结节以上区域的脑膜瘤。临床不少见,约占全部颅内脑膜瘤的 6.47%。以女性居多,男女比例约为 1:4。

【诊断标准】

1.临床表现

(1)颅内压增高症状和体征头痛是本病的常见症状,就诊时多有视乳头水肿。

(2)多组脑神经功能障碍。

①第Ⅳ脑神经损害常见,患者出现面部麻木、颞肌萎缩和角膜反射消失。

②眼球运动障碍。

③听力障碍。

④周围性面瘫。

⑤肿瘤向下发展可侵犯后组脑神经,出现咽反射消失、饮水呛咳和吞咽困难。

(3)共济障碍:肿瘤压迫小脑和桥臂所致,表现步态不稳、肢体共济失调等。

(4)肢体运动障碍和椎体束征:多由脑干受压所致。

2.辅助检查

(1)头部 X 线:可见岩斜区骨质增生或吸收,偶见瘤内钙化。

(2)头部 CT 和 MRI:能清晰地显示肿瘤并确定诊断。

(3)脑血管造影:可见基底动脉明显向背侧和对侧弧形移位,管径变细。

【治疗原则】

1.手术前评估

(1)需对患者的年龄、一般状况,以及心、肺、肝、肾功能等全身情况进行全麻手术耐受能力的评估。

(2)根据临床和影像学资料等,选择适当的手术入路,评估肿瘤全切除的可能性,并向家属说明术后可能的并发症。

(3)通过 T_2 相信号高低可初步判断肿瘤的软硬。脑干与肿瘤界面消失伴有脑干 T_2 相信号增高,表示两者粘连较紧,肿瘤已破坏脑干表面的软脑膜,且供应脑干的血管参与肿瘤的供血,术中分离困难,预后不好。

(4)由于术前多数患者症状较轻,但手术切除难度大,术后并发症较多,术前应反复向患者及家属交代以上情况,达成共识。

2.手术入路

(1)颞下经小脑幕入路:传统入路,操作较为简单,可通过磨除岩嵴来增加对岩尖区的显露。但对颞叶牵拉较多,Labbe 静脉损伤的可能性大。

(2)枕下乙状窦后入路:传统入路,为神经外科医师所熟悉。缺点是必须通过面、听神经和后组脑神经之间的间隙切除肿瘤,路径较长,且对脑干腹侧显露较差。

(3)乙状窦前入路:是切除岩斜区脑膜瘤可选择的入路之一。通过不同程度的岩骨磨除可分为乙状窦前迷路后入路、经迷路入路和经耳蜗入路 3 种。此入路的优点在于对颞叶的牵拉小,Labbe 静脉保护好;到达肿瘤的距离短;对脑干腹侧显露好;可早期处理肿瘤基底,切断肿瘤供血,减少出血等。若患者存在有效听力,术中应尽量避免损伤半规管和内淋巴囊。骨腊严密封闭岩骨气房,防止脑脊液漏。

3.分离和切除肿瘤

(1)手术显微镜下先进行瘤内分块切除,得到足够的空间后即开始利用双极电凝处理肿瘤基底。

(2)主要在三叉神经前、后间隙,严格沿肿瘤与脑干之间的蛛网膜界面分离。

(3)分块切除肿瘤,严禁因力求完整切除而增加对脑神经和脑干的牵拉。

(4)术中应仔细辨认和保护基底动脉及其供应脑干的分支。

(5)如果肿瘤与脑干粘连紧密,可残存少量肿瘤组织,不要为全切肿瘤而造成术后严重的并发症。

(6)切开麦氏囊可切除侵入海绵窦的部分肿瘤。

4.手术并发症

(1)脑神经功能障碍:滑车神经、外展神经、三叉神经受损的几率较高,其次是面、听神经和后组脑神经功能障碍。

(2)肢体运动障碍。

(3)共济障碍。

(4)脑脊液漏:原因是手术中磨除岩骨时,骨蜡封闭不严。为了避免脑脊液漏,手术中还需严密缝合硬脑膜,必要时,用肌肉或脂肪填塞。手术后一旦发生脑脊液漏,可采用腰椎穿刺脑脊液持续引流。

(5)脑挫伤、脑内血肿、Labbe 静脉损伤等术中应避免颞叶的过度牵拉。

(6)下肢血栓和肺栓塞:多因长期卧床引起,肺梗死可造成猝死。术后应鼓励患者尽早下床活动,否则应给予药物(如注射用低分子肝素钙)和弹力袜等预防措施。

十二、枕骨大孔区脑膜瘤

枕骨大孔区脑膜瘤是指发生于枕骨大孔四周的脑膜瘤。此类脑膜瘤较少见,多发生于枕骨大孔前缘,向后可造成对延髓和上颈髓的压迫。女性患病多见。

【诊断标准】

1.临床表现

(1)病程较长,发展缓慢。

(2)局部症状明显,而颅内压增高症状多不常见(伴有梗阻性脑积水时可出现)。

①颈部疼痛:最常见的早期临床表现,往往发生于一侧。

②肢体力弱和(或)麻木,伴锥体束征。单侧或双侧上肢多见,可伴有肌肉萎缩;肢体痛觉或温度觉的减退或丧失等。

③后组脑神经功能障碍:表现有声音嘶哑、饮水呛咳、吞咽困难、一侧舌肌萎缩、伸舌偏斜等。

④平衡功能障碍如步态不稳。

2.辅助检查

(1)头部 MRI:是诊断枕大孔区脑膜瘤的首选和必要的检查。根据脑膜瘤的典型影像学特点多可明确诊断。

(2)脑血管造影:显示肿瘤与椎动脉及其分支的关系。

3.手术前评估

(1)需对患者的年龄、一般状况,以及心、肺、肝、肾功能等全身情况进行全麻手术耐受能力的评估。

(2)根据临床和影像学资料等,选择适当的手术入路,评估术中难点和术后可能的并发症,并向家属说明。如因肿瘤与脑神经、椎动脉或延髓粘连紧密而无法完全切除;术后因吞咽困难需鼻饲饮食,呼吸功能障碍需气管切开,肢体活动障碍(甚至四肢瘫)而可能长期卧床等。

MRI 检查可清晰地显示肿瘤的部位和生长方向、延髓受压程度,以及肿瘤与周边组织的关系。通过 T_2 相信号高低可初步判断肿瘤的软硬。延髓与肿瘤界面消失伴有延髓 T_2 相信号增高,表示肿瘤已破坏延髓表面的软脑膜,两者粘连较紧,分离困难,预后不好。

【治疗原则】

1.手术入路

(1)枕下正中入路:适合于肿瘤位于延髓背侧和背外侧者。

(2)远(极)外侧入路:目前处置枕大孔区脑膜瘤最常用的入路。可直视延髓腹侧和枕大孔前缘,适合位于延髓腹侧和腹外侧的脑膜瘤。利用该入路可早期处理肿瘤基底,切断肿瘤血供,同时对延髓牵拉小。可选择性磨除枕髁后 1/3(远外侧经髁入路)而进一步增加对延髓腹侧的显露。

(3)经口腔入路:适合延髓腹侧肿瘤。因脑脊液漏发生率高,显露有限,目前已很少使用。

2.分离和切除肿瘤

(1)手术显微镜下先进行瘤内分块切除,得到充分的空间后利用双极电凝处理肿瘤基底。

(2)肿瘤血供切断后会变软,再严格沿肿瘤与延髓之间的蛛网膜界面将肿瘤向外方牵引分离。

(3)遵循"边处理基底,边分离,边切除"的原则分块切除肿瘤。严禁因力求完整切除而增加对延髓的牵拉和压迫。

(4)在显微镜下仔细分离和保护脑神经和重要血管。

(5)如果肿瘤与延髓或椎动脉等重要结构粘连紧密,可残存少量肿瘤组织,不要为全切肿瘤而损伤这些重要结构,造成术后严重的并发症。

3.术后并发症及处理

(1)呼吸障碍主要是由于延髓直接或间接(血管痉挛)损伤导致呼吸中枢功能障碍或膈肌运动障碍所致。建议早期行气管切开,保持呼吸道通畅,必要时行呼吸机辅助通气。

(2)后组脑神经损伤表现为饮水呛咳、吞咽困难、咳嗽反射低下(可导致误吸)等,可给予鼻饲饮食,保持呼吸道通畅。

(3)肢体运动和感觉障碍延髓损伤或椎动脉痉挛等原因所致。按摩和被动锻炼可防止关节和韧带僵硬萎缩。高压氧治疗对于肢体功能的恢复有一定帮助。因长期卧床,应使用药物(如注射用低分子肝素钙)和弹力袜防止下肢血栓形成和肺栓塞。

十三、恶性脑膜瘤

恶性脑膜瘤是指某些脑膜瘤具有恶性肿瘤的特点,表现为肿瘤在原部位反复复发,并可发生颅外转移,占所有脑膜瘤的 0.9%～10.6%。发生转移是恶性脑膜瘤的特征之一。

【诊断标准】

1.临床表现

(1)平均发病年龄明显低于良性脑膜瘤。

(2)病程较短,进展快。

(3)头痛等颅内压增高症状明显。

(4)癫痫。

(5)局部神经功能障碍,如偏瘫等。

(6)好发于大脑凸面和上矢状窦旁。

2.病理学特点

(1)病理评分与分级:世界卫生组织(WHO)根据组织病理学特点,将脑膜瘤分为 4 级,其中第 3 级为恶性脑膜瘤,第 4 级为脑膜肉瘤。

(2)转移:恶性脑膜瘤可发生颅外转移,主要包括肺、骨骼肌肉系统,以及肝和淋巴系统。

肿瘤侵犯静脉窦、颅骨、头皮，可能是造成转移的原因。另外，恶性脑膜瘤也可经脑脊液播散种植。

3.影像学检查　头部 CT 和 MRI 检查除脑膜瘤的一般特点外，恶性脑膜瘤多呈分叶状，可伴有明显的瘤周水肿，而无肿瘤钙化。

【治疗原则】

1.手术切除

(1)目的是延长生存时间。

(2)复发恶性脑膜瘤，根据患者状况可考虑再次手术切除。

(3)广泛切除受累硬脑膜，并对周围的脑组织使用激光照射，可在一定程度上延缓肿瘤复发时间。

2.放射治疗　通常作为手术后的辅助治疗，包括外放射治疗和同位素肿瘤内放射治疗，在一定程度上可延缓恶性脑膜瘤的复发。

（丁攀峰）

第四节　脑膜瘤介入诊疗

一、概述

脑膜瘤是一种颅内常见颅内肿瘤，其发病率仅次于星形胶质细胞瘤，约占颅内肿瘤的15%。肿瘤起源于结缔组织，绝大多数发生在蛛网膜细胞，极少数发生在硬膜的成纤维细胞。脑膜瘤生长缓慢，多见于中年人，以女性多见，男女之比为 1:2。有学者认为在许多脑膜瘤中可发现有雌激素和孕激素受体，以此推测脑膜瘤发生可能与雌激素和孕激素有关。脑膜瘤一般有完整包膜，呈圆形、类圆形或分叶状。大多数脑膜瘤血供丰富，为高血运肿瘤。瘤内常有钙化，也可有出血、坏死，其组织病理学上一般可分为合体型、过渡型、纤维型、血管母细胞型和恶性型 5 种。脑膜瘤多数位于脑外，见于矢状窦旁、大脑凸面、蝶骨嵴、嗅沟、桥小脑角、大脑镰和天幕等处。位于硬膜窦附近的脑膜瘤，可引起硬膜窦的狭窄和阻塞。脑膜瘤起病慢、病程长，其初期症状和体征常不明显，随病程进展对邻近脑组织造成压迫，逐渐出现颅内高压和局部神经定位症状和体征。天幕切迹附近的肿瘤可造成对中脑导水管的压迫而产生脑积水。脑膜瘤累及颅骨可引起颅骨增生和颅骨增厚，使局部颅骨变形，累及头皮组织可出现头皮肿块，通常生长缓慢。诊断主要靠 CT 和 MRI，当然如果肿瘤较大（直径 3cm 以上）或血供丰富，或要行术前栓塞，或需了解血供情况以降低手术风险，DSA 也可以作为常规检查。手术治疗目前仍是首选治疗措施，栓塞治疗有时也是一种姑息的治疗手段，有时是为手术做准备，放疗是脑膜瘤治疗的补充方法之一。

二、临床表现

1.小脑膜瘤(直径3cm以下) 一般无任何症状,偶尔表现为轻微的头痛或体检时发现,少部分病人在头部受伤后行CT检查时意外发现。若生长的部位不一样,有时会有相应的局灶症状和体征。

2.大脑膜瘤(直径3cm以上) 多数病人有颅内压增高的表现和压迫周围脑组织所致局灶性损害,根据肿瘤生长的部位不一样,表现也不一样。如大脑突面的脑膜瘤有时表现为癫痫症状,有时表现为肢体无力,压迫回流静脉致广泛性脑水肿导致高颅压将引起脑疝或意识障碍等。

三、影像诊断

1.X线片检查 目前头颅平片对于脑膜瘤的检测,其价值已甚微,但头颅平片在显示骨增生、钙化、脑沟影增宽及颅内高压等方面仍有一定的作用。

2.CT扫描 脑膜瘤在CT平扫时表现为均一、略高密度或等密度肿块,其内可有点状和不规则钙化影,或肿瘤边缘的弧线钙化。病灶大多呈类圆形或分叶状,边界清楚、光滑,位于脑膜瘤好发部位,基底部与硬膜相连。肿瘤较大时可出现明显的占位表现,脑水肿一般较轻,当肿瘤压迫脑静脉和静脉窦时也可出现脑积水。肿瘤引起的颅骨内板增生或破坏,在骨窗上可清楚地显示。在增强后扫描可见肿瘤有明显均质的强化,可使肿瘤的边界勾画得更为清楚。少数肿瘤其内可出现大小不等的低密度区,多数为肿瘤的囊变、坏死所致。CTA更为清楚地显示本身肿瘤的形态,还可显示与静脉窦的关系。

3.MRI检查 脑膜瘤在MR图像上也有较强的特异性,特别是可清楚地显示肿瘤和邻近硬膜窦的关系。在各种序列的T_1加权图像上,脑膜瘤大多表现为等信号,在T_2加权图像上可表现为高信号或等信号,但以等高信号为多。大部分脑膜瘤与其周围脑组织有一包膜相隔,因此不少病例在T_1和T_2加权图像上可清楚显示呈低信号的环影,包膜所致的环影常在T_1加权图像上显示更为清楚。注射Gd-DTPA后,多数肿瘤出现信号增高,并可持续较长的时间。MRI对水肿显示的敏感性相当高,可清楚地显示脑膜瘤周围的水肿情况。

4.DSA检查

(1)供血动脉:脑膜瘤的血液供应形式分为4型:

Ⅰ型:单纯颈外动脉供血;

Ⅱ型:颈内、颈外动脉联合供血,以颈外动脉为主;

Ⅲ型:颈内、颈外动脉联合供血,以颈内动脉为主;

Ⅳ型:单纯颈内动脉供血。

不同部位的肿瘤,其供血动脉有所不同。矢状窦旁脑膜瘤主要供血为同侧的脑膜中动脉,其他还有对侧脑膜中动脉、筛动脉、椎动脉、咽升动脉的前/后脑膜支、大脑前/后动脉的镰支和脑膜支、皮层的软膜动脉等也可参与供血。幕上凸面脑膜瘤供血动脉为脑膜中动脉、筛动脉、枕动脉以及其他一些骨穿支和软脑膜分支。颅底脑膜瘤前颅凹的供血动脉为筛前、筛后动脉，在中线与蝶腭动脉相吻合；眶板上的为脑膜中动脉；中颅凹近中线的为颈内动脉和脑膜副动脉、脑膜中动脉；靠外侧的为眼动脉脑膜回返动脉或前方的泪腺动脉；后颅凹斜坡部为颈内动脉和咽升动脉；岩骨后方为脑膜中动脉、咽升动脉和枕动脉；枕叶凸面为咽升动脉、枕动脉、椎动脉和脑膜中动脉。

（2）肿瘤染色：造影片上典型的脑膜瘤病理血管染色为：颈外动脉造影中显示有一肿瘤供血生长点，病理血管呈放射状排列，从小动脉期开始在肿瘤部位出现明显的、均匀一致的、边界较清楚的血管染色，至静脉期逐渐消失。而颈内动脉造影则显示皮层血管明显移位，多呈抱球状，中心部血管少，动脉后期至静脉期，周边有一晕圈样血管染色。主要是一些扩张的软脑膜动脉向肿瘤被膜供血。若将颈内、外动脉造影重叠起来，颈外动脉显示的肿瘤染色恰与颈内动脉显示的中心少血管区相印合。

（3）颅骨及皮肤受侵：颅骨内板和板障的肿瘤主要由脑膜动脉供血；侵及外板和头皮则由颞浅动脉等供血。

（4）静脉引流：凸面的脑膜瘤主要通过4组静脉引流：脑膜静脉、板障静脉、颞浅静脉以及皮层静脉。

（5）静脉窦受侵：对窦旁脑膜瘤要特别注意上矢状窦、横窦、窦汇等硬膜静脉窦的充盈情况。若充盈不良，则提示肿瘤侵及了这些静脉窦。

（6）颅内外循环的"危险吻合"：对于栓塞来说，一些常见或不常见的颅内外动脉吻合支是一些危险的通道。在行颈外动脉栓塞时，栓子常可误入颅内动脉系统，引起严重的并发症。颅内、外动脉之间的吻合是胚胎时神经嵴供血动脉的残余，颈动脉与椎动脉之间的吻合是胚胎异构供血动脉的残余。在成人这些吻合供应上颈神经仍有重要作用，这些"危险吻合"并不是栓塞的绝对禁忌证，但在使用某些栓塞剂时应慎重，如 NBCA、ONYX、硅胶等液体栓塞剂，因没有血流趋向性，分子颗粒小，很容易通过"危险吻合"。另外，这些"危险吻合"并不是在栓塞前的造影时都能看到。但要做到心中有数，栓塞时要经常在透视下观察，必要时摄片，一旦发现"危险吻合"，应立即停止栓塞。

四、脑膜瘤术前栓塞

由于脑膜瘤血供丰富，供血动脉较粗，宜进行栓塞治疗。栓塞材料一般多用明胶海绵，栓子大小可自行决定，容易掌握，并具有可吸收性，但栓塞还有再通的可能；也可用聚乙烯醇粒子，但其粒子应大于 $30\mu m$，在 $300\sim500\mu m$ 之间，以防通过"危险吻合"而引起面神经等神经损害；也可用 NBCA 胶或 ONYX 栓塞。栓塞前应做双侧颈内、外动脉造影，以充分了解肿瘤的血供情况及血管的解剖变异。导管头端应尽可能超选择至靠近肿瘤的供养血管，栓塞应在电视透视监控下进行，注入一部分栓塞物后，应注入一次造影剂进行复查，观察栓塞后的改变及是否有返流。当肿瘤染色消失，肿瘤供血动脉血流明显减慢并开始出现逆流，即应停止栓塞。栓塞时如出现颈部动脉痉挛，可用硝酸甘油，钙通道阻滞剂，或利多卡因处理。为防止头皮发生栓塞后坏死和严重的头皮疼痛，如栓塞颞浅动脉或枕动脉，在造影显示了肿瘤血供路径和正常血管走向后,导管头端尽可能接近肿瘤端供血动脉即可进行栓塞。脑膜瘤的术前栓塞可明显减少肿瘤的血供,有利于手术时肿瘤的完全切除。栓塞还可使脑膜瘤体积缩小,减轻部分临床症状。对那些无手术指征的患者也不失为一种较好的姑息治疗方法。栓塞治疗的并发症一般相当少,文献报道其发生率,永久性的占 1.6%,短暂性的占 2.7%,无因栓塞治疗而发生死亡的病例。我院 200 例脑膜瘤栓塞治疗,出现并发症的不足 1%。多数文献报道都认为手术前对脑膜瘤进行栓塞,可有效地减少肿瘤的血供,有利于切除,且相当安全。如右顶叶脑膜瘤栓塞后切除完全;右颞叶脑膜瘤栓塞后切除完全;左枕叶脑膜瘤栓塞后切除完全。脑膜瘤术前栓塞对提高肿瘤的全切率有显著效果。

五、脑膜瘤的栓塞方法及注意事项

用 Seldinger 技术经股动脉分别行颈内、外动脉选择性造影。近年来多采用神经安定镇痛麻醉,少数病人亦可用局部麻醉。导管为 4-5F 聚乙烯管,头端有一小弯度,便于做颈内、外动脉的选择插管。为了使导管技术简便易行,同时又保证栓塞成功,亚超选择性插管到脑膜瘤供血动脉的近端(如颌内动脉、枕动脉),不再做进一步的超选择,栓塞时用低压缓注固体栓子,使栓子顺血流漂到肿瘤内(肿瘤的供血动脉往往是主流方向),闭塞肿瘤中心的血管床,减少分块切除时的出血。栓子的大小应根据供血动脉的直径,血流速度、供血范围而定。采用明胶海绵栓子制成 150~250μm 的细末浸于生理盐水中,用 5ml 的注射器向导管内缓缓注入。栓塞必须严格在电视监视下进行,每注入一部分栓子后,即应注入一次造影剂复查,观察血流速度、肿瘤染色情况以及是否有返流。供血动脉栓塞结束的指征:

1.肿瘤染色消失;

2.肿瘤供血动脉的血流明显减慢,并已出现逆流。

3.颈外动脉分支主干应保留。栓塞术后病理证明明胶海绵栓子与肿瘤细胞变性坏死情况。部分病例可采用微导管注入 NBCA 胶或 ONYX 胶栓塞,效果更满意。

六、并发症及其预防

1.周围性面瘫　　文献报道颞浅动脉、枕动脉、颌内动脉栓塞后可发生周围性面瘫。

2.舌咽神经麻痹　　老年人咽升动脉栓塞后可引起舌咽神经麻痹,甚至可导致吸入性肺炎或死亡。

3.神经功能障碍　　最严重的并发症是栓子逆流或经"危险吻合"误入颅内动脉造成的神经功能障碍,严格掌握低压缓慢注射,此种并发症可以预防。

4.头皮坏死　　栓塞后少数病人有头皮痛,乃颞浅动脉分支被栓塞、缺血所致。用少量地塞米松即可缓解。为防止头皮坏死,栓塞注意保留颞浅动脉主干是十分重要的。

(底爱英)

第五节　垂体腺瘤

一、总论

【定义】

垂体腺瘤是起源于腺垂体细胞的良性肿瘤。垂体腺瘤是常见的颅内肿瘤,人群发生率1～7/10万,尸检发现率可高达26%;是颅内仅次于胶质细胞瘤和脑膜瘤的第三位常见肿瘤。本病以青壮年多见,儿童仅占10%。

目前国际上将垂体腺瘤分为激素分泌性和无功能型两类。激素分泌性垂体腺瘤中主要类型又有:

1.垂体泌乳素(PRL)腺瘤;

2.垂体生长激素(GH)腺瘤;

3.垂体促肾上腺皮质激素(ACTH)腺瘤;

4.垂体促甲状腺激素(TSH)腺瘤;

5.促性腺激素腺瘤。

根据肿瘤的大小,将垂体腺瘤分为3类:微腺瘤≤1cm,大腺瘤1～3cm,巨大腺瘤≥3cm,有作者认为大于4cm为巨大腺瘤。

【病理】

大体标本:垂体瘤常为灰红色或紫红色,质软,有的呈烂泥状。

镜下检查:根据肿瘤细胞染色分类:①嫌色细胞腺瘤;②嗜酸性腺瘤;③嗜碱性腺瘤。

根据免疫组化检查结合临床可进一步明确垂体腺瘤病理类型。

垂体腺瘤有边界但无包膜,部分垂体腺瘤向邻近的正常垂体组织浸润生长。一般来说,垂体腺瘤细胞与正常垂体细胞有区别,腺瘤细胞形态较一致,呈卵圆形,细胞核圆形,有明显的核仁,染色质丰富,细胞丧失正常的短索排列,细胞的基膜发生变化。

【诊断依据】

主要依据不同类型腺瘤的临床表现,视功能障碍及其脑神经和脑损害,以及内分泌检查学和放射学检查,做出诊断。

1.临床表现　激素分泌性垂体腺瘤表现相应激素分泌过度,各类垂体腺瘤还可出现以下症状:

(1)头痛;

(2)视力视野障碍;

(3)其他神经和脑损害,如下丘脑功能障碍,但由于垂体腺瘤导致的尿崩症罕见;

(4)肿瘤累及第三脑室、室间孔、导水管可导致梗阻性脑积水;

(5)肿瘤向侧方侵袭海绵窦可发生第Ⅲ、Ⅳ、Ⅴ、Ⅵ脑神经损害表现,突入中颅窝可引起颞叶癫痫。

2.内分泌学检查 根据不同类型垂体腺瘤可有相应激素水平增多,如血 ACTH、血 F、PRL、GH、TSH 等增多。

3.影像学检查

(1)头颅 X 线拍片:垂体微腺瘤蝶鞍大小正常,而大腺瘤多呈球形扩大,鞍底下陷,鞍底骨质变薄,鞍底倾斜呈双鞍底,后床突、鞍背骨质吸收、竖起后移或破坏。

(2)蝶鞍多轨迹断层像:避免了颅底骨质厚薄不均、形态不整所致重叠影像,可发现鞍底局部骨质吸收、变薄、鞍底倾斜、骨质破坏等微小改变,对早期诊断有帮助。

(3)鞍区 CT:作鞍区冠状位扫描和矢状重建可提高垂体微腺瘤的发现率。

垂体微腺瘤征象:①直接征象为鞍内低密度区>3mm,少数为高密度;而表现为等密度的微腺瘤则需结合间接征象进行诊断;②间接征象为垂体高度>7mm,鞍膈饱满或膨隆,不对称;垂体柄偏离中线>2mm 意义更大。

垂体大腺瘤多为高密度信号占据鞍内并可向鞍上发展;肿瘤内部可有低密度信号,为肿瘤软化坏死、囊性变所致。垂体卒中可见出血灶。如肿瘤向鞍上发展影响室间孔、第三脑室,可出现梗阻性脑积水征象。增强 CT 扫描示肿瘤呈均一或周边强化,边界更清楚。

4.垂体微腺瘤的 MRI 表现 T_1 加权像显示多数垂体微腺瘤为低信号,少数为等或高信号,并可见垂体柄偏移、鞍底下陷等间接征象。T_2 加权像以高或等信号较多见。伴有出血时,T_1 和 T_2 加权像均为高信号。增强后显示垂体组织与腺瘤强化不同步,一般垂体组织强化峰早于垂体微腺瘤,故正常垂体明显增强,而微腺瘤增强不明显,从而显示出微腺瘤的大小和位置。应用动态增强扫描诊断效果更好。

垂体大腺瘤 MRI 表现:T_1 加权像呈等或低信号,T_2 加权像呈等、高混合信号。增强后肿瘤有不同程度强化,边界清楚,多数强化不均。可有肿瘤内囊性变、坏死、出血信号。

垂体卒中 MRI 表现:T_1、T_2 加权像呈高信号,提示肿瘤出血,若 T_1 加权像为低信号,T_2 加权像为高信号,提示肿瘤内梗死伴水肿。

5.脑血管造影 脑血管造影对早期垂体微腺瘤多无异常发现,如肿瘤向鞍上、鞍旁发展,可见大脑前动脉 A_1 段弧形上抬,颈内动脉向外移,虹吸部张开。DSA 有助于明确或排除鞍内动脉瘤。对于垂体 ACTH 微腺瘤可采用经股静脉插管岩下窦取血测 ACTH 水平以协助垂体 ACHT 微腺瘤的诊断。

【鉴别诊断】

应与颅咽管瘤、脑膜瘤、异位松果体瘤、脊索瘤、视神经或视交叉胶质瘤、胆脂瘤等发生于鞍区的肿瘤相鉴别。同时又要与空泡蝶鞍、垂体脓肿、Rathke 囊肿、垂体炎、颅内动脉瘤、交通性脑积水等非肿瘤性疾病鉴别,另外也需与由于内分泌靶腺功能障碍负反馈作用于垂体,导致垂体增生的疾病如原发性甲低相鉴别。

【治疗原则】

1.手术治疗 对大多数垂体腺瘤而言,手术仍为首选的治疗方法。垂体腺瘤的手术治疗有不同的手术入路,归结起来主要分为:

(1)经颅垂体腺瘤切除术:经额叶、经颞叶、经翼点入路。经颅入路手术适用于向鞍上、鞍旁、额下和斜坡等生长的肿瘤。

(2)经蝶垂体腺瘤切除术:大多数采用经蝶垂体腺瘤切除术已占90%以上。经蝶手术适应证有:各种类型的垂体微腺瘤;各种类型的垂体大腺瘤或垂体巨大腺瘤主要向鞍上或鞍后上伸展,轻度向鞍上前方及轻度向鞍上两侧者。对于晚期巨大肿瘤侵入海绵窦甚至累及海绵窦侵入中颅窝者亦可行一期经蝶部分或大部切除,以改善视力,为二期开颅手术作准备;肿瘤向蝶窦生长、向后生长侵入鞍背、斜坡者;伴发脑脊液鼻漏者。

2.放射治疗　对手术切除不彻底或术后复发者,可采用放疗;注意对术前有明显视功能障碍者,提倡术后观察3~6个月,行增强MRI,了解术后鞍区情况及视力视野恢复情况后,综合判断是否需要放疗。放疗总剂量45Gy,每次剂量为1.8Gy;如总剂量大于50Gy,及每次剂量大于2Gy,既不增强疗效,还会增加放疗的并发症。γ刀和X刀治疗垂体腺瘤取得了一定疗效,一般适用于术后肿瘤复发或残留肿瘤再生长又不适宜再次手术的病例。

二、垂体腺瘤各论

(一)垂体泌乳素腺瘤

垂体泌乳素腺瘤是激素分泌性垂体腺瘤中最常见的一种,约占分泌性垂体腺瘤的40%~60%。

【诊断依据】

1.临床表现

(1)女性患者出现泌乳素增高,雌激素减少所致的闭经、泌乳、不育(又称Forbis-Albright综合征)。女性高泌乳素血症中PRL腺瘤占35.7%,而不孕患者中约1/3为高泌乳素血症所致。

(2)男性患者出现性欲减低、阳痿、男性乳房发育、溢乳、胡须稀少、生殖器萎缩、精子减少、活力低下、男性不育。

(3)泌乳素大腺瘤或侵袭性腺瘤压迫周围组织产生相应症状,见垂体腺瘤总论。

2.内分泌学检查　如泌乳素大于100ng/ml则可能为垂体腺瘤所致;如大于200ng/ml则诊断泌乳素瘤较肯定。对于无功能腺瘤、GH腺瘤、ACTH腺瘤、TSH腺瘤,血清PRL30~100ng/ml不能轻易诊断为泌乳素腺瘤或混合性腺瘤。溴隐亭泌乳素抑制试验可用来判断肿瘤是否对溴隐亭敏感。

3.影像学检查　见垂体腺瘤总论。

【治疗原则】

1.药物治疗　所有垂体泌乳素腺瘤都可首选多巴胺激动剂药物治疗。溴隐亭泌乳素抑制试验提示对溴隐亭敏感者,可首选溴隐亭治疗。部分对溴隐亭不敏感的患者也可选用卡麦角林等其他多巴胺激动剂治疗。约10%病例对溴隐亭不敏感或者难以耐受药物的副作用。

2.手术治疗　以下泌乳腺瘤患者可首选手术治疗:垂体PRL微腺瘤、囊性PRL腺瘤、局限于鞍内的PRL腺瘤和肿瘤形态规则的非侵袭型PRL大腺瘤。对多巴胺激动剂不敏感或者因为药物副作用大、难以坚持药物治疗者,也可选择手术治疗。手术治疗方法首选经蝶手术。

3.放射治疗(包括伽马刀) 原则上不作为垂体泌乳素腺瘤的一级治疗方法,详见垂体腺瘤总论。

综合文献报道和北京协和医院神经外科的治疗经验,在有经验的神经外科医师,垂体PRL微腺瘤、囊性PRL腺瘤和局限于鞍内的PRL腺瘤经蝶手术治疗后的长期治愈缓解率可高达80%～92%,非侵袭型垂体PRL腺瘤经蝶手术治疗后的治愈缓解率可达85.5%,因垂体PRL腺瘤而致不育的女性,手术后只要血PRL恢复正常,其怀孕生育的几率可达90%。女性垂体PRL大腺瘤患者在受孕前如果接受了手术治疗,其怀孕期间引起临床意义肿瘤体积显著增大的几率可由30%降为5%。男性垂体PRL腺瘤单纯经蝶手术治疗后的长期治愈缓解率仅为23%～35%,侵袭型垂体PRL腺瘤单纯手术治疗难以达到内分泌学治愈。泌乳素腺瘤术后5年复发率为7%～50%。

(二)垂体生长激素腺瘤

垂体生长激素腺瘤是激素分泌性垂体腺瘤中常见的一种,约占激素分泌性垂体腺瘤的20%～30μ。在男性和女性的发病率相似,多见于40～50岁患者。

【诊断依据】

1.临床表现

(1)肢端肥大:临床上表现为骨骼和软组织的过度生长,面部皮肤粗糙,嘴唇变厚,鼻唇肥大,鼻部肉质肥厚,头皮高度起皱,形成沟槽。额部隆起,下颌前突,腭骨变宽,牙齿咬合不正。

(2)代谢改变:主要表现在GH过多对糖代谢的影响和对胰岛素的拮抗作用,导致糖耐量异常、糖尿病;高甘油三酯血症,骨质增生、骨密度高、血钙、血磷增多,尿钙增高。

(3)呼吸道改变:出现呼吸睡眠暂停综合征、气道狭窄等。

(4)心血管改变:左心室肥大,心脏扩大,高血压等。

(5)垂体功能低下表现:疾病晚期出现垂体功能低下表现,其中以性腺功能受损明显。

(6)垂体腺瘤增大导致压迫症状:见垂体腺瘤总论。

2.辅助检查

(1)内分泌学检查:应检测GH基础值和葡萄糖抑制试验。GH基础水平正常值2～4ng/ml,GH葡萄糖抑制试验GH应被抑制到1ng/ml以下;约90%GH腺瘤患者GH基础值高于10ng/ml,葡萄糖抑制试验提示GH分泌不被抑制。血浆胰岛素样生长因子(IGF-1)浓度测定可反映24小时GH的分泌情况和GH腺瘤的活动性。

(2)影像学检查:见垂体腺瘤总论。

【鉴别诊断】血GH升高者中99%以上来源于垂体生长激素腺瘤,由分泌性下丘脑肿瘤(分泌GHRH)和异位GH分泌的肿瘤所致者不足1%,前者如神经节细胞瘤,后者如支气管类癌、小细胞肺癌、胃肠道肿瘤、肾上腺肿瘤等。

【治疗原则】

1.手术治疗 对多数出现肢端肥大症的患者来说,首选手术切除。手术方式主要是经蝶窦手术。手术的有效性取决于下列因素:肿瘤大小,侵袭程度,术前患者的生长激素水平。蝶鞍内非侵袭性微腺瘤,若基础生长激素水平小于 50ng/mL,单纯手术可以治愈。在其他的情况下,例如某些侵袭性大腺瘤和术前生长激素水平超过 50ng/mL 的垂体生长激素腺瘤,仍把手术完整切除作为目标,必要时需要进行其他辅助治疗。在最复杂的情况是肿瘤的体积非常大,侵袭明显,手术切除的主要目的是减小肿瘤的占位效应,同时减少瘤负荷,可增加辅助性药物治疗及放射治疗的效果。

2.放射治疗　放疗仅作为术后复发或术后效果不佳的辅助治疗。生长激素腺瘤的放疗疗效较为稳定。在等待放疗起效时,可使用生长抑素类似物和多巴胺激动剂,间断控制生长激素分泌过多。在多数病例中,放疗可有效阻断肿瘤的进展。手术后 3～6 个月的 GH 仍大于 10ng/ml,症状不缓解者应行放疗。放射治疗剂量 40～50Gy/4～5 周。

3.药物治疗　两类可用来降低肢端肥大症的生长激素水平:生长抑素类似物和多巴胺激动剂。生长抑素类似物有兰瑞坦、奥曲肽等。若手术治疗效果不佳,奥曲肽是辅助治疗的首选。多巴胺激动剂也已经被用作肢端肥大症的首选和辅助治疗,但是最佳的治疗效果也只是中度的。只有很少患者用药后生长激素水平正常,肿瘤体积缩小的则更少。有人报道溴隐亭治疗肢端肥大症,只有 20% 的患者的生长激素<5ng/mL,只有 10% 患者 IGF-1 正常。对单药反应不佳的患者而言,联合应用生长抑素类似物和多巴胺激动剂可能效果更好。

(三)垂体促肾上腺皮质激素(ACTH)腺瘤

库欣病是垂体 ACTH 腺瘤或 ACTH 细胞增生所致,分泌过多 ACTH 及有关的多肽,引起肾上腺皮质增生,而导致血皮质醇含量增多,造成体内多种物质代谢紊乱而表现出来的一组综合征。

【诊断依据】

1.临床表现

(1)女性多于男性,青壮年起病较多。

(2)脂肪代谢紊乱、蛋白质代谢紊乱、糖代谢紊乱、水代谢紊乱,表现为向心性肥胖、多血质、满月脸、水牛背、锁骨上脂肪垫、痤疮、紫纹、多毛、皮肤变黑、多饮多尿、类固醇性糖尿病、糖耐量降低等。

(3)骨质疏松,常合并骨折,低钙引起抽搐。

(4)内分泌紊乱症状:性欲下降、月经紊乱、闭经、泌乳、不孕、阳痿,女性长胡须及喉结。

(5)邻近结构受压表现:少见,包括视力下降、视野缺损、视神经萎缩、海绵窦神经麻痹症状。

(6)电解质紊乱:可表现为低血钾、低氯、高血钠、低钙等。

(7)糖尿病、高血压、精神障碍。

(8)高血压。

(9)精神症状:失眠、情绪不稳、记忆力减退。

(10)抵抗力下降。

2.辅助检查

(1)内分泌检查:血皮质醇、24 小时尿游离皮质醇(UFC)及血 ACTH 水平增高;地塞米松抑制试验测血或 UFC,小剂量不能抑制,大剂量能抑制;血浆皮质醇昼夜节律消失。

（2）血清学检查：肝肾功能、血钙、血糖等。

（3）头颅 X 线片：蝶鞍大小多数正常，少数增大。

（4）鞍区 MRI：微腺瘤占多数，少数为大腺瘤或巨大腺瘤，应作鞍区平扫和增强，必要时行动态增强扫描。

（5）岩下窦静脉取血测 ACTH，需经过导管取血，为有创检查，技术难度大，仅在库欣综合征患者定位诊断困难时采用。

（6）PET：有助于发现影像学不典型的或异位的 ACTH 腺瘤，但不作为必须检查。

【鉴别诊断】

本病需与引起库欣综合征的其他病变如异位 ACTH 腺瘤、肾上腺腺瘤鉴别。

【治疗原则】

1.手术治疗　经蝶窦垂体腺瘤切除是首选治疗，治愈率可达 90％左右。

2.放射治疗　因不能完全避免放射性损伤和垂体功能破坏，一般作为辅助治疗，可采用普通放疗、X 刀、γ 刀等。

3.药物治疗　效果不理想，多作为辅助治疗，可选用的药物包括丙戊酸钠、赛庚啶、溴隐亭、氨鲁米特、生长抑素等。

4.肾上腺切除术　适用于术后复发，放疗后临床和内分泌学检查皮质醇增多症状仍未能缓解的病例。

（四）Nelson 综合征

Nelson 综合征是垂体依赖性库欣综合征（库欣病）行双侧肾上腺切除后，由于缺乏皮质醇对下丘脑 CRF（ACTH 释放激素）的负反馈作用，导致 CRF 分泌过多，长期刺激原来存在的垂体 ACTH 腺瘤所致的综合征。

【诊断依据】

1.临床表现

（1）有垂体依赖性库欣综合征经双侧肾上腺切除或一侧肾上腺全切，一侧大部切除的病史。

（2）肾上腺皮质功能低下症状，包括消化系统症状（食欲减退、体重减轻、恶心、呕吐等）、神经系统症状（乏力、淡漠、嗜睡、精神失常等）、代谢障碍（稀释性低钠血症、空腹低血糖等）。

（3）皮肤黏膜色素加深，主要表现为黏膜、齿龈、皮肤掌纹和关节皱褶处色素沉着。

（4）大腺瘤或巨大腺瘤可出现肿瘤占位症状：视力下降、视野缺损、海绵窦神经受累症状等。

2.辅助检查

（1）蝶鞍平片、CT 或 MRI 既可有垂体肿瘤征象，亦可正常。

（2）血 ACTH 水平绝大多数显著升高，少数亦可正常。

【鉴别诊断】　参见垂体腺瘤的鉴别诊断。

【治疗原则】　参见库欣病的治疗原则。

（五）垂体无功能腺瘤

垂体无功能腺瘤约占垂体腺瘤的30％。由于这类肿瘤没有激素过多导致的临床表现,加之病程隐匿,因此常常是肿瘤长大引起神经损害症状,尤其是视力障碍时,才会引起患者注意。无功能垂体腺瘤包括裸细胞腺瘤,嗜酸细胞瘤,静止促皮质激素细胞腺瘤亚型1、2、3和罕见的静止促生长激素细胞腺瘤。习惯上为方便起见将促性腺激素细胞腺瘤也归为此类。尽管后者实际上是激素分泌性病变,可以使促性腺激素分泌增高,但是这种分泌与临床明确的高分泌状态无关。多数裸细胞腺瘤患者在中年或以后发病;男性似乎更易发病。

【诊断依据】

1.临床表现　无明显内分泌相关症状,常继发于肿瘤实质压迫邻近组织,表现为视力障碍、头痛和垂体功能低下。由于没有内分泌功能,垂体无功能腺瘤的早期症状常不明显。因此多数垂体无功能腺瘤被诊断时体积已经较大,常超出蝶鞍以外,按其生长方向不同,可以分别压迫到垂体周围正常垂体组织、视交叉、视束、下丘脑、第三脑室,一些肿瘤还可以浸润性生长,侵犯颅内、筛窦、蝶窦和海绵窦,从而导致相临床症状。视力、视野障碍最常见。垂体功能低下的相关症状也较常见,并可由内分泌检查证实。垂体柄受压导致的中度高泌乳素血症也可出现。

2.内分泌学及影像学检查　见垂体腺瘤总论。

【鉴别诊断】

1.与激素分泌性垂体腺瘤相鉴别;

2.与颅咽管瘤、鞍区脑膜瘤、Rathke囊肿、皮样囊肿、上皮样囊肿、畸胎瘤、蛛网膜囊肿、异位松果体瘤、胶质瘤、转移瘤、脊索瘤等鞍区非垂体病变相鉴别;

3.与少见病如垂体脓肿、结核球、淋巴细胞垂体炎、真菌性炎症相鉴别。

【治疗原则】

1.手术治疗　无功能垂体腺瘤的首选治疗。手术目标包括降低占位效应,重获神经和视力功能,及保留或重获垂体功能。

(1)显微外科手术:治疗垂体腺瘤的主要手段,主要为经蝶窦入路手术。除了可以彻底切除肿瘤外,还具有明显降低了术中对脑组织、脑神经和血管的损伤,耗时短、不影响外貌,患者容易接受以及并发症少,死亡率低等优点。

(2)经颅入路手术:常用的是经额下入路和经翼点入路。优点是肿瘤及周围结构显露清楚,缺点是完全切除肿瘤困难,而且手术并发症及死亡率相对较高,患者难以接受。对于那些肿瘤质地坚硬、血运丰富或呈哑铃状生长的肿瘤以及鞍外扩展明显的巨大肿瘤常需要经颅入路手术治疗。

2.放射治疗　无功能垂体腺瘤由于发现较晚,常侵袭周围组织,手术很难全切除,术后易复发。放疗可以抑制肿瘤细胞生长,同时减少分泌性肿瘤激素的分泌。

(1)常规放射治疗:用线性加速器产生的光子外照射实现。垂体腺瘤实施分次放射治疗,每日一次,一周五次,45Gy分割25～30次。更高剂量的辐射在控制肿瘤以及提高生存率方面没有更多效果,相反带来更多的副作用。

（2）立体定向放射外科治疗：应用立体定向三维定位方法，把高能射线准确地汇聚在颅内靶灶上，可以在较短时间和有限范围内使辐射线达最大剂量，一次性或分次毁损靶灶组织，而对靶灶周围正常组织影响很小。常用的方法是 γ-刀和 X-刀。由于 X-刀是直线加速器作放射源，其准确性和疗效较 γ-刀差。放疗一般起效慢，治疗后至少 1～2 年才能达到满意效果，对那些需要迅速解除对邻近组织结构压迫方面效果不满意。副作用有：急性脑水肿、脑组织放射性坏死、肿瘤出血、脱发和垂体功能减退等。尽管曾普遍对所有不能完全切除的肿瘤患者施行术前放疗，现在这一做法作为常规策略已被废除。目前放疗适应证的选择严格得多，通常用于明确存在肿瘤快速进展的患者。对于较为缓和，生长较慢的病变，症状复发可能发生在数年以后，再次手术通常比放疗更可取。对于更为恶性，看起来注定要快速再生长的肿瘤类型，推荐应用辅助放疗。在这种情况下立体定向放射线手术可能有效。

3.**药物治疗** 无功能垂体腺瘤细胞膜上有和生长激素腺瘤和泌乳素腺瘤相似的生长抑素受体和多巴胺受体。生长抑素和多巴胺激动剂有治疗无功能垂体腺瘤的作用，能够使患者改善视野缺损和肿瘤体积缩小。生长抑素主要有奥曲肽等。多巴胺激动剂有溴隐亭、培高利特、卡麦角林等。此外，生长抑素类似物治疗、促性腺激素释放激素（GnRH）类似物、GnRH 拮抗剂可能有一定的效果。

（六）垂体促甲状腺激素（TSH）腺瘤

垂体 TSH 腺瘤是由于垂体肿瘤分泌过多 TSH 所致的中枢性甲亢。

【诊断依据】

1.**临床表现**

（1）不同程度的甲状腺增大和甲亢症状，如怕热、多汗、心悸、手抖、多食、消瘦、脾气急躁、大便次数增加或腹泻等。

（2）视功能障碍症状，表现为视力下降、视野缺损、眼外肌麻痹等。

（3）其他症状包括性欲下降、头痛、低钾血症、精神症状等。

2.**内分泌学检查** 有血浆游离 T_3、游离 T_4、总 T_3、总 T_4 增高，多数 TSH 增高，但也可在正常范围。甲状腺球蛋白抗体和甲状腺受体抗体正常。

3.**影像学检查** 多为垂体大腺瘤或巨大腺瘤，侵袭性腺瘤比例较高。甲状腺彩超显示甲状腺弥漫性肿大。

【治疗原则】

治疗目的是切除肿瘤，抑制 TSH 分泌，建立正常的甲状腺功能。

1.**手术** 为首选治疗，根据肿瘤大小、位置选择经蝶入路或经额开颅手术。由于 TSH 腺瘤多为大腺瘤，易复发，故多提倡综合治疗。放疗可作为手术的辅助治疗，当手术未能完全切除肿瘤，或术后影像学未见肿瘤残留，但是甲亢仍存在时，应尽早放疗。

2.**药物治疗** 由于患者存在甲亢，术前常短期使用抗甲状腺药物使基础代谢率正常。抗甲状腺药物治疗易使肿瘤呈侵袭性生长，因此，长期使用抗甲状腺药物，以及甲状腺手术或同位素治疗是有害的。奥曲肽为生长抑素类似物，可抑制垂体 TSH 和 a-TSH 水平，长期治疗可降低甲状腺素水平。其副作用为腹部不适、腹泻，长期治疗可产生胆囊结石。奥曲肽非常昂贵,且需长期使用,尚难广泛采用,它可被作为术前准备以及手术和放疗后甲状腺功能仍不正常患者的首选药物治疗。

(七)垂体卒中

1.定义　垂体卒中即垂体腺瘤卒中,是指垂体腺瘤生长过程中突发瘤内出血或坏死致瘤体突然膨大引起的并发症,多急性起病。垂体卒中典型的临床表现主要为突发性鞍旁压迫综合征和(或)脑膜刺激征。轻者于数日后自行缓解,重者可迅速出现严重的神经系统症状,昏迷、甚至死亡。

2.发病机理　垂体卒中的确切原因尚不清楚,目前认为可能与以下因素有关。

(1)缺血因素

1)当垂体腺瘤的生长速度超过血液供应能力时,瘤组织内出现缺血坏死区,继而发生出血。

2)垂体有独特的血管供应。当垂体腺瘤向鞍上生长时,可以嵌入鞍膈切迹和垂体柄的中间狭窄部位,阻断了肿瘤的营养血管,导致肿瘤缺血、坏死和出血;垂体腺瘤向侧方生长压迫海绵窦,外因使海绵窦压力增加,引起肿瘤内静脉压增高,使肿瘤供应动脉受损而梗死。

(2)血管因素垂体腺瘤内血管丰富,形成不规则血窦,血窦壁菲薄,肿瘤体积增大引起局部压力增高导致血管破裂出血。

(3)肿瘤类型:文献报道认为泌乳素腺瘤多见。以往认为垂体卒中多见于体积较大的腺瘤,但目前认为小腺瘤亦可发生,许多微小腺瘤卒中后,临床症状不显著,称为亚临床垂体卒中。

(4)诱发因素

1)外伤:在患垂体腺瘤时,若头部受到外力作用,由于头颅与脑运动速度不一致,肿瘤与脑颅在运动的瞬间发生挤压或牵拉,导致或促进供瘤血管出血,尤其是肿瘤病理血管。

2)放疗:垂体腺瘤放射治疗可以使得瘤体内血管增加,增加出血的机会。

3)雌激素:有实验表明,雌激素能导致垂体充血,易出现垂体卒中。

4)上呼吸道感染、喷嚏使海绵窦内压力增高,如腺瘤长入海绵窦内,则瘤内静脉回流压力剧增,引起瘤内血供不足或动脉栓塞。

5)其他:如溴隐亭、氯丙嗪、抗凝治疗、酗酒、血管造影、垂体功能动态检查、外科手术后以及蝶窦炎、动脉粥样硬化栓塞、血小板减少等也能诱发垂体卒中。

3.临床表现　根据垂体腺瘤卒中出血量的不同,患者的临床表现亦不同。垂体卒中主要表现为严重的出血所致的脑膜刺激症状,及对周围组织的压迫症状。患者可能的症状为:突然头痛,恶心,呕吐,复视,视力下降甚至失明、视野缺损,查体发现单个或多个海绵状窦内脑神经功能障碍,可为单侧或双侧。

根据肿瘤卒中后对周围结构的影响和病情缓急及严重程度,将垂体卒中分为四种类型,

1)暴发性垂体卒中(Ⅰ型):指出血迅猛,出血量大,直接影响下丘脑,此时患者均伴有脑水肿及明显颅内压增高,出血后3小时内即出现明显视力视野障碍,意识障碍进行性加重,直至昏迷甚至死亡。

2)急性垂体卒中(Ⅱ型):指出血比较迅猛,出血量较大,已累及周围结构,但未影响下丘

脑,也无明显脑水肿及颅内压增高,临床表现为头痛,视力视野障碍,眼肌麻痹或意识障碍,在出血后 24 小时达到高峰,在观察治疗期间症状和体征无继续加重倾向,但占位效应明确。

3)亚急性垂体卒中(Ⅲ型):出血较缓慢,患者出现视力障碍或眼肌麻痹,原有垂体腺瘤症状轻度加重,无脑膜刺激征及意识障碍,常被患者忽略。

4)慢性垂体卒中(Ⅳ型):出血量少,无周围组织结构受压表现,临床上除原有垂体腺瘤的表现外,无其他任何症状,往往是 CT、MRI 或手术时才发现。

4.诊断依据及鉴别诊断 对于垂体卒中前即存在垂体腺瘤症状的患者较易诊断,对于以前无症状的患者易被误诊为动脉瘤、脑膜炎或球后视神经炎。诊断标准:

(1)突然头痛并伴有呕吐和脑膜刺激征。

(2)有鞍内肿瘤证据,伴有或不伴有鞍上侵犯。

(3)突然视力下降、视野障碍。

(4)眼肌麻痹。

如果仅符合前两点,出血来源不明确时,应行血管造影排除颅内动脉瘤。

鉴别诊断包括脑动脉瘤破裂、脑膜炎、中脑梗死和/或出血等、其他鞍区肿瘤的出血等。

5.辅助检查

1)X 线检查:蝶鞍扩大,前床突消失,鞍底骨质破坏。

2)CT:蝶鞍区呈圆形,边界清楚的高密度病变,有时为低密度影,增强扫描强化不明显。

3)MRI:能较好显示鞍区周围的结构,分辨出垂体腺瘤、梗死灶和出血灶。

4)脑血管造影或磁共振脑血管重建:不是必需的检查,可用以鉴别鞍上动脉瘤;血管造影可观察鞍区病变对海绵窦段血管的影响,可为术者判断手术风险提供重要的信息。

5)腰穿检查:一般可根据影像学检查确诊,若需鉴别严重脑膜炎可行腰穿,垂体卒中患者脑脊液可为清亮或血性,早期可发现颅压及脑脊液蛋白增高。

6.治疗原则

1)不同类型患者的处理原则:Ⅰ型患者在确诊后应立即给予脱水药物及激素治疗,并尽早手术以减轻对下丘脑及视神经、视交叉的压迫;Ⅱ型患者可首先采用保守治疗措施,等患者一般状况好转后,限期手术治疗;对Ⅲ、Ⅳ型患者,如已有视力视野障碍,观察治疗一段时间无好转,应手术治疗。如无视力视野障碍,可以在严密观察、定期随访的基础上采取保守疗法,适当补充激素。在此期间如果占位效应明确,应考虑手术治疗。手术治疗方式可为经鼻—蝶显微手术或神经内镜手术,若肿瘤明显侵犯鞍上,可行根据肿瘤部位行开颅手术治疗。

2)激素替代治疗:垂体卒中患者一经确诊可及时行激素替代治疗,以增强应激能力和减轻视神经、视丘下部的急性水肿,使临床症状趋于稳定,降低手术病死率;所有患者均应监测卒中急性期和恢复的垂体前叶功能检查,若出现垂体前叶功能低减,应根据检查结果进行相应的激素替代,并规律随访。

3)严密监测患者出入量及血电解质,维持水电解质平衡。

4)其他药物治疗:少数症状轻微的泌乳素腺瘤患者可不采用手术治疗,而应用溴隐亭或卡麦角林药物治疗。

(底爱英)

第六节 听神经瘤

听神经瘤起源于听神经的鞘膜,应称听神经鞘瘤,为良性肿瘤,大多发生于一侧。少数为双侧者,多为神经纤维瘤病的一个局部表现。绝大多数听神经鞘瘤发生于听神经的前庭支,起于耳蜗神经支者极少。该肿瘤多先在内听道区发生,然后向小脑脑桥角发展。肿瘤包裹膜完整,表面光滑,也可有结节状。肿瘤主体多在小脑脑桥角内,表面覆盖一层增厚的蛛网膜。显微镜下主要有两种细胞成分:Antoni A 和 Antoni B 型细胞,可以一种细胞类型为主或混合存在,细胞间质主要为纤细的网状纤维组成。随肿瘤向小脑桥脑角方向生长及瘤体增大,与之邻近的脑神经、脑干和小脑等结构可相继受到不同程度的影响。往往向前上方挤压面神经和三叉神经;向下可达颈静脉孔而累及舌咽、迷走和副神经;向内后发展则推挤压迫脑干、桥臂和小脑半球。

【诊断标准】

1.临床表现

(1)病史:听神经瘤的病程较长,自发病到住院治疗时间平均期限为数月至 10 余年不等。

(2)症状:首发症状几乎均为听神经本身的症状,包括头昏、眩晕、单侧耳鸣和耳聋。耳鸣为高音调,似蝉鸣样,往往呈持续性,多同时伴发听力减退。

①耳蜗及前庭神经症状头昏、眩晕、耳鸣和耳聋。

②头痛:枕和额部疼痛。

③小脑性共济运动失调、动作不协调。

④邻近脑神经损伤症状:患侧面部疼痛、面肌抽搐、面部感觉减退、周围性面瘫。

⑤颅内压增高:双侧视盘水肿、头痛加剧、呕吐和复视等。

⑥后组脑神经和小脑损伤症状:吞咽困难、进食发呛、眼球震颤、小脑语言、小脑危象和呼吸困难。

2.辅助检查

(1)听力试验

①电测听检查比较准确的听力检查方法。蓝色为气导曲线,红色为骨导曲线。正常值为20dB。听神经鞘瘤为高频听力丧失。

②脑干听觉诱发电位(BAEP)检查目前最客观的检查方法。听神经鞘瘤通常为Ⅰ～Ⅲ和Ⅰ～Ⅴ波峰潜伏期延长,或除Ⅰ波外余波消失。

(2)神经影像学检查

①头部 X 线片:可拍摄侧位片、汤氏位片或司氏位片。以了解内听道口及岩骨破坏情况,特别是内听道口扩大最具诊断意义。

②头部 CT 检查:要求有 CT 增强像,以避免遗漏小的肿瘤,并有岩骨的骨窗像,从中可了解内听道口、岩骨的破坏情况、肿瘤性状。

③头部 MRI 检查:可以清楚地显示肿瘤的性状(大小、边界、血运、侵及的范围、瘤周水肿)、与周围组织的关系,特别是了解与脑干和血管的关系,有无继发幕上脑积水。

3.鉴别诊断　应与表皮样囊肿、脑膜瘤、三叉神经鞘瘤或其他脑神经鞘瘤,第四脑室肿瘤、小脑或脑干外侧肿瘤、转移瘤或其他恶性肿瘤,蛛网膜囊肿等相鉴别。

【治疗原则】

1.常用的治疗方法

(1)临床观察:密切观察症状、听力(听力测定),定期影像学检查了解肿瘤生长情况(每6个月1次CT或MRI检查,持续2年,如果稳定改为每年1次)。如症状加重或肿瘤生长＞2mm/y,在一般情况良好时建议采取手术治疗,如患者一般情况差可行立体定向放射治疗。

(2)放射治疗(单独或作为外科手术的辅助性治疗)包括外放射治疗和立体定向放射治疗。

(3)外科手术治疗。

2.选择治疗方法

(1)应考虑以下因素选择不同的治疗方法

①患者的一般情况,如年龄、主要器官功能状态,以及是否合并其他系统疾病等。

②肿瘤大小和部位。

③肿瘤发展速度。

④是否存在有用听力,是否能保留有用听力。

⑤第Ⅶ、Ⅴ脑神经功能的保留。

⑥是否为神经纤维瘤病。

⑦各种干预性治疗方法的效果(包括远期副作用)。

⑧患者的要求和意见。

(2)一般选择原则

①随访观察仅限于无占位效应症状的老年患者。

②小型肿瘤(直径≤3cm)建议手术治疗。不能耐受手术者可观察或做γ刀治疗。

③大型肿瘤(直径＞3cm)建议手术治疗。如果患者不能难受手术或术后复发建议放射治疗。

④选择放射治疗方式时,如果肿瘤直径≤3cm,适合立体定向放射治疗。

3.手术入路及适应证

(1)枕下乙状窦后入路,适于Ⅰ～Ⅳ型肿瘤切除。乳突后直切口适于Ⅱ型及部分Ⅲ型肿瘤的切除。

(2)经岩骨入路是以岩骨为中心,颅中窝、颅后窝的联合入路,适于向斜坡发展的肿瘤切除。

(3)经迷路入路适用于位于内听道的小肿瘤。

听神经鞘瘤显微手术全切的标准应该是肿瘤的全切除＋面听神经的解剖保留,小肿瘤还应争取听神经功能的保留。

4.术后处理

(1)给予脱水、激素治疗,注意有出现消化道出血的可能。

(2)患者术后神志未清醒,应行头部CT检查。

(3)术后面瘫、眼睑闭合不全者,应用眼罩将眼封闭,每日涂抗生素眼膏。如发现结膜炎,可缝合眼睑。

（4）术后 3 天内应严格禁食，3 天后可试进流食。患者术后的第一次进食，应该由医生实施，从健侧口角试喂水，严密观察有无后组脑神经损伤的表现。因吞咽呛咳不能进食，术后 3 天起给予鼻饲，加强营养。

（5）随诊与复查听神经鞘瘤术后主要是观察面、听神经的功能，特别是对于术前有残存听力的患者，术后听力情况更为重要，了解有无纯音听力或语言听力。

（6）对未能全切除的肿瘤者，可行 γ 刀或 X 刀治疗。

（7）面瘫严重者，可于术后 1 年内行面神经功能重建手术，如面-舌下神经吻合术。

（刘庆利）

第七节　颅咽管瘤

【概述】

从胚胎期颅咽管的残余组织发生的良性先天性肿瘤。其起源是在垂体柄结节部的鳞状表皮细胞巢，但也得考虑来自垂体固有细胞的组织转化。

颅咽管瘤曾经用过许多名称：拉克氏肿瘤和拉克氏囊肿病，垂体管肿瘤颅咽管囊肿瘤，埃尔德海氏瘤，釉质瘤，表皮瘤，垂体柄肿瘤，以及髓样癌等。

1900 年 Babinski 和 Frohlich 初次发现鞍上囊性表皮肿瘤而迷惑不解，1899 年 Mott 和 Barre 曾提出肿瘤来自垂体管或拉克氏囊。四年之后，Erdheim 确认了肿瘤的基本特点。Lewis 于 1910 年首先尝试肿瘤切除。1923 年以后，随着 Mckenzie 和 Sosman(1924)，Mclean (1930)，Cushing(1932)先后确认，统一了颅咽管瘤这一名称，至今已被公认。

目前，不仅在颅咽管瘤的起源、组织学以及病理学存在分歧，而且在外科治疗也有多种见解。这些未决的难题均有待深入研究。

【发生学】

约在胚胎第 2 周即在原始口腔顶出现一向上突起，逐渐伸长的盲囊，称之为拉克氏囊，位于脊索的前端。稍晚一些在前颅底部向下出现漏斗突，二者逐渐接近，构成垂体。Rathke 氏袋与原始口腔相连部分逐渐变细形成一管道，即颅咽管，或称垂体管。在正常情况下，该管约在胚胎 7～8 周时逐渐退化消失，Rathke 氏袋在第 8 周后由简单的表皮结构迅速增殖形成垂体的腺部，包括前叶和结节部，漏斗形成垂体神经部即后叶。

正常成人的垂体，特别是在结节部，有残存的鳞状表皮细胞，Erdheim 认为颅咽管瘤即起源于这些残余的表皮细胞。对此曾有不同的意见，如 Luse 和 Hunter(1955)都认为这个鳞状表皮巢是垂体细胞化生产物，而不是胚胎残余，对颅咽管的起源问题仍有待研究。但多数作者坚持 Erdheim 的学说。

【病理】

肉眼可见表面光滑或呈轻度凹凸结节状，境界明确的肿瘤，无包膜，囊肿可一个或多个，大小不等，直径为 20～150mm；也有无囊的实质性肿瘤。囊肿内容为黄褐色内燃机油样，放置不凝固。可见浮游闪光样的胆固醇结晶。组织学分为釉质表皮型和鳞状表皮型两种。前者为小儿型，有3层构造，最外层为一层圆柱立方表皮，中间层为复层的多角形、鳞状表皮样细胞，最内层为星形胶质细胞，处处有岛形成，在其中心的层状明胶样物质的一部分形成钙化，后者细胞间桥发育的多形性肿瘤细胞呈复层状、岛状发育，虽伴有丰富血管结缔组织的间质，但看不到囊肿形成、明胶化和钙化。在小儿几乎都是釉质表皮型，而在成人中两种类型各占半数。

【发病率】

颅咽管瘤约占颅内肿瘤的4％。但在儿童却是最常见的先天性肿瘤，占鞍区肿瘤的第一位。按Ingraham及其他作者Scott(1946)；Banna(1973)等可占13％，Koos和Miller(1971)的比率较低，为7.5％，Venn一组700例肿瘤中占8.2％，Zulch的报告材料则更低，仅占2.5％。国内京、沪两地3组资料提示，颅咽管瘤占全脑肿瘤的4.7％～6.5％，但60％的病例发生在15岁以下的儿童。按部位讲，颅咽管瘤在儿童约占幕上肿瘤的17％；单就鞍部、视交叉区部可占54％，而在成人远低于儿童，仅为20％。

【年龄与性别】

如果不分成人和儿童，则本病可以发生在任何年龄，但70％是发生在15岁以下的儿童和少年。全年龄组的发病高峰为15岁或13岁，而儿童和成人各自的发病率年龄高峰则有明显区别。在儿童组，据Banna(1973)的一组病人71例颅咽管瘤的高峰年龄为7岁，并有两个高峰为13岁和15岁。在Koos和Miller(1971)的一组58例的高峰年龄为13岁和一个较小的高峰为5岁。据AZAR-KIA 1975年前的文献资料仅见4例新生儿发病。在成年组，Banna(1973)一组84例其年龄分布的高峰为63岁和3个较小高峰分别为16岁、22岁和35岁。据Koos和Miller(1971)的协作研究表明，有25岁、50岁和60岁三个年龄高峰。若考虑所有组，则反应高峰年龄本身是介于7～13岁、20～25岁、60～65岁。罗世祺曾报告本病发病的高峰年龄是8～12岁。性别的差异报道不一，在大多数儿童组中，女性占有优势为2：1(Koos和Miller1971)，1.6：1(Banna1973)。但也有作者报告认为男性略占多数。罗世祺报告332例中男女之比为1.4：1。但在成人组中，不存在性别之差。

【好发部位】

部位分法不一，BinkenandBruyn(1975)按照颅咽管瘤与鞍膈的关系，可分为鞍内、鞍上、鞍内鞍上和脑室内肿瘤。

鞍内颅咽管瘤：生长于鞍内，较为少见。垂体向下移位，平坦并在早期受损，随肿瘤增大鞍膈向上推移，向脑组织发展，这型向鞍上、鞍后发展，即在视交叉的后面，使第三脑室底部升高，上部脑干向后而视交叉则向前移位。这型肿瘤蝶鞍显著扩大。

鞍上颅咽管瘤：位于基底池的蛛网膜内并压迫额叶和第三脑室。垂体和蝶鞍常不受损害。肿瘤向上发展可位于视交叉前位和后位。

鞍内、鞍上颅咽管瘤：肿瘤位于鞍上又位于鞍内，当鞍膈破坏或经过小裂孔后，两部分肿瘤广泛合成一体。这样病例不是单一肿瘤生长而是来自综合的起因。

脑室内颅咽管瘤：1971年Cashing和Young曾报告2例真正的脑室内肿瘤，但未见肿瘤向脑外扩展。2例均未进行肿瘤切除手术，结果均死亡。1973年Bollati等也报告了类似病例。

颅咽管瘤的部位不同,供血也有差异。鞍内肿瘤接受海绵窦内两侧颈内动脉的分支供血。1964 年 Parkinson 曾描述该侧支循环,而且在手术显微镜下能清楚看到予以电凝。鞍外肿瘤在前面接受来自前交通动脉的小分支和邻接的大脑前动脉供血;侧面则为后交通动脉的分支供血。脑室外肿瘤既不接受任何大脑后动脉分支,也不接受基底动脉分叉部的供血,这就使手术能适当牵拉囊壁的后部。然而当肿瘤接近第三脑室底部时则应仔细操作,由于其供血是来自大脑后动脉起始部。

【临床表现】

颅咽管瘤属良性瘤,生长缓慢,一般小儿病程比成人为短。其临床表现视肿瘤部位及发展方向、年龄大小而有所不同。鉴于肿瘤发生在鞍部因而常出现类似垂体腺瘤的局灶症状。

(一)颅内压增高症状

早期无颅内压增高,当肿瘤向鞍上发展累及第三脑室前半部,闭塞室间孔导致脑积水而引起颅内压增高。这在成人很少见,垂体腺瘤病人也几乎不引起颅内压增高。约有 80% 的病人临床表现有头痛、呕吐,视乳头水肿以及外展神经一侧或双侧麻痹。晚期颅内压增高病人可出现嗜睡乃至昏迷。

(二)视力视野障碍

肿瘤位于鞍上常因直接压迫视神经,视交叉及视束,有 70%~80% 的病人出现视力、视野障碍,如双颞侧偏盲,部分偏盲或左右不对称的视野缩小。有时因肿瘤向后外侧发展亦可出现同向性偏盲。由于颅内压增高而出现视神经乳头水肿,日久因继发性视神经萎缩而导致失明并非少见。鉴于婴儿时期有轻微视力障碍和小的视野缺损,除非进展到相当严重的程度,很难被人发现。儿童也很少能表达自己的视力减退,只有在误撞目标,不停眨眼或歪头费力去视物、阅读时,这才怀疑有视力障碍,开始引起重视。

(三)垂体功能低下

主要因肿瘤压迫,特别是鞍内型肿瘤,垂体前叶受压导致生长激素及促性腺激素分泌不足,而出现生长发育障碍,骨骼生长迟缓甚至停止,表现身材矮小,称之为垂体性侏儒。虽已到成年,体形仍如同儿童而貌似成人,病人表现乏力倦怠,少动,食欲减退,皮肤苍白细腻,基础代谢率低下等。至青春期常有性器官发育障碍,无第二性征,性欲减退。男性阳痿,女性月经失调或停经。

(四)下丘脑损害的表现

由于肿瘤向鞍上发展增大至第三脑室底部,下丘脑受压其结果可出现体温偏低,嗜睡,尿崩症,以及肥胖性生殖无能综合征。尿崩症约有 10% 为初发症状,表现为多饮多尿,每 24 小时出入量可达数十升,这是视上核、室旁核、下丘脑、垂体后叶受累,导致抗利尿激素产生减少所致。肿瘤致下丘脑或垂体柄损害阻断泌乳激素分泌抑制因子,有时则发生无月经和泌乳过多。

根据以上诸症状的出现方式,肿瘤发生部位,生长发育等可大体予以推断肿瘤部位。如鞍上肿瘤出现视力障碍,颅内压增高较早,而少见的鞍内肿瘤位于鞍膈下方,一般表现垂体腺瘤的症状。肿瘤也有向鼻咽腔(Maiur 等 1987)或向后颅窝(Young 等 1987)生长，这类称之为蝶骨底型。

颅咽管瘤发生于成人，已如前述一般不出现颅内压增高症状，但视神经受压，精神症状出现较多见，一般预后不良，而且实质性肿瘤的复发率高。

【辅助检查】

(一)颅骨 X 线平片

在小儿颅咽管瘤几乎均有病理改变，在成人也有 2/3 的病人异常。显示颅骨鞍区钙化者约 50％～90％。一般年幼者多见(73％)，成年较少见(36％)，钙化的形态多种多样，可呈云絮状、点片状或团块状等，常是诊断颅咽管瘤的重要线索。随肿瘤增大，蝶鞍可呈浅碟形扩大或破坏。随肿瘤增大或/和室间孔闭塞至颅内压增高后，约有 60％的病人可见颅骨有颅内压增高征象，以儿童多见。

(二)CT

单纯 CT 片上，在 70％～90％的小儿，30％～67％的成人于鞍上可见散在的结节钙化，以及 82％的囊肿呈低密度；在囊肿上多呈弧形钙化，增强 CT 片上可见囊肿壁的部分强化缘，多达 72％。以上所述囊肿形成，钙化以及增强效果的特征全具备者可有 75％，均证实为颅咽管瘤的诊断。单纯靠 CT 确诊颅咽管瘤并非易事。鉴于囊肿的中心部可呈等密度或较少见的高密度。因此，不能因中心部不是低密度而否定颅咽管瘤的诊断。

(三)MRI

颅咽管瘤的 T_1 加权像显示低到高信号区，这取决于肿瘤的内容，T_2 加权像呈高信号区。倘若胆固醇及正铁血红蛋白含量多时 T_1 像显示高信号区，而含部分含铁血黄素或钙化的颅咽管瘤 T_1 和 T_2 加权像均显示为低信号区，对周围组织的关系表现清楚，但是看不到 CT 显示的鞍背破坏和钙化。

(四)内分泌功能的测定

一般在术前测定垂体功能，如果表现肾上腺皮质机能减退和甲状腺机能低下，则提示术中术后有可能出现激素分泌功能衰竭，此时基础代谢率降低，糖耐量呈低平曲线，血中胆固醇可增高，周围血嗜伊红细胞可增多，肾上腺素试验注射后 4 小时嗜伊红细胞可不减少。

【诊断与鉴别诊断】

临床诊断小儿颅咽管瘤一般较为容易，因为常伴有发育迟缓，视力、视野改变以及颅内压增高，并通过前述各项检查而肯定诊断，但在成人的诊断往往遇到困难，原因是少见的肿瘤尤其鞍内型颅咽管瘤和垂体瘤的影像学表现相似，常发生诊断困难。因此，当疑有本病时为提高疗效宜尽早拍照头颅平片，作 CT 扫描以便做出早期诊断，并需与下列疾病相鉴别。

(一)垂体腺瘤

不论分泌型或非分泌型的垂体腺瘤大多见于 15 岁以后，一般不产生颅内压增高的症状，无生长发育迟缓，常有典型双颞侧偏盲，眼底可有原发性视神经萎缩。假如发现鞍上有钙化和视交叉后的垂体腺瘤，常给诊断带来困难。

（二）鞍结节脑膜瘤

较为常见的鞍上肿瘤，垂体内分泌障碍与下丘脑损害症状均少见。常见有鞍结节部位有骨质增生或骨质破坏，累及前床突和蝶骨小翼，增强 CT 扫描可在鞍上区显示团块影像。

（三）虹吸段动脉瘤

在临床上诊断并不困难。但鞍区钙化呈环形，蝶鞍扩大，不能排除拉克氏袋肿瘤，对成人应作双侧颈内动脉造影，以资鉴别。

（四）视神经胶质瘤

视神经和视神经交叉的胶质瘤一侧或两侧视神经孔扩大是重要的诊断依据，但也有罕见颅咽管瘤伴有视神经孔扩大的个例报告。

（五）第三脑室前部胶质瘤

可有典型的临床表现，早期出现颅内压增高，并进行性加重，可呈发作性头痛。一般无蝶鞍改变，无钙化，无内分泌症状，CT 扫描有助诊断。

（六）生殖细胞瘤

可发生在鞍上，称之为鞍上生殖细胞瘤，突出的临床表现为尿崩症，可有性早熟征，蝶鞍形态大多正常，也无钙化。

（七）脊索瘤

大多有数条颅神经损害症状，常见有钙化，颅底（蝶鞍部和斜坡）可有明显骨质破坏，一般能与本病相鉴别。

（八）其他鞍区病变

如鞍区皮样囊肿、表皮样囊肿以及视交叉部蛛网膜炎等也应予以鉴别。

【三脑室及周围颅咽管瘤手术治疗】

颅咽管瘤为良性肿瘤，境界鲜明，呈膨胀性生长，一般肿瘤浸润仅限于第三脑室底的结节，若能全切除可望治愈。因此首选治疗应为全切除。

（一）额下入路

该入路适用于鞍膈下型且肿瘤局限在垂体窝或向鞍上轻度生长的颅咽管瘤。一般行冠状切口右额开颅，骨瓣到眉弓。剪硬膜后先释放出侧裂池脑脊液，为显露充分，可打开侧裂池根部显露出颈内动脉分叉部，待额叶塌陷后再抬起额叶，显露鞍区结构。在双侧视神经间隙可看到肿瘤囊壁向上膨隆，将视交叉定向后上方。此肿瘤囊壁实际是鞍膈，切开后有囊液流出。在鞍膈的下面为真正的肿瘤囊壁，囊壁内面有钙化斑块。对于实质性肿瘤应用取瘤钳分块囊内切除。囊内减压后分离囊壁，囊壁与视神经、视交叉、颈内动脉、大脑前动脉、下丘脑、垂体柄常有粘连，应在显微镜下仔细分离，分块切除囊壁。由于肿瘤的外表面为鞍膈，肿瘤囊壁与鞍膈紧密粘连，故应将鞍膈连同下面的肿瘤囊壁一并切除。切除范围：前到鞍结节，后到鞍背，两侧接近海绵窦。垂体柄常位于后下方应仔细辨认，可在垂体柄进入鞍膈处离断它，也可保留垂体柄周围的小部分鞍膈。

（二）经额部纵裂入路和经终板入路

适用于鞍上肿瘤，肿瘤将第三脑室向上顶起。病儿仰卧位，发际内冠状切口，右额骨瓣：内侧到中线、下方接近眉弓。切开硬膜后先放出外侧裂处的脑脊液,待额叶明显塌陷后,从纵裂分离、显露鞍区。先分离两侧额叶到达前颅底,再向后分离到胼胝体膝部,此处可看到经胼胝体膝部绕行的双侧胼周动脉。纵裂完全分开后即可看到经视神经间隙向上生长的肿瘤,肿瘤将视交叉和前交通动脉顶向后上方。位于鞍膈上的囊性颅咽管瘤囊壁为真性肿瘤,因此,在抽取囊液后要将囊壁从周围结构上分离、并予切除。鞍上型颅咽管瘤的外壁表面为蛛网膜,其与周围视神经和血管轻度粘连,比较容易分离。囊内底部有钙化沉积团块,多呈砂砾状,易于剥离。对于鞍内型的肿瘤,我们所看到的是鞍膈,其下方才是真正的肿瘤囊壁,两者粘连非常紧密不易分离,因此,对于此型颅咽管瘤要将鞍膈和其下方的囊壁一并切除。切除的范围:前方到鞍结节,后方到鞍背,两侧接近海绵窦。可在垂体柄进入鞍膈处将其离断,或保留垂体柄周围的少许鞍膈。垂体窝底部的囊壁与下方的被压扁的垂体(神经垂体)硬膜粘连紧密,不可强行剥离,以免损伤下方的垂体和海绵间窦。肿瘤切除后可清晰地看到双侧视神经和颈动脉、视交叉、前交通动脉、脚间池和基底动脉等结构。

对于突入第三脑室前部的瘤体,术中根据视交叉和前交通动脉的位置,在前交通动脉的前方或后方打开终板,即可看到瘤体并予切除(经终板入路)。手术操作中要小心保护前交通动脉及其分支血管、视交叉和视神经。

(三)经额部胼胝体-透明隔间隙-穹隆间入路

病儿仰卧位,发际内沿中线向后钩形切口,梯形骨瓣:内侧到中线、后界到冠状缝。沿矢状窦方向半月形剪开硬膜,硬膜瓣翻向中线,充分显露纵裂区域。将半球向外侧牵开,向下分离显露胼胝体,纵形切开前部胼胝体 $2.5 \sim 3.0$ cm,进入透明隔间隙。分开双侧透明隔,其前方到透明隔间隙的前界,双侧透明隔的下界为穹隆,小心分开双侧穹隆进入第1脑室。此时可见肿瘤的囊壁,破壁吸出囊液后肿瘤塌陷,沿囊壁外侧分离囊壁、并分块剪除囊壁。应特别小心勿损伤第三脑室前下外侧壁(下丘脑神经核),囊壁与脑室壁之间有胶质增生层,严格在此层内分离。切除肿瘤的后极后,可见大脑导水管,向前切除囊壁到鞍背,可见基底池及其基底动脉和分支动脉。可调整病儿的头位和显微镜的方向,用窄脑板牵开前部胼胝体(膝部和喙部)以显露鞍上区域(垂体窝区域),小心分离此处的囊壁,如囊壁与前方的结构粘连紧密,不要强行剥离以免损伤前方的血管,引起致命性的出血,可残留少许囊壁,做术后放疗。

此入路的优点是:

1.能作到近全切除肿瘤,或全切除;

2.能解除脑脊液通路的梗阻;

3.除切开胼胝体外,不损伤正常脑组织;

4.直视下切除肿瘤,能最大程度地保护下丘脑。

(四)翼点入路

病儿左侧卧位,翼点切口和骨瓣,在剪开硬膜前咬除蝶骨嵴,以蝶骨脊为中心半弧形剪开硬膜,显露额叶、外侧裂、颞叶。剪开外侧裂的蛛网膜,电凝并剪断额叶靠近外侧裂处的静脉,向两侧分别牵开额叶和颞叶,分开外侧裂到颈内动脉分出大脑前动脉和大脑中动脉处,充分显露鞍区结构(视神经和颈内动脉)。可看见位于脚间窝内的肿瘤,瘤体将视神经和视交叉向上顶起,瘤体表面有蛛网膜。可利用的手术间隙有:视神经-颈动脉间隙、双侧视神经间隙、颈动脉-动眼神经间隙和终板间隙,一般从视神经-颈动脉间隙切除肿瘤。穿刺抽出囊液后瘤体塌陷,先从瘤内分块切除肿瘤,待瘤体减小后,小心沿肿瘤外壁分离周围神经、血管的粘连,由于肿瘤表面为蛛网膜,故肿瘤(或囊壁)与周围结构的粘连不紧密,易于剥离。瘤体的后上方为术野盲区,小心向下牵拉瘤体以切除此处的囊壁(或瘤体),如牵拉较为困难,说明瘤体与周围结构粘连紧密,不要强行牵拉、切除,以免损伤脚间池内的脑干穿支血管。此入路一般可做到肿瘤的全切除或近全切除。

(五)术后放射治疗

手术切除和放射治疗是根本方法,但治疗和纠正水、电解质、内分泌紊乱是保证手术成功的前提。对不能达到全切除的颅咽管瘤,术后必须给予放疗。术后放疗可使手术病人的生存率提高50%～80%。放射剂量应不少于5400cGy,分割量每次180cGy(15、16)。20年的生存率达78%(第一次手术)。一组随访20年的61例儿童颅咽管瘤资料显示:10年实际生存率单独放疗为100%,手术+放疗为86%,而单独手术为31%。此资料并不能说明单独放疗好于手术+放疗,选择治疗方法以及生存率的高低与肿瘤的大小有直接的关系:大于5cm的肿瘤经治疗后极易复发(6例中5例复发).小于5cm的肿瘤经治疗后极少复发(30例中6例复发)。仍说明手术切除使瘤体缩小,有利于放射治疗。

对复发的颅咽管瘤手术+放疗仍是首选方法。其他治疗方法不能提高治愈率,如:单独放疗、间质内放疗、抽空囊液等。

【术后并发症】

(一)下丘脑损伤

1.尿崩症　肿瘤全切除的病例,可有70%～100%,而非全切除的病例不足50%,一般可在两周内自愈,有时需服双氢克尿噻,对重症者则再给垂体后叶素,同时注意水、电解质平衡。

2.体温失调　严重下丘脑损伤时出现中枢性过高热,体温可达41℃以上,处于昏迷状态。也有表现为体温不升,低于32℃以下,病人陷入垂危状态,应予以对症处理,预后不佳。

(二)无菌性脑膜炎

系因囊性肿瘤内容物术中溢出,刺激室管膜或脑膜所致,因此,除尽可能多切除囊壁外,还需用生理盐水充分冲洗囊腔。术后再反复多次腰穿并适当排放脑脊液,这些措施既起到预防,也起到治疗作用。

(三)颅咽管瘤可遗留功能障碍的表现

1.视力障碍　视交叉前或其下的颅咽管瘤,术后效果满意,主要原因是术后使颅内压降低,解除肿瘤对视神经和视交叉的直接压迫;而在视交叉后的肿瘤,手术过程中视束易被损伤,以至效果不佳。

2.生长迟缓　儿童仍保持矮小,肢体软骨已钙化。这是令人失望的预后,后期给予锻炼,可有某种程度的恢复。

3.性发育不全　手术不能改善性成熟的问题。

4.垂体功能障碍　手术不能改善垂体功能低下,如经化验检查证实后替代治疗是必需的。

【预后】

随着显微外科技术的应用,影像学诊断的进步以及对术后并发症防治的重视,手术效果已经取得了明显提高,预后也有了较大的改善。

鉴于颅咽管瘤的发生部位、肿瘤大小、累及范围的不同,将产生手术疗效的差异。首次手术力求全切肿瘤,并经影像学检查的印证,有人报道其手术死亡率已降至 0~2%,10 年生存率达 58%~66%,复发率 7%~26.5%。部分切除肿瘤的复发率很高,即使术后辅以放疗,也不能长期控制残存肿瘤的继续生长,5 年生存率难以达到 50%,再次手术行广泛切除肿瘤难度很大,也会增加手术的危险性。

(王常贞)

第八节　颅底肿瘤

颅底肿瘤起源于颅底和其相邻近结构,有些肿瘤由颅内向颅外或由颅外向颅内,通过颅底裂孔或破坏颅底骨质后,在颅内生长。因此部分瘤体位于颅内,而部分瘤体位于颅外。颅底肿瘤种类较多,临床上以前、中和后 3 个颅窝底范围划分。

【诊断标准】

1.临床表现

(1)颅前窝底肿瘤:起源于额骨的骨软骨瘤和成骨肉瘤、颅前窝底脑膜瘤,以及起源于鼻腔内的恶性肿瘤较为常见。早期可有嗅觉减退或丧失、颅内压增高症状(头痛、呕吐)、精神症状、癫痫发作,颅眶沟中的肿瘤可有眼球突出、复视和视力减退或失明等。

(2)颅中窝底及海绵窦区的肿瘤:颞下窝肿瘤多起源于颅中窝底脑膜瘤、三叉神经鞘瘤和血管纤维瘤,亦可有鼻咽癌侵入颅内等。常见症状是颜面部麻木或疼痛、咀嚼肌和颞肌萎缩,以及海绵窦闭塞的表现,如头晕头痛、复视、眼球运动障碍,亦可有癫痫发作等。

(3)颅后窝底及小脑桥脑角肿瘤:斜坡脑膜瘤和脊索瘤可出现一侧或双侧多发性第Ⅲ～Ⅷ对脑神经麻痹,脊索瘤往往在鼻咽部有肿物突出。颈静脉孔区肿瘤可出现第Ⅸ、Ⅹ、Ⅺ对脑神经麻痹。舌下神经瘤表现为一侧舌肌麻痹或萎缩。瘤体大者可出现头晕、共济失调等脑干症状。

(4)岩斜区肿瘤:主要以后组脑神经症状为主,常见为复视、面部麻木、眼球活动受限、饮食呛咳,其次是头痛、眩晕、半身无力或偏瘫、共济失调(醉汉步态)等。

2.辅助检查

(1)头部 CT 和 MRI 检查:明确肿瘤部位。

(2)血管显影检查:颅底肿瘤血供丰富或与颈内动脉等大动脉关联密切者,应行全脑数字减影血管造影(DSA)检查,亦可行心脏血管造影(CTA)检查,了解肿瘤主要供血动脉和引流静脉,注意肿瘤是否包裹了较大的血管。

(3)术前依据颅底肿瘤部位,行视力视野、电测听,以及脑干诱发电位检查。

【治疗原则】

1.手术适应证

(1)颅底各部位良性肿瘤。

(2)颅底部位局限性生长的恶性肿瘤,患者状况允许手术者。

(3)适用于上述(1)和(2)经 γ 刀或 X 刀治疗无效者。

(4)颅底肿瘤复发,患者一般情况允许再次手术者。

(5)颅底肿瘤有神经功能障碍并且进行性加重者。

(6)颅底肿瘤有颅内压增高者。

(7)颅底肿瘤合并脑积水者。

(8)无明显手术禁忌者。

2.手术前准备

(1)入院后及时向患者及家属讲清病情,使其对所患肿瘤有所认识,特别是对急症患者和病情严重者更应仔细交待,对可能发生的病情突变充分理解。手术前应向患者及家属如实交待。目前该种疾病的治疗方法和适合该患者的治疗方法,应着重强调手术危险性,以及术后可能出现的并发症。

(2)患者有合并症时应及时清有关科室会诊,使患者全身情况允许手术。

(3)特殊处理入院时合并脑积水、颅压高者应剃头,随时做脑室穿刺的准备;有吞咽进食困难者必要时置胃管鼻饲以改善营养;纠正电解质紊乱;呼吸困难者应准备好急救和气切设备;生活不能自理者应做好护理工作。

(4)对血运丰富的肿瘤还可行术前血管栓塞,以减少出血。

3.治疗方法

颅底肿瘤的手术方法因肿瘤的部位、大小、性质、与周围结构的关系及患者的具体情况而各不相同,应遵循下列基本原则。

(1)采用显微外科手术技术。

(2)选择最佳手术入路,取得良好的显露。

(3)充分保护脑组织、脑神经及颅底重要血管。

(4)在保存重要神经功能的前题下力争全切肿瘤,同时必须恢复和重建颅底的正常生理密闭性。

4.术后处理

(1)密切注意可能出现的并发症颅前窝底肿瘤可能出现嗅觉丧失,脑脊液鼻漏;海绵窦肿瘤可能出现动眼神经、外展神经等麻痹;小脑脑桥角及颈静脉孔区肿瘤可能出现三叉神经、面神经、听神经损害与吞咽困难、呛咳等后组脑神经症状。特别是斜坡和枕大孔区肿瘤术后可能出现呼吸功能障碍。对已出现的并发症,可采取对症治疗,如加强护理,应用神经营养药物等。

(2)颅底肿瘤患者术毕,应等患者完全清醒后,有咳嗽反射时再拔除气管插管。若后组脑神经功能障碍明显,应积极行气管切开术。如呼吸不规律、潮气量不足时,应用呼吸机辅助呼吸。

(3)气管切开患者应在神志清醒、呼吸平稳、咳嗽反射明显、体温正常时方可试行堵管,试堵管 24 小时内无异常者方可拔管。无论是否气切，只要痰多较稠者应采取雾化吸入、翻身拍背/协助排痰等措施确保呼吸道通畅。

（4）术后患者常规禁食水 3 天，第一次进食、水应由主管医生试喂。3～7 天后吞咽功能仍无缓解者应置胃管给予鼻饲饮食。

（5）出院时向患者及家属交待出院注意事项，3 个月复查 MRI。

（6）对未能全切的肿瘤，术后应常规放射治疗或进行 γ 刀、X 刀治疗。

（刘庆利）

第九节　脑干占位病变

脑干是生命中枢，主管呼吸、心跳、意识、运动、感觉等，一直被视为手术禁区。通过十余年的探索，发现脑干有很大的可塑性，包括形态及功能。良性占位病变，如海绵状血管瘤、血管网状细胞瘤等是可能治愈的；恶性的也有可能减轻症状，延长寿命。我们已总结出一套定性诊断的标准，根据病变部位的不同采取不同的手术入路、不同的手术技巧以及注意手术后可能发生的并发症，采取预防措施。

【概述】

（一）脑干占位病变的病理

北京天坛医院自 1980 年至 2001 年 9 月的 612 例手术中，胶质细胞瘤 311 例，包括室管膜瘤、胶质母细胞瘤，海绵状血管瘤 203 例，血管网状细胞瘤 79 例，结核瘤 2 例，脑囊虫 2 例，转移瘤 11 例，误位囊肿 1 例。

（二）脑干占位病变的发病年龄

海绵状血管瘤及血管网状细胞瘤发生于成年人。星形细胞瘤多发生于儿童及青年。室管膜瘤多发生于中年人，最大的 65 岁。

（三）脑干占位病变的好发部位及生长方式

星形细胞瘤及胶质母细胞瘤好发于儿童及青年人，脑干的任何部位皆可发生，它向任何方向发展，即向上、向下、向侧方、向前及向后发展。

室管膜瘤多见于中年人，发生于第四脑室底部的室管膜或发生于颈髓中央管向延髓发展。

血管网状细胞瘤发生于成年人，由延髓背侧长出，向第四脑室发展；也可完全在延髓内；还可由延髓颈髓接合部的背侧部分或颈髓的背侧部分长出，常常露出表面；偶发生于桥脑，其他可发生在胸髓及眼底等。这种肿瘤呈膨胀性发展，其表面多有囊肿形成。

海绵状血管瘤多发生于成年人，大多数在桥脑，其次在中脑，延髓较少。来就医的，几乎都有过出血。

【临床表现】

（一）脑干占位病变的症状及体征

一侧脑干占位病变的典型症状及体征是交叉性麻痹，即病变侧的颅神经或神经核损害体征，对侧长束功能障碍。随着病变所在的脑干节段不同，出现不同的神经或/和神经核体征。

慢性起病的症状及体征较急性者相对轻微，而急性起病者则症状及体征显著。后者发病后常在短期内逐渐有些好转，而前者则是逐渐加重。如肿瘤内发生出血，则有突然的症状加重。海绵状血管瘤可为突然发病，或在病程中出现突然加重。

脑干肿瘤位于背侧或主要向背侧生长的，容易造成导水管或第四脑室梗阻而出现颅内压增高症状及体征，如头痛、呕吐、第Ⅵ颅神经力弱，眼底视乳突水肿、颈硬等症状及体征。但大多数脑干肿瘤的颅内压力不增高，特别那些肿瘤完全位于脑干内者。

首发症状因病变部位而异，例如，一侧眼外展神经麻痹，会使医师想到桥脑肿瘤；上视不能会使我们想到中脑肿瘤；半身麻木或/和无力使人想到脑干的长束受到影响等。最使人容易误诊的是头晕或眩晕。常会疑为脑缺血或其他而误诊，需注意。

（二）影像学检查

对脑干病变最有效的检查手段是核磁共振扫描（MRl）。CT 虽然也能诊断脑干病变，但对颅后凹病变远不如 MRI 的三维影像更能清晰地刻画出病变在脑干的范围，对周围结构的影响程度。MRI 还能大致上定出肿物的性质，术前确定摘除的技巧及手术入路。至于数字减影脑血管造影（DSA）在脑干肿瘤病人多无异常发现；甚至脑干的海绵状血管瘤在 DSA 上，也绝大多数是正常的。DSA 对脑干外的肿瘤、动脉瘤及动静脉畸形能正确显示出来。

CT：星形细胞瘤为低密度，多能增强；有的高密度或混杂密度，偶囊变。海绵状血管瘤在出血的急性期为均匀的高密度；在亚急性及慢性期为低密度。室管膜瘤为高密度，能增强。血管网状细胞瘤为高密度，显著增强。结核瘤呈环形高密度，中央为低密度，能显著加强。MRI：星形细胞瘤为长 T_1，长 T_2 信号不均影像，该部脑干增粗。海绵状血管瘤在出血的急性期：T_1Wl 及 T_2Wl 上皆为均匀的高密度，轮廓清晰，常呈网形、在亚急性及慢性期：T_1Wl 及 T_2Wl 也皆为高密度，室管膜瘤为长 T_1，长 T_2，向脑干外发展至第四脑室或小脑桥脑角，血管网状细胞瘤为长 T_1 及长 T_2，球形，位于延髓后方。DSA 上有显著的肿瘤染色，由小脑后下动脉供血。结核瘤为环形高密度，加强后更显著，中间为低密度。

【脑干肿物的手术入路及切除技巧】

脑干内满是重要的神经核及传导束，掌管着重要的神经功能，任何一处的手术损害，皆会出现重要的神经功能障碍，因而手术既要摘除占位病变，又要最低限度地损伤脑干结构。有许多颅神经由脑干周围发出，脑干周围还为许多血管包绕，整个脑干处于颅底深部，前方有第三脑室、斜坡、岩骨尖阻挡，后方有小脑覆盖，手术要达到脑干的病变部位甚属不易，要通过神经及血管的空隙去够取肿物。

（一）脑干肿物的手术入路

要以肿物在脑干内的位置决定手术入路；要从肿物最接近脑干表面之处切开进入脑干内。如果肿物距脑干表面不太近，则要选择距离脑干表面较近处，同时避开重要神经核团处切开脑干。脑干肿物的入路如下。

中脑前方中间的肿物	采取	侧裂入路
中脑侧方肿物	采取	颞-枕下入路
中脑后方肿物	采取	枕下幕上入路

桥脑前方肿物	采取	乳突后方入路
桥脑侧方肿物	采取	颞-枕下或乳突后方入路
桥脑后上方肿物	采取	枕下幕上入路
桥脑后下方肿物	采取	枕下中线入路
延髓前方肿物	采取	枕下中线或乳突后方入路
延髓后方及侧方肿物	采取	枕下中线入路

（二）脑干肿物的切除方法

以尽量切除病变，又少损伤或不损伤脑干为目的。对于不同肿物，采取不同的切除方法。

脑干内胶质瘤：先由瘤内吸除肿瘤，逐渐向外至"正常组织"。

血管网状细胞瘤：这种肿瘤一般在其周围有囊肿，切开囊壁进入囊腔，即可找到肿瘤。肿瘤周围有许多扩张及迂曲的动脉供应肿瘤，将肿瘤一面暴露，一面电灼及靠近肿瘤剪断供应动脉。勿切入瘤内，那将引起剧烈出血。注意贴附在肿瘤表面不供应肿瘤的而却供应脑干的动脉要仔细分离出来并保留。分离肿瘤腹侧面要紧贴着肿瘤表面，尽量减少由于操作而造成的延髓损伤。延髓背侧轻微损伤也是非常严重的。这种肿瘤不能分块切除，那样会出血很多，使手术野混浊，损伤更多的脑干组织。

海绵状血管瘤：如瘤小，且深居脑干内，症状又稳定，不必手术。如病变靠近脑干表面且较大，可行手术。先将陈血吸除，有了足够空腔再分离血肿壁。血肿腔可仅为一个，也可能为3～4个。对于这种肿瘤要完全切除，不然有可能再出血。我们有一例共施行三次手术，将异常的血管组织完全切除，才不再出血。脑干内的海绵状血管瘤在临床上可分为两类：上述这种有血肿腔的海绵状血管瘤最多；另一类完全是实质性的，有很多胶原纤维夹杂在窦样血管腔之间，没有血肿，组织较韧，手术切进瘤内，出血难止。但仍需要分离切除，以免牵拉脑干，造成更多损伤。

结核瘤：较大且在脑干内时，整体切除将对脑干造成严重损伤。可先抽出脓液，再将瘤壁分块切除。注意勿将脓液播散，并用抗结核菌素冲洗术野。术后继续抗结核治疗。

【预后】

预后与肿瘤的性质、部位及一些其他因素有关。

（一）肿瘤性质

1.血管网状细胞瘤　这种肿瘤能被完全摘除，可望痊愈。但是，对延髓上巨大的血管网状细胞瘤，尽管医生的手术很细致，对脑干损伤很轻，术后却很严重。这种病人的术后面临三个问题：

（1）呼吸障碍：术后常变慢而浅使病人缺氧。术后须严密监护其呼吸，并每日多次测血氧分压。病人呼吸慢而浅，或血氧分压低时，应嘱病人深呼吸，或予以间断的人工呼吸。特别要注意术后头几天及睡眠中的呼吸，以便及时纠正。

（2）肠胃道出血：几乎每例巨大的延髓血管网状细胞瘤皆出现肠胃道出血。快的在术后第一天即可发现这种出血，多在术后4～5天出现。出血轻的一天即自动停止，重的持续2～3月。可大出血导致休克或胃穿孔死亡。

（3）吞咽困难及误吸造成呼吸道感染：这种病人往往术前即有吞咽困难，术后加重。可行气管切开及鼻饲，防止或治疗呼吸道感染，维持营养。

延髓血管网状细胞瘤术后发生上述问题的原因是：血管网状细胞瘤需要大量血液，肿瘤周围有许多扩张如蚯蚓状的血管供应它。延髓的正常血液供应被肿瘤盗走一部分，使延髓经常处于低灌注压状态。切除肿瘤后，延髓恢复到正常灌注压而不能适应，因而发生水肿、出血，使延髓功能恶化而出现上述现象。我们已用术后磁共振扫描证实在瘤腔周围有出血。

2.海绵状血管瘤　将陈血吸除，并将异常的血肿壁小心分离出来术后这种病人恢复良好，一般不会出现新的症状及体征。但需注意要将异常的血管组织彻底清除，不然，会有再出血的可能。我们有一例桥脑的海绵状血管瘤病人，桥脑左半有出血，浅昏迷，右半身瘫痪，左半身力弱。手术清除血块约 10ml，电灼血管病变。术后清醒，四肢力量好转。术后第 13 天突然又昏迷，CT 发现又有出血，仍偏在桥脑左侧。急行手术，又清除了约 10ml 血块，电灼异常血管组织。术后又很快清醒。至第二次术后第 11 天，又突然昏迷，X-CT 显示桥脑右侧出血。行第三次手术，又清除了约 10ml 血块，并将异常的血管组织彻底摘除。术后第二天神志恢复，仅左上肢稍能动，眼球几乎同定。以后左上肢继续好转，眼球也开始能向两侧活动。第三次术后 60 天出院休养。

对于深在又小的海绵状血管瘤如无血肿在内，不必手术，以免损伤脑干，出现更多的功能障碍。

3.星形细胞瘤　脑干内限局性的这种肿瘤施行手术尽量切除，瘤腔内置以化疗药物，术后再予以放疗，效果良好。有的如此治疗后临床症状大有进步，甚至恢复到正常，MRI 证实肿瘤完全消失。至于Ⅲ～Ⅳ级的星形细胞瘤（胶母细胞瘤），手术帮助很小，虽然可能暂时解决点颅内压增高问题。

4.室管膜瘤　这种肿瘤多有界限，由桥脑或/和延髓的室管膜向第四脑室或枕大池发展，在手术显微镜下，可能完全摘除。另一类型室管膜瘤是由颈髓中央管长出，向上发展到延髓，这类室管膜瘤通常很长，我们有 4 例别由延髓到颈 6 至胸 2 脊髓，手术将肿瘤完整分离出来。术后未增加任-何症状，四肢力量恢复到近正常，大小便也能随意控制。

（二）肿瘤部位

中脑、桥脑及延髓的手术比较起来，延髓的手术最危险。术后可由于呼吸障碍、胃肠道出血或呼吸道感染而死亡。中脑内肿瘤多局限在一侧，只要手术操作细致，即使肿瘤在 MRI 上已侵犯网状结构的范围，术后不至于出现意识障碍。但如病变未损及网状结构，而手术操作损伤了它，则病人术后将出现意识障碍，但也可望恢复。桥脑内的手术危险较小些。虽然也可能发生肠胃道出血，多半较轻；术后意识是清醒的，也不出现严重的呼吸障碍。

（刘庆利）

第十节　儿童颅后窝常见肿瘤

儿童颅内肿瘤多发生在中线及颅后窝，由于颅后窝有脑干等重要结构，且又是脑脊液循环的必经之路，加之颅后窝空间狭小，容积代偿能力有限，因而儿童颅后窝肿瘤早期即出现脑脊液循环受阻的颅内压增高的症状。常见肿瘤有髓母细胞瘤、星形细胞瘤、室管膜瘤等。其中髓母细胞瘤是中枢神经系统恶性程度最高的神经上皮肿瘤之一,起源于胚胎残余细胞,绝大多数生长在小脑蚓部;星形细胞瘤,多长于小脑半球;室管膜瘤,位于第四脑室内。

【诊断标准】

1.临床表现

(1)呕吐:是儿童颅内肿瘤最常见的症状。呕吐多由颅内压增高引起,亦可因肿瘤直接刺激第四脑室底部的迷走神经核等呕吐中枢所致。呕吐多为喷射性,与饮食无关,常在清晨发生,随病情发展,呕吐可发生在任何时候。

(2)头痛:多数为颅内压增高所致。少数可因肿瘤直接刺激硬脑膜而出现局限性头痛。

(3)视盘水肿:因儿童颅后窝肿瘤易造成脑脊液流出道梗阻,故易引起颅内压增高而出现视乳头水肿。

(4)头围扩大:头部扩大及破壶音阳性,系因婴幼儿期颅缝未愈合或愈合不紧,颅内压增高时可致颅缝分离而表现为头围扩大,叩诊时破壶音阳性又称 Melewen 征。

(5)颈部抵抗:颅后窝肿瘤和(或)下疝的小脑扁桃体压迫或刺激上颈段脊神经根,以及局部硬脊膜受到的牵张等因素,出现颈项部抵抗。

(6)癫痫:往往出现中央脑性癫痫及小脑危象,即强直性发作。

(7)强迫体位:患儿多采取向肿瘤侧卧位,以减轻脑脊液循环受阻的程度。

(8)小脑半球损害:表现主要表现为病变同侧肢体共济失调。肿瘤侵犯蚓部,主要表现为躯干性平衡障碍。上蚓部受累时,患者向前倾倒;侵犯下蚓部时,患者向后倾倒。约一半患儿有眼球震颤,表现为粗大的水平眼震,向肿瘤侧注视时较为明显。

2.辅助检查

(1)神经影像检查

①颅骨 X 线:小儿颅内压增高首先表现为颅缝分离、脑回压迹增加等现象。

②头部 CT:因儿童颅后窝肿瘤多为髓母细胞瘤、小脑星形细胞瘤和第四脑室室管膜瘤,常见到小脑蚓部均匀密度无钙化的占位,增强后较均匀强化。肿瘤有坏死灶时,呈不均匀密度。小脑半球星形细胞瘤常有囊性变,可有两种类型,即"囊在瘤内"和"瘤在囊内"。

③头部 MRI:诊断颅后窝肿瘤头部 MRI 优于 CT,它不仅显示肿瘤影像清晰,更可了解肿瘤与脑干、导水管的关系。

(2)诱发电位检查

①脑干听觉诱发电位:生长缓慢的颅后窝肿瘤表现为患侧波形分化不良。

②体感诱发电位:波峰潜伏期延长。

【治疗原则】

1.术前处理　颅内压增高显著者,可行脑室穿刺外引流或"脑室-腹腔"分流术。术前应向家属交待手术治疗意义及手术可能发生的情况,征得家属对手术的理解。

2.手术方式　后正中开颅,尽可能地多切除肿瘤,使导水管开口及正中孔通畅,解除梗阻性脑积水,严密缝合硬脑膜,条件允许的情况下骨瓣复位。

3.术后处理

(1)术后观察术后1周内测生命体征,病情如有变化及时复查头部CT。

(2)腰椎穿刺术后发热者,腰椎穿刺放出脑脊液并做相应化验检查,确定有无脑膜炎。

(3)切口下积液可穿刺引流或分流。

(4)如发现切口对合不良、切口漏液应及时缝合。

4.出院注意事项

(1)术后放射治疗髓母细胞瘤、室管膜母细胞瘤应行"局部＋全脑＋全脊髓"放射治疗。其他类型肿瘤可依据切除程度,考虑是否放射治疗。

(2)术后每3～6个月复查神经系统体格检查和头部MRI。

(底爱英)

第十一节　颅内转移瘤

一、颅内转移瘤

颅内转移瘤分为两种:一种是身体其他系统或部位的肿瘤,经不同途径转移至颅内;另一种是头颅周围组织器官发生的肿瘤,位置相毗邻的肿瘤增殖,直接侵入颅内。前者为转移瘤,后者为侵入瘤。颅内转移瘤占脑肿瘤的比例,国外为3％～10％,国内为5.4％～6％。华中科技大学同济医学院附属同济医院一组脑肿瘤354例中,转移瘤9例,占2.54％。肿瘤病患者不一定都有颅内转移。约有30％颅内转移瘤患者找不到原发肿瘤。

【病理】

脑转移瘤的原发病灶,男性以肺癌最多,女性以乳腺癌为多。文献记载泌尿、消化、皮肤、子宫、卵巢、前列腺、甲状腺以及骨骼系统或器官的肿瘤,均可以转移至颅内。脑内转移瘤可多发亦可单发。癌瘤转移途径有六种:

1.经动脉播散,脑内转移瘤大多是经过此途径。

2.直接转移(侵犯)至颅内,如鼻咽癌、颞部翼颌窝横纹肌肉瘤、中耳癌,常见由颅底侵入颅内蝶鞍区、蝶骨大翼、中颅窝及眶尖部乃至斜坡。

3.经淋巴系统转移。

4.经静脉。

5.椎旁肿瘤沿神经根鞘侵入脊髓。

6.中枢神经系统内肿瘤沿脑脊液流动传播,如成神经管细胞瘤、松果体生殖细胞瘤。癌细胞转移颅内的部位,视途径不同而略有区别,如动脉途径转移,在顶、枕叶多见。脑脊液转移,以脊髓和脑表面多见。

【诊断】

（一）临床表现

颅内转移瘤患者常以突发头痛、呕吐为首发症状，继而出现意识恍惚、肢体瘫痪或失语。位于脑非运动区肿瘤，患者仅出现头痛等颅内压增高症状，眼底常有视乳头水肿。如果此前已确诊过身体其他部位有肿瘤，应考虑颅内转移瘤的可能。无其他系统器官肿瘤者，有时误以为"感冒"头痛。

1.突然发生的头痛　病史一般在 1 个月左右。部分患者头痛前已有肺部或其他部位的肿瘤。小脑转移瘤除头痛外，常伴有频繁的恶心与呕吐。

2.头颅 X 线平片　有时可见局部骨质侵蚀。胸部 X 片可发现肺部肿瘤。

3.CT 颅脑扫描　颅内有斑片低密度手套状水肿灶，增强扫描时在脑水肿中心有高密度增强的类圆形影像。肿块一般直径 3cm 左右，也有大到 5～6cm 的。单发或多发。大的肿块中心部有可坏死液化，周边呈较厚的折线征。

4.MRI 扫描：常能提供更多诊断信息，有利于规划手术方案。

5.脑血管造影　除占位性病变征外，可见局部丰富的血供。

（二）鉴别诊断

1.脑的原发肿瘤　位于大脑半球时均可表现抽搐、颅内压增高等症状。原发瘤病史一般较长，往往以肢体活动、语言障碍为先驱症状。转移瘤起病为 20 天左右，以持续头痛阵发加剧为主诉。CT 扫描转移瘤一般较小，为高度强化的类圆形肿瘤，周边水肿面积与肿瘤面积比相差悬殊。MRI 扫描，大多数实质转移瘤在 T_1WI 上呈等或低信号，T_2WI 呈等或高信号，增强明显均匀强化，坏死囊变的转移瘤表现为环状或呈囊壁上的结节样强化。

2.脑脓肿　少数较大的转移瘤中心有坏死、液化。脑脓肿患者有发热，身体其他部位有外伤或感染病史。在 CT 和 MRI 图像上表现为单发、多发环形或囊状病灶，增强检查有明显强化。但脑脓肿较转移瘤更圆，脓肿壁多呈均匀薄壁。

3.血吸虫病脑肉芽肿　在大脑都有癫痫发作史。有疫水接触或有抗血吸虫治疗病史，可以做出血吸虫病的诊断。病史长，头痛不甚剧烈，CT 表现为实质性周边不规则，混杂密度，个别病例可见到钙化斑点。MRI 扫描 T_1WI 见不规则的"佛手样"低信号水肿区，T_2WI 病变呈明显高信号，增强后，病灶内可见散在不规则的点、片状强化。

4.脑囊虫病　颅内压增高的症状。患者有食"米猪肉"史，CT 和 MRI 表现为脑组织内有弥漫性分布不均的小片水肿，并有环形或半环形的钙化灶，散在多发，囊虫壁很薄，增强很少强化。

【治疗】

1.手术治疗　大多数颅内转移瘤患者需采取开颅切除肿瘤。其目的：①切除肿瘤送病理切片检查，明确肿瘤性质与来源，为以后的治疗提供依据。②将肿瘤全部切除，去掉了脑水肿的原发灶，减轻颅内压，改善患者头痛。③颅内压增高不但头痛难忍，而且导致致命的脑疝发生，手术可预防脑疝的发生。

手术方法：①准确定位。如能在术中 MRI 和导航的指引下手术，则更准确可靠。术中实时 B 超不仅有利定位,对肿瘤质地和血供判断也有帮助。②小的肿瘤,最好一次将肿瘤完整切除,不要分块切肿瘤,减少种植机会。③瘤床周围非功能区脑组织在可能的情况下,要向外围适当扩大的切除范围。

2.放疗　包括 γ 刀治疗。肿瘤直径<3cm 的实质性肿瘤,可采用 γ 刀或 X 刀照射。从生物学角度看,经过大剂量射线短时突击式的照射肿瘤,等于将瘤细胞灭活,从而达到治疗的目的。γ 刀或 X 刀短期内不能除去占位效应,治疗后的近期内可能会加剧脑水肿。另外,手术开颅切除了肿瘤的患者,应继以放射治疗,以期杀死残留的癌细胞。

3.化疗　配合放疗,对原发灶切除后残留及其他转移灶有一定帮助。近来广泛应用的口服药替莫唑胺对转移性肿瘤亦有一定的疗效。

4.查找原发癌及其所在部位　针对原发癌的特性和部位,采取相应的化学治疗、放射治疗或手术治疗。

5.其他治疗　初期,应用自体免疫治疗显示治疗效果较明显。

【预后】

患者预后除了颅内肿瘤复发以外,还受原发癌的影响。若原发癌不能根治而继续恶化,或原发癌没有找到,颅内又发生新的转移癌,则患者可因原发癌造成器官功能衰竭,或继发颅内压增高和脑疝,最终造成患者死亡。

(刘庆利)

第十二节　中枢神经系统淋巴瘤

中枢神经系统淋巴瘤包括原发中枢神经系统的淋巴瘤和全身淋巴瘤侵入中枢神经系统的继发性淋巴瘤。以前命名很多,包括淋巴肉瘤、网状细胞肉瘤、血管外皮肉瘤、小胶质细胞瘤和混合性血管肉瘤等,现称其为淋巴瘤或恶性淋巴瘤。

【发病率】

本病少见,估计淋巴瘤占中枢神经系统肿瘤的 1%～3%,Kernohan 等统计脑肿瘤 8070例,淋巴瘤 40 例,占 0.496%。国内张懋植等报告占同期颅内肿瘤总数的 0.74%,近 10 年来有文章报道淋巴瘤的发病率有随免疫抑制剂的应用而增加的趋势,也有报道艾滋病病人的淋巴瘤发病率明显高于非艾滋病病人,但 PCNSL 仅占应用免疫抑制剂病人的 0.24%,与正常人群发病率相似。约 8% 的淋巴瘤原发于中枢神经系统,半数颅内淋巴瘤病人伴有全身淋巴瘤。

PCNSL 可在任何年龄发病,男女性别无明显差异,但多数文献中报道 PCNSL 好发于男性 40～60 岁间。Helle 等人复习了 400 例恶性淋巴瘤病例,从中发现 15 例 PCNSL,男性居多,男与女比例为 1.5：1,年龄从出生 16 天到 90 岁。Kawakami 的报告也指出多发生在男性,全年龄组中男与女之比例为 1.1：1。艾滋病淋巴瘤病人也多为男性。

【病理】

淋巴瘤可发生在中枢神经系统的任何部位,但大多数发生在幕上,大约 50% 的 PCNSL 发生在大脑半球,后颅窝占 10%～30%,幕上、下同时受累占 18%,病变好发于基底神经节、胼胝体、脑室周围白质和小脑蚓部,软脑膜、脉络丛和透明隔也常受累。脑内淋巴瘤可为局灶性占位病变或弥散性浸润生长,肿瘤绝无包膜。局灶性占位可多发,常位于脑室旁,为实体性病变,边界不清,周围水肿明显,质地可软、可硬,血运丰富,灰白色或紫红色,很少出血、坏死囊变。弥散性生长的肿瘤大体观可正常,可有蛛网膜下腔扩张,致使其增厚呈灰白色,其属于 B 细胞型淋巴瘤,以小细胞型和大细胞型者多见。

镜下显示弥散性的肿瘤细胞浸润,远超出大体边界,细胞致密,胞浆少,多呈圆形或卵圆形,细胞核明显,变长或扭曲,染色质多而分散,核分裂现象多见,有时瘤细胞呈套袖状沿血管周围分布,有时也可见肿瘤周围脑组织内呈巢灶状分布的肿瘤细胞,甚至远离肿瘤的脑组织内也可见到散在或簇状分布的肿瘤细胞,这可能构成肿瘤多中心性或复发的基础,肿瘤血运丰富,多属中等以下之小血管。

软脑膜受累在尸检中发生率约为 12%。

【临床表现】

PCNSL 病程短,大多在半年以内,其主要症状与体征因其病理上的占位性病变或弥散性脑水肿引起,早期表现为头痛、呕吐等高颅压症状,并可伴有精神方面的改变,如性格改变和嗜睡等。局限性体征取决于肿瘤的部位和范围,可出现肢体麻木、瘫痪、失语和共济失调等,癫痫少见。

Hochberg 和 Miuer 将临床表现分成 4 组:

1.脑部受累症状(占 30%～50%)主要表现为头痛、视力模糊、性格改变,另外根据病变的部位会出现相应的临床表现。

2.软脑膜受累症状(10%～25%)此类病人在 CSF 检查时蛋白和淋巴细胞计数明显增高。

3.眼睛受累症状(10%～20%)因为约有 20%的原发淋巴瘤病人眼睛受累,因此怀疑中枢神经系统淋巴瘤病人,应进行眼的裂隙灯检查。

4.脊髓受累症状,不足 1%。

【辅助检查】

(一)周围血象

病人末梢血白细胞分类中淋巴细胞可增高。国内罗世祺报告 9 例病人中有 1 例淋巴细胞高达 50%,7 例在 35%以上,仅 1 例在正常范围。淋巴细胞增高无特异性,其原因也不十分清楚,但这一特征可作为诊断此病的重要参考。

(二)脑脊液细胞学检查

几乎所有病人 CSF 的蛋白含量增高,在脑炎型病人中蛋白增高明显,细胞计数也增高,而糖含量常降低。半数病人的 CSF 中能检出肿瘤细胞和淋巴细胞计数增高。

(三)CT 检查

CT 平扫多表现为高密度或等密度病灶,多为实体的圆形或卵圆形,其周围常有水肿带,好发于额叶、颞叶、基底节、胼胝体、脑室周围白质和小脑,强化后明显均匀一致增强是本病的特点。有时病变为多发,也可沿室管膜下播散。

（四）MRI 检查

PCNSL 在 MRI 上的表现变化多,对病变部位、范围和周围水肿的显示优于 CT,但无特征性的定性表现。

（五）立体定向活检术

此检查可明确病变性质,而且损伤小,现已被广泛应用,对病人的诊断和治疗起决定性的作用。立体定向活检术前激素的使用对病理诊断影响很大,激素可使病变在影像上缩小。强化减弱,如那些已使用激素后,怀疑为淋巴瘤的病人,如考虑行立体定向手术则应越快越好,即使这样,也常在病理上做出错误的诊断,如脱髓壳、病毒性脑炎、肉芽肿等。

（六）免疫组织学检查

近年,随着免疫组织化学技术的应用,Kawakami 对 19 例 PCNSL 进行免疫球蛋白研究发现 IgG 和 IgM 阳性者 11 例,而免疫球蛋白链轻阳性者分别为 7 例和 3 例,说明存在有单克隆值的 B 细胞源性。此外 B 淋巴细胞膜标记物研究亦提示这一点,但也有不同结果的报告。

（七）分子生物学技术

近年,分子生物学的进步对 PCNSI,的诊断也有帮助。

【诊断与鉴别诊断】

本病如无细胞学和组织学的资料,诊断十分困难。根据病史,临床表现和影像学的检查常与胶质母细胞瘤、脑膜瘤、转移瘤、脑脓肿和脑炎等相混淆。当病人有颅内压增高症状,又合并轻瘫或精神障碍,末梢血象白细胞分类中淋巴细胞比例增高,需考虑本病存在的可能。即可收集 CSF 送细胞学检查或立体定向活检等其他辅助检查,以明确诊断。

【治疗】

（一）一般治疗

使用激素和脱水药物等治疗,只能在短期内改善症状,停药后复发。对欲行立体定向诊断的病人慎用激素,激素可使病理诊断困难。

（二）手术治疗

与其他颅内恶性实体性肿瘤,如胶质瘤和转移瘤相比,手术获益不大,除非病人出现脑疝或单发病变位于脑叶静区,可考虑手术切除,否则,通常在明确诊断后,行放、化疗。

（三）放射治疗

放射治疗对 PCNSL 的效果虽不像对周身淋巴瘤那样有效,但也一直是 PCNSL,的主要治疗方法。一般全脑照射 4000～5000rad 后,局部补照 500～1000rad,如发现脊髓有症状,脊髓轴也应放射治疗。

近年,立体定向放射外科技术对 PCNSL 的治疗帮助很大,特别是对多发病变的治疗。

（四）化疗

由于手术和放射治疗的效果均不十分明显,近年来化疗药物和方法越来越多,特别是氨甲喋呤可根据病人具体病情采取静脉、脑室内和鞘内给药,治疗效果明显提高,病人的生存期延长至 3 年以上。

POck 等根据多年的临床研究观察，提出的大剂量氨甲喋呤的方法是：$8g/m^2$ 在第 1、10、20 天诱导给药，早期维持方法为 $3.5g/m^2$，每月 1 次，共 3 次，晚期维持是 $3.5g/m^2$，每 3 个月 1 次，连续使用，直到肿瘤复发才行放射治疗。

也可使用多种药物联合方案。提倡联合用药方案，首先 CHOP 方案：环磷酰胺 750mg/m^2，阿霉素 $50mg/m^2$，长春新碱 $1.4mg/m^2$ 均静脉用药，强的松 75mg，每 6 小时 1 次，口服。其次 VENP 或 VEMP 方案：长春新碱 0.02mg/kg 静脉给药，每周 1 次，环磷酰胺每日 1.0mg/kg 口服，或者 6-MP 每日 1.0mg/kg 口服，强的松龙每日 0.6mg/kg 口服。另是 NCNU 方案：氨基-甲基亚硝基脲 2mg/kg，静脉给药，每周 1 次，连用 3 周，接用 5-FU10mg/kg，静脉给药，每周 5 次，强的松龙每日 0.6mg/kg，口服。可以重复几个疗程，也可多种化疗药物联合应用。

（宋瑞洪）

第十三节　生殖细胞肿瘤

【定义】

生殖细胞肿瘤是来源于原始胚胎生殖细胞的肿瘤，分为：生殖细胞瘤，占全部生殖细胞肿瘤的 2/3；非生殖细胞性生殖细胞肿瘤，包括畸胎瘤、绒毛膜细胞癌和内胚窦瘤。颅内的生殖细胞肿瘤好发于身体的中线部位，如松果体区、鞍上、下丘脑下部、脚间池、桥小脑角、小脑蚓部、丘脑和大脑半球，它与起源于松果体实质细胞的松果体细胞瘤和松果体母细胞瘤是完全不同的两类肿瘤，后两者起源于神经外胚叶髓上皮。

【诊断依据】

1.临床表现

松果体区的生殖细胞肿瘤临床表现：

(1)神经系统症状：包括上视不能、动眼神经麻痹、阿-罗瞳孔、小脑症状如动作不协调、动作不稳、共济失调、肌张力下降、嗜睡、偏瘫和锥体外系症状、听觉障碍、神经根刺激性疼痛、记忆力下降、癫痫、耳鸣、耳聋。

(2)内分泌系统症状：性早熟、垂体功能不足如发育迟缓、乏力、性征发育不良、尿崩症。

(3)颅内压高的表现：头痛、恶心、呕吐、视物模糊、视神经乳头水肿。

(4)婴幼儿患者因脑积水头围常常增大。

鞍区生殖细胞瘤的临床表现：

(1)视交叉损害症状：视野偏盲、视神经萎缩、视神经乳头水肿。

(2)中脑受损症状：嗜睡、动眼神经麻痹、眼球活动受限或不能、瞳孔扩大和上眼睑下垂等、锥体束征。

(3)下丘脑受损症状：尿崩症、多饮多尿、肥胖、低血压。

(4)垂体功能障碍：第二性征发育不全、消瘦、乏力、毛发稀疏；男性患者性欲减退；女性患者月经紊乱或闭经。

2.影像学检查

(1)颅骨 X 线平片：松果体区钙化、颅内压高者颅骨内板指压迹、后床突及鞍背骨质吸收。

（2）颅脑 CT：了解肿物的 CT 值，有无钙化、肿瘤密度等，有无合并脑积水。

（3）脑血管造影：重点了解有无脑积水的征象和颅内静脉如大脑内静脉、Galen 静脉移位。

（4）MRI：了解松果体区及鞍上有无占位病变、囊性还是实性、有无占位效应及脑积水；因生殖细胞肿瘤有沿脑脊液播散的特点，对合并脊髓受压症状的患者应作全脊髓 MRI；对 MRI 平扫未见异常或肿瘤边界显示不清者，应增强扫描。

（5）腰椎穿刺：脑脊液检查蛋白含量及细胞数均有少量增加，脑脊液查甲胎蛋白（AFP）和绒毛膜促性腺激素（β-HCG）；脑脊液中找瘤细胞。

3.肿瘤标记物检查　血清甲胎蛋白（AFP）、GCT、GGT、β-HCG、癌胚抗原（CEA）、黄体生成素（LH）、褪黑素及其合成酶（HIOMF）、5-羟色胺（5-HT），生殖细胞肿瘤患者上述标记物水平常常升高。

【鉴别诊断】

松果体区生殖细胞肿瘤应与该区的松果体细胞瘤、上皮样及皮样囊肿、血管畸形、胶质瘤、脂肪瘤等鉴别。鞍区生殖细胞肿瘤应与第三脑室内肿瘤、黏液囊肿、颅咽管瘤、巨大垂体腺瘤、鞍区脑膜瘤、脊索瘤及骨软骨瘤等鉴别。

【治疗原则】

1.一般原则

（1）颅内原发的生殖细胞肿瘤除畸胎瘤以外，均为恶性肿瘤，手术不能根治，需辅助放疗或化疗。

（2）单纯的胚胎生殖瘤以放疗为主，手术主要为取活检明确诊断。

（3）因肿瘤巨大影响脑脊液循环引起脑积水或颅内压高的患者，先行脑室外引流或脑室腹腔引流，再进行放疗。

（4）生殖细胞肿瘤复发和转移的机会较多，应在放疗后辅助化疗。放疗应包括全脑及脊髓放疗。

（5）该病以综合治疗为主，但选择治疗方案前应明确肿瘤的组织类型。

（6）生殖细胞肿瘤对放疗比较敏感。根据肿瘤大小及患者一般情况，放疗可采用 60 钴、直线加速器、X 刀、γ 刀等，成人脑部放疗总量一般为 45～50Cy，全脊髓放疗剂量 20～30Gy，1 岁以下儿童剂量为成人的 50%，5 岁时用 75%，8 岁以后可与成人剂量相同。对怀疑生殖细胞肿瘤的患者，也可以采用试验性放疗，剂量一般为 5Gy，如果肿瘤在放疗数次后有所缩小，则可以继续放疗而不必手术。对 MRI 上怀疑畸胎瘤或上皮样囊肿的患者应避免试验性放疗。为避免出现放射性损伤，小于 3 岁的儿童应首选化疗，待其长大后能耐受放疗时再行放疗，对必需放疗的幼儿，剂量应如上所述，酌情减量。

（7）化疗药物选择：对生殖细胞肿瘤有效的化疗药物包括顺氯铵铂、长春新碱、博莱霉素、甲氨蝶呤、平阳霉素等，主张联合用药，治疗过程中应行血药浓度监测、复查颅脑 MRI，同时定期复查血常规和肝肾功能等。

（8）脑室腹腔分流术或脑室外引流术后放射治疗。因肿瘤所在部位深在，手术全切除的难度较大，且多数生殖细胞肿瘤对放疗敏感，可在脑脊液引流的情况下行放疗。

（9）先手术得到组织学标本后再放疗。手术可采取直视下手术或立体定向活检。直接手术探查：通过术前 MRI 选择手术入路，基本原则为：选择距肿瘤最近的入路；手术能充分暴露肿瘤且对周围结构的影响减低到最小。

主要入路分为：

（1）经脑室入路：包括经侧脑室入路、经胼胝体穹隆间入路、顶枕部经侧脑室三角区入路、颞顶枕经侧脑室三角区入路。

（2）不经脑室的入路：包括枕部经小脑幕上入路和幕下小脑上入路。

（宋瑞洪）

第十四节　上皮样肿瘤和皮样肿瘤

一、上皮样囊肿

【定义】

上皮样囊肿也称胆脂瘤或珍珠瘤，是由神经管闭合期间外胚层细胞移行异常所致，占原发性颅内肿瘤的 1%，好发于 20～50 岁，以桥小脑角区最为常见，其次为鞍区、大脑半球的脑室内、四叠体、小脑，亦可以发生于颅骨板障或脊柱内。

【病理】

上皮样囊肿囊大体形态为色泽洁白而带光泽的块状肿物，壁薄而透明，与周围组织界限清楚，血供稀少。囊肿内有大量角化的表皮细胞，混有胆固醇结晶，呈干酪样或豆腐渣样。镜下囊肿外层为纤维结缔组织，内层为复层鳞状上皮细胞，表面有角化层，角化细胞不断脱落形成囊肿的内容物，并成层状排列。与囊肿邻近的脑组织有胶质增生。

【诊断依据】

1.临床表现　因肿瘤的部位不同而异。桥小脑角上皮样囊肿可表现为三叉神经痛、患侧面肌痉挛、耳鸣、听力减退、行走不稳、头痛、吞咽困难、声音嘶哑等；鞍区上皮样囊肿常见的临床表现为视力视野障碍、视神经原发萎缩、多饮多尿、脑积水，女性可有月经紊乱；大脑半球上皮样囊肿可有癫痫、偏瘫、锥体束征阳性、精神症状、颅高压症状；脑室内上皮样囊肿临床表现为颅高压症状，压迫周围组织引起轻偏瘫、偏身感觉障碍、同向性偏盲。囊肿破裂可出现无菌性脑膜炎。

2.辅助检查

（1）CT 为首选的检查方法。囊肿为圆形或不规则的均匀低密度区，CT 值接近脑脊液。如囊肿出血、钙化、囊肿内蛋白质含量增高 CT 图像可为高密度或等密度。注射造影剂后囊壁可出现环形增强，内容物不增强。

（2）MRI 平扫 T_1 加权像显示囊肿为低信号，T_2 加权像为高信号，且明显高于周围脑组织和脑脊液，周围无脑水肿。注射造影剂后无增强。

【鉴别诊断】

桥小脑角上皮样囊肿应与原发性三叉神经痛、听神经瘤、脑膜瘤、三叉神经鞘瘤、蛛网膜囊肿鉴别;鞍区上皮样囊肿应与垂体腺瘤、颅咽管瘤、脑膜瘤、脊索瘤相鉴别。

【治疗原则】

本病的治疗原则为手术切除,争取全切除,包括囊肿包膜。如包膜与周围重要结构粘连严重者不宜勉强剥离,避免造成严重的神经功能障碍。清除囊内容物时应避免溢出,注意保护周围脑组织,用生理盐水反复冲洗,以减少术后脑膜炎的发生。

预后:上皮样囊肿属良性肿瘤,术后一般恢复良好。囊肿的手术死亡率在 20 世纪前半叶高达 70%,近年来随着现代技术的进步,实际的手术死亡率几乎不存在。

二、皮样囊肿

皮样囊肿较上皮样囊肿少见,约占颅内肿瘤的 0.1%～0.3%,因生长较上皮样囊肿迅速,故发病年龄较上皮样囊肿轻,多见于儿童或青春早期患者,男女发病率相同。好发于中线部位,如四脑室、小脑蚓、垂体、脑桥等,约 2/3 位于后颅窝,多伴有先天发育异常。

【病理】

与上皮样囊肿相比,囊肿壁较厚,除有复层鳞状上皮覆盖外,基底层还含有真皮层,内含皮肤的附件如毛囊、皮脂腺、汗腺等组织。囊腔内为干酪样皮脂并混有角化物质、上皮碎屑、胆固醇结晶、毛发和较稠厚液体。

【诊断依据】

1.临床表现　与上皮样囊肿相似,因多发于中线部位,多以颅高压症状为主,可有脑膜炎表现。症状较上皮样囊肿发展快。病变的头皮可见皮肤窦道,如窦道有炎症可引起颅内感染、脑膜炎、脑脓肿。

2.辅助检查　CT 表现与上皮样囊肿相似,部分病变可有钙化。MRI 表现 T_1、T_2 均为高信号。

【治疗原则】

治疗方法为手术切除。如有皮肤窦道应一并切除。预后良好。

(牛志强)

第十五节　脊索瘤

【概论】

早在 1857 年 Virchow 首先记载,1858 年 Muller 指出脊索瘤与胚胎脊索残留组织有关。

脊索瘤是颅内较少见的一种破坏性肿瘤,由于深在颅底部位,自然涉及到诊断和处理的特殊问题。临床诊断主要根据神经症状和典型的影像学的改变两方面。

【发生学】

脊索瘤起源于胚胎脊索结构的残余组织,故称之为脊索瘤。在胚胎 3 个月时脊索开始退化,仅椎间盘的髓核为残余的脊索组织。如沿神经轴的任何部位脊索组织残余,即可发展为脊索瘤。故多见于蝶骨枕骨底部及其软骨结合处的周围以及骶尾部,这些部位即脊索瘤的好发部位。

在常规尸检中约有 2% 发现在斜坡硬膜表面有脊索组织的小黄色块状物,数毫米到 1～2cm 大小,这些脊索残余组织被命名为脊索瘤,属良性脊索瘤,并无临床表现,同样无症状的脊索残余组织也见于骶尾部。

【病理】

肉眼可见白色半透明的明胶样,并多少带有红褐色的色调。向周围海绵窦、颅底骨、副鼻腔浸润。组织学上,以富有染色质核的小泡性细胞构成,细胞内的泡样坚壁化为其特征,称之为含空泡细胞。

偶见有恶性,也可见细胞核分裂、细胞过多、多形现象,形成空泡较少。

【发病率】

1962 年 Schisano 报告 6700 例脑瘤中,仅有 10 例脊索瘤(0.15%),其他也有类似报告为0.2% 以下,为少见的肿瘤。

【年龄与性别】

各家报告的年龄范围为 10～90 岁(Hess 1934;Sassin1967;Morello 1970)。发病年龄高峰为 30～40 岁,平均年龄为 35～40 岁之间。斜坡脊索瘤的临床表现比骶尾部脊索瘤平均早10～15 年。

男性比女性多见,其比例为 3∶2。在骶尾部肿瘤,有的病例组为 2∶1 或 3∶1,而在颅内脊索瘤最接近的是 1∶1。性别的优势依然未能解释,尽管推测外伤对肿瘤的产生可能起作用。

【好发部位】

颅内脊索瘤多起自斜坡中线部位,位于硬膜外,缓慢浸润生长。向前可生长到鞍旁或鞍上,甚至伸入颅内,或向下突入鼻腔,或咽后壁。也可向后颅窝生长,累及一侧桥小脑角,或沿中线向后发展而压迫脑干。脊索瘤位于蝶枕部占 35%,脊柱部占 15%,骶尾部最多占 50%。

【临床表现】

颅内脊索瘤为良性肿瘤,生长缓慢,病程较长,平均可在 3 年以上。

头痛为最常见的症状,约 70% 的病人有头痛,有时在就医前即已头痛数年。常为全头痛,也可向后枕部或颈部扩展。头痛性质呈持续性钝痛,一天中无显著变化。如有颅内压增高则势必加重。脊索瘤的头痛与缓慢持久的颅底骨浸润有关,头痛也可再发。

颅内脊索瘤的临床表现可因肿瘤部位和肿瘤的发展方向而有所不同。

(一)鞍部脊索瘤

垂体功能低下主要表现在阳痿、闭经、身体发胖等。视神经受压产生原发性视神经萎缩,视力减退以及双颞侧偏盲等。

(二)鞍旁部脊索瘤

主要表现在Ⅲ、Ⅳ、Ⅵ颅神经麻痹,其中,以外展受累较为多见。这可能因为外展神经行程过长,另外,外展神经的近端常是肿瘤的起源部位,以致其发生率较高。一般均潜在缓慢进展,甚至要经1~2年。颅神经麻痹可为双侧,但常为单侧,难以理解的是往往在左侧。

（三）斜坡部脊索瘤

主要表现为脑干受压症状,即步行障碍,锥体束征,第Ⅵ、Ⅶ颅神经障碍。其中,双侧外展神经损害为其特征。此外,由于肿瘤发生于颅底,也可引起交通性脑积水。如肿瘤向桥小脑角发展,则出现听觉障碍,耳鸣、眩晕。脊索瘤起源于鼻咽壁近处,常突到鼻咽或浸润一个或更多的副鼻窦。引起鼻不能通气、阻塞、疼痛,常见有脓性或血性鼻分泌物,也因机械性阻塞致咽下困难,鼻咽症状常在神经受累之前出现,必须切记查看鼻咽腔,约有13%~33%的机会看到肿块。

【辅助检查】

（一）头颅 X 线像

可见广泛的骨质破坏,肿瘤钙化以及软组织阴影。骨破坏部位有:斜坡、蝶鞍、岩骨、眼眶、中颅窝底、颈静脉孔、额窦及上颌窦,可达11%蝶鞍部肿瘤还可突向蝶窦和筛窦。

脊索瘤的钙化可见34%~86%,钙化可呈网状,结节状,数个小散在性斑状,钙化轮廓的囊肿及混合形。

（二）脑血管造影

股动脉插管行椎动脉造影,斜坡肿瘤显示基底动脉向背侧移动,或并有侧移位。颈动脉造影,显示颈内动脉虹吸段拉直抬高,中颅窝肿瘤可见大脑中动脉向上移位。

（三）CT 扫描

示低密度区和结节状钙化,只在肿瘤外缘有增强效果。

（四）MRI

T_1 加权像显示等低信号区,在斜坡的骨髓腔脂肪呈高信号区,T_2 加权像示中度乃至明显的高信号

【诊断及鉴别诊断】

根据长期头痛,并有多组颅神经损害,颅平片显示颅底骨质破坏并有钙化者,诊断基本确定。由于脊索瘤常突入鼻咽腔,即使没有鼻咽部症状,一旦怀疑为脊索瘤,也应及早做活检,即能明确诊断,又可鉴别诊断。

脊索瘤应与鼻咽癌相鉴别,做活检即可明确诊断。斜坡部肿瘤应与脑膜瘤,侵入小脑桥脑角者应与听神经瘤及鞍部肿瘤应与垂体瘤和颅咽管瘤相鉴别。

【治疗】

一般主张采用外科手术和放射疗法,但现在的治疗结果是令人失望的。颅底肿瘤的主要肿块,靠近脑干的肿瘤均不易暴露,放疗也不敏感,预后不理想。最近报告治疗脊索瘤,采用大剂量放疗50~70Gy和各种外科减压的方法,在大多数病组中,被证实有明显的缓解和适当的延长生命,但未获治愈。当肿瘤再发,重复放疗往往无效,反而有放射损害的危险。

曾提出很多手术入路行囊内肿瘤切除,但无一做到全切除,而且带来高死亡率和致残率的危险。手术入路应选择肿瘤的主要所在部位。对于主要在蝶骨内的肿瘤,采用下鼻中隔入路,

斜坡肿瘤可经颈斜坡的入路,这种方法有导致颅颈不稳定的缺点。其他的主要方法是通过颞下开颅并切开小脑幕暴露在后颅窝的肿瘤。一般主张手术限于活检诊断和缓解特殊紧急的病情,例如鼻咽部阻塞,可经鼻咽腔切除肿瘤,或因脑脊液循环梗阻致颅内压增高者可行分流手术。

【预后】

按照现在的治疗方法,颅内脊索瘤的预后是不良的。一般是在诊断以后 3~4 年内死亡,常常是因为直接损害重要神经结构所致。虽有生存 10 年~15 年的报告,却属少数,5 年生存率据估计低于 10%。

另有报道 51 例颅内脊索瘤,其中,11 例仅做活检,40 例行次全切除,39 例接受术后放疗。根据疗效分析,5 年和 10 年存活率分别为 51% 和 35%,效果较为满意。

（魏可欣）

第十六节 血管母细胞瘤

血管母细胞瘤,也称作血管网织细胞瘤,在病理学上为良性,起源于中胚叶细胞的胚胎残余组织,为颅内真性血管性肿瘤。几乎仅发生于颅后窝,尤其是小脑,幕上发病者极少见,是成人颅后窝常见的脑内肿瘤。该肿瘤约占所有脑肿瘤的 1.5%~2%,占颅后窝肿瘤的 7%~12%。青壮年发病居多,发病高峰为 30~40 岁,男性稍多于女性。部分患者与视网膜血管瘤伴发。该病可发生于脊髓。血管母细胞瘤可散发,也可作为（VHL）病的一部分。

【诊断标准】

（一）临床表现

血管母细胞瘤的症状和体征与常见的颅后窝肿瘤类似。

1.头痛 是最常见的首发症状,表现为间断性的枕下疼痛,可伴有恶心、呕吐、眩晕和复视等。

2.小脑体征 肿瘤常见的发病部位在小脑,患者可出现眼震和共济失调等体征。

3.颅内压增高 当肿瘤阻塞第四脑室和导水管时可继发幕上脑积水,引起颅内压增高,如头痛、乳头水肿。

4.脑干功能障碍 如锥体束征、共济失调、脑神经核受损等表现。

5.其他 如脑神经功能障碍、实性肿瘤可发生肿瘤卒中等。

（二）辅助检查

1.头部 CT 实质性病变通常表现为等密度,注射药物后显著增强;囊性血管母细胞瘤注药后仍为低密度,但可见囊壁上的结节性强化,病变周围往往没有明显的水肿。

2.头部 MRI 优于 CT,并可以显示流空影,典型的表现为囊性占位病变中的囊壁的明显增强的结节,实质性病变往往为可均匀增强的结节,较少有坏死,周围脑组织无明显水肿。

3.脑血管造影 是术前确诊的依据,可以了解病变的部位和多少。椎动脉血管造影通常可显示密集的血管（其他肿瘤血管相对少）,具体分布有 4 种方式。

（1）血管壁结节位于无血管的囊壁上。

（2）血管性病变位于无血管囊周围。

（3）实质性血管性肿瘤。

（4）多发分散的血管性瘤结节。

4.实验室检查　血常规检查常可发现红细胞增多症。

【治疗原则】

（一）外科治疗

1.手术原则

（1）肿瘤的暴露应尽量的充分。

（2）切除肿瘤时应沿病变的边缘分离，并在瘤壁上找到供血动脉，离断后肿瘤逐渐变小萎缩。引流静脉最好在最后断离，可减少出血和肿瘤肿胀。原则上不能早期进入肿瘤内部分块切除，这可能造成致命性大出血。应完整切除肿瘤。

（3）单个囊性病变只需切除瘤结节，当应尽可能切除包括隐形结节在内的全部瘤结节，否则病变将复发。囊壁不必切除。在确认肿瘤结节的位置前尽可能不要过度地放出囊液，以防结节"漂移"而定位困难。神经内窥镜可协助此类肿瘤的手术切除。

（4）实性病变对于较大的实性病变，手术切除难度较大，必须完整将肿瘤切除，严禁分块切除；必要时可于术前行血管造影时考虑先行栓塞肿瘤的主要供血血管，以减少肿瘤的供血和术中出血，使手术难度降低。但栓塞困难，可导致正常结构缺血等并发症。

（5）多发病变如果肿瘤直径≥0.8～1cm，可作为孤立的病变治疗；小的、深部病变定位困难，可借助神经导航系统等辅助手段减少手术的创伤。

2.术后管理　肿瘤在切除后可能出现正常灌注压突破，造成小脑、脑干的出血和水肿，术后可能出现呼吸困难、昏迷、吞咽困难和瘫痪加重等，并出现生命体征的不稳定，所以须密切观察血气分析、电解质及生命体征变化，必要时气管切开和人工呼吸管理、激素治疗、预防消化道出血。

（二）放射治疗

可能会减小肿瘤体积或延缓生长，适用于存在手术禁忌的患者、多发深部小病变或手术风险较大的脑干血管母细胞瘤。

（魏可欣）

第十七节　颅内脂肪瘤

【概述】

颅内脂肪瘤是中枢神经组织胚胎发育异常所致的脂肪组织肿瘤。颅内脂肪瘤很少引起临床症状，多在尸检中发现，尸检发现率约为0.08%～0.2%，约占颅内肿瘤的0.1%以下，故是临床上很少见的一种颅内肿瘤。绝大多数病灶位于脑中线附近，其中最常见的部位是胼胝体区，约占50%，小部分位于第三脑室下部、脑干、小脑、基底节、四叠体区、侧脑室、外侧裂和桥小脑角区。

颅内脂肪瘤常合并有其他中枢神经系统先天性畸形,如胼胝体缺失、脊柱裂、颅骨中线部位局限性骨缺损或脊膜脊髓膨出,以胼胝体缺失最常见;也可同时合并有先天性颅神经异常。由于脂肪瘤多发生在中轴附近,且常合并神经管闭合不全畸形,故许多学者认为此病的病因是胚胎发育迷乱、神经管闭合不全所致。

【病理】

颅内脂肪瘤的生长模式更像是错构瘤,即由多余组织所形成的瘤状结节,而不是新生物。肿瘤外观呈深黄色的脂肪组织团块,剖面可见脂肪组织间富含血管。瘤灶被胶质增生层包绕,这种胶质增生层和周围的脑组织常有钙化改变或骨化改变。镜下见肿瘤由成熟的脂肪细胞组成,混有数量不等的血管,在肿瘤与神经组织接触面处,常有不同程度的胶质增生。对含血管较多的脂肪瘤,也可称为"血管脂肪瘤"。脂肪瘤的大小不一,从小于 1cm 到 8cm 不等。肿瘤常将周围的大血管和颅神经包裹在一起,如胼胝体脂肪瘤常将大脑前动脉包裹在瘤内,环池脂肪瘤可将滑车神经包裹在瘤内。

【临床表现】

约 1/3 的病人可无任何临床表现,余 2/3 的病人的临床表现与颅内脂肪瘤的发生部位有关。胼胝体部位脂肪瘤的病人常表现有癫痫发作。发生癫痫的原因似乎与肿瘤位置、大小或其他畸形无明显关系,有人认为是在脑-肿瘤界面胶原反应引起癫痫。灰结节部位的脂肪瘤可产生丘脑紊乱症状。靠近脑室系统的病灶可引起梗阻性脑积水,病人多表现有智力障碍。桥小脑角的脂肪瘤可产生后组颅神经障碍。

胼胝体周围脂肪瘤约占颅内脂肪瘤的 50%,可分为胼胝体前部脂肪瘤和胼胝体后部脂肪瘤。胼胝体前部脂肪瘤外观呈圆形,体积较大,常合并有胼胝体缺如和终板结构畸形,大的瘤体可阻塞双侧室间孔引起脑积水。胼胝体后部脂肪瘤的体积一般较小,很少合并有脑结构变异和少有临床表现。

【诊断】

在头颅 X 光平片上,常可见在纵裂中间有圆周形钙化圈影,有时可见中线部位颅骨缺损。CT 是诊断颅内脂肪瘤最可靠的检查方法。在 CT 扫描上,病灶呈低密度,CT 值为-50～-100H 单位,低于脑脊液信号。病灶周围的脑组织无水肿改变。头颅 MRI 检查可进一步明确颅内脂肪瘤的解剖变异和脑组织结构上的异常。在 MRI 扫描上,病灶在 T_1 加权像呈高信号,在 T_2 加权像呈低信号,这种改变与脂肪组织在 MRI 扫描上影像相同。MRI 的脂肪抑制扫描可确定脂肪组织,在与皮样囊肿、胆脂瘤和畸胎瘤的鉴别诊断上有一定意义。在 CT 和 MRI上,病灶呈均质性,表明其既不是脱屑的上皮,也不是其他组织成分,此点与皮样囊肿和胆脂瘤有区别。

【治疗】

对颅内脂肪瘤的治疗倾向于非手术治疗。原因有两种,第一,脂肪瘤内富含血管或包裹正常的大血管,瘤体与周围正常脑组织有非常紧密的粘连,造成手术切除瘤体极度困难,易损伤脑组织。第二,脂肪瘤本身生长非常缓慢,较少对周围脑组织造成压迫,因此很少引起临床表现。由脂肪瘤引起的癫痫在手术后很少能得到缓解。

颅内脂肪瘤的手术适应证和方法有：合并脑积水者做脑室-腹腔分流术，口服抗癫痫药物治疗癫痫。只有当病灶较大，病人有明显症状时，需手术切除病灶。由于肿瘤的位置，与周围脑组织的密切关系和富含血管，手术难度较大，很难做到肿瘤完整切除，且术后有较多的并发症。少数情况下可以做到较完整的肿瘤切除，如侧脑室脂肪瘤。

一般在术中常发现肿瘤与周围脑组织紧密粘连；位于胼胝体的脂肪瘤，胼胝体缺失，肿瘤可将大脑前动脉包绕，使切除困难。手术使用超声吸引器（CUSA）易于将脂肪组织吸除，且可保留较大血管的完整使其不易受损，但是不易将脂肪瘤内的纤维隔吸除，此点限制了肿瘤的切除程度；另外，当吸引器频率很高，且纤维隔很厚，可产生较高的热量损伤周围正常脑组织。

（王常贞）

第十八节　颈静脉孔区肿瘤

一、颈静脉球瘤

【概述】

颈静脉球瘤是发生在颅底颈静脉孔内及其附近的肿瘤，又称类颈动脉体瘤、化学感受器瘤、非嗜铬性副交感神经节瘤。可在 10 岁以上任何年龄组发病，女性多于男性。病程从 1 个月到 28 年不等，以后组颅神经受累为主，多为单发性肿瘤，很少有家族性遗传倾向。但是，有报告姐妹 3 人和兄妹 2 人同患颈静脉球瘤的报告。目前，该病理想的治疗方法是手术切除肿瘤。Guilol 和 Rosenwasser（1940 年）首先报告颈静脉球瘤手术切除，但是，由于肿瘤组织供血丰富，局部解剖复杂，给手术切除肿瘤增加了难度，1977 年 Fisch 报告经颞下窝显露颈内动脉的方法全切 12 例颈静脉球瘤。近年来，用放射治疗和栓塞技术结合手术切除肿瘤方法，使肿瘤切除率有所提高，并发症下降。

【解剖与病理】

颈静脉孔位于外耳道后方，内有颈静脉球，舌咽神经、迷走神经和副神经通过。向外蜿蜒的乙状窦行到颞骨乳突折向内与横窦移行。颈静脉球瘤是富血管性肿瘤，呈球形或结节性生长，供血动脉来自咽升动脉的鼓室下支，并有茎突支后听动脉、枕动脉、颌内动脉、椎动脉、内听动脉的分支。肿瘤细胞多呈多形性内皮样细胞、胞浆散布嗜酸性细颗粒，细胞核居于中央深染，纤维组织把细胞分割成巢状，其间穿行薄壁小动脉和毛细血管。肿瘤浸润性生长、转移少见。约 10% 以下可扩散到相邻淋巴结和肺，肿瘤组织扩散与周围组织对其阻碍有关。

有人认为肿瘤扩散途径为：

1.沿咽鼓管和颅底骨孔分别进鼻咽部和颅底部。

2.沿颈内动脉至中颅窝腔。

3.沿颈内静脉和舌下神经孔进后颅窝。

4.沿鼓室盖至中颅窝底，经迷路圆窗到内听道进桥小脑角。由此可见肿瘤在颅内多处生长。

Fisch 根据肿瘤的大小和侵犯的范围分为 4 型：

1.肿瘤局限于耳内。

2.肿瘤在中耳并累及乳突未到下迷路。

3.肿瘤侵犯下迷路到岩尖。此型包括：

(1)肿瘤虽然累及颈静脉球和颈静脉孔，但未侵入到颈动脉管的垂直部。

(2)肿瘤累及颈内动脉管垂直部。

(3)肿瘤累及颈内动脉管的水平部。

4.肿瘤侵犯硬膜，进入颅内，其中又分为：

(1)肿瘤在颅内直径小于 2cm；

(2)肿瘤直径大于 2cm，肿瘤颅内部分难以切除。另有人把肿瘤分为经颈静脉孔直接进入后颅窝和肿瘤将颅骨破坏后长入后颅窝二种。前者因颈静脉孔缺乏硬脑膜结构，肿瘤与脑组织之间无硬脑膜相隔，而后者肿瘤则在硬脑膜外生长，临床较常见，对手术有指导意义。

颈静脉球的生理功能尚不清楚，有研究认为近似于颈动脉体化学感受器，对血液中的氧和二氧化碳变化反应敏感，也有人认为无化学感受器功能。从解剖学上来看，颈静脉球与颈动脉体和主动脉体一样属于化学感受器的一部分，相似的球组织尚有睫状神经节、迷走神经节、肠系膜上动脉和股动脉神经节等。这些球细胞与内皮细胞的区别在于，球细胞来源于神经嵴的神经母细胞，既有神经原细胞的特征又有分泌功能，属于神经分泌细胞。经细胞化学和超微结构的研究已证实颈静脉球瘤有化学感受器的功能，其细胞浆内有典型的儿茶酚胺分泌颗粒。临床上约有 1‰颈静脉球瘤有神经活动功能。功能性颈静脉球瘤血浆中肾上腺素水平升高，其原理是，肿瘤细胞缺乏甲基转移酶，使肾上腺素不能转成去甲肾上腺素，肾上腺素和去甲肾上腺素代谢后转成 3-0-甲基肾上腺素，之后以香草扁桃酸（VMA）和少量 3-0-甲基肾上腺素形式从尿中排泄。因此，观察 VMA 和 3-0-甲基肾上腺素尿中 24 小时含量，可除外功能性颈静脉球瘤，防止术中出现高血压危象。

【临床表现】

1.症状与体征　早期病人多有头晕、眩晕等症状，随后可有外耳道反复出血、耳鸣、进行性耳聋，后期有耳部疼痛、面瘫、面部麻木、视物成双等，肿瘤位于颈静脉孔附近，后组颅神经损害症状有，声音嘶哑，饮水呛咳，患侧软腭麻痹，咽反射消失。肿瘤累及中颅窝和后颅窝，部分病人有颞叶、小脑和脑干症状。Cardner 报告 36 例颈静脉球瘤，女性 21 例，男 15 例，平均年龄 46 岁。

2.影像学检查

(1)头颅 X 线平片：颈静脉孔像可见骨孔扩大，骨质破坏，当肿瘤较大时，可有岩尖、中颅窝、枕骨大孔及内听道骨质改变。

(2)头颅 CT：可见颈静脉孔区不均匀高密度影边界不清，注药后肿瘤强化，如肿瘤累及颈内动脉行冠状扫描可观察肿瘤与颈内动脉的关系。骨窗像见肿瘤附近部位骨质破坏优于 X 平片。

(3)MRI 成像：免除了颅骨底对观察肿瘤的影响，可从矢、冠、轴三维方向观察肿瘤形态与相邻结构关系。肿瘤呈等 T_1 和长 T_2 不均信号影，轮廓不规则，注药后明显强化边界清晰。

(4)脑血管造影：在该病诊断方面十分重要，颈动脉穿刺插管，经颈动脉或椎动脉造影可显示动脉早期肿瘤异常染色，如果再行颈内动脉、颈外动脉和椎动脉选择性肿瘤供血动脉造影更能见到血管染色的肿瘤轮廓。颈静脉球血管造影目的：①明确诊断。②了解肿瘤供血动脉。③除外颈动脉体瘤和迷走神经瘤，为术前栓塞做准备。④静脉期判断肿瘤对颈内静脉回流影响。

【诊断与鉴别诊断】

根据病人后组颅神经损害及耳鸣耳聋为主的症状体征，结合头颅平片和头颅 CT 所示颈静脉孔区骨质破坏和占位征象，可考虑颈静脉孔区病灶，脑血管造影见动脉早期异常染色有助于颈静脉球瘤的诊断。

颈静脉球瘤的鉴别诊断如下：

1. 颈静脉孔区血管病变　包括颈静脉孔外凸性裂开畸形，颈静脉球进入下鼓室内，颈内动脉走行异常，原始镫骨动脉、中耳内颈内动脉瘤等。以上病变均局限于中耳内，头颅平片和 CT 显示颅底各骨孔位置正常，无骨质虫蚀性破坏。

2. 非富血管性肿瘤　常见有神经鞘瘤、皮样和表皮样囊肿、炎性或非炎性肉芽肿、软骨肉瘤、转移癌，这些肿瘤也可表现为舌后 1/3 味觉减退（舌咽神经）声带及软腭麻痹（迷走神经）和斜方肌及胸锁乳突肌力弱（副神经）的颈静脉孔综合征症状。除皮样或表皮样囊肿以外，这些肿瘤 CT 扫描都可显示高密度影，但从血管造影上很少有颈静脉球瘤所示的早期肿瘤染色。

3. 脑膜瘤　可发生在颅底的颈静脉孔区，CT 扫描和血管造影时，可有类似颈静脉球瘤的征象，但是，脑膜瘤可有钙化和造成局部骨质增生明显，而颈静脉球瘤以骨质破坏为主。

4. 颞骨肉瘤　常表现为大范围的颅骨破坏，病程短，早期即有多发性颅神经损害，无颈静脉球瘤颅神经受损的先后顺序。有关鉴别，详见颈静脉孔区非静脉球瘤章节。

【治疗】

颈静脉球瘤的治疗包括放射疗法、栓塞治疗和手术切除。三种治疗方法可单独应用，也可结合治疗。

1. 放射治疗　有单纯放射治疗、术前放射治疗和术后放射治疗三种。单纯放射治疗主要适应于年老体弱，有严重其他脏器疾病不能承受手术打击的病人。术前放射治疗，主要对肿瘤较大、估计术中出血较多，单纯手术切除肿瘤困难者，其目的是使肿瘤缩小，供血减少，有利于手术切除。术后放射治疗用于肿瘤术后残留，特别是附在颈内动脉上的肿瘤，手术切除困难者。常用的放射源为 60Co 或 X 线直线加速器，一般剂量为 45～50Gy 治疗 5 周，术前放射治疗者，放疗后 3～4 个月手术切除。Garder 等对比观察 6 例放射治疗后肿瘤组织学改变，主要表现是内皮细胞的水肿和血管内血栓形成，伴缺血组织坏死，并有组织细胞局灶性消失，胞浆颗粒状和核固缩。认为放射治疗后早期手术（4～6 周）既可减少肿瘤出血，又不会因肿瘤组织纤维化而增加手术难度。

2. 栓塞治疗　栓塞目的：

(1) 术前栓塞减少肿瘤术中出血。

(2) 对不能耐受手术病人通过栓塞肿瘤血管，延缓肿瘤生长。栓塞方法：颈动脉插管到肿瘤供血动脉，注入栓塞剂。常用的栓塞材料有肌肉组织凝血块聚乙烯醇颗粒、明胶海绵和氰基丙烯异丁酯。栓塞前行同侧颈内动脉、椎动脉和颈外动脉分支造影，肿瘤中来自颈内动脉和椎动脉分支的供血小支，因血管较细，并有误栓脑内血管的可能，故很少做靶血管栓塞，栓塞肿瘤供血血管主要是指颈外动脉的肿瘤供血动脉，颈外动脉在头颈部有广泛的吻合支，单纯栓塞颈外动脉很少产生脑缺血现象。栓塞材料选择以不能经肿瘤血管流入静脉循环为宜,目前认为较好的栓塞材料为 lvalon,而明胶海绵和 IBCA 不宜进入肿瘤实质内血管。并且后者有黏附导管滞留体内的危险。栓塞的并发症,主要为误栓脑内血管造成脑缺血。主要见于微导管在颈外动脉供血动脉位置较低、颈外动脉术中痉挛和栓塞剂过多等。入颈内动脉系统及颈内动脉和颈外动脉之间存在异常吻合使栓塞物经异常交通进入脑内血管。

3.手术治疗　为了防止功能性颈静脉球瘤术中产生高血压危象的危险,术前应检查病人心、血管系统功能,注意有无高血压、心脏病等疾患,测定 24 小时尿中香茶扁桃酸、三甲基肾上腺素、儿茶酚胺和 5-羟色胺的浓度,测定前 3 天应停服有关儿茶酚胺类药物防止假阳性出现。对肿瘤较大术后出现呼吸和吞咽困难者可术前置鼻饲管,有面瘫、眼睑不能闭合者,常规做眼睑缝合。

4.手术方法

(1)暴露颅底:取耳后切开到颈部下颌角水平,皮瓣上翻。外耳道于软骨处切断连同外耳道皮肤与黏膜相移行处切断,内耳道永久性缝合。在茎乳孔处鉴别面神经,分离至分叉,再将颞肌、乳突骨膜、皮下组织及胸锁乳突肌翻起,乳突骨咬除。上颈部血管和神经分离后,沿茎突切除二腹肌沟到颈静脉孔侧缘的软组织和肌腱,再切除颈静脉孔后 3/4 的软组织,根据暴露肿瘤需要,也可切除第一颈椎外侧突,并可将下颌关节突向前推移或将其切除,关节盂窝软组织向前拉起。

(2)颞骨显露:切除乳突后,分离乳突和鼓室段的面神经,切除骨性外耳道的后部,面神经管磨开后,将膝状神经节到茎乳孔段面神经抬起,在鼓室上隐窝的前部微钻骨沟成形到深部软组织,将面神经近端放入骨沟内,远端到腮腺实质内,如果面神经在茎乳孔处早期切断,此时应将其缝合。把二腹肌沟和颈静脉孔之间的颅骨咬除,并暴露乙状窦前后硬膜,此时可见到肿瘤组织和颈静脉球。如果病人前庭功能正常,咬骨时应避免钻开水平半规管、后半规管及耳蜗。向前除去鼓室前壁和下鼓室颅骨。从颈动脉管的水平部向下分离到邻近耳蜗和咽鼓管的颈动脉膝部段,如果暴露需要,水平段也应暴露。中耳内的肿瘤向下分离到鼓室下部,鼓室内的黏膜和骨性外耳道的皮肤同时向下分离或切除,此时避免镫小骨损伤。

(3)颈静脉球离断:将乙状窦与硬膜分离后,肿瘤端丝线结扎乙状窦,颈内静脉向颈部分离同时结扎,孤立肿瘤,注意防止静脉腔内残留肿瘤,将乙状窦于结扎线和肿瘤之间切除,分离肿瘤与后组颅神经粘连附着处,岩下窦出血可直接用明胶海绵填塞压迫或骨蜡止血,较大肿瘤常与颈内动脉粘连,包裹并向后颅窝生长把硬膜推向中线,切除后颅窝肿瘤时多有硬膜相隔起保护作用,术后很少出现脑脊液漏。

(4)切口缝合:中耳和乳突内残余黏膜切除后,咽鼓管结扎,面神经维持在前方位置,软组织复位后,可取腹部脂肪填塞瘤床,骨膜肌皮瓣盖在脂肪上,皮下放引流条缝合伤口。

术后护理:术后 24 小时拔出皮下引流。气管插管和胃管根据病情而定,如果气管切开,最初应用气囊硅胶管,但术后应尽早更换金属管。术后 3 天以内连续腰椎穿刺放液。防止暴露性角膜炎。

术后合并症:术后合并症包括脑脊液漏、脑膜炎、吞咽困难和面瘫。Garder 报告 22 例经颅底入路 17 人,局限乳突入路 2 人,经鼓室下入路 2 人,颅底入路与颞下凹和耳蜗联合入路 1

例,手术切除 13 人,分期切除 8 人,失血量在 600～800ml 之间,肿瘤全切除或近全切除 20 人,近全切除 1 人,其合并症为:死亡,无;脑脊液漏,4 例;脑膜炎,1 例;吞咽困难,11 例;面瘫 4 例。

手术选择:对较小的肿瘤手术只局限静脉球瘤附近,如果肿瘤只限于颈静脉球顶部及颈静脉球管内,切开鼓室下部则可将肿瘤切除,手术入路不需要切除外耳道后壁并保留中耳结构,这种情况下,只需要暂时将乳突段面神经分离即可。肿瘤较大向前累及颈内动脉手术最好到颞下窝暴露在肿瘤向后侵犯到斜坡前水平时,可通过迷路入路扩大颅底切口,增大暴露。

二、非颈静脉球瘤

颈静脉孔区非颈静脉球瘤是少见的肿瘤,占北京市神经外科研究所 1975-1992 年经手术治疗的颅内肿瘤 0.28%(33/11970)。这一类肿瘤有雪旺氏细胞瘤 21 例,脑膜瘤 3 例,化学感受器瘤 3 例,黏液瘤 2 例,脊索瘤 2 例,表皮样囊肿 1 例和软骨肉瘤 1 例。此外,文献中尚有神经管囊肿、岩骨肿瘤、软骨黏液纤维瘤和淀粉样瘤的报道。在已发表的文献中,化学感受器瘤最为多见,其次是雪旺氏细胞瘤。

(一)雪旺氏细胞瘤

雪旺氏细胞瘤是指发生于神经纤维外周雪旺氏细胞的单发的神经鞘肿瘤。它与发生于神经外膜和束膜的神经纤维瘤不同。神经纤维瘤将神经纤维包裹其中,手术切除时不可避免地会造成神经损伤;而对神经鞘瘤来说,切除肿瘤时可以避免神经损伤。

【发生率】

1959 年,Columella 等人发现只有 7 例Ⅸ～Ⅺ颅神经鞘瘤的报道,他们自己另有 3 例。Call 和 Pulec 于 1978 年对世界范围的文献做了广泛的调查,发现有 23 例颈静脉孔区颅神经鞘瘤,他们有 2 例新的报道?据 Tan 等人的报告,颈静脉孔区神经鞘瘤只占他们科 20 年间治疗的颈内神经鞘瘤的 2.9%。直到 1988 年,文献报道的颈静脉孔区神经鞘瘤不足 100 例。其中,最大的一组报道有 14 例病人。1975～1992 年,北京市神经外科研究所共累积经手术治疗的雪旺氏细胞瘤 1321 例。其中,颈静脉孔区神经鞘瘤只占 1.44%,男性 9 例,女性 12 例,发病年龄 20～70 岁,平均 36 岁。入院前病程从 3 个月到 16 年不等,平均 3.3 年。据文献报道,入院前最短的病程仅有几周。

【临床表现】

在我们这组病例中,8 例以Ⅸ、Ⅹ、Ⅺ颅神经受累为首发症状,6 例以Ⅶ和Ⅷ颅神经损伤为首发症状,见表。在 21 例病人中,13 例病人有感觉性听力减退;16 例病人出现Ⅸ、Ⅹ、Ⅺ颅神经损伤症状。此外,还有 13 例病人出现小脑体征;2 例病人出现对侧肢体麻痹;7 例有视乳头水肿;8 例出现枕部疼痛,但无颅内压增高;1 例咽部肿物;1 例鼓室后肿物。

颈静脉孔区雪旺氏细胞瘤发生于Ⅸ、Ⅹ、Ⅺ颅神经中的一支或数支。其生饮特性和相应症状各异,并不一定首先表现为Ⅸ、Ⅹ、Ⅺ颅神经麻痹。根据肿瘤与颅底的关系,颈静脉孔区雪旺氏细胞瘤可分成四种不同的生长类型。

颅内型:肿瘤由延髓和颈静脉孔之间的近侧段长出,在后颅凹呈膨胀性生长。我们有 16

例颅内型肿瘤,其症状主要分两种类型。大约一半的病人有眩晕、耳鸣和感觉性听力减退的病史,与听神经瘤相似。另一半病人表现为Ⅸ~Ⅺ颅神经损害,如声嘶,斜方肌和胸锁乳突肌的乏力或萎缩。12 例有颈静脉孔扩大,而内听道正常。上述肿瘤均经手术证实。4 例肿瘤较大的病人伴有三叉神经分布区的感觉减退,面神经轻度麻痹和短时间面肌痉挛。12 例病人有小脑体征;7 例有视乳头水肿;3 例后枕部疼痛,但不伴有颅内压增高。

骨内型:肿瘤生长于颈静脉孔,主要向骨内生长。我们这组病例有 2 例骨内型肿瘤。Vernet's 综合征(肿瘤位于颈静脉孔,引起Ⅸ~Ⅺ颅神经损伤)是这类肿瘤的典型体征。如果肿瘤侵犯耳蜗和中耳,会引起感觉性或传导性听力减退和搏动性耳鸣。文献报告,一旦肿瘤侵犯外听道则可引起面肌痉挛和耳痛。

颅外型:肿瘤生长于咽侧壁段的Ⅸ~Ⅺ颅神经,有的甚至可以达到颈内动脉分叉处。这种肿瘤主要向颅外发展,仅有一小部分向骨内生长.通常表现为单一的颈神经麻痹和颈部或咽侧壁肿物。

混合型:这种类型包含上述两种或三种类型肿瘤。就临床而言,很难清楚地区别上述三种肿瘤,上述三种肿瘤的划分是根据肿瘤的生长过程和肿瘤的位置人为设置的。如果治疗不及时,都将发展成混合性肿瘤。我们有 3 例混合性肿瘤,一例经颈静脉孔向颅内发展,另外 2 例呈哑铃型,在颈静脉孔向上、下两个方向发展,其中一侧形成咽侧壁肿物。

【诊断】

对于以Ⅸ~Ⅺ颅神经损伤为首发症状,同时伴有颈静脉孔扩大的成年病人应高度怀疑颈静脉孔区肿瘤。大部分为颈静脉球瘤,其次是雪旺氏细胞瘤。术前仅据临床神经系统体征诊断颈静脉孔区雪旺氏细胞瘤是困难的。因为始发症状为听力障碍常提示听神经受累。感觉喉部和颈部肿物存在是咽喉部神经鞘瘤最常见的主诉。术前全面的神经学检查对于正确诊断的建立是十分必要的。血管造影不仅可以显示颈内动脉、颈静脉球和乙状窦的形态,还可以帮助了解肿瘤的血管染色。因此,血管造影是术前的必要检查。CT 扫描和 MRI 成像可以帮助确认肿瘤的范围和境界。

头颅 X 线平片:21 例病人中有 13 例做了 X 线检查。所有肿瘤位于颈静脉内病例均显示颈静脉孔扩大,而 4 例颅内型肿瘤未见颈静脉孔扩大。因此,凡怀疑颈静脉孔综合征的病例均应行 X 线检查,包括轴位,Stenver's 位和颈静脉孔区其他特殊投照体位。断层扫描可以很好地显示颈静脉孔区的变化,应做冠状、矢状和颅底等多方位扫描。

气脑造影:气脑造影可以帮助确认肿瘤的存在,大小及范围。后颅凹肿瘤表现为肿瘤部位气体充盈缺损。利用不同的体位可以选择性地显示后颅凹的脑池。自 CT 和 MRI 等无创性检查应用以来,气脑造影已渐废弃。

血管造影:颈动脉和椎动脉造影不仅显示颈静脉球和颈内动脉血流情况,还有助于了解肿瘤的供血情况及相邻血管的位移。在血管造影的后期相,硬膜窦染色,提示颈静脉球或乙状窦可能阻塞,或者肿瘤长入静脉系统。逆行性颈静脉球静脉造影对于了解颈静脉阻塞程度,以及颈静脉腔内是否有肿瘤侵犯很有价值。雪旺氏细胞瘤通常是由外侧压迫颈静脉,使其闭塞;而颈静脉球瘤经常是在血管腔内生长。在我们这组病例中,有 9 例做了血管造影检查。其中,2 例正常,1 例肿瘤有血管染色,其他大部分表现为相邻血管移位。颈静脉孔肿瘤由来自颈外动脉的咽升动脉供血,有的肿瘤还有枕动脉供血。有肿瘤血管染色的病例,其供血动脉常明显增粗。由于颈静脉球瘤血管丰富,而雪旺氏细胞瘤血管成分较少。因此,血管造影有助于鉴别这两种肿瘤。术前在血管造影中对供血动脉进行栓塞可以减少术中出血,以及减少对后组颅神经和生命中枢的损伤。血管移位主要表现为小脑前下动脉向后上移位。小脑后下动脉向后下移位。较大的颅内型肿瘤使小脑上动脉近端向内上偏移,甚至影响大脑后动脉的远侧段。然而,颈静脉孔区肿瘤对小脑上动脉和大脑后动脉的影响远不如 CPA 肿瘤的影响。大型颈静脉孔区肿瘤可以压迫颈内动脉,引起颈内动脉的狭窄,甚至闭塞。

CT 扫描:16 例病人做了 CT 扫描。CT 不仅可以显示肿瘤颅内部分,还可以显示全部的骨结构和颅外部分。颈静脉孔扩大,边缘光滑是区别颈静脉孔雪旺氏细胞瘤和听神经瘤最主要的特点。增强 CT 不仅可以显示后颅凹的肿瘤,还可以显示颅底的受累情况。颈静脉孔雪旺氏细胞瘤的颅内部分在 CT 上表现为桥脑小脑角区低密度和等密度混杂的中线旁占位,伴有环状增强,易与听神经瘤混淆。

MRI 成像:15 例病人做了 MRI 检查,所有诊断均经手术证实。MRI 所提供影像信号优于 CT。由于使用不同脉冲方式,多方位成像和没有骨伪迹的影响,MRI 可以清楚地显示颈静脉孔雪旺氏细胞瘤,及其后颅凹和颅外部分。冠状成像可以看到肿瘤的上、下界限。颈静脉孔区神经鞘瘤在 T_1 和 T_2 像上的信号强度类似听神经瘤,为长 T_1,或等 T_1,长 T_2 信号。由于 MRI 可以显示听神经和面神经,有助于区分颈静脉孔雪旺氏细胞瘤和听神经瘤。此外,颈静脉孔区雪旺氏细胞瘤主要压迫延髓,而听神经瘤压迫桥脑。MRI 对术前诊断不仅有用,而且对设计手术入路和术后随访也十分有用。

【手术治疗】

神经鞘瘤对放疗和化疗不敏感。因此,手术切除就是首选的治疗方法。初次手术最好是全切除肿瘤,并且最大程度地保护颅神经。不彻底的肿瘤切除引起的组织粘连将会影响颅神经的功能。DasGuptal 等人认为,良性雪旺氏细胞瘤可以完全切除,而不损伤受累神经和发生源神经。在我们有些病例中,肿瘤很容易从受累的颅神经上剥离。清楚而准确地认识肿瘤的大小、位置以及与颈内动脉和颈静脉关系对正确选择手术入路是十分重要的。术前栓塞肿瘤的供血动脉可以减少术中出血及后组颅神经(Ⅸ~Ⅻ)的损伤。颈静脉孔区肿瘤的入路多种多样。Arenbery、McCreary 和 Neely 采用枕下入路;Gacek 提倡经乳突入路行肿瘤全切除;Kinney,Crumley 和 Wilson 等人提倡神经外科和耳科联合入路,分二步进行手术。我们的颈静脉孔区雪旺氏细胞瘤主要位于后颅凹,2 例局限于颈静脉孔和骨结构内,3 例为混合型。对于肿瘤主要位于后颅凹的,我们采用枕下入路。多数肿瘤体积较大,位于颈静脉球和Ⅶ、Ⅷ颅神经之间。确认岩静脉后,将其电凝,并在近硬膜处切断。电灼肿瘤表面,切开后掏取其内容,使肿瘤塌陷。在显微镜下,将肿瘤囊壁与毗邻组织,如脑干和颅神经仔细分离。如果肿瘤侵犯颈静脉孔周围的骨结构,有必要施行神经外科和耳科联合手术。颅内、外联合切口能提供较好的暴露,有利于手术切除。对于颅底肿瘤,成功的手术切除有赖于有效地控制颈动脉系统出血。值得强调的是,如果肿瘤侵犯颅底骨结构或向颅外发展,应该预防脑脊液漏。逐层缝合肌肉和筋膜,硬膜外间隙填充脂肪组织以及严密缝合硬脑膜可以有效地防止脑脊液漏。必要时使用颞肌筋膜修补缺损。对于咽旁间隙的雪旺氏细胞瘤,术中可以避免损伤相邻的颅神经;但是对于颈静脉孔区肿瘤则十分困难。在肿瘤切除过程中,如果损伤了迷走神经,应在显微镜下吻合损伤的神经或者使用神经移植物(如耳大神经)进行吻接。据文献报道,经过上述处理,神经功能可恢复至接近正常。

在 21 例颈静脉孔区神经鞘瘤中,全切除 16 例,大部切除 3 例,部分切除 2 例,无手术死亡。

(王常贞)

第十九节 内镜下经鼻腔蝶窦入路治疗垂体瘤

神经内镜的临床应用已有近 1 个世纪的历史,最初由于当时科技发展水平的限制,其仪器设备尚不能适应神经外科手术的要求,因此临床进展相当缓慢。随着近年来内镜光学系统和成像系统的改进,各种相应的辅助设备不断的配套完善,神经内镜技术在最近 20 年来获得了较快的发展,尤其是近 10 年来,我国很多神经外科医生积极参与了这项技术的研发,做了大量的基础和临床研究工作。尽管与传统的神经外科技术相比,神经内镜技术仍处于比较年轻的阶段,但已充分展示了巨大的潜力。

早在 20 世纪 60 年代初,已有人报道了应用内镜技术治疗垂体瘤。到了 20 世纪 90 年代,欧美均有学者逐步开始探索应用内镜技术切除垂体瘤的方法,并且努力使手术方法不断完善。早期人们应用此方法切除垂体腺瘤,常常造成鼻内正常结构的较大破坏,同时显露的范围也不够广泛。近些年来人们通过去除术中牵开器,大大增加了内镜及相应的器械在鼻蝶、鞍内的自由度;高速微型磨钻的应用,增加了对术区骨性结构处理的安全性;术中冲洗装置保证了术中持续清晰的术野;不同角度的内镜使用,各种相应器械的配套完善,已经使得内镜经鼻腔蝶窦切除垂体瘤成为了一个十分成熟的手术方法。

一、局部应用解剖学

熟悉局部应用解剖学,是开展此项工作的基础条件。鼻腔为对称性结构,两侧鼻腔有上、中、下鼻甲,并同鼻腔外侧壁构成上、中、下鼻道。经内镜手术的鼻部入路,是在鼻中隔和鼻甲间进行的,蝶窦开口是手术中应识别的重要解剖标记,常位于中、上鼻甲根部和鼻中隔之间的蝶窦隐窝内。开放蝶窦开口时,应尽量减少蝶窦内黏膜的损伤,常只需在扩大蝶窦开口的开窗处去除蝶窦黏膜。当内镜进入蝶窦时,可以在中线部确认斜坡,斜坡两侧覆盖在颈内动脉骨性隆起,斜坡上方为蝶鞍,顶端为鞍结节,其两端的隆起为视神经管。通常情况下这些解剖结构辨认较容易。但在窦腔骨化不良,间隔过于复杂等特殊情况时,仍需 X 光定位,确切地了解鞍底位置。

二、内镜仪器与器械

在应用内镜技术施行垂体瘤切除术中,优质、适宜的内镜系统和配套的器械是基本的保证。常规的内镜为硬质 0°、30° 和 70° 镜,其中以 30° 镜为最常用。在瘤腔较大时 70° 镜也是必不可少的。内镜的直径一般为 4mm,过小将影响光照质量,过大会影响操作空间。内镜的长度多为 18～20cm。与内镜相关的重要附属设备包括光源、摄像和显示系统,其中摄像的质量尤其重要。内镜的手术中,清晰度是最关键的。内镜中还应含有冲洗系统。目前,许多厂商都能生产具备冲洗功能的内镜系统,并可配备实时控制的冲洗泵(蠕动泵),与内镜的冲洗管道相连接。如没有这样的冲洗泵,也可以用具备加压能力的输液器替代。在操作时,有的学者应用内镜的固定支持系统;我们认为在多数情况下,如果有一个好的助手协助操作吸引器等,术者手持的内镜可以随时深浅移动,更能增加手术操作的灵活性。

在手术中配套的器械是成功的关键。尖刀、剪刀、镰状刀、吸引器、双极都应当是专门特制的器械。各种咬钳(黏膜咬钳、筛窦咬钳)、高速磨钻,各种方向的环形刮匙也是必备的。

三、手术适应证与禁忌证

内镜下经鼻蝶进行垂体瘤切除术与传统的显微外科下经口鼻蝶、经鼻蝶等手术的适应证基本类似。如生长于鞍内或自鞍内向鞍上和蝶窦内生长的垂体瘤,部分侵蚀海绵窦的垂体瘤。与其他方法不同的是,当肿瘤向鞍上生长较大,应用带角度的内镜可以在瘤腔内操作,增加手术切除肿瘤的机会。

手术的禁忌证主要包括鼻腔和鼻窦的急性炎症、重症慢性炎症致鼻腔过窄,畸形。蝶窦严重气化不良;侵袭性垂体腺瘤向鞍上、鞍旁广泛生长或呈哑铃形等。而一般情况的鼻息肉等,可在术中顺便切除,不应影响手术。

四、手术前准备

常规的术前准备与显微镜下进行垂体瘤切除相似。除通常的神经科、内分泌、眼科检查外,应当重视 MRI 和 CT 的检查,轴位和冠扫 CT 能提供详细的鼻旁窦骨性解剖学资料,这些对手术操作有重要的帮助。对垂体功能低下者,术前常规给以肾上腺皮质激素口服 3～4 天。术前 2～3 天应用抗生素滴鼻液。术前剪鼻毛。

常规应采用气管内插管,全身麻醉,患者仰卧位,头部后仰 15°,向术者方向(一般为头部的右侧方)偏转 10～20°。上下眼睑闭合并用护眼膜保护好。咽部用常规纱布绷带填塞。术者和助手位于病人头部的两侧。监视器应面对术者,病人头顶 1 米左右的距离,监视器、摄像、光源、冲洗泵、双极电凝器如能布置在同一器械车上,有利于术中管理,监视器的高度应与术者的视线尽可能平行。术中的所有冲洗液中均含有抗菌素。

五、手术方法

1.消毒　常用 5％碘伏消毒面部,用 0.05％碘伏纱条消毒鼻腔。

2.选择鼻孔　按术前头冠扫 CT、MRI 各平面片,对鼻道情况进一步判定,术中也可以用消毒棉探查鼻腔。依据上述检查决定利用哪侧鼻腔手术。在通常情况下,作者习惯于应用右侧鼻孔。有人主张对微腺瘤的手术，如果双侧鼻腔都能使用，主张用肿瘤对侧鼻腔进行内镜手术。

3.探查和扩大蝶窦开口　在内镜下寻找中鼻甲，沿中鼻甲与鼻中隔间塞入 2cm×4cm 的付肾素盐水浸泡的棉条，以扩张手术腔道。扩张范围，自中鼻甲上缘到中鼻甲根部和鼻中隔之间的蝶筛隐窝。在蝶筛隐窝内，常可探查到蝶窦开口。蝶窦开口的暴露状态常有很大差距，大约 1/3 的病人，蝶窦开口直接暴露在术野；有一些病人中，蝶窦开口因骨结构增生而部分封闭。于从蝶窦开口的内上缘起始，弧形向后切除一侧鼻中隔黏膜，将黏膜瓣掀向后方，显露内下方的骨性结构，用高速磨钻或筛窦咬钳切除蝶窦前壁，顺序为先内、下，后上、外侧，再向上外侧扩大。扩大蝶窦开口时，应注意防止损伤蝶窦外侧壁的视神经、颈内动脉和海绵窦等重要结构。一般蝶窦开口扩大范围应直径不小于 2cm。

4.蝶窦和鞍底的处理　进入蝶窦后，常可遇到方向不同的蝶窦间隔，如纵横交错，使判断鞍底结构困难，此时应及时采取术中定位。切除影响手术操作的黏膜，充分显露鞍底，应自上而下地显露，从鞍结节到斜坡凹陷处，两侧达到海绵窦水平。辨清鞍底及相关的重要解剖结构，在内镜下可见鞍结节头侧方向的 11 点和 1 点的位置为视神经前结节，颈内动脉和海绵窦位于鞍结节的侧方。颈内动脉位于斜坡凹陷的尾侧 5 点位和 7 点位。选择鞍底的薄弱区开窗，也可以自鞍底下部开窗，逐渐扩大，直径应大于 1cm。暴露硬膜后，用尖刀十字切开硬膜，电灼硬膜，使其收缩，暴露鞍内结构。如果肿瘤很小，切硬膜时避免过高和过于偏外，防止海绵窦间的汹涌出血。

5.切除肿瘤　切开硬膜，确认肿瘤后，先用取瘤钳留足标本，然后用刮匙、环形刮圈和吸引器分块切除肿瘤。如果肿瘤足够大，切除部分肿瘤后，形成残腔；用 30° 或 70° 镜探入瘤腔，直视下切除残余肿瘤。瘤腔内出血可用双极电凝烧灼，或明胶海绵压迫止血。术中尽可能防止鞍隔破裂。切除肿瘤后鞍内可填充明胶海绵、止血纱布，也可以充填脂肪组织。如有鞍隔破裂则应用生物胶封闭。封闭鞍底后，应仔细清理蝶窦腔，防止过多充填物，恢复空腔蝶窦应有的功能。及时吸除鼻咽腔内的血液。手术侧鼻腔充填凡士林纱条一根。

6.术后处理　密切监测激素水平，常规应用抗生素 3~5 天。手术后当天可以恢复正常生活，3 天可以拔除手术侧鼻腔填充物，3~5 天可以出院。

综上所述，应用神经内镜技术切除垂体瘤仍为一门较新的技术，明显的优势是可以在最大限度地保留病人鼻的正常结构的前提下，最大限度地切除肿瘤，手术当天患者可以恢复生活，缩短了住院时间，减少了并发症。不足之处在于操作方式与传统的显微手术操作方式不同，每个术者都要经历系统训练的学习过程；由于鼻腔毕竟空间相对狭小，术中应付特殊意外的快捷能力受到一定的限制，目前适合于此类手术的器械不够精细完备。相信这些不足之处可以逐渐获得克服，随着相应技术、仪器设备、器械的完善，经鼻内镜下垂体瘤切除的技术会得到进一步的完善和发展。

（刘德华）

第十一章　脑血管疾病

第一节　急性缺血性卒中

　　无论是高收入还是中低收入国家，缺血性脑血管病都是居第二位的死亡原因。在中国，每年大约有150万人死于脑卒中。卒中会导致长期致残，这些患者往往无法返回工作岗位或胜任他们以前的社会角色。所以对于急性缺血性卒中患者或者重症缺血性脑卒中的救治是神经重症加强医疗病房（ICU）的重要工作之一。

一、概述

【病因分型与发病机制】

　　急性缺血性脑卒中的病因诊断和发病机制是预防及治疗的关键因素。目前国际上通用的病因分型为1993年TOAST分型，我国最近提出了中国缺血性卒中CISS分型。

　　TOAST分型有助于不同亚型缺血性脑卒中患者的治疗及康复。TOAST分型依据临床表现、梗死灶大小或类型、影像学表现以及相关的辅助检查等将缺血性脑卒中分为5个亚型：大动脉粥样硬化性脑梗死、心源性脑栓塞、小动脉闭塞（腔隙性脑梗死）、其他病因和病因不明。

　　TOAST分型对穿支动脉梗死的病因诊断存在缺陷，同时没有涉及大动脉粥样硬化的发病机制。随着各种影像技术在不断发展，病因和发病机制诊断分型的制定以及对TOAST分型的改良工作迫在眉睫。结合穿支动脉病理以及近年来大动脉粥样硬化梗死发病机制研究的进展，我国制定了中国缺血性卒中CISS分型。

【临床表现】

　　常见于中老年人，病前往往合并一种或者多种危险因素。部分患者发病前可以有短暂性脑缺血发作（TIA），起病多为突然起病或者急性起病。临床表现与梗死的部位、大小有关，存在局灶性神经功能缺损的症状与体征，比如偏瘫、偏身感觉障碍、偏盲、语言障碍、失用，严重者可以合并意识障碍甚至昏迷等。

【辅助检查】

（一）一般检查

　　血液检查包括血常规、凝血功能、血糖、血脂等，少见病因的血液检查还应包括免疫相关检查、抗中性粒细胞胞浆抗体（ANCA）、同型半胱氨酸、抗凝血酶Ⅲ、蛋白C、蛋白S等。心电图也是常规检查项目之一。这些检查有助于寻找患者的危险因素和病因。

（二）头颅计算机断层扫描（CT）

头颅 CT 是目前急性缺血性脑卒中最常用的检查，有助于鉴别脑梗死和脑出血。发病早期（6 小时以内）CT 往往不能发现脑梗死的病灶，一些脑梗死的 CT 早期征象如大脑中动脉高密度征、岛叶以及豆状核灰白质边界不清、脑沟和脑回变浅或者消失等有助于早期诊断。发病 24 小时后常常可以发现低密度改变。对于恶性大脑中动脉脑梗死或者大面积小脑梗死的患者，医护人员应该早期发现病情变化，随时复查 CT，早期发现占位性脑水肿，这些有助于指导脱水药物使用及外科治疗。

（三）磁共振成像（MRI）

对于缺血性脑卒中，MRI 在很多方面优于 CT 检查，对于小灶脑梗死、脑干或者小脑梗死，MRI 更容易发现病灶。磁共振弥散加权像（DWI）和灌注加权像（PWI）可以在发病数分钟之内发现缺血性改变，能够进行早期诊断。PWI 和 DWI 的错配区域（PWI-DWI）往往被认为是缺血半暗带，错配大于 20% 是溶栓治疗的标准之一。

（四）血管造影数字减影

血管造影（DSA）、CT 血管造影（CTA）和磁共振动脉成像（MRA）可以进一步了解血管情况，如动脉的狭窄和闭塞，还有助于诊断血管炎、肌纤维发育不良、动脉夹层以及烟雾病等。

（五）经颅多普勒（TCD）

TCD 有助于评价颅内外血管狭窄和闭塞，还可以用于微栓子监测及溶栓后的血管再通的评估。

（六）颈动脉彩色多普勒超声

颈动脉超声有助于寻找脑梗死的病因，观察血管的形态、颈动脉内膜中层厚度（IMT）、粥样硬化斑块以及血管狭窄情况等。

（七）超声心动图

包括经胸超声心动图（TTE）和经食道超声心动图（TEE）。通常首选 TTE 检查，但对心脏内血栓的检出率，TEE（敏感性为 95%）高于 TTE（敏感性为 60%）。适应证包括扩张型心肌病、心脏内血栓、心房颤动和卵圆口未闭等。

【诊断】

中老年患者，存在各种脑血管病的危险因素，病前可以有 TIA 发作，突然或者急性起病，表现为局灶性神经功能缺损的症状与体征。头部 CT 早期多不能发现责任梗死灶，发病 24 小时后可以见到与症状体征相匹配的低密度，符合血管分布。头颅 MRI 有助于早期诊断，指导溶栓治疗。血管造影可以发现动脉的狭窄和闭塞。

【治疗】

（一）一般治疗

1.密切观察神经功能及生命体征变化 包括意识水平、血压、心率、血氧饱和度等。

2.保持呼吸道通畅及吸氧 卒中患者往往是老年，肥胖、气道松弛、舌后坠阻塞气道，需要时应该放置口咽通气道。吞咽障碍，咳嗽反射和咽反射减弱或者消失，有误吸的危险，需要气道保护。昏迷或者格拉斯哥昏迷量表（GCS）≤8分和肺部感染患者，痰多黏稠，不容易吸引。需要机械通气的患者应该尽早气管插管，必要时气管切开。

3.颅内压（ICP）监测　下列情况应该进行颅内压监测：GCS≤8分，头颅CT发现异常者；CT正常但是具备下面3种情况中的2种者：年龄大于40岁、低血压和去皮层或者去大脑发作。干预指征为ICP≥20～25mmHg。急性缺血性脑梗死ICP升高常见于恶性大脑中动脉梗死引起的脑水肿、严重小脑梗死压迫四脑室引起脑积水等，这也是干预的指征。

颅内压干预常用的药物有甘露醇、呋塞米、甘油果糖以及高张盐水等。20％甘露醇100～250ml静脉点滴，每4～8小时使用一次；呋塞米10～40mg.每4～8小时一次；甘油果糖250～500ml静脉点滴，每日2次；也可以选用23.4％高张盐水静脉注射。其他药物如白蛋白合用呋塞米治疗，这种方法价格昂贵，有效性也没有得到验证。发生颅高压危象或者脑疝时应该按程序化策略进行及时救治。但是我们也应该清楚地认识到，急性脑梗死所致水肿为细胞毒性脑水肿，使用渗透性疗法一直存在争议。甚至有人认为渗透性疗法主要脱出未受损脑组织的水分，会加重中线移位。治疗高颅压过程中应保持等量体液状态。恶性大脑中动脉梗死者应早期行偏侧颅骨切除术减压，大面积小脑梗死压迫脑干时推荐脑室造瘘或者外科减压治疗。

脑灌注压（CPP）指导的脑水肿治疗方案已经成为治疗的主流。但是，单独以CPP>50～60mmHg作为治疗目标具有先天性缺陷。CPP反映了全脑的灌注情况，并没有考虑局部缺血。不惜一切代价把CPP控制在正常范围以内势必会带来不良的后果，比如容量负荷过重会导致全身损伤，使用血管升压药物会引起急性呼吸窘迫综合征（ARDS），同时会加重脑水肿等。Lund概念的核心是最大程度地增加毛细血管胶体渗透压，最大程度地降低毛细血管流体静压，以控制脑水肿。如使用β-受体阻滞剂和可乐定控制平均动脉压，以防止流体静压升高引起脑水肿，使用白蛋白维持毛细血管胶体渗透压促进水分进入血管内，通过镇静和抑制代谢控制ICP以降低组织流体静压。

4.血压控制　一般认为急性缺血性脑卒中患者不需要常规降压治疗，特别要避免急剧降压。降压治疗有可能损害脑灌注，加重脑缺血的发生。如果血压>220/120mmHg或者合并严重的心力衰竭、主动脉夹层、高血压脑病、急性肾衰竭时可以考虑降压治疗。但是急性缺血性脑卒中的血压管理还缺少证据，血压管理存在很大的争论。如果由于容量不足造成的低血压，为了避免神经功能恶化应该扩容治疗。

5.血糖控制　患者血糖超过180mg/dl（10mmol/L）时，应给予胰岛素治疗。患者血糖低于50mg/dl（2.8mmol/L）时，给予10％～20％葡萄糖输注。

6.控制发热　如果体温>37.5℃，应该积极寻找病因，判断是否存在感染。可以选择药物降温治疗，也可以进行物理降温治疗。不建议使用预防性抗生素治疗。

7.误吸与卒中相关性肺炎　急性卒中后免疫力下降是感染的根本原因。卒中相关性肺炎的主要原因是误吸，特别是存在吞咽功能障碍和意识水平下降的患者。卒中相关性肺炎重在预防。卒中患者应该积极治疗原发病，加强口腔及基础护理、无菌操作、消毒隔离防止交叉感染。加强吞咽障碍的筛查和康复。昏迷、镇静或者咳嗽反射减弱/消失的患者应该通过X线检查核实喂养管的位置，避免喂养管错位。存在误吸风险或者胃排空能力下降的卒中患者应该进行幽门后置管进行喂养。肠内营养时床头抬高至少30°并定期监测胃内容物残留量。卒中相关性肺炎应该按照医院获得性肺炎和呼吸机相关性肺炎的抗生素使用原则经验性选择抗生素,再根据病原学结果调整治疗方案。避免使用左氧氟沙星。

8.应激性上消化道出血 抑酸药物中常用的质子泵抑制剂针剂包括埃索美拉唑、奥美拉唑、泮托拉唑、兰索拉唑、雷贝拉唑等。常用的 H_2 受体拮抗剂针剂包括雷尼替丁和法莫替丁。常规剂量如埃索美拉唑 40mg 静脉滴注,每 12 小时一次。大剂量如埃索美拉唑 80mg 静脉推注后,以 8mg/h 速度持续输注 72 小时。止血药物的疗效不确切。大量消化道出血应该及时血容量补充,常用的液体包括生理盐水、平衡液、全血或其他血浆代用品。输血条件包括:

(1)收缩压<90mmHg,或较基础收缩压降低幅度>30mmHg;

(2)血红蛋白<70g/L,红细胞比容(HCT)<25%;

(3)心率增快>120 次/分。在积极补液的前提下,可以适当选用血管活性药物以改善重要脏器的血液灌注。有条件时可以进行血管内介入治疗或者外科手术治疗。

9.深静脉血栓形成的预防 急性缺血性脑卒中患者应该鼓励早期下床活动,不能下床活动的患者应该穿弹力袜或者使用抗血栓泵。深静脉血栓或者肺栓塞高风险患者给予低分子肝素或者小剂量肝素皮下注射。

10.癫痫的处理 常规预防性给予抗癫痫治疗是没有必要的。既往有癫痫史的患者,应该按照标准抗癫痫方案给予药物治疗。癫痫样起病的急性缺血性脑卒中患者,不建议长期抗癫痫治疗。卒中后 2～3 个月癫痫发作的患者,建议按照癫痫的标准治疗方案长期服药治疗。

(二)神经保护治疗

钙离子拮抗剂、兴奋性氨基酸拮抗剂、神经节苷脂、神经保护剂 NXY-059 以及镁剂等在动物实验中取得了良好的效果,但是都没有被临床试验证实。依达拉奉是一种自由基清除剂,抑制梗死周围局部脑血流量的减少,阻止脑水肿和脑梗死的进展。剂量为每次 30mg,每天 2 次。对于高压氧和亚低温治疗,目前尚缺乏临床试验的支持。

(三)其他治疗

1.改善血流动力学治疗 一般包括诱导性扩张血容量、血液稀释、诱导性高血压和增加心输出量治疗。急性缺血性脑卒中的改善血流动力学治疗的疗效还缺少大规模随机对照研究的证实。依照蛛网膜下腔出血后迟发性脑缺血的研究结果,诱导性高血压和增加心输出量对改善脑缺血是有效的,但是这两种方法对急性缺血性脑卒中的疗效尚不清楚。对于低血压或者脑血管狭窄的患者可以考虑扩容治疗,但是应该严密监测患者的心肺功能。

2.中医中药治疗 中医中药还缺少大样本高质量的随机对照试验进一步证实,但是目前在国内广泛使用。

3.康复治疗 康复治疗是急性缺血性脑卒中治疗中的重要一环,包括语言康复、心理康复、认知康复、运动功能康复以及职业和社会康复。急性期运动功能康复的目的主要是抑制异常的原始反射活动,建立正常的运动模式。

二、急性缺血性脑卒中的抗栓治疗

【重组组织型纤溶酶原激活剂静脉溶栓治疗】

溶栓治疗是目前最重要的恢复血流、改善脑组织代谢、抢救梗死周围半暗带组织的措施。按照最新的研究结果，发病 4.5 小时内是溶栓治疗的时间窗。常用的药物为重组组织型纤溶酶原激活剂（rt-PA）。

（一）rt-PA 静脉溶栓治疗的入选和排除标准

1995 年的美国 NfNDS 试验是 rt-PA 溶栓治疗领域的"里程碑"，该研究的入选及排除标准奠定了各国溶栓指南中 rt-PA 静脉溶栓标准的基础（表 11-1），溶栓指南的每年的更新主要是根据新获得的循证医学证据对 NINDS 标准进行增补或修改。

表 11-1　NINDS 试验入选和排除标准

入选标准	发病 3 小时内的缺血性脑卒中患者；
	发作时间明确；
	有可用 NIHSS 评估的神经功能缺损（NIHSS≥1 分）；
	基线头 CT 除外颅内出血；
	可获得知情同意；
排除标准	3 个月内有过脑卒中或严重的头外伤；
	14 天内经历过大手术；
	有颅内出血史；
	收缩压大于 185mmHg 或舒张压大于 110mmHg；
	症状迅速改善或轻微；
	有症状提示蛛网膜下腔出血；
	21 天内有胃肠道出血或泌尿道出血；
	7 天内不可压迫部位有过动脉穿刺；
	脑卒中发作时有痫性发作；
	脑卒中发作前 48 小时内正在服用抗凝剂或接受肝素治疗并且 APTT 时间延长；PT 时间超过 15 秒；
	血小板计数少于 100000/mm³；
	血糖低于 50mg/dl（2.7mmol/L）或高于 400mg/dl（22.2mmol/L）；
	出于特殊原因需要强力降压使血压达到特定范围

2007 年，美国心脏协会（AHA）成人缺血性脑卒中早期治疗指南提出，rt-PA 慎用于严重神经功能缺损患者，建议排除大面积脑梗死患者，即 CT 提示多脑叶梗死（低密度范围＞1/3 大脑半球）的患者。该指南对抗凝治疗者要求更加明确，强调正在口服抗凝剂者应 INR≤1.5，

未再提 PT 时间超过 15 秒；保留了低血糖除外标准，要求血糖不得低于 50mg/dl（2.7mmol/L），而未强调高血糖排除标准，即未再强调血糖不得高于 400mg/dl（22.2mmol/L）；对于卒中起病时有癫痫性发作的患者，只要医师能够确信遗留的神经功能缺损是继发于卒中而不是癫痫发作后现象，这些患者仍然是可以接受溶栓治疗的。自从欧洲急性卒中协作研究 Ⅲ（ECASSⅢ试验）公布结果以来，不同地区的治疗指南都把静脉溶栓的时间窗扩大到 4.5 小时，大大增加了 rt-PA 的使用范围。

（二）药物使用方法

rt-PA 使用剂量为 0.9mg/kg，最大剂量为 90mg。将总剂量的 10% 在注射器内混匀，1 分钟内肌注。将剩余的 90% 混匀后静点，持续 1 小时。记录输注开始及结束时间。输注结束后以 0.9% 生理盐水冲管。

（三）溶栓的监测（表 11-2）

表 11-2 溶栓的监测

项目	时间
测血压	溶栓开始每 15 分钟一次，检测 2 小时，其后每小时一次，检测 22 小时
测脉搏和呼吸	溶栓开始每小时一次，检测 12 小时，其后每 2 小时一次，检测 12 小时
神经功能评分（NIHSS）	溶栓开始每小时一次，检测 6 小时，其后每 3 小时一次，检测 18 小时
重复 CT/MR 检查	24 小时后
舌和唇血管源性水肿	用药 45 分钟时，如发现立即停药，并给予抗组胺药物和糖皮质激素
神经系统检查	24 小时后每天进行

（四）静脉溶栓 24 小时内血压的管理

溶栓 24 小时内维持血压低于 185/110mmHg，有研究认为维持收缩压在 140～150mmHg 之间能够降低患者的病死率和致残率。如果发现 2 次或持续性收缩压＞ 185mmHg 或舒张压＞110mmHg（血压检查间隔至少 10 分钟），则给予拉贝洛尔 10mg 静注，持续 1～2 分钟以上（如果患者有哮喘、＞1 度心脏传导阻滞、明显的心力衰竭或心率＜50 次/分，则应避免使用拉贝洛尔）。如果血压仍＞185mmHg/110mmHg，可每 10～15 分钟重复给药（同样剂量或剂量加倍），最大总剂量不超过 150mg。也可给予乌拉地尔 25mg 缓慢静注（孕妇及哺乳期妇女禁用：主动脉峡部狭窄或动静脉分流的患者禁用静脉注射）。如果血压仍＞ 185mmHg/110mmHg，可重复给药（间隔至少为 5 分钟），最大总剂量不超过 50mg。在静脉注射后，可持续静脉点滴。液体按下列方法配制，通常将 250mg 乌拉地尔加入静脉输液中，如生理盐水、5% 或 10% 的葡萄糖、5% 的果糖或含 0.9% 的氯化钠的右旋糖酐 40；如用微量泵，将 100mg 乌拉地尔加入输液泵中，再稀释至 50ml。静脉输液的最大药物浓度为 4mg/ml 乌拉地尔。输液速度根据患者的血压酌情调整。初始输液速度可达 2mg/min，维持给药速度为 9mg/min。

如果初始血压＞ 230mmHg/120mmHg 并且拉贝洛尔或乌拉地尔疗效不佳，或初始舒张压＞ 140mmHg，则以硝普钠 0.5μg/（kg·min）静点，根据治疗反应逐渐调整剂量，最大剂量

可达 $10\mu g/(kg \cdot min)$，以控制血压<185mmHg/110mmHg，并持续性血压监测。

无论使用何种静脉降压药物治疗，均要检查血压，2 小时内每 15 分钟 1 次，避免血压过低。

（五）不可合并的药物

24 小时内不使用静脉肝素和抗血小板药物，24 小时后重复 CT/MRI 没有发现出血，可以开始使用低分子肝素和（或）抗血小板药物。禁用普通肝素、降纤及其他溶栓药物。

（六）并发症处理

1. 颅内出血　治疗过程中或治疗结束后 24 小时内，如发现神经症状加重（如意识障碍加重、肌力减弱、视力减弱、语言障碍加重、严重头痛、呕吐或出现新的神经功能缺损等），应考虑发生脑出血。这时的处理包括：①立刻停止 rt-PA 输注；②复查头部 CT、血常规、PT、PTT 及纤维蛋白原；③可输新鲜冷冻血浆及血小板，特别是近期使用抗血小板治疗者；④请神经外科或其他外科会诊，明确是否需要进行外科处理。

2. 血管再闭塞的处理　在排除脑出血的前提下，给予低分子肝素 4000～5000IU，每日两次，7～10 天。如血小板记数<80000/mm³，则停用。禁用普通肝素。

3. 其他并发症的对症处理　包括降颅压、抑酸、保护胃黏膜及抗感染等。

【急性缺血性脑卒中的其他再灌注治疗】

（一）动脉溶栓治疗

急性缺血性脑卒中的治疗中，动脉溶栓是除静脉溶栓以外的另一选择。近年来，随着神经介入放射学技术不断发展，动脉内溶栓治疗的安全性及可行性不断提高，并在一些大型医学中心开展。

发病 6 小时内的急性大脑中动脉闭塞的卒中患者可以采用动脉溶栓治疗。对于急性基底动脉闭塞的患者，也可以选择性地进行动脉溶栓治疗。

（二）静脉和动脉联合溶栓治疗

急性缺血性脑卒中治疗的时间窗有限，发病 4.5 小时内的静脉内溶栓治疗是目前临床上急性缺血性脑卒中的一个标准治疗方法，但是对于颈动脉或大脑中动脉主干闭塞的脑梗死患者，其血管再通率低，疗效并不能令人满意。动脉溶栓拥有较高的血管再通率，但其需求复杂的技术合作，较静脉溶栓治疗平均晚约 2 小时，所以易错过最佳治疗时机，大大影响了溶栓疗效。静脉和动脉联合溶栓疗法因兼有快速启动治疗和高血管再通率的特点而充满魅力。首先，联合治疗能够最大程度地缩短发病至血管再通的时间。其次，随即给予的动脉溶栓能够进一步明确血栓或斑块是否被溶解或者是否需要给予更多的溶栓药物及其他介入方法使闭塞血管再通。由于闭塞血管的再通是获得良好溶栓治疗效果的基础，因此，提高血管再通率是改善颈内动脉或大脑中动脉主干闭塞患者溶栓疗效的关键。

发病 3 小时内的急性脑梗死者首先给予 rt-PA（0.6mg/kg，1 分钟内一次性给予 15%，随后 30 分钟持续追加剩余的药）静脉点滴，随后进行 DSA 检查，如果发现仍存在血管闭塞，立即给予动脉内 rt-PA（2 小时内在动脉斑块处最多使用至 20～22mg）溶栓治疗。

（三）机械取栓治疗（MERCI）

经静脉 rt-PA 溶栓后进行机械取栓和仅采用机械取栓都是安全的，对于不适宜静脉 rt-

PA 溶栓治疗以及静脉溶栓失败的急性缺血性脑卒中患者,采用第一代和第二代 MERCI 装置进行机械取栓,对于病变血管的开通是有效的。

【抗血小板聚集治疗】

阿司匹林的乙酰基与环氧化酶结合后,可通过抑制花生四烯酸而阻止血小板产生血栓烷 A_2(TXA-2),TXA-2 有强的促血小板聚集作用。不符合溶栓适应证且无禁忌证的缺血性脑卒中患者,应在发病后尽早服用阿司匹林 160~325mg,每日一次;溶栓的患者,应该于溶栓后 24 小时给予阿司匹林 300mg 治疗。对于不能耐受阿司匹林的患者,可考虑选用氯吡格雷治疗。

【抗凝治疗】

非心源性缺血性脑卒中不主张给予抗凝治疗。心房颤动所致的心源性脑栓塞应该口服华法林抗凝治疗,也可以早期使用肝素或者低分子肝素然后过渡为华法林治疗。但是抗凝治疗的时机尚不清楚,早期抗凝治疗会增加出血转换的机会。

普通肝素,100mg 加入葡萄糖或者生理盐水 500ml 中,以每分钟 10~20 滴的速度静脉点滴。低分子肝素,4000~5000IU,腹壁皮下注射,每日 2 次。华法林 2.5~10mg,每日 1 次,维持国际标准化比值 INR 2~3。

【降纤治疗】

急性缺血性脑卒中早期血浆纤维蛋白原水平增高,但是降纤维蛋白原治疗是否有效还存在争议。安克洛酶卒中治疗试验(STAT 试验,卒中 3 小时内)和安克洛酶卒中治疗试验(ES-TAT 试验,卒中 6 小时内)得出了相反的结论,有人通过对 STAT 和 ESTAT 试验的数据进行分析,提出改良用药方案也许是有效的。但是按照新的改良用药方案安克洛酶卒中试验(ASP 试验,卒中 6 小时内)同样发现安克洛酶不能改善卒中患者的预后。

三、急性缺血性脑卒中的外科治疗

急性缺血性脑卒中的外科干预措施主要指对具有占位效应的幕上或幕下脑梗死行减压治疗。这方面的研究多是在大面积大脑中动脉(MCA)供血区梗死及占位性小脑梗死的患者中进行的。

(一)恶性大脑中动脉梗死的偏侧颅骨切除术

MCA 供血的全部区域或 2 个分支的大面积脑梗死后继发脑水肿,会导致严重的高颅压和中线移位,进而形成颞叶沟回疝。文献报道大面积脑梗死合并脑疝的发生率为 15%~20%,其病死率高达 80%~90%。外科减压治疗通过去除一部分颅骨,剪开硬膜,以减轻脑组织压力,降低颅内压,防止脑疝形成,同时增加脑灌注,避免梗死周围脑组织的继发损伤。

1.研究进展　　2002 年发表的一项系统综述提示,外科减压治疗可增加大面积 MCA 梗死患者的生存率,但是入选的研究都不是随机对照研究。2007 年以后,欧洲进行了 3 项恶性大脑中动脉梗死偏侧颅骨切除术的随机对照试验(HAMLET、DECIMAL 和 DESTINY 试验),对这 3 项试验进行的荟萃分析显示,偏侧颅骨切除术使生存率提高了 2 倍;在生存者中,手术组改良 Rankin 量表(mRS)为 4 分的患者比例较保守治疗组提高 10 倍,mRS 为 3 分的患者比例提高1倍,且偏侧颅骨切除术并未增加生活完全依赖(mRS=5分)的风险。尽管样本量较小且未使用盲法,但该荟萃分析仍表明,对60岁以下患者行偏侧颅骨切除术可挽救生命并能获得较好的神经功能恢复。目前尚缺乏年龄超过60岁的患者外科手术的资料。针对此问题,于2009年7月启动的DESTINY Ⅱ期试验通过序贯设计的方法,研究60岁以上患者早期实施偏侧颅骨切除术的益处,样本量达160例,结果有望在2013年公布。

2.手术时机和指征

决定手术成败和远期功能恢复的一个关键因素是手术时机的把握。许多学者认为一旦有手术适应证,尽早手术可减少梗死体积,降低并发症。早期的大样本非随机病例研究表明,24小时内启动外科治疗由于避免了大面积脑梗死后脑水肿对脑干的压迫,可减少死亡率并改善预后。但是荟萃分析结果显示,24小时内实施手术并不优于稍晚时(24~48小时)手术。对HAMLET试验的亚组分析发现,在卒中发生后48~96小时实施手术不能增加临床获益。因此,目前认为,对于影像学提示大面积MCA脑梗死、入院后临床情况发生恶化的患者,提倡在发病后24~48小时内施行外科手术。

手术指征的确定应以个体化为基础。有研究表明,在CT上的低密度影大于MCA供血区的50%,临床上表现为早期的恶心、呕吐,美国国立卫生研究院卒中量表(NIHSS)评分在左侧半球梗死的患者≥20或在右侧半球梗死的患者≥15,可能预示会产生严重的脑水肿。临床实践过程中,应以DESTINY、DECIMAL和HAMLET这3个随机对照研究的入选标准(表11-3)作为手术指征。2008年欧洲卒中组织(ESO)指南建议,对于年龄≤60岁、发病48小时以内的恶性大脑中动脉梗死患者,应该实施偏侧颅骨切除术。治疗时间窗是患者预后的重要因素之一,无须等待出现占位性水肿再考虑偏侧颅骨切除术。

表11-3　DESTINY、DECIMAL和HAMLET研究的入选标准

临床试验	NIHSS	意识水平	CT/MRI梗死大小
DESTINY	非优势侧梗死>18 优势侧梗死>20	NIHSS la≥1	>2/3MCA+基底节
DECIMAL	NIHSS>16	NIHSS la≥1	>50%MCA DWI>145cm³
HAMLET	右侧梗死 NIHSS≥16 左侧梗死 NIHSS≥21	右侧梗死 GCS≤13 左侧梗死 GCS≤9	>2/3MCA+占位性水肿 ±中线移位

(二)占位性小脑梗死的外科减压治疗

小脑梗死占全部脑梗死的1.9%~10.5%,其在发病早期可能症状较轻,但当产生后颅窝占位效应后,将压迫脑干及第Ⅳ脑室,如不尽快解除梗阻性脑积水和肿胀小脑组织对脑干的压迫,患者病情可急剧恶化,病死率高于其他部位的脑梗死。小脑梗死发生后应送至神经ICU密切观察72~96小时。如药物不能控制脑水肿和梗阻性脑积水,患者出现意识改变时,脑室造瘘或手术减压是有效的治疗方式。

目前尚缺乏随机对照研究评估小脑梗死外科减压治疗的临床效果。有研究对84例占位性小脑梗死的临床过程和影像学进行了分析,在病情恶化、发生昏迷并且接受了脑室引流或外科减压治疗的患者中,47%在 3 个月时恢复情况良好(mRS≤2 分)。2009 年公布的 2 项回顾性研究,分别回顾分析了 56 例和 52 例小脑梗死且接受幕下外科减压治疗的患者。在长期随访过程中,分别有 36%和 40%的患者 mRS≤2 分,预后良好。据此,2008 年 ESO 指南与 2010年中国指南指出,对于大面积小脑梗死压迫脑干时,推荐脑室造瘘或者外科减压治疗。

但是单独进行脑室造瘘而不进行外科减压治疗的方法存在争议。对于意识迅速丧失的患者,后颅窝外科减压治疗(去除或不去除梗死的小脑组织)明显优于脑室造瘘术。单独实施脑室造瘘术仅是缓解脑积水的临时措施,并不能减轻脑干压力和对四脑室的压迫,长期留置脑室引渡管增加了颅内感染的机会。

(底爱英)

第二节　脑出血

脑出血是指原发性非外伤性脑实质内出血,也称自发性脑出血,占急性脑血管病的 20%～30%,年发病率为 60～80 人/10 万人口,30 天内病死率为 35%～52%,其中半数死亡发生在最初 2 天内。

脑出血的病因大致分为两大类:

1.高血压　高血压性脑出血是非创伤性颅内出血最常见的病因,约 95%的 ICH 患者患高血压。高血压性脑出血的发生部位以基底节区最常见(60%～65%),也可发生在丘脑(15%～24%)、脑叶(10%)、脑干(10%)、脑室(3%～5%)。

2.非高血压性疾病　如脑血管畸形、脑动脉淀粉样变性、脑瘤卒中、血液病、真菌性脑动脉炎、钩端螺旋体病性脑动脉炎、脑外伤等,其中脑血管畸形较常见,约占非高血压性脑出血的1/4,也是年轻人发生 ICH 的主要原因之一。脑动脉淀粉样变性为自发性脑叶出血的常见原因,约占 ICH 的 5%～10%。

危险因素:包括可控制的危险因素和不可控制的危险因素。可控危险因素包括:遗传因素、吸烟、饮酒、肥胖、饮食习惯(高盐高脂饮食)、口服避孕药物、工作生活环境;不可控因素包括:年龄(2/3 卒中发生在 65 岁以上老年患者)、性别(男性发病率比女性高 25%)、家族史、糖尿病(糖尿病患者脑出血发病率是非糖尿病患者的 5 倍)等。

【流行病学】

ICH 患者以温差变化较大的秋冬季最多,春季次之,夏季最低。我国流行病学调查表明脑出血有地域差异,由南向北发病率逐渐增高。

【分类】

临床常根据病因将脑出血分为高血压性脑出血和非高血压性脑出血;也可根据出血部位将脑出血分为基底节区脑出血、脑叶出血、脑桥出血、小脑出血和脑室出血。

【病理生理】

脑出血的病理生理机制复杂,包括血肿本身的占位效应,血肿周围区域脑血流下降和脑灌注压降低导致缺血性神经元损伤和血肿周围脑水肿。这种继发性缺血性损伤不单是血肿的机械压迫所致,也与出血后局部生化反应有关。在所有反应中,血肿及血肿周围继发的脑组织肿胀,引起颅内压升高,脑组织受压移位导致脑疝,是患者死亡的直接原因。

一、高血压性脑出血

(一)急救程序

1.院前急救

(1)病情评估:观察患者意识和瞳孔、监测生命体征变化。观察瞳孔的大小及对光反射,肢体运动及瘫痪性质、分布和程度,有利于出血部位的判定:如基底节区出血常有病侧瞳孔扩大,对侧肢体偏瘫,脑干出血常伴针尖样瞳孔。

(2)急救处理:

1)保持呼吸道通畅、吸氧:患者平卧位,头偏向一侧,清除口腔和呼吸道分泌物以防窒息。同时给予吸氧,流量 4~6L/min,氧浓度 3%~40%,以改善患者的缺氧状态。

2)建立静脉通道:迅速建立有效的静脉通道,选用留置针、大静脉穿刺。对于出现脑疝症状患者给予 20%甘露醇 250ml 快速静脉输注,以降低颅内压,减轻脑水肿,避免脑疝形成造成死亡。

3)保持安静、避免过多搬运:搬运时动作轻柔,移动头部要轻、慢、稳。运送途中患者头部朝向车头,并注意防震。躁动不安的患者加强保护,防止坠落,在病情允许的情况下,可以给予安定和苯巴比妥。因安定对呼吸中枢有抑制作用,静脉注射时一定要缓慢,并随时观察患者呼吸等生命体征;高龄患者反应迟钝,用药更应慎重;防止镇静药掩盖病情,用药后严密观察意识变化。

4)入院前准备:在运往医院的同时及时与相关科室联系,报告患者病情,准备好急救相关物品,通知 CT 室及有关科室做好检查和抢救的准备工作,为患者及时治疗赢得时间。

2.院内急救

(1)紧急完善辅助检查:将患者直接运送 CT 室进行颅脑扫描,明确出血部位和出血量;同时采血,扫描心电图;根据化验指标维持水电解质和酸碱平衡,积极进行术前准备。

(2)体格检查后,对病情再次评估:参考 GCS 评分进行评估。

(3)选择合理的治疗方案:结合 CT 血肿量及 GCS 评分情况选择合理的治疗方案。基本治疗原则:脱水降颅压,减轻脑水肿;调整血压;防止继续出血;减轻血肿造成的继发性损害,促进神经功能恢复;防治并发症。

(二)高血压脑出血的诊断要点

(1)中老年患者,伴长期高血压病史,活动中或情绪激动时起病。

(2)发病突然,血压升高,有头痛、恶心、呕吐等颅内压增高症状。

(3)出现偏瘫失语等局灶性神经功能缺失症状,并可伴有意识障碍。

(4)CT 是诊断脑出血的有效辅助检查。

（三）高血压脑出血的鉴别诊断

（1）与脑梗死、脑栓塞和蛛网膜下腔出血鉴别，CT是简便有效的鉴别手段。

（2）与外伤性颅内血肿（硬膜外血肿、硬膜下血肿、脑挫裂伤）相鉴别。多伴外伤病史，且意识障碍往往较肢体瘫痪症状出现早。

（3）对发病突然，迅速昏迷，局灶体征不明显的患者，应排除其他疾病引起的昏迷：如中毒、低血糖、肝性昏迷等。在仔细询问病史同时，完善的实验室检查和CT能有效的帮助诊断。

（四）高血压脑出血的治疗

1.内科治疗

（1）一般治疗：保持情绪稳定，卧床休息2～4周。过度烦躁不安时可适量应用镇静药物，便秘者可给予缓泻药物，排尿困难者可予留置导尿并定期膀胱冲洗及排尿训练。昏迷患者保持呼吸道通畅，防止误吸。保持血氧饱和度95％～100％，并酌情应用抗生素预防感染。24小时内常规监测体温、血压、呼吸、心电、瞳孔、意识等方面变化，对于昏迷患者监测时间应酌情延长。同时应注意维持患者水电解质平衡和营养。

（2）脱水降颅压，减轻脑水肿：降颅压的目标是使颅内压控制在（200mmH$_2$O）以下，并使脑灌注压不低于（70mmH$_2$O）。常用药物：20％甘露醇，每日总用量按体重0.25～2g/kg，6～8小时一次，分次给药，30～60分钟内静脉滴注。体弱患者，每日总剂量应减小至0.5g/kg，不超过1周，防止肾功损害，可同时应用呋塞米20～40mg，静脉滴注，二者交替使用。甘油果糖250ml，静脉滴注，1～2次/日，适用于肾功能不全的患者。也可应用清蛋白，每日静脉滴注，但价格昂贵。应用上述脱水药时，应注意监测患者肾功及离子变化，维持水电解质平衡。

甘露醇应用的指征：美国颅脑创伤救治指南明确规定，ICP＜20mmHg的局部脑挫裂伤、颅内血肿的急性颅脑创伤患者，不应该使用甘露醇，更不能长期使用甘露醇。当ICP＞20mmHg的急性颅脑创伤患者，为了尽快降低颅内压，才能使用甘露醇。甘露醇降低颅内压主要是通过血-脑脊液屏障（BBB）完整的正常脑组织的脱水作用。由于挫裂伤脑组织的BBB处于破坏和开放状态，血液中的甘露醇进入该组织间隙并积聚，导致局部高渗，细胞外液量反而增多，导致脑挫裂伤局部水肿增加。结合国内情况，我们建议可以通过动态CT扫描检查脑室、脑池形态和中线移位来判断ICP状态，特别是环池形态是反映颅内压状态的可靠指标。当急性脑挫裂伤和血肿有占位效应时，建议使用甘露醇。

（3）控制高血压：关于血压控制现存在争议，传统认为降颅压治疗后，收缩压为200mmHg、舒张压110mmHg时应降压治疗，使血压维持在略高于发病前水平；收缩压＜180mmHg或舒张压＜105mmHg时可不必使用降压药。最近国际随机试验-急性脑出血强化血压降低试验报道，在患者发病早期（≤6小时）将收缩压控制在140mmHg水平，能有效地减少出血量。关于药物用法参考2007年美国心脏病学会（AHA）指南（表11-4）。

（4）血糖水平的管理：目前有证据证明，卒中后最初24小时内持续高血糖（＞140mg/dl，7.8mmol/L）者预后不佳。AHA缺血性卒中指南推荐，当血糖浓度＞185mg/dl（10.3mmol/L），甚至＞140mg/dl（7.8mmol/L）时，可开始胰岛素治疗。建议密切监测血糖浓度并调整胰岛素剂量，以避免低血糖的发生。2007年AHA根据专家共识，推荐在ICH的治疗中也使用这一建议。国内教材建议血糖超过11.1mmol/L时，应予胰岛素治疗，将血糖控制在8.3mmol/L

以下。具体方法:国外已有临床Ⅱ期方案验证了葡萄糖-胰岛素-钾静脉输注治疗方案的有效性。该方案通过调整补液速度,增减补液中胰岛素用量将血糖维持在 4~7mmol/L。值得注意的是,在开始应用胰岛素初期,应 1~2 小时监测血糖一次,避免低血糖的发生。患者血糖稳定后,通常需要 1 U/h 的胰岛素维持,以后可改为餐前皮下注射。

表 11-4　常用降压药物用法

药物	静脉滴注剂量	持续滴注剂量
拉贝洛尔	每 15 分钟 5~20mg	2mg/min(最大 300mg/d)
尼卡地平	不适用	5~15mg/h
艾司洛尔	静脉推注负荷量 250μg/kg	25~300μg/(kg·min)
依那普利	每 6 小时 1.25~5mg *	不适合
肼屈嗪	每 30 分钟 5~20mg	1.5~5μg/(kg·min)
硝普钠	不适用	0.1~10μg/(kg·min)
硝酸甘油	不适用	20~400μg/(kg·min)

　　* 因有致血压骤降的风险,依那普利的首次剂量应为 0.625mg

　　(5)亚低温治疗:局部亚低温治疗能够有效地减轻脑水肿,减少自由基产生,促进神经功能缺损恢复,改善患者预后。早期实施,效果良好。建议在脑出血发病 6 小时内给予低温治疗,治疗时间 应至少持续 48~72 小时。

　　2.外科治疗

　　手术目的:主要在于清除血肿、降低颅内压,使受压的神经元有恢复的可能性,防止和减轻出血后一系列继发性病理改变,打破危及生命的恶性循环。

　　(1)手术适应证:目前尚存在较大争议,但以下几点比较被认可:

　　1)意识障碍程度逐渐进行性加重或昏迷。

　　2)血肿量较大:幕上＞30ml,幕下＞10ml。

　　3)血肿虽不大,但中线结构移位＞1cm、脑室或脑池受压明显者。脑室内出血,引起阻塞性脑积水、脑室铸型者。

　　4)颅内血肿出血量虽未达到手术指征的容量,但血肿压迫明显,引起严重神经功能障碍者。

　　5)脑干出血通常较少考虑直接手术,待病情稳定后,出血量多时可采用立体定向穿刺治疗。如并发脑室出血,出现脑积水可根据情况行脑室外引流或分流术。

　　6)脑疝、脑疝前期均为手术指征,但出血后发展迅猛,短时内即陷入深昏迷、双瞳散大则不宜手术。

　　7)老年多灶性脑出血,病前有心、肝、肺、肾等严重疾病者多不宜手术。

　　(2)手术方法的选择

　　1)传统开颅:传统骨瓣开颅适用于血肿量大、出血部位不深,中线移位＞1cm 或已出现脑疝的危重病。其优点是术野清晰、止血确切、颅内压减低充分、并可根据情况进行去骨瓣减压术。缺点是手术需全身麻醉,时间长、创伤大,增加患者负担。

2)小骨窗开颅:小骨窗开颅清除血肿是根据定位采取小骨窗,较常规手术损伤小、比其他微侵袭手术创伤大,仍存在术野过于狭窄,减压不够充分和术中止血困难等问题。术前合并脑疝者不宜采用。

3)单纯穿刺血肿抽吸术:近年来国内外学者采用定位血肿穿刺抽吸术,抽取部分血肿后,外置闭式引流;引流管内定时注入尿激酶,持续引流 3～5 天,然后复查 CT 拔管,可取得一定效果。缺点是减压不充分,只能适用于亚急性期和慢性期大部液化的血肿。

4)椎颅血肿碎吸术:即在立体定向引导下将排空针置入血肿腔内,通过旋转套管针内的螺旋导芯,将血凝块搅碎后吸入套管。主要缺点为:非直视下操作,不能有效止血,再出血率高,尤其对未溶血肿难以取得满意减压效果。

5)神经内镜脑内血肿清除术:它是在立体定向下钻孔,将内镜导入血肿腔,反复冲洗抽吸清除血肿。其优点是直视下完成手术操作,能有效止血;吸除血肿后能直视下观察效果,避免了手术操作的盲目性和不必要的损伤;手术操作简单;定位准确,脑损伤小。其缺点是视野狭窄,手术空间小难以观察全貌而致血肿清除不彻底,血凝块易使视野模糊而影响可见度和手术操作。

(3)常用穿刺血肿定位方法

①以金属标志物在 CT 下直接定位:做 CT 时给患者贴上心电监护用电极片,待扫描到血肿最大层面时,看金属标志点偏离血肿中心多少厘米,然后移动金属电极片,重新扫描该层面,待金属标志点正对血肿中心时,锁定位置,用甲紫标记穿刺点。

②CT 片测量法:读片确定最大血肿层面,测量最大血肿中心距前额头皮的距离,按 CT 比例尺算出实际厘米数。患者剃头后,标出矢状中线、OM 线。以 OM 线为基线划出层面线,用直角尺沿层面线量出额部头皮到血肿中心的距离,此与层面线的交点即为穿刺点。

5.高血压脑出血常见并发症　高血压脑出血常见的并发症包括:肺部感染、上消化道出血、发热、水电解质紊乱、下肢深静脉血栓等。

(1)肺部感染:误吸是合并肺炎的主要原因。肺炎的治疗包括呼吸支持(如吸氧)和抗生素治疗,应定期对患者进行痰培养,根据药敏结果调整抗生素;对于昏迷 3 天以上并伴上呼吸道梗阻(低氧血症)患者建议行气管切开,改善通气状态,方便呼吸道管理。

(2)上消化道出血:应激性溃疡是脑卒中患者急性期常见并发症。其处理方法包括:①胃内灌洗,冰生理盐水 100～200ml,其中 50～100ml 加入去甲肾上腺素 1～2mg 经胃管注入;无效者可将另外 50～100ml 冰盐水中加入凝血酶 1000～2000U 注入。②使用抑制胃酸药物,奥美拉唑首次 80mg 静推,后改为 40mg 一日两次静点,效果确切。③注意补液,防治休克。

(3)发热:应注意区分中枢性高热和感染性发热,积极寻找发热原因,并应用物理降温和退热药物治疗。

(4)水、电解质紊乱:定期检查离子、肝肾功能情况,及时纠正内环境紊乱。

(5)下肢深静脉血栓形成:目前尚缺乏有效的预防措施,研究表明低分子肝素能有效降低其发生风险,但其增加颅内出血的风险尚缺乏足够数据报道。

6.高血压脑出血稳定期的治疗　脑出血患者在度过急性期后,应指导患者控制血压,规范降压药物的应用,尽早康复治疗。最初 3 个月内神经功能恢复最快,是治疗的最佳时机。昏迷患者,进行按摩,预防关节挛缩、褥疮、肺炎和下肢静脉血栓的发生。

二、非高血压性脑出血

非高血压性脑出血多分布在脑叶及脑室内,其临床表现复杂多样,其早期诊疗程序同高血压性脑出血。

(一)非高血压性脑出血的诊断

相对于高血压性脑出血,其发病人群更广泛,可发生于任何年龄段。发病时患者的临床症状体征与高血压脑出血近似,CT 仍是诊断的必要检查方法,同时应配合 CTA、DSA 和 MRA 等影像学手段,以利于鉴别脑出血的病因。

(二)非高血压性脑出血的治疗

1.对症治疗　主要用于入院前急性期治疗,非高血压性脑出血的入院前急救和急性期的治疗与高血压性脑出血相同。

2.病因治疗　主要用于稳定期的治疗,高血压性脑出血患者病情稳定后,应积极明确病因,对于高度怀疑血管病等应考虑进行 CTA 或 DSA 检查,明确病因后积极行手术治疗,防止再次出血。

三、脑出血的 CT 分型及治疗方案选择

随着 CT 等影像学检查技术普遍用于临床诊断,医生不仅能够早期、及时明确诊断和确定血肿位置和范围,而且可根据 CT 所显示的血肿部位及大小,预测患者转归情况。故应用 CT 进行分型,方法简便、诊断价值大,是如今临床较为常用的一种分型方法。主要根据出血部位、血肿大小、破入脑室情况、累及中线结构的程度进行分型,并结合脑组织受损征象,选择适宜的治疗方法。

(一)壳核出血

为临床常见的脑出血类型。根据 CT 影像上血肿累及的范围及是否破入脑室,可将其分为 5 个亚型。

Ⅰ型:血肿位于外囊、壳核。

Ⅱ型:血肿扩展至内囊前肢。

Ⅲa 型:血肿扩展至内囊后肢。

Ⅲb 型:血肿扩展至内囊后肢,破入脑室。

Ⅳa 型:血肿扩展至内囊前后肢。

Ⅳb 型:血肿扩展至内囊前后肢,破入脑室。

Ⅴ型:血肿扩展至内囊、丘脑。

壳核出血选择治疗方法时,应该遵循如下原则:上述各型出血量≤30ml,脑干池形态正常者,可以采用内科治疗;出血量>30ml,脑池受压者则需施行手术治疗。手术方式的选择可根

据 CT 进行,即Ⅰ、Ⅱ型出血多采取锥颅穿刺术;Ⅲ、Ⅳ、Ⅴ型须行开颅清除血肿,若破入脑室者可同时行脑室外引流术。

(二)丘脑出血

依据 CT 所显示的血肿范围、有无破入脑室等征象可分为 3 个亚型。

Ⅰa:血肿局限于丘脑。

Ⅰb:血肿局限于丘脑,破入脑室。

Ⅱa:血肿扩展至内囊。

Ⅱb:血肿扩展至内囊,破入脑室。

Ⅲa:血肿扩展至下丘脑或中脑。

Ⅲb:血肿扩展至下丘脑或中脑,破入脑室。

基本治疗原则:血肿<10ml,且无明显症状,可以采用内科治疗;当血肿≥15ml,症状呈进行性加重时,应行锥颅穿刺或开颅血肿清除术,破入脑室者行脑室外引流;血肿≥30ml 而脑干无严重受压者,需行开颅清除手术。

(三)脑叶(皮质下)出血

依据血肿大小和脑室受压情况确定治疗方法:若出血量<30ml 者,选用内科治疗;出血量为 31～50ml 者可采用锥颅穿刺抽吸术;当出血量>50ml 时,脑室受压,需行开颅血肿清除术。

(四)小脑出血

小脑出血邻近脑干,病情险恶,要严密监测,随时有小脑扁桃体疝发生的可能,必要时及早手术治疗。特别是出血量>10ml,或有急性脑积水(破入脑室型)的病例,更应做好手术的准备。伴有脑室严重积血合并脑积水者,则需同时行脑室引流术。

(五)脑干出血

由于解剖部位的特殊性,脑干出血一般较为凶险,应以内科治疗为主。脑桥出血破入第四脑室,发生急性脑积水者,手术治疗是唯一抢救生命的最后手段(后颅窝探查、脑室外引流)。

(杨化强)

第三节 蛛网膜下腔出血

一、概述

蛛网膜下腔出血(SAH)是指各种原因引起的血管破裂,血液充斥到脑和脊髓的蛛网膜下腔内的病理状态。SAH 发病多为突然发作,可以是自发的或创伤性的、大量的或轻微的出血,并且出血点位于蛛网膜下腔或继发于脑实质出血,出血经软脑膜进入蛛网膜下腔,也可继发于脑室内的出血流入蛛网膜下腔。个别情况下,脊髓血管病出血也可上行扩散到颅内的蛛网膜下腔内。全球范围的大样本调查研究表明:自发性 SAH 的发病率为 10 例/10 万人/年。资料显示 SAH 发病率存在地区差异性,我国北部地区发病率较高;春秋两季高发。

二、病因

自发性 SAH 的最常见原因是颅内动脉瘤和脑动静脉畸形破裂,其他原因包括颅脑损伤,脑动脉硬化,烟雾病,血液病,瘤卒中,感染及中毒,以及原因不明的良性脑桥周围蛛网膜下腔出血等。

三、症状和体征

典型症状体征是突发的剧烈头痛伴颈强,约有 80% 患者有此症状,部分患者伴有短暂的意识障碍,其他症状为恶心呕吐、颈强、意识障碍、精神状态改变、脑神经损伤、运动和感觉障碍、视野缺损、眼底出血、脑干反射异常、异常运动姿态。

四、诊断

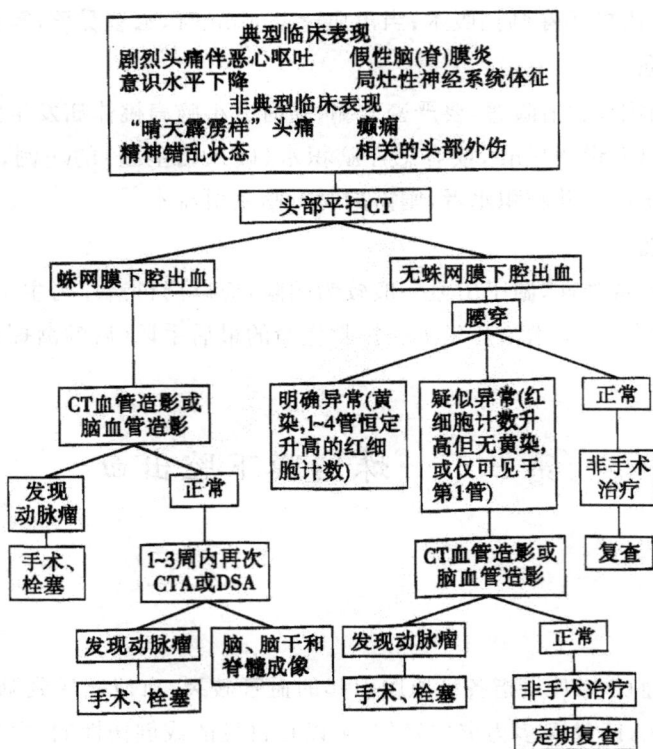

(一)头部 CT

头部常规 CT 扫描是蛛网膜下腔出血的首选检查项目。SAH 的阳性检出率与出血量、出血时间和图像质量有关。CT 可显示出血的量和位置,有时可成为提供判断动脉瘤位置的线索,尤其蛛网膜下腔内或破入脑组织内的血肿对判断动脉瘤位置有显著帮助。CT 表现出明确的 SAH 应行 CT 血管成像(CTA)或数字减影脑血管造影(DSA),发现动脉瘤迅速治疗;如造影结果为阴性,未见动脉瘤,则非手术治疗,待 10~14 天后脑血管痉挛缓解后,再行 CTA 或 DSA 检查,发现动脉瘤迅速治疗;未发现动脉瘤者行脑、脑干和脊髓磁共振扫描(MRI)。

Fisher 及同事用 CT 对蛛网膜下腔出血分级的方法见表(11-5)。

表 11-5 **Fisher 分级**

分级	CT 表现	血管痉挛发生风险
Ⅰ级	没有发现出血	低风险
Ⅱ级	出血厚度小于 1mm 扩展遍及蛛网膜下池低风险	低风险
Ⅲ级	出血厚度大于 1mm	高风险
Ⅳ级	脑室内出血或脑内出血,没有明显的蛛网膜下腔出血	低风险

Fisher 分级用于把 CT 扫描上蛛网膜下腔出血量与继发于血管痉挛的进展性迟发性局部缺血相联系。

(二)腰穿

具有典型临床症状体征,头部 CT 检查结果正常,或者虽无典型临床症状体征但头部 CT 疑似有蛛网膜下腔出血,无腰穿禁忌证者应行腰穿检查。

1.腰穿结果明确异常(三管法显示多管不变的红细胞计数增多)应行 CTA 或 DSA,发现动脉瘤迅速治疗,如正常,停止进一步检查,行非手术治疗。

3.腰穿结果异常但可疑(红细胞计数升高但无黄染或仅见第一管红细胞计数升高)也应行 CTA 或 DSA 检查。发现动脉瘤迅速治疗,如正常,停止进一步检查,非手术治疗。

3.腰穿结果正常,停止进一步检查,给予相应的治疗。

4.如果在脑脊液中发现红细胞就表示有出血。脑脊液黄变是指脑脊液内的红细胞破裂溶血,释放出的血红蛋白及其降解产物使离心过的脑脊液呈现黄色,发病后 12 小时采集脑脊液,经离心发现黄变脑脊液可以确定是蛛网膜下腔出血。如果不离心,脑脊液被蛛网膜下腔出血或穿刺带入的红细胞染色,就不能观察到脑脊液黄变,最敏感的检验方法是采用分光光度计测定血红蛋白,而实验室经常用肉眼观察脑脊液标本。

5.应注意动脉瘤出血较少直接破入脑组织,或进入一个独立的蛛网膜池,腰穿找不到红细胞而漏诊。

6.也应注意穿刺过程将红细胞带入脑脊液,误诊为蛛网膜下腔出血。穿刺带入脑脊液红细胞最终也会溶解导致脑脊液黄变,所以采集的脑脊液应保存于 4℃下并立即离心观察。

(三)头部 CT 血管成像

最近应用头部 CT 血管成像(CTA)诊断颅内血管性疾病逐渐增多,尤其用于诊断颅内动脉瘤。CTA 诊断率虽不如三维数字减影脑血管造影(DSA),但有创伤小、操作简单、费用低等特点,经常用于高龄患者和身体条件差的患者。CTA 可以满足 90% 以上的 SAH 病例的影像学诊断需要,但小于 3mm 的颅内动脉瘤检出率低于三维 DSA。

（四）数字减影脑血管造影

经股动脉或桡动脉全脑血管造影是诊断颅内血管病的"金标准"。三维数字减影脑血管造影（DSA）对动脉瘤诊断率优于二维DSA。颅脑大血管（右颈内、颈外动脉，左颈内、颈外动脉，左、右椎动脉）造影可提高蛛网膜下腔出血的诊断率，并可发现多发动脉瘤和（或）伴发的其他血管异常。

1.左右侧颈内动脉和左右侧椎动脉造影必须检查。左右侧颈外动脉造影可发现脑膜动静脉畸形和（或）脑膜动静脉瘘，对于脑血管造影无异常所见者还需行脊髓血管造影寻找出血原因。

2.脑血管造影时需行压迫颈部颈总动脉，了解左右循环和前后循环的交通代偿情况。压迫颈总动脉的颈动脉造影斜位像可增加前交通动脉复合体的显像率，对提高前交通动脉瘤的诊断有重要意义。如一侧大脑前动脉第一段不发育，还需增加反斜位像造影，了解双侧大脑前动脉远段开角情况，对指向上方的前交通动脉瘤手术经翼点入路左右侧选择有重要意义。

3.颈内动脉造影反斜位像可增加大脑中动脉分叉部病变的显示。

4.血管造影并发症有穿刺部位血肿、血管损伤后闭塞、假性动脉瘤、动静脉瘘（AVF）；导丝导管所致血管内膜损伤、内膜下夹层，甚至导致血管闭塞，导丝导管折断，导管打结、折曲；脑血栓、脑出管痉挛、空气栓塞、颅内出血；造影剂过敏等并发症。急性蛛网膜下腔出血脑血管造影（DSA）术中破裂罕见。

（五）磁共振成像

对SAH，头部磁共振成像（MRI）不作为常规检查。对SAH造影检查阴性，头部CT没有诊断价值，脑脊液检查也无法确定的蛛网膜下腔出血，动脉瘤破裂的可能性又较低的患者，做MRI检查只是为了更多地获得脑组织的信息。

（六）临床分级

临床分级是判断动脉瘤性SAH患者预后的重要因素。SAH一经诊断，应立即进行临床分级，以利于判断手术适应证和预后。

目前广泛应用的临床分级是Hunt-Hess分级。

Ⅰ级　　无症状或轻度头痛和颈强；

Ⅱ级　　中到重度头痛，颈强，除动眼神经麻痹外无其他神经功能缺失；

Ⅲ级　　嗜睡，混浊或轻度神经功能缺失；

Ⅳ级　　昏迷，中到重度偏瘫，早期去大脑强直和自主神经功能紊乱；

Ⅴ级　　深昏迷，去大脑强直，濒死状态。

其他分级有国际神经外科医师协会分级：

Ⅰ级　　昏迷评分15分，无运动功能缺损；

Ⅱ级　　昏迷评分13～14分，无运动功能缺损；

Ⅲ级　　昏迷评分13～14分，有运动功能缺损；

Ⅳ级　　昏迷评分7～12分，有或无运动功能缺损；

Ⅴ级　　昏迷评分3～6分，有或无运动功能缺损。

五、非动脉瘤性蛛网膜下腔出血

哈尔滨医科大学附属第一医院神经外科脑血管造影资料显示自发性 SAH 病因 75% 是由于颅内动脉瘤破裂引起,其他常见原因是烟雾病(4%)、动静脉畸形(3%)、动脉硬化性出血(3%)、其他原因如静脉血栓、椎管内的各种出血病因等(>2%),无阳性所见(L₃%)。文献报道还有造影不显示的血管畸形、动静脉瘘、肉芽肿性血管炎、脑梗死、颅内/外肿瘤、药物滥用等。

六、动脉瘤性蛛网膜下腔出血

(一)概述

1.动脉瘤发生机制 有三种基本理论试图解释动脉瘤的发生机制,

(1)第一种理论,脑动脉肌层先天性薄弱,造成内膜层疝出、膨胀、破坏弹力纤维膜,导致动脉瘤囊状外凸;

(2)第二种理论,后天的血管壁变形,内弹力板变性导致动脉瘤形成;

(3)第三种理论,假设先天和变性结果共同导致动脉瘤形成。尽管动脉瘤也可发生在非血管分叉处,但动脉瘤多发生在血管分叉处,Forbus 使用硬质玻璃模型证明,在动脉壁最大压力点,是在沿血流方向的血管分叉顶点。破破裂动脉瘤的平均大小是 7.5mm,5mm 以下的动脉瘤有 2% 破裂。无破裂症状的巨大动脉瘤因占位效应和破裂出血者预后小良。

2.多发性动脉瘤与责任动脉瘤 大约 20%SAH 患者有多发动脉瘤,因而蛛网膜下腔出血患者血管造影检查时必须行全脑血管造影以发现多发动脉瘤。在多发动脉瘤中,破裂动脉瘤必须优先治疗。

3.判断破裂动脉瘤非常重要,当多发动脉瘤存在时,最近端、形状不规则、最大的动脉瘤将最有可能是破裂的动脉瘤;瘤体带有小突的动脉瘤被认为最易破裂,这些突起实际上可能是来自以前破裂出血形成的假性瘤囊。

判断多发动脉瘤中哪个为出血动脉瘤,要根据发病过程、临床检查、CT 扫描、血管造影和MRI 资料综合考虑。

(1)临床表现:双侧动脉瘤患者最开始头痛侧并且临床检查发现单侧无力或脑神经麻痹。

(2)影像学上特征表现:蛛网膜下腔血液在 CT 扫描上的位置、脑室移位、脑实质内血肿可帮助确定出血动脉瘤。血管造影片上血管痉挛附近动脉瘤可能为破裂动脉瘤。

(3)易发生破裂动脉瘤的载瘤动脉:Nehls 依据统计学证据发现前交通动脉复合体动脉瘤、基底动脉顶端动脉瘤、小脑后下动脉-椎动脉结合部动脉瘤是多发动脉瘤中最有可能破裂的动脉瘤。

(4)动脉瘤破裂的治疗:动脉瘤出血后易发生再破裂出血,随破裂次数的增多死亡率明显增高,有些患者再出血迅速,导致死亡而无法救治,破裂出血的动脉瘤需要治疗已成为神经外科医生的共识。

（二）动脉瘤破裂相关因素

动脉瘤破裂出血的风险主要取决动脉瘤自身的特征而不是患者。动脉瘤破裂的自然病程虽然未明确揭示,但动脉瘤的大小、动脉瘤部位、多发动脉瘤、动脉瘤的生长、症状性动脉瘤、年龄、性别、高血压、吸烟等都是影响动脉瘤破裂的因素。在选择动脉瘤患者治疗时必须了解动脉瘤自然病程并评估治疗的有效性和安全性(表11-6)。

表11-6　动脉瘤破裂的自然风险病程与风险

动脉瘤破裂的相关因素	相对危险度%(95%可信区间)
女性	2.1(1.1～3.9)
症状	8.2(3.9～17)
>10mm	5.5(3.3～9.5)
后循环	4.1(1.5～11)
60～79岁	1.7(0.7～4.0)
总风险	1.9(1.5～2.4)%/年

（三）脑血管造影阅片注意事项

1.确定病变的左右侧别。

2.是否有多发动脉瘤。

3.是否合并有其他颅内血管异常。

4.动脉瘤多发生在血管的分叉部,瘤体通常沿血流方向的延长线发育,这一规律有助于寻找及确诊动脉瘤。

5.认真区分较小动脉瘤与动脉起始部漏斗样扩张。动脉瘤位于血管分叉部向分支血管外侧偏心发育;动脉起始部漏斗样扩张是血管壁成轴性漏斗样均匀膨胀,分支动脉在漏斗顶端发出。

6.单从一个角度的影像上不能确诊动脉瘤,要从多角度观察确定动脉瘤的存在;最好在DSA的图形工作站上动态观察三维DSA影像,可以获得关于动脉瘤形态以及与载瘤动脉的关系等重要信息,为手术做准备。

7.确定动脉瘤的存在后,还要在手术位工作角度的位像上观察动脉瘤颈与载瘤动脉及周围相关动脉的位置关系及瘤颈宽窄,观察瘤体的大小及发育方向,并判断瘤顶和(或)瘤体与哪些结构有粘连的可能,以便选择手术入路和动脉瘤夹的形状,术中避免过早牵拉可能与动脉瘤粘连的结构,防止动脉瘤过早破裂出血(未成熟破裂)所造成的严重后果。二维血管造影片的斜位像能较好的模拟翼点入路时术中所见的动脉瘤与载瘤动脉及周围相关动脉的位置关系。三维血管造影图像可精确模拟各种手术位置中动脉瘤与载瘤动脉及周围相关动脉的位置关系,为制定治疗计划、做好充分术前准备、预测术中可能出现的意外提供准确信息。

8.了解动脉瘤周围动脉的血流动力学情况,判定侧支循环代偿能力,术前判断出能否在保证患者安全情况下闭塞载瘤动脉。

9.二维血管造影应多角度观察动脉瘤颈与载瘤动脉和附近分支动脉的位置关系,三维血管造影图像可任意角度观察动脉瘤颈与载瘤动脉和附近分支动脉的位置关系,选择出好的栓塞工作角度。

(四)手术夹闭与血管内栓塞术的选择

国际性前瞻性随机化的破裂动脉瘤外科夹闭与血管内弹簧圈栓塞对比试验(ISAT)报道:在研究中心对患动脉瘤性 SAH 患者,经开颅动脉瘤夹闭一年随访,不良结果发生率 30.6%;患破裂动脉瘤患者,经血管内弹簧圈栓塞一年随访,不良结果发生机会 23.7%。在这些治疗中心,一年随访血管内弹簧圈栓塞与夹闭对比,绝对的风险减少是 6.9%。此项研究为动脉瘤开展介入治疗拓宽了前进的道路,但也引起不少质疑。有人认为 ISAT 研究结果,在国际媒体内被有意错误报道并且非常特殊的数据被不适当地扩大应用到所有的颅内动脉瘤患者。更重要的是考虑参与 ISAT 研究的 9278 例患者中,只有 2143 人被随机化,剩余的大半实施开颅动脉瘤夹闭,短期随访报道,弹簧圈栓塞后 2.6% 的患者再出血,而手术组为 0.9%。另外,在 ISAT 研究中,用弹簧圈治疗的动脉瘤患者,因为动脉瘤破裂需要另外的治疗比用显微外科夹闭的患者多四倍。在 ISAT 研究中 2143 例被随机化的患者,在得出血管内弹簧圈栓塞的持久性正确结论之前,还需密切随访,弹簧圈与夹闭的对比结果才能被推论出。

手术与介入的选择,最为理想的是由一组同时拥有显微外科和介入技术的神经外科医生做出选择,或是由神经外科医生、神经放射学医生、神经内科医生会诊做出选择。

选择原则是:

1.经脑自然间隙容易达到的部位选择开颅夹闭术,例如大部分前循环动脉瘤、部分后循环动脉瘤。

2.对部位深在不易达到或必须切开骨质和重要组织结构才能显露的动脉瘤,选择血管内栓塞治疗,如大部分后循环动脉瘤,海绵窦段动脉瘤、眼动脉段动脉瘤。

3.宽颈动脉瘤的手术与介入治疗均有难度,都需要应用复杂技术进行处理。

4.对可选择手术也可选择介入治疗的病例可由患者及家属做出选择。

(五)动脉瘤治疗前的处理

动脉瘤确诊后,宜早期手术或介入治疗的应及早治疗,可以最有效地防止动脉瘤再破裂,不适合早期手术或介入治疗的患者,应用非手术疗法尽可能预防再破裂和血管痉挛。采用脑保护治疗,器官系统性疾病治疗,维持内环境稳定。

1.生命体征监测

2.保持呼吸道通畅,维持呼吸功能。

3.护理:限制活动,卧床,床头抬高 15°～30° 有利于减轻脑水肿,监测消化道出血,预防下肢静脉血栓形成或脱落。

4.相关的血液指标检测,完成术前检查。

5.控制血压:是预防再出血的重要方法,应用 5% 葡萄糖或生理盐水 500ml 加入硝普钠 50mg 维持血压 120～130/90mmHg,糖尿患者改用木糖醇或生理盐水。

6.镇静,控制躁动。躁动可以诱发再出血,必须控制。可给予苯巴比妥 100mg,Q8 小时肌注;必要时给予冬眠Ⅰ号 1/4～1/2 量,肌注。

7.预防或治疗癫痫。苯妥英钠 100mg,Q8 小时肌注,能口服患者给予苯妥英钠 100mg,日服 3 次或丙戊酸钠 500mg,日服 3 次。

8.抗纤溶治疗。对早期入院的患者应用抗纤溶药物是有益的,但要注意所带来的副作用,如腹泻、交通性脑积水,特别是可增加缺血性神经功能损害。可选择对凝血系统干预小的上止血药物,晚期入院的患者可不用抗纤溶药物。

9.预防血管痉挛,应用钙离子通道拮抗剂。尼莫地平注射液(10mg,50ml)4ml/h 持续静点,注意监测血压下降。

10.预防和治疗消化道出血。应用奥美拉唑 40mg,Q12 小时静注。预防消化道出血。已发生消化道出血者,奥美拉唑 8m/h 持续静点至出血停止,改为预防量。

11.保持大便通畅,应用缓泻剂。

12.脑保护治疗,应用脑保护剂如甘露醇、激素、川芎嗪、维生素、苯巴比妥、自由基清除剂等药物。

13.维持内环境稳定,保持水盐代谢稳定及酸碱平衡。

14.补充能量制剂、适量维生素和营养物质。

15.治疗已存在的其他系统疾病。

(六)动脉瘤夹闭术

1.手术夹闭动脉瘤的目的　完全闭塞动脉瘤,保持载瘤动脉通畅。手术经脑裂、脑池等自然间隙接近动脉瘤,避免或尽可能小地切开脑组织,最小程度牵拉脑组织,轻柔操作避免动脉瘤未成熟破裂。

2.手术适应证

(1)Hunt-Hess 分级Ⅰ～Ⅲ级患者。

(2)由于颅内血肿、脑积水脑室扩张所致Ⅳ-Ⅴ级患者。其他Ⅳ-Ⅴ级患者不适宜开颅手术,待非手术治疗病情转为Ⅲ级以下再行手术治疗。

3.手术时机

(1)为避开脑水肿和脑血管痉挛高峰期手术,最好选择 3 天以内或 3 周以上。对有轻微脑水肿和(或)脑血管痉挛的Ⅰ～Ⅱ级患者,可手术治疗。

(2)Ⅲ级患者术后可双向发展,选择手术时机需综合考虑。

①早期手术:a.易于破裂或频繁破裂(住院期间破裂两次以上)的动脉瘤应尽早手术;b.有症状性血管痉挛患者,为有效地抗血管痉挛治疗也应及早手术。

晚期手术:a.微小动脉瘤不能夹闭需包裹加固;b.术中因各种原因有可能不能夹闭需包裹;c.后循环动脉瘤原则晚期手术,但患者临床状态好,动脉瘤位置较浅手术相对易于接近可早期手术。

4.常用的手术入路

(1)翼点入路:适于前循环和部分基底动脉顶端动脉瘤。

(2)半球间入路:适于大脑前动脉远段动脉瘤,合并纵裂血肿的前交通动脉瘤,高位的前交通动脉瘤,指向后下的前交通动脉瘤。

(3)颅后窝正中入路:小脑后下动脉远段动脉瘤。

(4)乙状窦后入路:小脑后下动脉中段动脉瘤。

（5）远外侧入路：椎动脉动脉瘤、小脑后下动脉起始部和近段动脉瘤。

（6）颞下入路：部分基底动脉顶端动脉瘤、大脑后动脉动脉瘤。

5.术中注意事项

（1）保护脑组织与血管：沿脑组织自然间隙分离脑组织，保持脑组织表面的蛛网膜完整，保护脑池内的血管，需切断横跨脑池内影响显露的静脉，对于较大的静脉应尽量保护，脑池内的动脉无需切断即能满意打开脑池。应用脑棉保护裸露的脑组织，使用软轴牵开器以最小力量牵拉脑组织，并根据术中需要显露的重点，变换牵拉位置和显微镜投射角度，以获得良好的视野。尽可能减少牵拉，避免脑组织切割，把脑组织损伤降到最低。避免动脉瘤附近的穿支血管损伤。

（2）减少术中破裂机会：轻柔仔细操作，应用锐性分离，充分打开脑池，避免过早的牵拉与瘤顶瘤体粘连的脑组织，引起未成熟破裂。首先显露动脉瘤近段的载瘤动脉，用于临时阻断，然后分离瘤颈，不要直接分离与瘤体周围粘连的纤维组织，尤其瘤顶周围的粘连。

（3）临时阻断技术的应用：根据实际情况选择使用临时阻断技术，动脉瘤颈周围粘连较重、分离显露困难、动脉瘤壁薄分离夹闭时出血可能性大，应用临时阻断技术。为减少缺血性神经功能损伤，我们术中不常规使用临时阻断技术。

（4）动脉瘤夹的选择：恰当选择合适的动脉瘤夹的形状可以减小瘤颈夹闭难度，瘤夹的形状需根据瘤颈的位置、角度、指向、宽窄，瘤颈周围有无分支血管、瘤颈与载瘤动脉及分支血管在术野中的相互位置关系选择。原则上宽颈动脉瘤选择适合平行夹瘤颈的动脉瘤夹形状，分叉部动脉瘤选择适合垂直夹闭瘤颈的动脉瘤夹，血管后面的动脉瘤适宜选择窗式形状动脉瘤夹。备有多种形式动脉瘤夹持器可弥补动脉瘤夹种类的不足。

（5）动脉瘤颈夹闭：充分显露瘤颈，尽可能多的了解周围的解剖关系，力争在保护正常血管前提下，一次成功夹闭瘤颈。夹闭瘤颈后，应进一步探查动脉瘤颈是否完全被夹闭、有无正常血管被夹闭，发现重要正常血管被误夹，应重新夹闭瘤颈，释放被夹的正常血管，必要时先在动脉瘤夹远侧再夹闭一枚瘤夹后，再调整近端瘤夹，重新夹闭瘤颈或阻断载瘤动脉后调整瘤夹，重新夹闭。

（6）术中动脉瘤破裂出血：动脉瘤显露时破裂大出血，不能压迫止血，以免血液堆积颅内引起脑组织膨出，应增强吸引，完全吸除出血，显露术野，迅速夹闭动脉瘤。一旦动脉瘤出血后脑组织膨出，经牵拉显露无效后，应迅速果断吸除动脉瘤周围无功能或功能相对较小的脑组织增加显露，为迅速夹闭动脉瘤创造条件。迅速止血是第一位的，是必须处理的中心问题。

动脉瘤破裂导致大出血，术者应镇静，助手应集中精力积极配合，控制性降低血压，更换粗吸引器或应用双吸引器增强吸引，吸引力要超过出血量。预计短时不能满意夹闭瘤颈的患者，应迅速输血。必要时切除部分脑组织显露动脉瘤及近段的载瘤动脉。①如能良好显露瘤颈可应用适合形状的动脉瘤夹直接夹闭瘤颈。止血后探查夹闭情况，如瘤颈夹闭不满意，进一步显露后调整瘤夹至满意。②应用动脉瘤夹夹闭破裂的瘤体止血，止血后进一步分离显露瘤颈，满意夹闭瘤颈。③不能直接显露瘤颈，但可显露近段载瘤动脉，临时阻断近段载瘤动脉，但不要离瘤颈的近心缘太近，影响瘤颈的夹闭。

（7）动脉瘤夹闭后处理：动脉瘤颈夹闭满意，载瘤动脉通畅不狭窄，正常血管无误夹，经术中处理后,脑压恢复正常,脑组织回缩、塌陷满意,可考虑颅骨复位,术后增强脑保护措施。大剂量激素、强力脱水治疗,亚低温疗法可取得较好的结果,否则去除骨瓣,必要时扩大骨窗。

(七)动脉瘤血管内治疗

1.应用弹簧圈栓塞动脉瘤　首先应用同轴系统,经动脉血管将微导管置入动脉瘤内,然后将弹簧圈经微导管送入动脉瘤内。第一枚与最后一枚弹簧圈的放置对动脉瘤能否完全栓塞至关重要。第一枚弹簧圈在瘤内成篮状填塞,在瘤颈处架桥并尽可能远离动脉瘤出血处,填塞满意后解脱弹簧圈,然后顺次送入小一型号弹簧圈,由外向心填塞瘤体。最后一枚要选择合适型号、长度的弹簧圈,尽可能达到致密填塞动脉瘤。

2.动脉瘤栓塞同时闭塞载瘤动脉　由于动脉瘤的形态和结构与载瘤动脉限制,不能栓塞动脉瘤同时保留载瘤动脉通畅,如经造影证实载瘤动脉远端侧支循环代偿良好,为了治疗动脉瘤可以栓塞动脉瘤同时闭塞载瘤动脉。

3.辅助技术栓塞动脉瘤

(1)球囊辅助再塑形技术:有利于致密栓塞动脉瘤,即使是不利于单纯用弹簧圈栓塞的部分不规则的宽颈动脉瘤。

(2)支架辅助弹簧圈栓塞技术:①先跨瘤颈置入支架,复杂的、大型的、宽颈的或梭形的动脉瘤变成窄颈动脉瘤,然后经网孔向动脉瘤内置入微导管送入弹簧圈,并能防止弹簧圈向载瘤动脉内脱出;②先将支架置入预定位置,然后填塞动脉瘤,后释放支架。置入支架需要口服抗血小板药物,防止支架处血栓形成。

(3)双导管技术:①应用两支微导管,一支跨过瘤颈,一支植入瘤内;②两支微导管均置入瘤内,同时填塞动脉瘤。

4.血管内栓塞治疗

适应证应适当放宽,除濒死状态外如全身状态允许、各脏器功能代偿良好可选择栓塞治疗,即使部分栓塞也可防止近期破裂,为进一步治疗创造条件。

(八)造影阴性的蛛网膜下腔出血

1.初次血管造影有 13% 病例未发现出血原因,二次血管造影可发现部分病例有动脉瘤存在,重复的血管造影尚有争议,随后的血管造影和尸检中仍可发现动脉瘤。我们认为 CT 有典型的蛛网膜下腔出血而不是环池周围出血,首次血管造影阴性的病例应行二次血管造影,必要时还要行脊髓血管造影。

2.创伤是非动脉瘤性蛛网膜下腔出血最常见的原因。

3.治疗不明原因的 SAH 目的是预防继发损伤和减轻症状,控制血压使血压保持在正常范围内,应用抗纤溶药物,镇痛镇静治疗,预防治疗便秘。血管痉挛发生率较动脉瘤性 SAH 低,可口服尼莫地平,每 4 小时 60mg。有关于造影阴性的 SAH 系列报道,发现 80% 不明原因的 SAH 患者预后良好恢复工作,相反患动脉瘤性 SAH 生存的患者不足 50%。

七、蛛网膜下腔出血的并发症

(一)主要器官系统总体并发症(表 11-7)

表 11-7 蛛网膜下腔出血并发症

心血管	例数	胃肠/肾	例数
高血压	36	肝功异常	24
心律小齐	35	恶心呕吐	14
外周性水肿	20	肾功异常	7
低血压	18	乳酸脱氢增高	5
肌酸激酶疾病	5	胃肠出血	2
心力衰竭	4	肠梗阻	2
其他心脏疾病	2	肝炎	1
血栓性静脉炎	2		
心肌梗死	1	代谢/内分泌	
心悸	<1	电解质异常	28
		高血糖	21
肺		尿崩症	7
肺水肿	23		
肺炎	22	血液	
肺不张	16	贫血	37
成人呼吸窘迫综合征	4	出血	
气胸	3	血小板减少	4
呼吸功能障碍	2	白细胞增多	3
哮喘	1		
肺栓塞	<1	感染	
29		发热	
神经系统		尿路感染	
症状性血管痉挛	46	其他感染	7
无症状性血管痉挛	41	败血症	7
脑积水	28		
颅内压增高	24	其他	
脑肿胀	22	外科并发症	
占位效应	16	皮疹	
脑梗死	8	颜面潮红	7
再出血	7	过敏反应	1
脑出虹	6	血管造影并发症	1
头痛	5	神经精神障碍	<1
癫痫	4		
意识水平下降	3		
脑脊液异常	3		

注:首次出现在蛛网膜下腔出血后 0~14 天(n=455 名患者)

（二）蛛网膜下腔出血并发症的治疗

1.蛛网膜下腔出血治疗指导方针如下：

【一般措施】

（1）呼吸道和心血管系统：在 ICU 严密监护或最好在神经危重病房严密监护。

（2）环境：保持低噪音水平和限制探视者直到动脉瘤被治疗。

（3）疼痛：给予硫酸吗啡（2～4mg/2～4hIV）或町待因（30～60mg/4hIM）。

（4）胃肠道预防：给予甲胺呋硫（每日两次 150mg PO）或兰索拉唑（30mg/d PO）。

（5）深静脉血栓预防：使用高腿长筒袜和连续的压力充气装置；动脉瘤治疗后给予肝素（每日 3 次 5000USC）。

（6）血压：在动脉瘤治疗前保持收缩压在 90～140mmHg，而治疗后允许高血压保持收缩压＜200mmHg。

（7）血糖：维持血糖水平在 80～120mg/dl；如需要使用计算尺或连续胰岛素滴入。

（8）中心体温：保持在＜37)2℃；如需要给予对乙酰氨基酚（325～650mg/4～6h PO）或降温没施。

（9）钙拮抗剂：给予尼莫地平（60mg/4h PO21 天）。

（10）抗纤溶治疗（可选择）：给予 6-氨基己酸（最初 24～48h，5gIV，以后注入 1.5g/h）。

（11）抗惊厥：给予苯妥英钠（3～5mg/kg/天 PO 或 IV）或丙戊酸钠[15～45mg/（kg·d）PO 或 IV]。

（12）补液和扩容：维持正常血容量（中心静脉压，5～8mmHg）；如果血管痉挛存在，维持高血容量（中心静脉压，8～12mmHg，或肺毛细血管楔压，12～16mmHg）。

（13）营养：尽量经口摄入（吞咽评价后）；对于可选择的两条途径，推荐肠内喂养。

【其他治疗】

（1）外科夹闭：在最初 72 小时内完成。

（2）血管内弹簧圈栓塞：在最初 72 小时内完成。

【常见并发症】

（1）脑积水：脑室外引流或腰池引流。

（2）再出血：支持疗法和动脉瘤紧急治疗。

（3）脑血管痉挛：维持高血容量或用苯肾上腺素、去甲肾上腺素或多巴胺诱导高血压；提供血管内治疗（经腔血管成形术或直接局部血管扩张剂）。

（4）癫痫发作：给予劳拉西泮（0.1mg/kg，2mg/min 速度），随后苯妥英钠（20mg/kg 快速 IV＜50mg/min，直到 30mg/kg）。

（5）低钠血症：伴 SIADH，限制液体；伴脑耗盐综合征，积极用 0.9％盐水或高渗盐溶液替代液体。

（6）心肌损伤和心律失常给予酒石酸美托洛尔（每日 2 次 12.5～100mg PO）；评价心室功能；治疗心律失常。

（7）肺水肿：如需要提供补充氧气或机械通气；监测肺毛细血管楔压和心室功能；区分心源性或是神经源性肺水肿。

【长期治疗】

(1)康复:提供身体、职业、语言治疗。

(2)神经心理评价:完成全面的和特殊领域的测试;提供认知康复。

(3)抑郁:给予抗抑郁药物疗法和提供心理疗法。

(4)慢性头痛:给予非甾体抗炎药物,三环类抗抑郁药物,选择性 5-羟色胺再吸收抑制剂。

注:推荐是基于普遍被接受的实践,可能不是基于对照试验。

2.蛛网膜下腔出血常见并发症与治疗

(1)再出血:多发生于第一次 SAH 后的 24 小时内,再出血的危险在 SAH 后最大,6 小时内血管造影检查与再出血有关,诊断性造影等复杂性检查应在 6 小时后进行。手术夹闭动脉瘤可绝对降低再出血风险,血管内栓塞动脉瘤也可降低再出血率。应用抗纤溶药物可降低再出血的风险,但却可能增加缺血性神经功能损害风险,早期应用该类药物是有益的,但要注意所带来的副作用,如腹泻、交通性脑积水,特别是可增加缺血性神经功能损害风险。

(2)脑积水:为降低再出血风险,如患者意识清醒暂不行脑室外引流,密切观察病情,必要时可在降低颅内压后行腰大池引流;急性脑积水不适宜尽早手术患者,有意识水平下降颅内压增高,特别是有脑疝征象应急诊行脑室钻孔引流,其风险有再出血、感染和穿刺途径上出血等。慢性脑积水,如条件允许可行侧脑室腹腔分流术,不符合分流条件的可行多次腰穿释放 CSF,脑脊液达标后行分流术。

(3)脑室内出血:前交通动脉瘤和基底动脉顶端动脉瘤是脑室内大量出血的最常见原因,第四脑室被血液充满扩大是凶险预兆,可行脑室外引流注入尿激酶或组织型纤溶酶原激活物。

(4)颅内压升高:脑积水的患者行脑室外引流.有颅内血肿的患者清除血肿或同时夹闭动脉瘤。缺血性水肿、脑肿胀患者强力脱水、激素治疗,必要时冬眠低温疗法。

(5)颅内出血:颅内血肿常见于大脑中动脉瘤和前交通动脉瘤,大脑前动脉远段动脉瘤最有可能造成脑内血肿,这种动脉瘤临床发病率低,少见。颅内血肿引起意识障碍,无论有没有脑疝征象,应开颅血肿清除,同时夹闭动脉瘤。

(6)抽搐发作:SAH 后均应常规给予预防癫痫治疗,抽搐发作应及时治疗,迅速制止发作,癫痫持续状态应静脉持续静点安定至停止发作。

(7)水、电解质紊乱:最常见的是低钠血症、高钠血症和低钾血症。前交通动脉瘤破裂所致 SAH 最容易引起水电解质异常。低钾血症通过补钾纠正,低渗性缺水通过补钠纠正,抗利尿激素异常分泌综合征(SIADH)治疗主要是限制水分摄入。脑性耗盐综合征补充足够的水和盐,至少保持正常的血容量和正常血钠水平,尿崩症早期静脉持续静点抗利尿激素,维持每小时尿量 150～ 170ml,补给低渗液体,根据具体情况给予离子种类和量,维持水电解质平衡。

(8)应激性溃疡:抑制胃酸,胃黏膜保护。

(9)静脉血栓形成及栓塞:使用弹力袜,动脉瘤治疗后抗凝治疗。

(10)心肺并发症:预防肺感染,维持肺功能。治疗心律失常,改善心功能。

(11)代谢紊乱:尽可能控制血糖在正常范围内。

(12)凝血功能异常:及时发现并治疗凝血功能障碍,如 DIC。

(刘德华)

第四节　脑血管痉挛

一、蛛网膜下腔出血致血管痉挛

　　脑血管痉挛有多种病因,如 SAH,头部外伤、感染或脑部手术等,病程分急性期(≤3 天)和慢性期(＞3 天)两个时相。通常所说的脑血管痉挛是指造影显示的血管狭窄。SAH 后 7～10 天内,造影发现的血管痉挛可高达 30％～70％。早期的脑动脉痉挛是动脉的极度收缩或平滑肌不能弛缓造成的,晚期可能是由于血管由狭窄变为增厚引起。在脑血管造影表现的动脉狭窄范围和分布可为局限性(经常是多发性),半球性或全脑弥漫性痉挛。其严重程度可以是轻度、中度和重度。血管痉挛并造成脑缺血症状和体征特称为症状性血管痉挛,也称迟发性缺血性神经功能障碍,占 SAH 病例的 20％～30％。血管痉挛的发生与 SAH 的位置和出血量有关。血管痉挛的延迟发作和相对的可预测性为我们提供了治疗机会。

(一)血管痉挛的发生率和危险因素

　　SAH 后血管造影性血管痉挛的整体发生率大约为 50％,而估计的范围大概为 20％～100％。Fisher 分级系统或其改良系统已被广泛采用。该系统将 CT 显示的 SAH 分为四组:

　　Ⅰ组:未发现出血,出现血管痉挛的危险性极低。

　　Ⅱ组:薄层血凝块,厚度小于 1mm,危险性低。

　　Ⅲ组:血凝块厚度超过 1mm,危险性中度到高度。

　　Ⅳ组:脑内或脑室内血凝块,危险性低。

　　已经证明早期手术清除蛛网膜下腔血凝块可降低发生重度血管造影性血管痉挛。症状性血管痉挛的危险因素有:

　　1.CT 影像显示较大的蛛网膜下腔出血。

　　2.入院时神经系情况较差。

　　3.吸烟史。

　　4.年龄在 35 岁以下及 65 岁以上。

　　5.既往高血压病。

　　6.Willis 环发育异常或变异。

(二)血管痉挛的临床表现和诊断

　　1.临床表现　症状性血管痉挛临床表现为 SAH 后迟发性神经功能障碍,其原因很多,在诊断症状性血管痉挛前要排除其他原因。症状性血管痉挛表现为进行性的头痛、淡漠、反应迟钝,随后出现脑缺血表现,如单瘫、偏瘫、语言障碍,双下肢无力甚至截瘫。血管痉挛通常是双侧发生,更为多见的临床表现是语言减少、淡漠、反应迟钝、意识模糊甚至意识丧失。

　　2.诊断　诊断症状性血管痉挛前要用神经影像学(CT、MRI)排除其他原因引起的血管痉挛。TCD 是无创检查,对 SAH 后患者颅内血管的血流速度的测定可提示是否出现血管痉挛。脑血管造影检查可直观看到痉挛血管,诊断率优于其他的影像学检查。磁共振血管成像

（MRA）、CT 血管成像（CTA）都能检测血管痉挛。

（三）血管痉挛预防

1.补充足量液体，保持适当的血细胞比容，改善微循环，预防 SAH 后低血容量和贫血的发生，避免应用抗高血压和抗纤溶药物。

2.清除和（或）溶解蛛网膜下腔血块。腰椎穿刺和腰池引流释放血性脑脊液。也有人将微导管置入枕大池，注入尿激酶溶解血块同时引流。

3.钙离子通道拮抗剂，尼莫地平 50ml，4ml/h 持续静点，或 60mg/4h 口服。

（四）血管痉挛治疗

1.3H 治疗（高血容量、高灌注压、血液稀释）。

2.术中用罂粟碱浸润脑棉，湿敷动脉外壁。

3.动脉内注射罂粟碱，超选择性动脉内罂粟碱灌注（30 分钟内灌注 200～400mg）。

4.经皮腔内球囊血管成形术治疗血管痉挛。

二、非脑血管病术后血管痉挛

开颅术后和外伤后的血管痉挛较动脉瘤性蛛网膜下腔出血引起的血管痉挛少见，有与动脉瘤性血管痉挛有相似的演变过程，应用尼莫地平治疗。

（颜水祥）

第五节　颅内动脉瘤

颅内动脉瘤是脑动脉的局限性异常扩大，以囊性动脉瘤最为常见，其他还有梭形动脉瘤、夹层动脉瘤等。颅内动脉瘤是自发性蛛网膜下腔出血（SAH）最常见的原因。

【诊断标准】

1.临床表现

（1）出血症状：动脉瘤破裂引起蛛网膜下腔出血、脑内出血、脑室内出血或硬脑膜下腔出血。突发剧烈头痛是最常见的症状，见于 97% 的患者。通常伴呕吐、意识障碍，甚至呼吸骤停、晕厥、颈部及腰部疼痛（脑膜刺激征）、畏光。如果有意识丧失，患者可能很快恢复神志。可伴发局灶性脑神经功能障碍，如动眼神经麻痹而导致复视和（或）上睑下垂，出血随脑脊液沿蛛网膜下隙向下流动的刺激腰神经根引起腰背部疼痛。

（2）体征

①脑膜刺激征颈强直（特别是屈曲时）常发生于出血后 6～24 小时。

②高血压。

③局灶性神经功能丧失如动眼神经麻痹、偏瘫等。

④意识状态变差。

⑤眼底出血。

（3）局灶症状：即非出血症状，如动脉瘤体积缓慢增大，压迫邻近神经，也可出现相应的神经功能缺损症状。

①视神经症状：如视力下降、视野缺损和视神经萎缩等。

②动眼神经麻痹：常见的为一侧动眼神经麻痹。

③海绵窦综合征。

④癫痫。

（4）脑血管痉挛：脑血管痉挛分为早期和迟发性血管痉挛。早期血管痉挛，发生于出血数小时之内，也称即刻脑血管痉挛，多因机械性反应性因素引起，表现为出现后意识障碍、出血量不大，但呼吸突然停止、四肢瘫痪或截瘫。迟发性脑血管痉挛发生于 SAH 的 4～5 天以后，也称为迟发性缺血性神经功能缺失（DIND）或症状性血管痉挛，是 SAH 后病情加重的原因之一。临床特征表现为精神混乱或意识障碍加深，伴局灶性神经功能缺损（语言或运动）。症状通常缓慢发生，包括头痛加重、昏睡、脑膜刺激征和局灶性神经体征，可出现以下临床综合征。

①大脑前动脉综合征：额叶症状为主，可表现为意识丧失、握持/吸吮反射、尿失禁、嗜睡、迟缓、精神错乱、低语等。双侧大脑前动脉分布区梗死通常由于大脑前动脉瘤破裂后血管痉挛引起。

②大脑中动脉综合征：表现为偏瘫、单瘫、失语（或非优势半球失认）等。

"迟发性血管痉挛"诊断是在排除其他原因的基础上建立的，单凭临床较难确诊，可行 TCD 或 TCI 检查协助诊断；必要时可行 3D-CTA 和 DSA 明确诊断。

2.辅助检查　包括 SAH 和脑动脉瘤两个方面的评估诊断。

（1）头部 CT　头部 CT 检查是诊断 SAH 的首选检查，也可对脑动脉瘤的某些方面作初步评估。通过颅脑 CT 扫描还可评定以下方面。

①脑室大小：21%动脉瘤破裂患者立即发生脑积水。

②颅内血肿：有占位效应的脑内血肿或大量硬脑膜下血肿。

③脑梗死。

④出血量：脑池、脑沟中出血量多少是预测血管痉挛严重程度的因素。

⑤部分患者可以通过头部 CT 检查初步预测动脉瘤的位置。

此外，CTA，尤其是 3D-CTA 对诊断脑动脉瘤有较大参考价值，在急诊情况下可作为首选。

（2）腰椎穿刺：SAH 最敏感的检查方法，但目前已不常用。可发生假阳性，例如穿刺损伤。脑脊液检验阳性表现包括压力升高，脑脊液为无血凝块的血性液体，连续几管不变清。

（3）数字减影脑血管造影：数字减影脑血管造影（DSA）是诊断颅内动脉瘤的"金标准"，大部分患者可显示出动脉瘤的部位、大小、形态、有无多发动脉瘤，脑血管造影还可以显示是否存在血管痉挛及其程度。

脑血管造影的一般原则如下。

①首先检查高度怀疑的血管，以防患者病情改变，而不得不停止操作。

②即使动脉瘤已经显现，建议继续完成全脑血管（4 根血管：双侧颈内动脉和双侧椎动脉）造影，以确诊有无多发动脉瘤并且评价侧支循环状况。

③如确诊有动脉瘤或者怀疑有动脉瘤,应摄取更多的位像以帮助判断和描述动脉瘤颈的指向。

④如果未发现动脉瘤,在确定血管造影阴性之前,建议如下。

使双侧小脑后下动脉起始部显影:1%～2%动脉瘤发生在 PICA 起始部。如果有足够的血流返流到对侧椎动脉,通过一侧椎动脉注射双侧 PICA 通常可以显影,偶尔除了观察对侧 PICA 的返流外,还需要观察对侧椎动脉情况。

颈内动脉交叉造影,了解脑内前后交通动脉及侧支循环情况,即在照汤氏位相时,可通过一侧颈内动脉注入造影剂,压迫对侧颈内动脉,使造影剂通过前交通动脉使对侧颈内动脉显影;在照侧位相时,通过一侧椎动脉注入造影剂,压迫任一侧颈内动脉,使颈内动脉系统显影。

(4)头部 MRI:最初 24～48 小时内不敏感(正铁血红蛋白含量少),尤其是薄层出血。约 4～7 日后敏感性提高(对于亚急性到远期 SAH,10～20 日以上,效果极佳)。对于确定多发动脉瘤中的出血来源有一定帮助,并可发现以前陈旧出血的迹象。MRA 作为无创检查对诊断脑动脉瘤有一定参考价值,可作为辅助诊断方法之一。

【治疗原则】

1.病因治疗 颅内动脉瘤的治疗关键是病因治疗,即针对颅内动脉瘤的手术或血管内栓塞的病因治疗,治病必求其本,而其次为 SAH 及其并发症的对症治疗。动脉瘤的治疗取决于患者的身体状况、动脉瘤的大小及其解剖位置、外科医师的手术处理能力,以及手术室的谩备水平等。对于大多破裂的动脉瘤而言,最佳的治疗是手术夹闭动脉瘤颈或行血管内栓塞动脉瘤腔,使之排除于循环外而不闭塞正常血管,从而阻止动脉瘤再出血和增大。

对于因蛛网膜下腔出血急诊入院的患者,应及时向家属交待,患者在住院期间随时可能因动脉瘤再次破裂出血而死亡的危险性。

2.术前处理

(1)患者绝对卧床,有条件者在 ICU 观察。

(2)观察神志、血压、脉搏、呼吸。

(3)给予镇静(地西泮等)、止血(6-氨基己酸等)、脱水、激素、通便(果导、番泻叶)药物等;同时预防性给予抗癫痫药物,并保持有效血药浓度;钙离子拮抗剂(尼莫地平等)。对于高血压患者应用降压药。

3.手术适应证 对无明显手术禁忌证的患者均可开颅手术夹闭动脉瘤。某些病例也可采用血管内介入治疗。

颅内动脉瘤手术依据手术时间可分为"早期手术"(SAH 后 6～96 小时内)和"晚期手术"(SAH 后 10～14 日以上)。在 SAH 后的 4～10 日(血管痉挛期)手术效果较差,不如早期或晚期手术效果好。

4.手术方式

(1)夹闭(切除)术:开颅手术中利用动脉瘤夹直接夹闭动脉瘤的颈部,使其与脑循环隔离,是最为理想的治疗方法。前循环和基底动脉顶端的动脉瘤,一般采用翼点入路,经侧裂暴露、夹闭动脉瘤。

(2)包裹或加固动脉瘤:对于无法夹闭的脑动脉瘤,可以考虑使用一定的材料加固动脉瘤壁,尽可能地阻止动脉瘤再出血的发生。目前临床常用的加固材料是自体肌肉,其他还包括棉花或棉布、可塑性树脂或其他多聚物、Teflon,和纤维蛋白胶等。

(3)孤立术:通过手术(结扎或用动脉瘤夹闭塞)或结合球囊栓塞的方法有效阻断动脉瘤的近端和远端动脉,使其孤立。

(4)近端结扎:是指夹闭或结扎动脉瘤的输入动脉,是一种间接的手术方法。分急性和慢性结扎两种。可能增加血栓栓塞和对侧动脉瘤形成的危险。仅作为直接手术的一种替代方法。

5.血管内栓塞治疗动脉瘤　通过微导管技术将一定的栓塞材料放置在颅内动脉瘤腔内,达到闭塞动脉瘤的目的。

(1)主要方法

①各种类型的可脱性弹簧圈:通过向动脉瘤腔内放置电解、水解可脱性铂金弹簧圈,闭塞动脉瘤囊腔,从而达到闭塞动脉瘤和防止动脉瘤破裂(或再破裂)出血的目的。对于宽颈动脉瘤可采用支架＋弹簧圈或球囊辅助技术(R-T技术)来达到闭塞动脉瘤的目的。

②球囊:通过导管将球囊送入载瘤动脉来闭塞载瘤动脉,来孤立动脉瘤,使其血栓形成而达到治疗目的。

③非黏附性液体栓塞剂:适用于颈内动脉虹吸部巨大动脉瘤的治疗。

④带膜支架:适用于眼动脉起点近端颈内动脉动脉瘤。

(2)适应证:一般脑动脉前、后循环,尤其是后循环任何部位的动脉瘤均是血管内治疗的适应证,但对巨大动脉瘤其完全闭塞率较低,尤其适用于手术夹闭困难或夹闭失败的动脉瘤、老年患者或身体状况不能很好耐受手术者、宽颈的动脉瘤,复杂动脉瘤(如后循环动脉瘤、梭形动脉瘤和巨大动脉瘤等)、夹层动脉瘤及假性动脉瘤。

(3)并发症:术中动脉瘤破裂出血;材料脱落导致远端栓塞;血管痉挛;血栓形成;动脉瘤闭塞不全,术后动脉瘤可能再生、增大和再出血等。

6.术中及术后处理

(I)开颅前30分钟应用抗生素、激素和抗癫痫药物。手术后当日注意控制血压。防止脑血管痉挛及脑梗死,可应用尼莫地平等药物,一般用药 7～10 天。

(2)手术后均应复查脑血管造影,确定动脉瘤夹闭情况。

(3)出院医嘱:一般出院休息 3 个月后门诊复查。手术前有癫痫发作的患者,术后服用抗癫痫药,监测血药浓度来指导用药。无癫痫发作 6～12 个月后,可逐渐减(停)药。

7.SAH 的治疗

(1)一般性治疗

①卧床休息:床头抬高 15°,减少外界刺激,限制探视,禁止噪音。

②神志和生命体征(包括心律)监测。

③24 小时尿量监测:留置尿管的指征包括:Hunt-Hess 分级Ⅲ级和Ⅲ级以上(除外情况好的Ⅲ级患者);可能有脑性耗盐(CSW)或抗利尿激素分泌不当(SIADH)患者;血流动力学不稳定患者。

④昏迷或呼吸道不通畅的患者(如哮喘)应进行气管内插管或气管切开;同时监测血气分

析,必要时给予呼吸机辅助通气。

⑤饮食:如果准备早期手术应禁食水;如果不考虑早期手术,对于清醒患者建议清淡饮食,而伴有意识障碍者早期可禁食,后期给予静脉营养或鼻饲饮食。

⑥预防深静脉血栓和肺梗死可给予弹力袜等。

⑦补液。

⑧吸氧。

⑨血压和容量控制应进行动脉压监测,必须避免血压过高以减少再出血的危险。但低血压会加重缺血,也应该避免。理想的血压控制水平仍存在争议。必须考虑到患者的基础血压水平,袖带测量收缩压120～150mmHg可作为临床的一个指导标准。应用血管扩张剂降低血压时,理论上可以增加未夹闭动脉瘤破裂的危险。对于不安全(未夹闭)的动脉瘤,轻度扩容和血液稀释,以及略微升高血压有助于防止或减少血管痉挛及脑性耗盐。对于夹闭的动脉瘤,可应用积极的扩容和提高血流动力的治疗("3H"治疗)。

(颜水祥)

第六节 脑动静脉畸形

【定义】

脑血管畸形是脑血管病的先天性发育异常。由于脑血管发育障碍引起原始血管通路持续存在,造成局部血管的结构和数量异常。这种血管异常影响正常脑血流,同时随着血流动力学的异常而发生变化。根据形态学的不同,脑血管畸形可以分为5种类型:动静脉畸形(AVM)、静脉性血管畸形、海绵状血管瘤、毛细血管扩张症、血管曲张,其中脑动静脉畸形最为常见。

【诊断依据】

1.临床表现　除少数隐匿性和小型的AVM外,绝大多数AVM患者迟早会出现临床症状。出血和抽搐是最重要的首发症状,也可表现为头痛和神经功能缺失等症状,出现的高峰年龄为20～30岁,到30岁时大多数患者都有症状,到60岁时,90%以上的患者会出现症状,有少数患者一生不表现任何症状。

(1)出血:颅内出血是脑AVM最常见的症状,占52%～77%,以出血为首发症状的稍多于半数。出血多发生在年龄较小的病例,半数以上在16～35岁时出现。出血与季节无关,发病突然,往往出现在患者体力活动或有情绪波动时。有一组病例统计表明,出血可以反复发生,50%以上的患者曾出血2次,30%出血3次,20%出血4次以上,最多的可出血10次,反复出血可造成脑组织的严重损害。与动脉瘤所致的出血相比,AVM出血的发病高峰年龄较早,出血程度较轻,早期再出血的发生率较低,脑血管痉挛的发生率较低。

出血可以发生在供血动脉、畸形血管团或引流静脉,也可以由于AVM的供血动脉上的动脉瘤破裂引起。临床表现为剧烈的头痛、呕吐,有时甚至意识丧失。出血有三种形式,即脑内血肿、蛛网膜下腔出血和脑室内出血。大量脑室内出血时神经系统症状危重,患者常常昏迷,急性脑积水的发生率较高。

影响脑AVM出血的危险因素包括曾有出血史、年龄、AVM的大小和部位等。小型

AVM 较大型者更容易出血,深部 AVM 比浅表的容易出血。存在深部静脉引流,畸形血管团位于脑室旁、颞叶、岛叶和胼胝体,血管团内部存在动脉瘤和静脉闭塞等可以增加畸形本身的出血。

(2)癫痫:癫痫是浅表 AVM 仅次于出血的主要表现,其发生率为 28%～64%,其中有半数为首发症状。脑 AVM 诱发癫痫的原因为:AVM 的盗血引起邻近脑组织的缺血缺氧;出血或含铁血黄素沉着,致 AVM 周围的神经胶质增生形成致痫灶;AVM 的刺激作用,特别是颞叶,可伴有远隔处的癫痫病灶。

癫痫的发生率与 AVM 的部位和大小有关,顶叶的发生率最高,其次是额叶和颞叶,再次为枕叶和脑深部的 AVM,而位于基底节和颅后窝的 AVM 很少引起癫痫 aAVM 越大,引起的癫痫发生率越高。癫痫发作的形式以部分发作为主,有时具有 Jackson 癫痫的特征。长期抽搐者肢体可逐渐出现轻偏瘫,并较健侧肢体短小细瘦。癫痫的类型与 AVM 的部位有关,前额叶 AVM 最常发生全身性发作,中央及顶枕的病变主要表现为部分发作或继发性全身发作,颞叶病灶通常为复杂部分性发作。

(3)头痛:头痛是 AVM 的另一常见症状,但对诊断无特殊意义。16%～42% 的 AVM 患者以头痛为首发症状,其中 60% 以上的患者有长期的头痛史脑 AVM 引起的头痛性质多样,包括偏头痛、局限性头痛和全头痛。头痛严重时可影响工作。一般来说,头痛的部位与病变的部位无明显相关。但当头痛局限于一侧时,具有定位价值。由大脑后动脉供血的枕叶 AVM 易引起偏头痛。AVM 引起头痛的原因为:脑血管扩张;颅内静脉压或颅压升高;硬脑膜动静脉瘘;少量颅内出血。AVM 存在的"盗血"现象也可导致脑缺血缺氧,从而引起头痛。

(4)神经功能缺失:脑 AVM 可产生一过性或进行性的神经功能缺失,10% 的患者为首发症状。7%～12% 的患者有进行性的偏瘫,其他症状可有偏盲、肢体麻木、失语和共济失调等。邻近脑干和脑桥小脑角扩张的动脉和静脉可压迫三叉神经引起疼痛。颈内动脉极度扩张可以引起视力减退。AVM 的盗血现象可引起短暂性的缺血发作或进行性神经功能缺失,持久性的神经功能缺失通常与脑 AVM 出血有关。

(5)颅内杂音:患者自己感觉到颅内及头皮上有颤动和杂音,但旁人无法听到,有人称为"脑鸣"。这种声音喧闹不堪,以致难以忍受,压迫颈动脉可使之减弱或消失。只有当 AVM 体积巨大且位置表浅时,才能在颅骨上听到收缩期增强的杂音。AVM 累及颅外软组织或硬膜时,杂音较明显,压迫颈总动脉可使杂音消失。

(6)其他症状:患者还可以有智力减退,眼球突出,视神经乳头水肿,脑积水等表现,未破裂的 AVM 极少有占位效应,AVM 周围出现脑组织胶质化时,可出现局部的占位效应。

2.辅助检查

(1)颅骨平片和 CT 扫描:AVM 患者的头颅平片上有异常发现的占 1/2～1/4,大约 1/10 的患者可见颅骨血管沟扩大,约有 1/4 的患者可见 AVM 的钙化,颅底拍片有时可见破裂孔或棘孔扩大。

颅内 AVM 在未破裂出血前,CT 平扫为一局灶性高、等或低密度混杂区,病灶形态不规则,多呈边缘不清的团块状影,有时呈蜿蜒状或点状的密度增高影。增强 CT 扫描表现为不规则的团块状强化区,有时可见迂曲的血管影,其周围可见到供血动脉和引流静脉。有些 AVM

在 CT 平扫中无异常发现,只有注射造影剂后方能显示出病灶。AVM 出血时,CT 扫描有很高的价值。血肿可表现为高密度、高低混杂密度或低密度,与出血的时间有关。注射造影剂后部分血肿边缘可见畸形迂曲的血管强化影,高低混杂密度的血肿常常显示环状强化,部分血肿亦可不出现异常强化。血肿边缘凹入或尖角形为动静脉畸形血肿的特征。

（2）磁共振成像（MRI、MRA）：磁共振成像诊断 AVM 的正确率几乎达到 100%,可显示畸形的供血动脉、畸形的血管团、引流静脉、出血、占位效应等。即使隐匿性 AVM,MRI 也能较好地显示。MRI 特有的"流空效应"使 AVM 中快速流动的血液表现为无信号阴影,因而可以清晰显示血管团、供血动脉和引流静脉。但 MRI 不能区分病灶中的暗区是血管还是钙化,往往需要结合 CT 扫描来鉴别其性质。颅内出血时,T_1、T_2 加权像上均表现为高信号,随着时间的延长,T_1 加权像的信号逐渐变低,T_2 加权像仍为高信号。

（3）经颅多普勒超声（TCD）：TCD 检查 AVM 的敏感性 $>80\%$,可能遗漏小的 AVM。TCD 对确定 AVM 治疗后残留血供和血流动力学也有帮助。TCD 探测的意义在于:确定畸形血管的供血动脉及其血流动力学变化,有利于 AVM 的诊断或作为脑血管造影前的筛选手段;术前利用 TCD 探测颅内盗血的轻重,可作为先栓塞供血动脉再切除病变的依据;手术中进行监测,提高手术的准确性和安全性。可帮助确定血流方向和血管结构,可以防止出现正常灌注压突破,避免发生严重的出血;术后判断有无畸形血管团的残留,动态追踪观察患者的血流动力学变化,以评价手术治疗的效果。

（4）脑血管造影:诊断 AVM 最重要的方法为脑血管造影,对 AVM 的诊断治疗有决定性的作用。但仍有一小部分 AVM 不能被血管造影所发现。脑 AVM 血管造影的特征性表现为动脉期可见到不规则、迂曲的血管团,有一根或数根粗大的供血动脉和早期显影的扩张的引流静脉。一般 AVM 不引起脑血管的移位。超选择血管造影可见到畸形血管的结构:供血动脉或发出分支供应畸形血管团;供血动脉上的动脉瘤;非供血动脉上的动脉瘤;动静脉瘘;病灶内的动脉瘤;静脉瘤样扩张;扩大的引流静脉。

3.脑 AVM 的临床分级　脑 AVM 的差异较大,外科适应证很难统一。术前的评价也较为复杂,要考虑畸形的大小、部位、深浅、供血动脉和引流静脉、血流速度和流量、盗血情况等。临床的分级评价也较多,现将较为通用的 Spetaler-Martin 分级法（1986）介绍如下:

根据病变的大小、与功能区的关系和引流静脉等三种因素,分为 5 级。

AVM 的功能区包括:感觉运动;语言功能;视觉;丘脑及下丘脑;内囊;脑干;小脑脚;小脑深部各核。凡 AVM 紧邻这些区域的计为 1 分,否则列为"静区"计 0 分。

AVM 的引流静脉模式是根据脑血管造影中引流静脉的分布和深浅来决定的。引流静脉中有部分导入深静脉者计 1 分,否则计 0 分。

AVM 的大小,是根据脑血管造影中血管团最大径为依据。小于 3cm 计为 1 分,3～6cm 计为 2 分,大于 6cm 计为 3 分。

分级时将 3 项积分相加的总和为该病例的级别,Ⅰ级即为 1＋0＋0,Ⅱ级、Ⅲ级、Ⅳ级、Ⅴ级类推,术后的死亡率和致残率以Ⅰ～Ⅱ级最低,Ⅲ级居中,Ⅳ级和Ⅴ级较高。作者将 AVM 明显累及脑干和下丘脑者作为不能手术切除的病例,定为Ⅵ级。

【鉴别诊断】

1.海绵状血管瘤　海绵状血管瘤是年轻人颅内出血的常见原因之一,脑血管造影常为阴性,但在 CT 上病变常显示蜂窝状的不同密度区,其间杂有钙化灶。增强后病变区密度可略增高,周围组织轻度水肿,看不到增粗的供血动脉和扩大而早期显影的引流静脉。MRI 的典型表现为 T_2 加权像为网状或斑点状的混杂信号或高信号,周围有一均匀的环形低信号区(含铁血黄素沉积),可与 AVM 鉴别。

2.癫痫　血栓闭塞性的脑 AVM 常有抽搐发作,这种病变不能在脑血管造影中显示,常常被误诊为其他原因引起的癫痫。但是这种患者常有颅内出血的病史,抽搐多出现在出血之后。患者除有癫痫外,还有其他神经系统体征。CT 和 MRI 扫描对鉴别诊断很有帮助。

3.血供丰富的胶质瘤　恶性度较高的胶质瘤亦可并发出血,因此需与 AVM 作鉴别。脑血管造影中亦可见动静脉之间的交通及早期出现的静脉,但异常血管染色淡,管径粗细不等,没有增粗的供应动脉,引流静脉也不扩张迂曲,肿瘤常常有明显的占位效应,属于恶性疾病,病情发展快,病程短,常有颅高压的表现。在没有明确的出血的情况下,神经功能缺失的症状明显,并日趋恶化。

4.血管母细胞瘤　好发于颅后窝,小脑半球内血管母细胞瘤血供丰富,易于出血,需要与颅后窝的 AVM 鉴别。此病变多呈囊性,瘤结节较小,位于瘤壁上,在血管造影上有时可见扩张的供血动脉和扩大的引流静脉,但像 AVM 那样明显的血管团较少见。巨大实质性的血管母细胞瘤有时鉴别较困难。血管母细胞瘤有时伴有红细胞增多及血红蛋白的异常增高,AVM 没有这种情况。

5.脑膜瘤　血供丰富的脑膜瘤在血管造影中可见不正常的血管团,其中杂以早期的静脉及动静脉瘘的成分。但脑膜瘤占位效应明显,一般没有增粗的供血动脉和扩张、迂曲的引流静脉。供血动脉呈环状包绕于肿瘤的周围。临床上患者可有抽搐、头痛、颅内压增高症状。CT扫描可见明显增强的肿瘤,边界清楚,紧贴于颅骨内面,与硬脑膜粘连。表面颅骨有被侵蚀的现象,故容易与脑 AVM 相鉴别。

6.静脉性血管畸形　临床上少见,可引起脑内或脑室内出血。在脑血管造影中常常没有明显的畸形血管团,但在静脉期可见特征性的水母头或伞形改变,即许多细小扩张的髓静脉汇聚到扩张的脑贯通静脉或室管膜下静脉。CT 扫描可见能明显增强的低密度病变,结合脑血管造影可以做出鉴别。

【治疗原则】

脑 AVM 治疗的主要目的是防止出血、清除血肿、改善盗血和控制癫痫。治疗方法包括立体定向放射外科治疗,血管内栓塞治疗和手术治疗。这几种方法可以单独应用,也可以联合应用。

1.手术治疗　手术仍然是治疗 AVM 首选的根治方法,主要包括畸形血管切除和供血动脉结扎或电凝术。

(1)手术治疗的适应证

1)根据临床症状:①曾有出血史或近期出血后有颅内血肿;②因病变逐渐增大或盗血现象日益加剧,致使神经功能障碍或智力障碍逐渐加重;③癫痫频繁发作,用药物难以控制;④有顽固性头痛、颅内压增高或不可忍受的血管杂音者。

2）根据畸形的部位：①位于大脑半球的非功能区的中小型 AVM，但大型并累及重要功能区的 AVM 要权衡手术危险性和自然病程的预后两者得失来决定手术与否；②直径小于 4cm 的中小型胼胝体 AVM，有出血者；③脑室内的中小型 AVM，极易出血，应首先考虑手术；④纹状体、丘脑区和海马豆状核区 AVM 一般不考虑手术；⑤小脑表浅的中小型 AVM，有出血病史；⑥小脑脑桥角和脑干旁的髓外 AVM。

3）根据 AVM 的临床分级：①低级别的 AVM 病例，反复出血，切除术的危险性很小，可考虑手术治疗；②高级别的 AVM 手术风险太大，可首选血管内治疗。

（2）手术治疗的禁忌证

1）患者已有严重的神经功能缺失，如长期昏迷、痴呆和瘫痪，即便将病变切除，也难以改善症状者。

2）患者高龄，糖尿病、心脏病等全身性疾病，不能耐受手术者。

3）巨大型 AVM，由多支动脉供血，估计手术死亡率高，术后并发症严重者。

4）特殊部位的 AVM，手术难以达到或术后死亡率和致残率过高。如胼胝体和纹状体-丘脑区和海马-豆状核区大型 AVM 累及三脑室、丘脑和基底节等处的广泛 AVM；无明显症状的小脑大型 AVM；脑干软膜下的 AVM。

（3）手术时机的选择

1）择期手术：AVM 出血但不危及患者生命时，应进行支持治疗 2～3 周，待病情稳定，出血反应消退后再行手术。由于出血可能使 AVM 的解剖结构发生变化，在手术前应重做血管造影。

2）急诊手术：如果出血量大并危及生命，应急诊手术清除血肿，可连同表浅的、小型或非功能区的血管畸形一并切除。如果考虑畸形血管团较大而位置较深，在没有脑血管造影之前，盲目切除畸形团，会造成危及生命的严重后果。这时如果畸形团能够与血肿分开，可只清除血块，AVM 留待下一次手术或其他方法处理。

3）分期处理：AVM 范围广泛，1 次手术不能完全切除者，可分期处理。先行血管内栓塞，然后再行手术将残余病变切除。

（4）手术可能出现的问题：AVM 手术时可能出现以下问题，如不能发现病变，大出血，AVM 切除不全，正常灌注压突破和静脉闭塞性出血等情况。

（5）手术的治疗效果：应用显微神经外科技术后手术的死亡率为 1％，脑 AVM 的全切除率为 80％，术后 77％的患者可恢复工作。手术可以防止再出血，控制癫痫，在部分患者中，可以改善神经功能。

2.立体定向放射外科治疗

（1）适应证：①年老体弱合并心、脑、肾等其他脏器疾病，患者不能耐受全麻开颅手术；②AVM 直径小于 3cm；③病变位于重要功能区不能手术；④仅有癫痫、头痛或无症状的 AVM；⑤手术切除后残留小部分畸形血管；⑥栓塞治疗失败，或栓塞后的残余部分；⑦患者拒绝手术或血管内治疗。

（2）治疗效果：决定治疗效果的因素是被照射组织的体积大小，使患者在不出现并发症的条件下能耐受最大照射剂量。体积小于 4cm 的病灶,有 85%～95% 的病变可完全消失;体积大于 4cm 的病灶消除率仅 30%～70%。畸形血管团闭塞的最早出现于治疗后的 4 个月,通常需要 8～12 个月甚至更长时间才能见效,治疗后 1 年的闭塞率为 75%,第 2 年为 80%。

(3)并发症:放射治疗的特点是当时没有什么反应,并发症通常是迟发性的,主要包括病灶消失前颅内出血和放射性脑损伤等。

3.血管内栓塞治疗　随着介入神经放射学的发展,血管内治疗已经成为治疗脑 AVM 的重要方法。

(1)适应证

1)手术前栓塞的适应证:①高度怀疑可能发生正常灌注压突破的高血流量 AVM;②缩小病变体积,减少术中出血,以利于手术切除和显露;③主要供血动脉位置深,不易首先阻断,为避免术中深部供血劫脉出血,可先予栓塞。

2)放射治疗前栓塞的适应证:①位于重要功能区的大型和巨大型 AVM,不适合单独的放射治疗和手术治疗;②位于手术难以到达部位的 AVM,部分栓塞后缩小畸形体积,以便进行立体定向放射外科治疗;③脑 AVM 的大小和部位适合放射外科治疗,但有动静脉瘘和畸形动脉瘤等情况。

3)单独栓塞治疗的适应证:①大型 AVM 姑息性部分栓塞,可改善患者的临床症状;②大型深部的 AVM 表现为反复的 SAH 或出血后有明显的神经功能障碍者,可采用姑息性栓塞;③由单支终末动脉供血的 AVM 可望通过栓塞完全闭塞动静脉畸形;④主要为动静脉瘘,无畸形血管团,用球囊、微弹簧圈或组织粘合剂栓塞瘘口;⑤严重头痛的患者,有脑膜中动脉或其他硬脑膜支供血,栓塞后可减轻头痛。

4)术中栓塞治疗的适应证:①适合手术治疗的中等大小的 AVM,血供丰富,主要供血动脉表浅,手术显露中可以达到;②不适合手术但适合栓塞治疗的大型高血流量的 AVM,由于各种原因导管不能到达或栓塞失败者。

(2)禁忌证:①栓塞后可能引起重要神经功能缺失者;②供血动脉条件不佳以致导管无法到达者。

(3)并发症:血管内治疗 AVM 的并发症的发生率为 5%～10%,死亡率为 1%。这堂并发症包括脑出血和肿胀。缺血性卒中的发生率为 1%;栓塞剂粘住导管或血管痉挛导致导管不能拔出,牵拉时导管折断,有时引起颅内出血。

(4)治疗效果:最理想的结果是将动静脉畸形完全闭塞,但实际上完全闭塞率很低,约为 10%,一般可使畸形减少 50%～95%。

(颜水祥)

第七节 海绵窦疾病

一、颈动脉海绵窦瘘

颈动脉海绵窦瘘是海绵窦内的颈动脉及其分支与海绵窦内的静脉之间形成异常的动静脉交通而产生的一组临床综合征。

(一)颈动脉海绵窦瘘的病因及分类

1.颈动脉海绵窦瘘按发生原因可分为外伤性与自发性两种,前者占80%以上。

2.Barrow分型:

(1)颈内动脉与海绵窦直接相通。

(2)颈内动脉通过脑膜支与海绵窦相通。

(3)颈外动脉脑膜支与海绵窦相通。

(4)颈内动脉与颈外动脉都通过脑膜支与海绵窦相通。

其最常见原因是外伤后颅底骨折导致的颈内动脉海绵窦段及上分支的撕裂或横断;其他原因还包括医源性损伤及颈内动脉海绵窦段动脉瘤破裂。上述原因引起颈内动脉主干或分支破损,形成颈内动脉与海绵窦间高压、高流量的窦道,而产生一系列复杂的临床表现。

(二)临床表现

该病的主要临床表现有颅内杂音,搏动性突眼(与脉搏跳动一致)、球结膜充血水肿、视力减退及神经功能缺失(患侧眼球运动不全麻痹)和鼻出血等。颅内杂音的特点为夜间响亮患者往往不能入睡,难以忍受。

(三)CCF的诊断

1.患者出现搏动性突眼、颅内杂音、结膜充血水肿、鼻出血等临床表现,如同时伴头部外伤病史往往即刻确定诊断。

2.影像学检查

(1)头部CT,MRI可显示眼球突出及眶内眼静脉或颅内引流静脉增粗及伴随的脑组织水肿。

(2)DSA是最重要的确诊手段,在诊断同时可为治疗提供依据。

(四)CCF鉴别诊断

1.突眼性甲状腺功能亢进、眶内及眶后肿瘤或假性肿瘤均无搏动性突眼和血管杂音。

2.眶内血管性病变:如海绵状血管瘤,动脉瘤等,需DSA辅助鉴别。

(五)CCF治疗

颈内动脉海绵窦瘘治疗的目的是保护视力,消除杂音,使眼球回缩,防止脑缺血或出血。由于其瘘口部位特殊,治疗方法颇多,最佳的治疗方法应是既能可靠地封闭瘘口,又能保持颈内动脉的通畅。目前的主要治疗方法有外科手术、血管内栓塞治疗。

1.外科手术　主要有颈内动脉及颈总动脉结扎术,颈内动脉海绵窦瘘口孤立术及直接开颅海绵窦瘘填塞术。前两种方法的疗效不肯定,致残率和致死率高,而且未完全闭塞瘘口,复发率很高,也不能治愈某些海绵窦段颈内动脉分支断裂形成的颈内动脉海绵窦瘘。上述治疗方法不但增加患者痛苦,而且疗效不佳,现已很少应用。

2.血管内栓塞治疗　自 20 世纪 70 年代 Serbinenko 首次应用可脱性球囊技术治疗颈内动脉海绵窦瘘成功以来,经血管内栓塞治疗颈内动脉海绵窦瘘,既堵塞瘘口又尽可能保留母体动脉,其治愈率高,致残率和病死率低,创伤小及效果确实,目前已成为最理想的首选方法。

二、颈内动脉海绵窦段损伤致鼻出血

海绵窦段颈内动脉损伤后可形成外伤性动脉瘤或外伤性颈内动脉瘘,两者均可引起致命性鼻出血。DSA 往往可帮助明确诊断,本文重点介绍其治疗方法。

(一)发病机制

两者在出血路径上有所差别,前者多由于受损的动脉壁形成真性或假性动脉瘤,经损伤或缺损的外侧壁疝入蝶窦破裂,引起大量甚至致命的鼻出血;后者则因海绵窦压力过高,汇入海绵窦的静脉回流受阻,受影响的鼻腔黏膜血管扩张破裂引起出血。

(二)CCF 全脑血管造影方法及目的

1.方法　DSA 必须包括以下影像:①患侧颈内动脉造影正、侧位像;②患侧颈外动脉造影侧位像;③压迫患侧颈动脉时,对侧颈内动脉造影正位像;④压迫患侧颈内动脉时,椎动脉造影侧位像。

2.目的

(1)明确瘘口位置。

(2)全面了解脑血流动力学改变,是否有“全窃血”现象。

(3)了解侧支循环状况、Willis 环、颈外动脉及软脑膜水平的侧支 循环。

(4)伴随血管病变或血管变异:①颈内动脉瘘口近端、远端或瘘口部 位是否伴有假性动脉瘤;②其他动静脉瘘;③多发性动脉瘤;④其他动脉性疾病,如动脉粥样硬化、狭窄、血管发育不良等;⑤血管变异,如原始动脉。

(5)静脉引流情况。

(三)治疗

由于海绵窦段颈内动脉的复杂解剖位置等特点和血管内治疗技术的进步,采用血管内栓塞该部瘘口已成为首选的治疗方法。

1.手术前治疗　首先应尽快行鼻腔填塞,控制出血的继续发生,同时尽快补充液体和输血,纠正失血性休克。

2.颈动脉途径栓塞治疗

(1)材料准备:6～8F 导管鞘,6～8F 导引导管;首选可脱性球囊 及输送系统;等渗造影剂 200ml;导丝导引微导管、微导丝;液态栓塞剂、显影剂;可控解脱弹簧圈和解脱系统,游离弹簧圈等。

（2）CCF 栓塞要点：

1）全身肝素化，根据瘘口大小及海绵窦状况，选择适当型号的球囊。

2）必须确认球囊位于海绵窦内，方可解脱。当瘘口过大，需选用多个球囊闭塞瘘口时，第 1 个球囊应尽可能放远，给第 2 个球囊留出空间。

3）避免栓塞球囊移位，由于引流方向的改变，引起眼部或脑部症状急剧加重。

4）只有单支引流静脉者，海绵窦腔过大时，可将球囊置于引流静脉近端。

5）若瘘口过小，可选择适当微弹簧圈栓塞，最好选择带纤毛弹簧圈。

6）术后处理

（3）球囊解脱后应立即正、侧位摄片，记录球囊大小、位置，作为术后 复查的参照标准；弹簧圈栓塞后亦同。

（4）球囊栓塞后需卧床 24～36 小时，避免头部剧烈转动和恶心、呕吐，以防球囊移位。

（5）术后 1 周适当使用镇痛、镇静药物，防止由于球囊或弹簧圈展位引起的剧烈头痛。

（6）术后常规应用 3 日抗生素预防感染。

（颜水祥）

第八节　烟雾病

【定义】

烟雾病（MMD）是一组以双侧颈内动脉末端及其大分支血管进行性狭窄或闭塞，且在颅底伴有异常新生血管网形成为特征的闭塞性疾病，病因不明。"烟雾"名称的来源是在脑血管造影时显示脑底部由于毛细血管异常增生而呈现一片模糊的网状阴影，如吸烟所喷出的一殷烟雾

该病最早于 1955 年由日本的清水和竹内描述，1966 年由铃木命名。在中国、日本以及白种人、黑种人、高加索人中均有发现。据文献报道，以中国人、日本人为多。

【诊断依据】

1.临床表现　烟雾病发病以儿童及青少年为多见，常以卒中的形式起病＝可以表现为脑血栓，也可以表现为脑出血及蛛网膜下腔出血。根据脑缺血或出血的形式、部位的不同，患者可出现不同程度的偏瘫，交叉性瘫痪可伴有失语、饮水呛咳、吞咽困难、智能减退、痴呆、癫痫发作、头痛以及短暂性脑缺血发作

Fukuvama 等（1985）和 maizunfi 等（1998）认为本病可分为 4 个临床型，其中 TIA 型占绝大多数，而癫痫型常伴梗死型，出血型主要见于成人。TIA 型起病较晚，平均 5.5 岁，预后较好；癫痫型或梗死型平均在 1.5～2 岁间起病，预后较差，

（1）TIA 型：撮多见，约见于全部特发性烟雾病的 70％：临床特点是反复发生一过性瘫痪或力弱，多为偏瘫，亦可为左右交替性偏瘫或双偏瘫？发作后运动功能完全恢复。病程多为良性，有自发缓解或发作完全停止的倾向。极少数病例伴有半身惊厥发作、头痛或偏头痛。罕见一过性感觉障碍、不自主运动或智力障碍。

（2）梗死型：急性脑卒中，导致永久型瘫痪、失语、视觉障碍和智力障碍。

（3）癫痫型：频发的癫痫发作，部分性发作或癫痫持续状态，伴脑电图痫样放电。

（4）出血型：蛛网膜下腔出血或脑实质出血，见于年长儿和成人病例。

以上临床分型的后三型合称为"非 TIA 型"，病程复杂多变，预后较差，多表现为混合型，如癫痫型加梗死型，癫痫型加 TIA 型等。如为单纯癫痫发作，预后不一定很差。无论何种类型，4 岁以前起病者预后较差。此外，临床症状及其严重程度决定于侧支循环的代偿效果，如果能够维持足够的脑血流灌注，则可能不出现临床症状，或只有短暂的 TIA 发作，或头痛。如果不能保持脑血流灌注，则症状严重，引起广泛脑损伤。

2.辅助检查

（1）实验室检查：行血清和脑脊液的梅毒、钩端螺旋体免疫反应、血沉检查，有助于了解病因。

（2）腰椎穿刺：继发蛛网膜下腔出血者，可见血性脑脊液。

（3）头颅 CT 或核磁：头颅 CT 或核磁扫描可见梗死或出血性改变。梗死常为多发性的，以额、颞、顶叶、枕叶、基底节区、丘脑等处多见，半数患者可合并额叶萎缩。出血者可以是脑叶出血、基底节出血或蛛网膜下腔出血，而高血压引起的脑出血多位于基底节区。脑出血的患者也可同时发现梗死灶和（或）脑萎缩。

（4）DSA：脑血管造影可以发现颈内动脉起始部、大脑前、中动脉起始段狭窄或不显影，基底节区可见大量细小血管团如吸烟吐出的烟雾。此外可见脑内形成侧支循环代偿支。随着病程的延长，代偿吻合支的数量逐渐减少或缩小。

（5）脑缺血评价：目前针对出血型烟雾病的治疗有争议。对于缺血性烟雾病，脑缺血评价是决定其下一步治疗的依据。目前国内普遍采用的脑缺血评价包括：灌注 CT、氙-CT、灌注核磁、核素的脑血流和脑代谢测定、PET 脑代谢的测定等。

【鉴别诊断】

烟雾病在临床上容易被漏诊或误诊，大部分患者从出现临床症状到确诊都经历了一段相当长的时间，平均需要两年半。多数患者确诊前都只是简单的症状诊断，少数患者则曾经被误诊为脑炎、线粒体肌脑病、灰质异位症、脑动脉粥样硬化等。

【治疗原则】

烟雾病的治疗因其发病原因不明，目前国内外还没有十分理想的方法。

1.内科治疗　对出现梗死的患者一般按血栓治疗。可用扩容、扩张血管、钙离子拮抗剂等治疗，也可以用激素治疗。

2.外科治疗　烟雾病可用颅内外血管吻合术、脑肌血管联合术等手术重建血运，改善预后。

（刘　念）

第九节　颈动脉粥样硬化

动脉粥样硬化是颈动脉狭窄或闭塞的主要原因。作为主要的脑供血动脉,颈动脉狭窄或闭塞可引起缺血性脑卒中,严重者还可导致死亡。颈动脉狭窄到一定程度便需要手术治疗切除硬化斑块,或行支架置入,扩张狭窄的血管,恢复动脉血流。

【诊断标准】

1.临床表现　动脉粥样硬化斑块可造成动脉管腔狭窄及脑动脉栓塞,从而引起脑缺血表现。根据脑缺血后脑损害的程度,其临床表现可分为两类,一类是由于轻度或短暂的供血不足引起暂时性神经功能缺失,但无明显脑梗死存在,临床上表现为短暂性脑缺血发作(TIA);另一类缺血程度较重,持续时间较长,造成脑梗死,临床上表现为可逆性缺血性功能缺失(RIND)、进行性卒中(PS)和完全性卒中(CS)。

(1)颈动脉系统 TIA 病变对侧肢体常再现突然发作的麻木、感觉减退和感觉异常、上肢和(或)下肢无力、面肌麻痹(中枢性)或病变同侧单眼突发黑矇。如病变在优势半球常伴有语言障碍。症状在 24 小时内完全消失。

(2)脑梗死

①可逆性缺血性神经功能缺失发病似卒中,出现神经功能障碍较轻,24 小时以后逐渐恢复,一般在 1～3 周内功能完全恢复,脑内可有小范围的梗死灶。

②进行性卒中卒中症状逐渐发展,常于 6 小时至数日内达高峰,脑内有梗死灶存在,脑血管造影常显示颈内动脉或大脑中动脉闭塞。

③完全性卒中卒中症状发展迅速,在发病后数分钟至 1 小时内达高峰,并且稳定而持续的存在,其症状和体征随闭塞动脉的不同而异。

2.辅助检查颈动脉狭窄或闭塞的诊断主要依靠颈部超声波检查、CTA、MRA、高分辨率 MRI 和动脉造影(DSA)。后者属于创伤性检查,但仍是目前确定颈动脉狭窄的主要检查方法。通过辅助检查可以了解颈动脉狭窄的部位、程度,以及侧支循环的代偿情况。

【治疗原则】

1.保守治疗　包括扩血管、改善脑血流和脑代谢的药物治疗等。

2.外科手术治疗　颈动脉内膜剥脱术(CEA)是目前有效的治疗方法。

(1)CEA 的手术指征仍未统一,公认的主要如下。

①颈内动脉颅外段严重狭窄对于症状性狭窄患者(TIA 或卒中),目前认为当狭窄大于50％时,CEA 的疗效肯定;对于无症状患者来讲,当狭窄大于 60％或动脉粥样硬化斑块不稳定时建议手术治疗。

②狭窄部位在下颌角以下,手术可及。

③完全闭塞 24 小时以内,也可考虑手术;闭塞超过 24～48 小时,已发生脑软化者,不宜手术。

(2)CEA 麻醉可分为全身麻醉和局部麻醉两种。

①全身麻醉其优点包括:全程气道控制和动脉二氧化碳浓度控制;巴比妥类药物提供脑

保护。

　　术中调控血压,其缺点包括术中脑灌注监测:包括 TCD、近红外分光镜、脑电图和体感诱发电位等技术的敏感性和特异性均较差,以致于缺乏准确的参数来决定分流技术的实施与否。异氟烷潜在的"偷盗"现象;脑保护所需要的高浓度异氟烷及术后恶心、呕吐等。心血管系统的反应也较常见,例如麻醉诱导的交感反应、气管插管、手术切口及拔管等均可导致冠脉循环和脑循环的损害。

　　②局部麻醉优点包括术中脑灌注监测敏感性高;分流使用率减少;心血管系统并发症减少;ICU 和住院天数减少;费用少;对于 COPD 患者可避免插管;避免"盲目"升高血压对心脏的有害作用等。

　　③其缺点包括各种局麻技术的并发症;急诊术中气道控制差;心肌缺血的发生率高;术中对患者与医师间的相互合作及交流能力要求较高。

　　3.颈动脉扩张支架成形术　近年,颈动脉支架成形术(CAS)的临床应用日渐增多,其创伤小且疗效肯定,可达到手术不能到达的部位,如颈内动脉颅底段及虹吸部,其技术已越来越成熟,除支架的种类增多和新的支架不断问世外,还研制成了防止颈动脉斑块脱落而导致脑栓塞的保护伞。但大规模的前瞻性研究正在进行中,远期疗效有待进一步研究。

(刘　念)

第十节　颈部动静脉瘘介入治疗

【概述】

　　颈部动静脉瘘主要指先天性或后天性颈部动静脉同时受损并交通所致的临床综合征。先天性者为胚胎发育过程中动脉与静脉间残留瘘道形成,如颈动脉-颈静脉瘘、椎动脉-椎静脉瘘,也可先形成一巨大的假性动脉瘤后再与静脉相通;后天性以创伤为多见,有枪弹穿通伤、铁丝穿通伤、医源性损伤等,若动脉和静脉创口不在同一平面,两者间形成血肿,机化后形成贯通动静脉之间的瘘称间接瘘。

【临床表现】

　　1.杂音及搏动性包块　先天性颈部动静脉瘘婴幼儿期一般无任何症状,青春期表现局部隆起,可听及杂音;后天性颈部动静瘘多可感觉患侧有搏动性持续性杂音和颈部不适,平卧时包块明显,杂音影响睡眠,压迫颈总动脉可以减轻或消失。

　　2.神经功能障碍　颈动脉或椎动脉发生动静脉短路时,其远隔的供血范围发生盗血,病人可表现为癫痫、一过性晕厥、头昏头痛及视听觉障碍等缺血症状。

　　3.心功能障碍　患者可出现舒张压下降、脉压增大,动脉供血减少,心率增快,心输出量增加,血容量增加,心脏增大,最后致心衰。

【诊断】

　　1.CTA 可行筛查。

　　2.MRA 有一定的诊断价值。

3.DSA 是确诊的最佳手段。静脉提前显影、瘘口远端血流减少。

【治疗】

1.介入治疗

(1)可脱性球囊栓塞术是最简单、最安全、效果又好的治疗方法,曾经被大家公认首选。可经颈部穿刺或股动脉插管,用 Magic-BD 导管可脱性球囊处理。但若在血液流速快的瘘口附近,要防止球囊提前脱落,因为乳胶塞连接的球囊较松,易被血流冲走。必要时可适当压迫颈部血管,以减慢流速。

(2)带膜支架置入术:目前也是一种理想的治疗手段。血管弯曲太大的部位有时带膜支架不容易到位,治疗有难度,即便到位有时填壁性较差,瘘口不易封闭,有时会失败。因此术前一定要用 CTA 或 3D-DSA 评估血管的几何结构。

2.外科处理

在介入治疗未问世以前多数病例采用外科手段进行处理,原则是切除瘘口,修复动脉和静脉,手术会收到较理想的效果。术前准备一定要充分以免术中大出血。

(底爱英)

第十一节 Moyamoya 病介入治疗

【概述】

Moyamoya 病,又称烟雾病或自发性脑底动脉环闭塞症,是一种以双侧颈内动脉末端及大脑前动脉、大脑中动脉起始部动脉内膜缓慢增厚、动脉管腔逐渐狭窄甚至闭塞、脑底穿动脉代偿性扩张为特征的疾病。最早在日本发现,1969 年日本学者 Suzuki 称该病为"烟雾病",曾被认为是日本人特有的一种血管性疾病。其实世界各地均有烟雾病发病的报道,但主要发生于黄种人,发病率最高的是日本(0.35/10 万),后来是韩国和中国等东南亚国家,而美国的发病率为 0.086/10 万,且多为亚裔美国人。男性略少于女性,男女发病比为 1:1.8。发病年龄有两个高峰,第一个高峰是在 5～9 岁左右的儿童期,第二个高峰是在 40～50 岁时的中年期。发病的主要症状以出血或缺血的症状为主。随着 CTA、MRA 和 DSA 等影像设备的广泛应用,该病的诊断并不困难,但治疗较为棘手,预后不亦乐观。

【病因】

目前病因不十分清楚,有人发现 Moyamoya 病患者抗 EB 病毒抗体的滴度明显升高,且 EB 病毒 DNA 检出的阳性率也明显高于对照组,提示该病可能与 EB 病毒感染有关。亦有学者认为 Moyamoya 病至少部分是由细胞外基质代谢异常所致,胞外基质代谢异常引起弹性蛋白过多的积聚在血管内膜,使内膜增厚、血管狭窄。对 HLA-II 基因研究后发现,某些等位基因与 Moyamoya 病具有十分密切的联系。Moyamoya 病可能具有一定的基因背景,烟雾病的发生可能与遗传有一定的关系。最近的一项研究表明,日本人的常染色体显性遗传伴不完全外显率明显高于其他民族。另外头颈部感染如扁桃体炎、结膜炎等是 Moyamoya 病的诱因,但大宗病例统计学分析显示,烟雾病的发生与这些局部感染没有相关性。近年来有文献研究认为：多种生长因子与细胞因子与烟雾病的脑内血管新生相关，如血管内皮生长因子、碱性成纤维细胞生长因子及可溶性细胞黏附分子等。

【临床分类】

依据 Moyamoya 病的临床表现可分为缺血性与出血性两大类。

1.出血性 Moyamoya 病　代偿扩张的烟雾状血管破裂出血、血管膨胀管壁变薄、伴发动脉瘤等易导致出血。成人颅内出血发生率远较儿童为高，具体症状因出血的部位和出血量而异。出血最常见的部位为基底节及脑室系统，其次为丘脑及蛛网膜下腔。

2.缺血性 Moyamoya 病　颈内动脉为主的血管壁内膜细胞增殖、增厚，血管内弹力板弯曲、增厚，中膜平滑肌细胞增殖，变性，导致血管腔狭窄，甚至闭塞。儿童多见，主要表现为频繁发生的短暂性脑缺血症（TIA），以突发性偏瘫及癫痫最为常见，此外还可见偏瘫、感觉障碍及语言障碍等。成年患者的缺血症状和体征与儿童患者类似。

【临床表现】

本病儿童和青壮年多见，性别无明显差异，可表现为缺血或出血性脑卒中症状。发病急，病人表现为头痛、呕吐、意识障碍或伴偏瘫。

1.脑缺血症状　儿童和青少年多见。我院收治的 62 例资料中，5～15 岁出现缺血症状者占 52%。常有短暂性脑缺血发作先兆，可反复发作，逐渐肢体偏瘫。也可左右两侧肢体交替出现偏瘫，或伴失语、智力减退等。有些病人有头痛或癫痫发作。

2.脑出血症状　发作年龄晚于缺血组。由于异常血管网上的粟粒性囊状动脉瘤破裂，引起蛛网膜下腔出血、脑出血以及脑室出血（脑室铸型）。病人表现为头痛、呕吐或意识障碍，重者大小便失禁。

【影像诊断】

1.颅脑 CT　CT 可以发现出血（脑室内出血或 SAH）或梗死病灶，明确诊断的意义不大。CTA 有一定的确诊价值，尤其是 320 排 CTA 或更高级别的 CTA。

2.颅脑 MRI　MRI 可见脑缺血或脑出血性改变，有可能提供很有价值的信息如基底部有异常血管流空信号增多、脑实质缺血或出血改变，但很多情况下通常显示闭塞的颅底大血管流空效应消失、丘脑和基底节区侧支循环则只能提示有缺血或出血病灶。颅脑 MRI 的 L 加权像上所显示的颅底大动脉血管稀少及脑基底部血管流空影的增多。MRA 检查无创伤，可在形态及功能性两个方面进行评价，还可用于诊断和随访，能直接显示狭窄或闭塞的颈内动脉（ICA）、大脑中动脉（MCA）、大脑前动脉（ACA）及侧支血管网。Moyamoya 病 MRI 增强 T_1 加权图像明显优于 FLAIR 像；弥散加权像用于临床，可以显示新的梗死病灶。

3.DSA 检查　数字减影血管造影可以明确诊断，有人称其为金标准，但有创伤。检查可见特征性的"烟雾状血管网"，但颈动脉狭窄时无这些影像学改变。3D-DSA 可以很好地反映"烟雾状血管网"结构。

【治疗】

由于病因不清，治疗无特殊方法可选择。根据病人的具体情况可选择以下方法。

1.对缺血性 Moyamoya 病　可采用颞浅动脉，大脑中动脉吻合术、颞肌（或颞浅动脉）贴敷术等外科手段进行干预再建血运;血管狭窄的病例也可用介入方法支架置入的手段来提高脑组织的灌注,两种方法对改善神经功能损害均有帮助。

2.对出血性 Moyamoya 病　对伴有动脉瘤破裂的病例可行动脉瘤弹簧圈栓塞术或手术夹闭;过度代偿扩张的迂曲血管丛可行 ONYX 或 NBA 胶栓塞术,一定要慎用,以免栓塞后缺血梗死;急性脑内出血造成脑压迫者紧急手术清除血肿;单纯脑室内出血铸型可行侧脑室额角穿刺引流;对血肿吸收后继发脑积水,可行侧脑室—腹腔分流术。

(底爱英)

第十二节　神经外科血管内治疗

【概述】

神经系统血管内治疗是利用血管内导管技术,在计算机控制的数字减影血管造影(DSA 系统)的监视下,完成对中枢神经系统疾病血管性疾病进行操作的治疗性技术。血管内介入治疗不同于传统的外科手术,其差别为远距离操作导管和非直接可视性操作,具有微侵袭的特点。常用设备有单 C、双 C 形臂 DSA。

【治疗范围】

神经系统血管内介入治疗范围大致分为两大类:包括出血性血管疾病和缺血性脑血管病。前者包括如脑动脉瘤、脑血管畸形、动静脉瘘(AVF)、脊髓 AVM、颈内动脉海绵窦瘘(CCF)、富血供肿瘤等疾病,主要是对出血性病灶进行封堵,栓塞。后者包括急性脑梗死动脉溶栓、脑血管狭窄、脑血管痉挛静脉窦血栓等疾病。主要是对闭塞性病变行溶栓,疏通和血管成形。

【常见疾病的神经外科介入治疗】

1.颅内动脉瘤的栓塞治疗　治疗目的是致密填塞动脉以免其破裂出血或复发。可分为载瘤血管闭塞技术和动脉瘤腔内填塞技术。

(1)载瘤动脉闭塞术:载瘤动脉闭塞术目前仍是某些特殊部位和形态的颅内动脉瘤的治疗方法之一,尤其是位于颈内动脉岩骨段和海绵窦段的巨大动脉瘤,以及后循环的梭形、夹层动脉瘤。可选用球囊、弹簧圈、胶等栓塞材料。在永久性闭塞之前,需行严格的闭塞试验,避免造成严重的、不可逆的神经功能障碍。

(2)动脉瘤内填塞技术:栓塞材料主要为微弹簧圈。治疗方法包括成篮技术,适用于囊性非宽颈动脉瘤的栓塞。对于宽颈动脉瘤,可采用球囊辅助技术和支架辅助微弹簧圈栓塞术、双微导管技术和液体栓塞材料(ONYX),以提高栓塞效果(图 11-1)。

2.脑动静脉畸形的栓塞治疗　栓塞适应证包括位于脑深部和功能区的 AVM;单支动脉供血的 AVM、动静脉直接交通的 AVF,中、大型和巨大型 AVM 等。栓塞的目的是闭塞畸形团或闭塞动静脉瘘,减少和消除畸形团,然后开始综合治疗。目前脑 AVM 的治疗趋势是栓塞＋手术或放疗。栓塞治疗常采用胶栓塞剂做永久性栓塞,目前常用 Onyx 胶和 Glubran 胶。

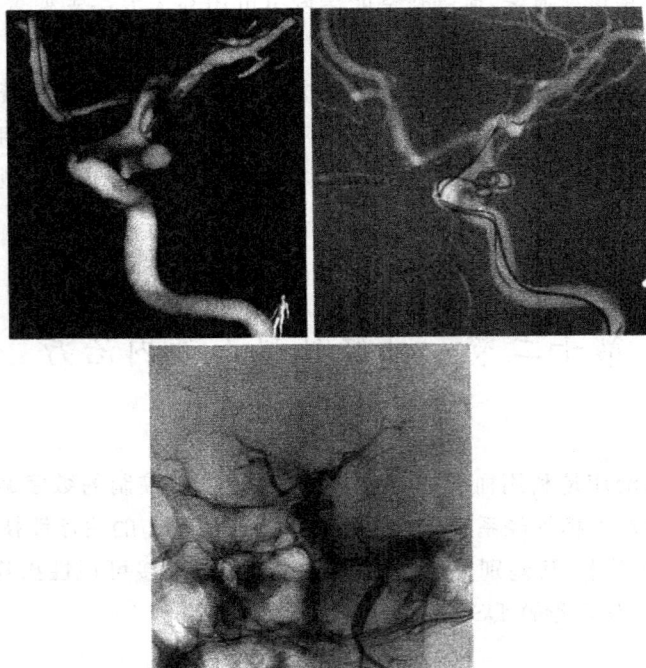

图11-1 支架辅助下后交通动脉宽颈动脉瘤的栓塞手术前后

3.外伤性颈内动脉海绵窦瘘(TCCF)的栓塞治疗　治疗的目的是闭塞瘘口,同时保持颈内动脉的通畅,消除颅内杂音、改善脑供血,使眼球回缩,保护视力。目前该病首选血管内治疗。可经动脉途径采用可脱性球囊闭塞瘘口,弹簧圈闭塞瘘口,保护球囊辅助下弹簧圈联合 Onyx 胶闭塞海绵窦,覆膜支架重建载瘤动脉等治疗方式;也可经静脉途径进行栓塞。

4.硬脑膜动静脉瘘的栓塞治疗　栓塞途径包括经动脉栓塞和经静脉栓塞闭塞瘘口。目前常用 Onyx 胶进行栓塞。其具有粘附性好,弥散性好等特点,有利于完全闭塞瘘口。

5.脊髓血管病的栓塞(图 11-2)　脊髓适应证包括畸形团位于脊髓前方或位于脊髓后方但范围广泛不适合外科手术者或手术困难者。禁忌证为畸形团为脊髓前动脉尤其是 Adamkiewicz 动脉供血,微导管超选难以避开脊髓的正常供血动脉时。部分硬脊膜动静脉瘘和髓周动静脉瘘病例也可采用血管内治疗方法经供血动脉闭塞瘘口。

6.肿瘤　高血运肿瘤术前栓塞(血管内栓塞或直接穿刺栓塞)。尤其是脑膜瘤,术前栓塞可以明显减少手术中的出血,便于显露,缩短手术时间,增加肿瘤全切的可能性。恶性肿瘤——动脉内化疗。

7.缺血性脑血管病

(1)颈内动脉狭窄:血管成形＋支架治疗。

(2)颅内动脉狭窄:血管扩张成形术。

(3)颅内静脉窦狭窄:溶栓＋支架成形术。

8.其他　包括脊柱疾患、椎体骨质疏松椎体成形术、椎体转移癌。

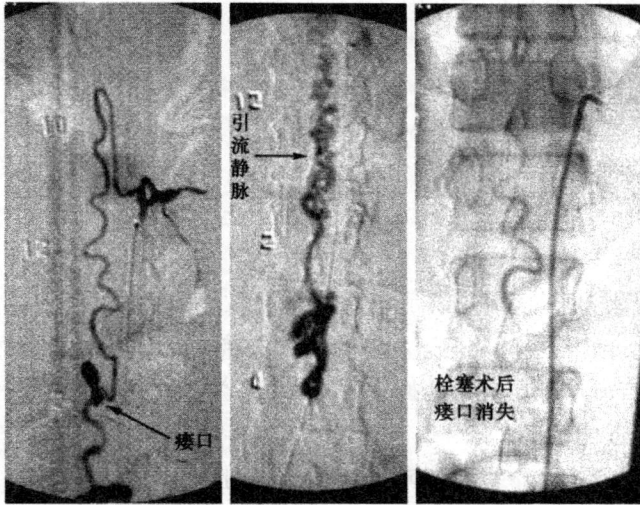

图11-2 示髓周动静脉瘘栓塞手术前后,术后证实瘘口
消失,引流静脉未再显影

一、脑血管造影术

在神经介入血管内诊疗操作中,数字减影血管造影(DSA)是最基本的操作,也是最常用的诊疗技术。

【适应证】

凡是考虑到可能存在脑血管病变者(包括出血性和缺血性疾病),均可行脑血管造影。一般认为,只要患者生命体征平稳,医院设备及技术条件成熟,患者或家属认可和理解风险,即可进行。

【禁忌证】

对碘过敏者(需经过脱敏治疗后进行,或使用不含碘的造影剂);有严重出血倾向或出血性疾病;有严重心、肝或肾功能不全者。

【术前准备】

1.知情同意。

2.既往过敏反应史以及所有的治疗史。

3.明确适应证以及期望发现。

4.复习以前血管造影以及无创性检查。

5.熟悉设备。

6.物品清单以及准备。

7.双侧腹股沟备皮。

8.术前用药。

9.充分水化——糖尿病和肾功能不全患者必不可少。

10.脊髓血管造影的患者应清洁灌肠。

二、Seldinger 穿刺技术

1.消毒铺巾后,局部浸润麻醉。

2.固定股动脉　用左手食指及中指放在皮肤切口上方股动脉两侧,手指方向对足,在二指之间将股动脉固定。

3.穿刺　前壁穿刺:用右手拇指、示指及中指握住穿刺针,掌侧向上,针与皮肤呈30°～45°,轻轻向前推进皮肤贯通切口及皮下组织。当针尖接近动脉时,常能感到血管的搏动,此时将针继续稳稳送入,当血从针尾有力地搏动性喷出时,说明针尖已在动脉腔内,导丝即可插入,至少要达到髂动脉的近侧水平。

透壁穿刺:用右手示指及中指握住套管针,掌侧向上,针与皮肤呈30°,拇指放在针尾,轻轻向前推进皮肤切口及皮下组织。当针尖接近动脉时,常能感到血管的搏动,此时将针快速送入,通过动脉,针芯即可移去。将针慢慢后退直至其尖端位于动脉管腔内为止。当血从针尾有力地搏动性喷出时,说明针尖已在动脉腔内,导丝即可插入。

【造影过程及操作步骤】

导管一旦进入血管内,打开滴注,持续生理盐水冲洗导管。每次进行"冒烟"时,采用"双半月技术"连接注射器与造影导管,每次需回抽,检查有无血凝块。注射器注射造影剂时,针管要尾端竖起,以防推入气泡。造影时需行导丝辅助,在进入各分叉部位之前需预先"冒烟",以判断是否有狭窄,闭塞情况,再决定能否进入。导管到位后,需沿血管方向放置,再次"冒烟"确认为待造影血管后,将三通调至造影状态,等待造影。

【造影方法】

全套血管造影常规需行"六血管"造影,包括双侧颈内,颈外动脉及椎动脉。部分患者还需行双侧锁骨下动脉、甲状颈干,肋颈干造影,甚至全脊髓血管造影。全脑血管造影的起点是从主动脉弓开始,依次完成各主要血管的造影。造影过程要包括完整的动脉期、实质期和静脉期。要动态、全面地观察各血管的起始情况、走行、变异,大脑前、中、后动脉的一级分支有无病变以及侧支代偿情况、Willis 环的完整情况等。发现病变后,应行 3D 旋转,进一步获得影像以了解病变的部位,形态,大小、与周围穿支血管的关系,为下一步治疗提供基础。

【出血性脑血管病造影时注意事项】

1.出血性血管疾病造影时,宜全面,细致。最好行血管造影,避免漏诊。

2.若发现为巨大动脉瘤,CCF 等病变时,需行交叉压迫试验,了解代偿隋况。具体方式为:对侧颈内动脉造影时,压迫患侧,正位造影显示前交通动脉开放情况,应延迟至静脉窦期;同侧椎动脉造影时,压迫患侧,侧位造影显示后交通动脉开放情况。

3.发现病变后,行三维造影,更进一步了解病变的情况,指导下一步治疗。

4.造影阴性的患者,应 2～6 周后复查,避免漏诊。

【缺血性脑血管病造影时注意事项】

1.缺血性血管疾病造影时,操作应细致。每一分支开口必须造影,避免漏诊。

2.在进入每一分支血管之前,严格路图指导,且在导丝指引下进入血管,避免盲目操作导致斑块脱落。

3.若发现为闭塞病变时,全面造影以了解颅内代偿情况。具体方式为:对侧颈内动脉造影时,了解前交通动脉开放情况,应延迟至静脉窦期;同侧椎动脉造影时,侧位造影显示后交通动脉开放情况;颈外血管造影,了解颈外向颅内代偿情况。

4.发现病变后,最好使用行多角度投射,了解狭窄的最大程度及治疗工作角度。

5.发现狭窄病变后,造影时应包括狭窄部位的近端、远端,直径>15mm。最好有蒙片,以定位骨性标记。

6.测量时,应结合原始图像,避免三维影像对狭窄程度的夸大效应。

【穿刺并发症】

血管内介入治疗的大多数并发症与穿刺、病例选择不当或技术不好有关。为了避免错误,请记住当导丝、导管和其他血管内植入物进入血管内后一定要在透视监视下前进。养成血管内操作的习惯,而不是外科手术时眼睛只是注视术野,而血管内操作时眼睛要注视监视器。如果在介入操作中看不到你所操作的导管或导丝其后果是导丝误入(最常见的后果)、穿刺困难、血管夹层或穿孔等。

【肝素的应用和监测】

血管造影时,全身肝素化,预防各种导管及入血管后的血栓形成好配制术中冲洗导管及灌注所用的肝素生理盐水,肝素2000U;介入治疗术中给予肝素70~100U/kg,CEA时要进行抗凝治疗以保证术中无血栓形成及减少凝血因子的消耗,使用的药物就是标准肝素(12500U/1支,约相当于100mg/1支),给予的剂量是100~125U/kg,也有人主张不管患者的体重一次性给予5000U肝素。

肝素耐药:肝素耐药是指应用肝素500~700U/kg后激活全血凝固时间(ACT)仍达不到480秒。原因有:

1.肝素引起血小板减少症,损伤的血小板释放第4因子,中和肝素的抗凝作用;

2.循环血中AT-Ⅲ水平降低;

3.因子Ⅷ活性增强;

4.肝素与血浆蛋白结合。对于肝素耐药的患者及时补充血浆可以使ACT很快达到手术要求。

肝素的中和:使用鱼精蛋白中和肝素时要注意鱼精蛋白的过敏反应,应该缓慢给药,并注意血压和气道压的变化。提前给予地塞米松5~10mg对预防鱼精蛋白过敏反应有一定的作用。

三、神经介入血管内治疗的并发症及处理

神经系统介入治疗目前已成为神经学科中最主要的治疗手段之一,但目前仍存在着较高

的致残率和致死率,只有熟悉该项技术的特点,认真总结经验,才能将风险降到最低。

【并发症的原因及处理】

(一)一般不良反应的原因及处理

1.对比剂毒性反应　常表现为恶心、呕吐,意识模糊、视物模糊、谵妄或失语等,处理上停用对比剂并静脉注射呋塞米,静脉滴注低分子右旋糖酐,合并颅高压者酌情应用甘露醇。

2.头痛　通常见于 AVM 栓塞后由于局部血流量的改变出现高血流灌注而引发,或者某些 DAVF 在栓塞后,脑膜血管及海绵窦填塞后引起。给予哌替啶、吗啡等药物对症处理。

3.癫痫发作　常见于 AVM 栓塞术后,尤其是术前有癫痫病史者。通畅立即给予静脉注射地西泮或丙戊酸钠,给予吸氧,保持呼吸道通畅,控制急性发作。

4.低血糖反应　通畅由于长时间禁食和对手术紧张、恐惧引起。

(二)出血性并发症

1.动脉瘤栓塞过程中破裂

(1)原因:动脉瘤自然破裂;导管;导丝的操作诱发动脉瘤破裂;过度填塞,弹簧圈撑破动脉瘤。

(2)治疗:保持镇静;中和肝素,给予止血药物;降低体循环血压,减少破口出血;迅速致密填塞动脉瘤;减少载瘤动脉内造影剂的注射;降低颅压;栓塞术后常规 CT 扫描。

2.AVM 栓塞后颅内出血

(1)原因:微导管或微导丝刺破血管、栓塞物致畸形血管破裂、闭塞引流静脉、正常灌注压突破、拔除微导管时,血管被牵拉破裂、术后迟发性引流静脉淤滞血栓。

(2)治疗:止血、脱水、降压等保守,必要时手术治疗。

3.消化道出血　多见于严重脑损伤者,如弥漫性 SAH,脑室内出血。主要是由于应激反应而导致的上消化道出血。处理应首先停用抗血小板,抗凝药物,同时静脉使用抑酸剂。

(三)缺血性并发症

1.脑血管痉挛

(1)原因:蛛网膜下腔出血引起;血管内导管导丝的刺激。

(2)治疗:见脑血管痉挛的治疗。

2.血栓形成

(1)原因:未抗凝或抗凝不全;使用支架前后没有充分进行抗血小板聚集的治疗;同轴系统没有进行持续灌注。

(2)治疗:按急症溶栓常规溶栓;应在动脉瘤完全致密填塞后进行溶栓;尽量采用微导管超选溶栓;溶栓药的剂量尽可能减少,应以影像上血管通畅为标准。

3.脑缺血和脑水肿

(1)原因:血管痉挛及其他血管病变;大动脉瘤栓塞后机械压迫;载瘤动脉闭塞后侧支循环不足;手术操作时间过长。AVM 栓塞过程中正常动脉栓塞、血管痉挛、血流动力学的改变。

(2)治疗:已经溶栓并出现神经功能障碍时,应积极治疗,给予扩容、解痉、升压等以增加代偿循环,改善局部血流,必要时手术治疗。

4.动脉瘤栓塞过程中弹簧圈断裂、移位,治疗 一旦发生,尽可能将弹簧圈从血管内拉出;无法取出者,尽可能将弹簧圈解旋,拉至降主动脉;取出失败后可给予升压、抗凝、扩容治疗;取出失败者,也可用支架将弹簧圈游离部分贴附到动脉壁上。

5.血管畸形及动静脉瘘栓塞过程中微导管断裂,预防与治疗

(1)栓塞前应仔细检查微导管,完好无损时方可使用;

(2)注射高浓度液体栓塞剂时,当看到有反流时立即拔管;

(3)超选造影时,注射压力不可过大;

(4)避免微导管扭曲,打折;

(5)必要时微导管可留置在体内;

(6)有血管痉挛时,不可强行牵拉微导管,应该耐心等待或微导管内缓慢推注解痉挛药物;

(7)已经断裂者,血管较粗,血流较快者,可以不处理。血管较细,血流稍慢者,应该部分肝素化治疗1~2周,但要考虑残余血管畸形出血的风险。

(刘春雷)

第十二章　脊髓疾病

第一节　脊髓损伤

一、闭合性脊髓损伤

闭合性脊髓损伤系指脊柱骨折或脱位造成的脊髓或马尾神经受压、水肿、出血、挫伤或断裂，不伴有与外界相通的伤道。脊柱骨折中14％合并脊髓损伤，绝大多数为单节段伤。

根据近年的统计，脊髓损伤在英、美两国的年发病率分别为12人/百万人口和30～32人/百万人口，另一组数据显示在美国每年有新增脊髓损伤病例7600～10000个，我国台湾省台北市为14.6人/百万人口，绝大多数为闭合性损伤。近年，国内外在脊髓损伤的基础研究和诊断、治疗上取得一些新的进展。脊髓损伤后继发的病理改变与细胞膜上自由基介导的脂质过氧化反应有关，伤后8小时内使用大剂量激素可以有效地减轻继发损害。外科治疗方法是早期复位和固定，解除脊髓的压迫（主要来自前方）。胚胎组织、神经干细胞脊髓移植、基因治疗等在脊髓损伤动物实验中观察到一定效果。目前就脊髓损伤而言，早期积极的救护是一方面，防治并发症和积极进行康复训练对于脊髓损伤已呈慢性化的患者则具有更加重要的意义。

【病因】

闭合性脊髓损伤的原因是暴力间接或直接作用于脊柱并引起骨折和/或脱位，造成脊髓、马尾挤压、损伤。约10％的脊髓损伤者无明显骨折和脱位的影像学改变，称之为无放射影像异常的脊髓损伤，多见于脊柱弹性较强的儿童和原有椎管狭窄或骨质增生的老年人。

直接暴力致伤相对少见，见于重物击中颈后、背、腰部，相应部位椎板、棘突骨折，骨折片陷入椎管内。

间接暴力致伤占绝大多数，常见于交通事故、高处坠落、建筑物倒塌、坑道塌方和体育运动中。暴力作用于身体其他部位，再传导至脊柱，使之超过正常限度的屈曲、伸展、旋转、侧屈、垂直压缩或牵拉（多为混合运动），导致维持脊柱稳定性的韧带的损伤、断裂、椎体骨折和/或脱位、关节突骨折和/或脱位、附件骨折、椎间盘突出、黄韧带皱折等，造成脊髓受压和损伤。

闭合性脊髓损伤中，脊柱的稳定性多受影响。Denis1983年根据胸腰椎损伤的CT表现，提出脊柱分为前、中、后三柱的概念。前柱包括前纵韧带、椎体前部和椎间盘纤维环前部；中柱包括椎体后半部、纤维环后部、后纵韧带和椎弓部；后柱包括椎弓、小关节和后方韧带复合体（棘上韧带、棘间韧带、黄韧带、关节囊）。当有两柱或三柱受损时，才视为不稳定。关键在于是否保持中柱的完整性。此标准亦适用于下颈椎。

影响脊柱骨折或韧带损伤类型的因素有：①外力的强度和方向。②外力的作用点。③受伤时身体的姿势。④不同节段的解剖和生物力学特点。

脊髓损伤通常发生在一个活动度较大的脊柱节段与一个活动度较小的节段的结合部。颈段和胸腰结合部（$T_{11} \sim L_2$）是脊髓损伤中最常受到影响的区域，胸段或者腰段区的发生率则紧随其后。不同节段常见损伤类型的原因如下：

颈段：机械稳定性差，比其他节段更易受损，合并脊髓损伤的比例亦高（40%），颈髓损伤占全部脊髓损伤的50%。

1.屈曲型损伤 多见于突然刹车或撞车，头部靠惯性向前运动，后部韧带复合体受损，椎体前部被压缩呈楔形，此时通常是稳定的。但过屈运动可造成包括椎间盘、关节囊在内的广泛损伤或关节突骨折、交锁，剪力使损伤水平上部的椎体向前滑移，脊髓受到下一椎体后上部的挤压，甚至断裂。

2.伸展型损伤 跌落时下颌或前额着地或坐车时被后面的车辆碰撞使头部后仰。损伤多在 $C_4 \sim C_5$ 处。前纵韧带断裂，椎体前部可撕脱，椎弓可断裂。严重者损伤水平以上椎体向后脱位，脊髓受到前方椎体、椎间盘和后方的椎板、黄韧带的压迫。有颈椎病者易发生此类损伤。

3.垂直压缩型损伤 颈部伸直状态下头顶纵向受力，C_4、C_5 处可出现爆裂骨折或伴有椎弓骨折。

4.特殊类型骨折 Jefferson骨折指寰椎受轴向压力作用，两侧前后弓同时骨折，因此处椎管较宽，一般无脊髓损伤。齿突骨折系颈部过屈或过伸引起，骨折发生在齿突尖、体或基底部。悬吊者骨折或绞刑者骨折，是颈部极度后伸造成的枢椎椎弓根骨折，可伴有 C_2、C_3 椎体分离。

胸和腰段：$T_1 \sim T_{10}$ 有肋骨保护，较为稳定，损伤发生率低，然而一旦发生则损伤较完全，因椎管较小、上胸段脊髓血运差。下胸段损伤若累及 Adamkiewicz 动脉，缺血平面可升至 T_4。腰椎关节面垂直，前后方向稳定性好，腰椎管较宽，$L_1 \sim L_2$ 以下为马尾神经，故损伤多不完全。$T_{12} \sim L_1$ 为相对稳固的胸椎与活动度大的腰椎相交汇处，最易受损。

1.屈曲型损伤 坠落时双足或臀部着地、弯腰时被重物砸中背部，常致胸腰段屈曲型损伤。轻者椎体前部压缩呈楔形，重者伴有脱位或后部结构的分离性损伤。

2.屈曲-旋转型损伤 由高处坠落，上背部和一侧肩部着地造成损伤，多同时累及前、中、后三柱结构，出现椎体前部压缩、椎体横断骨折、椎弓和横突骨折，常伴有脱位，导致严重脊髓损伤。

3.垂直压缩型损伤 落物砸中上胸段或坠落时双足或臀部着地，可引起 $T_{10} \sim L_{12}$ 爆裂骨折。

4.屈曲-分离损伤 即安全带骨折。老式的汽车安全带横系于腹前壁而无肩部保护，车祸时人上半身以此为轴过度前曲，严重时三柱结构可水平横断、脱位，并可合并腹腔内脏伤。

【病理及病理机制】

急性脊髓损伤损伤机制包含原发性脊髓损伤和随之发生的继发性脊髓损伤。原发性损伤指由于局部组织变形和创伤能量传递引起的初始机械性的脊髓损伤；继发性的脊髓损伤则指的是原发性损伤激活的包括生化和细胞改变在内的链式反应过程，可以使神经细胞损伤进行性加重甚至死亡,并导致脊髓自体溶解破坏,髓内结构发生不可逆性的损害,脊髓损伤区域的进行性扩大。

1.原发性脊髓损伤

(1)脊髓震荡:在所有的脊髓损伤中最轻微的一种病理损伤,伤后出现短暂的可恢复的脊髓功能障碍。在镜下可以见到中央灰质的小灶性出血,少数的神经细胞或轴索退变,一般伤后数周可以恢复正常,出血吸收。

(2)脊髓挫裂伤:早期的病理变化主要为出血、渗出、水肿和神经元的变性。镜下可以见到小血管的破裂,红细胞溢出,神经元肿胀、尼氏体消失,神经轴索与髓鞘之间间隙增大,髓鞘板层分离,随着病理进程的发展,逐渐出现神经元结构的坏死、崩解和消失,胶质细胞浸润和结缔组织细胞增生。完全性的损伤病理改变由中央灰质大片出血扩展到白质出血,由中央灰质坏死发展为全脊髓坏死;而不完全性的损伤主要为点状出血,局灶性神经细胞退变、崩解及少数轴索退行性改变,不发生中央坏死。二者的病理改变有质和量的差别。

(3)脊髓压迫伤:动物实验观察到脊髓长时间受压会导致灰质出现空泡、空腔,空洞周围有纤维组织形成的吞噬细胞浸润而没有明显的出血。轻度受压者多无明显改变。

2.继发性脊髓损伤　继发性损伤的概念最初由 Allen 在 1911 年提出。他在动物实验中观察到急性脊髓损伤的狗在清除血肿后神经功能获得了一定的改善,并认为可能存在源于局部血肿及坏死物的生化物质会导致进一步的脊髓损伤。20 世纪 70 年代中期,Kobrine 和 Nelson 分别提出了导致脊髓继发损伤的神经源性理论和血管源性理论。前者认为神经膜的损伤诱发了一系列病理生理的代谢改变。后者认为脊髓微血管破裂、血管痉挛、血栓形成等引起脊髓缺血,最终导致中央性出血性坏死。此后近 30 年的大量研究相继提出了各种与继发性脊髓损伤相关的因素,主要包括:

(1)血管改变,包括局部缺血、微循环紊乱、血管痉挛、栓塞、血管自动调节机制的丧失;

(2)离子紊乱,包括细胞内钙增加、细胞外高钾、钠离子通透性增加;

(3)神经递质,诸如 5-羟色胺、儿茶酚胺和兴奋性氨基酸的聚集,而后者可导致神经元的兴奋毒性损伤;

(4)花生四烯酸的释放、自由基的产生和脂质过氧化反应;

(5)内源性阿片样物质;

(6)一氧化氮(NO);

(7)水肿;

(8)炎性反应;

(9)细胞能量代谢的异常;

(10)程序性细胞死亡即凋亡等等。尽管如此,对于继发性脊髓损伤的机制的认识目前仍然还不十分精确,在这些相关因素中最值得重视的仍然是局部微循环障碍带来的缺血改变和自由基引起的脂质过氧化反应。

下图简单归纳了继发性脊髓损伤可能的生理、生化改变机制。

由于继发性脊髓损伤具有严重的危害性,在伤后早期阻断、逆转这一进程对于脊髓损伤的救治有极其重要的意义,有效的治疗应针对继发性脊髓损伤的病理生理机制,保护尚未受损的白质传导束,从而达到保全部分神经功能的目的。

【临床表现】

伤后立即出现损伤水平以下运动、感觉和括约肌功能障碍,脊柱骨折的部位可有后突畸形;伴有胸腹脏器伤者,可有休克等表现。

1.神经系统可出现如下表现

(1)脊髓震荡:不完全神经功能障碍,持续数分钟至数小时后恢复正常。

(2)脊髓休克:损伤水平以下感觉完全消失,肢体弛缓性瘫痪、尿潴留、大便失禁、生理反射消失、病理反射阴性。这是损伤水平以下脊髓失去高级中枢控制的结果,一般 24 小时后开始恢复,如出现反射等,但完全渡过休克期需 2~4 周。

(3)完全性损伤:休克期过后,脊髓损伤水平呈下运动神经元损伤表现,而损伤水平以下为上运动神经元损伤表现,肌张力增高,腱反射亢进,出现病理反射,无自主运动,感觉完全消失。

(4)不完全性损伤:可在休克期过后,亦可在伤后立即表现为感觉、运动和括约肌功能的部分丧失,病理征可阳性。

2.常见以下几种特殊类型的不完全损伤

(1)Brown-Sequard 综合征:即脊髓半侧损害综合征,可见单侧关节绞锁和椎体爆裂骨折,表现为同侧瘫痪及本体感觉、振动觉、两点分辨觉障碍,损伤水平皮肤感觉节段性缺失;而对侧在损伤水平几个节段以下的痛、温觉消失。典型者并不常见,多为一侧损伤比另一侧重。

(2)脊髓前部综合征:多见于屈曲性楔形或泪滴骨折,亦可由脊髓前动脉损伤引起,表现为双侧运动障碍,可伴有痛温觉消失,本体感觉完好。

(3)脊髓中央损伤综合征:常见于老年颈椎病患者颈部屈曲性损伤,其临床表现与外周部分传导束保留多少有关,轻者只有双上肢的感觉运动障碍。

【辅助检查】

1.X 线平片　通常应摄正位、侧位和双斜位片,但应防止为追求好的影像结果而过度搬动病人。宜先摄侧位片。阅片时应观察:

(1)脊柱的整体对线、排列;

(2)椎体骨折、脱位的类型;

(3)附件有无骨折;

(4)椎间隙有无狭窄或增宽(分别揭示椎间盘突出和前纵韧带断裂),有无棘突间隙增宽(提示棘间韧带损伤)。其中前两项意义最大,但有时受伤瞬间脱位严重,过后可恢复对线。过伸过屈位可观察稳定性,但应慎用。

2.CT 扫描　轴位 CT 可显示椎管形态、有无骨折片突入。腰穿注入水溶性造影剂后再行CT,可清楚地显示突出的椎间盘及脊髓受压移位情况。当脊髓水肿增粗时,环形蛛网膜下腔可变窄或消失。

3.脊髓碘水造影　可显示蛛网膜下腔有无梗阻、脊髓受压程度和方向、神经根有无受累。

4.磁共振成像　是迄今唯一能观察脊髓形态的手段、有助于了解脊髓受损的性质、程度、范围,发现出血的部位及外伤性脊髓空洞,因而能够帮助判断预后。明显的不足之处是磁共振成像对骨质结构的改变观察不清。

5.体感诱发电位　电刺激周围神经时,在大脑皮层相应的感觉区可记录到电位变化。脊髓损伤时可藉此项检查判断脊髓功能和结构的完整性。受伤 24 小时以后检查,不能引出诱发电位,且经数周内连续检查仍无恢复者,表明为完全性损伤;受伤后即能引出诱发电位,或者经过一段时间能够引出异常电位波者,表明为不完全性损伤。缺点是本检查仅反映感觉功能,无法评估运动功能。

【诊断】

闭合性脊髓损伤的诊断应包括:①脊柱损伤的水平、骨折类型、脱位状况。②脊柱的稳定性。③脊髓损伤的水平、程度。

脊柱损伤的水平、脱位情况一般只需 X 线片即能判断,而骨折类型有时尚需参照 CT 片。

保持脊柱稳定性主要依靠韧带组织的完整。临床实际中所能观察到的、造成不稳定的因素综合起来有:①前柱:压缩>50%(此时若中柱高度不变,则提示后方的韧带结构撕裂)。②中柱:受损(其他两柱必有一个结构不完整)。③后柱:骨质结构破坏;矢状向脱位>3.5mm(颈)或>3.5mm(胸、胸腰);矢状向成角>11°(颈),>5°(胸、胸腰)或>11°(腰)。④神经组织损伤:提示脊柱遭受强大外力作用而变形、移位、损伤。⑤原有关节强直:说明脊柱已无韧带的支持。⑥骨质异常。

寰枢椎不稳定的标准:①寰椎前结节后缘与齿状突前缘的间距>3mm。②寰椎侧块向两侧移位的总和>7mm。

脊髓损伤的水平是指保留有完整感觉、运动功能的脊髓的最末一节。

完全性损伤指包括最低骶节在内的感觉、运动功能消失。应检查肛门皮肤黏膜交界区的轻触觉和痛觉并指诊肛门括约肌的随意收缩功能。不完全损伤指损伤水平以下有部分感觉、运动功能保留,包括最低骶节。

脊髓损伤的分级标准仍不统一,较有权威性的是 Frankel 分级:①完全损伤:损伤水平以下感觉运动消失。②感觉、运动消失,仅存某些感觉(含骶区)。③无用运动:肌力微弱,无实际运动功能意义。④有用运动:借用拐杖或不用拐杖,可站立或行走。⑤完全恢复:神经功能正常,可有病理反射。

此分级不够细致,许多学者予以修正。1989 年美国脊柱损伤联合会(ASIA)对脊髓损伤的某些概念,特别是确定损伤水平的关键肌肉和关键感觉区做出了规定。1991 年又做了部分修正并说明了运动和感觉指数记分法。

代表运动水平的关键肌肉是:

C_5 屈肘	L_2 屈髋
C_6 伸腕	L_3 伸膝
C_7 伸肘	L_4 踝背屈
C_8 屈指(中指远端)	L_5 伸拇趾
T_1 小指外展	S_1 踝跖屈

【鉴别诊断】

1.椎管内出血　外伤,如高处坠落背部或臀部着地,背部直接受力等偶可引起椎管内血管破裂出血;原有血管畸形、抗凝治疗、血液病等病人轻度受伤即可出血(亦可为自发性)。血肿可位于硬膜外、硬膜下、蛛网膜下腔和髓内。起病较急,常有根性疼痛,亦可有脊髓压迫症状,往往累及几个节段。蛛网膜下腔和髓内出血时,腰穿脑脊液呈血性。轴位 CT 可见到相应部位有高密度影。MRI 则可显示异常信号,早期(2 天)T_1 加权像改变不明显,T_2 加权像上呈低信号;此后随着血肿红细胞内正铁血红蛋白增多,使 T_1 时间缩短,在 T_1 加权像上出现高信号;约一周后红细胞破裂,出现细胞外正铁血红蛋白,使 T_2 时间延长,故 T_2 上变为高信号(T_1 上仍为高信号)。

2.脊髓栓系综合征　当腰背部受直接打击或摔伤时,可使原有脊髓栓系综合征患者的症状加重,出现双腿无力,行走困难,括约肌功能障碍。MRI 上可以看到圆锥低位、终丝增粗,多伴有脊柱裂、椎管内和/或皮下脂肪瘤。

【治疗】

现场急救时掌握正确的搬运方法对于防止加重损伤有极其重要意义。据统计,继发于脊柱损伤的神经功能损害中,25% 是搬运不当引起的。未经专门训练者,不要单人搬动可能有脊柱、脊髓损伤的病人,除非有危及病人生命的险情发生,例如病人躺在燃烧的汽车里或头面部浸没在水中。搬运截瘫病人的正确方法是:三人位于病人一侧,同时将其水平抬起,放在木板上,尽快送到专科医院。

闭合性脊髓损伤的现代治疗原则是早期治疗、综合治疗、复位与固定、解除压迫、防治并发症和康复训练。

1.非手术治疗

(1)颅骨牵引:适用于颈椎骨折、脱位或上胸段骨折、脱位的早期治疗,术中亦常需施行。常用 Crutchfield 牵引钳和 Gardner-Wells 牵引弓(两端为可旋入两侧骨板的螺钉,较为方便,不易滑脱)。开始的牵引重量为每个椎体 1kg 左右,每 10 分钟增加 2kg,最多不超过 20kg。经 X 线片证实复位后,若不需一步手术治疗,则以 5~8kg 维持 1~2 月,待纤维愈合后改用其他支具制动,如项圈、颈胸支架,时间约 3 个月。

(2)颈胸支架:特别适用于颈段不全损伤者,可使其早期下地活动,也用于颈椎融合术后外固定。国外广泛应用此法。

(3)手法整复:适用于胸椎骨折和脱位。前后脱位者,取俯卧位,两下肢各由一人牵引并逐渐抬高,使脊柱后伸,然后按压背部使之复位,随后翻身仰卧,局部垫枕呈过伸拉。如伴有侧方脱位,取侧卧位(上位椎体移向的一侧在下),下方垫枕,由两人各牵一下肢向上方弯曲脊柱,术者按压下位脊椎,复位后改为俯卧,按前述方法整复前后脱位,最后仰卧保持过伸位。

(4)姿势复位:适用于胸腰段脱位,英国著名脊髓损伤专家 Cuttmann 倡用此法。病人取仰卧位,背部骨折处垫以软枕,使脊柱呈过伸姿式,并逐步垫高,增加过伸,达到复位。一般需 2 个月才能使复位稳定,在此期间要定时翻身并维持过伸位。

上述(3)、(4)法不适用于椎板和棘突骨折。

2.药物治疗

(1)甲基强的松龙(MP):主要作用是抑制细胞膜的脂质过氧化反应,可以稳定溶酶体膜,提高神经元及其轴突对继发损伤的耐受,减轻水肿,以防止继发性脊髓损害,为手术治疗争夺时间。1990 年美国第二次全国急性脊髓损伤研究(NASCIS Ⅱ)确认:早期大剂量应用甲基强的松龙是治疗人类急性脊髓损伤的有效方法。损伤后 8 小时内开始应用,首剂 30mg/kg,继之 5.4mg/kg·h×23h。而最近 NASCISⅢ的研究显示在创伤发生后 3 小时内给药的效果会有明显的提高。但大剂量激素的应用必须密切注意应激性溃疡等并发症的发生。21-氧基类固醇作为一种新型的制剂,其抑制脂质过氧化反应的能力强于甲基强的松龙.而不易引起激素所具有的副作用,在动物实验中显示出良好效果,已被列入第三次美国急性脊髓损伤研究(NASCISⅢ)计划。

(2)甘露醇、速尿等脱水药物可减轻脊髓水肿,宜早期使用。

(3)GM-1:为神经节苷脂类(Gg),Gg 是组织细胞膜上含糖鞘脂的唾液酸。GM-1 在哺乳类中枢神经系统的细胞膜上含量很高,特别是髓鞘、突触、突触间隙,能为受损脊髓(特别是轴突)提供修复的原料。在动物实验中具有激活 Na^+-K^+-ATP 酶、腺苷酸环化酶、磷酸化酶的活性,防止神经组织因缺血损伤造成的细胞水肿,提高神经细胞在缺氧状态下的存活率,并有促进神经细胞轴突、树突发芽再生的作用。Geisler1992 年总结认为脊髓损伤后应用 GM-1 治疗组的 Frankel 评分平均提高 2～3 级,联合运用小剂量 MP 和 GM-1 效果比单用好。但关于GM-1 的应用时机;给药时间,与 MP 的最佳配伍剂量仍需进一步的研究。

(4)其他:尚有众多的药物诸如兴奋性氨基酸拮抗剂(MK-801)、阿片肽受体拮抗剂、自由基清除剂等仍处于动物实验阶段,并被认为具有一定的应用前景。

3.高压氧和局部低温疗法　高压氧疗法可以提高血氧分压,改善脊髓缺血状况。局部低温可降低损伤部位的代谢,减少耗氧,可采用开放或闭合式,硬膜外或硬膜下冷却液灌洗,温度5～15℃。

4.手术治疗

(1)切开复位和同定:由于关节绞锁或骨折脱位严重,闭合复位困难,需行手术复位。整复关节绞锁有时需切除上关节突。脊柱同定方法和材料有多种,途径可经前路或后路,最近有多部专著对此有详尽描述,总的要求是固定牢靠,操作中防止脊髓损伤。值得提及的是,对于骨折脱位严重,脊髓横断,瘫痪已成定局者,复位和固定依然十分重要,它可以减轻疼痛并为全面康复训练打好基础;某些韧带损伤如不经有效固定,可发生晚期不稳定,出现渐进性神经功能障碍。

(2)椎板切除术:传统上试图用此法来迫使脊髓后移,躲避前方的压迫,结果是无效的。此外,椎板广泛切除增加了脊柱的不稳定性,实验证明可能减少脊髓供血。但遇下列情况,可行椎板切除术:①棘突、椎板骨折压迫脊髓;②合并椎管内血肿;③行脊髓切开术;④行马尾神经移植、缝合术。为保持脊柱的稳定性,防止晚期出现驼背畸形,可行内固定术或将切除的椎板复位、成形(去除椎板之时应保持其完整)。

(3)脊髓前方减压术:脊柱骨折引起的脊髓损伤,大多来自压缩和脱位的椎体或其后上角、粉碎骨折块、突出的椎间盘,有效的方法是解除来自脊髓前方的压迫。①颈髓前路减压术:此入路,包括经口咽行齿状突骨折切除术的入路已逐渐为神经外科医生掌握。为减少操作加重脊髓损伤,尽量不用 Cloward 钻或骨凿,理想的方法是用高速小头钻磨除压迫物,减压后取髂骨行椎体间融合术。术前、术中和术后需行颅骨牵引。②胸段前方减压术:包括经胸(腔)入路、经椎弓根入路和经肋骨横突入路。后两种入路神经外科医生较为熟悉,是经过椎管的侧方进入,对脊髓的牵拉较小。但近年一些学者尚嫌暴露不够满意,特别是对严重的爆裂骨折,需要彻底减压和植骨融合,故主张经胸前路手术(经胸膜外或胸腔),此手术需要术者有胸外科知识和技巧。减压后应行椎体间植骨融合,必要时加用固定器。③胸腰段前方减压术:McAfee 等在 20 世纪 80 年代中期开始应用经腹膜后入路。通常从左侧进入以避开肝脏和下腔静脉。由第 12 肋床进入腹膜后间隙,可暴露 $L_{11} \sim L_3$ 椎体;稍向下方作皮肤切口,即可显露 L_4 椎体。切除横突、椎弓根,去除骨折块和突出的椎间盘,充分减压后行椎骨间植骨融合术(取同侧髂骨)。④腰段前方减压术:除上述腹膜后入路外,仍有人采用侧后方入路,切除半侧椎板和椎弓根,显露出硬膜囊的外侧,稍向后方牵开(马尾神经有一定游离度),用弯的器械夹取前方的骨折片、突出的椎间盘,或用小钻磨除突出的椎体后缘。经此入路暴露前方不满意,优点是可同时行椎板内固定。创伤和脊柱手术都可能影响脊柱的稳定性,应行正确的器械内固定。合理的脊柱内固定可以纠正脊柱畸形,减轻神经组织受压,融合不稳定的脊柱节段,保护附近正常活动的脊柱节段。后路器械固定及副合术是最常采用的治疗方案,一般的适应不同的脊柱节段采用不同的固定系统。钩杆系统(CD,TSRH,ISOIA)常用于颈椎、中胸段区域的固定。颈段椎体因椎弓根直径狭窄,经椎弓根固定较少采用,而代之以椎板下的钢丝;中胸段区域则通常采用横突钩及椎弓根钩固定。胸腰连接部椎弓根宽大,椎弓根螺丝容易插入,故常使用固定杆和椎弓根螺丝。$L_2 \sim L_4$ 的内固定目的在于减少融合节段的数目及维持腰椎的生理曲度,可以利用椎弓根螺丝固定,固定杆按生理弯曲塑形,实行短节段(二或三个运动节段)融合。对于 L_5 和骶骨骨折,固定是必须的,通常采用经后路椎弓根螺丝固定,术后患者应戴腰骶矫形支架。有时为了避免二期后路融合,某些病例行前路减压术后可以直接行前路器械固定及融合术。目前常用的前路固定牵引装置可以被分为下列几类:金属板、椎体外侧固定杆和椎体间装置。值得引起重视的是脊柱内固定的成功与否在于成功的关节融合术,而不在于器械治疗应用与否,这依赖于良好的组织清创、皮质剥除和大量的髂骨或同种异体移植骨。

5.脊髓损伤的治疗前景 随着对脊髓损伤病理生理变化特点和中枢神经再生能力认识的深入,目前开展的脊髓损伤后细胞和组织移植修复的实验研究已经取得一些新的进展。在保护损伤神经元,增强轴索再生能力方面,神经营养因子(NTF)已被用于增强中枢神经系统神经元极其有限的内在再生能力;而为了建立更有效、更持久的分泌并发挥这些营养因子的作用,目前开展的采用转基因技术的分子水平的研究已经在试图向脊髓内植入可分泌神经营养因子的基因修饰细胞(离体靶细胞基因治疗)或者直接以神经营养因子基因转染(通常通过病毒载体)宿主原位组织细胞(在体靶细胞基因治疗)。除此以外,在克服抑制轴突再生的中枢环境及损伤局部胶质瘢痕形成对轴索再生的抑制方面,也有了新的思路,可以应用不同的细胞移植物,包括胚胎组织、干细胞、雪旺氏细胞及嗅神经鞘细胞等,桥接脊髓断端并促进轴突长过损伤区。这些细胞移植的开展在大鼠或灵长类动物的动物实验中已经取得了值得兴奋的成果。虽然这些实验取得的进展离临床治疗的应用还有一段距离,但可以预料,随着分子生物学的进一步发展,将会给脊髓损伤的患者带来福音。

【并发症及处理】

1.褥疮 每 2 小时翻身 1 次,保持皮肤干燥,骨突出部位垫以气圈或海绵。国外最新研制的可持续缓慢左右旋转的病床可有效地防止压伤。褥疮一旦发生,应予以积极护理。3、4 度褥疮若久治不愈,可行转移皮瓣覆盖。

2.尿路感染   患者入院后一般均予以留置导尿。导尿管应每周更换 1 次,并进行膀胱冲洗。

3.肺部感染 C_4 以上脊髓损伤可导致呼吸困难、排痰不畅,较容易并发肺部感染。应加强吸痰,雾化吸入治疗。

4.深静脉血栓形成(DVT)   此症日益受到重视。据统计,有临床症状的 DVT 发生率为 16.3%,倘做其他检查,如静脉造影等,DVT 的发生率为 79%。DVT 可能与下列因素有关:缺乏大组肌群收缩产生的泵作用,静脉血淤滞;创伤后纤维蛋白原增多,血液粘滞度高;脱水;血浆蛋白原激活抑制因子释放增多,纤溶障碍;下肢不活动、受压导致血管内皮的损伤等。DVT 常发生在伤后头几个月,表现为下肢水肿、疼痛、皮肤颜色改变、局部或全身发热。最严重的并发症是肺梗塞致死。诊断方法有多普勒超声、静脉造影等。预防措施主要是活动下肢,应用抗血栓长袜等。一旦出现 DVT,应行抗凝治疗。

【预后】

高位完全截瘫者死亡率 49%～68.8%。死亡原因主要为呼吸衰竭、呼吸道梗阻、肺炎,脊髓功能的恢复程度主要取决于受损的严重程度和治疗情况。完全横断者,神经功能不能恢复。马尾神经受压解除后恢复良好。对完全截瘫者的脊柱骨折脱位采用闭合复位,其功能有 10% 恢复,采用手术方法治疗者有 10%～24% 恢复;对不完全截瘫者治疗后功能恢复率为 80%～95%。

二、脊髓火器伤

20 世纪 90 年代以来,脊髓火器伤在国外,特别是在美国的大都市中,已经有明显增多的趋势,有报道称火器伤导致的脊髓损伤实际上已成为除交通事故、跌落伤外的第三大病因,在我国这方面的报道也不少见。脊髓火器伤是由枪弹或弹片造成的脊髓开放性损伤,每因合并颈、胸和腹部重要脏器损伤,使伤情趋于复杂,加之脊髓本身损伤多为完全性,预后较差。

【损伤机制及病理】

在脊髓火器伤,子弹的致伤能力是直接由它的质量和速度所决定($E=1/2MV2$),而相对于质量而言,速度的作用更为明显。致伤物在战时多为高速子弹或弹片,其飞行速度大于 1000m/s,而平时则以低速子弹为主。低速飞行物造成脊髓损伤相对较轻,常见的是直接撞击、挤压和挫裂。高速飞行物呈滚动式前进,对组织的直接毁损更为严重,当其击中骨质时,可使之成为继发投射物,尤为突出的是,其在伤道内形成的强大侧方冲击力,可达 $L_3 5kg/cm^2$,殃及远离伤道的脊髓。高速弹造成的脊髓损伤,甚至可以不直接击中脊柱,在不发生脊柱骨折、穿通或者弹片存留的情况下引起脊髓挫伤。此外,特殊的受伤机制是枪弹击中臂丛神经的瞬间撕扯脊髓的后索和侧索。

胥少汀等根据枪伤动物的实验结果,全面、系统地分析了脊髓火器伤的病理改变。

1.贯通伤   高能量弹丸穿过椎体或椎管时造成脊髓损伤,分为以下几种:

(1)横断:致伤物贯通椎管,击断脊髓,或贯穿椎体后,能量传递到脊髓,使之断裂。缺损约

1～1.5cm,断端不整,硬膜多有破损。断端1～2cm范围内灰质中心出血,逐渐向周围扩展,42小时后整个断面坏死。

（2）完全性挫裂伤:飞弹穿过椎管壁或相邻部位,冲击波挫伤脊髓,但其外观尚完整,硬膜多无损,常伴有骨折。改变类似上述横断面,但较之更为严重,进展更快。

（3）不完全挫伤:弹丸通过椎旁、椎间盘,冲击波作用于脊髓。其外观正常。镜下见灰质中多处出血灶,白质改变不明显,或仅有少许退变。

（4）轻度挫伤:弹道距椎管稍远（如穿过棘突）,脊髓大体无改变,镜下见灰质中央点状出血。

2.盲管伤　飞弹速度较慢时,可停留于椎管内或椎管壁上,其脊髓损伤的程度比相同部位的贯通伤低一级别。

【临床表现】

1.伤口情况　多位于胸段,其次位于腰、颈段,最次位于骶段,这与各部位节段的长度相关。伤口污染较重,可有脑脊液或脊髓组织流出。

2.脊髓损伤特征　由于火器伤在原发创道外还存在的震荡区和挫伤区效应,受伤当时表现出的神经系统功能损害的平面可高出数个节段,随着此种病理改变的恢复,受损平面可能下降。因此,伤后早期行椎板切开脊髓探查术时对此应有所考虑。与脊髓刃器伤相仿,完全性损伤占多数。

3.合并伤　颈部可伴有大血管、气管和食道损伤,胸腹部有半数合并血、气胸、腹腔内脏损伤或腹膜后血肿,因此,休克发生率高。

【诊断】

鉴于脊髓火器伤或并伤的高发性,首先强调不能遗漏危及生命的合并伤的诊断,必要时应行血管造影明确有无大血管的损伤。脊髓火器伤一般根据枪弹伤的人（出）口和伤道的方向及脊髓损伤的神经系统症状可做出初步诊断。受伤当时神经系统损伤程度同样需要采用Frankel分级或者ASIA评分进行记录和评价,伤情允许时,有选择的辅助检查,判断脊髓受损的确切平面和严重程度。

1.X线平片　观察子弹或弹片在椎管内、椎旁的滞留位置,有无骨折。根据脊椎骨受损的部位估计脊髓受损的严重程度。

2.CT扫描　当X线片上脊柱受损的情况显示不清时,行轴位CT扫描可提示骨折的部位,椎管内有无骨折片突入或金属碎片。注意有无椎管内血肿。

3.MRI　MRI能够准确地显示脊髓受损的情况,具有不可替代的优势,但在脊髓火器伤时是否采用MRI检查,特别是可能有弹片位于髓内时,应慎重分析。MRI扫描时产生的强大磁场可能使位于髓内的弹片发生移位,引起更严重损伤,并且金属异物本身也可以使检查产生伪影。伤道内,特别是椎管内无金属弹头或弹片存留时,MRI检查能最准确地显示脊髓受损状态。作者曾遇一例意外事故所致颈段枪弹贯通伤,MRI示 C_5～C_6 以椎板、棘突为中心的4cm大小空腔,为低信号,脊髓缺损,上部断端向后上方卷翘。

【鉴别诊断】

1.脊髓闭合损伤　病员被枪弹或弹片击中后,可发生翻滚、坠落,引起脊柱骨折、脱位、压迫脊髓。X线检查多可发现椎体压缩,呈楔形变,常伴有脱位。火器伤一般只见椎骨局部的破坏,不会影响脊柱稳定性。

2.腰骶神经丛损伤　与单侧的圆椎和马尾神经的火器伤有时不易鉴别,后者腰穿有血性脑脊液。

【治疗】

1.开放性脊髓损伤一般不影响脊柱稳定性,对搬运无特殊要求。

2.优先处理合并伤,积极抗休克治疗。

3.早期全身大剂量应用广谱抗生素、TAT,预防感染。

4.伤后早期实行清创术,应争取伤后 6～8h 内进行。原则是沿伤道消除坏死组织和可见异物、游离骨片。胸壁上伤口清创仅限于软组织内,不进入胸腔。

5.椎板切除术的适应证:

(1)椎管内异物、骨片压迫脊髓或存在易引起感染因子(如子弹进入椎管前先穿透肠管);

(2)椎管内有血肿压迫脊髓;

(3)脑脊液漏严重;

(4)不完全损伤者在观察过程中症状恶化,奎肯氏试验提示椎管内有梗阻。一般应另作切口。手术目的是椎管内清创,去除椎管内异物、骨片、血块,如硬膜未破损,一般不应切开,以免污染脊髓组织;已破损者,应扩大切开,探查脊髓,清除异物,碎烂的脊髓可轻轻吸除。清除后,缝合修补硬膜。

6.继发于低速弹火器伤的脊柱不稳定是很少见的,发生不稳定的原因多数是医源性原因引起的,常常是由于不正确或者过分追求减压效果的多个椎板切除减压导致。因此在椎板切除术前应对此有足够的认识。

【并发症】

脊髓火器伤的突出并发症是感染。感染可发生在伤口、椎管内(硬膜外或硬膜内),防治方法重在彻底清创、充分引流和全身大量应用抗生素。

子弹的存留有引起铅中毒的可能,特别是在弹片直接与脑脊液或者形成的假性囊肿液相接触时,弹片中含的铅成分可能发生分解而引起慢性铅中毒,主要表现为:腹痛、痴呆、头痛、记忆力丧失、肌无力等。治疗可以采用乙二胺四乙酸(EDTA),二巯丙醇(BAL)等金属螯合剂。

【预后】

脊髓火器伤常伴有危及生命的内脏损伤和休克。据英国著名的脊髓损伤专家 Ludwig-Guttmann 统计,第一次世界大战期间,死亡率高达 70%～80%。此后由于抗休克治疗的加强,抗菌素的广泛应用,后送条件改善及脊髓损伤中心的建立,死亡率逐渐下降,至第二次世界大战后期已低于 15%。

三、脊髓刃器伤

脊髓刃器伤是指由尖锐、锋利的器械戳伤脊髓造成的开放性损伤。南非是世界上发生此类损伤最多的国家。Peacock1977 年报告了 13 年内发生的 450 例脊髓刃器伤,占同期脊髓损伤的 1/4。Lipschitz 也报告了 314 例,为研究本病提供了丰富的资料。脊髓刃器伤多为不完全性,预后较好。

【病因】

脊髓刃器伤多由犯罪导致,被害者遭受来自背后的袭击。最常见的致伤器为匕首,其次为斧头,尚有螺丝刀、自行车辐条、镰刀和削尖的竹、木棍等。伤后刃器可立即被拔出,也可滞留或部分折断于体内。

1.刃器戳伤脊髓的途径有

(1)经椎板间隙:最为常见。脊椎的棘突向后方突出,横突向侧后方突出,两者之间形成一纵形沟槽,刃器从背后刺入后易在此沟中进入椎板间隙或遇椎板后上下滑动,再进入此间隙。因此,脊髓刃器伤近半数为半切性损伤。

(2)经椎间孔:由此途径进入椎间的几乎均为细长的锐器,可造成脊髓、神经根和血管损伤。

(3)经椎板:用猛力将锋利的刃器刺入椎板后,刃器本身及椎板骨折片损伤脊髓。

2.脊髓受伤的方式分为两种

(1)直接损伤:刃器或骨折片直接刺伤脊髓、神经根或血管。

(2)对冲性损伤:刃器进入椎管一侧,将脊髓挤向对侧,造成对侧的撞击伤。

【病理】

单纯的脊髓刃器伤很少致死,多无需手术探查,故早期的病理资料来源较少。对死于合并伤者进行尸检,可观察到脊髓部分或全部被切除,或仅为挫伤,断面水肿、外翻,硬膜可破损,椎管内可有血肿。根动脉损伤者,脊髓坏死、软化。致伤物愈锐利,损伤血管的可能性愈大。

【临床表现】

1.伤口特点　伤口几乎均在身体背侧,1/3 在中线处或近中线处。可为单发,亦可多发,但一般只有一个伤及脊髓。伤道的方向在胸段多朝上,在颈段和腰段多为水平或向下。伤口的大小与刃器的种类有关,最小者仅为一小洞,需仔细检查方能发现。

2.脑脊液漏　4‰~6‰的伤口脑脊液漏,多在 2 周内停止。

3.神经系统症状　根据 Peacock 的 450 例资料统计,损伤部位在胸段占 63.8%,颈段占 29.6%,腰段占 6.7%。完全损伤仅占 20.9%,不完全损伤占 70%,表现为典型或不典型的 Brown-Sequard 征。脊髓休克一般于 24 小时内恢复。有动脉损伤者,症状多较严重。损伤平面以下可因交感神经麻痹、血管扩张而体温升高。

4.合并损伤　多伴有其他脏器的损伤。腹腔脏器有损伤时,可因缺乏痛觉和痛性肌紧张而漏诊。

【诊断】

根据背部刀伤史和随即出现的脊髓半侧损害症状,即可明确诊断。

X线平片上可能发现较大的骨折片,亦可根据滞留刃器的尖端位置或折断后残留部分的位置判明损伤的节段。应常规拍摄正、侧位片。与投照方向平行的细长刃器可仅为一点状影,若重叠于椎骨上,不易发现。胸片和腹平片上注意有无气胸、胸腔积液和隔下游离气体。

为明确伤道与椎管的关系,可采用伤道水溶性碘剂造影。

轴位CT可明确显示残留刃器或骨折片的部位或发现椎管内血肿、脓肿等需要手术的占位病变,但金属异物产生的伪影常影响观察。

磁共振可清楚显示脊髓损伤的程度。典型的半切损伤在冠状位上为脊髓一侧的横行缺损,缺损区为长 T_1、长 T_2 信号。

当神经系统症状恶化,需手术探查,然又不便行CT或MRI时,应行脊髓碘水造影,了解有无受压或梗阻。

【治疗】

1.优先处理颈、胸、腹部重要脏器的损伤。

2.早期静脉应用大剂量抗生素、肌注TAT。

3.伤口的处理　小的伤口,若无明显污染,可只冲洗其浅部,然后将其缝合。较大的伤口,有组织坏死或污染较重者,需行伤道清创。与火器伤相比,刃器伤的伤口处理偏于保守,但前提是应用大量的广谱抗生素。

4.手术指征　遇下列情况,可考虑行椎板切除术:

(1)影像学证实椎管内异物,骨片存在,需清除;

(2)进行性神经功能障碍,CT或MRI证实椎管内有血肿;

(3)脑脊液伤口漏超过3周不愈,需缝合修补硬膜;

(4)椎管内有脓肿或慢性肉芽肿形成,造成脊髓压迫症状。

【并发症】

Brodie脓肿:残留在椎体内的折断的刃器尖引起的慢性椎体脓肿,需手术清除。

【预后】

刃器伤的预后比火器伤为佳,原因是脊髓切缘整齐,挫伤范围小,利于神经组织修复。Peacock报告的450例中,65.6%恢复良好,无需或略加支持即能行走,17.1%需拄拐行走;17.3%无恢复,16例死亡者中,9例早期死于脑膜炎或肿栓塞。

(丁攀峰)

第二节　脊髓畸形

脊髓裂与双干脊髓脊髓裂和双干脊髓均较少见,是两种在形态学上有某些类似的脊髓先天畸形。有人认为双干脊髓本来就不存在,或者也是脊髓裂中的一类,这里仍将二者视为各自独立的先天畸形。

一、脊髓畸形

(一)脊髓裂
脊髓裂脊髓裂为脊髓由矢状面的骨性刺(板)或纤维分隔成不等的两部分。

【临床】

由于隔障的存在,当身长增加时则使脊髓或马尾受到牵拉而产生相应的症状。MRI 检查可以明确诊断。

如未合并脊柱裂,则在病变区域进行椎板切除术,切开正常的硬脊膜后再切开隔障上的异常硬脊膜(即相当于脊髓腹侧的硬脊膜),继则切除隔障及其四周的异常组织,使脊髓或马尾得到充分的松解。最后缝合正常的硬脊膜和切口各层。

(二)双干脊髓
双干脊髓为椎管内两条脊髓并存,可能是一种双胎畸形未能形成的部分畸形表现。约有半数以上的病例并发脊柱裂,通常无特殊症状,所以往往是在脊柱裂手术时或尸检时的偶然发现。这种畸形的特点是在椎管不同水平存在两条脊髓,各自具有正常或不正常的灰质和白质排列,具有神经根和软脊膜,且常被共同的蛛网膜和硬脊膜包围。这种畸形本身无需特别治疗。

(三)脊髓积水和脊髓空洞症
先天性中央管扩大为脊髓积水,并常向背侧沿着闭合线扩大,常与先天性小脑下疝畸形、脊髓脊膜膨出或其他先天性脑积水伴发,故可随脑积水发展而加重。症状常以脑积水等为转移,可具脑积水的症状。

脊髓空洞症又名脊髓空洞积水,为脊髓实质内有空腔和中央管扩大并存。也表现为脊髓中央管扩大,但在脊髓实质内同时还有单独存在的纵行空腔,其范围大小不等,常有小管与扩大的中央管相通,症状类似髓内肿瘤。间或采用某种神经放射学检查诊断。空腔可采用细管引流入蛛网膜下腔治疗,效果则随病变的复杂情况、部位和程度而不同。

(四)脊髓缺失
脊髓缺失为先天性完全或部分缺乏脊髓,是一种严重的先天畸形,可以完全无脊髓或只存在部分脊髓,病变的高低水平不定,但腰骶部较多见,常与其他畸形同时存在。症状随脊髓缺失平面高低和程度而异。目前尚无特殊疗法,只是在为某些脊柱裂施行手术时应注意有这种情况存在的可能。

(五)脊髓拴系综合征

因终丝过短,牵拉脊髓引发的综合征称脊髓拴系综合征。硬脊膜内纤维性粘连为常见病变之一,在脊膜膨出形成的过程中,因突然发展停止或因形成后不久又发生萎缩而成为纤维性结构,从而使马尾或神经根在未能形成的脊膜膨出的囊蒂附近与之粘连之故。此外,它还与脊髓裂、藏毛窦、硬脊膜内脂肪瘤、脂肪脊髓脊膜膨出和其他显性或隐性脊柱裂伴发,还可见于显性脊柱裂的手术后,因为手术后尚有发生蛛网膜粘连的可能。

【临床表现】

除了腰骶部皮肤色素沉着、皮下质软包块、皮肤窦道及多毛、血管瘤等合并的皮肤异常,最常见临床表现为大小便失禁、双下肢力弱、肌肉萎缩或畸形。患者最多为幼儿,婴儿因为排便障碍和下肢活动障碍不易发现,难以确诊,多以合并皮肤异常而就诊。也有皮肤正常、或到成年才明确诊断者。女性稍多。其他症状则有脊柱侧弯或脊柱后凸,或发生疼痛(背痛及腿痛、单纯腿痛)、感觉缺失、足内翻畸形等。

【检查】

1.在 X 线平片上绝大多数(约 95%)有脊柱裂改变,椎弓根间距多无异常。

2.MRI 检查可以确诊,有时尚可发现脂肪瘤、脊膜膨出、脊髓空洞、骶尾骨发育不全、脊髓裂等表现。

【治疗】

诊断明确者应行手术治疗,理论上越早越好,但早期在 MRI 上脊髓栓系不严重时,可以在出生后 1 岁左右行手术,以免新生婴儿手术切口易于感染或愈合不良。手术需在神经电生理检测下进行,尤其是 $S_2 \sim S_4$ 的骶神经检测,术中可以帮助鉴别脊髓圆锥末端和增粗的终丝,增粗,乃至内有脂肪瘤生长的终丝,往往和脊髓圆锥之间没有明显的界线,在末端和脂肪瘤混为一体、形成栓系。因此术中多需要切除脂肪瘤组织。但位于腹侧或复杂型的脂肪瘤往往难以全切除,可以在电生理检测下将脂肪瘤从硬脊膜囊尾端离断、大部切除后,用可吸收 6~10 号的丝线缝合软脊膜残端,恢复其光滑面,再取人工材料扩大成形骶部硬脊膜囊,这样可以避免术后形成再粘连。脊髓拴系手术松解后,伴发的脊髓空洞多可以自行缓解。

【预后】

比较单纯的病例预后常良好。但需定期复查,年龄较大时手术后需加强康复。

(六)先天性硬脊膜外和硬脊膜内囊肿

先天性硬脊膜外和硬脊膜内囊肿是指椎管内位于硬脊膜外或下由纤维组织及蛛网膜形成的含脑脊液的囊肿。

【临床】

患者多因缓慢渐进、程度不等的高位截瘫求诊。患者多有脊柱前或侧弯,有的显示接连多个椎体变扁的脊柱发育不良症,即 Scheuermann 病或幼年驼背。

硬脊膜内蛛网膜囊肿或憩室的病因和临床表现与上述硬脊膜外囊肿相似,惟病变位于硬脊膜内,所以表现更似慢性生长的硬脊膜内髓外肿瘤。

【诊断】

MRI 可确诊。

【治疗】

治疗方法是通过椎板切除术切除囊肿。在硬脊膜外囊肿手术后,要格外注意严密封闭硬脊膜上的裂口或缺陷。这两种囊肿均可多发,如术前诊断不够全面,仅仅进行了下行性脊髓腔造影,则需对症状无改善者再次检查,以防多发者被遗漏,同时也要注意是否又有脑脊液漏入硬脊膜外腔。

【预后】

由于病程长,恢复慢,有少数病例复发。

(七)椎管内肠源性囊肿

原肠细胞迷走入神经板在椎管内形成的先天性囊肿称椎管内肠源性囊肿。这类囊肿又称原肠囊肿、神经肠囊肿,是在胚胎期中,因为未来将要发生成为食管和呼吸系统区的内胚层组织,向背侧穿过插在内胚层与中胚层之间的组织,到达神经板而逐渐在椎管内形成的囊肿。囊肿位于颈段、胸段或颈胸交界区域,在硬脊膜内髓外或髓内。约有半数病例在纵隔内尚有肠源性囊肿,

【临床】

患者多为 5 岁以上小儿或青年,男性较多。起病后进展缓慢,多表现为与病变部位相应的症状,即呈平面高低不等和各种形式的截瘫,类似发展缓慢的椎管内相应部位的肿瘤。

【诊断】

1.神经放射学检查需注意有无纵隔肿物或其他先天畸形同时存在。

2.MRI 检查可以确诊。

【治疗】

手术治疗的目的是显微切除病变以解除脊髓受压,方法视病变具体情况而定。背侧入路通过椎板切除囊肿,有时在椎板切除时可多偏于一侧。

【预后】

复杂病例手术效果较差。

二、颅脊区畸形

颅底陷入症为枢椎齿突或第一颈椎高出正常水平。

【临床】

婴幼儿常不显症状。多数到 20～30 岁时,甚至中年以后才出现症状。头颅重量对枕颈的长期压力作用、反复的患者未察觉的头部外伤以及头部的过度活动累积起来的损伤作用加重了原有畸形的发展。加上枕骨大孔区的软组织(筋膜、韧带、硬脑膜和蛛网膜)的增厚结疤、粘连施加于枕颈部神经组织和血管,使之显示出相应的症状来,包括颈神经根受刺激、后组脑神经受牵拉、颈髓和延髓功能障碍、小脑功能障碍以及椎动脉供血不足等。严重者有颅内压增高

的症状,甚至因小脑扁桃体疝而导致死亡。这些症状常缓慢加重,偶尔又自行缓解。可因外伤等原因突然加剧,也可因合并其他畸形更加复杂。

【诊断】

1.除上述症状外,尚需特别注意患者外貌,表现有颈项粗短、枕下发际低、头颅歪斜、面颊和耳不对称等。

2.颅骨 X 线片测定与本病有关的标志和数据,如 Cham-berlain 线。此线系在侧位片上,从硬腭后缘至枕骨大孔后上缘连线,枢椎齿突高出此线 3mm 即可诊断此症。

3.CT 及 MRI 扫描可明确诊断及合并异常。

【治疗】

1.无明显神经症状,嘱患者注意防止外伤,不必手术。

2.手术治疗。避免在麻醉或安置手术体位时头部过伸,因为有潜在小脑扁桃体疝,可因此加重延髓损害,导致呼吸停止或死亡。

3.治疗应做枕下广泛减压术。必要时需切除第 1~3 颈椎椎板。

4.在可能条件下,尽量分离、切除硬脑膜下的粘连,做广泛硬脑膜减压。

5.术后注意颈椎固定。

(一)寰枕融合畸形

寰枕融合畸形为环椎前弓与枕骨大孔前缘融合、后弓缺损的畸形,同时颈部可能有脊柱裂。融合常是不均匀的,可能部分融合,部分仍具原来的形态。后弓可有缺损。仅有寰枕融合畸形,一般不产生临床症状,只是在 MRI 扫描时偶然发现,无需特殊治疗。

(二)寰枢椎脱位

先天性环椎向前脱位的畸形称寰枢椎脱位。这是一种先天性畸形,CT 和 MRI 可显示环椎的前弓与枢椎的齿突间的距离增宽。还合并齿突发育不全与寰椎横韧带缺损,向前脱位的寰椎后弓与枢椎齿突可能挤压颈髓而产生症状。一般症状要在成年后才显现出来。因其症状与多发性硬化症相似,要注意避免误诊。治疗可经口腔进路行寰椎前弓与齿突融合术,或经后面正中切口入路行椎板固定术。

(三)颈椎融合综合征

颈椎融合综合征为多个有缺陷的颈椎融合在一起,一般常见的是第 2、3 颈椎,可超过两个以上的椎骨融合在一起。最常见的临床表现是颈短、头活动受限制。此病本身不引起神经系统症状,但与颅底陷入症均发生时,可同时具有两病的特征。

（宋瑞洪）

第三节　椎管内肿瘤

一、总论

（一）引言

椎管内肿瘤约占中枢神经系统肿瘤的 15％。椎管硬膜内肿瘤,绝大多数起源于脊髓、终丝、神经根及脊膜的细胞成分。椎管硬膜内很少发生转移瘤侵袭。椎管硬膜内肿瘤可根据其与脊髓的关系进行分类。髓内肿瘤主要发生在脊髓内,而髓外肿瘤则主要压迫脊髓组织,较少部分肿瘤既有髓内成分,又有髓外成分,通常通过神经根进入区域或脊髓圆锥终丝过渡区连接髓内外肿瘤部分。相应地,某些硬膜内肿瘤可以通过神经根鞘向硬膜外扩展。

在成人,大约有 2/3 病人椎管内肿瘤为硬膜外,神经鞘瘤、脊膜瘤及终丝室管膜瘤是最常见的髓外肿瘤。转移癌,胚胎残余性肿瘤及囊肿,副神经节细胞瘤及黑色素细胞瘤是较为少见的椎管内肿瘤。除极少数病例外,绝大多数髓外肿瘤组织学上表现为良性,均能获得外科手术全切除。大约有 1/3 的病人椎管内肿瘤为髓内肿瘤,神经影像学和显微外科技术的发展使得绝大多数良性髓内肿瘤能够得到治愈。

（二）发生学

1.神经鞘瘤　神经鞘瘤可分为雪旺氏细胞瘤或神经纤维瘤。虽然组织培养、电镜分析和免疫组化均支持神经纤维瘤和雪旺氏细胞瘤均有一个共同的起源,即来自雪旺氏细胞,然而,神经纤维瘤形态学的异形性提示了有其他细胞参与,如神经元周围细胞、纤维细胞等。由于形态学、组织学及生物学特征的差异,神经纤维瘤与雪旺氏细胞瘤被认为是两个相对独立的群体。神经纤维瘤组织学特征表现为富含纤维组织和瘤体内有散在神经纤维,一般说来,肿瘤使受累神经能产生梭形膨大,几乎不能鉴别肿瘤与神经组织的界限,多发的神经纤维瘤常被诊断为多发性神经纤维瘤病。雪旺氏细胞瘤总的来说呈球形,不产生受累神经的扩大,但当呈偏心性生长并且有明显附着点时,鉴别诊断亦较困难,组织学特征表现为细长的菱形状的双极细胞,胞核深染且排列致密,疏散排列的星状细胞较为少见。

成人神经鞘瘤大约占硬膜内脊髓肿瘤的 25％。绝大多数肿瘤表现为单发,在整个椎管各节段均可发生,40～60 岁为发病高峰,男女比例无明显差异。绝大多数神经鞘瘤起源于背侧脊神经根,腹侧神经根绝大多数发生神经纤维瘤。绝大多数神经鞘瘤完全位于硬膜内,约10％～15％肿瘤通过背侧神经根袖套向外生长,形成哑铃形,构成硬脊膜内外均有肿瘤存在,约 10％ 的神经鞘瘤位于硬膜外或椎旁,大约 1％ 的神经鞘瘤是髓内生长,被认为是沿着进入脊髓的血管周围的神经鞘膜生长而来。神经鞘瘤呈向心性生长时亦可产生软膜下浸润,这种情形在菱形神经纤维瘤病例中更为常见。臂丛或腰丛神经纤维瘤可以沿着多个神经根向中央硬膜内侵犯生长。相反地,椎旁的雪旺氏细胞瘤向椎管内扩展时通常均位于硬膜外。大约 2.5％硬膜内脊神经鞘瘤为恶性,这些情况至少有一半发生在多发性神经纤维瘤病患者中。恶性神经鞘瘤预后极差,生存期很少超过一年。这些肿瘤必须和某些少数表现出侵袭性组织学特征雪旺氏细胞瘤相鉴别,雪旺氏细胞瘤有恶性倾向者相对预后较好。

2.脊膜瘤　成人椎管内脊膜瘤发生率几乎与脊神经鞘瘤相似。它们通常发生在硬膜附近的神经根周围的蛛网膜帽状细胞,这可以解释脊膜瘤多位于侧方的原因。脊膜瘤亦可起源于软膜或硬膜的成纤维母细胞,提示可能起源于中胚层组织。

脊膜瘤可发生于任何年龄组,但绝大多数发生在 50 岁至 70 岁年龄组。大约 75%～85% 发生于女性,大约 80% 发生在胸段脊髓。上颈椎及枕骨大孔处亦为常发部位,此处肿瘤好发于腹侧或侧前方,常与椎动脉进入硬膜处或起始段相粘连。下颈椎及腰部脊膜瘤较为少见。脊膜瘤绝大多数为完全硬膜内生长,大约 10% 脊膜瘤生长于硬膜内外,或完全硬膜外。脊膜瘤总的特征是包膜光滑,内含纤维,呈肉状,易脆,显微镜下常有钙化形成。硬膜附着处常为宽基底,但增厚的平板状基底并不常见。骨性侵犯在椎管内通常极少发生,这主要与硬膜外腔边境清楚有关。

3.终丝室管膜瘤　大约 40% 椎管内室管膜瘤发生于终丝内。绝大多数发生于终丝的近端硬膜内,星形细胞瘤、少支胶质细胞瘤、副神经节细胞瘤亦可以起源于终丝,但很少。终丝内室管膜瘤可发生于任何年龄,但以 30～50 岁年龄段较多见。男性似乎更易发生。终丝室管膜瘤和马尾神经鞘瘤发生率几乎相等。

黏液乳头状室管膜瘤是终丝部位最为常见的组织学类型。其特征表现为立方或柱状肿瘤上皮细胞围绕着一个由透明的含有极少量细胞的结缔组织形成的核心,以乳头状方式排列。几乎所有这类肿瘤均为良性,在较为年轻的病例,这类肿瘤有侵袭性生长的倾向。

4.其他肿瘤及非肿瘤性病变　有多种肿瘤性或非肿瘤性病变以髓外肿物形式存在着。皮样囊肿、表皮样囊肿、脂肪瘤、畸胎瘤、神经肠源性囊肿均为胎源性肿瘤或囊肿,主要是由于胚胎形成障碍所致。这些病变可以发生在整个椎管,但以胸腰部或腰部最为常见。它们可以髓外生长,亦可以髓内方式存在。通常伴随相应部位的畸形,如皮肤结构性损害、窦道形成、隐性脊柱裂及脊髓纵裂等。胚胎源性肿瘤与囊肿通常以肿块方式对神经组织构成损害,但是反复性脑膜炎、脊髓栓系综合征、先天性畸形为其最主要的临床特征。治疗主要措施为切除肿块,如有必要,应行栓系松解术或窦道切除术。在某些病例,病变与神经结构之间存在致密的粘连,无法做到根治性切除。

副神经节细胞瘤是罕见的起源于终丝或马尾部位的神经节细胞形成的肿瘤。这类肿瘤系良性,无功能性的肿瘤组织常类似于肾上腺素能嗜铬细胞瘤。肿瘤一般边境清楚、富含血管,临床上或放射学上很难与终丝室管膜瘤相鉴别。在电镜上可以看到致密的神经分泌颗粒,从而建立诊断。绝大多数病例能达到全切除。海绵状血管畸形,血管网状细胞瘤可以波及硬膜内神经根,以髓外肿块形式存在。这些肿瘤早期因根性症状常表现为神经鞘瘤。神经节细胞瘤在儿童病人通常表现为哑铃状。神经根血管畸形通常可表现蛛网膜下腔出血。这些肿瘤通常为良性,手术可以治愈。有时为了切除肿瘤,需要切除受累的神经根。

非肿瘤性损害亦可以表现为髓外肿块。蛛网膜囊肿是最常见的例子。最常发生在胸椎脊髓的背侧。椎旁的动脉瘤是特别的罕见,绝大多数病例发生在枕骨大孔区域,发自椎动脉及小脑后下动脉。孤立的脊髓动脉瘤亦有报告,起源于脊髓前动脉、脊髓后动脉或髓动脉,绝大多数累及脊髓前动脉。

病人可以表现出蛛网膜下腔出血或压迫性病理改变。绝大多数经核磁共振研究可以作出诊断。通过选择性脊髓血管造影可以明确诊断。偶有病例为疝入椎管的椎间盘组织,突破硬膜进入硬膜下腔,构成椎管内压迫症。

炎性病变,如结核、寄生虫等,可以表现为硬膜下肿块。虽然脊髓癌性脊膜炎与系统癌症经常有混淆,但继发的椎管内转移瘤仍很少。恶性颅内肿瘤起源于脑室或蛛网膜下腔,最有可能沿着脑脊液种植转移到椎管蛛网膜下腔。系统的癌症可以通过神经根硬膜袖套直接侵入,或脉络丛组织进入蛛网膜下腔,对某些病例外科切除仍为正确的选择。

(三)临床特征

绝大多数椎管内髓外肿瘤生长缓慢,特异性的临床表现主要取决于肿瘤部位。上颈椎和枕骨大孔肿瘤常位于腹侧,表现枕骨下疼痛及其上肢远端肌力弱、肌萎缩及手指运动笨拙,这一临床症状群的病因尚不清楚,最可能的机制是静脉回流障碍。任何水平髓外肿瘤均可发生颅内压增高及脑积水,但以上颈髓肿瘤最为常见,这一综合征最可能机理为脑积液中的蛋白含量增加,损害了脑脊液的流动及吸收。节段性运动力弱和长束体征是中下段颈髓肿瘤的特征。早期不对称的症状与体征是一侧硬膜内肿瘤最为典型的表现,半侧脊髓横断综合征亦极为常见。在胸髓肿瘤中,长束体征及症状尤为突出,皮质脊髓束似乎更易受损。早期易产生肌强直及乏力,后期易导致肌肉痉挛。力弱通常起源于远端,特别是踝部及大拇指背侧最明显,感觉性共济失调主要与背侧中线处肿瘤压迫双侧后柱相关。膀胱及直肠功能早期影响不大,直到临床后期方产生。终丝室管膜瘤最常表现为腰背疼痛,在不同的时段产生不对称性的放射至双腿的疼痛,静卧时疼痛加剧,是髓外肿瘤重要的临床特征,尤其在较大的马尾神经肿瘤患者更为常见。

(四)特征

通常核磁共振对诊断硬膜内病变极有价值。在未作对比加强的核磁共振影像中,肿瘤的信号异常、脑脊液帽状分布、脊髓或马尾神经受压移位,是硬膜外肿块常见的表现。脂肪瘤、神经肠源性囊肿、皮样囊肿、表皮样囊肿、畸胎瘤、蛛网膜囊肿及其血管瘤性病变通常只需核磁共振基本扫描即可诊断。对比增强剂能够显著增加核磁共振的敏感性,尤其对较小的肿瘤。

在 T_1 像上,绝大多数硬膜内肿瘤与脊髓相比表现为等密度或稍低密度。在 T_2 像上,神经鞘瘤通常比脊膜瘤更多表现为高密度。马尾神经肿瘤无论在 T_1 像或 T_2 像上,相对脑积液均表现为高信号强度。较小的马尾肿瘤在非强化影像中很易漏诊。绝大多数脊髓肿瘤均显示不同程度的加强。脊膜瘤典型的表现为等密度,均一强化,偶见瘤内非强化的钙化灶或囊肿。邻近的硬膜强化(硬膜尾征)强力支持脊膜瘤的诊断。虽然绝大多数神经鞘瘤和终丝室管膜瘤亦表现为明显的强化,但是由于瘤内囊肿、出血及其坏死所致的不均一强化极为常见。

脊髓造影与 CT 断层已很少用来诊断硬膜下病变。核磁共振检查对于判断病变为髓内外、硬膜内外、椎旁或哑铃形状的肿瘤,均显示出明显的优越性。

(五)治疗

1.神经鞘瘤　　良性神经鞘瘤的治疗主要为外科手术切除。绝大多数病例均可通过标准的后路椎板切开,肿瘤全切除,进而达到治愈。如果手术全切除肿瘤,复发一般很少发生。绝大多数神经鞘瘤位于脊髓背侧或背侧方,在硬膜打开后,很容易见到。位于腹侧的肿瘤可能需要切断齿状韧带,获得充分的显露。腰部肿瘤可能被马尾或脊髓圆锥所覆盖,在这些病例,神经根要被分离开,提供足够的显露,通常肿瘤将马尾神经或圆锥压向一侧。当获得充分暴露后,肿瘤与神经或脊髓的界面容易辨认。通常有蛛网膜层与肿瘤紧贴,这层蛛网膜为多孔结构,独立的包绕背侧及腹侧神经根。术中进行锐性分离,断开并分离肿瘤,囊壁表面进行电凝缩小肿瘤体积。对于肿瘤近端及远端相连的神经根要切断,这样方能全切除肿瘤。如果肿瘤较大,可以先进行囊内切除,囊内减压,对于肿瘤起源的神经根须行切断。偶尔地对神经根的某些小支可以作保留,尤其是较小的肿瘤。切断这些神经根,即使在颈椎和腰椎膨大水平也很少引起严重的神经功能缺失,通常这些神经根的功能已被邻近的神经根所代偿。部分肿瘤组织镶嵌入脊髓软膜组织,并压迫脊髓。在这些病例肿瘤和脊髓的界面通常很难分离,切除部分节段的软膜组织方可获得肿瘤的全切除。

对于肿瘤通过椎间孔明显侵犯椎旁结构时,手术中应该做特殊处理。术前对硬膜下肿瘤的邻近扩展应该仔细分析,便于手术入路的准确。核磁共振检查通常可以仔细了解肿瘤的比邻结构。但对于哑铃状肿瘤,行脊髓造影后 CT 断层将更加敏感,便于观察椎管及椎旁结构。

颈部椎旁区域的肿瘤经颈前入路通常难以到达,由于颈前血管神经结构丰富,如臂丛神经、后组颅神经及其椎动脉等,下颌骨及其颅底肌肉骨骼附属结构进一步限定了上颈椎的暴露。幸运的是,绝大多数哑铃状肿瘤可以通过扩大后颅暴露,取得肿瘤切除。中线切口加标准的椎板切开可以安全地切除椎管硬膜内外的肿瘤。一侧关节面的全切除,最多达 3cm(从硬膜边缘到椎旁),可以增加椎旁暴露,椎动脉通常向前内侧移位,通过骨膜下分离椎动脉及其肿瘤,可以很好地保护椎动脉。虽然一侧颈椎关节面切除后所造成的稳定性影响尚难以判断,单作一侧的椎板切除可以显著降低对脊椎稳定性的破坏。

胸部肿瘤向椎旁扩张通常可以形成巨大肿块侵及胸腔。标准的后路入路很难提供足够的视角处理椎旁前方的病变。前路经胸腔或胸膜外开胸,可以很好地暴露椎前方结构。如果硬膜下暴露必须,则术后脑脊液胸腔漏可能会发生。主要是因为胸腔负压及其术后胸腔闭式引流可能会加重脑脊液流出。前路、后路联合入路增加暴露,可以分阶段进行。侧方胸腔外入路对于同时需要增加椎管内和椎旁暴露的病例,是极为有价值,通常作曲棍球棍样切口,保证牵拉椎旁肌肉。浅表的胸肩胛肌肉在中线处剥离,然后沿着皮瓣向侧方旋转,纵形暴露椎旁肌肉。这些肌肉应剥离脊柱后附属结构与肋骨。肋骨切除和胸腔减压可以增加胸膜外椎旁的暴露。椎管内暴露可以通过椎旁肌肉内侧标准的椎板切开获得,由于未进入胸腔,脑脊液漏很少发生。腰部哑铃状肿瘤亦可以通过侧方入路获得,在这个水平,胸背筋膜可以沿着皮肤切口被切开,并牵向侧方。腰椎椎旁肌肉很深厚,肿瘤往往被包埋在腰大肌内。单纯通过腹膜后入路很难全切除肿瘤,因为腰大肌纤维和肿瘤边缘结缔组织很难相鉴别。腰丛神经根及其分支,包括股神经,通过腰大肌表面,很难辨认,在后腹膜分离过程中很容易受损。侧方腹腔外入路能够保证通过椎间孔追寻肿瘤及腰大肌,所有分离均在肿瘤表面进行,能够从近端辨认神经,从而进一步减少神经的损伤。椎管内硬膜下肿瘤很容易通过椎板切开得到切除。骶部哑铃状肿瘤通常需要前路和后路暴露,保持侧卧位,可以分期手术或一期手术同时进行。

2.脊膜瘤　手术全切除是脊膜瘤治疗的最佳选择。与颅内脑膜瘤相比较,脊髓脊膜瘤较少出现骨性破坏,缺乏大的静脉窦和动脉分支供应,可轻轻牵拉肿瘤远离脊髓,进而保护好脊髓组织。位于腹侧的硬膜内病变的前方入路已经如前所述,虽然这些入路对较小的肿瘤或血管病变比较适宜,然而对绝大多数硬膜内病变是不适用或不必要的。这些暴露往往只能提供有限的椎管内空间,较大的术后死腔常可以产生术后脑脊液漏。此外,硬膜外静脉丛在腹侧较为丰富,并随腹侧面脊膜瘤的生长而扩大,在手术中这些血管出血时止血常较为困难。脊髓背外侧肿瘤可以通过牵引硬膜边缘远离脊髓,切除肿瘤起源处的局部硬膜将获得肿瘤全切除。对位于侧方及腹侧面的肿瘤,位于肿瘤表面的蛛网膜层应切开,这样将便于从肿瘤表面进行分离肿瘤的两极,用少许棉片置于肿瘤周边,减少血液进入蛛网膜下腔,然后对暴露的肿瘤表面进行电凝,减少肿瘤血管及其体积。对较大的肿瘤通过电凝肿瘤中央,分块切除之,然后再将与脊髓相粘连的肿瘤囊壁仔细分离,进而切除之,最后对硬膜基底部底肿瘤进行切除,对硬膜受累部分予以电灼,达到充分切除。用胸背筋膜予以修补硬膜。用温的生理盐水将蛛网膜下腔的血块及坏死物冲洗干净。对于受压变形的脊髓组织处的蛛网膜粘连,可予以松解。这些操作可能有助于防止术后并发症,如脊髓栓系、蛛网膜炎、迟发的脊髓空洞形成及脑积水等。极少数脊膜瘤通过椎间孔神经根硬膜袖套长出椎管外,形成哑铃状。切除肿瘤的技术同前切除神经鞘瘤技术,在此水平处切断受累神经根很少引起功能障碍。对硬膜基底部的处理是脊膜瘤治疗中最有争议的,切除肿瘤起源处的硬膜,并以胸背筋膜修复之,或在原位扩大电凝灼范围,均为治疗过程中行之有效的方法。Solero 及其同行报道上述两种操作在肿瘤复发倾向方面无统计学差异。

3.终丝室管膜瘤　终丝室管膜瘤外科治疗的作用取决于肿瘤的大小及其与马尾神经的关系,应尽可能追求完全切除。对于小型或中型大小的肿瘤,边界相对较清楚,局限于终丝的纤维束内,可以获得全切除。未被侵犯的终丝部分通常存在于肿瘤和脊髓之间,有时需要阻断部分传入及传出神经纤维,获得肿瘤尽全切除。对小型及中型大小肿瘤,作囊内切除减压,不作为推崇。因为,可能会增加脑脊液的播散。肿瘤完整切除后复发率极低。大型的终丝室管膜瘤手术切除仍然具有较大挑战性。这些肿瘤已经存在许多年,并且存在脑脊液播散的可能。术前应行脊髓核磁共振检查,以明确是否存在转移。这些肿瘤在被诊断之前在空旷的硬膜囊内生长很大。无包膜,柔韧的肿瘤可能浸润生长于神经根之间,并在马尾神经的蛛网膜腔内生长,形成多个蛛网膜分隔。这些肿瘤只能分块切除,而且只能获得大部分或次全切除,致密的肿瘤与神经根的粘连,往往分离极为困难,是术后神经功能障碍的最主要因素。在这些病例,即使分块全切除肿瘤,术后至少仍有 20% 的复发率。生物学有恶性倾向者,在年轻组较为常见,通常显示较早的肿瘤复发,并能够通过放疗进一步治疗。如果初次手术后,肿瘤仍有残留,特别是已知有播散,术后放射治疗应该作为初始治疗的辅助手段。对于分块全切除或近全切除的病例,术后放疗可以延迟一段时间后再进行,这些病例肿瘤复发后仍可以行二次手术并辅以放疗。虽然脊髓室管膜瘤对放射治疗的敏感性不可预测,但仍然有一些病例被正式通过放疗获得长期控制,由于放疗增加了未来手术的难度及危险,因此对于可以进行进一步手术治疗的病例应该推迟实行放疗计划。

(六)脊髓髓内肿瘤

原发性脊髓胶质瘤大约占髓内肿瘤的 80%,包括星形细胞瘤,室管膜瘤以及较为少见的胶质瘤如神经节细胞性胶质瘤，少枝胶质细胞瘤和室管膜瘤下瘤。血管网织细胞瘤大约占髓内肿瘤的 3％～8％。神经管源性肿瘤与囊肿，转移癌，神经鞘瘤，黑色素瘤为较罕见的髓内肿瘤。脊髓髓内转移瘤发生率低于 5％，以肺癌及乳腺癌最为常见。

非肿瘤性病变在临床上及放射学上亦可以表现为髓内损害。例如炎症如细菌性脓肿，结核和肉芽肿。急性或亚急性临床发病为其特征，系统受累证据更加有助于诊断。髓内肿瘤的鉴别诊断应包括脊髓的炎性病变与脱髓鞘病变，如多发硬化，病毒性脊髓炎症等。这些病变发病快速，往往在数小时至数天，很少有较长时间，较多产生横断性脊髓炎症，慢性进行性或反复性病理过程在脱髓鞘病变中偶有发生。这些病变在核磁共振影像上的表现迥异，急性多发性硬化斑，通常表现为局限与白质的均一的强化灶，脊髓变粗大。在多个节段，发生片状强化是病毒性脊髓炎或类感染性病变的特征表现。急性起病伴有严重神经功能缺失，缺乏显著脊髓粗大，为与外科疾患相鉴别的主要特点。对这些病人的手术应该慎重进行，因为细小的活栓标本通常只产生非特异性的炎性反应，很难提供准确诊断及合理的治疗。

1.发生学

（1）星形细胞瘤：大约 3％的中枢神经系统星形细胞瘤起源于脊髓内。这些肿瘤可发生于任何年龄，但似乎以 30 岁年龄组居多。儿童组髓内肿瘤也较为常见。大约 60％的肿瘤发生于颈椎和颈胸交界部位的脊髓内。胸椎、腰骶椎或脊髓圆锥部位均可发生，但终丝部位较为少见。

脊髓星形细胞瘤在组织学、生物学行为和自然史方面可表现为异型性。这些肿瘤包括低级别纤维性和毛细血管型星形细胞瘤，恶性星形细胞瘤和胶质母细胞瘤及神经节胶质细胞瘤，偶见少支胶质细胞瘤。大约 90％的儿童星形细胞瘤系良性，其中以纤维型Ⅰ级和Ⅱ级为主。大约 1/3 幼稚的毛细胞型星形细胞瘤和神经节胶质细胞瘤病人均不伴有疼痛病史。大约 10％儿童胶质细胞瘤，系恶性星形细胞瘤或胶质母细胞瘤。纤维型星形细胞瘤以成年人居多。幼稚型毛细胞型星形细胞瘤和神经节胶质瘤较为罕见，通常主要多见于青年期。成人毛细胞型星形细胞瘤，通常富含毛细胞的特殊结构，尚不清楚是否富含毛细胞特征预示病变预后良好。

（2）室管膜瘤：室管膜瘤系成人最为常见的髓内肿瘤。它可发生于任何年龄组，但以中年人最为常见。男女比例几乎均等。存在一系列的组织学亚型，细胞型室管膜瘤是最常见的类型，但上皮型、纤维型、室管膜下瘤型、黏液乳头型或混合型也较为常见。大部分组织学上为良性。虽然无囊性包膜形成，这些胶质细胞衍生的肿瘤通常有较好的边界，很少浸润邻近的脊髓组织。

（3）血管网织细胞瘤：血管网织细胞瘤约占脊髓髓内肿瘤的 3％～8％。约 15％～25％的患者伴有 Von-Hippel～Lindau 氏综合征，系常染色体异常缺陷性疾患。这些肿瘤可发生于任何年龄，但青少年较为罕见。血管网织细胞瘤系血管源性良性肿瘤，边缘清晰，包膜完整，与软膜有附着粘连结构，一般肿瘤位于背侧或背侧方。

（4）其他肿瘤：胚胎源性肿瘤及囊肿很少发生于髓内部位。脂肪瘤是最常见的胚胎发育异常性肿瘤，大约占髓内肿瘤的 1％。这些并非为真性肿瘤，起源于胚胎中胚层组织。它们可因脂肪代谢沉积而增加，在青壮年期增大并产生症状，这些病变被认为是类髓内病变，因为它们通常位于软膜下部位。转移瘤约占髓内肿瘤的 2%，肺癌及乳腺癌是最常见的原发肿瘤来源。黑色素细胞瘤、黑色素瘤、纤维肉瘤、黏液瘤亦为最常见的髓内转移瘤。血管畸形，特别是海绵状血管瘤亦被认为是髓内肿瘤。

2.临床特征　髓内肿瘤的临床特征各不相同。早期症状通常无特异性，只表现为缓慢进展，在确定诊断之前往往症状持续达 2～3 年。恶性肿瘤或转移性肿瘤通常病程较短，为数周到数月。肿瘤腔内出血可以突发产生，多见于室管膜瘤。

疼痛是成人髓内肿瘤最为常见的临床症状。疼痛通常局限于肿瘤水平，很少有根性疼痛发生。大约 1/3 病人以感觉及运动功能缺失为初始症状。症状的分布和进展是与肿瘤部位相关的。颈髓肿瘤以上肢症状为主，单侧或不对称的症状为典型表现，感觉减退比麻木更为常见，中央束综合征在体检时比较常见。胸髓肿瘤产生痉挛及感觉障碍居多，麻木为最常见的主诉，典型的症状为从腿的远端开始，向近端进展。腰膨大和圆锥部位的肿瘤经常存在腰背疼痛及腿痛，腿痛常为根性疼痛。排尿及直肠功能障碍趋于早期发生。就绝大多数病例而言，在诊断时均存在客观的神经功能缺失。显著的脊髓粗大伴有轻微的神经功能缺失是良性髓内肿瘤的主要特征。相应地，中等脊髓粗大伴相对较短的病程，诊断恶性肿瘤的可能性大。随着核磁共振影像学的应用，极其轻微的神经缺失出现之时，髓内肿瘤就可能被确诊。

3.放射学表现　所有髓内病变的确诊和评价均依据核磁共振的检查。绝大多数髓内肿瘤在 T_1 像上为等密度和轻微低密度表现。T_2 像上判断肿瘤更为敏感，因为大部分肿瘤表现为高信号。非强化的 T_2 像，常无特异性，通常不能将实体肿瘤和囊性病变相鉴别。几乎所有的髓内肿瘤均显示对比增强。室管膜瘤通常均一强化，并对称分布在脊髓内，大部分病例有两极囊肿，特别是颈髓和颈胸交界区。不均一强化系由于瘤内囊肿形成或坏死所致。某些囊性室管膜瘤的对比强化灶是极其微小的，表现为瘤在囊内，此时与髓内星形细胞瘤难以鉴别。星形细胞瘤的核磁共振影像学表现更加多变，比室管膜瘤显得缺少边界、不规则、强化欠均一，异形性强化更多见，有时可见斑片状及不规则边缘可以延伸到几个脊髓节段。

4.治疗　外科治疗对绝大多数髓内肿瘤是最有效的治疗选择。手术切除程度主要是由肿瘤和脊髓交界的界面情况决定的。如果良性肿瘤边界清楚，则手术全切除应为追求目标，使用显微神经外科技术将致残率控制在最小范围内已成为现实。单纯的外科治疗对血管网织细胞瘤，几乎所有的室管膜瘤及某些边界清楚的星形细胞瘤（毛细胞型星形细胞瘤和神经节细胞型胶质瘤）可以获得长期的控制，甚至治愈。是否全切除髓内肿瘤的最佳判断标准是术中直接监测肿瘤与脊髓的界面。合理地充分地切开脊髓，暴露整个肿瘤，应避免通过微小的脊髓切口作活检，因为小标本的诊断结果可靠性难以保证。恶性髓内肿瘤的手术作用是有限的。虽然髓内转移瘤手术切除后可获得显著的症状缓解，但对原发性恶性脊髓内肿瘤手术的治疗价值极其有限。此外，侵袭性手术治疗恶性胶质瘤常常并发显著的致残率。在这种情况下，术中确信组织学的恶性结果时，应该结束进一步手术。

多数神经管源性肿瘤及囊肿与脊髓组织界面粘连难以分离，尽管系良性肿瘤，手术亦难以全切除。如果不能获得清晰的分离界面，则不必追求手术全切除。皮样及表皮样囊肿的部分残留，将存有复发的危险。对髓内脂肪瘤通常作纵形切开软膜，作部分内减压，起姑息性治疗作用。良性髓内肿瘤的放射治疗作用尚不确定。大部分文献报告，由于缺乏足够的病人数量及其对照组,和不充分的随访结果,因而对放疗效果评价难以广泛接受。总的说来,放射治疗对低级别的室管膜瘤和星形细胞瘤能起到一定的控制作用。目前,普遍认为髓内室管膜瘤手术全切除比次全切除或大部切除后辅以放疗更能长期控制肿瘤复发或治愈。对手术全切除的髓内室管膜瘤而言,术后放射治疗无任何价值。因此,放射治疗对于处理良性髓内室管膜瘤的作用是极其有限的。室管膜瘤的放射治疗应局限于侵袭性良性肿瘤不能全切除者,少见的恶性室管膜瘤及其沿脑脊液播散者。

脊髓内星形细胞瘤的治疗由于其发生学及其生物学的多样性难以评估。年龄似乎是最有效的预后评估因素。儿童星形细胞瘤常伴有特别的无痛性隐匿性行为,主要是由于其组织学相对呈良性的结果。Sandler 及其同行曾报道诊断为髓内星形细胞瘤时的年龄小于 21 岁者,有 60% 的患者术后 10 年没有复发;而年龄大于 21 岁者,只有 40% 的病人在术后 5 年仍活着,没有肿瘤复发证据。成人髓内星形细胞瘤通常显示侵袭性。对于边界不清的髓内星形细胞瘤,根治性全切除不作为手术的基本目标,治疗目的主要为获得较长时间的控制并保全神经功能,这样的治疗策略同样适用于儿童患者及其低级别的星形细胞瘤。有较高比例的成人肿瘤系弥散性浸润性,外科治疗主要起到诊断作用。虽然放疗对于低级别的胶质瘤的效果尚难以定论,但一直被广泛应用于临床中。由于放射治疗使得未来手术复杂化,因此对于边缘较清的肿瘤已行充分的手术切除,术后一般不主张进行放疗,对病人进行临床及其系列核磁共振随访,根据临床病情发展,在确定为肿瘤复发的时候,可以考虑再次手术。外科手术对于恶性星形细胞瘤的治疗作用主要是明确诊断,根治性手术治疗并不能延长生存期,常伴有更大的并发症。可以根据患者要求及其病情施行放疗。生存期较差,平均年龄为 6 个月至 1 年。

5.外科技术　可以通过俯卧位及侧卧位行标准椎板切开,切除髓内肿瘤。体感诱发电及直接运动诱发电术中检测,可以常规使用,但往往很少影响到外科决定及其技术。对儿童患者应该考虑作椎板成形术。沿中线剪开硬膜,并将硬膜缝合于侧方肌肉上,蛛网膜层应锐性分离,并仔细检查脊髓表面。绝大多数肿瘤完全位于髓内,且脊髓表面并不透明。通过背侧后正中脊髓切开能够获得最好的暴露。对于偏心生长并突向软膜表面的髓内肿瘤,脊髓切开部位可以直接置于肿瘤表面的软膜层。脂肪瘤位于背侧软膜层,不需要标准的脊髓切开,行适当的纵形软膜切开,病变即可暴露。血管网织细胞瘤和绝大多数血管畸形起源于脊髓软膜。软膜粘连结构切开将有助于肿瘤的切除。标准的脊髓正中切开,应该是沿后正中沟进行,可依据双侧神经背根的中点来判断。软膜有一定的韧性,呈白色,需用显微剪刀将其剪断,脊髓切开应该含盖整个肿瘤表面。用显微剥离子或镊子将后柱轻轻分离,直至暴露肿瘤。在脊髓最膨大处的肿瘤往往易被最先暴露,分离肿瘤与脊髓界面,直到肿瘤两极完全暴露。如果肿瘤极端存在囊肿,应该进入并且充分引流。当整个肿瘤背侧部分充分暴露后,用 6-0 的丝线缝合软膜并牵引之,并可以用小的银夹夹住缝线处保证持续的脊髓组织被牵引。

肿瘤的切除技术应取决于肿瘤的大小,大体观及组织学特征等因素。如果肿瘤与脊髓组织之间无明显的界面,则肿瘤可能为浸润性生长,术中可以取活检以明确诊断。如果证实肿瘤为浸润性及恶性星形细胞瘤,并与手术中所见相符合,则进一步手术切除肿瘤难以进行。室管膜瘤呈光滑、灰红色,肿瘤与周围脊髓组织界限分明,有不同的血管通过肿瘤表面,这些特征有别于星形细胞瘤。轻轻牵拉肿瘤表面与软膜边缘,构成相对的作用,有助于肿瘤界面的分离,在肿瘤与脊髓之间的纤维粘连及细小血管应电凝并离断之。巨大的室管膜瘤可先行内减压或分块切除，这样有助于分离肿瘤的侧方及其腹侧面。肿瘤的腹侧面边界可以通过肿瘤的极端形成，边牵引边分离，来自脊髓前动脉的供血动脉容易被辨认，并电凝离断之。偶尔地，星形细胞瘤亦会表现出室管膜瘤的改变，虽然绝大多数星形细胞瘤不存在明显的界面，但相对脊髓而言，有明显的颜色差异，如果肿瘤大都能够被辨认，则仍应追求手术全切除。

当髓内肿瘤被切除后，应仔细检查瘤床。应该用温的盐水及双氧水棉片处理任何出血血管。去除软膜牵引线，让脊髓回到自然位置。切开的脊髓可以不行缝合。硬膜常规缝合。可以取自体筋膜片行硬膜扩大修补，有助于防治术后脊髓粘连。切口其他层次作常规缝合。仔细的缝合技术对于未来肿瘤复发行再次手术或既往曾行过放疗的患者来说显得十分重要。应鼓励早期下床活动。

6.治疗效果　　外科治疗的效果与病人术前的神经功能状况是紧密相关的。总的说来，绝大多数病人术后早期存在明显的感觉缺失，可能与脊髓中线处切开相关。这种情况主观上感觉比客观更加明显。感觉功能障碍随时间明显能改善，此外手术并发症直接与病人的术前状况相关。病人存在显著的或长期的感觉功能缺失症状，术后很少能明显改善，甚至术后加重。因此，对髓内肿瘤外科治疗获最大益处及最小危险的人群是只有轻微症状的患者。这就是强调建立早期诊断和在有客观神经功能缺失之时，尽快手术的重要意义所在。术后仔细随访及定期神经影像学复查显得同等重要。

髓内肿瘤的长期效果及复发的危险主要取决于肿瘤组织学类型。除恶性肿瘤及大部分良性星形细胞瘤外，髓内肿瘤预后均与初次手术切除程度相关。全切除良性髓内室管膜瘤能够达到长期肿瘤控制并且治愈；然而，这些肿瘤脆且易碎，并且与脊髓有粘连，特别是在两极端部位，有时很难做到显微手术全切除。定期进行临床评估及核磁共振复查，保持长期随访显得十分有必要。如果神经影像检查显示治疗复发，应该据年龄、病情状况等决定再次手术。手术全切除后进行辅助放疗的效果无法肯定。

总之，硬膜内脊髓肿瘤大部分具有良性特征，影像学的进展及手术技术的精细使得绝大多数病例获得成功的治疗。如果有可能，早期诊断和手术治疗是处理绝大多数椎管内肿瘤的最佳选择。

二、椎管神经鞘瘤的外科治疗

神经鞘瘤是椎管内最常见肿瘤，绝大多数位于髓外硬膜下，可以通过常规的椎板切开及显微技术得到很好的切除，对于受累及的神经根需要切断方能达到全切除。少部分病变波及椎间孔及椎旁软组织，术中暴露范围有时需要扩大到硬膜内外及其椎管外附属结构，应考虑到脊柱内固定技术。极少数神经鞘瘤呈恶性改变，手术切除后需要辅助放疗以巩固疗效冀达到长期控制肿瘤复发的目的。

（一）神经鞘的解剖

中枢神经系统向周围神经系统过度变化的组织学结构改变发生在 Obersteiner-Redlich 区。在此处，中枢神经系统的基质支持细胞如星形细胞、少枝胶质细胞、小胶质细胞亦由组成周围神经的雪旺氏细胞,神经元周细胞及纤维细胞所替代。周围神经在横截面上,是有许多成束的纤维组成,谓之神经束。在每一神经束内,每一单个神经纤维均由雪旺氏细胞包裹。雪旺氏细胞镶嵌在一层疏松的结缔组织上,称为神经内膜,其细胞膜被基膜包裹,在神经损伤时,基膜即成为轴突再生及髓鞘再形成的模板,引导神经再生。每一神经束周围均有另外一层结缔组织包裹,称之为神经周膜,其作半透膜屏障作用,类似中枢神经系统的血脑屏障。雪旺氏细胞有助于调节神经束内的体液交换,并防止绝大多数免疫细胞进入神经内膜。神经外膜是一层致密的结缔组织,将多个神经束包绕于一体,组成周围神经。供应神经的营养血管均行走在神经外膜层里。在椎间孔部位,神经根袖套处硬膜与脊神经的外膜相融合。每一个节段的神经前根及后根的神经小枝,在鞘内行走过程中缺少神经外膜,比周围神经更加娇嫩。

(二)神经鞘瘤的分类

神经鞘瘤的概念一直存有争议。现代有关神经鞘瘤的分类包括两种良性类型,雪旺氏细胞瘤和神经纤维瘤。虽然雪旺氏细胞瘤和神经纤维瘤均被认为是起源于雪旺氏细胞,但它们仍表现出独立的组织学及其大体形态学的特征。

1.雪旺氏细胞瘤　雪旺氏细胞瘤是最常见的神经鞘瘤。可发生于任何年龄组,但以40～60岁为高峰发病年龄组。无明显性别差异。虽然可以发生在周围神经的任何部位,但最常见部位是第8对颅神经的前庭神经部分和脊神经感觉根。

脊神经鞘瘤趋向于呈球状,包膜完整,完全占居神经小枝的起源部位。在硬膜外,特别是神经周围部,神经由神经周膜和神经外膜支持,肿瘤形状直接与其所在的空间相适应,如在椎间孔部位,可以呈球形,哑铃形。由于含有脂肪类物质,外观呈黄色,较大的肿瘤经常呈囊性变。组织学上,雪旺氏细胞瘤经典地分为 Antonni A 和 B 型。Antonni A 型,细胞致密排列成束状,多为双极细胞,胞核呈纺锤形,细胞浆界限不分明,这些细胞平行成行排列,间隔区为无核的苍白的细胞浆分布。Antonni B 型,细胞相对不规则,含有更圆更加浓缩的细胞核,背景呈现空泡样及微囊改变,偶见多核聚细胞和泡沫样脂肪沉积的巨噬细胞,血管过度增生常存在,但这并不意味恶性行为。免疫组化检查显示,雪旺氏细胞瘤因含 S-100 蛋白和 Leu-7 抗原,常浓染。

2.神经纤维瘤　神经纤维瘤常见于多发性神经纤维瘤病 1 型(NFl)病人。发生于椎管硬膜内时,像雪旺氏细胞瘤,最常起源于脊神经感觉根。在硬膜外,其比雪旺氏细胞瘤更少形成囊变,经常表现为受累脊神经梭形膨大,呈串状的神经纤维瘤可波及多个邻近的神经小枝。由于神经纤维瘤经常广泛分布于神经纤维上,因此要完全保留受累神经功能,完全切除肿瘤往往极为困难。神经纤维瘤常由菱状雪旺氏细胞,编织成束排列,细胞外基质中富含胶原及粘多糖。在 Antonni A 区常缺乏规则的细胞构型,可见散在的轴突,纤维母细胞及其神经周围细胞亦常可见。免疫组化常见 S-100 蛋白强阳性反应。

3.恶性神经鞘瘤　目前恶性周围神经鞘瘤的概念是指包涵一组起源于周围神经的一组不同类的肿瘤.有明确的细胞恶性变的证据,如多形性细胞、非典型细胞核及异形体,高度有丝分裂指数、坏死形成及血管增生等。组织学形态多变,可以包括菱形、箭尾形及其上皮样等不同细胞构型,亦偶见定向分化为横纹肌肉瘤、软骨肉瘤、骨肉瘤。组织化学染色 S-100、Leu-7 抗原及其髓基蛋白的反应亦是不稳定的。在超微结构水平,某些肿瘤显示出形成不良的微管及其雪旺氏细胞线性排列形成的基板结构。主要的鉴别诊断应考虑细胞型雪旺氏细胞瘤、纤维肉瘤、恶性纤维组织细胞瘤、上皮样肉瘤和平滑肌肉瘤等。

（三）生物学表现

相当多的观点认为肿瘤的发生及生长主要系基因水平的分子的改变所形成。许多癌症形成被认为是由于正常肿瘤抑制基因丢失及其癌基因激活所致。两种类型的神经纤维瘤病已被广泛研究。遗传学研究认为 NF_1 和 NF_2 基因分别定位于第 17 号和 22 号染色体长臂上。两种类型的神经纤维瘤病均以常染色体显性遗传，具有高度的外显率。NF_1 发生率大约为 1/4000 出生次，其中一半为散在病例，由更新的突变所引起。除脊神经纤维瘤外，NF_1 临床表现包括咖啡色素斑、皮肤结节、骨骼异常、皮下神经纤维瘤、周围神经丛状神经瘤，并发某些儿童常见肿瘤，如视神经及下丘脑胶质瘤、室管膜瘤。椎管内神经纤维瘤远比发生在椎管外的神经纤维瘤少。NF_1 基因编码的神经原纤维，是属于 GTP 酶激活蛋白家族的分子（220-KD）。GTP 蛋白由其配体激活参与 ras 癌基因的下调。目前推断 NF_1 基因突变导致变异的基因产物形成，从而不能有效地引起 GTP 的脱氧反应，因此，促进 ras 基因上调，加强了生长因子通路的信号，最终导致 NF_1 肿瘤的特征产物出现，形成了 NF1 肿瘤。

NF_2 首次被公认独特的肿瘤类型始发于 1970 年。其发生率相当于 NF_1 的 10%。双侧听神经瘤是其定义的特征，但其他颅神经、脊神经和周围神经的雪旺氏细胞瘤亦很常见。皮肤表现较少发生，与 NF_1 "周围性"相比较，NF_2 似乎更加"中枢性"。NF_2 基因编码的蛋白质似乎是介导细胞外基质和细胞内构架之间的相互作用，有助于调节细胞分布与迁徙。这种肿瘤抑制功能的丧失似乎是隐性特征，需要在每个 NF_2 等位基因上含有匹配的突变。零星发生的雪旺氏细胞瘤及脑膜瘤常在 22 号染色体上产生细胞行为异常。肿瘤形成的确切机制至今仍在研究中。Lothe 的新近研究表明某些恶性周围神经鞘瘤的形成是与 17 号染色体短臂上的 TP53 肿瘤抑制基因的失活相关。

（四）临床表现和诊断

椎管内神经鞘瘤的患者常表现出局部疼痛、根性症状及与病变大小部位相关的脊髓损害征候群。由神经鞘瘤所引起的神经根性损害与脊柱退行性病变所致的损害临床上难以分辨。因为肿瘤经常位于椎管的侧方，脊髓半横贯综合征（Brown-Sequad 综合征）相对常见，大约 50% 的神经鞘瘤发生于胸段脊柱，其余分布在颈段至腰骶部椎管内。男女性别无明显差异，症状通常发生在 40~60 岁年龄组。产生症状至建立诊断平均时间为 2 年。当神经鞘瘤发生在年轻患者或者有多个病变时，应该高度怀疑存在神经纤维瘤的可能。在核磁共振影像上，神经鞘瘤 T_1 加权像常表现为等密度，T_2 加权像为高密度。注入强化剂后，病变明显增强，边界清楚。侵袭性和破坏性变化不是肿瘤的特点，其存在提示有恶性倾向或其他诊断可能。MRI 能够构化出肿瘤与脊柱和毗邻关系。在颈椎部位，肿瘤和椎动脉的关系十分重要，因此可以在常规的 MRI 检查同时，加作 MRA 显示血管特征。如果 MRI 及 MRA 诊断仍不明确，或需要进行术前栓塞椎动脉，仍需要进行有创的脊髓血管造影检查。这些措施很少需要实施，但当处理恶性神经鞘瘤时，有时应考虑。虽然 CT 检查总体上比 MRI 包含的信息量要少，但在显示肿瘤钙化及其脊柱的骨性解剖结构时，仍具有优越性。这些检查优势在鉴别神经鞘瘤与脊膜瘤或起源于骨结构的肿瘤时尤为重要。在测量椎弓根大小、椎管直径及其椎体高度为植入硬件进行脊柱内固定时,CT断层常为必需的检查。平片检查虽然能发现50％的病人有异常表现,但已不作为椎管神经鞘瘤的常规检查。放射学异常发现,如脊柱侧弯、椎间孔扩大、椎弓根或椎板变薄及椎体塌陷等,常缺乏特异性。

对硬膜内肿瘤,主要的鉴别诊断是脊膜瘤。脊膜瘤常好发于胸椎部位。但发病率女性明显高于男性。肿瘤很少生长至神经孔,并表现出椎旁肿块。对于肿瘤中心位于神经孔或椎旁软组织的病变,鉴别诊断应考虑到起源于交感链或背根神经节的神经节细胞瘤、神经母细胞瘤、副神经节细胞瘤或起源于局部的癌及肉瘤向心性扩展等病变。

(五)外科治疗

1.病人选择　从手术切除的角度看,仔细分析硬膜内外、椎旁及其多个节段的定位是十分必要的。术前得出准确结论有时比较困难,但这些考虑有助于外科医生决定是否扩大手术暴露或计划分期手术及其联合入路等。对于无症状的偶然通过影像学检查发现的肿瘤,通常采取系列的临床及放射学跟踪监测,这种情况在NF2病人中较为常见。较大的肿瘤压迫脊髓变形或在监测之下进行性增大,尽管病人无症状,但仍应该考虑手术治疗。除非特殊例外情况,有症状的肿瘤患者,应该考虑手术治疗。迄今认为良性脊神经鞘瘤对放疗和化疗均无效果,手术为最佳选择。

2.硬膜内肿瘤　绝大多数神经鞘瘤表现为硬膜下髓外病变,没有硬膜外扩展。通过常规的椎板切开,硬膜下探察,显微技术切除,肿瘤均能得到全切除。可采用俯卧位,这种姿势可以保证血流动力学稳定,减少脑脊液的流失,手术助手易于参与等优点。对于巨大的颈髓部位的肿瘤,在运送病人过程中,要特别注意姿势,防止引起脊髓损伤。鼓励在清醒状态下使用纤维光导引导下行麻醉诱导,病人俯卧位时,应保持颈椎中立位。我们习惯使用三钉头架固定头颅,防止眼球及其面部在较长时间的操作中受压。胸部和腹部中央应该悬空保持最佳通气状况并减少硬膜外静脉丛的压力。在颈部操作过程中,手术床的头部轻度提高,有助于静脉回流。使用能透放射线的手术床便于在行胸椎及腰椎的操作过程中使用术中透视进行术中肿瘤定位及其放置脊柱植入材料。在脊柱暴露的过程中,使用适量的肌松剂是有益的,但在分离邻近的神经组织时,应避免使用肌松剂,便于评估自发的肌肉收缩及其术中刺激所诱发的反应。术中监测感觉及运动诱发电对处理有损害脊髓功能潜在危险的巨大的肿瘤具有一定价值。

在切开椎板之前准确的术中定位十分重要。在颈椎,由于第2颈椎棘突特别明显,定位不存在困难。在下颈椎水平及脊柱的其他水平,术中拍片或透视,识别标志为:第1肋或第12肋或腰骶联合部,比较术野中的节段水平与术前的定位是否相符合。椎板切除范围应该在嘴侧及尾侧涵盖整个肿瘤。脊椎侧块及其关节面连接应保留,除非需要作椎间孔探察时,才有可能作部分切除。较小的病变,位于椎管侧方者,可以通过单侧椎板切开,完成肿瘤的切除。在剪开硬膜之前,准确充分对硬膜外止血,便于有效使用手术显微镜。硬膜切开范围,应超过肿瘤两极,仔细的缝合固定将有利于硬膜外的止血。尽量减少对脊髓的牵拉及旋转。用较小的棉片分别置入肿瘤两极处的硬膜下腔。减少硬膜下腔的刺激。神经鞘瘤的起源是背侧感觉根,肿瘤不断生长,侵入侧方及侧前方的硬膜下腔,蛛网膜产生粘连增厚反应,包裹肿瘤,应尽力保留蛛网膜的完整。

一般很容易找到肿瘤与脊髓的界面,而在分离肿瘤与脊神经前根的界面时,当肿瘤巨大时,比较困难。背侧神经根进入肿瘤,需要切断之,偶尔可引起神经功能缺失。

较大的肿瘤或粘连紧的肿瘤可以使用吸引、电凝、超声波及激光等技术,先作瘤内切除,再分离肿瘤与脊髓之间的粘连。通过不断改变瘤内瘤外的操作,即使较大的肿瘤亦易切除。在颈椎操作过程中,术者应注意保护嘴侧副神经的脊神经根,这些神经根往往位于肿瘤的前面。当证实肿瘤全切除后,获得绝对的硬膜下止血,严密缝合硬膜,通常可能需要自身筋膜作为硬膜修补,获得较为轻松的缝合。

呈哑铃状生长的肿瘤进入神经孔,通常需要较为广泛的暴露,甚至切除部分或全部的关节面。硬膜切开,可呈"T"型,暴露受累的神经根及其硬膜,某些病例,通过显微分离可以将受累的和未受累的神经束分离开,尤其对于侵犯臂丛或马尾神经的肿瘤,应仔细分离存在重要功能的神经根。术中使用神经刺激器直接刺激神经根,有助于对有功能的神经辨认。虽然有部分学者认为对受累的神经根如有重要功能,可采取保守的措施,保留神经根,但由于存在肿瘤复发的可能,因此在术前对于存在神经潜在损伤的危险时,应该对病人充分解释,力争全切除。对需要硬膜内外切除肿瘤,术后硬膜缝合是一大挑战,严密的缝合难以达到。有时在神经根出口水平的硬膜袖套处近端增厚,通常不需要缝合。此时可以通过游离的筋膜组织附上纤维蛋白胶粘贴在硬膜缺损处。其余层次的缝合一定要对位良好,防止术后脑脊液漏,如果术中修补特别薄弱,则可以放置腰部引流管数日。

起源于 C_0 和 C_1 神经根的神经鞘瘤由于其与椎动脉的关系,常出现特殊并发症,椎动脉走行在环椎横突孔,在颈 1 侧块后方的椎动脉切迹内走行,在枕骨大孔区硬膜内进入颅内。颈神经根向远端行走通过横突,通过椎动脉内侧。神经根和椎动脉的近端极易受损,术前应该重点评估,尤其在颈 1 和颈 2 水平,椎动脉常被肿瘤包裹,单纯后正中暴露,有时控制近心端椎动脉比较困难。可以考虑放置球囊导管于椎动脉近心端,然后切除侧块的尾侧部,暴露病变部位的椎动脉内侧,从而便于控制近端椎动脉。

3.椎旁肿瘤和椎管内外肿瘤　硬膜下和椎间孔内肿瘤通过椎板切除和椎间孔切开均能有效地获得手术切除。肿瘤侵及颈部、胸腔或后腹膜时需要前侧方、侧方,或扩大的侧后方入路进行。如果较大的硬膜下肿瘤同时合并存在椎旁肿瘤,则可考虑联合入路或分期手术切除之。一般而言,对绝大多数病例,我们选择常规后正中入路首先切除硬膜内病变,这样保证脊髓和神经根能和残留的肿瘤分开,这样可减少随后的椎管外肿瘤手术切除时所造成的牵拉损伤。

在上颈椎,椎旁肿瘤没有显著压迫前方的椎动脉时,可以通过旁正中切口暴露中心为 C_1 和 C_2 棘突和横突中点。作 C_1 的半侧椎板切开术,暴露椎动脉的 C_0 至 C_1 段。对 C_1 神经根的病变,应联合较小的开颅,其前界为乙状窦侧方。对于肿瘤位于椎动脉前方者,从后方切除肿瘤,有较大的损害椎动脉的危险,故应选择侧方入路。可选用耳后"S"形切口,中心位于 C_1 至 C_2 横突。胸锁乳突肌应从乳突尖部离断,并向前方牵引。应该仔细分辨和保护副神经。椎动脉位于颈内静脉和胸锁乳突肌之间。

对胸椎椎间孔外的较大肿瘤,可以通过前侧方经胸腔入路、胸膜外入路或改良的肋骨横突切除后路进行肿瘤切除。虽然对相邻的胸膜要仔细保护,如果有所损伤,常规不需要放置胸管,除非合并相应部位的肺损伤时,导致了气胸,应作胸腔闭式引流。如果胸膜破损,应予以缝合或修补,这样做可以减少胸腔 CSF 漏。进入椎体内的肿瘤内容物可以使用剥离子将其完全刮除。由于一侧肋骨切除合并一侧椎旁切除及关节突切除，易形成侧弯畸形，因此，需要作后路钩棒或螺钉棒内固定术，恢复相应部位的脊柱稳定性。如果后路需要双侧暴露，则后路固定是必需的。

腰椎旁病变可以采用后腹膜外入路，但由于椎旁肌肉深在，髂骨覆盖，对腰骶部肿瘤的暴露显得较为困难。通过对椎旁肌肉的仔细分离能够保证其内侧及侧方均能牵引开，并且切除部分髂嵴骨质等措施，均能增加暴露。我们比较赞同采用直接后路暴露椎管内及椎间孔内外呈哑铃形的肿瘤，作子术切除，对于较大的椎旁肿物，采用联合的常规的后腹膜入路。通常首先进行后正中入路操作及其完成相应的脊柱稳定固定术。然后将病人去除消毒敷料，重新摆体位，侧屈俯位，保持椎旁病变位于最高点。这一入路可以直视上、中腰椎区域病变。如果切除第 12 肋，将有助于暴露 L_1 椎体和膈肌附着点结构。腰大肌向后游离，便于显露椎体前侧方和椎间孔。腰丛通常位于腰大肌深面，如果椎旁肌肉与肿瘤粘连紧密或者分离困难，通常容易引起神经损伤。如果肿瘤浸润在腰大肌，则通过囊内切除与囊外分离，阻断肿瘤与腰大肌的粘连结构。术中神经电刺激对于鉴别因肿瘤压迫变薄或拉长的神经组织与肌纤维组织有一定价值。

神经鞘瘤亦可位于骶管内或骶管前。原发于骶管内病变可通过后路骶管椎板切除，暴露肿瘤。肿瘤充满整个骶管并不常见，如果这样，则术中对未侵犯的神经根辨认和保留非常困难。术中直接电刺激和括约肌肌电图将有助于保护上述所及的神经组织。如果 S_2 到 S_4 神经根，至少一侧保留完整，则膀胱及直肠括约肌功能将有维持的可能。较小的骶骨远端病变可以通过后路经骶骨入路切除。在正中切开骶骨椎板后，识别并切除骶管内病变成分，然后切断肛尾韧带，这样便可以用手指分离远端骶前间隙，在分离好骶尾部肌肉后，切除尾骨与远端骶骨，用手指钝性分离，游离肿瘤与直肠结构基底周围的疏松组织，然后根据肿瘤大小和特征进行整块切除或块状切除。

4.恶性神经鞘瘤

当脊柱脊髓发生恶性神经鞘瘤（MPNST）侵犯时，控制肿瘤的目的通常难以达到。如前所述，MPNST 可以散发，或为放疗的后期并发症，多达 50％ 的病例发生于 NF。脊柱 MPNST 的外科治疗目的主要为姑息性治疗，缓解疼痛和维持功能，然而由于肿瘤具有局部恶性破坏倾向，因此最佳治疗措施仍为大部切除加局部放疗。化疗无肯定疗效。病人的生存率为数月到一年左右。

（六）结论

椎管良性神经鞘瘤是常见肿瘤。绝大多数通过椎板及椎间孔切开能得到肿瘤切除。肿瘤全切除为治疗目的。椎旁神经鞘瘤可以通过不同的手术入路得到切除，在颈椎，可经扩大后侧方入路；在胸腔，可经后侧方或侧方胸膜外入路；在腰椎，可经腹膜后入路。脊柱恶性神经鞘瘤的治疗仍具挑战性，外科治疗不是治愈性的，但仍为最有效的治疗手段。对恶性神经鞘瘤患者，手术对缓解疼痛与维持功能仍存在积极意义。

三、髓内肿瘤

脊髓髓内肿瘤在脊髓肿瘤中并不少见,髓内肿瘤基本上分为两大类:一类为原发性髓内肿瘤;另一类为继发性髓内肿瘤。后者较少,常为颅内肿瘤向椎管内播散性肿瘤,如髓母细胞瘤、生殖细胞瘤、更少见的星形细胞瘤、多形性胶质母细胞瘤或第四脑室室管膜瘤等。原发于脊髓的胶质瘤向颅内播散者是非常罕见的。

虽然脊髓和脑的细胞构成一样,但脊髓内的胶质瘤与脑的胶质瘤相比脊髓髓内的肿瘤要少得多。原发于脊髓髓内的肿瘤可生长在任何脊髓节段,以颈胸部为主。髓内室管膜瘤以颈段为最多,星形细胞瘤颈段与胸段相比大致相同。

(一)概述

髓内肿瘤的发病率有不同的报道,近 10 年来神经影像学的发展、显微神经外科手术技术的提高,髓内肿瘤得到较为合理的治疗,手术治疗经病理证实的大宗病例得到了较为准确的结果。

北京市神经外科研究所从 1955～1976 年共统计颅内胶质瘤 2294 例,同期脊髓内胶质瘤仅 64 例。二者比例为 35.8∶1。国内中国人民解放军院校综合报告 507 例脊髓肿瘤中,胶质瘤 62 例(12.1％)。Nittner 综合国外 4885 例脊髓肿瘤报告中,胶质瘤占 15.9％。

北京天坛医院神经外科最近统计一组数字,21 年中共收治椎管内肿瘤 2403 例,其中脊髓髓内肿瘤 407 例,占椎管内肿瘤的 16.9％左右。

本病的性别差异不如脊膜瘤显著,但也有不少报道脊髓胶质瘤以男性居多,本组病例性别差异不大。各年龄均可发生脊髓髓内胶质瘤,发病高峰在 38 岁左右,60 岁以上者发病少见。

(二)病例类型

髓内肿瘤以室管膜瘤常见,其次为星形细胞瘤,但在统计髓内肿瘤时,因部分室管膜瘤好发于马尾圆锥部位,讨论髓内肿瘤时,马尾圆锥部位的肿瘤一般不包括此类病例。其他肿瘤包括血管网织细胞瘤、海绵状血管瘤、脂肪瘤、转移癌和结核瘤,少见占位病变有囊虫、黑色素瘤等。按病变部位分,以颈胸段最常见,占80％以上。本组病例中室管膜瘤占48.4％,星形细胞瘤占20.1％,脊髓髓内肿瘤与脊髓空洞有密切关系,但根本原因尚不清楚。血管网织细胞瘤占8.8％。室管膜瘤的病例中,颈段明显高于胸段的发病率,颈段髓内室管膜瘤是胸段的两倍,而星形细胞瘤颈胸段髓内肿瘤的发病率几乎各占 50％左右。

(三)临床表现

1.病史　脊髓胶质瘤的病史时间相差很大,最短的只有半个月,最长者达 10 年以上,小儿平均病史为 9.5 个月,而 40 岁以上者平均病史达 5 年之久。当有外伤、发热时可能会促使脊髓压迫症状加速发展。单纯从病史来说,不能鉴别脊髓内或脊髓外肿瘤。一般说来,圆锥和马尾部肿瘤的病史比颈、胸段脊髓者为长。

2.首发症状　首发症状以疼痛最多见(文献中有报道为60％～68％)。引起疼痛的原因是多方面的,如肿瘤可压迫脊髓丘脑束的纤维,可侵及后角细胞,长肿瘤的脊髓可使相应的神经根和硬脊膜压向脊椎骨,局部脊髓可因肿胀缺血而引起疼痛。疼痛可较剧烈,可为单侧,也可为双侧,但往往不如神经鞘瘤所引起的疼痛强烈。如病人诉神经根性疼痛,其性质似灼痛、咬痛、刺痛或扭痛者,则应想到可能是后角细胞刺激所致。

首发症状中运动功能障碍者占21%,感觉异常者占18%,可以双侧不对称。临床上感觉异常包括感觉分离作为首发症状可能远比运动障碍来得早,但由于不易被患者所注意,等到出现运动障碍后才引起注意,括约肌功能紊乱作为首发症状却很少见。

3.入院时的症状和体征

病人来院时大多数已有不同程度的肢体运动障碍,病人来院时有疼痛症状者达85%,诉肢体麻木或束带感者达43%,有不同程度的排尿功能障碍为52%,便秘者为18%。大部分有明显锥体束征,但未发生瘫痪。有较明显肌萎缩者约占1/3,从理论上讲脊髓内胶质瘤引起上神经元瘫痪不会产生典型的肌萎缩,但事实上却并不很少见,这可能是由于瘫痪后的废用引起,肿瘤压迫某些节段的脊髓神经,或由于疼痛而使病人活动减少。相应部位的棘突压痛和腰部运动受限,比在脊膜瘤和神经鞘瘤等脊髓外肿瘤的病例少见。

(四)诊断

除详细询问病史和反复核实存在的体征以外,还应辅以必要的辅助性检查,如脊柱X线平片,除外椎体病变的存在。目前临床最常选用的方法,脊髓计算机断层扫描(CT)及核磁共振(MRI)。

1.脊柱X线平片　直接征象为肿瘤钙化影像,在胶质瘤中很少见。间接征象是肿瘤压迫引起的椎管扩大,椎弓根间距离加宽或局部骨质腐蚀破坏,多个椎体内缘呈弧形吸收。一般征象包括脊柱侧弯、脊柱前突、脊柱裂等。但很多临床医生将脊柱X线平片被忽略。

2.脑脊液动力学试验　在目前CT、MRI诊断非常普及的情况下,脑脊液动力学试验仅作为CT、MRI诊断尚不确切的情况下与非肿瘤性疾病相鉴别时采用。

3.脊髓造影　核磁共振及CT扫描等先进手段的应用,脊髓造影已很少采用,脑脊液动力学检查、脊髓椎管造影会加重病情。

4.术前误诊　脊髓胶质瘤的症状常不典型,不少病人史相当长,有时在外伤或发热后起病,因而较易延误诊断。其中以误诊为蛛网膜炎最多,风湿症和颈椎病次之,早期的脊髓内肿瘤不易确诊,对不能排除的病例应行必要的随诊。CT和MRI对确定诊断有积极意义。核磁共振检查是诊断椎管内及髓内肿瘤最好的方法。

5.髓内肿瘤的核磁共振表现

由于脊髓髓内肿瘤症状缺乏特异性,诊断主要依靠影像学检查。CT,MRI问世前,常常脊柱平片和脊髓造影诊断,诊断既困难,又会加重病情。MRI的出现使髓内肿瘤能够早期、简便、确实地得到诊断。病理性质不同,影像学特征也有所不同:

星形细胞瘤:常见于10~50岁,占椎管内肿瘤的6%~8%,最常发生于颈段和胸段脊髓,多数为良性,约7.5%。多数星形细胞瘤单独发生,神经纤维瘤病一型常合并星形细胞瘤。组织学形态常有二种类型:侵润生长的星形细胞瘤和局限生长的星形细胞瘤。MRI常无特征性改变,T_1示受累脊髓广泛增粗,可以有高信号(出血)或低信号(囊变)混杂。T_2常为高信号。增强示:可见肿瘤强化,并可见与水肿带分界。部分星形细胞瘤无强化,生长越缓慢的肿瘤强化越不明显。肿瘤增强程度与病变区域血流增加和脊髓屏障破坏有关,也就是说与肿瘤良性程度有关。星形细胞瘤增强常不规则且呈多样性,肿瘤增强对活检和手术有帮助。增强扫描有助于鉴别囊性肿瘤和脊髓良性囊肿。有报道,脊髓囊肿发生于肿瘤内者13%,邻近肿瘤者74%。邻近肿瘤的囊肿液清亮,囊壁为胶质细胞;而肿瘤内囊变囊液为血性或高蛋白液呈橙色。邻近肿瘤的囊变不强化提示为非肿瘤性囊变。星形细胞瘤可同时存在新鲜和陈旧出血,其影像学表现与出血时间有关。急性出血(三天之内)T_2像为低信号,3～7天T_1像主要以高信号为主,T_2像常为混杂信号。组织学上,恶性星形细胞瘤富于血管,与脊髓无边界,所以手术中辨认肿瘤-脊髓边界困难。

室管膜瘤:好发年龄为40～50岁,可发生于脊髓任何部位,以胸段和颈段最常见。影像学表现与星形细胞瘤有一定程度的区别,肿瘤上端及尾端合并囊变是常见的标志。但肿瘤内囊变少见,MRI为较均匀强化,或混杂信号。部分病例肿瘤可突出至脊髓表面,甚至达蛛网膜下腔。

血管网织细胞瘤:不常见,有报道占脊髓肿瘤的2%。均发生在髓内,分二种类型:

(1)完全位于脊髓髓内中心;

(2)软膜性肿瘤,部分突出到脊髓表面,有作者将软膜型肿瘤归为髓外肿瘤。肿瘤好发于30～50岁成人,男性多见。常常发生于VonHippel-Lindau′s病。VonHippel-Lindau′s病中,5%合并脊髓血管网织细胞瘤,36%～60%合并颅内血管网织细胞瘤。髓内血管网织细胞瘤常常合并脊髓空洞症。肿瘤常常有囊,有报道,肿瘤有囊或病变上下脊髓增粗者占67%。影像学表现为囊性病变,壁上有结节,T_1为边界清楚的低信号,T_2为高信号,增强可见肿瘤结节明显强化。

脂肪瘤:少见,可发生于脊髓内或终丝,T_1,T_2均为高信号,脂肪抑制像可鉴别出血或脂肪。

转移癌:转移癌主要累及椎体或硬膜外组织,髓内转移癌少见。髓内转移癌占中枢神经系统转移癌的1%。来源包括:肺癌、乳腺癌、淋巴瘤、结肠癌、头颈区肿瘤、肾上腺肿瘤等。以胸段最为常见,起病急,影像学示病变较局限,长T_1,长T_2,可见不规则强化。

有些神经鞘瘤病例可发生于脊髓髓内,但比较少见,本组仅见5例,其中2例为恶性。脊髓髓外神经鞘瘤也可累及数个脊髓阶段,应与髓内肿瘤鉴别,增强扫描有意义,特别是轴位扫描,常常可见肿瘤通过椎间孔累及椎管外。

(五)脊髓内肿瘤的显微外科治疗

1.概况 20世纪70年代以前,脊髓髓内肿瘤的治疗对策,由于顾及到肿瘤切除会加重脊髓的损伤,一般多倾向于保守治疗,采取切除椎板减压、活检、继之放疗。如果肿瘤较小,又接近脊髓背侧,则可争取切除;如果肿瘤较大,切除肿瘤可能会导致瘫痪、大小便障碍及呼吸功能障碍,因此,许多神经外科医师望而却步。

随着CT、MRI等多种医学影像学技术的发展及显微外科技术的广泛应用,脊髓内肿瘤的手术治疗取得了很大的进展。国内天坛医院王忠诚、华山医院徐启武等分别报道了脊髓髓内肿瘤的显微外科手术治疗,疗效显著。越来越多的学者认为,显微手术切除肿瘤是目前对脊髓髓内室管膜瘤、血管网状细胞瘤和部分边界清楚的星形细胞瘤唯一有效的办法。

脊髓髓内肿瘤最常见的是室管膜瘤及星形细胞瘤,其次是血管网状细胞瘤、海绵状血管瘤、脂肪瘤、神经鞘瘤,转移瘤则相对少见。

各种不同病理类型的髓内肿瘤,其临床表现及 CT、MRI 等影像表现上各有其特征,早期诊断髓内肿瘤的位置及性质,已成为现实。

髓内肿瘤的手术效果在很大程度上取决于手术时脊髓的功能状态,因此,早期诊断,及时手术,将会获得较好的疗效,如果等肿瘤几乎占满整个椎管,受挤压的脊髓功能可能已近衰竭,稍加手术干扰或损伤,便会出现严重的功能障碍,预后较差。

2.手术时机及手术适应证

对髓内肿瘤手术时机的看法存在两种观点:一种认为,一旦诊断清楚,即使病人神经系统状态还良好亦应立即手术;另一种认为,手术应在病人神经系统状态进行性恶化时施行。天坛医院的 407 例临床手术结果表明:神经系统功能中度障碍时,主要表现明显疼痛与感觉异常,受累肢体肌力 3～4 级,部分丧失自理能力,但无生命危险,手术后神经系统功能均显著改善;而术前已出现严重脊髓功能障碍,甚至呼吸障碍,则手术后脊髓功能难以恢复。作者曾做一例 $C_2 \sim C_6$ 脊髓髓内室管膜瘤切除,术前四肢肌力为 0～1 级,呼吸浅弱,以致丧失,术后自主呼吸出现,每天能坚持半个小时至 2 小时的自主呼吸,但难以持久,肌力恢复至 2～3 级,术后 34 天,因多种并发症及经济因素,放弃治疗而死亡。对于术前神经系统功能状态良好,病灶相对较小者,术后可以出现神经系统功能恶化,甚至恢复不到术前状态。因此,脊髓髓内肿瘤的手术时机,最好选择在病人神经系统状态中度障碍时,这样会取得良好的效果。

就大多数脊髓髓内肿瘤而言,显微手术切除肿瘤是唯一有效的办法,因此,只要手术时机允许,患者全身状况无恶化,都应积极行手术治疗。室管膜瘤、血管网状细胞瘤分化良好的星形细胞瘤,术后原有神经功能障碍均能大为改善。星形细胞瘤与周围无明显界限时,要真正全切除是不可能的;术后均要辅以常规的放射治疗。髓内脂肪瘤属于软膜下肿瘤,通常紧贴或侵入脊髓组织中,手术只能大部分切除,一般可较长时间控制肿瘤的生长和病情的恶化。至于髓内转移肿瘤,手术切除对改善脊髓功能有一定的价值。

3.术前准备及手术技术要领　术前要充分分析手术部位的解剖,要根据病史特征及 MRI 或 DSA 等影像的改变,决定肿瘤的部位、范围、性质,以及术中、术后可能发生的问题及防护措施。

手术前可采用计算机辅助脊柱导航系统,帮助术者了解在复杂的脊柱手术中未暴露区域的解剖关系。它的原理是通过术前获取脊柱及病变的 CT 影像,在计算机系统中进行三维重建;在手术中,利用定位系统对导航棒或手术器械的位置进行实时跟踪,并将其位置和术前重建的三维图像共同显示在屏幕上,外科医生通过观察导航棒或手术器械和脊柱的相对位置引导手术操作,天坛医院神经外科在 2001 年 3 月至 2003 年 12 月期间共在计算机辅助导航系统下实施了 41 例脊柱导航手术:椎管内外占位性病变 37 例,内固定手术 4 例。病变位于颈段 9 例,胸段 17 例,腰段 13 例,骶尾段 2 例。结果占位性病变,在手术显微镜下全切 33 例(89.2%),2 例近全切除,2 例大部切除。内固定手术 4 例,共植入 26 枚螺钉,未发生螺钉穿破皮质及损伤脊髓和神经根。术后患者恢复良好34例(82.9%)。计算机辅助脊柱导航系统作为一种手术辅助方法为医生实施脊柱脊髓手术提供了重要的帮助,它的适应证非常广泛,如脊柱创伤,畸形,退行性病变及占位性病变等等,能够起到缩短手术时间、减少手术损伤、定位准确、降低手术并发症的作用,同时它在术前计划及手术教学等方面有着巨大的潜力。

脊髓是很娇嫩的组织,稍受挤压或碰撞,即可造成永久性的障碍。因此,手术时在手术显微镜下,要精确操作。牵拉肿瘤时要轻柔,分离时,最好将肿瘤向脊髓的对侧轻轻牵拉。操作要准确,术野要清晰,手要稳,不能晃动及误伤,要有耐心。巨大肿瘤的手术费时长,高度集中精力的操作,难免疲劳,要坚持一丝不苟。吸引器的力量不能过大,双极电灼的功率不能过强,电灼时间不能过久,冲洗脊髓时,不能直接向脊髓喷射。

4.几种常见的髓内肿瘤的手术切除方法

(1)室管膜瘤:室管膜瘤是由脊髓内的神经管内室管膜发生的,在中央管内上下生长,其边界清楚,表面有细微假性包膜,质软,血液供应中等。肿瘤上下两极几乎均有囊液或空洞形成,多少不等,肿瘤可长达几个椎体甚至十几个椎体,横径也不一,严重者可破坏脊髓,使肿瘤突到表面。

手术开始要精确定位,使实质肿瘤完全位于视野内,上下囊肿腔也要包括一部分。从切开皮肤到硬脊膜打开,同一般脊髓手术步骤。切开硬脊膜,观察脊髓形态,血管分布,中线结构是否偏移,确定肿瘤大体长度。由肿瘤的顶端或末端于中线纵行剪开蛛网膜及软膜,应尽量严格找到后正中沟逐渐深入分开至肿瘤,遇有动静脉位于中线时,在不损伤两侧的上下行传导束的情况下,应尽量避免损伤血管。纵行切开时先分离肿瘤的一端,沿囊肿与肿瘤界面剥离,然后再切开脊髓的两侧沿肿瘤纤维水肿带,用低功率双极电凝剥离,直至肿瘤的另一端到囊肿,四周按以上操作剥离。如果肿瘤过长,用标本钳提起肿瘤分别由两端向中部会合,最后再完整取下:要特别注意防止误伤脊髓前动脉。肿瘤一般有假性包膜,一般不要将肿瘤分块切除,分块切除肿瘤容易出血,影响手术视野,会造成脊髓正常组织损伤加重,肿瘤又容易有残留。有作者提倡先用瘤内超吸,后剥离瘤壁,由肿瘤上下极由浅入深向中心剥离,直至全切除肿瘤,残余肿瘤分块切除,认为此种方法有利于辨别和切断来自脊髓前动脉的肿瘤供血血管,减少出血及手术损伤正常脊髓组织。天坛医院407例脊髓髓内肿瘤,其中室管膜瘤,很少分块切除及使用超吸,因室管膜瘤供血不十分丰富,完整切除会大大减少出血。一定要沿肿瘤与胶质纤维带之间切除肿瘤,否则会造成正常脊髓组织损伤。用剥离子牵拉脊髓时一定要轻柔,接触肿瘤侧稍重一点而脊髓侧一定要精细,尽量用小棉片保护好再牵拉。有些肿瘤实质很脆,在分离中易被撕碎,牵拉时应小心。若在肿瘤分离过程中发现肿瘤与脊髓界面不清楚时,应停止在此部位的剥离,改变一下方向,始终沿肿瘤界面分离,直至将肿瘤全切除。瘤床小渗血用海绵轻压即可止血,冲洗证实无出血后,连续缝合硬脊膜。

(2)星形细胞瘤:星形细胞瘤与其他髓内肿瘤在影像上改变截然不同,常无明显边界,肿瘤常偏一侧或突出到脊髓表面,后正中沟很难确定。所以在手术中切开硬脊膜后,脊髓表面色泽、血管分布大致正常,或略有改变,脊髓增粗,脊髓纹理消失,血管稀少,脊髓呈灰白色。切开脊髓时,要锐性剥离,因为一般星形细胞瘤连同脊髓一起变硬,在显微镜下,色泽上略有区别,而异常组织为肿瘤或胶质样变性组织。肿瘤如为囊性,则囊在瘤内,囊壁即肿瘤,与脊髓无任何界限,而且质韧。囊液一般呈淡黄色或橘红色,若肿瘤质软,则多为浸润性生长的分化级别高的星形细胞瘤,仅能行部分或大部切除。如分界较清楚质稍硬的肿瘤应力争切除,但能达到全切除是非常困难的。肿瘤不能全切除者,要将侵蚀有肿瘤的部分脊髓沿后正中贯通切开,使未能切除的肿瘤向脊髓外生长,延缓对脊髓的压迫,起到减压作用,硬脊膜也不要缝合,使之更进一步减压,肿瘤切除后,提倡术后放射治疗,放射治疗对肿瘤起一定作用。手术中对冰冻诊断恶性胶质瘤者,如继续切除肿瘤或尽量切除肿瘤,是很不必要的,只有加重对现有脊髓功能的损伤,所以,有作者认为如为恶性胶质瘤应终止手术。星型细胞瘤是髓内肿瘤效果较差的一种,对脊髓浸润性损伤,手术切除肿瘤盲目性相对较大,因此手术中如有条件,行运动诱发电位和体感诱发电位监测脊髓功能,有助于减少手术对正常脊髓组织的损伤。

(3)血管网状细胞瘤:血管网状细胞瘤属血管源性肿瘤,但往往以软脊膜为基底或受累软脊膜与脊髓组织边界清楚,常有家庭史或个人其他脏器合并血管网状细胞瘤。脊髓多发性肿瘤也很常见,我们遇到一例合并脊髓有大小不等十几个肿瘤。手术切除肿瘤,剪开硬脊膜时尽量避免蛛网膜下腔出血,以利于观察脊髓表面改变。肿瘤在脊髓表面一般有两种情况:一种肿瘤完全位于髓内,外观同室管膜瘤大致一样,但血管增多,供应血管及引流静脉也在髓内;如脊髓腹侧或脊髓两侧;另一种在脊髓表面可见纤细弯曲的动静脉血管聚集,其中心部位可见粉红色肿瘤突到脊髓表面呈软脊膜型。于肿瘤上下极,相对沿中线剪开,仔细剥离,可见到肿瘤与脊髓间有纤维水肿带,在此层界面游离。遇到大的引流静脉避开处理,待四周大部分开,供血动脉被断离,最后处理引流静脉。此瘤一定要完整切除,分块切除出血剧烈,手术视野不清,容易损伤正常脊髓组织,而大大增加手术难度。供血动脉一般来自脊髓侧方或腹侧脊髓前动脉,首先要结扎供血动脉,最后处理引流静脉。否则引流静脉先处理会出现肿瘤怒张破裂使出血严重,增加手术切除的困难,并损伤正常的脊髓。肿瘤切除后,可连续缝合硬膜,术后使用脱水剂或激素减轻水肿。

(4)脂肪瘤:髓内脂肪瘤是一种先天性肿瘤,是由间质组织胚胎发育异常而引起的,常由完整的软脊膜层包绕,在肿瘤组织间混杂有神经纤维,好发于脊髓圆锥内,其边界清楚,但与正常脊髓组织相粘连极紧或脂肪颗粒侵入其中,故全切除肿瘤几乎是不可能的,只能将突出在脊髓表面的肿瘤切除或开放脊髓进行减压,勉强切除只有加重神经功能的损伤。因该肿瘤生长极缓慢,一定不能勉强多切除肿瘤,得到减压就达到了手术目的,并可长期控制肿瘤生长和病情变化。

(5)神经鞘瘤:脊髓内神经鞘瘤极罕见,与周围正常脊髓边界清楚,有包膜,但一般肿瘤偏一侧,而且往往肿瘤较大,影响脊髓腹侧较严重。肿瘤发生恶变或生长活跃的较多,质地软,血供丰富,与髓外神经纤维瘤完全不同,但因其边界清楚,多主张全切除,而与室管膜瘤相比手术中容易损伤脊髓,特别是高颈段脊髓内神经纤维瘤,一旦损伤即出现四肢瘫痪,呼吸功能障碍。天坛医院104例髓内肿瘤手术中遇5例髓内神经纤维瘤,其中,恶性者2例,5例均行全切除,效果满意,2例恶性者,虽然术后均行放疗,但分别在一年半及两年后复发,远期效果不佳。该肿瘤一般偏一侧,使得一至二组神经根被肿瘤浸润而被迫离断,手术后出现相应的神经支配区神经功能缺损。因肿瘤偏一侧,手术中神经纤维一般较室管膜瘤更容易损伤,所以手术操作要极为谨慎。

5.脊髓髓内肿瘤手术切除的疗效评价

髓内室管膜瘤手术全切除可达 90％～100％,天坛医院全切除率为 95％,次全切除率 5％,手术后神经功能障碍得到满意恢复。但大部分病人留有不同程度的感觉障碍,运动功能障碍无加重,全切除后极少复发,术后不需要放疗;而不能全切除者复发是不可避免的,应常规行放疗。

星型细胞瘤肿瘤切除程度与预后无明显关系。而肿瘤恶性程度与手术后病情发展有直接关系,尤其髓内星型细胞瘤,生长活跃者,可在几个月或更短时间内出现完全性瘫痪,肿瘤在镜下无论全切与否均会有复发,全切率仅有 35％～42％,手术后应常规放疗,髓内良性星型细胞瘤手术疗效是肯定的。

髓内脂肪瘤全切除几乎是不可能的,因该肿瘤组织与正常脊髓组织粘连非常紧,而血液供应十分丰富,剥离和切除都会损伤正常脊髓组织,勉强切除肿瘤会造成严重后果。颅内的脂肪瘤也是如此,也不能达到全切除。大部分切除即可达到有效内减压并长期控制肿瘤生长和病情恶化的目的。

脊髓髓内血管网状细胞瘤,肿瘤需要做全切除,不论肿瘤大小均应完整切除,可避免术中出血影响视野造成脊髓损伤,细心按肿瘤与脊髓纤维水肿带界面剥离,先结扎供血动脉,后阻断引流静脉,能够顺利进行,即不损伤正常脊髓使肿瘤完全切除,如分块切除该肿瘤会造成不可估量的后果,肿瘤全切除,术后几乎不存在局部复发,此肿瘤经常多发,手术前要详细全面检查,避免遗漏,如在相邻部位可一次性手术切除,远期疗效满意。

神经鞘瘤及髓内表皮样囊肿全切除有一定困难,易复发,全切除后不容易复发,但可能并发严重的神经功能缺失症状。

四、椎管内转移性肿瘤

(一)概述

椎管内转移瘤压迫脊髓较为常见,其真正发病率难以准确统计。因绝大多数患者一旦诊断为椎管内转移瘤后往往接受单纯的放疗或手术加放疗,或放弃治疗,因此,确定转移瘤的准确来源亦较为困难。Larson 报告美国大约每年有 2 万例椎管内转移瘤发生。北京天坛医院从 1980 年至 1990 年共收治椎管内肿瘤 842 例,其中椎管内转移瘤为 31 例(3.7％),其中男性占 24 例。天津杨树源等报告 402 例椎管内肿瘤,其中转移瘤为 76 例(4％),男女比例相近。由于统计学资料不够完善,因此,真正发病率和性别差异只供参考。

(二)病理

椎管内转移瘤原发病灶有时难以确定,癌细胞转移途径类似于脑转移,主要经动脉、静脉、淋巴系统及蛛网膜下腔脑脊液播散。全身各处的恶性肿瘤均可转移到椎管内。肺癌、肝癌、乳腺癌、甲状腺癌、消化道癌及其前列腺癌均可经动静脉系统转移至椎管。淋巴系统肿瘤如淋巴肉瘤,可以通过椎旁淋巴结经椎间孔直接侵入硬脊膜外,破坏椎骨及压迫脊髓。大约有2％～5％的淋巴系肿瘤侵犯椎管硬膜外,破坏椎骨并压迫脊髓。急性白血病,尤其是急性淋巴细胞性白血病可以浸润到椎管内硬脊膜或神经根及其脊髓血管壁,引起脊髓受压迫缺血或出血,导致脊髓功能障碍。

椎管内转移瘤可分布在椎管内或脊髓的任何节段,但以胸段最多见。椎管转移瘤绝大多数发生在硬脊膜外,一部分破坏脊椎骨质如椎体及邻近结构,引起压缩性骨折。脊髓内型及硬膜内型椎管内转移瘤很罕见,瘤细胞可通过神经根或蛛网膜下腔扩展入脊髓内。

(三)临床表现

椎管内转移瘤的临床病史特征往往无特异性。一旦出现脊髓压迫症状时,患者才就诊并进行脊髓针对性检查。此时,部分病例很难确定原发灶,因此对从原发灶到椎管内转移的时间无准确统计。

由于椎管内转移瘤绝大多数在硬膜外浸润性生长,故易侵犯脊神经根,因此疼痛为最常见的首发症状。神经根性疼痛从后背开始放射,常因咳嗽、打喷嚏、深呼吸或用力等动作而加剧。椎管硬膜外转移性肿瘤以疼痛为首发症状者占96%。夜间平卧位时疼痛更明显。神经根性疼痛部位与相应棘突压痛部位相符合,有一定的定位价值。由于病情发展迅速,患者就诊时出现不完全及完全性截瘫者约占86%。约14%尚未出现截瘫者以严重疼痛为主要症状。

(四)检查

对于存在恶性肿瘤病史的患者,如出现进行性脊髓受压迫症状,则诊断椎管内转移瘤十分容易,但这种典型病例极少。对于脊髓压迫为首发症状者,则需要结合相应的辅助检查,诊断并不困难。脊柱X线平片对椎管内转移瘤的价值比其他椎管内任何肿瘤为大。其主要特征是椎管周围骨质疏松破坏,以椎板及椎弓根骨质破坏最常见,其次为椎体破坏引起压缩性骨折。脑脊液动力学或脊髓造影检查在临床中很少使用。

CT扫描对椎管内转移瘤的主要价值在于能明确椎管周围骨质破坏情况,通过轴位骨窗像或三维重建图像,能清晰显示椎体、椎板及椎弓根处骨质破坏情况。对肿瘤本身轮廓显示则不如核磁共振敏感。

核磁共振对脊髓及其椎管病变特别敏感,首先能准确定位并对受累节段的脊髓、椎体、椎板、椎间孔等结构能明确分辨,因受肿瘤压迫邻近脊髓水肿或受压变形,常为高 T_1 及高 T_2 信号。注药增强检查后,往往发现病变能明显强化。总之,通过核磁共振检查能够准确发现椎管内转移瘤的位置、肿瘤本身特征,邻近脊髓与神经根的受压情况,为进一步治疗提供最准确的信息。

(五)诊断与鉴别诊断

对于中年以上有持续腰背痛患者,X线平片显示椎体有破坏或有肿瘤手术史或已发现原发病灶者,结合核磁共振与CT扫描诊断椎管内转移瘤一般不困难。但在临床应注意与下列疾患相鉴别:

1.慢性腰背疼痛 以椎间盘突出或椎关节增生最为常见。转移瘤的疼痛固定,持续进展不因休息或体位改变而缓解,常规镇痛剂效果不佳。对中年以上有上述疼痛者,应进行必要的检查。

2.脊柱结核 脊柱结核患者有时无明确的结核史,当结核引起椎体及邻近结构的破坏时,放射影像学常难以区别,临床上,经针对性的检查与一般保守治疗仍不能明确者,应行手术探察,进行针对性治疗。

3.嗜酸性肉芽肿 常有腰背疼痛,与椎管转移瘤相似,但此症多发生于儿童及青年,外周血中白细胞及嗜酸性细胞居多,病情稳定,可作长期随访观察,无特殊治疗。

(六)治疗

椎管内转移瘤通常压迫脊髓和神经根引起脊髓功能障碍或顽固性疼痛,往往以单纯放疗或手术后加放疗作为姑息性治疗,预后极差。血液系统恶性肿瘤,如淋巴瘤及其白血病均可侵犯脊髓或神经根,通常只作放疗选择。

对椎管内转移瘤的治疗强调以手术治疗、放疗及生物治疗为主的综合治疗,对患者生存率改善不明显。普遍认为,对椎管内转移的病人,无论作何种手术,术后存活率很少能超过一年以上,若出现截瘫,手术后神经功能的改善不明显。手术治疗的主要价值在于可以减轻脊髓及神经根受压程度,减轻疼痛,如可能尽量切除肿物,明确病理诊断为术后放疗及化疗提供依据。

椎管内转移瘤的手术适应证是:

1.全身情况尚能耐受手术者;

2.转移瘤压迫脊髓明显且为单发者;

3.剧烈疼痛行各种非手术治疗无效者;

4.原发癌已切除后出现的椎管内转移瘤。

手术禁忌证是:

1.合并全身广泛转移者;

2.原发病灶已属晚期;

3.发病 72 小时内已出现完全性弛缓性截瘫者;

4.虽为转移瘤但无脊髓明显受压者。

手术原则主要是作充分的椎板切除减压,并尽量作肿瘤切除以解除对脊髓的压迫。对个别顽固性疼痛者可做脊髓前外侧索切断术或前联合切开术。转移瘤病灶常与硬脊膜粘连紧密,只能做到部分或大部分切除,有的只做到活检。因此,术后再辅以放疗或化疗,使症状进一步得到缓解。

关于椎管内转移瘤的放疗,无论是单独进行或术后辅以放疗,均取得一定效果。由于正常脊髓组织对放射耐受程度极为有限。因此,在选择放射剂量时,应该对因高剂量放射引起的脊髓损害和因低剂量无法抑制肿瘤生长而导致的脊髓功能障碍进行权衡。在现代放疗设备与精确计划下,标准剂量为每天 $180\sim200$ rad,总剂量为 $5700\sim6100$ rad,放射并发症大约为 5%。放射剂量在 $6800\sim7300$ rad,放射并发症高达 50%。不少学者对椎管内转移瘤推崇 3000rad 放射总量,每次 300rad,共放射治疗 10 次。放射治疗所引起的副作用分为两类:瞬间放射性脊髓损害和迟发性放射性脊髓损害。瞬间放射损害症状通常为突发的,电击样疼痛由脊柱向肢体放射,症状通常对称分布,神经系统检查常无特殊阳性体征,瞬间放射性脊髓损害症状主要是由于脊髓后柱与侧方脊丘束神经纤维脱髓鞘所致,绝大多数病人未经特殊治疗,临床症状可以不同程度地自发性恢复。

迟发性放射性损害,通常表现数月的进行性神经功能障碍,包括感觉麻木、温痛觉减退等,往往持续数周至数年。虽然通过使用类固醇激素或高压氧治疗后可获得临床改善,但总的说来,尚无有效的办法治疗迟发性放射性损害。

椎管内转移瘤的化学药物治疗,则主要决定于原发性肿瘤的类型,有学者虽试用插管化疗治疗神经系统肿瘤,但尚无论据证明该方法比单纯静脉给药能延长生存率。

对转移瘤侵犯椎体引起广泛破坏,导致严重椎体压缩骨折者,一般状况较好时,进行根治性肿瘤切除,并以人工椎体植入辅以内固定技术,将有助于延缓截瘫发生和护理,提高病人生存质量。

五、先天性椎管内肿瘤

椎管内胚胎组织异位性肿瘤,系胚胎发育过程中残存的胚层细胞发展而成。依组织结构不同可分为表皮样囊肿、皮样囊肿、畸胎样囊肿及畸胎瘤。前两种是由外胚层组织发生而成,皮样囊肿仅含表皮组织及其角化物,表皮样囊肿除表皮及角化物外,还有真皮及其皮肤附件如汗腺、皮脂腺、毛囊等。畸胎瘤则含有三个胚层结构,畸胎样囊肿则含有两个胚层结构。"肠源性囊肿",组织学上以内胚层结构为主,可以认为属于畸胎样囊肿。椎管内脂肪瘤,实际上并非真性肿瘤,其组织学真正来源尚不清楚,通常合并其他先天畸形,如脊柱裂及脊髓膨出等。椎管内蛛网膜囊肿起源于脊髓的蛛网膜组织,甚至波及神经根鞘膜,这些囊肿相对不常见,但是必须与椎管内其他先天性囊性肿瘤及其炎症粘连所形成的囊肿相鉴别。

(一)表皮样囊肿、皮样囊肿及畸胎瘤

如前所述,此类肿瘤占天坛医院全部椎管内肿瘤的14.8%,比一般国外资料报道要高。男女比例相近。可发生在任何年龄。年龄最小者为8个月,最大者为52岁。囊肿可发生于椎管内任何部位,但以胸腰段、脊髓圆锥和马尾多见。病变以硬膜下层多见,较少部分位于髓内及硬膜外。

椎管内畸胎瘤是由起源于三个胚层的细胞混合而成的。由组织学特征,畸胎瘤可分为成熟的、幼稚的及恶性畸胎瘤三类型。畸胎瘤可以发生在全身许多部位,但发生在中枢神经系统者很少见,约占0.5%,倾向于发生在青少年,绝大多数在中线部位,包括松果体区、鞍上和鞍旁区及第4脑室。畸胎瘤在椎管内则更少见,一般多见于骶尾部,通常伴有脊柱裂。脊髓髓内畸胎瘤则更极为少见,文献报道31例椎管内畸胎瘤其中只有2例为髓内畸胎瘤,且为幼稚型和恶性畸胎瘤。椎管内畸胎瘤的起源尚存有争议。POeze等认为椎管内畸胎瘤可能起源于胚胎形成早期,幼稚生殖细胞错位,脊髓中央管室管膜憩室形成或胚胎发育异常等机制。有的病人可以在畸胎瘤邻近部位皮肤处出现成簇丛状生长的毛发,或伴有脊柱裂,这样表现的最可能为胚胎形成早期幼稚的生殖细胞错位所致。

此类肿瘤如果较小或无功能,通常无特异性临床表现。早期症状主要包括腰背疼痛、双下肢运动感觉及其反射异常、阳痿及膀胱与直肠括约肌功能障碍。与椎管内其他肿瘤相比较,此类肿瘤患者除发病年龄较轻,病程较长等情况外,还有如下特点:①因为囊肿主要位于脊髓下段,圆锥和马尾部较多,所以腰腿疼痛者较多,常呈钝痛或剧烈神经根性痛;②直肠膀胱功能障碍者较多,约80%以上的病人有排尿排便功能障碍;③运动系统损害可不典型,当囊肿合并腰骶部脊柱裂时,脊髓下端常被栓系固定于较低部位;④若合并皮毛窦时,常可以引发颅内感染,

亦有少数皮毛窦者,由于囊内容物刺激引起发热等表现;⑤通常合并其他先天畸形,如脊柱裂、腰背部皮肤和软组织异常,少数可有内脏畸形。

CT 与核磁共振对诊断椎管内皮样囊肿、表皮样囊肿或畸胎瘤具有明显优势。均能较好地显示肿瘤的异源性。在核磁共振影像上,表皮样囊肿及皮样囊肿均表现为 T_1 高信号或等信号,信号较均匀。而畸胎瘤则表现为混杂信号,常有完整的囊壁,内富含脂肪信号,可伴有或无瘤内强化结节,通常除发现肿瘤外,多伴有脊柱裂或椎体发育异常。

椎管内表皮样囊肿、皮样囊肿及畸胎瘤的诊断在核磁共振影像学技术发展的时代诊断并不困难,MRI 能够准确确定肿瘤的位置、大小、肿瘤特征及邻近脊柱脊髓发育情况,对于手术方案的拟定及预后的判断具有重要意义。对于有颅内炎症表现,特别是反复发作、腰背部有皮毛窦者,应该首先考虑本病的诊断。对于存在腰背痛、病史较长、年龄较轻且以双下肢运动及感觉障碍及大小便功能不良者,应警惕本病的可能,尽早行胸腰骶椎核磁共振检查,以便明确诊断。

奉病治疗的最佳选择是手术切除。手术过程中应尽量清除囊内容物,尽可能切除囊壁,对与脊髓或神经根粘连较紧的部分囊壁不宜勉强切除。皮样囊肿和表皮样囊肿全切除后,预后较好,复发率较低。对于部分切除的病例,症状亦可以得到较好的缓解。良性畸胎瘤手术切除后预后亦较好。对于椎管内成熟型的畸胎瘤产生的类癌瘤,预后尚不明确。若它们的生物学行为有恶性特征,则手术切除后应辅助放疗,近期疗效有改善,远期疗效尚不确定。对于椎管内恶性畸胎瘤,手术切除后辅助放疗或化疗的综合治疗方案,仍有待于进一步研究。

(二)肠源性囊肿

椎管内肠源性囊肿是罕见的发育畸形病变,可以压迫脊髓或引起栓系。这些囊肿起源于内胚层上皮组织融合形成的脊索残余。最常见于颈胸交界部位,亦可见于从小脑桥脑角至骶尾部位任何部位。可发生在脊髓侧面、背面或髓内。囊肿壁为多个有纤毛结构的单层柱状上皮组成,其下为基底膜和结缔组织。

肠源性囊肿可见于从新生儿到 50 岁左右的任何年龄组。以男性居多,大约为 3 : 2。通常除可合并脊柱畸形外,还可以伴有肠管憩室或肠管异位等畸形。肠源性囊肿以青壮年发病居多见,脊髓或神经根受压的症状与椎管内其他占位相似。病变部位相应的局灶性疼痛最为常见。病程较长时,常可引起运动及感觉障碍波动性发作,被认为与囊肿破裂,囊液产生与吸收相关,常需要与多发硬化相鉴别。如果合并存在背侧皮毛窦,常会引起细菌性脑膜炎。Agnoli 等报告 32 例椎管内肠源性囊肿,平均年龄为 24 岁,男女比例为 2 : 1。囊肿发生最常见部位是颈椎硬膜下髓外,其次为圆锥水平。只有 4 例发生在髓内。每一例神经系统检查均显示痉挛性瘫痪。

X 线平片检查通常可见脊柱裂、椎管扩大、椎体缺损、椎体分裂或脊髓裂等。若合并有小肠肠源性囊肿时,胸腹部平片可见,直肠移位或小肠内容物转移等情况。在鞘内注入造影剂后,行 CT 轴向薄层扫描,可见硬膜下髓外囊肿及其相应部位骨结构发育畸形。核磁共振检查是肠源性囊肿最好的检查手段。典型特征为分叶状硬膜下髓外囊肿是等密度或稍高密度,T_2 缘上为稍高密度。注药强化后,囊壁不增强。小肠肠源性囊肿可通过椎体缺损与椎管内囊肿相交通,在 CT 或 MRI 影像上可分辨清楚。

尽管肠源性囊肿位于椎管腹侧居多，但椎板切除仍是手术首选。后路较宽广的减压可以直接暴露囊肿和背侧脊髓表面。胸部囊肿的暴露需要作相应部位横突及肋椎关节处骨质切口。用针抽吸囊液，黏液性状不一，偶见囊壁有钙化，随着囊壁的塌陷，用显微外科技术将其仔细切除。切开病变部位的齿状韧带增加进入脊髓腹侧面的空间。对于腹侧面的硬膜缺损可用肌肉填塞。

肠源性囊肿是由立方上皮或柱状上皮排列而成的致密的纤维样囊肿，内有糖蛋白或黏液蛋白沉积物形成。癌胚抗原抗体染色呈阳性反应。

在脊髓获得减压后，预后往往较好，几乎所有病人症状均能改善。儿童肠源性囊肿合并其他发育畸形可能存在终身危险，需要长期随访。虽然囊肿复发极少见，但对不完全切除的病例仍需要定期复查核磁共振。

（三）椎管内蛛网膜囊肿

椎管内蛛网膜囊肿起源于脊髓蛛网膜，可以波及脊神经根鞘。这些囊肿相对不常见，应与其他先天性囊性病变如神经上皮囊肿，肠源性囊肿，畸胎瘤样囊肿相鉴别，还应与蛛网膜下腔的炎性粘连形成的蛛网膜囊肿相鉴别，椎管内蛛网膜囊肿的起源至今尚存有争议，它亦可伴有其他先天畸形如脊柱裂、椎体异常融合等并发症。

1.硬膜内蛛网膜囊肿　　椎管硬膜内蛛网膜囊肿常见于胸段脊髓的后方侧方，亦可见于颈部或腰骶部。发生在脊髓前方或前侧方者少见。硬膜内蛛网膜囊肿可能多发亦可伴有硬膜外囊肿或脊神经鞘膜囊肿。男女比例无明显差别。绝大多数囊肿在青壮年被发现，以40～50岁年龄组多见，其他年龄组亦可发生。硬膜内蛛网膜囊肿的临床表现变化较大，症状和体征的严重性与临床病史之间无明显相关性。局部疼痛或神经根性疼痛、感觉障碍或运动缺失等症状超过半数，膀胱障碍是最常见的主诉。疼痛无特征性，某些病例疼痛与椎间盘突出症相似。大约有1/6的病人症状有瞬间加重，和脱髓鞘病症相似。另有一些病人，症状随体位改变或用力而加重。只有少数病人表现出脊髓侧弯或后突畸形。文献报道，脊髓造影检查，变换体位俯卧位或仰卧位，可以直接观察囊肿，或间接显示硬膜内部分或完全梗阻。X线平片对硬膜内囊肿无诊断价值。核磁共振检查和造影剂强化后CT脊髓影像是目前主要的诊断选择手段。

肉眼下，硬膜下蛛网膜囊肿似乎是透明的，呈圆形或卵圆形，大小可随呼呼运动而变化。在脊髓背侧通常合并存在异常的血管。因为囊肿与脊髓或神经根粘连，通常很难完整切除囊壁，在这种情况下，可以放置分流管作囊肿腹腔分流术，特别是存在明显的液体聚积时，更应该考虑。绝大多数病人术后立即有症状改善。

3.硬膜外蛛网膜囊肿　　绝大多数病人，硬膜外背侧蛛网膜囊肿表现为膜状憩室，通过窄的孔道连接至神经根轴鞘，通常在神经根出蛛网膜下腔处。更为少见的是，部分硬膜外蛛网膜囊肿位于后正中背侧，或邻近终丝的固定点的近端。本病特征性表现似乎支持硬膜外囊肿均易好发于硬膜阻力较低区域。事实上，蛛网膜的过多增生或囊肿形成多见于硬膜神经根连接处。硬膜外囊肿较少合并硬膜内囊肿。囊内液体与脑脊液相同，有的含蛋白量较高。

绝大多数硬膜外囊肿与蛛网膜下腔相连通，且较多见于胸腰椎水平椎间孔。虽然本病可见于儿童，但以青壮年多见。男女比例无明显差别。进行性肢体无力伴随下胸部或腹部疼痛，通常为腰椎背侧硬膜外囊肿的临床表现之一。值得注意的是，疼痛和感觉系统障碍往往显得比运动障碍不够重视,甚至有些病例无特殊症状。某些病人,根性疼痛是由于伴有后突及侧弯畸形,而不是囊肿本身所引起。和硬膜内囊肿相比较,椎管内囊肿则很少产生括的肌功能障碍。硬膜外囊肿在诊断之前,往往可以存在很长时间无任何征兆,直到伴发脊柱畸形被发现时,才得到诊断。事实上,椎管内硬膜外囊肿位于脊髓背侧,合并后突侧弯畸形达一半之多。脊柱 X 线平片通常可以显示各种畸形,如椎弓受侵蚀、椎管扩大、椎体塌陷等。在罕见情况下,由于蛛网膜憩室样囊肿的侵蚀,骶神经孔常扩大,甚至引起骶骨背侧缺损,少部分病人可伴有根性症状。

常规的脊髓造影,增强的 CT 扫描及核磁共振检查是硬膜外蛛网膜囊肿最主要的诊断工具。囊肿完全切除是治疗的最佳选择。有时由于囊肿壁与硬膜脊膜后表面粘连或硬膜扩张进入椎间孔内,难以全切除囊壁,由于系良性病变,为了保留脊椎的稳定性,只作部分椎板切开,而不作过大的椎板切除是可行的手术操作。手术时需切除囊肿蒂部,以免囊肿复发,有少数病例囊肿为多发,则需逐个全部切除,可有明显效果。

4.椎管内脂肪瘤 椎管内脂肪瘤是一种较少见的先天性肿瘤,常合并有其他先天性畸形,如脊柱裂和脊膜膨出等。可位于硬脊膜内外或髓内。约占椎管内肿瘤的1%。关于硬脊膜内脂肪瘤的来源尚不确定。硬膜内各种组织中除在软脊膜上发现少量成熟的脂肪组织外,别无其他脂肪组织存在。硬脊膜内脂肪瘤与软脊膜粘连紧密,并有纤维隔穿入髓内,要完全切除,几乎不可能。

肿瘤可位于颈胸腰椎各个水平,可以单发,也可多发。多位于脊髓背侧硬脊膜内或髓内(一般指软膜下)。如位于硬膜外,如特发性硬膜外脂肪异常增生症,多数认为不是脂肪瘤,而认为是正常的脂肪增生。

椎管内脂肪瘤生长较缓慢,由于较多位于脊髓背侧,故以肢体麻木及感觉性共济失调为常见症状。当肿瘤较大严重压迫脊髓时,可以出现脊髓横贯症状。

X 线平片检查,可见椎体及其附属结构受侵蚀或伴有脊柱裂、脊膜膨出等畸形。CT 检查,肿瘤呈均匀的低密度改变,CT 值为 $-70\sim-120\mathrm{Hu}$,边缘清楚,增强后无强化。核磁共振呈典型的脂肪信号,即短 T_1 短 T_2 信号,通过脂肪抑制成像,可以证实脂肪瘤与否。核磁共振检查是椎管内脂肪瘤诊断最佳手段之一。

对硬膜外脂肪瘤可以进行完全切除。当肿瘤位于硬脊膜下髓外,如与脊髓软膜或脊神经粘连紧密,则不宜勉强行全切除,以免损伤神经组织。所谓髓内脂肪瘤,实际上是生长在脊髓软膜下,在显微镜下仔细分离,可见黄色的神经组织,肿瘤可分块切除,以电磁刀或接触式激光更有利于肿瘤切除。为了避免伤及脊髓及神经根,虽然只作部分或大部分切除,加之椎板减压后,往往临床症状均能得到一定程度的改善。

六、椎管内脊索瘤

脊索瘤起源于胚胎残余,是累及斜坡与骶尾部常见的硬膜外肿瘤。脊索瘤总的发病约为 $0.2\sim0.5/10$ 万/年。约占颅内肿瘤 0.15%。这些肿瘤可以发生于沿脊柱中轴的任何部位,但以斜坡嘴侧和骶尾部最常见。发生在骶管的脊索瘤约占 40%,将骶骨侵犯后,向前可侵入盆腔,向后可侵入椎管内,压迫马尾神经根,引起相应部位神经根受损症状。脊柱其他部位亦可以发生,但较少见。

脊索瘤可分为二个类型,即经典型和软骨型。一般认为软骨型脊索瘤预后较好。Heffelfinger 及其同行报道软骨型脊索瘤平均生存期为经典型脊索瘤病人的 4 倍。在他们的资料中,只有 1 例经典型脊索瘤患者生存期超过 10 年,而大约 50％的软骨型脊索瘤患者生存期超过 10 年以上。

大体观,脊索瘤形态呈分叶状、凝胶样肿块,通常周边有假性囊包绕。显微镜下,可见肿瘤细胞由三种类型组成,空泡细胞、星状细胞和过渡型细胞。其中星状细胞有分裂象,提示其为主要的肿瘤细胞,一般认为星状细胞经过过渡阶段变化,最终演变为空泡细胞(成熟期)。组织学上发现染色过度和多核聚合和核分裂象,但并不影响预后。在较少情况下,脊索瘤可以分化为恶性肿瘤如软骨肉瘤、纤维肉瘤或骨肉瘤。所有脊索瘤的转移发生率约为 9％～60％。骶管内脊索瘤似乎比颅内脊索瘤转移发生率要高。最常见的转移部位为皮肤、骨、肺和淋巴结。

虽然脊索瘤组织学上相当良性,生长很缓慢,但临床上应以恶性肿瘤对待,这些恶性倾向以肿瘤局部侵犯、高复发率及其偶发远处转移等为特征表现。

绝大多数椎管内脊索瘤在诊断之前往往经历了相关症状数月至数年。发生在骶尾部者,常以骶尾部疼痛为主要症状,肿瘤较大时,可出现便秘、小便障碍及其下肢与臀部麻木或疼痛;发生在椎管其他部位者,以相应部位局部疼痛为常见症状。发生在斜坡下端及颅颈交界处者,常以头痛、枕部或枕颈交界区域疼痛为常见症状,头部体位改变时可以诱发症状加重;发生在胸椎者,肿瘤可侵犯相应部位椎体结构,经过椎间孔突入胸腔,破坏肋间神经可引起节段性灼性神经痛。甚至可引发肺部胸膜刺激症状,作者曾遇见一例发生在胸 11 至 12 椎旁脊索瘤,实属罕见。

骶管脊索瘤临床上查体时,可见骶部饱满,肛诊可触及肿瘤呈圆形、光滑,有一定弹性。X线平片可见骶骨局部破坏及其钙化斑块。CT 和 MRI 扫描对确定肿瘤具有定位和定性价值,并可指导手术。CT 发现肿瘤有钙化或斑块形成,具有重要价值。静脉注药后能够明显强化,有助于阐明肿瘤的内容物及其周边包膜特征。核磁共振检查,是评价脊索瘤非常有益的手段。当 CT 扫描发现骨性破坏后,应常规进行核磁共振检查。脊索瘤 T_1 像上呈低信号或等信号,T_2 像上呈高信号。分叶状的高信号病变与低信号分隔明显。值得提示的是核磁共振可以区别肿瘤类型,一般经典脊索瘤比软骨型脊索瘤呈更长的 T_1 和 T_2 信号。

单纯以手术治疗很难治愈脊索瘤。因为起源于骨的肿瘤,通常就排除了全切除的可能性,即使在肿瘤根治性切除后,肿瘤复发率仍很高。术前对脊索瘤的上述特征应该充分考虑,以便拟定适宜的手术方案。平均来看,在第一次手术治疗及放疗后,2～3 年便产生第一次复发。虽然,有极少数作者报告脊索瘤术后最短者 1 个月内即可以复发,究其主要原因,可能与残余的微小肿瘤进行性生长有关。

根治性手术切除在治疗脊索瘤过程中起主要作用。肿瘤部位决定手术入路。没有一种手术入路适用于所有脊索瘤患者。颅颈交界区脊索瘤可通过侧方、前方或后方入路获得适当的切除。骶管脊索瘤,主要通过后方入路,由于盆腔结构复杂,血供丰富,肿瘤呈浸润性,难以全切除。S_3 以下肿瘤切除时,可保留 S_1 神经,术后可保留排尿及射精功能。侵及 S_1 者,可行全骶骨切除，人工骨盆置换。术中对盆腔大血管一定要仔细保护，并防止术中大出血，引起失血性休克。

术后放疗常有不同的结果。对于分块切除肿瘤或非根治性切除者，绝大多数术后需辅以放疗，然而脊索瘤对放疗不敏感，因此，术后放疗的理想剂量一直是临床敏感的话题。Phillip和Newman认为放射剂量大于6000 rad，效果较好。Higginbotham推崇剂量为6500～7000 rad。然而，某些研究者认为，高剂量放疗和生存期长短之间无相关性。尽管文献报告不同，但如使用常规外照射放疗时，剂量一般选择至少5000 rad。

在脊索瘤切除后，尽早进行CT或MRI检查，以证实肿瘤切除程度与是否有肿瘤残余，对于拟定术后辅以放疗与否或定期随访有重要指导价值，总的预后不佳。

（牛志强）

第四节　脊髓蛛网膜炎

脊髓蛛网膜炎是蛛网膜的一种慢性炎症过程，在某种病因的影响下，使蛛网膜逐渐增厚，引起脊髓和神经根的损害，或形成囊肿阻塞髓腔，或影响脊髓血液循环，最后导致功能障碍。一般统计受累的部位胸段为最多，颈段和腰骶段较少。年龄多在30～60之间，男多于女。天坛医院(1982～1992)10年中842例椎管内占病变中有15例：颈段2例，胸段者9例，腰段4例。

【病因】

全身或椎管内炎症为本病的主要原因，可有感冒或发烧，以及疖肿、结核、阑尾炎、盆腔炎及脑膜炎等全身感染史。许多人认为本病为病毒感染所引起。外伤也是比较常见的原因，如脊柱骨折和脱位，以及脊柱脊髓手术后创伤，有人曾报告54例脊柱战伤中手术发现其中23例并发脊髓蛛网膜炎。脊柱和脊髓本身的病变如脊柱结核、骨髓炎、硬脊膜外脓肿、椎管内肿瘤、蛛网膜下腔出血、脊椎病和椎间盘突出等，都可并发蛛网膜炎或治疗后遗有蛛网膜炎粘连。化学药物的刺激如椎管内注入抗生素和各种造影剂、麻醉剂及其他化学物等。

尽管病因很多，但仍有相当一部分病例找不到病因，有的高达44％～60％。

【病理】

蛛网膜本身少有血管供应，缺乏炎症反应能力，在病原刺激下，血管丰富的硬脊膜与软脊膜可发生活跃的炎症反应。病变范围常可累及几个脊髓节段，在慢性期蛛网膜的纤维增厚、颜色灰白、失去透明度而呈混浊，有时出现大小不等的白色斑点，这些病变常与硬脊膜、软膜、脊髓或神经根相粘连，早期脊髓表面血管充血扩张，晚期血管壁增厚，使血管腔缩小。脊髓发生继发性变化和软化或空洞形成，空洞边缘为结缔组织，周围有胶质细胞增生、蛛网膜粘连及形成囊肿可直接压迫脊髓，致使脊髓局部缺血萎缩变性，严重时可产生脊髓软化坏死。炎性粘连可分局限性及弥漫性，由于蛛网膜粘连，形成一个或多发性囊腔，增厚的蛛网膜构成囊腔，囊内液体逐渐增多，构成对脊髓的压迫。因此，蛛网膜粘连和囊肿形成所产生的脊髓缺血和受压是本病的病理基础。

【临床表现】

1.病史及病程 多为亚急性或慢性起病,病程可由数月至数年,症状时轻时重,也常有缓解期。可有感冒、发烧或外伤史。有些无明显原因即出现脊髓的刺激或麻痹症状,时常在发烧、受伤、劳累后症状加重,而在休息、理疗或应用抗炎治疗后症状得到缓解。

2.神经根激惹症状 是最常见的首发症状,系病变发生于脊髓背侧的缘故。表现为自发性疼痛,往往范围较广而又局限在1~2个神经根。有的沿神经根分布区放射或有束带样感觉。当咳嗽、喷嚏或运动时可使症状加重,腰骶段及马尾病变可引起腰痛并向下肢放射,表现为坐骨神经痛,夜间症状加重,并常为双侧性。

3.感觉障碍 为第二位的常见症状,但脊髓传导束损害症状多在脊髓后根激惹症状后数月或数年才出现,感觉障碍平面多不明显,分布也不规则,与运动障碍也常不一致。有时还可出现痛、温觉消失而触觉正常的感觉分离现象。

4.运动障碍 表现为进行性肌力减退。颈胸段病变表现为下肢痉挛性瘫痪,腱反射亢进,出现阵挛及病理反射。腰骶部病变,常出现双下肢弛缓性瘫痪并有不同程度的肌肉萎缩。

5.括约肌障碍出现较晚或不明显,有间断性尿潴留或尿失禁。

【辅助检查】

1.腰椎穿刺 脑脊液压力多正常或低于正常。奎肯氏试验有部分或完全梗阻者3/4,脑脊液蛋白含量均有不同程度增高,少数可呈黄色,少数病例可见白细胞增多。有时临床症状重而梗阻程度轻,此点与肿瘤有所不同。腰椎穿刺和放液后有少数病例症状加重。而在反复进行腰椎穿刺检查的病例中,有的作者发现蛛网膜下腔可时而梗阻时而不通畅,也可认为是本病的特征。

2.脊髓碘油造影 脊柱平片多无明显异常,脊髓碘油造影诊断价值较高,但一般不作此项检查,以防病情加重,仅当与肿瘤鉴别困难时方可进行。在透视下见脊髓蛛网膜下腔不定形狭窄,碘剂流动缓慢,走行迂曲,碘剂分散或呈不规则串珠状或索条状分布,当反复进行观察时,碘剂流注的形成前后可不一致。有时对比剂受阻,但梗阻的边缘不整齐,有时看到类似肿瘤的杯口状缺损,偶有对比剂进入囊腔显示局限性囊肿。

3.CT 与 MRI 特点 可见脊髓神经根分布不均匀,呈束状分布。还可见到脊髓内囊肿。MRI 矢位及轴位 T_1 相显示炎症早期脊髓增粗,蛛网膜下腔变窄,经过一段时间后会显示脊髓背侧沿椎管长条片状异常信号,注射 Gd-DTPA 可见增强,此为硬膜下积脓形成,晚期脊髓有不同程度萎缩,蛛网膜粘连、肥厚及蛛网膜囊肿形成。

【诊断及鉴别诊断】

在感冒或发烧以及全身的感染性疾病后.出现脊髓或神经根受累的症状,有发作加重和缓解的波动病程,有多节段性感觉障碍,双侧对称的体征,脑脊液白细胞增多,脊髓碘油造影见油柱呈星点状分布或脊髓腔呈不规则狭窄,则诊断一般并不困难。尤其是碘油造影的典型表现,常能确诊。除典型的病例外,脊髓蛛网膜炎仅靠以上方法诊断是有一定困难的,本症应与以下几种疾病进行鉴别。

1.椎管内肿瘤 特别是脊髓外硬脊膜下肿瘤常不易术前鉴别清楚,肿瘤发病缓慢,无明显原因症状进行性加重,常有脊髓单侧损害或横贯性脊髓损害的表现。脑脊液细胞数不增多,而蛋白含量增高。X线平片可有椎弓根内缘吸收和椎间孔扩大。脊髓碘油造影显示轮廓清晰的梗阻平面。

2.椎间盘突出 中年期疾病,多有外伤史,突然发病,在腰骶部多为一神经根受累,在颈、胸段或腰段中央型者,可引起脊髓或马尾神经受累。脊髓造影对比剂在椎间隙平面有充盈缺损或梗阻,可以鉴别。

3.其他疾病 如脊髓血管畸形、后侧索联合变性以及枕颈区畸形等,也需要在诊断蛛网膜炎之前加以考虑和排除,利用 CT 和 MRI 排除以上疾病并不困难。

【治疗和预后】

1.内科治疗 首先要考虑使用非手术治疗法:对早期轻症病例,经过治疗症状可以消失或减轻,一般采用综合治疗。

有急性感染症状如发烧引起症状加重时,可使用青霉素、链霉素或其他抗菌素。应用激素:虽然认为椎管内可以注射皮质激素治疗蛛网膜炎,但其本身也可引起蛛网膜炎,因此,在临床上多采用静脉滴注的方法。氢化可的松每日 100～200mg 或地塞米松 10～20mg。2～4 周后逐渐减量,必要时重复使用。40%乌洛托品:5mg 加 5%葡萄糖 20mg 静脉注射,每日两次,10～20 天为一疗程。维生素:如口服碘化钾,及使用维生素 B1,维生素 B12、烟酸等。

蛛网膜下腔注气:对早期病例分离粘连或预防术后粘连有一定效果,每次注气 10～20ml,每周 1～2 次,4～6 次为一疗程。针刺、按摩、加强功能锻炼。对行走不便的病人,应设计使用轮车或支具。

2.手术治疗 手术治疗的适应证仅限于局限性粘连及有囊肿形成的病例,在弥漫性粘连病例中,供应脊髓及神经根的血管和软脊膜纠缠在一起,试图分离这些粘连将会造成脊髓及血管进一步损害。病变晚期形成严重粘连,神经实质有了变性,也是手术很难解决的问题,即使勉强进行手术分离,又有重新粘连的可能。但有囊肿形成或不能排除椎管内有占位病变肿瘤时,应施行椎板切除及探查术。如有急性感染征象或脑脊髓细胞明显增多时,则不宜手术。

手术方法中要观察硬脊膜搏动是否正常,有无增厚,切开硬脊膜时,要尽量保持蛛网膜完整,观察颜色、透明度及粘连情况,根据具体情况进行分离,切忌强行分离,以免加重损伤。

(1)分离局限的索条状粘连;

(2)纠正因粘连而造成的脊髓扭曲;

(3)解除囊肿压迫,清除囊液在不增加脊髓损伤的条件下,尽量切除较多囊壁;

(4)探查椎管内有无原发性病变如肿瘤等;

(5)术中可用细导尿管上下轻轻探查冲洗,切忌直接强行分离粘连的脊髓、神经及血管,以免增加脊髓、神经的损伤,术后采用综合治疗,加强护理,防止并发症的发生,并积极促进神经功能的恢复。对于蛛网膜粘连节段长的病例,手术要很慎重,即使当时分离了粘连,术后仍可继续粘连,故很难取得良好效果。对于蛛网膜下腔无明显梗阻且肢体仅为轻瘫者,一般预后尚好,大多数经药物等治疗可有不同程度的恢复。

(魏可欣)

第五节　脊髓空洞症

【概述】

脊髓内由于受多种原因的影响，形成管状空腔，称为脊髓空洞症，在空洞周围常有神经胶质增生。本症发病较为缓慢。临床表现为受累的脊髓节段神经损害症状，以痛、温觉减退与消失、而深感觉保存的分离性感觉障碍为特点，兼有脊髓长束损害的运动障碍与神经营养障碍。

【病因】

有关病因问题至今尚无统一的认识，确切病因不明。其发生原因可能与某些先天性发育畸形因素及后天继发因素（如损伤、肿瘤等）有关。

1965 年 Gardner 提出本症常伴有枕骨大孔区畸形，如先天性小脑扁桃体下疝、颅颈区畸形及颅底蛛网膜炎与粘连等，并由此使第四脑室中孔闭塞。1969 年 Williams 认为本病多由于胚胎早期发育异常所致的后脑畸形或神经管闭合不全所致，脊髓空洞腔通过中央管与第四脑室相交通。这些病人不仅颅颈交界处有骨性畸形，而且后脑的发育亦呈现异常，如脊柱侧凸畸形、Arnold-Chiari 畸形、脊柱裂、脊髓纵裂、脊髓脊膜膨出、脑积水及寰-枕畸形等。第四脑室内脑脊液存在搏动冲击作用，使脊髓上端中央管开口扩大，逐渐形成脊髓空洞症。

本病多发于颈段及上胸段亦支持这种观点。脊髓蛛网膜下腔之脑脊液搏动波也能传导至脊髓中央管。如果单纯使脊髓中央管形成管状扩张性空洞，则称之为脊髓积水；若使中央管室管膜分离而在中央管旁形成空腔，称为脊髓空洞性积水。这些统称为脊髓空洞症。此症多见于青年与中年人。

也有学者认为，脊髓空洞症是脊髓背侧中缝发育畸形的结果，或因脊髓胶质增生及退行性变形成空洞。近些年来尚有 Milhorat、Miller 基于对流产胎儿脊髓中、上段中央管的研究、以及自然死亡的成年与正常人 MRI 扫描结果的研究，发现脊髓中央管自颈段脊髓交界处伸向第四脑室，且向背侧移行，其前后径变长，开口扩大，直接与枕骨大孔区蛛网膜下腔相通，而不通向第四脑室。因此认为，脊髓空洞之形成并不一定与颈髓区压迫因素有关。Chiari 曾报道一个 6 月女婴患有下肢截瘫、膀胱和直肠功能障碍，死于肺炎。经病检见到除了后脑畸形外，在胸髓的较长节段有空洞形成，并与扩大的中央管相通。而另一个女孩生前患有颈部脊髓脊膜膨出症。手术后，她死于脑膜炎。尸检中发现小脑扁桃体下疝至 C_1 水平，在 C_1 至 L_1 平面的髓内有一巨大的空洞腔，并与中央管和第四脑室相通。因此他推测，导致空洞形成始于子宫内的胚胎期，由于脊髓内中央管闭合不全而合并有脊髓脊膜膨出，在 CSF 的机械性压力作用下，使充满液体的空洞腔和脊髓、脊膜膨出囊不断发展。因而 Ostertag 将脊髓空洞症定义为"具有进展倾向的神经管闭合不全性疾病"，是有其理论依据的。

其他因素如脊髓损伤性出血、慢病毒感染、肿瘤、蛛网膜炎等，影响脊髓缺血、软化、退行性变，也可引起脊髓空洞症。作为严重创伤性脊髓病变晚期结果的脊髓空洞症，在一组 864 例外伤性截瘫和 523 例外伤性四肢瘫痪的病人中，其发生率分别为 1.8% 和 0.2%。关于慢病毒感染的一项有趣的实验研究由 Guiraud 博士完成：他对一个死于脊髓空洞症的病人抽取 0.5ml 脊髓组织，匀浆后将其接科到两个猴子的脑内。分别于接种后 2 个月和 8 个月，这两只动物都表现出一些类似人类脊髓空洞症的征象。动物死后将其中一只猴子的脊髓匀浆组织再接种到一只兔子的脑内,该兔于 3 年后死亡。在以后的 15 年里,脊髓匀浆组织从一只兔子的脑接种到另一只兔子的脑内。所有的动物都表现出有后束受损的体征,包括温度觉缺失、驼背和足跖营养障碍。经病理解剖证明,在空洞形成的周围有神经胶质纤维增殖和血管增生。

【病理和分型】

脊髓空洞症多发生于颈段及上胸段的中央管附近,靠近一侧后角,形成管状空洞,可延续多个脊髓节段,并不一定与中央管相通。在脊髓横断面上,可见空洞腔占据了大部分的髓质,前角背侧也可受累,前后连合结构常被破坏。随着空洞腔的进一步发展,后角也可受累、甚至包括后索的腹侧。空洞可局限于脊髓的一侧,也可占据两侧。空洞形状不一,在脊髓同一平面有可能存在多个空洞腔,它们可相互隔开,也可互相联通。此症有的与延髓空洞同时存在。空洞向上有延至桥脑与中脑者。腰段以下空洞症较少见。少数情况于脊髓末端见有小的空洞,并且与脊柱裂共存。

脊髓受压变性常是空洞扩大之必然结果。空洞部位脊髓呈梭形膨隆,颜色变淡,软膜血管减少。空洞可位于中央或偏于一侧,或偏于前或后,使脊髓灰质、侧索、后索受压变性。空洞之壁光滑,为增生的胶质及趋于变性的神经纤维,颜色变白,周围的神经纤维呈现水肿。晚期脊髓空洞巨大者,脊髓组织菲薄,可造成椎管腔的梗阻。

依照病理状况,脊髓空洞症可分为两种类型:一类为交通性脊髓空洞症,即脊髓空洞与第四脑室、蛛网膜下腔脑脊液相交通,常合并小脑扁桃体下疝Ⅰ型与Ⅱ型畸形。它可能系生长发育过程中的某些异常因素的作用所致,例如脊髓中央管可能在较高的脑脊液压力的作用下,液体不断渗漏入周围神经组织,使之发生持续性扩张而形成本病;另一类为非交通性脊髓空洞症,空洞与脑脊液循环通路不相交通。它的形成与髓内肿瘤、外伤性截瘫和一些变性疾病有一定关系。

【临床表现】

脊髓空洞症的临床表现有三方面,症状的程度与空洞发展早晚有很大关系。一般病程进展较缓慢,早期出现的症状多呈节段性分布,最先影响上肢。当空洞进一步扩大时,髓内的灰质和其外的白质传导也被累及,于空洞腔以下出现传导束功能障碍。因此,早期病人的症状比较局限和轻微,晚期症状则表现广泛甚至出现截瘫。

1.感觉症状　根据空洞位于脊髓颈段及胸上段,偏于一侧或居于中央,出现单侧上肢与上胸节之节段性感觉障碍,常以节段性分离性感觉障碍为特点。痛、温觉减退或消失,深感觉存在。该症状也可为两侧性。

2.运动症状　颈、胸段空洞影响脊髓前角,出现一侧或两侧上肢弛缓性部分瘫痪症状。表现为肌无力及肌张力下降,尤以两手的鱼际肌、骨间肌萎缩最为明显,严重者呈现爪形手畸形。三叉神经下行根受影响时,多发生同侧面部感觉呈中枢型痛、温觉障碍,面部分离性感觉缺失形成所谓"洋葱样分布",伴咀嚼肌力弱。若前庭小脑传导束受累,可出现眩晕、恶心、呕吐、步态不稳及眼球震颤。而一侧或两侧下肢发生上运动性部分瘫痪,肌张力亢进,腹壁反射消失及 Babinski 征阳性。晚期病例瘫痪多加重。

3.植物神经损害症状　空洞累及脊髓侧角之交感神经脊髓中枢,出现 Hornner 综合征。

病损相应节段、肢体与躯干皮肤可有分泌异常,多汗或少汗症是分泌异常的唯一体征。少汗症可局限于身体的一侧,称之为"半侧少汗症",而更多见于一侧的上半身,或一侧上肢或半侧脸面。通常角膜反射亦可减弱或消失,因神经营养性角膜炎可导致双侧角膜穿孔。另一种奇异的泌汗现象是遇冷后排汗增多,伴有温度降低,指端、指甲角化过度,萎缩,失去光泽。由于痛、温觉消失,易发生烫伤与碰、创伤。晚期病人出现大小便障碍和反复性泌尿系感染。

【诊断】

根据慢性发病和临床表现的特点,有节段性分离性感觉障碍,上肢发生下运动神经元性运动障碍,下肢发生上运动神经元性运动障碍等,多能作出明确诊断。

采用感应电流检测肌肉收缩功能,对于有严重肌麻痹者可出现电变性反应,检测运动时值常有增加。肌电图检查对于脊髓下运动神经元通路任何水平的损害有意义。CT、MRI 扫描对脊髓空洞症具有特殊的诊断价值,绝大多数病例均能显示脊髓空洞以及其伸展范围和大小。

【鉴别诊断】

本症需与多发性硬化、肌萎缩性侧索硬化、脊髓灰质炎、脊髓髓内肿瘤、颈肋、腕管综合征、环枕畸形等症相鉴别。MRI 扫描有利于明确诊断。

【治疗】

一般治疗采用神经营养药物,过去曾试用放射治疗,但疗效皆不确切。鉴于本病为缓慢进展性,以及常合并环枕部畸形及小脑扁桃体下疝畸形,而且这些又被认为与病因有关,因此在明确诊断后应采取手术治疗。但目前尚缺乏公认的统一的手术方式。手术的效果仍需要通过较大量病例的实践与较长时期的观察。

手术的理论依据是:①进行颅颈交界区域减压,处理该部位可能存在的畸形和其他病理因素,消除病因,预防病变发展与恶化;②做空洞切开分流术,使空洞缩小,解除内在压迫因素,以缓解症状。

1.颅后窝、颅颈交界区减压术　按常规颅后窝减压术方式进行,包括切除部分枕骨和上颈椎椎板,将硬膜广泛敞开,分离粘连,着重于解除枕骨大孔区之小脑扁桃体下疝、蛛网膜粘连,使第四脑室中孔脑脊液流出畅通。对脊髓空洞症有较好的效果。如发现有肿瘤、囊肿等病理因素,需一并作处理。

2.脊髓空洞切开引流术　行枕、颈切开术,将硬脊膜切开,探查空洞部位之脊髓,一般情况下可发现脊髓膨隆。于脊髓最膨隆处的背侧中线、沿后正中裂选择一无血管区,纵形切开脊髓,到达空洞腔。显露脊髓空洞,然后切开空洞并排放液体,于切开处向囊腔内放置一片硅胶膜,以丝线缝合于硬脊膜的边缘作为持续引流的引物,可改善症状。

3.脊髓空洞转流术　按颅颈术式打开枕颈区,于空洞内放置一条细硅胶管,作脊髓空洞-蛛网膜下腔引流术;或将导管送至小脑延髓池或桥池作分流术,对解除脊髓空洞症状有较好效果。

手术后大部分病例空洞缩小或消失。可通过 MRI 扫描定期检查对比,观察空洞变化及脊髓的状况。但手术并非根治性的,一般近期疗效较为明显。对于晚期病例、脊髓空洞巨大或神经组织萎缩与退变明显者,手术的疗效不很显著。

其他治疗包括维生素 B 族、血管扩张剂、神经细胞代谢功能活化剂等，均可应用。尚可根据病情采用体疗、理疗、针刺疗法，以促进术后神经功能恢复。

（郭小记）

第六节　椎间盘突出症

一、腰椎间盘突出

椎间盘的功能是在运动的情况下支撑和分散负载，同时保证稳定的运动。椎间盘的髓核随年龄的增长，其蛋白多糖减少，同时出现脱水（水合作用减少）。黏液蛋白变性，发生纤维组织的长入。椎间盘间隙高度减少，并且易受损伤。机械负载下，核内的压力上升，可发生纤维环撕裂和髓核疝出。

【诊断标准】

1.临床表现

（1）疼痛首发症状可能是背痛，有时是突然产生根性疼痛。坐骨神经痛对于腰椎间盘突出诊断的敏感性极高，如果没有坐骨神经痛，患者存在有临床意义的腰椎间盘突出的可能性非常小。屈膝屈股时疼痛减轻。患者通常避免过多活动，然而，一个姿势（坐、站或卧）保持过久也可能会加重疼痛。咳嗽、打喷嚏或用力排便时疼痛加重。

（2）神经根症状下肢放射性疼痛、肌力减弱、皮区性感觉改变、反射改变。查体的时候可以发现有明显的神经紧张表现：如直腿抬高试验阳性。有时表现为神经根综合征，即多根神经根受累。

（3）马尾综合征表现有括约肌功能紊乱：如尿潴留、尿和（或）便失禁、肛门括约肌张力减小。还出现"马鞍区感觉缺失"，分布于肛门区域、生殖器下部、会阴、臀部、大腿后上侧。可伴有显著的运动力弱和跟腱反射消失。性功能障碍通常发生较晚。

（3）定位体征如表 12-1 所示。

表 12-1　腰椎间盘突出定位体征

	腰椎间盘水平 $L_3 \sim L_4$	腰椎间盘水平 $L_4 \sim L_5$	腰椎间盘水平 $L_5 \sim S_1$
受累神经根	L_5	S_1	
比例	3%～10%（平均5%）	40%～45%	45%～50%
消失的反射	膝腱反射	股内侧腱	跟腱反射
运动无力	股四头肌（膝伸展）	踇长伸肌和胫骨前肌（足下垂）	腓肠肌（足底屈）
感觉减退	踝和足的内侧	踇趾蹼和足背侧	踝和足的外侧
疼痛分布	股前	下肢后侧	下肢后侧，常常至踝部

2.辅助检查

(1)腰骶 X 线:可以诊断一些先天异常(如隐性脊柱裂),提供退行性改变的证据(包括骨赘),但观察椎间盘突出和椎管狭窄的意义不大。

(2)腰骶 MRI:可见椎间盘疝出,压迫神经根或鞘囊,还可以发现明显的椎间盘退行性改变(T_2WI 信号减弱,椎间盘高度减小),并可以提供矢状面的信息,观察马尾神经。

(3)腰骶 CT:椎间盘脱出的表现包括硬脑膜外脂肪的缺失、鞘囊的突起缺失(有疝出的椎间盘造成的压迹),特点是骨组织清晰度非常好。

(4)椎间盘造影术、必要时可行椎间盘造影检查,可了解其脱出部位。

【治疗原则】

1.保守治疗

(1)卧床休息:通过减少神经根压力和(或)椎间盘内的压力来减少症状。同时也减少了运动引起的疼痛。

(2)腰背肌锻炼:最初 2 周采用对背部影响较小的锻炼:步行、骑自行车等,2 周后来练习躯干的肌肉(特别是背部的伸肌和可能的腹部肌肉)是有益的,逐渐增加锻炼强度效果更好。

(3)止痛药对症治疗。

(4)硬脊膜外注射类固醇。

(5)适当的物理治疗急性期不推荐使用,对牵引及按摩推拿更应慎重。

2.外科手术治疗

(1)手术指征非:手术治疗失败,在神经根疾病发作后等待 5～8 周,无下列项目出现再考虑手术。

①马尾综合征。

②进行性运动功能缺失(例如足下垂)。

③虽然经过适当的镇痛药物治疗,但患者仍不能忍受疼痛。

(2)手术方法

①经椎管入路:标准的开放性腰椎板切除术和椎间盘切除术。显微椎间盘切除术:应用更小的切口。住院时间短,失血少。总的效果与标准的椎间盘切除术类似。

②椎间盘内方法:髓核化学溶解术:使用木瓜凝乳蛋白酶,长期效果需要评价,并有过敏现象。经皮内镜椎间盘切除术,将椎间盘中央的内容物切除,通过减少椎间盘内的压力来解除椎间盘脱出部分对神经根的压力。当存在严重的神经损害时,不推荐使用。

(3)手术治疗的并发症

①感染。

②神经根损伤出现感觉、运动功能障碍。

③硬脊膜意外开放可能导致脑脊液漏,绝大多数不需要修补;假性脊膜膨出。

④椎间盘突出复发。

二、颈椎间盘突出

与腰椎不同,颈部神经根位于相同数目椎体、椎弓根的上方,颈神经根与椎弓根的下表面关系密切、椎间隙与椎弓根的下部邻近。

【诊断标准】

1.临床表现

(1)神经根症状:通常侵害突出平面椎间孔发出的神经,如 $C_6 \sim C_7$ 通常造成 C_7 神经根病变;C_8 和 T_1 神经根受累可以产生部分 Hornner 综合征。

表 12-2 颈椎间盘突出定位体征难者

	颈椎间盘 $C_4 \sim C_5$	颈椎间盘 $C_5 \sim C_6$	颈椎间盘 $C_6 \sim C_7$	颈椎间盘 $C_7 \sim C_1$
占颈椎间盘百分比	2%	19%	69%	10%
受压神经根	C5	C6	C7	C8
消失的腱反射	三角肌和胸肌	肱二头肌和肱桡肌	三头肌	指反射
运动力弱	角肌	前臂屈肌	前臂伸肌(垂腕)	手内部肌
感觉异常和感觉减退	肩	上臂、拇指、前臂桡侧	第 2、3 手指,所有的指尖	第 4、5 手指

(2)体征:Spurling 征(患者向有症状的一侧倾斜头部,压迫其头顶,产生放射性疼痛),轴向人工牵拉:患者仰卧,应用 $10 \sim 15\text{kg}$ 的轴向牵拉,神经根性症状减轻或消失为阳性),肩外展试验(坐位,抬起手置于头上,神经根性症状减轻或消失为阳性)。

2.辅助检查 参考腰椎间盘突出。

(1)腰部 MRI 是颈椎间盘突出首选的检查方法。

(2)脊髓造影(X线或 CT)不能行 MRI 检查或需要了解更多骨质细节时选用。

(3)普通 CT 常在 $C_5 \sim C_6$ 显示良好,在 $C_6 \sim C_7$、$C_7 \sim T_1$ 显示不好(肩关节伪迹)。

【治疗原则】

1.保守治疗 超过 90% 由颈椎间盘突出造成的急性颈神经根病,可以不通过手术得到改善。应用适当的止痛药、抗炎药(非甾体抗炎药或短期减量的类固醇),以及间断颈部牵引,可以缓解症状。

2.手术治疗 手术适合用于经非手术治疗不能改善症状或有进展性神经功能缺损的患者。

(1)前方颈椎间盘切除加椎体融合术(ACDF),限于 $C_3 \sim C_7$ 水平,一般适用于 1 或 2 个节段的病变,如可能也可做 3 个节段。此入路在术中对椎间隙融合固定,减少半脱位的几率,并且是处理中央椎间盘突出的唯一可行的方法。

(2)后入路颈椎减压(通常在以下情况下使用。)

①多节段颈椎间盘突出或骨赘造成脊髓病变。

②当椎间盘突出与椎管狭窄合并发生时，并且后者更加广泛和（或）更加重要。

③无法接受喉返神经受损引起声音改变危险。

④低位（如 C_7、C_8 或 T_1）或高位（如 C_3 或 C_4）颈神经根受压，使用前入路因单侧神经根病变。

（3）手术后监测（颈前入路）

①提示手术后血肿的证据呼吸痛苦、吞咽困难、气管偏斜。

②手术节段的神经根支配肌肉力弱如 C_5～C_6 的二头肌，C_6～C_7 的三头肌。

③长束体征（Babinski 征等）可以提示脊膜外血肿压迫脊髓。

④进行骨融合的病例极度吞咽困难可能提示骨移植物向前突出影响到食道；查侧位脊柱 X 线可帮助诊断。

⑤声音嘶哑可能提示喉返神经损伤引起的声带麻痹，应禁止经口进食，直到能够进一步评价。

（魏可欣）

第七节　腰椎椎管狭窄

由于小关节面和黄韧带肥厚造成，可能由于椎间盘突出或脊椎前移而加重，可能在先天狭窄的基础上发生。最常见于 L_4～L_5，其次 L_3～L_5。

【诊断标准】

1.临床表现

（1）症状性狭窄：产生逐渐进展的站立和行走时的腰腿痛，间歇性跛行，坐位和躺下时缓解（神经性跛行）。

（2）神经系统检查：踝反射减弱或消失，以及膝腱反射减弱常见，少部分病例神经系统检查正常。

（3）减压手术通常有效。

2.辅助检查

（1）X 线：可显示脊椎前移。椎管轴位直径通常狭窄。

（2）CT 检查：可显示轴状位椎管的直径、韧带肥厚、小关节面关节病、纤维环膨出，以及突出的椎间盘。

（3）脊髓 X 线：造影侧位片通常显示"洗衣板型"影像（多个前方的缺陷），轴位片经常显示"细腰型"（染色柱狭窄）。

（4）MRI 检查：可显示对神经结构的损害，T_2WI 上见狭窄严重节段脑脊液信号缺失。可良好地评价脊椎前移引起的神经损害。

3.鉴别诊断

（1）血管性跛行：行走诱发的症状站立时缓解，是一个关键的鉴别特点。

（2）转子滑囊炎。

（3）椎间盘突出。

（4）小关节面旁囊肿。

（5）蛛网膜炎。

（6）椎管内肿瘤。

【治疗原则】

1.保守治疗　非甾体抗炎药和物理治疗是主要的非手术治疗。

2.手术治疗　当经药物治疗,症状加重时,采用手术减压。手术的目的是缓解疼痛,阻止症状进展,可能使已经存在的一些神经缺陷恢复。

术中对神经孔中的神经进行减压。合并退行性脊椎前移、椎管狭窄和神经根病的患者可以考虑脊柱融合。

（魏可欣）

第八节　脊髓血管性疾病

脊柱脊髓血管性疾病占原发脊柱内占位的40%～80%发生于20～60岁。主要包括脊髓动静脉畸形、硬脊膜动静脉瘘、髓周动静脉瘘、Cobb综合征及肾静脉狭窄、奇静脉狭窄、半奇静脉狭窄、腰静脉狭窄引起的椎管内静脉高压综合征等。

【诊断标准】

1.临床表现　85%表现为进展性脊髓神经功能缺损,如持续数月至数年的背痛和与之相关的进展性的感觉缺失及下肢力弱。也有表现为突发脊髓病,通常继发于出血。

2.辅助检查

（1）选择性脊髓血管造影是诊断该病的"金标准"。在动脉造影无异常发现时,应行选择性肾动脉造影,经股静脉插管行奇、半奇静脉、腰静脉造影。

（2）MRI及MRA检查可提示椎管内有无血管性病变。在MRI及MRA冠状位可见流空信号及迂曲的血管影,位于髓内上有水肿;在矢状位流空信号呈点状或串珠样,血管迂曲影主要位于脊髓背侧,有时位于腹侧;而髓内无此表现,伴有脊髓水肿,此种表现提示为硬脑膜下髓周动静脉瘘或椎管内静脉高压综合征。脊髓AVMs在MRI和MRA上着重表现为血管影及畸形血管团,可见供血动脉和引流静脉。

【治疗原则】

脊髓AVM可行血管内栓塞加微创外科手术切除,硬脊膜下髓周动静脉瘘,供血动脉较直,插管易于到瘘口者可行瘘口栓塞治疗,不适合栓塞者可行手术治疗,行椎管探查全椎板切除。如为硬脊膜动静脉瘘,在供血动脉的椎间孔处找到瘘口行供血动脉、瘘口及近瘘口的静脉烧灼,如为髓周AVF,在相应脊髓节段髓周找到瘘口,行烧灼夹闭会取得满意疗效。

如肾静脉（尤见于左肾静脉）狭窄,可行狭窄静脉扩张、成形,切除狭窄段,行血管吻合或移植、搭桥等手段来解除狭窄,恢复肾静脉向下腔静脉的正常回流而治愈。

如奇静脉、半奇静脉、副奇静脉及腰静脉狭窄,可经股静脉入路插管到上肢静脉找到病变部位,行狭窄扩张成形而恢复该静脉的正常血流,使其血不再经椎管内回流而达到治疗目的。

（魏可欣）

第十三章 功能性疾病

第一节 三叉神经痛

三叉神经痛又称为 Fotrergin 病，表现为颜面部三叉神经分布区内反复发作的、短暂的、闪电样、剧烈性疼痛，疼痛历时数秒或数分钟，疼痛呈周期性发作，发作间歇期同正常人一样，是神经系统最常见的疾病之一。本病多发生于 40 岁以上人群，占患者的 70%～80%，随年龄增长发病率增加。女性多于男性。大多为单侧性，以右侧发病较多，且多见于三叉神经第三支和（或）第二支分布区域，少数为双侧发病，可以先后或同时两侧发病，双侧发病的约占 5%。

【病因】

根据神经放射学检查结果，也便于临床的诊断与治疗，可将三叉神经痛分为原发性和继发性两大类。根据 Jannetta 理论认为病因在外周，是指在三叉神经出桥脑处局部受到血管的压迫后而发病。85% 以上是动脉性压迫，责任动脉主要有小脑上动脉，小脑前下动脉等；少数认为与静脉粘连有关，如岩静脉及分支；少数为动-静脉同时压迫，这也是三叉神经微血管减压术的理论基础之一。

继发性三叉神经痛的原因为颅内某些器质性疾病，包括桥脑小脑角区肿瘤、三叉神经根或三叉神经节部位肿瘤、血管畸形、动脉瘤、蛛网膜炎、多发性硬化等。

【临床表现】

继发性三叉神经痛一般依据病因的不同有不同的临床表现。原发性三叉神经痛一般无明显体征，疼痛是原发三叉神经痛最突出的临床表现，典型的三叉神经痛疼痛可表现如下：

1.疼痛的部位　疼痛发作仅限于三叉神经分布区，多为单侧，右侧较多，也常由一侧开始，而后累及对侧，且两侧疼痛发作区不一定对称。以一侧为主，发病初期，可先集中某一支分布区，长时间不变，多在一侧的三叉神经第 2 支或第 3 支或第 2、3 支两支内的区域。而后可逐渐扩散到其他支。但不扩散越过中线而至对侧。如第 1 支的疼痛主要分布在上睑和前额；第 2 支的疼痛区域在上唇、齿龈及颊部，也可有硬腭疼痛；第 3 支的疼痛部位在下唇、齿龈及下颌部。

2.疼痛的性质　表现为面部、口腔及下颌部位的某一点，突然发生剧烈性、闪电式、短暂的疼痛，犹如刀割样、火烧样、针刺样或电击撕裂样痛，多在谈话、进餐或洗脸时发生，每次历经数秒或数十秒至 1～2 分钟不等，疼痛立即向三叉神经的一支或几支区域的范围扩散。疼痛非常剧烈，以至于患者要停止谈话、停止饮食、停止行走，以双手掩住面部、严重者咬牙，用力揉搓面部,并且躲避开谈话的人。

3.疼痛的时间规律 在患者发病初期,疼痛发作次数较少,常在受凉感冒后出现,每次发作持续数秒或1、2分钟,骤然停止。发作间歇期一如常人,间歇期长达数月或几年,但随着疾病的持续,发作间歇期会逐渐缩短,发作日益频繁。自行停止自愈的病例很少。以后发作逐渐频繁,疼痛加重。病程可达到几年或数十年不一。严重发作时日夜不分,每日可达数十次,甚至上百次,不能进食喝水,体质消瘦,患者终日处于疼痛难耐状态,表情沮丧痛苦,乃至失去生活信心而轻生。有些患者早期呈季节性发作,疼痛在每年的春天或秋天的一定时间,呈周期性发作,而且每次发作持续时间1~3个月不等,然后无任何原因的自然消失。直到下一年的同一季节开始发作。一般很少见夜间发作。

4.疼痛发作的扳机点 即在痛侧三叉神经分布区内某一处,如嘴唇、口角、鼻翼、颊部、牙齿、牙龈、舌前等部位特别敏感,稍加触动就会引发疼痛,这些敏感区称为"扳机点"。一个患者可有数个触发点,凡是刺激和牵动此点便引起发作。从此点开始,立即放射到其他部位。面部刺激如谈话、唱歌、进食、洗脸、剃须、刷牙及风吹均可引发疼痛发作。很多患者因此而不敢洗脸、刷牙、吃东西,导致口腔、面部卫生状态极差,全身营养不良,局部皮肤粗糙,甚至局部肌肉萎缩。有的患者因怕触发疼痛而保持某一个姿势不动。

5.其他症状及神经系统体征 由于疼痛和面部肌肉痉挛性抽搐,口角可向患侧歪则。发病初期,面部、眼结膜充血发红、流泪、流涕等。发病后期,结膜发炎、口腔炎等。有的患者在疼痛发作时,用手掌握住面颊并用力地搓揉,以期缓解疼痛。久而久之使患侧面部皮肤变粗糙、增厚、眉毛稀少甚至脱落。神经系统体检,原发性三叉神经痛患者除有部分患者角膜反射减弱或消失之外,均无阳性体征发现。少数患者,发病后期.多因采用过酒精封闭及射频治疗,患侧疼痛区域内感觉减退,甚至部分麻木。

【影像学评价】

因原发性三叉神经痛的患者体格检查极少有阳性体征,其诊断主要依赖病史的采集。在检查患者面部感觉时,常在病侧某个部位,如上下唇、鼻翼、口角、牙齿、颊部、舌、额部等处发现"扳机点"。典型的原发性三叉神经痛,可根据疼痛发作部位、性质、触发点以及检查无神经系统阳性体征等予以确诊。对于诊断不明确者,头部CT、MRI平扫及增强扫描,可帮助排除后颅窝、桥脑小脑角、海绵窦、Meckel腔等部位肿瘤性或血管性病变所致继发性三叉神经痛。但对于三叉神经痛主要是进行磁共振检查,其他的检查均不能满足临床需求。三叉神经痛的成像序列选择非常重要,因为其在颅内的行程极为复杂,桥小脑区结构有神经、血管、脑脊液,普通成像不能显示三叉神经,只能显示局部的肿瘤、囊肿、多发性硬化等病变,要显示三叉神经痛的神经血管情况,必须选择对神经血管均敏感的序列。磁共振检查三叉神经的方法很多,如三维稳态构成干扰序列,三维稳态旋进快速成像序列,结合三维预磁化梯度回波序列,三维稳态快速扰相梯度回波序列,三维增强薄层体积时间飞跃法等,但这些方法均不能直接显示三叉神经,都是通过间接对比获得诊断,误诊率较高,目前推荐可采用3D-Vibe检查技术,这种技术是通过检查眶周小血管的序列并对其参数进行修改而使用的技术,最大的优点是精细扫描,分辨率高,可以区分血管和神经的特有序列,在3D-Vibe图像上,对脑池段三叉神经和周围血管的关系进行分析,三叉神经呈等信号,邻近动脉为高信号,二者之间的关系可以直接显示,这对于手术方案的选择还是对术后的判断都有重要性。

【治疗】

1.药物治疗

(1)卡马西平:早期可使70%以上的患者者完全止痛,20%患者疼痛缓解。可长期使用此药止痛,为对症治疗药物。不能根治三叉神经痛者,复发者再服仍有效。约1/3患者可因出现恶心、头晕等症状而停药。用法:开始剂量0.1g,每日2～3次。以后逐日增加0.1g,每日最大剂量不超过1.6g,取得疗效后,维持在最小有效剂量。本药副作用有眩晕、嗜睡、药物疹、恶心、纳差、复视、共济失调、骨髓抑制及肝功能损害等。服药初期应检查白细胞、肝功能等。

(2)此外可选用苯妥英钠。

2.对于服药无效者,可经皮穿刺封闭治疗起到止痛作用。

3.经皮三叉神经节后射频电凝或球囊压迫疗法,射频毁损或球囊压迫可达到较长时间的缓解疼痛。

4.后颅窝开颅三叉神经微血管减压术:

(1)可选择坐位或仰卧头偏体位、常选用枕下乙状窦后入路,皮肤切口选择直切口或拐杖形切口,骨窗开颅,放射状切开硬脑膜。

(2)显露三叉神经:显微镜下打开小脑延髓池缓慢释放脑脊液后,以蛇形自动脑牵开器持窄条片状脑压板,将小脑半球向内上方牵开,切开蛛网膜,放出脑脊液,待压力降低后,继续牵开小脑,显露后组脑神经,听神经、面神经及内听动脉,于听神经前上约1～2cm处可见三叉神经根。

(3)显露压迫神经的血管袢:分离贴附在神经根上的蛛网膜后,根据术前MRI序列所显示的神经血管压迫情况,仔细探查找出责任血管,如有血管压迫神经根,则用小块Teflon片插入血管、神经之间,再用生物蛋白胶少许将之固定。Teflon片实际上并非棉制品,而是一种Teflon纤维,使用方法是用生理盐水浸泡后拉松,使之呈蓬松的纤维小球垫入神经与血管间,因不被吸收而起长期支架隔离作用。

(4)切断或电凝三叉神经根:对于复发病例,可将神经根后外3/4纤维切断或采用双极电凝器电凝处理的办法,同样可以取得较满意的止痛效果。

(5)彻底止血后,严密缝合硬膜,常规关颅。

5.目前有行X刀或γ刀治疗的报道。

(邱会斌)

第二节　帕金森病

【概述】

帕金森病是一种多发于中老年人,以肌肉震颤、肌肉僵直、运动活动起动困难,姿势反射丧失为特征的中枢神经系统疾病。它由英国医师帕金森于1817年首先描述,1841年Hall称为震颤麻痹,1892年Charcot称为帕金森病。目前对病因不明者称为原发性帕金森氏病(帕金森病、震颤麻痹)。由脑炎、脑动脉硬化、脑外伤及中毒等产生类似临床表现,称继发性帕金森氏综合征(症状性帕金森氏综合征、帕金森氏综合征)。所有帕金森病都具有下列共同特征:它们隐匿起病并不断加重,震颤在静止时最明显;肢体僵硬,引起运动减少,逐渐丧失正常工作和生活能力;面部表情改变,表现为面具样脸,而不能表示情感反应;讲话慢、声调低、音色单调;流涎;躯体俯曲姿势,不易维持直立姿势;油脂溢出皮肤伴有脂溢性皮炎倾向。

本病患病率综合世界各国资料在 10 ~ 405/10 万之间,从我国资料来看,居民患病率为 44/10 万,属于 PD 低发生地区。最近我国 15 城市随机调查,并非先前认为是低发生区,其结果与其他西方国家报道结果相近似。PD 发病率和患病率随年龄增长而增加。PD 发病年龄 0 ~39 岁为 20/10 万左右,70 ~ 79 岁为 1100/10 万左右,好发于 50 ~ 65 岁,青年型极少。男女之比接近 1 或男性比女性略高。

过去对 PD 的病因和发病机制一无所知,直到 1957 年,Carlsson 根据利血平可激发 PD,1960 年 Ehringer 和 Hornykliewicz 对 PD 病人尸检进行了单胺类物质测定,发现纹状体的 DA 严重不足,DA 不足引起 PD 的说法而得到确认。从此,对该病的研究速度大大加速,目前,已知黑质和纹状体中多巴胺能神经元变性是本病的主要病理变化。

【分子生物学】

1.兴奋性氨基酸与帕金森病　近年来研究,兴奋性氨基酸(EAA)及其受体介导的兴奋性毒性,在 PD 的发病机制中可能发挥重要作用。

在中枢神经系统内,EAA 主要是 L-谷氨酸(Glu)和 L 天门冬氨酸(Asp),二者大部分为中间代谢产物,只有少部分为神经递质。Glu 和 Asp 是脑内含量最多、毒性最强的兴奋性氨基酸,这部分 EAA 主要储存于突触前神经末梢内,其释放是通过突触电压门控性通道 Ca^{2+} 依赖的,作用于突触后膜的 EAA 受体。突触间隙内的 Glu 主要通过神经末梢和胶质细胞高亲和摄取系统主动重摄取,或在酶的作用下灭活。脑内含有大量 EAA 受体(EAAsR),目前已发现五种类型:①N-甲基 D-天门冬氨酸(NMDA)受体;②L-氨基-3-羟基-5-甲基-4-异恶唑丙酸(AMPA)受体;③海人藻酸(KA)受体;④L-2-氨基-4-磷酸丁酸(L-AP4)受体;⑤代谢型受体。

POrras 和 Karler 等均对 DA、Glu 和 GABA 之间的关系进行了研究,发现三个系统之间有相互作用:谷氨酸激动剂可引起大鼠纹状体 DA 的释放,DA 能系统可激活 Glu 及 GABA 能系统。因为 DA 能紊乱是 PD 等运动系统疾病的基础,同样说明了 EAA 与 PD 发病有联系。

在某些情况下,谷氨酸受体的过度刺激会导致神经元的损害和死亡,NMDA 受体介导的神经毒性作用,显然是由胞外 Ca^{2+} 的过度内流造成的,胞质 Ca^{2+} 增加.激活大量钙离子依赖性酶,包括蛋白激酶 C,磷酸脂酶 A_2、C、Ca^{2+}/钙调蛋白依赖性蛋白激酶 Ⅱ,NO 合成酶和各种蛋白激酶、核酸激酶。钙离子诱导的与蛋白、磷酸脂和核苷酸分解代谢有关的酶的激活,通过各种途径导致细胞死亡。

兴奋性损害最早出现的征象是线粒体肿胀的功能失调,研究表明线粒体也是自由基形成的场所。当胞质浓度增加时,线粒体便作为 Ca^{2+} 储存池,当受体长久激活时,线粒体 Ca^{2+} 隔离的能力便受损,出现功能失调,生物能量缺乏。神经元对兴奋性毒素的损害变得敏感,伴随着细胞器的肿胀和细胞溶解,神经元便走向了死亡。

EAA 的大多数递质通路与基底节和边缘系统有直接关系,EAA 的兴奋毒性与 PD 的发生机理密切相关。因此,目前临床应用 NMDA 受体拮抗剂治疗 PD 的目的在于阻断丘脑底核

(STN)过度兴奋性,同时起到对 DA 神经元保护作用。

2.多巴胺代谢障碍　黑质致密区(SNc)——纹状体 DA 系统调节锥体外系运动功能,它与 PD 发生有密切关系。在基底节中,具有调节作用的神经环路有两种,一是直接环路:大脑皮层 $\xrightarrow{Glu}$ 纹状体 $\xrightarrow{CABA}$ 苍白球内侧区(Gpi)和黑质网质区(SNr)两神经核 $\xrightarrow{CABA}$ 丘脑 $\xrightarrow{Glu}$ 大脑皮层。另一种为间接环路:大脑皮层 $\xrightarrow{Glu}$ 纹状体 $\xrightarrow{CABA}$ 苍白球外侧区(GPe) $\xrightarrow{CABA}$ 底丘脑(STN) $\xrightarrow{Glu}$ 苍白球内侧区(Gpi) $\xrightarrow{CABA}$ 丘脑 $\xrightarrow{Glu}$ 大脑皮层。

正常时,两者功能处于平衡状态,当黑质 DA 神经元退变,超过 80% 以上,锥体外系运动功能失去自我平衡调控,产生 PD。

正常人脑内的纹状体中 DA 及其代谢产物高香草酸(HVA)的含量最多。在 PD 病人中,纹状体 DA 水平下降,纹状体的 DA 含量越少,PD 的症状就越重。相应地,HVA 亦减少,并伴有 5-羟色胺(5-HT)及去甲肾上腺素(NE)的含量下降。DA 的这种降低主要由于 DA 的合成减少,也可与 DA 的分解加速有关,或两者兼而有之。DA 合成的主要调控作用的中心环节是酪氨酸羟化酶(TH),TH 催化儿茶酚胺合成的第一步,即酪氨酸的羟化。

DA 的分解是在单胺氧化酶(MAO)和儿茶酚一氧位一甲基转移酶的催化下进行的,其最终产物为 HVA。当引起黑质—纹状体变性因素存在,可导致 DA 的神经元脱失,使残存的神经元中 DA 的形成和释放代偿性增多;另一方面,NAO-B 活性的增高,使 DA 的分解加剧,在转化为 HVA 的同时,并伴有自由基的生成,后者将对神经细胞产生进一步的毒性作用。

3.其他

(1)自由基与帕金森病:自由基(包括超氧自由基 O_2、羟自由基 OH)是氧在线粒体代谢过程中生成的,适量的自由基对机体有许多有用的作用,过量的自由基则会对细胞产生损害。当 DA 能神经元的脱失可通过自由基对神经元起进一步的毒性作用。事实上,在 PD 的发生中,自由基代谢的病理生理学远比此复杂。正因为如此,自由基已成为另一个备受关注的 PD 发生发展假说。

(2)遗传缺陷与帕金森病:PD 的发生是源于遗传缺陷一直存在着争论,但是 PD 有明显家族史,目前正在进行 PD 易感基因筛选和克隆工作,倾向于大多数 PD 病人的病因符合多基因遗传。

【病因与病理】

1.病因　目前虽然已查明本病的主要病变是黑质变性,至于引起黑质变性的原因至今不明。近几十年来,对 PD 发病因素的调查,为病因学研究提供了重要线索。如社会人口因素中,PD 与职业关系,可从农民与 PD 发病率之间,存在着较密切关系,主要是他们与杀虫剂、除草剂使用接触有因果关系。至于受教育程度,社会经济地位,性别等无显著差异。PD 的患病率和发病率随年龄增长而增加,这是 PD 的危险因素之一。在遗传因素中,PD 患者的家族发病率为 7.5%～94.5%,众多学者倾向于 PD 是遗传易感性与环境因素相互作用的结果。

目前认为环境因素中,农业环境中神经毒物(杀虫剂、除草剂),工业环境中暴露重金属与 PD 发病率有因果关系,是 PD 的重要危险因素,然而也有相反的结论。因而人们对环境病因假设提出了质疑,至于吸烟、饮食习惯、头颅外伤、病毒感染等因素,至今仍未取得一致意见,需要进一步深入研究。

但是，在 PD 的病因学研究中，MPTP 的神经毒性作用，氧化应激和自由基产生，线粒体功能缺陷和个体的遗传易感性，是比较公认的几种学说。特别是 1997 年相继发现 α-Synuclein 基因的突变，可引起常染色体显性遗传性家族性 PD，而 Parkin 基因的缺失和点突变则可引起早发性常染色性隐性遗传性帕金森氏综合征，这两个可引起多巴胺神经元变性死亡和家族性 PD 基因的发现，对研究 PD 的遗传和细胞凋亡机制起了极大的作用。

2.病理　帕金森病的病理变化主要在黑质、纹状体，也有在苍白球、壳核、尾状核、丘脑底核、第三脑室周围、大脑皮质等处。黑质细胞退变和破坏，黑色素消失，黑质中神经细胞数量减少、破坏及神经胶质增生。上述变化在苍白球、纹状体及脑干的蓝斑等处亦可见到。另一个病理变化是进行弥慢性脑萎缩，通过脑室造影也可证实这一点。安徽省立体定向神经外科研究所对 156 例帕金森氏病患者进行气脑或脑室造影，结果发现本病有脑萎缩者占 90％以上，并证明脑萎缩程度与年龄的大小、疾病的严重程度、类型和病期的长短有明显的相关性。

关于 Lewy 小体，过去认为是 PD 最常见的病理改变，近来研究发现，Lewy 小体是由正常细胞成分组成，并非由致病物或生物因子所引起。必须指出 Lewy 小体并非 PD 的特征性病变，它尚可见于其他疾病，如多系统萎缩、进行性核上性麻痹、运动神经元变性、毛细血管扩张性共济失调、亚急性硬化性全脑炎、阿尔茨海默病、先天痴愚症等。

从免疫细胞化学方面也揭示黑质多巴胺能神经元减少。帕金森病不仅多巴胺含量减少，而且基底神经核中多巴胺代谢产物高香草酸、多巴胺合成的限速酶（酪氨酸羟化酶）和多巴胺脱羧酶也明显减少。脑内多巴胺能神经元大量丧失，多巴胺含量下降，使多巴胺绝对和相对不足，促使乙酰胆碱的作用相对增强，引起肢体震颤、肌僵直、运动减少等运动障碍。

【临床表现与体征】

临床表现基本形式有三：

1.静止性震颤，在静止时可看到 4～6 次/秒，粗大的节律震颤，多数以手指开始，呈捻丸样动作，上肢比下肢容易出现，下肢以踝关节开始较多，逐渐扩展到全身（下颌、口唇等震颤的出现）。病情早期震颤于静止时出现，运动减轻或消失，情绪激动时加重，夜间睡眠时消失。晚期强烈的震颤在运动时也不消失，还有 5.6％～10％帕金森氏病人无静止性震颤。

2.肌僵直，因患肢肌张力增高，关节被动运动时，可感到均匀的阻力，称为"铅管样僵直"；若合并有震颤则似齿轮样转动，称为"齿轮样僵直"。躯干、颈面部肌肉均可受累，病人出现特殊姿势，头部前倾，躯干俯屈，上肢之肘关节屈曲，腕关节伸直，前臂内收，下肢之髋及膝关节均略为弯曲。手足姿势特殊，指间关节伸直，手指内收，拇指对掌。

3.运动减少，病人上肢不能做精细工作，表现为书写困难，写字弯弯曲曲，越写越小，称"写字过小症"。步态障碍甚为突出，首先下肢拖曳，然后步伐变慢变小，起步困难，一旦迈步则向前冲，且越走越快，出现慌张步态。

4.其他症状与体征，主要是植物神经功能紊乱的临床表现，如油脂脸、多汗、垂涎、便秘、尿频或失禁，直立性低血压，皮肤网状蓝斑、吞咽困难、阳痿等。在精神症状上有忧郁、多疑、痴呆、智能低下及幻觉等。以后生活上不能自理，起床、穿衣、解纽扣、洗脸及刷牙都困难。步伐障碍突出，站立时低头屈背，膝稍屈，有时进进退退，走路慢，脚几乎不能离地，步伐小。由于起步困难,一旦迈步就向前冲,随重心越走越快,不能停止或转弯。这类病人,面部呈假面具脸,失去联合运动,行走时上肢前后摆动减少或完全消失。

【影像学表现】

1.CT、MRI 影像表现　由于 PD 是一种中枢神经系统退性变疾病,病理变化主要在黑质、纹状体、苍白球、尾状核以及大脑皮层等处,所以,CT 影像表现,除具有普遍性脑萎缩外,有时可见基底节钙化。MRI 除能显示脑室扩大等脑萎缩表现外,T_2 加权像在基底节区和脑白质内常有多发高信号斑点存在。

2.SPECT 影像表现

(1)通过多巴胺受体(DAR)的功能影像:多巴胺受体广泛分布于中枢神经系统中多巴胺能通路上,其中主要是黑质、纹状体系统,DAR(D_1)分布于纹状体非胆碱能中间神经元的胞体;DAR(D_2)位于黑质、纹状体多巴胺能神经元胞体。

SPECT 是把放射性核素,目前主要是 ^{123}I-IBZM,^{123}I-IBZM,特异性 D_2 受体标记物,静脉注入人体后,通过在基底节区域的放射活性与额叶、枕叶或小脑放射活性的比值,反映 DAR 受体数目和功能,来诊断早期 PD。如果早期采用多巴制剂治疗患者,起病对侧脑 DARD,上调。长期服用多巴制剂的中晚期 PD 患者,脑中基底节/枕叶和基底节/额叶比值减少,SPECT 功能影像只能检测 DAR 受体数目,不能帮助确诊是否为原发性帕金森病,但是可以区别某些继发性 PD,还可用作 PD 病性演变和药物治疗效果指标。

(2)通过多巴胺转运蛋白(DAT)功能显像:多巴胺转运蛋白(DAT)如何转运多巴胺(DA)尚不清楚,DAT 主要分布于基底节和丘脑,其次为额叶……。DAT 含量与 PD 的严重程度是存在着正相关性,基底节 DAT 减少,在早期 PD 患者表现很显著。

SPECT 采用 ^{11}C-WIN35428、^{123}Iβ-CIT,通过静脉注入人体后,检测基底节/小脑活性比值,丘脑/小脑活性比值,反映中枢不同区域 DAT 数量。早期 PD 患者,基底节区域 DAT 数目明显减少。

(3)PET 功能影像

正电子发射断层扫描(PET)诊断 PD,其工作原理和方法与 SPECT 基本相似,目前主要是依赖脑葡萄糖代谢显像,一般采用 ^{18}F 脱氧葡萄糖(^{18}FDG)。

因为,在 PD 病人早期,纹状体局部葡萄糖代谢率就中度降低,晚期葡萄糖代谢率进一步降低。用 PET 的受体显像剂很多,PET 神经递质功能显像剂主要是用 ^{18}F-多巴-PET(18PD-PET)等核素,基本原理同 SPECT,在此从略。

PET 可对 PD 进行早期诊断,可作 PD 高危人群中早期诊断,对病情严重程度的一种客观指标,了解多巴制剂应用疗效,鉴别原发 PD 和某些继发 PD 均有很大作用。

【诊断和鉴别诊断】

1.诊断

诊断帕金森病主要依据:

(1)有遗传性,但是原因多不明。

(2)多数在 40～69 岁发病。

(3)多从一侧静止性震颤开始,逐渐发展到两侧,呈现肌僵直,运动减少,静止性震颤三大症状,尤其伴有姿势反射障碍。

(4)脂性假面具脸,上肢屈曲,伴有前屈姿势,步行时躯干向前,小步,缺乏联合动作。

(5)限于没有合并症,不伴有锥体束症、假性球麻痹、眼颤、共济失调、感觉障碍、肌萎缩、癫痫、尿失禁、痴呆、情感失调及幻觉等帕金森综合征以外的症状。

(6)病程进展缓慢。

(7)脑脊液、血液生化及脑电图等检查无特殊异常。

(8)应用左旋多巴有效。但是,诊断帕金森病要注意,只要其他条件具备,个别病人服 L-dopa 无效或三大症候不完全具备或有精神症状,也要高度怀疑此病。

关于帕金森病分类和分级诊断:根据我国在 1984 年 10 月全国锥体外系疾病讨论会上决定帕金森病及帕金森综合征的分类如下:

原发性(帕金森病、震颤麻痹)按病程分型:

(1)良性型:病程较长,平均可达 12 年。运动症状波动和精神症状出现较晚。

(2)恶性型:病程较短,平均可达 4 年。运动症状波动和精神症状出现较早。

按症状分型:

(1)震颤型。

(2)少动和强直型。

(3)震颤或少动和强直型伴痴呆。

(4)震颤或少动和强直型不伴痴呆。

按遗传分型:

(1)家族性帕金森病。

(2)少年型帕金森病。

继发性(帕金森综合性、症状性帕金森综合征):感染性(包括慢性病毒感染);脑炎后帕金森综合征(嗜睡性脑炎,其他脑炎等);中毒性(一氧化碳、锰、二硫化碳、氰化物、甲醇等);药物性(抗精神病药物,如吩噻嗪类、丁酰苯系等);脑血管性病变;脑肿瘤(特别是脑部中线肿瘤);脑外伤;中脑空洞症;代谢性(甲状旁腺功能减退,基底节钙化、慢性肝脑变性等)。

症状性帕金森氏综合征(帕金森叠加综合征):进行性核上性麻痹、纹状体黑质变性、皮层齿状核黑质变性、橄榄桥脑小脑萎缩、Sky-Drager 位置性低血压综合征、皮层纹状体脊髓变性、Alzheimer 及 Pick 病、正常颅压脑积水、遗传性疾病(肝豆状核变性,脊髓小脑黑质变性等)。

PD 临床分级诊断:Hoehn&yahr;Matsumoto 帕金森病分级法。

有关 Webster 评分表;Markham 和 Dismon 量表;Schmab 和 England 日常生活分级;综合帕金森病评分分级。

所以,帕金森病的诊断依据:凡中老年发病,具有静止性震颤、肌僵直、运动迟缓和姿势反应异常 4 大主征中 2 项以上,而找不到确切病因者,即可诊断。左旋多巴药物试验反应可协助诊断。实验室检查无特异性,CT 和 MRI 亦无明确诊断价值。PET 有助于其他变性疾病鉴别。

【鉴别诊断】

本病首先应与各种震颤症状群鉴别,按照和随意运动的关系,将震颤分为生理性震颤和病理性震颤。当肢体或躯体的其他部位处于静止时所出现的震颤为静止性震颤。在一定体位时,如将手臂向前伸展而出现震颤称体位性震颤。若仅出现在向某一个目标运动时称为意向性震颤。体位和意向震颤都可称为运动性震颤,而帕金森病为一节律性静止性震颤,应与以下疾病鉴别。

1.肝豆状核变性 往往以急性、亚急性或慢性起病,开始出现情感改变,记忆力减退,注意力不集中,继而出现震颤,肌张力增高,构音困难,此震颤以动作性震颤为主(扑翼状),静止性震颤很轻微,有时表现为徐动样动作或特殊性挛缩或强直性痉挛。角膜上有 K-F 环可资鉴别。

2.Huntington 性舞蹈病 开始为行为笨拙和不安,间歇性出现轻度耸肩,手指的抽搐和"鬼脸"等不自主动作。随后舞蹈样动作逐渐加重,此舞蹈动作是迅速的,跳动式和多变的,此种病人肌张力正常,在情绪紧张时加重,静坐或静卧时减轻,它是一种慢性进行性的遗传性疾病。

3.老年性震颤麻痹 见于老人,四肢、下颌及舌头等均可受累,震颤以速率快、节律更规则、幅度更小为特征,一般无强直,可有痴呆表现。

4.Alzheimer 病 早期表现为记忆力减退,定向障碍,缺乏主动性。2～3 年后出现明显智能障碍和精神症状,逐渐加重。约有 1/4 病人表现有锥体外系症状,表现有肢体静止性震颤。

由于临床上很多神经系统疾病表现为不同程度震颤、强直、运动缓慢症状与体征,如纹状体黑质变性(SND)、Lewy 体痴呆,进行性核上性麻痹(PSP),橄榄桥脑小脑萎缩(OPCA),脑炎后帕金森综合征,血管性帕金森综合征等,在此不能一一阐述。

【药物治疗】

1.药物治疗原则 帕金森病应强调综合性治疗,包括药物、理疗、水疗、医疗体育和日常生活调整和外科手术等,不应强调单一治疗方法。

(1)应该依据病情个体化,选择抗帕金森病药物,如静止性震颤选择抗胆碱能药物;少数动作性震颤选用心得安,此二药无效可用左旋多巴类。

(2)用药剂量应该以产生满意疗效的最小剂量,必要时根据病情缓慢增加剂量。

(3)不宜多品种抗 PD 药同用,也不宜突然停药。

(4)应用左旋多巴类药物,Ⅰ～Ⅱ级病人不需要用药,Ⅲ～Ⅴ级病人才使用左旋多巴类药。

2.临床药物应用

治疗帕金森病药物至今已发展到第三代。第一代抗胆碱能药;第二代左旋多巴;第三代是多巴胺受体激动剂和增强剂。

(1)抗胆碱能药物:安坦 2～4mg,3 次/d;苯甲托品 2～4mg,1～2 次/d;开马君 5～10mg,3 次/d;比哌立登 2～4mg,3 次/d;东莨菪碱 0.2mg,3 次/d。

(2)抗组织胺药:苯海拉明 25mg,3 次/d;非那根 25mg,3 次/d。

(3)多巴胺替代疗法——左旋多巴:宜从小剂量开始,125～250mg,3 次/d,通常每 3～5 天增加 250mg,常用剂量 3g/d,最大量 5～8g/d。口服左旋多巴有较多副作用,临床使用应注意。

(4)多巴胺能增强剂:应用左旋多巴增强剂,与左旋多巴合并治疗本病,可以减少左旋多巴

剂量,减少副作用,提高疗效,常用药物如下:

①苄丝肼:此药与左旋多巴以1:4的比例混合,又称美多巴或苄丝肼多巴或羟苄丝肼或多巴丝肼,治疗剂量:美多巴125mg,3次/d,以后可逐渐增大剂量,最大量不超过800~1500mg/d。

②α-甲基多巴肼。

③帕金宁控释片(卡比多巴/左旋多巴、息宁、sinemetCR):每片中含卡比多巴50mg,左旋多巴200mg。剂量:轻度患者sinemetCR每次一片,2~3次/d,用药间隔4~12小时,最大用量每日可达12片。由于本药在4~8小时可较均衡地释放,从而保持多巴的稳定血清水平,可较好地解决由于峰值波动出现的开关现象。

(5)多巴胺释放促进剂:金刚烷胺,剂量100mg,3次/d,用药数日后才产生效果。

(6)多巴胺受体激动剂:常用药物有:

①溴隐亭,通常剂量为25~45mg/d。低于8mg/d往往无效。(②培高利特剂量范围在0.75~5m~d,开始剂量0.05mg/d,每3~4天增加一次剂量,直至每日3次,每次0.25mg,最大剂量小于5mg/d。多巴胺能增强剂还有很多,临床应用很少。

(7)单胺氧化酶抑制。B型(MAO-B1):司来吉兰:通常用量为10mg/d,个别可达15mg/d。如每日剂量超过20mg,可引起阵发性高血压反应。

(8)儿茶酚-氧位-甲基转移酶抑制剂:托卡朋初期用量50mg,3次/d,增至每次100mg,3次/d。恩他卡朋,用量每次200mg,3次/d。

(9)其他药物辅助治疗帕金森病:普萘洛尔,可控制帕金森病的动作性震颤。一般剂量为40~80mg/d,分次口服,最大用量可达200mg/d。心得安有减慢心率,降低血压的作用,宜审慎。还有PLG三肽,纳洛酮,GMi神经节苷脂,拉莫三嗪,CPP,维生素E,维生素C,脑复康等。

【外科治疗】

1.帕金森病的立体定向术

(1)概述:自从1947年Spiegel和Wycis临床开展立体定向手术以来,很多学者如Talairach,Guiot,Riechert,Cooper,Walker,Gillingham,Leksell等为治疗帕金森氏病,于脑内寻找有效靶点做了大量工作,从早期脑定向手术开始到目前,对震颤、僵直等运动障碍进行毁损的靶点有:苍白球、豆状襻、内囊、福雷尔氏区、丘脑腹外侧核、丘脑底核、丘脑腹前核以及小脑齿状核等。就目前所知,大脑基底节和丘脑内这些靶点,显著地存在着两个不同的联系纤维,一是苍白球到丘脑外侧核群径路,大概与僵直有关。另一条从小脑到丘脑腹外侧核径路,大概与震颤有关。

目前公认丘脑腹外侧核治疗帕金森病有效率达80%~90%。根据手术时观察破坏此核的前部(相当Voa、Vop核团)对僵直有效,后部(相当Vim核团)对震颤最好,破坏偏内时对上肢有效,偏外时对下肢有效。而Vim核是包括在丘脑腹外侧核群里,也是目前治疗帕金森氏病定向毁损最主要靶区。Vim核它的位置前方是Vop核,后方是Vc核,背侧是Lp核,腹侧在Ac-Pc线稍下方,外侧是内囊,内侧与Ce核连接。它前后径为4mm,高度10mm,宽度10mm,从侧面看,此核在后连合的前方4~8mm处,与Ac-Pc连作一垂直线,此线从外向内倾斜 20 度,向前斜 20 度,所以对帕金森氏病的肢体震颤的病人,选用此核进行毁损时,要注意上述解剖特征。

但是,帕金森病第二次对侧脑内靶点毁损术,若仍以丘脑腹外核中 Vim 核为毁损区,易产生嗜睡、言语障碍、吞咽困难、记忆力减退等严重并发症。所以帕金森病二次对侧靶点应选择 Forel-H 或 Gpi 核团为靶点较适宜。假如选择对侧脑深部电刺激术更适宜。

(2)立体定向毁损手术适应证和禁忌证:根据多年手术经验,认为该手术的适应证为:长期药物治疗无效;疾病进行性缓慢性发展已超过三年以上;工作和生活能力受到明显限制,根据 Hoehn 和 Yahr 分级为 Ⅱ～Ⅳ 级病人,且没有下列手术禁忌证者,如年高体弱,严重关节挛缩;明显精神障碍病人,严重心、肝、肾和高血压脑动脉硬化者,均可作为手术病例选择对象。

若病人需要再次对侧脑内定向毁损术,一定要具备以下条件:第一次手术效果好;术后震颤消失,僵直缓解,又无任何并发症;手术疗效保持在一年以上;目前无明显植物神经功能紊乱症状和严重精神症状;病情仍维持在 Ⅱ～Ⅳ 级。这样可减少二次手术并发症发生。

(3)手术步骤:采用立体定向毁损术治疗帕金森病,目前多数医院利用 CT 或 MRI 进行导向,在 CT 片水平面上找出 AC-PC 长度和大脑中心 0 点,再指出靶点在框架上 X、Y、Z 坐标数值。若用 MRI 扫描,在 T_1W 中线矢状片上求出 AC-PC 长度和大脑中心 0 点,Y、Z 靶点以及它们在框架上坐标数值。在水平面质子像上或 T_1W 像求出 X 靶点以及在框架上坐标坐值(过去采用脑室造影方法导向目前基本淘汰)。

然后重新消毒、局麻、钻孔,利用定向仪定向装置,就可准确地把手术器械或微电极或毁损电极送到颅内靶点。

进行靶点电生理描记或毁损,目前毁损手段,都是射频温控热凝仪。进行毁损前靶点位置核对确实后,首先作靶点区 43～45℃ 可逆性毁损,若无感觉、运动障碍,再将温度提高到 70～75℃,持续 60～100 秒。当临床检查达到预期效果,拔除电极,拆除定向仪。例如毁损后效果不佳,要立刻行相应调整 X、Y、Z 数值,核对、再毁损,直达到临床满意,才可手术结束。

(4)靶点毁损前验证与鉴别:进行脑立体定向手术的病人多无生命危险,术后仍可长期生存。对这种选择性立体定向手术首先是不能造成明显的神经功能障碍,其疗效、并发症与毁损术有密切关系。因此,在定向手术靶点毁损时,必须对靶点进行验证,术中常用靶点核对方法如下。

①微电极记录又称核团的单位放电记录:脑深部的核团中有单位放电;,在白质或脑室中无单位放电,此点可作为电极是否入神经核(团)的依据,一般无特异性,目前经过很多学者努力,已初步掌握 Gpe、Gpi、Vim 等核团一定规律放电特征,安装微电极记录系统,靶点上 10mm 开始进行记录,根据情况记录 3～4 个针道(一般为 8 针道)。通过导针,送入微电极,用微推进器以 $1\mu m$ 数量级向靶点方向送入,计算机显示沿途记录细胞电生理信号的变化,依次可见和听到苍白球外侧部、苍白球内侧部的特异电生理信号,并可见到苍白球中的震颤细胞群产生的特异电生理信号,待记录到"视束"电信号时,停止微电极进针,并记录所进的深度。放电频率、背景噪声水平、放电幅值在内苍白球、外苍白球、髓板、豆状核绊中差别显著。髓板与豆状核绊在放电频率及幅值上差别不显著。

②电刺激试验,通过用侧方开口能伸出弯曲的"搜索"电极,对靶点及其周围结构进行适当

刺激。脑部不同结构的电刺激后产生反应不同,可作为核对电极位置的依据。当给予一定刺激参数时,可产生对侧肢体运动。电刺激 VP 核可产生对侧肢体麻刺的感觉。电刺激苍白球,丘脑底核、Forel-H、VL、CM,可加强或减弱患者运动状态。一般电刺激参数:频率用于运动 2～5Hz,脉宽 0.5～1ms,波形是方脉冲,电压 0.5～2.0V,电流量是 0.9～1.0mA。用于感觉刺激参数,50～100Hz,脉宽 0.5～1ms,电压 0.3～0.5V。

③临床神经、精神功能检查法:利用临床观察和询问仍是不可缺少的基本核对方法。如作丘脑腹外侧核毁损时,令病人作对侧肢体上抬、握拳、抬手、讲话、睁眼等运动,并进行感觉、反射、肌力、肌张力、眼震、意识、记忆、思维等神经和精神方面功能检查。若靶点正确,对侧肢体震颤消失,肌僵直缓解,活动自如。若对侧肢体无力,有感觉障碍,语言困难,症状仍存在,提示定位不准或有并发症的出现。此外,还有立体定向脑电图,诱发电位,电阻抗,暂时性功能阻滞法等。

2.神经细胞脑内移植治疗帕金森病　神经组织移植已有一百多年的历史。1890 年,美国生理学家 Thompson 开展了世界上第 1 例神经组织异种移植,将成年猫大脑皮层组织移植到成年狗大脑皮层内。1979 年首先报道了将胎鼠中脑腹侧多巴胺能神经元组织移植到帕金森病大鼠模型尾状核内,能使大鼠的异常旋转减少,激发了人们对脑组织移植治疗神经退行性变病症的兴趣。

1982 年 Backlund 进行了自体肾上腺髓质脑内移植治疗 2 例帕金森病,术后 6 个月症状改善,它标志着神经组织移植进入了临床实验研究阶段,开创了脑移植治疗帕金森病临床研究的先例。尤其是近年来,现代分子生物学和基因治疗学的发展,使神经组织移植富于新的内容,转基因细胞脑内移植的研究越来越受到重视。

神经组织移植治疗帕金森病成功的关键取决于移植多巴胺能神经元细胞存活的数量,尤其与 TH 细胞数目密切相关,多巴胺神经功能的恢复,患者的临床症状才能改善。通过提高成活率和降低排斥反应,使宿主脑内多巴胺水平和神经营养因子的水平提高,成为神经组织移植治疗帕金森病研究的热点和趋势。同时由于胎儿脑组织移植受到伦理道德和供体来源的问题,因此,人们正试图进行基因工程化的细胞或永生化的胚胎中脑细胞系以及神经干细胞作为神经组织移植治疗 PD 的供体来源。

3.伽玛刀治疗帕金森病　γ 刀治疗 PD 是一种方法。通过立体定向放射外科原理,进行靶点毁损,达到治疗目的。1991 年,Lindquist 等首先报道应用 γ 刀治疗 2 例 PD 病人,经过 1～4 年随访,震颤均有改善,引起世界神经外科医师广泛重视,以后相继有较多学者报道,我国姚家楣、潘力、陈吉相等学者,相继报道了 γ 刀治疗 PD 经验和随访结果。

目前立体定向放射外科治疗帕金森病仍属探索和经验积累阶段。上海医科大学华山医院治疗帕金森病 12 例,其中震颤为主型 11 例,强直为主型 1 例。随访 10 例,随访 10～18 个月,平均 15 个月。9 例震颤有不同程度减轻,6 例强直有缓解。Rand、Young、姚家楣、陈吉相等学者 γ 刀治疗效果类同,大约在 61%～75%。放射后脑水肿为其并发症,脑水肿引起严重症状和体征,适当应用脱水剂,随时间延长症状会消失。

4.深部脑刺激术治疗帕金森病(DBS)　法国的 Benabid 于 1987 年开始应用丘脑腹外侧核刺激来治疗震颤,这项技术在近 10 年已逐渐发展并得到了普遍应用。

目前 DBS 治疗帕金森病的生理基础亦不清楚,人们提出了多种的解释。DBS 刺激 Vim 核,减轻震颤,可能通过受刺激部位失活发挥作用,而这种失活又是通过一种去极化阻滞机制而发挥效应。刺激 Gpi 引起 PD 运动症状改善,可能是 Gpi 输出减少引起,这种输出减少也是通过去极化阻滞直接抑制神经元活动产生。刺激 STN 治疗 PD,可能电刺激直接使 STN 失活,或改变 Gpi 的神经元活动来激活 STN,阻滞其传导。真正机理尚不清楚。

应用慢性丘脑刺激治疗帕金森病,目前多数学者以丘脑腹外侧核中 Vim 核团或 Gpi 核团、STN 核团为靶点。术前准备,适应证、禁忌证以及手术步骤,除了同定向毁损术外,下列情况也属于禁忌证:已使用心脏起搏器的病人;有免疫缺陷的病人;病人情绪易紧张或不愿接受此方法者,年龄方面没有严格的限制。

脑深部电刺激为帕金森病或其他运动障碍性疾病提供了一种新的治疗手段,它具有可逆性和可调性特点,大大地提高了治疗的安全性,减少了副作用的发生。为了进一步对其机制了解和研究,找出合适的刺激参数和电极位置,进一步改善治疗效果,扩大治疗的范围,我们还有很多工作要继续进行。今后对 DBS 刺激位置是 Vim,还是 Gpi、STN,随着病例积累,会有满意答复。由于此套刺激器价格昂贵,电池寿命有限等,在我国目前尚难以普遍推广。

5.帕金森病的转基因治疗

随着分子克隆和基因重组技术的发展,帕金森病实验动物模型的建立,使导入目的基因治疗帕金森病成为可能。近年来基因治疗研究的不断深入,在目的基因的选择、靶细胞的确定、载体和转染途径的选择上向安全、高效的方向发展,基因治疗帕金森病实验研究有了较快的进展,为临床治疗奠定了基础。

帕金森病基因治疗进入临床实验阶段尚未成熟,而对这样一种全新的治疗手段来说,临床实验的经验对技术的发展成熟是十分必要的。由于帕金森病黑质退行性变的真正原因和发病机理目前仍不清楚,一般认为是遗传易感性与环境因素共同作用的结果,帕金森病的致病基因分离至今仍未成功,目前进行 PD 基因治疗只能是根据发病机制中的某些外围因素确定目的基因,主要是一些与多巴胺合成有关的酶基因。因而不可能进行真正意义上的基因治疗,其治疗效果必然会受到一定影响。

由于分子生物学技术的突飞猛进的发展,加上帕金森病病理改变的特殊性,从基因角度来纠正该病的病理、生化异常,帕金森病的基因治疗将极具潜力,但必须深入研究帕金森病的致病基因,转基因载体需进一步的改进,努力寻找理想的靶细胞,可以深信基因治疗将是 PD 治疗的一种有效途径。

(宋瑞洪)

第三节　格林巴利综合征

格林巴利综合征又称急性炎性脱髓鞘性多发性神经炎,是一种自身免疫介导的周围神经病,以急性起病的周围神经和颅神经功能障碍为特征。主要病理改变为周围神经组织小血管周围淋巴细胞浸润、巨噬细胞浸润及神经纤维脱髓鞘,严重病例可继发轴突变性。

【病因及发病机制】

GBS 的病因尚不明确。约 70％以上的 GBS 患者在发病前 8 周有前驱因素,高峰在发病前 1～2 周。半数以上的患者有呼吸道或胃肠道感染症状。约 30％患者病前有空肠弯曲菌感染,以腹泻为前驱症状的患者感染率高达 80％以上。其他感染因子主要为肺炎支原体、巨细胞病毒、EB 病毒、嗜流感病毒、腺病毒、单疱病毒等。少数患者有手术史或疫苗接种史。目前认为 GBS 是一种自身免疫性疾病,由于细菌或病毒的某些组分与周围神经髓鞘的某些成分相似,机体免疫系统发生错误识别,产生自身免疫性 T 细胞和抗体对周围神经进行免疫攻击,导致周围神经髓鞘脱失。研究表明 GBS 早期主要由细胞免疫介导,而后期主要为体液免疫介导。在患者的血清及脑脊液中可测得多种炎性介质、细胞因子及自身抗体。

【临床表现】

起病呈急性或亚急性,病前 1～4 周常有呼吸道或消化道感染症状。主要症状为对称性的肢体无力,通常远端无力超过近端,大多最初影响下肢,常由双下肢开始逐渐累及躯干肌、颅神经,当呼吸肌受累时则出现呼吸困难。肌无力大多为对称性,偶有不对称的。颅神经受累较多见,其中以双侧面神经麻痹最常见,其次为舌咽和迷走神经麻痹,约 10％的患者有动眼神经受累。严重患者可出现吞咽功能障碍。几乎所有患者都有感觉异常,主观感觉障碍远较客观为重,常描述为麻木、刺痛及烧灼感等,多为对称性肢体远端手套-袜子样分布。约 30％的患者有肌肉压痛,少数表现出神经根刺激症状。四肢腱反射减弱或消失,往往与肌无力症状相平行。自主神经功能障碍较明显,表现为皮肤潮红、出汗异常、心动过速、直立性低血压、高血压等,可有一过性膀胱括约肌功能障碍。多数病例进展迅速,多在 1～2 周达高峰,50％的患者在 2 周后停止进展,80％在 3 周后,90％在 4 周后。除典型病例外,尚有一些临床表现不典型的变异性,如 Miller-Fisher 综合征,表现为共济失调、腱反射消失及眼外肌麻痹三联征,有或无轻度肢体无力。

辅助检查:多数患者在发病后 2 周脑脊液可表现出特征性的蛋白-细胞分离现象,即脑脊液中蛋白增高而细胞数正常或接近正常。这种特征性的改变在第 3 周最明显。肌电图检查早期可仅有 F 波或 H 反射延迟或消失,F 波异常提示神经近端或神经根受损。晚期可见神经传导速度减慢,潜伏期延长,提示髓鞘损害,轴索受损时波幅降低。

【诊断】

根据患者急性或亚急性起病,起病前有感染史,四肢对称性迟缓性瘫痪和颅神经损害,末梢型感觉障碍,脑脊液示蛋白细胞分离,肌电图早期 F 波或 H 反射延迟或消失,诊断应该不难。可参考如下诊断标准:

1.诊断标准

(1)诊断必需的要点:①进行性一个肢体以上的瘫痪,瘫痪程度不等,从双下肢轻度无力到四肢完全瘫痪、延髓麻痹、面肌瘫痪和眼外肌麻痹。②腱反射消失,双侧二头肌反射及膝反射减弱,而远端腱反射消失亦可。

(2)强烈支持诊断要点:

1)临床特征:①进行性发展,4 周内达高峰;②相对对称性;③轻度感觉症状和体征;④颅神经损害;⑤进展停止后 2～4 周开始恢复;⑥自主神经功能障碍;⑦病初无发热。

2)脑脊液示蛋白-细胞分离。

3)电生理:神经传导速度减慢,潜伏期延长,F 波异常。

(3)怀疑诊断的要点:①明显而持久的不对称性瘫痪;②持久的膀胱、直肠功能障碍;③发病时有膀胱、直肠功能障碍;④脑脊液单核细胞>50×10^6/L;⑤脑脊液中出现多形核白细胞;⑥存在明确的感觉平面。

2.否定诊断的要点

(1)近期反复接触挥发性溶剂、油漆等毒素史。

(2)卟啉代谢异常,提示急性卟啉病。

(3)近期白喉感染史。

(4)符合铅中毒性周围神经病的临床特征,已经有铅中毒的证据。

(5)单纯感觉异常综合征。

(6)有肯定的偶可与 GBS 混淆的其他疾病,如脊髓灰质炎、肉毒中毒、癔症性瘫痪及中毒性神经病等。

【治疗】

1.免疫治疗

(1)血浆置换:有条件者应尽早应用。推荐对非卧床患者发病 4 周内,卧床患者发病 2 周内应用,可缩短恢复时间和改善预后。方法:每次血浆交换量为 30～50ml/kg,通常建议隔天一次,共 5 次。在症状出现 2 周内应用效果更佳。禁忌证主要是严重感染、心率失常、心功能不全、凝血系统疾病等;主要副作用为血流动力学改变造成血压变化、心率失常,放置中心静脉导管可能引发气胸、出血及败血症等。

(2)IVIg:推荐尽早应用。方法:静脉滴注入血免疫球蛋白,0.4g/(kg·d),1 次/天,连续 3～5 天。主要副作用有:流感样症状、肾功能损害、血栓栓塞事件、过敏反应、无菌性脑膜炎、稀释性低钠血症等。

以上两种治疗均是 GBS 的有效治疗方法,其疗效相当。其中 IVIg 因安全、方便且易于管理,常为 GBS 的首选治疗方法。联合应用两种治疗并不能增加疗效,同样增加疗程也未发现比单疗程治疗更加有效。尽管如此,少数患者在 1 个疗程的治疗后病情仍无好转或仍在进展,或恢复过程中再次加重,可以考虑延长治疗时间或增加 1 个疗程。

(3)肾上腺皮质激素:肾上腺皮质激素对 GBS 的治疗大都无效。然而需要详细询问病史以鉴别慢性炎性脱髓鞘性多发性神经根神经病(CIDP),后者对肾上腺皮质激素有较好的反应。

2.支持治疗

(1)呼吸道管理:本病最严重的并发症是呼吸衰竭,也是治疗的关键之一。当出现呼吸减弱时需进入 NICU 以密切观察,监测动脉血气分析,呼吸功能持续下降需考虑气管插管。无创通气并不能避免气管插管。气管插管的时间取决于周围神经受累的程度。在气管插管当天应进行肺功能评分,在第 12 天再次进行评分可以帮助评估患者是否需要长期机械辅助通气。如果评分改善则患者可能在 2 周内拔管,如果评分更差则表示患者可能需要长期机械通气,此时需考虑气管切开。脱机和拔管的标准没有插管那么明确,一般在 SIMV 模式下,通过减小呼吸频率和压力支持至最小,患者仍能自主呼吸时可考虑脱机,此时患者的肺活量至少 12～15ml/kg。T-piece 试验能耐受 30 分钟通常表示能拔管成功。气管插管或切开后要积极预防肺炎、肺不张等,需勤吸痰,湿化呼吸道,有感染时及时应用抗生素。

(2)营养支持:有吞咽困难或需辅助呼吸的患者应尽早插胃管鼻饲。若胃肠潴留较多,可加用胃肠动力药物如甲氧氯普胺、莫沙必利等,并密切观察腹胀情况。有严重胃肠道运动障碍者需给予胃肠外营养。

(3)自主神经症状的控制:急性自主神经功能紊乱常见于进展较快的患者,严重者可威胁生命。最常见的形式是轻到中度的持续性高血压,但对抗高血压治疗反应良好。但需要密切监护,以免自主神经功能恢复后导致低血压。低血压也较常见,可通过增加液体摄入量治疗。体位性低血压常出现于恢复期,可增加钠盐的摄入或给予氟氢可的松。各种心率失常都有可能出现,其中提示预后不良的是心动过缓和心搏骤停,部分患者需植入起搏器。

(4)长期 NICU 患者的一般支持治疗:对于少数可能需要长期在 NICU 中治疗的患者,应当积极预防深静脉血栓,预防胃肠道疾病,尽早肠内营养,处理疼痛及精神支持。疼痛有时会很棘手,可能对麻醉药无效,可以试用非甾体抗炎药,某些顽固性病例可尝试给予单次剂量甲泼尼龙 60mg。

3.一般治疗　急性期应给予足量 B 族维生素,ATP,辅酶 A 等。加强护理,防止压疮形成,早期肢体被动活动,防止关节挛缩,尽早康复治疗。

【预后】

本病具有自限性,多为单相病程,预后较好。约 15% 的患者能完全恢复,70% 的患者有轻度后遗症但不影响日常生活,10% 的患者有严重后遗症,3% 左右的患者死于并发症。年龄超过 60 岁,病情进展快速,有呼吸衰竭,神经电生理示严重轴索变性的患者预后较差。

(郭小记)

第四节　重症肌无力

重症肌无力(MG)是一种神经-肌肉接头处突触后膜上因乙酰胆碱受体(AChR)减少而出现传递障碍的自身免疫性疾病。临床上主要表现为骨骼肌无力,具有晨轻暮重或易疲劳性的特点。

【病因】

病因及自身免疫触发机制不详,因为 80% MG 患者存在胸腺异常,因此可能与胸腺的病毒感染有关。感冒、情绪激动、过劳、月经来潮、使用麻醉、镇静药物、分娩、手术等常使病情复发或加重。

【发病机制】

发病机制与自身免疫反应有关,证据包括:①自身免疫攻击的靶是神经肌肉接头处突触后膜上的 AChR,并有其相应的乙酰胆碱受体抗体和被 AChR 致敏的 T 细胞及 AChRAb 的 B

细胞。临床上约 85% 患者血清中也可以测到抗 AChRAb,但抗体浓度与病情严重度不一定平行一致;②已经从 MG 患者骨骼肌中提取和纯化出 AChR,其分子结构、氨基酸序列等均已搞清;③用 AChRAb 或特异性自身免疫性 T 细胞可作被动转移,包括由 MG 患者向动物或动物相互间转移;④用从电鳗的电器官提取并经纯化的 AChR 作为抗原与佐剂相混合,免疫接种于兔、猴、鼠等,可造成实验性自身免疫性重症肌无力模型,并在动物的血清中测到 AChRAb;⑤采用激素、免疫抑制剂等治疗可以使疾病缓解。

MG 与胸腺的关系最为密切,约 75% 病例伴有胸腺增生,并出现淋巴细胞生发中心,15% 病例伴有胸腺瘤。对胸腺的病理研究表明,胸腺内存在肌样上皮细胞,其表面表达类似骨骼肌神经肌肉接头处的 AChR。推测这种受体是在特定的遗传素质和病毒感染作用下而产生,机体免疫系统对其发生致敏,产生针对 AChR 的抗体。这种抗体与骨骼肌神经肌肉接头处的 AChR 发生交叉免疫反应(分子模拟),在补体参与下,破坏突触后膜,导致突触后膜溶解破坏等一系列形态学改变,从而导致神经传导障碍,引起肌无力症状。

此外,MG 患者有时也可合并其他自身免疫性疾病如格林-巴利综合征、多发性硬化、Graves 病等。

部分患者可检测到抗核抗体、抗 DsDNA 抗体、抗甲状腺细胞抗体、抗胃壁细胞抗体等自身抗体。

【病理】

受累骨骼肌的肌纤维间小血管周围可见淋巴细胞浸润。急性和严重病例中,肌纤维有散在灶性坏死,并有多核细胞和巨噬细胞浸润。部分肌纤维萎缩、肌核密集,呈失神经支配性改变。晚期病例,可见骨骼肌萎缩,细胞内脂肪性变。电镜检查见终板的突触前神经末梢中的囊泡数目和直径均无改变,但突触间隙变宽,突触后膜的皱褶变浅变少,所以突触后膜的面积和 AChR 数量减少。

【分型】

目前常用改良的 Osserman 分型,主要依据受累肌群、病程及治疗反应等,此分型不能反映肌群受累的严重程度,而只能反映肌群的选择性。

Ⅰ型(眼肌型):单纯眼外肌受累,但无其他肌群受累之临床和电生理所见。对肾上腺糖皮质激素治疗反应佳,预后佳。

Ⅱ型(全身型):有一组以上肌群受累,主要累及四肢,药物治疗反应好,预后好。

ⅡA 型(轻度全身型):四肢肌群轻度受累常伴眼外肌受累,一般无咀嚼、吞咽、构音困难。对药物治疗反应及预后一般。

ⅡB 型(中度全身型):四肢肌群中度受累常伴眼外肌受累,一般有咀嚼、吞咽、构音困难。对药物治疗反应及预后一般。

Ⅲ型(重度激进型):急性起病、进展较快,多于起病数周或数月内出现延髓性麻痹,常伴眼肌受累,多于半年内出现呼吸肌麻痹。对药物治疗反应差,预后差。

Ⅳ型(迟发重症型):潜隐性起病,进展较慢。多于 2 年内逐渐由Ⅰ、ⅡA、ⅡB 型发展到延髓性麻痹和呼吸肌麻痹。对药物治疗反应差,预后差。

Ⅴ型(肌萎缩型):指重症肌无力病人于起病后半年即出现肌萎缩者。因长期肌无力而出现失用性、继发性肌肉萎缩者不属此型。

【临床表现】

本病见于任何年龄,多在 30 岁以前发病,女性多见。多数起病隐袭。临床主要表现是骨骼肌的易疲劳性和肌无力,突出特点为活动后加重、休息后减轻,即呈现晨轻暮重现象。查体可见受累肌群力弱,疲劳试验阳性,应用胆碱酯酶抑制剂后症状缓解。

最常受累的肌群为眼外肌,可表现为眼睑下垂、眼球活动障碍、复视,严重者眼球固定。在疾病早期,特别是儿童,可出现交替性眼外肌受累的表现,即先一侧眼睑下垂,几周后另一侧眼睑下垂,而原来一侧的睑下垂消失。面部表情肌受累表现为苦笑面容,甚至面具样面容。四肢肌群以近端受累为重,表现为活动久后抬上肢梳头困难,骑自行车刚开始时能上车,但骑片刻后下车困难而跌倒于地,或走一段路后上台阶或上公共汽车困难。咀嚼、吞咽肌群受累可表现为在吃饭时,尤其在进干食时咀嚼费力,用餐时间延长;说话久后构音不清;吞咽可有困难,甚至呛咳。呼吸肌群,早期表现为用力活动后气短,重时静坐也觉气短、发绀,甚至需要呼吸机辅助呼吸。

应该强调的是,全身所有骨骼肌均可受累,但受累肌肉的分布因人因时而异,不是所有患者均先从眼肌受累开始,也有先从呼吸肌无力发病者。

当病情加重或治疗不当,导致呼吸肌无力或麻痹而致严重呼吸困难时,称为重症肌无力危象。分为 3 种:①肌无力危象:由各种诱因和药物减量诱发。应用胆碱酯酶抑制剂后危象减轻。②胆碱能危象:多在胆碱酯酶抑制剂用量过大所致,除呼吸困难表现外,尚有毒碱样中毒症状(呕吐、腹痛、腹泻、瞳孔缩小、多汗、流涎、气管分泌物增多、心率变慢等)、烟碱样中毒症状(肌肉震颤、痉挛和紧缩感等)以及中枢神经症状(焦虑、失眠、精神错乱、意识不清、抽搐、昏迷等)。③反拗性危象:不能用停药或加大药量改善症状者,多在长期较大剂量用药后发生。

上述三种危象可用以下方法鉴别:

1.腾喜龙试验　因 20 分钟后作用基本消失,使用较安全。将腾喜龙 10mg 溶于 10ml 生理盐水中,先静注 2mg,无不适时再注射 8mg,半分钟注完。若为肌无力危象,则呼吸肌无力于 0.5～1 分钟内好转,4～5 分钟后又复无力。若为胆碱能危象,则会有暂时性加重伴肌束震颤。若为反拗性危象,则无反应。

2.阿托品试验　以 0.5～1.0mg 静注,症状恶化,为肌无力危象,反之属胆碱能危象。

3.肌电图检查　肌无力危象动作电位明显减少波幅降低,胆碱能危象有大量密集动作电位,反拗性危象注射腾喜龙后肌电无明显变化。

【辅助检查】

(一)药理学试验

1.新斯的明试验

(1)药物用量及用法:甲基硫酸新斯的明 1.0～1.5mg,肌肉注射。儿童剂量酌减(10～12 岁:2/3 成人量;7～9 岁:1/2 成人量;3～6 岁:1/3 成人量;<3 岁:1/4 成人量)。为消除其 M-胆碱系不良反应,可同时注射阿托品 0.5～1.0mg。

(2)观察指标及时间:按患者受累肌群作多项观察。观察指标为外展内收露白(mm)、睑裂大小（mm）、上睑疲劳试验（秒）、上肢疲劳试验（秒）、下肢疲劳试验（秒）、复视评分，左右侧分别记分。每项指标在用药前及用药后每 10 分钟测定一次，记录此时与用药前数据的差值。试验结束后，每项求出注射后 6 次记录值的均值。

（3）结果判定：见表 20-1。

（4）注意事项：①餐后 2 小时行此试验；②有支气管哮喘和心律紊乱者慎用；③服用胆碱酯酶抑制剂者，应在服药 2 小时后行此实验；④晚期、严重病例，可因神经-肌肉接头处突触后膜上乙酰胆碱受体破坏过重而致实验结果阴性。

2.腾喜龙试验　适用于病情危重、有延髓性麻痹或肌无力危象者。用腾喜龙 10mg 溶于 10ml 生理盐水中缓慢静脉注射，至 2mg 后稍停，若无反应可注射 8mg。症状改善者可确诊。

（二）电生理检查

1.神经重复电刺激检查　正常人低频重复电刺激（小于 5Hz），其波幅或面积衰减不应超过 5%～L_5%，高频重复电刺激（大于 10Hz）时其衰减不应超过 30%。若低频重复电刺激波幅递减超过 15% 以上为阳性。检测的阳性率因 MG 型别不同而异：Ⅰ 型为 17.2%，ⅡA 型 85.1%，ⅡB 型 100%。应该注意服用胆碱酯酶抑制剂者，应停药 6～8 小时以上再进行检查。

2.单纤维肌电图检查　正常人颤抖为 15～20 微秒，若超过 55 微秒为颤抖增宽。检测的阳性率为 91%～94%。进行此检查时无须停用胆碱碱酶抑制剂。

（三）血清中 AChRAb 检测

一般采用 ELISA 检测，检出率为 85%～95%，约 10%～15% 全身型 MG 患者测不出。

（四）胸部影像学检查胸部计算机断层扫描（CT）

检查可发现前上纵隔区胸腺增生或伴有胸腺肿瘤，对于诊断及选择治疗方案均有帮助。

（五）其他

可进行自身抗体（如抗核抗体、SSA、SSB、抗 DsDNA 抗体、抗胃壁细胞抗体、抗甲状腺抗体等）、血沉、类风湿因子、抗链"O"等的检查。

【诊断与鉴别诊断】

根据活动后加重、休息后减轻的骨骼肌无力，疲劳试验阳性，药理学试验阳性，诊断并不困难。本病眼肌受累者需与动眼神经麻痹、甲亢、眼肌型营养不良症、眼睑痉挛鉴别。延髓肌受累者，需与真、假延髓性麻痹鉴别。四肢无力者需与周期性瘫痪、感染性多发性神经炎、进行性脊肌萎缩症、多发性肌炎和 Lambert-Eaton 综合征等鉴别。Lambert-Eaton 综合征与本病十分相似，但新斯的明试验阴性，RNS 低频波幅递减，而高频时波幅递增。

【治疗】

（一）治疗原则

强调个体化治疗方案。权衡临床病情与治疗效果、不良反应的发生频率、治疗费用和方便性。

（二）治疗方案

1.胸腺摘除＋激素冲击＋其他免疫抑制剂　适用于胸腺有异常（胸腺瘤或胸腺增生）的 MG 患者。首选胸腺摘除，若摘除后症状改善不理想者，可以继续用激素冲击及其他免疫抑制剂联合治疗。

2.激素冲击→胸腺摘除→激素冲击 适用于已经用激素冲击治疗的 MG 患者,待激素减到小剂量后,摘除胸腺,之后若患者仍需药物治疗,可再用激素冲击。

3.单用免疫抑制剂(如硫唑嘌呤、环孢素 A 等) 若患者无胸腺摘除指征或不愿手术,且对激素治疗有顾虑或有激素治疗禁忌证者,可选用此方案。

4.大剂量免疫球蛋白/血浆交换 适用于肌无力危象患者或者不同意上述治疗的患者。

欧洲神经病学联盟指南(2%)对 MG 治疗的推荐为:

(1)激素:当需要免疫抑制治疗时,口服激素是首选药物(临床实践观点)。

(2)硫唑嘌呤:对于需要长期使用免疫抑制治疗的患者,建议在激素减量的同时合用硫唑嘌呤,并尽量使激素用量最小,保持硫唑嘌呤的剂量(A 级推荐)。

(3)血浆交换及静脉注射丙种球蛋白:在病情严重患者及胸腺切除术前推荐使用血浆交换(B 级推荐),静脉注射丙种球蛋白及血浆交换对于治疗 MG 加重均有效(A 级推荐)。

(4)胸腺摘除:对于非胸腺瘤的 MG 患者,胸腺切除可作为增加病情缓解或改善可能性的一种选择(B 级推荐),一旦诊断胸腺瘤,不论 MG 是否严重,胸腺摘除均是适应证(A 级推荐)。

(5)环孢素:治疗 MG 有比较可靠的证据,但因其不良反应较严重而仅用于硫唑嘌呤无效或不能耐受者(B 级推荐)。

(6)霉酚酸酯:亦可用于硫唑嘌呤无效或不能耐受者(B 级推荐)。

(7)环磷酰胺:疗效较好,但由于不良反应较多而仅用于不能耐受激素或对激素加硫唑嘌呤、甲氨蝶呤、环孢素或霉酚酸酯无效的患者(B 级推荐)。

(8)他克莫司:可用于其他药物控制不良的患者(C 级推荐)。

(三)肾上腺糖皮质激素

一般全身型 MG 多采用大剂量激素冲击治疗,常用药物为地塞米松及甲基泼尼松龙。单纯眼肌型 MG 可采用小剂量泼尼松口服。

治疗时的注意事项包括:

1.治疗早期病情可有一过性加重,严重时可出现危象,需要呼吸机辅助呼吸;

2.激素最好于早晨一次使用,大剂量快减,小剂量慢减,可采用隔日减量方法,减量速度必须根据病情而定;

3.加用辅助用药包括抑酸剂、补钙剂、补钾剂;

4.老年患者以及患有糖尿病、高血压、溃疡病者慎用或禁用;

5.用药 3～6 个月后明显缓解;

6.为了防止激素减量中病情复发,在激素冲击治疗同时加用免疫抑制剂。

(四)免疫抑制剂

1.硫唑嘌呤 开始每天 50mg,每周增加 50mg,直至达到治疗剂量[通常 2～3.5mg/(d·kg)],可较长时间应用。服药前应查血白细胞,用药中定期复查血常规,若血白细胞低于 3.0×10^9/L 停药。起效时间为 4～12 个月,最大效应需 6～24 个月。

2.环孢素 A 应用剂量为 2～5mg/kg,分两次应用,开始用小剂量,逐渐加量。疗程为 3 个月～1 年。起效时间为 1～2 个月,显效时间为 3～5 个月。用药过程中注意监测肾功能和高血压,并测定血中环孢素 A 浓度,调整在 $100\sim150ng/ml$。

3.环磷酰胺 可以静脉用药治疗($200mg$ 加入 10% 葡萄糖 $250ml$ 中,1 次/2 日,10 次为一疗程)或口服治疗[$1.5\sim5mg/(kg\cdot d)$,口服]。$70\%\sim80\%$ 的患者有效。用药后 1 个月起效,最大改善在 1 年之内。常见的不良反应包括严重的骨髓抑制、肝脏毒性、脱发、全血细胞减少、恶心呕吐、关节痛、头晕、易感染、膀胱纤维化、肺间质纤维化和出血性膀胱炎等。

4.霉酚酸酯 主要用于器官移植后,近期研究发现对 MG 疗效较好。成人剂量 $1g$,每天 2 次,较少受其他因素影响,除胃肠道不适外,其他不良反应较少。

5.他克莫司 是与环孢素结构类似的大环内酯类药物,比后者强 10 倍以上,初步研究发现疗效较好且起效较快,成人用法是最初 $3mg/d$,病情稳定改善后可减量到 $l\sim2mg/d$。主要不良反应是高血糖和肾功能异常,也需注意其血药浓度可受多种药物影响。

6.单克隆抗体抗 CD20 的单抗 rituximab 已用于治疗难治性 MG。

(五)血浆置换

在 $3\sim10$ 天内血浆置换 $3\sim5$ 次,每次置换 5% 体重($50ml/kg$)的血浆。每次置换大约可清除 60% 的血浆成分,这样经过 $3\sim5$ 次置换可以清除 $93\%\sim99\%$ 的血 IgG 和其他物质。置换第一周内症状有改善,疗效可持续 $1\sim3$ 个月。不良反应包括低血压或高血压、心动过速、发热、寒战、恶心、呕吐、柠檬酸盐导致的低钙血症、低蛋白血症、血小板减少导致的凝血异常、出血和与插管有关的静脉血栓形成。

(六)大剂量免疫球蛋白

剂量为 $0.4g/(kg\cdot d)$,静脉点滴,连用 5 天,IgG 半衰期为 21 天左右($12\sim45$ 天),治疗有效率为 $50\%\sim87\%$,用药后 4 天内起效,$8\sim15$ 天效果最显著,并持续 $40\sim106$ 天左右。

(七)胸腺摘除手术

药物疗效欠佳、伴有胸腺异常(胸腺增生或胸腺瘤)、发生危象的病人,可考虑胸腺切除术。疗效以病程较短的青年女性患者较佳。胸腺切除术后 $2\sim5$ 年内,大约有 $34\%\sim46\%$ 的患者完全缓解,$33\%\sim40\%$ 的患者明显改善。对于胸腺瘤患者,手术目的是切除肿瘤,对 MG 改善帮助可能不大,手术后依据病理结果决定是否放疗。儿童 MG 患者胸腺摘除应从严掌握。手术方式采用纵隔镜下微创扩大胸腺切除术或传统的胸腺切除及纵隔异位胸腺清除术。

(八)胆碱酯酶抑制剂

只能起缓解症状的作用。常用的药物有溴吡斯的明及新斯的明。前者起效 30 分钟,$1\sim2$ 小时作用最大,持续 $4\sim6$ 小时,剂量为 $60mg$,每天 3 次,可增加到 $120mg$,每 3 小时一次,有进食障碍者,应饭前 1 小时服药。后者只用于药理学试验。对心动过缓、心律不齐、机械性肠梗阻以及哮喘患者均忌用或慎用。

(九)危象的治疗

MG 危象是临床严重情况,若处理不当可能导致患者死亡。多种因素可以导致危象的发生包括感染(特别是肺部感染)、电解质紊乱、不适当使用非去极化肌肉松弛剂、应用能加重无力的药物(如氨基糖苷类抗生素、β-受体阻滞剂、奎宁、苯妥英等)、胆碱酯酶抑制剂停药等。由于 MG 危象发生非常迅速,因此对很可能发生 MG 危象的患者应严密观察肺功能、血气分析

等。一旦发生 MG 危象,应给予如下处理:

1.保持气道通畅,维持通气和氧合　首先要保持气道通畅,给氧,监测患者的通气和氧合状况。然后才区分危象类型及查找可能诱因,随时准备气管插管及呼吸机辅助呼吸。对于需要较长时间呼吸机辅助呼吸的患者宜及早气管切开。

2.正确迅速使用有效抗危象药物

(1)肌无力危象:甲基硫酸新斯的明 1～2mg 肌注,好转后根据病情 2 小时重复一次,日总量 6mg。酌情用阿托品 0.5mg 肌注。

(2)胆碱能危象:立即停用抗胆碱酯酶药物,并用阿托品 0.5～1.0mg 肌注,15～30 分钟重复一次,至毒碱样症状减轻后减量。

(3)反拗性危象:停用一切抗胆碱酯酶类药物,至少 3 天。以后从原药量的半量开始给药。

3.综合治疗和对症处理　在呼吸机辅助呼吸的前提下,可考虑同时应用激素冲击或血浆交换或大剂量免疫球蛋白治疗,这样能有效缓解病情,及早脱机,加速康复。治疗过程中密切生命体征监测,维护重要生命器官功能。

【病程与预后】

MG 是一种慢性疾病,病情易波动,需要较长时间免疫治疗,除非发生危象,一般不会致命。由于该病对各种免疫治疗反应良好,治疗后可得到有效控制。

【预防】

平素应避免过劳、外伤、感染、腹泻、精神创伤等各种诱因,并避免使用各种安定剂、抗精神病药物、局部或全身麻醉药、吗啡类镇痛药、碘胺类药物,避免使用氨基糖苷类抗生素。应避免灌肠,以防猝死。

(杜德运)

第五节　癫痫的外科治疗

一、癫痫外科总论

癫痫是一组反复发作的神经元异常放电所致的暂时性中枢神经系统功能失常的慢性疾病。癫痫是危害我国人民健康较大的常见病症之一。外科治疗主要适用于药物难治性癫痫,约占 20%～30%。新近认为对难治性癫痫不一定在药物治疗失败后才考虑手术,因某些癫痫其内在病理学改变难以用药物控制。同时强调对小儿难治性癫痫早期手术,利用大脑尚存的可塑性,可使神经组织有较多机会形成代偿,以求功能最大限度的恢复。近年来,癫痫定位和外科手术技术提高迅速,大部分难治性癫痫是可以通过手术得到治愈或缓解(减少发作次数和降低抗癫痫药物的剂量)。

病理表现上,癫痫灶多位于原发病变的周围,其病灶表现为:①肉眼所见:局部与硬脑膜粘连或瘢痕形成,局部蛛网膜增厚与软脑膜粘连,有的局部脑皮质萎缩。②光镜所见:大脑皮质致痫灶区神经细胞深染、皱缩、变性,有的细胞肿胀,神经元数量减少。③电镜所见:致痫灶组织可见细胞肿胀,部分细胞质内初级溶酶体增多,并有次级溶酶体出现。

【致痫灶电生理病理学】

致痫灶的电生理病理学变化对手术至关重要,主要病理基础是神经元的病理兴奋和对病理性性电扩散抑制的减少。

1.正常脑电活动节律　　正常大脑皮质神经元都进行着有节律的自发电活动,即自发静止节律,其电压波动在 $50\sim100\mu V$ 间,其频率则随部位的不同而有一些规律性变化。

2.癫痫患者的脑电活动　　癫痫患者的脑电图(EEG)改变有非特异性发作波和特异性发作波两种:

(1)非特异性异常波:主要是爆发性异常波,是大量神经元过量同步放电所致,在 EEG 上表现为单个或多个高幅 θ 波或 δ 波的发放,突然出现,突然消失,多见于癫痫大发作的间歇期。

(2)特异性异常波:有棘波、尖波和棘慢复合波。棘波是最具有特征的异常波,波幅高于背景脑波的 $3\sim5$ 倍,波形似针样尖锐,多为位相向上的阴性棘波,是神经元异常放电的标志也是癫痫灶定位的标志。尖波与棘波相似,但波峰不那么尖,周期较长、波幅较高,波形一般呈上升快下降慢的曲线,又称慢的棘波。这种阴性尖波是由于癫痫源灶的空间分布较广,神经元的不完全性同步放电或由远处棘波灶传播来的电活动。总之,阴性尖波的出现意味着附近的病源灶范围面广或原发性病源灶在远隔部位。棘慢复合波是在棘波之后出现一个持续性的慢波,而称之为棘慢波综合,出现的部位则为有癫痫源灶存在的部位。

【临床表现】

根据癫痫发作的临床表现及脑电图(EEG)改变,可分为两个主要类型:部分性和全面性。部分性发作起源于一侧脑部(局灶性或局限性),也可以扩展至两侧;全面性发作则同时起源于两侧脑结构。此外,由于资料不充足或不完整而不能分类,或在目前分类标准中无法归类的发作(如新生儿发作)划归为不能分类的发作。

常见的癫痫发作类型

1.全面性发作　　发作最初的临床症状表明在发作开始时即有双侧半球受累,往往伴有意识障碍。运动性症状是双侧性的。发作期 EEG 最初为双侧半球广泛性放电。

(1)强直-阵挛性发作(GTCS):意识丧失、双侧强直后紧跟有阵挛的序列活动是全身强直一阵挛性发作的主要临床特征。可由部分性发作演变而来,也可一起病即表现为全身强直-阵挛发作。早期出现意识丧失,跌倒。随后的发作分为强直期、阵挛期和发作后期。

(2)失神发作:分为典型失神和不典型失神。典型失神表现为动作中止,凝视,呼之不应,不伴或伴有轻微的运动症状,发作开始和结束均突然。通常持续 $5\sim20$ 秒,罕见超过 1 分钟者。发作时 EEG 呈规律性双侧同步 3Hz 的棘慢波综合爆发。主要见于儿童失神癫痫和青少年失神癫痫。不典型失神表现为意识障碍发生与结束均较缓慢,可伴有轻度的运动症状,发作时 EEG 可以表现为慢的棘慢波综合节律。主要见于 Lennox-Gastaut 综合征,也可见于其他多种儿童癫痫综合征。

(3)强直发作:表现为发作性全身或者双侧肌肉的强烈持续的收缩,肌肉僵直,躯体伸展背屈或者前屈。常持续数秒至数十秒,但是一般不超过 1 分钟。发作时 EEG 显示双侧的低波幅快活动或高波幅棘波节律爆发。强直发作主要见于 Lennox-Gastaut 综合征。

（4）阵挛发作：主动肌间歇性收缩叫阵挛，导致肢体有节律性的抽动。发作期 EEG 为快波活动或者棘慢/多棘慢波综合节律。

（5）肌阵挛发作：表现为快速、短暂、触电样肌肉收缩，可遍及全身，也可限于某个肌群，常成簇发生。发作期典型的 EEG 表现为爆发性出现的全面性多棘慢波综合。

（6）痉挛：表现为突然、短暂的躯干肌和双侧肢体的强直性屈曲或者伸展性收缩，多表现为发作性点头，偶有发作性后仰。其肌肉收缩的整个过程大约 1～3 秒，常成簇发作。常见于婴儿痉挛，其他婴儿综合征有时也可见到。

（7）失张力发作：是由于双侧部分或者全身肌肉张力突然丧失，导致不能维持原有的姿势，出现跌倒、肢体下坠等表现，发作时间相对短，持续数秒至 10 余秒多见，发作持续时间短者多不伴有明显的意识障碍，EEG 表现为全面性爆发出现的多棘慢波节律、低波幅电活动或者电抑制。

2.部分性发作　发作的临床和 EEC 改变提示异常电活动起源于一侧大脑半球的局部区域。根据发作时有无意识的改变而分为简单部分性发作（无意识障碍）和复杂部分性发作（有意识障碍），二者都可以继发全面性发作。

（1）简单部分性发作：又称为单纯部分性发作，发作时无意识障碍。EEG 可以在相应皮质代表区记录到局灶性异常放电，但头皮电极不一定能记录到。

①运动性发作：一般累及身体的某一部位，相对局限或伴有不同程度的扩展；

②感觉性发作：其异常放电的部位为相应的感觉皮质，可为躯体感觉性发作，也可为特殊感觉性发作；

③自主神经性发作：症状复杂多样，常表现为口角流涎、上腹部不适感或压迫感，"气往上冲"的感觉，肠鸣、呕吐、尿失禁、面色或口唇苍白或潮红、出汗、竖毛（起"鸡皮疙瘩"）等；

④精神性发作：主要表现为高级大脑功能障碍。极少单独出现，常常是继发或作为复杂部分性发作一部分。包括情感性发作、记忆障碍性发作、认知障碍性发作、时间失真感、发作性错觉等。放电多起源于颞叶，或颞顶、颞枕交界处。

（2）复杂部分性发作（CPS）：发作时伴有不同程度的意识障碍（但不是意识丧失），同时有多种简单部分性发作的内容，往往有自主神经症状和精神症状发作。EEG 可记录到单侧或双侧不同步的异常放电，通常位于颞或额区。发作间歇期可见单侧或双侧颞区或额颞区癫痫样放电。表现为以下一些类型：

①意识障碍，突然动作停止，两眼发直，呼之不应，不跌倒，面色无改变，发作后可继续原来的活动。其临床表现酷似失神发作，EEG 检查可以鉴别。

②意识障碍和自动症：是指在上述意识障碍的基础上，合并自动症；自动症是指在癫痫发作过程中或发作后，意识模糊的状态下，出现的一些不自主、无意识的动作，发作后常有遗忘。

③简单部分性发作演变为复杂部分性发作，发作开始时为上述简单部分性发作的任何形式，然后出现意识障碍，或伴有各种自动症；经典的复杂部分性发作都有这样的过程。

（3）继发全面性发作（SGTC）：简单或复杂部分性发作均可继发全面性发作，最常见继发全面性强直-阵挛发作。发作时的 EEG 可见局灶性异常放电迅速泛化为两侧半球全面性放电。发作间期 EEG 为局灶性异常。

【辅助检查】

1.颅骨 X 线平片　可作为一种常规检查,这对了解病因有一定帮助。例如,外伤性癫痫可发现颅骨骨折或颅骨缺损,碎骨片或金属异物颅内存留等。如颅内发现有病理性钙化,可根据其钙化部位、大小、形态等判断其原因。当颅内有占位性压迫存在时,可有脑回压迹增多、蝶鞍床突骨质吸收和颅缝分离。在婴儿性偏瘫时多有颅骨不对称的表现。

2.腰椎穿刺　可作为常规检查,对分析癫痫的病因有一定帮助。如为特发性癫痫,脑脊液检查常在正常范围,而症状性癫痫则常可发现一些异常改变,如 CSF 中细胞增多,应考虑为炎症或寄生虫,CSF 中蛋白增多且压力增高时应怀疑有颅内肿瘤之可能。

3.脑血管造影　可根据需要进行检查,对怀疑有颅内占位性病变或动静脉畸形者,脑血管造影很有帮助。

4.神经影像学检查　CT 脑扫描可作为癫痫手术前一项常规检查,对寻找致病原因很有帮助,而 MRI 检查可作为条件性检查方法。一般说来,多数癫痫患者致病灶多有病理学改变的基础,故通过 CT 和 MRI 检查时可发现其原发病,如大脑半球或局部脑萎缩、脑穿通畸形、囊肿、脑室憩室、颞叶发育不全、脑膜脑瘢痕形成、脑内微小病变、灰白质异位、小血管畸形、脑局部软化等,其致病灶多在原病变的周围,结合 EEG 改变有助于原始致痫灶的定位。疑为颞叶癫痫时,MRI 可测量颞叶的大小和海马的体积,并可诊断海马硬化和脑皮质发育异常。目前还出现了功能性磁共振成像,可显示和全部的功能皮质关系,成像时间和空间分辨率高,对致痫灶定位有利。

5.脑电图检查(EEG)　脑电图检查对需手术治疗的癫痫患者的筛查、诊断及致痫灶定位具有独特的价值,常表现为阵发性的脑波异常。一般在检查前三天停用抗癫痫药物,采用头皮电极描记多在患者清醒状态下进行,对不合作者或小儿也可做睡眠脑电图描记。为了提高阳性诊断率,可反复多次检查,必要时应进行癫痫诱发试验。

【癫痫外科术前评估】

对于筛查阳性者需进一步行术前评价,术前评价的主要目的是在于确定癫痫发作的起始部位和所涉及的脑功能区,从而制定最佳的手术方案。对于难治性癫痫的外科手术治疗,术前致痫灶的定位和综合评估具有重要意义。癫痫术前评价具体包括以下方法和步骤:

1.临床评价　详细完整的病史、体检和治疗过程,是正确诊断和评价癫痫是否难治的基础,对于一些局部癫痫病灶,经 2 种或 2 种以上一线抗癫痫药正规治疗,仍不能控制发作,有可能是难治性癫痫。

2.EEG24 小时监测及视频 EEG 监测　连续 24 小时能长时间记录患者的脑电活动,大大提高了癫痫的诊断率和癫痫源灶的定位率。近年来电子计算机技术的发展,遥控视频和 EEC 监测系统结合,可把患者脑电活动与临床发作时的局部和全身表现同步记录下来通过视频放出,使人们可直观患者发作时的临床表现与 EEG 上棘波发放的全过程,大大提高了癫痫类型定位的诊断准确率。

3.影像学检查　包括头部 MRI(如考虑颞叶癫痫,应加做沿颞叶长轴的冠状位扫描,尤其是 T:FLAIR 冠状位扫描)、单光子发射断层脑扫描(SPECT)、正电子发射体层摄影术(PET)或脑磁图(MEG)等。

（1）单光子发射断层脑扫描（SPECT）检查：这是一种致痫灶定位的有效方法。一般在癫痫发作间歇期，致痫灶局部多呈现血流灌注降低，而在癫痫发作期致痫灶区血流灌注明显增加，经对间歇期与发作期间减影后，则可绘出明确的原始致痫灶的部位与范围，给临床提供有价值的参考。

（2）正电子发射体层摄影术（PET）：用于癫痫临床检查的示踪剂有：

1）^{18}F-FDG：FDG 是葡萄糖的同分异构体，是目前应用最广泛的葡萄糖代谢示踪剂。由于癫痫灶葡萄糖代谢不同于其他脑组织，因而 FDG-PET 能显示癫痫灶的这种差异。

2）氟马西尼：是苯二氮（BZ）受体拮抗剂，可用于测定癫痫灶的 BZ 受体密度。

3）^{11}C-diprenorphine：可用它测定颞叶癫痫中阿片受体、γ、χ、μ 的变化。

4）^{11}C-氘-deprenyl：deprenyl 是 β 型单胺氧化酶（MAO-B）配体，是 MAO-B 不可逆阻滞剂，可用于测定癫痫灶 MAO-B 的活性。

5）其他：如氨基酸等。当 PET 显像明确时，在癫痫的研究中可取代深部电极，其诊断癫痫的灵敏度和特异性均优于 SPECT。

（3）脑磁图（MEG）：通过测定磁信号，可提高癫痫活动的定位能力，尤其是近年来应用高分辨率多导脑磁图，更提高了定位的准确性，可定位发作间期的癫痫灶。脑磁图在临床上的应用有以下几方面。

1）脑内癫痫灶的定位：多导 MEG 结合 EEC 对脑内癫痫灶进行定位。

2）癫痫患者的神经精神高级功能活动：对癫痫患者的认知度、记忆力、判断能力、注意力、语言能力、学习能力及信息处理功能等高级大脑活动，睡眠和做梦的功能，癫痫患者的性格、情感变化等已在临床应用中得到印证。

3）抗癫痫新药的开发及药理、药效的研究：及时调整癫痫治疗方案，动态指导药物剂量，以便达到最佳的治疗效果。

4）MEG 和 MRI 的三维图像融合的研究：能适时在解剖和功能检测的互补与结合方面动态地观察和追踪癫痫的起源和传导通路，为癫痫的外科治疗和科研提供精确的三维功能定位。

（4）颅内电极脑电图记录：当上述非侵袭性检查方法难以进行致痫灶定位时，可考虑进行颅内电极脑电图监测。

1）颅内电极记录的必要性：蝶骨电极可以在一定程度上帮助记录颞叶底面的癫痫样电活动，对于颞叶癫痫发作的定位有一定的价值。总之，头皮脑电图双侧起始发作，或无法定位以及双侧频繁发作间期癫痫样放电均是进一步颅内电极检查的必要指征，为了精确确定癫痫灶，有必要使用颅内电极记录。与颅外电极记录的脑电图相比，颅内电极有着明显的优势，在一定的范围内颅内电极有很高的空间分辨率，干扰和伪差极少，能够检出脑深部皮质的电活动。

2）颅内电极的种类和安放方法：通常所说的颅内电极包括被放置在硬膜外的硬膜外电极，放置在软脑膜之外、硬膜之下的硬膜下电极以及穿入脑实质内部的电极（称为颅内深部电极）。还有一种电极可以被穿入卵圆孔在硬膜外记录颞叶内侧的电活动，称为卵圆孔电极。

3）硬膜下条片状电极：为了进一步确定癫痫灶，可以将条片状电极插入硬脑膜下腔。一般常规不必在大脑半球间放置条形电极，但在特殊情况下，如为了观察和记录额叶内侧面或扣带回的癫痫发作，则可以在大脑半球间放置条片状电极。麻醉下，通过头皮切口、颅骨钻孔，硬膜电凝止血后切开硬膜,向硬膜下轻轻插入电极至所需的部位,将电极缝合固定在头皮上,逐层缝合后回病房等待监测。为了确定电极的位置,可以拍头颅 X 线平片,特殊材料的电极也可以用头颅 CT 或 MRI 检查进行电极定位。放置电极的位置根据患者的情况来确定,高度怀疑额叶癫痫的患者,为了进行癫痫灶定侧,一般可以选择双侧的额区钻孔放置电极,条片状电极可以被插入额前或额外侧面,双侧力求对称。双侧的颞区也可以对称放置电极。作者强调双侧对称放置电极,因为,尽管临床资料可能提示为单侧发作,在实际上也有时会遇到双侧独立放电发作的情况。最好额、颞同时放置电极,因为颞叶发作合并额叶发作也是有的,此时的治疗将十分棘手。与深部电极相比,安装条片状电极的优点在于操作简单,无需定位设备和复杂的定位技术,手术时间明显缩短,电极可以覆盖的面积大于深部电极,由于硬膜下电极不破坏脑组织,所以风险小于深部电极。缺点是条形电极无法从海马和杏仁核等深部结构进行记录。

4)硬膜下或硬膜外格栅电极:皮质电极一般采用不锈钢、铂等材料制作。电极直径一般在 2~5mm,邻近电极中点之间的距离一般是 0.5~2cm,多个电极依行、列顺序安装在软性的透明材料上制成。一般制作成 1×8、2×8、4×8、6×8、4×5 等不同规格。透明材料的优点在于能够看到电极下面的结构(如血管等)。放置硬膜下电极一般在全麻状态下行开颅手术,放置在硬膜下皮质表面,根据患者的情况选择放置电极的数量和位置。同样,在开颅手术中切断骨窗边缘的硬膜并重新缝合后可以把格栅电极放置在硬膜外,缝合后回病房同样可以记录脑电图。此方法的优点是可以利用刺激装置逐点刺激电极下的脑组织以确定电极下面的脑功能区。

5)深部电极:电极的安放没有固定的方式,可以根据所要观察的癫痫灶的部位来灵活选择,一般情况下根据临床发作情况、头皮脑电图结果、影像学检查结果综合判断确定应该放置深部电极的部位。通过头皮切口、颅骨钻孔,利用立体定向技术把电极送入相应的部位,随后撤除电极导芯,把电极在颅骨以及头皮上加以固定,患者回监测病房进行视频脑电记录。通过海马的后前轴,能够记录海马的整体电活动。颞叶之外的癫痫需要放置深部电极时,没有固定的放置通路,既可以选择垂直皮质放置,也可以选择行矢状面放置,应根据患者的具体情况决定。颞叶之外癫痫的深部电极放置并不一定双侧对应部位同样放置,然而对于额叶或枕叶癫痫,推荐双侧对应部位同时放置电极,因为癫痫放电向对侧的扩散是非常快的,头皮电极脑电图的定位经常不准确或者有时是错误的。颅内深部电极的数量应该控制在尽可能少的程度,所以只有经过电极植入前的综合评定才能确定电极植入的部位和数量。

6)颅内电极脑电图的记录与分析。

①发作间期:由于发作间期棘波放电的变异性很大,所以发作间期棘波灶对癫痫灶的精确定位是值得进一步研究的,如果没有记录到发作间期的癫痫样放电,更重要的就是依据发作期的脑电图表现来定位癫痫灶。多发性癫痫灶和单发性癫痫灶的确定是非常重要的。举例来讲,在一般情况下,双侧颞叶起始的癫痫发作通常都会记录到多个棘波灶,在单侧起始的颞叶癫痫也有 50% 的患者可以在两侧记录到棘波。棘波频率的变化是一个非常重要的问题,通常临床发作过后发作间期的棘波会频繁地出现,特别是在发作起始区的更是如此。

②发作期:如何评价颅内电极脑电图的结果,这是一个十分重要的问题,应该综合分析,结合脑结构影像学、功能影像学以及其他电生理的指标。判断颅内电极脑电图资料定位的准确

性可以根据手术后切除脑组织病理学的检查结果以及手术后临床效果来综合判定。一组资料表明,深部电极不能很好定位时,手术成功率仅有50%;深部电极定位明确时,成功率可以达到74%;深部电极与头皮电极结果吻合时,成功率可以高达84%。所以,正确应用深部电极可以明显提高手术的成功率。对于癫痫的手术治疗,应用深部电极的癫痫中心较不应用深部电极的癫痫中心会取得更大的成绩。随着无创性检查技术的不断涌现,应用深部电极脑电图进行定位的概率有所下降。在20世纪80年代,有50%的接受手术治疗的癫痫患者应用深部电极进行定位,90年代,应用深部电极定位的患者有36%。然而,不应用深部电极定位的情况主要适用于颞叶癫痫和肿瘤等原因引起的非颞叶癫痫患者,颞叶之外无结构性病灶癫痫患者依然主要依靠深部电极定位。所以,深部电极脑电图的应用并不仅仅是为了确认其他检查结果的可靠性,更主要的是增加扩展了手术适应证的范围。深部电极与硬膜下电极的联合应用会更加准确地判断癫痫放电的起始区以及其扩散的过程,二者具有互补作用。

7)颅内电极使用中存在的问题。

①颅内电极的风险:只限于皮质使用,有并发脑膜炎、硬脑膜下或颅内血肿的可能,或并发永久性神经学缺失症状(10%或更少)。

②价格:颅内电极是一种高精度的电极,所以价格昂贵,在目前的情况下大量使用颅内电极还存在一定的问题。所以,应该本着适量植入电极,能够解决问题即可的原则来利用颅内电极。

总之,颅内电极临床应用的目的是为了确定癫痫灶,从而进行癫痫灶切除以治疗顽固性癫痫。虽然颅内电极是一种有创性、价格昂贵的定位手段,但对30%～50%的接受手术治疗的癫痫患者,颅内电极脑电图是一种必不可少的定位手段,重要的是选择好颅内电极的安放位置。综合分析发作间期的癫痫样放电灶以及慢波灶、先兆发作、部分性发作起始时脑电图的改变,结合颅外电极等其他方法脑电图的结果,同时参照影像学检查结果综合分析,才能正确进行癫痫定位。

(5)神经心理学检查:可用各种精神、心理学测试量表进行,以检查癫痫患者的智力、记忆力、定向力、判断力及语言功能。因在顽固性癫痫患者中约1/3有精神方面的障碍,因此,此项检查很重要。如病灶定位在功能区,特别是运动性语言区,术前应做Wada试验。

二、局限性癫痫的外科治疗

【适应证与禁忌证】

满足以下要求者,可采用手术治疗:

1.服抗癫痫药物治疗无显著疗效者。

2.临床症状、MRI检查和脑电图检查有其中两项结果一致,表明病变属于局限性癫痫者。

3.病变位于大脑皮质者。如无局限性癫痫的客观证据,有多发性癫痫灶,部位分散,除适于做大脑半球切除者外,一般不考虑手术。

【术前准备和麻醉方法】

术前准备与一般开颅术相同。为了在手术时能精确地观察到患儿的反应和回答问题,以获得必要的电生理结果,局部麻醉较为理想。10岁以上的患儿如智力情况良好,大多能在局部麻醉下充分合作。电生理检查结束后,可改用全身麻醉、气管内插管以保持呼吸道通畅和防止呕吐物吸入。10岁以下儿童需做电生理检查者,手术开颅部分最好仍用全身麻醉。手术有两种方法:一种是第一期用全麻,做骨瓣成形开颅术(不做脑膜瓣),几天或1周后局麻下行颅内第二期手术,可缩短手术时间,小儿易于耐受。第二种是手术一次完成,开始时用硫喷妥钠静脉注射、氧化亚氮(笑气)吸入和普鲁卡因局部浸润,在电生理检查前15分钟停给硫喷妥钠,单用氧化亚氮,直至电生理检查前片刻为止。此法不用气管内插管,故应特别注意呼吸道通畅情况与呕吐物吸入,并应具备必要时进行紧急气管插管的一切条件。麻醉药物对电生理检查有一定的影响,如硫喷妥钠能轻度抑制皮质的刺激性和自发电活动,氧化亚氮则抑制癫痫灶的放电活动,对不合作的患儿又只能做全身麻醉,如何减少上述麻醉药物又保持患儿手术进行仍是癫痫手术的重要环节。

【**手术治疗**】

1.开颅　以术前诊断的癫痫灶为中心做骨瓣成形术。由于术中发现的癫痫灶位置和个数与术前不尽相同,因此骨窗应较大,至少应显露术前所发现的癫痫灶及其四周各3cm,以便能做较全面的电生理检查,达到在手术野内施行病灶切除术的目的。

2.术中　硬脑膜切开后,注意视野中脑皮质表浅的癫痫灶,有无脑萎缩、脑瘢痕粘连、脑回小畸形、血管畸形、占位病变等。有时硬脑膜下常有薄层液体并在侧裂池积有大量的脑脊液,表明有脑萎缩存在,应进一步仔细检查皮质,可将蛛网膜切破一小口,排出脑脊液,如发现脑回特别细小,且深陷在邻近脑回之中,此即Penfield所指的脑回小畸形。如为脑皮质瘢痕,则见表面蛛网膜增厚混浊、皮质小血管减少或增多、表面颜色改变,触之较硬或呈条索感,病变部位脑回消失。

3.脑皮质电图和电刺激测验　肉眼检查后,先做一次脑皮质电图检查,初步探查有无自发性癫痫灶,并记录术野皮质的电活动,以备进一步检查对比。将电极支架固定于骨窗的颅骨边缘,再将电极支架均匀分布于手术野中,用脑电图机进行记录与观察,依次做整个手术野记录,每一电极位置均以顺序编号标明,记录于已消毒备用的记录纸上,以便与脑电图记录对照比较。将每一电极位置与该点的脑电图记录联系起来,以发现可能的自发性癫痫灶活动,对欲探寻的病灶做出更明确的标志。下一步可进行皮质电刺激检查,其目的是:①寻找中央区和其他特殊功能的皮质定位。②进一步寻找和确定癫痫灶位置。电刺激所用电流有下述几种:

(1)最理想的是单相的方形或三角形波,波频为1.5～150Hz,方形波的波宽为0.2～5ms,电压为0～20V。

(2)正弦波,波频50～60Hz,电压0～3V。③不超过8mA的直流电。电极用单极或双极均可。用单极时,无关电极放在患儿颈后。刺激时通常先从较低的电压开始,逐渐增加,以免强度过大,引起癫痫大发作。皮质各区对电刺激的兴奋阈不同,后中央回的兴奋阈最低,故先自该处开始,先用0.5V,波长2ms,60Hz的方形或三角形波,或1V的正弦波刺激,如无反应,逐渐增大电压(每次0.5v)。一般当电压大于1V时有反应。当强度足以在后中央回引起反应时,转而刺激前中央回。后者所需电压约为2.5～3V。其他部位所需电压可能更高(4V)。每次刺激后由患儿说出主观感觉(包括原有的癫痫的先兆感觉),并观察有无客观反应(如肢体运动或癫痫发作）。当反应发生后,在刺激点上放上一灭菌小标签（上注有号码）,同时在另一记录纸上将与该号码相应的反应记下。逐个将刺激点都按上述程序进行,直至整个手术野检查完为止。全部刺激完成后,将各刺激点的位置用摄影或绘图记录下来,供术后对照研究。记录图纸是特制的,上面印有大脑图形。其次还需用电刺激找出三个重要区域,即刺激前中央回时引起运动反应,刺激感觉区时引起麻木感,刺激语言区时引起暂时性失语。其目的是：①确定前后中央回兴奋阈的大小,作为电刺激时刺激强度的标准。②确定手术野各脑回的位置。

（3）如病变在此三个区域内,一般不进行手术切除。

电刺激寻找癫痫灶时,确定病灶部位的依据有两点。一是找出原有癫痫发作先兆的皮质代表区,但因大脑皮质有三个区域（即外侧裂、岛叶、第二运动区的皮质）不在脑表面,不能用上述方法进行刺激,需采用深部电极刺激。这种电极其终端裸露,其他部分绝缘。将此电极插入脑内,达到目标部位,进行电刺激。其二是寻找皮质过敏区以确定癫痫灶的所在。在过敏区易激起后放现象,其持续时间亦较长,如持续1分钟以上,就表示有过敏现象。间或刺激能发现几个过敏区域,这样就必须根据患者癫痫发作（先兆）的特点和过敏区的位置,以确定哪一个过敏区是癫痫灶。

一般来说,上述各种异常电活动可表明癫痫灶所在,但并非绝对如此。例如,在一个外形有病变的脑回有自发病理电波和电刺激过敏表现,则基本可确定癫痫灶。

切除病灶时,皮质切除的范围最好以脑沟为界。先在需要切除的脑回嵴部做软脑膜切口,用双极电凝切开。然后用吸引器在软脑膜下将脑回的灰质吸去,深度以灰质为界,白质予以保留。如切口需跨越另一脑沟时,则皮质切口必须完整,并注意保留脑回上的软脑膜以保持血液循环。有时切除的范围甚小,可全部用吸引器吸去;如范围较大,亦可做块状吸除,并吸除癫痫附近的许多瘢痕组织。切除时应尽可能将室管膜保留,避免打开脑室,使血性物流入脑室内,导致产生术后高热反应的并发症。

对额、颞或枕叶病灶,可考虑做脑叶切除术。有时可有瘢痕范围很大,而癫痫灶较为局限者,亦可仅做癫痫灶切除。起源于良性肿瘤附近的癫痫,在切除肿瘤后,还需将肿瘤附近的癫痫灶切除。须注意的是,此种办法只适用于良性肿瘤。有时切除一个癫痫灶后,脑皮质电图检查显示另有癫痫灶出现,或原有的其他癫痫灶更趋活跃,需一一彻底切除,往往能发现一些隐蔽在深部的脑损害,如脑钙化灶等。

在病灶切除完毕后,再做脑皮质电图检查。如癫痫灶已全部切除,一般检查所见必有显著改善或接近正常;如仍有病灶活动,应再做适当的切除,直至全部清除为止。

【术后处理】

术后处理同一般开颅手术。需注意的是抗癫痫药物宜继续服用,因长期癫痫的"痕迹反应",术后常不会很快改善,因此应照常量服抗癫痫药,如情况良好,2年后可完全停用。其他如脑水肿引起的神经症状、偏瘫或偏侧肌力减退及失语等可能一有不同程度表现,经应用抗水肿药物后可改善或痊愈。

【疗效】

局限性癫痫手术治疗的效果有以下几种：①术后不再有癫痫发作或偶有发作者占40%～50%。②癫痫仍有发作,但程度有改善者占30%～40%;③无改善者占10%～30%。

为何改善不明显或无改善主要取决于：①术前诊断与癫痫定位不准。②手术时癫痫灶的定位不清。③病灶切除不完全。④保留脑组织有损伤或血供不良。

病灶切除不完整主要是：①癫痫灶弥漫。②癫痫灶位于不可切除的脑组织中。③癫痫灶位于皮质下结构内。

三、颞叶癫痫外科治疗

发作起源于颞叶的癫痫类型，病理变化除极少数占位性病变和血管畸形外，半数以上为颞叶内侧部分（包括海马体、杏仁核）神经元缺失和胶质增生，亦称为海马硬化。该部分的血液供应来自前脉络膜动脉，容易遭受挤压，电刺激癫痫阈较低且有广泛的神经联系，便于癫痫样活动的产生和扩散。颅脑损伤（包括产伤）所致的小脑幕疝和发热惊厥所致的局部损害可能为发病原因。症状往往是复杂的。除由于肿瘤者外，对每个患儿来说，发作的内容与演进的方式则大致固定，发作类型包括以自主神经症状、特殊感觉症状以及精神症状等为特点的简单部分性发作、多伴有自动症的复杂部分性发作等。EEG 显示颞区的癫痫样放电。部分患者对于药物的反应性欠佳，需要接受手术治疗。以下将着重讨论颞叶切除的标准手术方法。

【适应证与禁忌证】

1.药物治疗无效或几乎无效。

2.长期服药引起中毒反应，如苯妥英钠引起的共济失调、精神错乱。

3.经 CT、MRI、脑电图检查证实病变位于单侧者。

患儿年龄过小（婴儿期）、全身营养状况低下、合并有先天性畸形者应视为禁忌。

【手术方法】

麻醉方法与局限性癫痫相同。

颞叶的开颅显露：仰卧，同侧肩部抬高使手术侧尽量向上。如手术在局麻下进行，消毒中不应将面部及肢体掩盖，以便麻醉师与患者交谈，并在电刺激脑部时观察其诱发的活动。皮瓣的设计，其切口尽可能不影响面神经的额肌支配，骨瓣的蒂连在颞肌上，骨瓣前肢的下方骨孔做于颞肌之下，即恰位于颞嵴下方，正位于额骨外侧角突的后方；骨瓣下肢的前方骨孔做于颞肌之下，恰位于颧弓之上，其目的是与中颅窝底相平，其余骨孔做在颞嵴之上和颞肌的后方，这样，颞肌上的切口将不致切到颞肌的最厚部分。骨瓣翻转向后，再用咬骨钳从颞肌下向中颅窝底进一步咬除骨质，向前达颞极处 1cm。"U"字形切开硬脑膜，将其向骨窗的上肢翻转，将骨窗的前下角及后下角的硬脑膜做放射形切开，翻向外面缝合于骨膜上，使其能充分显露颞叶的脑穹隆面。可见 Sylvian 静脉将颞叶、额叶及其上的顶叶分开，Labbe 静脉在颞极之后 6～7cm 向下行走。颞叶的高度从中颅窝底至 Sylvian 静脉中点为 4.5～5.0cm。脑皮质电图描记法与电刺激：采用 3～4V、50Hz、3ms 时程的方波做电刺激以测定其感觉运动皮质边界，嘱患儿尽可能背诵一首熟悉的儿歌以观察其语言障碍而确定其言语区。

多数医生用芯电极置于脑表面做脑皮质电图记录：在颞中回共排列三四个电极，另一排位于 Sylvian 静脉之上与其平行，总计约 6～8 个电极。第三排则为氯化银银球的可曲性绝缘金属丝状电极，前方置于额叶之下颞极处，并延续向后至海马回之下。如拟记录杏仁核及海马的电活动则用深部电极,它是除尖端外均属绝缘的刚性针形电极,其上有刻度至 5cm,从颞中回表面以直角刺入,深入 4～5cm,在颞极之后 4cm 和 6cm 分别到达杏仁核及海马。如患儿清醒,应由静脉加注硫喷妥钠以加深睡眠使活化记录。手术的第一步骤是在脑叶的表面设计一切口线。做皮质切口时,电凝软脑膜、蛛网膜,并逐个电凝血管再用剪刀切开。在颞中回平面垂直分开白质直至颞角,用小开孔的金属吸引器通过白质做一通道,用脑牵开器持续牵开白质上的切口。在此切口内如有血管挡路可电凝后再予切断。常见有脑脊液涌出,表示脑室已穿通,同时有脉络丛被吸引器端吸住。

扩大切口向下至中颅窝底,再向中间在冠状面上横过颞叶的下部直至海马的外侧缘。如在局麻下进行手术,常需在此阶段开始静脉内注入硫喷妥钠,因在此区域的操作将触及此处的硬脑膜及小脑幕引起疼痛。向下牵开岛盖颞部以显露脑岛或赖耳岛,同时剥除其外的软脑膜层。大脑中动脉在脑岛上行走,需加以妥善保护,防止损伤,因大脑中动脉受损可引起血管痉挛而导致手术操作性偏瘫。恰在 Sylvian 裂的下方及紧靠此裂处分开颞极的蛛网膜,以打开Sylvian 裂的前部向下直达脑岛。在此步骤中需沿蝶骨嵴弧形操作,以防误入歧途。

至此,常可见到被称为"中间颞叶硬化"的病变征兆。颞叶可显得很小,Sylvian 裂的平面可能位于蝶骨嵴平面之下 2～3mm,提示在此平面上颞叶轻度向下疝。岛盖颞部可能很薄,以致脑岛可能较一般表浅,其表面的蛛网膜下腔亦较宽大。分开在脑岛下缘与脑室颞角之间的"颞叶干"。脑岛的下缘反折形成岛盖颞部的深层皮质。从后方已打开的颞角开始,以脉络丛轮廓为标志,分开脑岛平面的白质,向下达颞角的顶部,这样,颞角从后向前就打开了。当到达颞角前端之前,即可遇到杏仁核的皮质团块并将其分开,使杏仁核的背外侧半部附于切除标本之上,将腹内侧半部加以保留或吸除。此一步骤完成后,白质颞叶干的切口将抵达蝶骨嵴内侧端处颞极的软膜、蛛网膜,至此,所有颞叶与大脑其他部分的白质,除与海马后部有连接外,现均已切断。患者有中间颞叶硬化者,其杏仁核、海马及海马旁区均有特殊坚韧的组织,在颞叶切除之后,标本中的类似组织触之有坚实与弹性感,用甲醛溶液固定后则难于触知。常遇有杏仁核的错构瘤,如发现小块奇特的外观组织则为可疑。

下一步包括海马前部 3cm 左右在内的全脑叶切除。此步骤是手术中最困难而又最为危险者。稍有不慎便将损伤大脑后动脉和(或)第Ⅲ脑神经,后者位于小脑幕内侧,由海马回中央端的软脑膜覆盖。这一步骤的优点是可取得小片海马(与杏仁核)做组织学检查,以获得该患儿癫痫的病理学证据。为了在标本中包括有海马前部在内,需将脉络丛向内侧牵开,再用金属吸引器轻轻吸引几次,以吸除海马伞或海马的中间缘,显露海马回与中间缘的软膜、蛛网膜。小脑幕以内的软膜、蛛网膜部分需加小心不予触动,以保护其前的第Ⅲ对脑神经及其后的大脑后动脉。然后,切开与蝶骨嵴连续并正位于小脑幕游离缘上的软膜、蛛网膜。此步可见 1～2支大脑后动脉延向颞叶的小分支。可在小脑幕游离缘的侧小心加以电凝,然后切断,在海马前端或海马脚之后 2.5～3.0cm 处冠状面上切断海马,即完成手术。

最后将切断的颞叶轻轻地从中颅窝抬起,切断其与蝶窦或侧窦的所有静脉联系。在颞叶切除之后,将颞角的脉络丛用双极电凝破坏以防止"侧脑室隔绝"的并发症。

脑皮质电图描记法:围绕切除边缘的脑岛表面放置电极。此时所获信息只具学术性意义,若其术前 EEG 研究已充分证明棘波主要在颞叶前段,则如在脑岛或切除部分后方的颞叶后部尚有少许残余棘波出现时,对预后似无任何不利影响。由于有残余棘波放电而在大脑中动脉分支之间试图吸除脑岛皮质,不但无益,且有危险。按常规逐层缝合。硬脑膜宜做无漏水的缝合。头皮与骨瓣的骨膜间放置引流。一般术后康复顺利。其他术后处理同开颅术。

四、顽固性癫痫的外科治疗

癫痫放电的传播是通过大脑连合纤维进行的,一侧大脑半球的癫痫放电可扩散至对侧半球,切断大脑连合可将癫痫放电限制在异常的大脑半球,因而可使全身性发作转为局限性发作。故可通过切断胼胝体的不同部分来治疗各部位病变引起的癫痫,既可满足疗效,又可减少并发症。

【手术适应证】

行脑连合切开术的患儿必须是因癫痫发作而致"病残",尽管采用积极的药物治疗,但至少已 4 年不能控制。所谓"病残"乃指每日有 1 次以上的癫痫发作,患儿不能正常生活。具体条件如下:

1.难控制的癫痫。

2.因癫痫发作不能生活与学习。

3.不能用常用手术治疗的癫痫。

4.多病灶性癫痫或提示额部病灶为主。

5.脑电图为弥漫性癫痫放电、无局灶性改变以及为两侧同步棘慢复合波或棘波发作者。

6.无严重精神迟钝。

【术前检查】

1.常规视频脑电图　术前至少 3 次检查,每次包括单导、双导、蝶骨电极,对病变性质和定位不明确的再做睡眠诱发及药物诱发。常见有双侧癫痫波、双侧同步的阵发性慢波、棘波或棘慢复合波。

2.脑电地形图　在功率谱地形图中,可见 δ、θ 频带,在棘波地形图中,能明确棘波灶。

3.神经心理检查

(1)智力:按修订的韦氏记忆量表规定评分,常显示 IQ 低于正常。

(2)记忆检查,表现为记忆很差(MQ<69 分)或记忆差(MQ<79 分)。

(3)行为特点:表现为言语流畅程度不佳、动作频率改变、性格改变等。

【手术方法】

1.麻醉　均可采用吸入全麻。根据不同情况分两组不同诱导。

(2)术前发作频繁,手术当日 EEG 棘波频发者用硫喷妥钠加肌松药及芬太尼。

(2)术前发作不多,术前 EEG 棘波较少者,用 γ-羟基丁酸钠加肌松剂及芬太尼。维持用氧化亚氮[$N_2O:O_2=(2:1)\sim(1:1)$]持续密闭或循环式吸入,控制呼吸,麻醉过浅时按棘波情况辅助用 0.5%～1% 恩氟烷或异氟烷。原则是患者既无痛苦、安全,又有利于电生理监测结果,以决定手术方式及入路。

2.入路　患者取俯卧位,头部略向背屈,头固定在头架上。于右侧顶部做9～10cm的横向直线切口,切口必须越过中线以便能在适当的位置进行环钻术。头皮切开后,用自动牵开器分开创口,用2in(5.08cm)的环钻取出颅骨瓣,骨窗形成后,其内缘必须达上矢状窦,前缘在鼻根至枕外隆凸连线中点后5cm处,在放大镜下切开硬脑膜,电凝和切断桥静脉。将右顶叶从大脑镰向外牵开,如遇脑压过高,可静脉注射1g/kg体重的甘露醇降压或打开蛛网膜吸引脑脊液,即可很快将半球间裂显露。但在有脑膜炎及严重头部外伤史的患儿,分离蛛网膜时应倍加小心,免致脑部损伤。继续沿大脑镰向下显露,直至见到胼胝体为止。须注意,勿将扣带回误认为胼胝体,后者有闪光、发亮的白色结构为其特征。此时即可置入脑自持软轴牵开器,并小心地避免牵开器叶片对大脑前动脉或较大分支的损伤。然后,移入300mm焦距的手术显微镜,电凝和切开胼胝体压部表面小血管,用一细吸引器切开胼胝体和海马连合的纤维,直至见到淡蓝色半透明的脑室的室管膜即停止。紧靠室管膜的纤维用显微剥离器钝性切开,避免打开脑室,切开了室管膜表面的全部纤维可保证切断胼胝体纤维和邻近的海马连合,向后切开直至看见覆盖的Calen静脉和小脑上的蛛网膜,然后尽可能稍向前切开。在切开的胼胝体前端放一银夹。缝合硬脑膜,骨瓣复位,缝合头皮。

第二期手术至少在恢复1个月后进行。患儿取仰卧位,在鼻根后9cm处做一横行切口,此切口长9cm,位于冠状缝前2cm,中点偏右约1.5cm。环钻骨瓣开颅,骨窗内缘恰在矢状窦上,后缘达冠状缝。如上所述显露前连合,分开胼胝体膝部,显露大脑前动脉,做胼胝体切开,小心避免打开额角室管膜,向后继续切开直到能见到前次手术放置的银夹,向前切开胼胝体的膝部,直达胼胝体嘴。

【并发症】

严重的并发症为无菌性脑室炎及交通性脑积水。后者一则因切开脑室后大量脑脊液涌至硬脑膜下腔不能吸收,一则因无菌性脑膜炎反应及手术牵拉压迫所造成的蛛网膜颗粒的闭塞所致,故应强调做脑室外显微切开术,以避免此类并发症。至于所谓急性裂脑综合征,是大脑连合切开及右半球于术中受压所引起的一系列体征和症状,以缄默症、双侧握持反射、双侧巴宾斯基征和局灶运动性癫痫(双侧轮流发生,不伴有意识丧失)为特征,其严重程度与大脑连合切开的范围成正比,但均是一过性,历时数日或数周即可消失。

【疗效】

手术后结果优良或良好者占84%。由于癫痫发作停止或减少;癫痫性狂想减少,所用抗药减少,患儿识知功能均有所提高。效果良好的患者,从神经心理学检查证明性格行为和社会功能有明显进步或恢复,学习成绩提高,有的能独立生活和工作。

五、大脑半球切除术

大脑半球切除术,从解剖上讲应称为大脑半球皮质切除术,但习惯沿用大脑半球切除术这一术语。

【适应证】

下列病例适宜行大脑半球切除术：

1.婴儿偏瘫伴顽固性癫痫,行为障碍者。

2.脑面血管瘤综合征。

3.半侧巨脑症。

4.Rasmussen 综合征。

选择病例时应注意：

1.药物治疗无效的癫痫患者。

2.癫痫发作起源灶位于一侧半球的数个脑叶。

3.局限于一侧半球的结构性病变(如一侧半球萎缩)。

4.对侧肢体瘫痪。

5.经颈动脉异戊巴比妥试验证实语言中枢位于对侧正常的大脑半球。

6.智能障碍程度轻,智商在 60 以上。

【手术方法】

1.大脑半球切除术和改良式大脑半球切除术:全麻,取仰卧位或侧卧位。做一大的额颞顶枕弧形切口及骨瓣,中线离矢状窦 1～2cm。马蹄形切开硬脑膜,翻向矢状窦侧。肉眼可见蛛网膜增厚,脑萎缩,呈多囊性改变。此时可先行脑室穿刺放出脑脊液,使脑塌陷,以利操作。沿大脑外侧裂向鞍旁探查,显露颈内动脉、大脑中动脉及大脑前动脉,在豆纹动脉、穿通动脉以上结扎大脑中动脉,在前交通动脉以远结扎大脑前动脉。然后将 Labbé 静脉结扎,抬起颞叶后部,沿中颅窝底向小脑幕切迹探查,打开环池,在大脑后动脉分出后交通动脉的远端结扎大脑后动脉。继而在矢状窦边缘将桥静脉一一电凝切断。沿大脑纵裂将胼胝体切开直达侧脑室,沿侧脑室外侧缘围绕基底核外侧将白质切开,保留基底核。最后将海马及杏仁核切除。电灼或切除脉络丛。仔细止血,原位严密缝合硬脑膜,残腔充满生理盐水。复位骨瓣,缝合头皮。Adams 改良将未原位缝合的硬脑膜翻向中线缝于大脑镰、小脑幕和前颅窝、中颅窝底的硬膜上,以缩小硬膜下腔,再用肌片堵塞同侧 Monro 孔,并固定于颅底硬膜上,隔开硬膜下腔与脑室系统的交通,防止血液流入脑室,减少并发症,称为改良式大脑半球切除术。

2.功能性大脑半球切除术:为 Rasmussen 所创,指功能上完全,但解剖上是一个次全半球切除术,将残留的额叶和枕叶与脑连合纤维(胼胝体)和上脑干分开。全麻,仰卧头侧位或侧卧位。沿矢状线内缘做一较大"U"形皮肤切口,骨瓣要够大,使之易于在胼胝体嘴部平面显露额叶和在胼胝体压部平面显露顶叶。骨瓣下缘近于颞叶下面,马蹄形切开硬脑膜,行 ECOG 检查,特别注意额叶及枕顶两部分的棘波灶,结合形态学改变,决定保留额前及枕顶叶多少。然后,首先在大脑外侧裂以上将额叶、中央区及顶盖区的皮质切开,最好用超声手术吸引器(CU-SA)切除,深至岛叶为止,继而切开额叶及顶叶直到中线的软脑膜为止。当脑室显著扩大时,通常皮质切开时已通入脑室,其切口缘常达大脑半球内表面至扣带回的顶部。保留扣带回,防止损伤胼胝体表面的大脑前动脉,将额叶后部、中央区、顶叶脑组织整块切除。然后将扣带回及胼胝体下回行软脑膜下切除,直到将胼胝体嘴部以前的额叶用吸引器吸除至大脑镰软脑膜层,在胼胝体压部以后,向下至大脑镰、小脑幕处切开顶叶白质。将残留的前额叶及后顶枕区与上脑干和胼胝体切开而失去连接。最后,将颞叶于顶叶皮质切开的平面切除,保留岛叶,吸除杏仁核,切除海马,保留其内侧较脑膜、蛛网膜层,预防损伤基底池中的神经和血管。切除脉络丛,严密缝合硬脑膜,将骨瓣复位,缝合头皮。

【并发症】

术后常见的并发症有切口感染、颅内出血、急性脑干移位,晚期有梗阻性脑积水和脑表面含铁血黄素沉积症。含铁血黄素沉积症常在手术后 4～20 年出现,表现为精神迟钝、嗜睡、震颤、共济失调及慢性颅内压增高。X 线及 CT、MRI 检查发现残留脑室扩大,半球切除的腔内液体含高蛋白、含铁血黄素。常因轻微的头部外伤,神经系统症状恶化而突然死亡。

【疗效】

目前随访结果提示对于符合适应证的病例,大脑半球切除术效果确切。

（刘庆利）

第六节　扭转痉挛

【概述】

扭转痉挛又称扭转性肌张力障碍、变形性肌张力障碍、豆状核性肌张力障碍。1893 年 Gowers 首先报告 2 例儿童患者,1908 年 Schwalbe 将该病确立为一种独立性疾病。扭转痉挛临床上以肌张力障碍和四肢、躯干甚至全身缓慢而剧烈的不随意的扭转为特征,是一种慢性、进行性发展的严重疾病。

【病因与病理】

1.病因　扭转痉挛按病因可分为原发性和继发性两型,以前者为常见。

(1)原发性扭转痉挛:又称变形性肌张力障碍(DMD)。病因不明,多为散发,部分病人可有家族史,尤其在 Ashkenazic 犹太人中。1970 年 Eldridge 等发现两种遗传类型,一种是常染色体显性遗传,另一种是常染色体隐性遗传。扭转痉挛的常染色体隐性遗传具有下列特点:①在少儿期就可以发病。②在数年后病情已明显进展。③通常发生于智力正常或较高的犹太人中。而扭转痉挛的常染色体显性遗传者的特点:①起病较晚,发病于年长儿童或少年期。②病情进展十分缓慢;③并不限于人种,世界各地均可发病。Adams 等认为许多原发性扭转痉挛不能肯定其遗传类型。

(2)继发性扭转痉挛:可能是感染或中毒引起,其次是胆汁色素沉着于基底神经核、外伤、基底节区肿瘤、血管畸形亦可诱发。

2.病理　扭转痉挛病理尚未发现特殊形态学改变,非特异性的病理改变包括基底节的尾状核和壳核的小神经元变性和萎缩,基底节的脂质及脂色质增多。Zweig 等报道 3 例扭转痉挛(变形性肌张力障碍)的尸检病理材料,2 例扭转痉挛无特异性异常,1 例在蓝斑中有大量神经元纤维缠结,细胞外神经黑色素的着色和小神经元细胞丧失。在黑质致密部、背侧缝核、脑桥脚核中也可见有神经原纤维缠结。

【分子生物学】

关于扭转痉挛分子生物学研究的文献资料很少,在遗传基因研究方面显示在犹太人和非犹太人中本病的异常基因定位于染色体 9 长臂上。由于多巴胺反应性肌张力障碍造成的扭转痉挛,异常基因位于常染色 14q22.1 上。在生物化学方面认为中枢神经系统多巴胺能活性增加或减少都可以引起本病,有报道在扭转痉挛的病人中下丘脑、乳突体、丘脑底核、苍白球外侧、蓝斑中去甲肾上腺素减少,而在其他一些区域如丘脑、背侧缝核、黑质、隔区、四叠体区等,去甲肾上腺素含量增多。在肌张力障碍的鼠的遗传动物模型中也证实在小脑中存在去甲肾上腺素能的失神经支配,另外在常染色体显性遗传的扭转痉挛者中发现血浆多巴胺 β-羟化酶增多。

【临床表现】

本病常见于 7～15 岁之间儿童和少年,40 岁以上发病罕见,男性多于女性,约为 1.4∶1。其原因不明,可能是基因的外显率在男性中略高。

临床表现主要是躯干和四肢的不自主痉挛和扭转,但这种动作形状又是奇异和多变的。起病缓慢,往往先起于一脚或双脚,有痉挛性跖屈。一旦四肢受累,近端肌肉重于远端肌肉,颈肌受侵出现痉挛性斜颈。躯干肌及脊旁肌的受累则引起全身的扭转或作螺旋形运动是本病的特征性表现。运动时或精神紧张时扭转痉挛加重,安静或睡眠中扭转动作消失。肌张力在扭转运动时增高,扭转运动停止后则转为正常或减低,变形性肌张力障碍即由此得名。病例严重者口齿不清,吞咽受限,智力减退。一般情况下神经系统检查大致正常,无肌肉萎缩,反射及深浅感觉正常,极少的病人可因扭转发生关节脱位。

大部分病人病情发展缓慢,可持续许多年,极少数病情不进展或自行缓解。有少数病人因严重的扭转痉挛造成关节软组织的纤维化和退行性变,使关节呈永久性挛缩畸形,关节周围的肌肉萎缩。

原发性扭转痉挛的转归差异较大,起病年龄和部位是影响预后的两个主要因素。起病年龄早(15 岁以前)及自下肢起病者,大多不断进展,最后几乎都发展为全身型,预后不良,多在起病若干年后死亡,自行缓解甚少。成年期起病且症状自上肢开始者预后较好,不自主运动趋向于长期局限于起病部位。常染色体显性遗传型或散发型的预后较隐性遗传型好,因为前者起病年龄晚且多自上肢起病。

【影像学表现】

原发性扭转痉挛影像学无特征性表现,继发性扭转痉挛可因病因不同呈现不同的影像学表现,主要是基底节区的信号改变。

【诊断与鉴别诊断】

扭转痉挛是以颈部、躯干、四肢、骨盆呈奇特的扭转为特征,因而诊断可一目了然。本病应与下列疾病鉴别:

1.肝豆状核变性　多发生在 20～30 岁之间,病程进展缓慢不一,继之出现肢体震颤,肌张力增高、构音困难。肝豆核变性肢体震颤多为意向性震颤,有时为粗大扑翼样。肌张力增高为逐渐加剧,起初多限一肢,以后扩散至四肢和躯干。若肌强直持续存在,可出现异常姿势。此类病人常伴有精神症状,角膜上有 K-F 氏环。

2.手足徐动症　若为先天性多伴有脑性瘫痪,主要是手足发生缓慢和不规律的扭转动作,四肢的远端较近端显著,其肌张力时高时低,变动无常。扭转痉挛主要是侵犯颈肌、躯干肌及四肢的近端肌,而面肌与手足幸免或轻度受累,其肌张力时高时低,变动无常。症状性手足徐动症,常由脑炎后、肝豆状核变性或核黄疸引起。

3.癔病　癔病性的不自主运动容易受暗示的影响,而且往往有精神因素为背景。再者症状的长期持续存在可有力地排除癔病的呵能性。

【药物治疗】

扭转痉挛的药物治疗是对症性的,其目的是改善功能,减少异常运动,减少肌痉挛引起的疼痛。药物治疗的疗效也很难正确评价,原因如下:扭转痉挛为一种少见疾病很少有大宗治疗结果;缺乏双盲性对比分析;扭转痉挛自发性的短暂缓解影响药物疗效的评判。常用的药物包括:

1.左旋多巴类　对常染色体显性遗传的多巴反应性痉挛(DRD)可明显改善症状,通常小剂量即可有效。左旋多巴类药物对其他类型的扭转痉挛效果较差。

2.抗胆碱能药　如安坦(苯海索)、三乙芬迪等。抗胆碱能药物可在左旋多巴类药物治疗无效时选用对继发性扭转痉挛有较好疗效。

3.GABA能药物　如氯苯丁氨酸,可对三分之一的扭转痉挛患者有帮助,5～40mg/d,分次口服。他主张对于继发性痉挛伴有疼痛和僵直的患者可考虑采用鞘内注入Baclofen,但此法的长期疗效未得到证实。

4.其他药物　如中枢性肌松剂、安定类(氯硝安定、氯羧安定)、止痛药等均可能缓解本病的某些症状,抗多巴胺能类制剂的应用存有争议.因为有可能诱发肌僵直。

【外科治疗】

凡年龄在7岁以上;病程超过1～1.5年;应用各种药物(包括暗示疗法)治疗无效者,又无其他严重疾病,才考虑手术。对于单侧肢体扭转,且能独立生活,还可参加劳动者;或双侧严重疾病伴有明显球麻痹,智能低下;学龄前儿童均不宜手术。

1.立体定向毁损术　1955年Cooper在应用丘脑定向毁损术改善帕金森病肌张力障碍的基础上,首先应用丘脑毁损术治疗扭转痉挛,其后有使用不同靶点治疗扭转痉挛的报道,目前立体定向毁损术治疗扭转痉挛主要破坏苍白球内侧部或丘脑腹外侧核头部(Voa,Vop)或中央中核外1/3,躯干症状严重者要做双侧手术,复发者可再次定向毁损,但要扩大毁损范围。

2.脑深部电刺激术(DBS)　DBS可以有效地缓解肌张力障碍,改善扭转痉挛患者的症状。而且DBS具有可递性和可调节性等优点,对组织无永久性损害,尤其适用于脑发育尚未完全的儿童患者。刺激靶点包括Vim核、Gpi、STN、Vop等,刺激频率130～180Hz左右,可单侧手术,也可双侧同时植入电极刺激。

3.脊髓慢性电刺激

采用慢性脊髓刺激治疗扭转痉挛,刺激电极安装在颈段硬脊膜外腔,使用刺激频率为100～1000Hz,多数在500Hz左右、慢性刺激前均应经过1～2周试验刺激期,试验刺激有效,方可进行慢性刺激,无效者取出电极。Waltz经过两组术后随访,结果令人失望。随着DBS在临床上广泛应用,脊髓刺激治疗扭转痉挛目前已基本弃用。

(王常贞)

第七节　痉挛性斜颈

【概述】

痉挛性斜颈是一种累及颈部区域的局限性肌张力障碍,常发生于 30～50 岁的成人,表现为颈肌阵发性的不自主收缩,引起头向一侧扭转或阵发性倾斜,1792 年 Wepter 首先报告此病。曾经有作者认为此病可能是扭转痉挛或手足徐动症的组成部分,也可能是全身性肌张力障碍的首发症状。也有人认为是一种精神疾病而给予相应的治疗。1952 年后 Foix 用立体定向的方法成功地制作出该病的动物模型,结束了该病是精神疾病的错误理论,确立了它是一种锥体外系运动障碍,是一种独立的器质性疾病。然而精神因素如焦虑,反应性抑郁症等对此病的症状轻重,起着一定的调整作用,情绪的冲动甚至是此病加速发展的一个因素。临床上诊断和治疗,要通过细致的临床观察和肌电图检查进行区分。

【病因与病理】

1.病因　本病可发生于任何年龄,多发生于 30～50 岁成人,男女性别差异不大。除癔症性斜颈可突然起病外,多数缓慢起病,大多数病因不明确,少数可以是局部刺激,如颈椎骨损伤或关节炎,邻近的感染灶等引起。有些病例可以发生于脑炎、多发性硬化、一氧化碳中毒等疾病之后,常伴有其他运动障碍性疾病,如舞蹈样手足徐动症、遗传性舞蹈病及帕金森氏综合征等,也有家庭性痉挛性斜颈的报道。1989 年 Ozelius 等人发现了人类扭转痉挛基因,此病的遗传性已被确立。

POiri 等人报告了单侧中脑导水管周围灰质及其邻近结构的破坏,可使猴子出现明显而持久的痉挛性斜颈,他们还报告,双侧丘脑毁损如 VL 和丘脑板内核,几乎可以完全消除姿势障碍,因此他们认为纹状体苍白球系统内,有纤维与丘脑板内核联系,可能是引起运动和姿势障碍的原因。

2.病理　痉挛性斜颈是运动障碍性疾病一种,只累及区域性肌肉,而且是成年起病的肌张力障碍,病理改变至今不明。仅有少数痉挛性斜颈,可在其基底节区发现有一明确的痫灶。Tarlov 报告一例后仰型斜颈,出现双侧壳核及未定带有腔隙形成;一例痉挛性斜颈和舞蹈样手足徐动症病人出现双侧尾状核和苍白球区域内的神经节细胞丢失。也有一些学者报告痉挛性斜颈没有结构性改变。

【临床症状和体征】

1.临床表现　痉挛性斜颈的临床表现多种多样,多数起病缓慢,少数骤然起病。颈部的浅深肌肉均可受累,而且每一位病人其受累的肌肉以及受累的程度各不一样,但以胸锁乳突肌、斜方肌及头、颈夹肌的收缩最容易表现出来。根据颈部肌肉

(1)受累的范围及受累的程度主次不同,临床表现可分为四种:旋转型,表现为头绕身体纵轴向一侧作痉挛性或阵挛性旋转;

(2)后仰型,头向背部作痉挛或阵挛性后仰,额、面仰天,颈椎呈弓状前突;

(3)前屈型,头向前胸作痉挛或阵挛性前屈;

(4)侧挛型,头偏离身体纵轴向左或向右作痉挛或阵挛性侧屈,重症病人其耳、颞部与肩部逼近或贴紧,并常伴随同侧肩膀向上抬举现象,缩短了耳与肩膀的距离。

多数痉挛性斜颈病人的肌肉收缩频率大于每秒 10 次,表现为头强直在一个方向,称为痉挛性;少数病人肌肉收缩频率少于每秒 10 次,表现为头向一个方向抽动,称为阵挛性。

痉挛性斜颈与其他锥体外系疾病一样,临床表现在早晨起床时较轻,紧张、冲动或劳动,行走时或各种身体器官受到刺激时症状加重,安静时症状减轻,入睡后症状消失。清醒时患者常用手自行扶正头部,症状逐渐明显时,影响患者的日常生活及心理状态。长期的头部异常运动,可以表现受累肌肉不同程度的增粗肥厚,对侧各拮抗肌肉处于弛张、废用状态,以至有不同程度的肌萎缩。为了补偿颈的异常位置,眼球常做相反方面偏斜,以便视线与体位协调。轻型患者可无肌痛,重症患者常有严重肌痛。少数病人还伴有震颤,偶有病人出现发音,吞咽障碍。

2.辅助检查

(1)肌电图检查常规描记的肌肉有双侧胸锁乳突肌和双侧头夹肌,可以应用单极电极。应记录病人在静止状态(通常是坐位)和头部作随意运动状态下的肌电活动。了解哪些肌肉的活动是活跃的,哪些肌肉处于抑制状态,属于后者这些肌肉的支配神经不能被切断。

(2)局部阻滞试验:阻滞应在肌电图的监测下完成。注射点应选在电刺激该肌肉时,发生最大收缩的部位,每条肌肉注 10% 利多卡因 5～10 毫升即可。即使阻滞是不完全的,它也能帮助我们预测该肌肉在其支配神经被切断后,可能会出现的效果。

(3)CT 检查:对于复杂类型的痉挛性斜颈,可以作颈部 CT 水平扫描,扫描范围自枕外粗隆至第七颈椎锥体平面,扫描方式为连续薄层扫描。CT 片上可以测量左右两侧同肌肉的周径,加以比较,列出肥大肌肉的名称和侧别,协助发现受累肌肉的范围,以便选择性肌肉切除术。颅脑 CT、MRI 常无明显异常改变。

【诊断与鉴别诊断】

1.诊断

本病的诊断比较容易,明确其受累肌肉比较困难。依据它有特定的临床表现,颈肌痉挛或阵挛使头偏向一侧,神经系统检查(包括锥体系、锥体外系和小脑功能、感觉等)均在正常范围内。由于长期肌肉痉挛,受累肌肉常有异常坚实和肥大。一般脑脊液,血、尿常规检查均属正常。头颅 CT 及 EEG 也无异常发现。脊柱 X 线片可见脊柱形态方向改变,如侧弯,前屈,后仰或扭转现象,偶可见颈椎小关节半脱位,症状稳定即可作出痉挛性斜颈诊断。再结合触诊和上述肌电图描记,局部阻滞和颈部肌肉的表现等,对病人进行综合分析后,作出临床诊断分型和受累肌肉列表,再制订治疗方案。

2.鉴别诊断

(1)癔症性斜颈:临床特征骤然起病,常因精神创伤而诱发,症状变化多,在情绪安定或接受暗示后症状可缓解,往往在无人注意时,头位自然复正。

(2)感染性斜颈:本病罕见,发病前有呼吸道感染或消化道症状,临床表现与痉挛性斜颈相似,但发作时间短,持续数分钟或半小时,一般 3～10 天症状即可完全消失。

(3)迟发性运动障碍:长期服用某种抗精神病药物后出现,主要表现为口、面、颈部肌肉不自主运动,停药后症状逐渐缓解而自愈。

(4)先天性斜颈：为小儿，多在产前即形成，主要表现为胸锁乳突肌挛缩，不肥大，无阵挛。

(5)全身性肌张力障碍：痉挛性斜颈可以为全身肌张力障碍的初始表现，也可以为全身性肌张力障碍的一部分。根据疾病的转归和症状的广泛性可以与其区别。

【治疗】

痉挛性斜颈的治疗，应首先进行药物治疗。当症状发展到一定程度时，或保守治疗效果越来越差时，可选择手术治疗，手术治疗至今尚处于发展阶段，尚无标准的手术方式。手术治疗的关键是建立在对痉挛肌群的认识，目前国际上流行的外科治疗方式中，选择性周围神经切断术最为流行，双侧颈神经根切断术和副神经微血管减压术仍在被某些医生选用。国内陈信康教授倡导的三联手术和选择性颈后伸肌切断术，也取得了良好效果，并在国内广泛应用。

1.药物治疗　肉毒素注射治疗是药物治疗痉挛性斜颈的一个重大突破，多数病例经过肉毒素肌肉注射治疗，可以获得 3～4 个月的明显缓解，其中有些病人产生抗肉毒素抗体而逐渐对此治疗无效。也有一些病人，对肉毒素治疗毫无反应。另外有些病人很难维持此项治疗。

其他药物及物理治疗，最初的药物治疗有抗胆碱能药物如三己芬迪，安定类药物如安定，以上药物在大剂量应用时，可使痉挛性斜颈获得某些缓解，副作用也明显。最近 Mario 等人应用 Benzodiazepine 的衍生物 flunitrazepam 治疗痉挛性斜颈特别有效，可使其症状得到中度或中度以上的改善。

另外，长期进行物理疗法、生物反馈疗法也可能使轻度痉挛性斜颈的症状得到某些改善。

2.外科治疗

(1)适应证和禁忌证：①药物治疗：主要是肉毒素注射治疗，不再有满意的效果，或产生了严重的副作用，肉毒素治疗无效后 4 个月才可考虑手术。②病程 1 年以上，最好为 3 年以上，临床症状不再进展。③肌张力障碍的症状局限在颈部，至少是以颈部症状为主。④最佳的手术指征是旋转型，侧挛型和头双侧后仰型。前两者适合作三联手术，后一种适合作枕下肌群选择性切断术。选择性周围神经切断术，对于旋转型或其合并轻度前屈或后仰，效果最满意。⑤前屈型病人如果经 1% 利多卡因封闭双侧胸锁乳突肌后能改善症状者，可考虑做双侧副神经切断术或双侧胸锁乳突肌切断术。

但是，前屈型斜颈多累及颈前深部肌群，手术效果不佳。有过手术史，存在有纤维化症或关节病，手术效果差。

(2)双侧颈神经根切断术：该术式首先由 Cushing 和 Mckenzie 设计，作为一种单侧入路对颈部后组肌群进行支配神经切断的疗法。该术式切断 C_1、C_2、C_3 和部分 C_4 的前根。后来在 Dandy 的倡导下，改为作双侧，目的是想越彻底，越能得到更好的效果，然而过多切断前支的副作用很明显，如颈部无力和吞咽困难等。该术式在 20 世纪 70 年代以前一直作为是痉挛性斜颈的主要手术方式，而被广泛应用于临床。现在已很难想象切断 C_1、C_2 前根在治疗痉挛性斜颈中有何意义，因为 C_1、C_2 前根支配喉部管理吞咽动作的肌肉，与颈后肌群毫无瓜葛。另外 C_4 和 C_5 后支的主要分支的切断对颈后肌群的去神经是很重要的，保留拮抗肌的功能对术后恢复正常运动也是很有用的，因而此术式已很少应用。

(3)副神经微血管减压术：该术式由 Freckman 首先报道，Freckman 等人认为痉挛性斜颈病人的症状与副神经根血管压迫有关，其发病机理可能与面肌痉挛、三叉神经痛相同，血管的异常冲动可能通过副神经根的交通支传递给颈部脊部经根,使颈肌产生异常兴奋。仅有少数作者报告该术式可以缓解痉挛性斜颈。

(4)选择性周围神经切断术:开始于1978年,目前已成为治疗痉挛性斜颈的一种成功的手术方式,经多年的改良,此术式针对性强,效果较好,并发症少,在国际上已成为多数神经外科中心治疗痉挛性斜颈的唯一的外科手术方式。其成功的原因是,它仅切除了那些产生头部异常运动肌肉的支配神经,因此术前对参与异常运动肌肉的辨认非常重要。要做到这一点,就必须确定异常运动的类型,必须确定与之相关的肌肉群。术前通过密切的临床检查,结合肌电图描记,局部阻滞,颈段CT薄层扫描以及肉毒素治疗史,可以大致确定参与异常运动的肌肉,术中对受累肌肉及其支配的脊神经的辨认是手术成功的关键。

选择性周围神经切断术的目的是去除异常运动,同时保留正常或接近正常的颈部运动功能,这就要求要切断所有支配引起异常运动肌肉的神经分支,术中单极电阈值刺激是术中确定支配某肌肉的神经的关键,任何相关的支配神经的遗漏都将导致部分或全部异常运动的术后再发。另外,过多的切断神经,将致使颈部运动受限,应该避免。C_1、C_2的前支是唯一支配喉前肌群的神经,应妥善加以保护,仅需切断C_1、C_2、C_3的后支。

(5)三联手术:三联手术的组成包括一侧脊神经后支(1~6)切除术,头、颈夹肌(或肩胛提肌)切断术和对侧副神经切除术,适用于旋转型和侧挛型痉挛性斜颈,由国内陈信康教授倡导,并广泛应用临床。手术步骤中的$C_{1~6}$后支切除术及副神经切除术,与上述选择性周围神经切除术相似,增加了头、颈夹肌(或肩胛提肌)切断术。①夹肌切除后:后支和夹肌切除术,在同一切口内完成,在颈后部取反"7"形切口,在斜方肌上缘和胸锁乳突肌后缘的间隙内可见头夹肌,其纤维斜向下内,先在斜方肌上缘下方游离夹肌,沿夹肌方向切开斜方肌达中线,翻开肌群,这时大部分头夹肌和头半棘肌视野内可以辨认,旋转型斜颈病人,夹肌都十分粗壮,肥厚,尤其是颈夹肌。游离头夹肌的内缘,用电刀在中线侧由上而下切断夹肌与项韧带,棘突和棘上韧带的起点,游离内侧缘,切断夹肌在乳突和上项线上的止点,游离颈夹肌的内外缘,切断颈夹肌在颈椎横突后结节的止点,将其向背侧翻转,注意夹肌的腹侧面有丰富的血供和神经支配,在切口下方用电刀离断夹肌。②头半棘肌切除术:该肌翻转的范围是显露颈1~6后支的重要步骤,夹肌切除后半棘肌的上端,内外边界都已暴露,先游离内侧缘,它与正中白线粘着易分离,应游离至颈,水平,该肌的外缘在颈,平面上是游离的,其以下水平很多以齿状腱止于横突,不需游离,在离该肌的枕骨止端约1.5cm处横断,用电刀分薄层逐渐由浅至深切开,近腹侧时改用双极电凝。避免损伤枕下三角结构,翻转肌瓣时就严格在两肌的肌筋膜间隙中游离,可发现至肌瓣神经。③肩胛提肌切断术:肩胛提肌的4条肌束起自上颈椎4个横突,向下向外行联合成一体,与夹肌呈一锐角,止于肩胛骨上角,手术目的是切断上位3个肌束。夹肌切除后,四条肌束基本暴露,仅侧部分被头最长肌遮掩,牵开此肌,分别游离四条肌束,切断上方3个即可。应注意其前方即是颈丛。在作夹肌(或肩胛提肌)切除术时,应对所遇到的神经分别用银夹标志,以便下一步行后支切除术时确认。④后支切除及副神经切除术,同上述选择性周围神经切除术。

(6)选择性颈后伸肌切除术:该术式主要用于治疗头双侧后仰型痉挛性斜颈,它是痉挛性斜颈中,起步较晚,最困难的一型。双侧脊神经后支切除术,效果不理想。①手术方法:手术在气管内全麻下,取俯卧位,后正中直切口,上至枕外粗隆下方一横指,下至$C_{6,7}$棘突水平。游离左右皮下组织,分出左右斜方肌上缘,并与下层的夹肌游离,沿夹肌纤维起行方向"V"切开双侧斜方肌,提起肌瓣,在近枕骨处切断。游离头夹肌内外缘,在其上1/3处横断,切除一段,再切断颈夹肌在横突上的止端。在中线两旁可见头半棘肌,游离其内外缘,在相当于C_2或C_3水平将其横断。最后把位于其下层的颈半棘肌在C_4和C_5棘突平面切断。颈半棘肌在头双侧后仰痉挛中起重要作用,切除宜彻底,止血要彻底,皮下腔隙宜置引流管,接负压瓶。少数顽固病例,术后仍有残留异常运动,常可在左右乳突下扪及痉挛肥大的肌束,多为头最长肌和颈最长肌,可用甲紫做标记后各做一小切口予以切断。②评价:此术式为选择性地切断痉挛肌群,保留了非痉挛肌肉,故手术后异常运动消失,而头部正常运动和后仰伸功能保留,无头位不稳及垂头现象。这可能是因为术后双侧枕下短肌群($C_{1\sim2}$),双侧头最长肌($C_{1\sim8}$),双侧颈最长肌($C_{1\sim8}$),双侧肩胛提肌($C_{3\sim5}$)以及双侧胸锁乳突肌(副神经)等,重建颈部新的伸屈平衡。另外,已经切断的肌肉仍有神经支配,在维护颈椎关节稳定和颈部外形方面也起着重要作用。

(7)其他手术:①立体定向手术治疗痉挛性斜颈的效果也不够理想,脑深部核团的定向毁损治疗痉挛性斜颈,目前,尚无肯定的结论。靶点可选在苍白球、丘脑腹外侧核、Forel-H、丘脑中央中核等处,我们的经验是Forel-H和丘脑腹外侧核的Voa、Vop效果较好。如果痉挛性斜颈临床体征超过颈肌范围,选择立体定向手术较好。②目前,国内外对痉挛性斜颈,应用慢性脊髓刺激或慢性丘脑刺激也能获得暂时性效果,如1978年Gildenberg曾介绍在$C_1\sim C_2$平面脊髓侧柱上装置一刺激器,用80～100Hz进行刺激,曾风行一时,1988年Gootz否定了这种方法。Bertrand将刺激电极通过定向植入法,装置在丘脑腹外侧核(Voi、Vc)刺激频率在75～150Hz也达到一定的效果。痉挛性斜颈为一种缓慢起病,进展缓慢的疾病,多数病人经过数年的病情演变,临床症状处于一种静止状态,或自动缓解,少数病人(约5%)有自发性痊愈,痉挛性斜颈本身不会致死,由于头颈部异常运动而影响工作、学习和生活,也给病人造成精神上的压力,晚期还可产生肌痛。

(王常贞)

第八节　舌咽神经痛

舌咽神经痛是指舌咽神经分布区的阵发性剧痛,病因常为舌咽神经根近脑干段受血管刺激、肿瘤压迫或不明原因所导致。

【诊断标准】

1.临床表现

(1)疼痛:发作突然,起于一侧舌根部、扁桃体区、咽后壁,呈刀割样、烧灼状剧痛,尚可向外耳道、耳后区或颈部放射。持续数秒钟,呈间歇性发作。

(2)扳机点:舌根部、扁桃体区、咽喉部可有疼痛扳机点,常因进食、吞咽、说话等机械性动作而诱发。

(3)偶见疼痛发作时伴晕厥、抽搐及心脏停搏。

(4)用4%丁卡因喷射咽后壁或扁桃体区,如疼痛减轻可与三叉神经痛下颌支痛鉴别。

2.辅助检查 头部 CT 和 MRI 检查可以明确病因。

【治疗原则】

1.药物治疗

(1)卡马西平 0.1～0.2g,每日 2～3 次,口服。

(2)苯妥英钠 0.1g,每日 3 次,口服。

2.手术治疗 药物治疗无效者或愿意首选手术者.,可考虑如下手术。

(1)经颅后窝探查如发现有血管压迫,可行微血管减压。

(2)经枕下入路舌咽神经根切断术。

3.病因治疗

查明肿瘤者行肿瘤切除,同时行舌咽神经根切断术。

(魏可欣)

第九节　脑性瘫痪

脑性瘫痪是指包括多种大脑病变所导致的,自出生起即已存在的肢体肌张力异常和运动障碍。

【诊断标准】

1.临床表现

(1)病史:出生前产妇曾有过如一氧化碳中毒、围生期病毒感染及难产史。

(2)体征:常表现为四肢肌张力增高,腱反射亢进,以双下肢为著,伴有双侧病理征阳性。上肢呈肘部内收,下肢股部内收,步行时呈剪刀或交叉步态。往往有马蹄内翻足存在。

(3)肌张力的测定

①Ⅰ级正常肌张力。

②Ⅱ级肌张力轻度增高,腱反射亢进。

③Ⅲ级肌张力中度增高,踝阵挛(＋),关节活动"折刀感"。

④Ⅳ级肌张力明显增高,关节屈伸受限。

⑤Ⅴ级为完全僵直,关节活动能力丧失。

Ⅲ级以上者,有手术指征。

2.辅助检查 头部 CT、MRI 检查除外颅内器质性病变。

【治疗原则】

1.术前检查

(1)头部 CT、MRI 检查。

(2)脑电图。

(3)神经心理检查(IQ 值低于 50 为手术禁忌)。

2.术前准备 同"脊髓手术"。

3.手术治疗

(1)立体定向脑内核团损毁术。

（2）选择性脊神经后根切断术（SPR）。

（3）脊髓埋藏电极刺激术。

（魏可欣）

第十节　精神外科疾病

利用外科学的方法治疗精神疾病已历经 1 个世纪，由于除神经外科的基础与临床外，尚涉及到精神科学、神经病学和社会心理等诸领域，该学科运用起来应极为慎重。目前主要用以治疗心理、药物、电休克及胰岛素休克等未能奏效的慢性精神病患者，手术病例应由精神科医师直接提供。

【治疗原则】

1.手术指征

（1）难治性慢性精神分裂症：①应符合 DSM -ⅢR，病史在 4 年以上。②抗精神病药物至少应用 3 种以上（其中必须包括氯氮平），每种药物必须足量并连续应用 2 个月以上无效者。

（2）难治性情感性精神病：①病史在 3 年以上的慢性抑郁症和反复发作的快速循环型躁郁症。②抗抑郁药至少轮流应用阿米替林及丙咪嗪。③抗躁狂药至少交替应用锂盐及卡马西平。④三环抗抑郁药足量 2 个月无效者。

（3）神经症：①症状持续 3 年以上的强迫症。②严重的焦虑症、恐怖症等。

【治疗原则】

1.术前检查

（1）头颅 CT、MRI 检查除外颅内器质性病变。

（2）脑电图。

（3）神经心理检查。

2.术前处理　同开颅前常规检查和准备。

3.立体定向术　损毁脑内靶点是目前精神外科干预的主要手段。

4.手术疗效评价标准

（1）Ⅰ级无任何症状，无需辅助治疗。

（2）Ⅱ级轻症状，不影响日常生活。

（3）Ⅲ级症状减轻，副作用明显，已影响日常生活。

（4）Ⅳ级症状无改变。

（5）Ⅴ级加重。

（魏可欣）

第十一节　成人脑积水

一、高颅压性脑积水

高颅压性脑积水和正常颅压脑积水一样均是人为的临床上分类。两者均可由脑室系统或脑表面的蛛网膜下腔阻塞引起，只是表示脑脊液循环系统阻塞程度和脑组织顺应性不同，不能说明产生脑积水的病因。高颅压性脑积水实质上是由于脑脊液循环通路上的脑室系统和蛛网膜下腔阻塞，引起脑室内平均压力或搏动性压力增高产生脑室扩大，以致不能代偿。

其病因如下：阻塞脑室系统的常见肿瘤；

1.侧脑室：脉络丛乳突状瘤、室管膜瘤、室管膜下巨细胞性星形细胞瘤、胶质瘤、转移癌和脑膜瘤、透明隔神经细胞瘤。

2.第三脑室内的肿瘤；脑室内有星形细胞瘤、室管膜瘤、脉络丛乳头状瘤、脑膜瘤及胶样囊肿和寄生虫性囊肿。第三脑室前后区：松果体区肿瘤、生殖细胞瘤、颅咽管瘤、垂体腺瘤、异位松果体瘤、下丘脑和视神经胶质瘤、脊索瘤、畸胎瘤、鞍结节脑膜瘤和转移癌。

3.中脑导水管本身的肿瘤少见，但该部位胶质瘤多产生继发性导水管阻塞，中脑导水管阻塞最常见的病因是先天性中脑导水管阻塞。

4.第四脑室。室管膜瘤、髓母细胞瘤、脉络丛乳头状瘤、血管网状细胞瘤、表皮样囊肿和寄生虫性囊肿。小脑肿瘤可阻塞第四脑室，产生脑积水，如小脑星形细胞瘤、血管网状细胞瘤和转移癌。桥小脑角肿瘤压迫第四脑室，如听神经瘤和脑膜瘤。蛛网膜下腔阻塞原因有：头外伤性和动脉瘤性蛛网膜下腔出血，各种细菌性脑膜炎、脑膜癌瘤病及其他一些蛛网膜下腔和部分脑凸面占位性病变，包括半球胶质瘤、胶质瘤病、硬膜下血肿和蛛网膜囊肿等。

【临床表现】

蛛网膜下腔出血和脑膜炎并发的高颅压性脑积水，常在发病后 2～3 周内发生，这些病人多能预料，有些特殊病因的脑积水病人可只有脑积水症状而没有局部定位症状，特别是脑室内肿瘤。

脑积水症状、体征有头痛、恶心、呕吐、共济失调和视物不清。头痛以双额部疼痛最常见。由于卧位时，脑脊液回流较少，故头痛在卧位或晨起时较重，坐位时可缓解，病情进展，夜间有痛醒，出现全头持续性剧痛，颈部疼痛，多与小脑扁桃体凸入枕大孔有关。恶心、呕吐常伴有头痛，与头部位置无关，其特点是在早晨头痛严重时呕吐，这可与前庭性呕吐区别，共济失调多属躯干性，站立不稳，宽足距，大步幅，而小脑半球病变产生的脑积水，可表现肢体性共济失调。视力障碍，包括视物不清，视力丧失和外展神经麻痹产生的复视，后期病人可有近期记忆损害和全身不适。视乳突水肿是颅高压的重要体征，外展神经麻痹提示颅内高压而不能做定位诊断，中脑顶盖部位受压有上视和调节受限。脑积水本身可伴有躯体性共济失调，也可提示小脑蚓部病变。其他局灶性体征可能预示特殊病变位置。

【诊断】

对有颅高压脑积水临床表现的病人头颅 CT 扫描是重要的检查方法,在平扫同时应做增强扫描,这既可观察脑室扩大的程度,也可进一步明确病因。核磁共振检查对脑积水的诊断和鉴别诊断均有意义,尤其是对低级星形细胞瘤、脑室内囊肿的诊断更有意义,同时,MRI 可作为脑脊液动力学的检查,这对局限脑室扩大者,可与囊肿区别。

【治疗】

对颅高压性脑积水引起视力急剧减退或丧失者,应急症处理,行脑脊液分流术,暂无分流条件,应在病房重症监护室内行脑室穿刺,持续外引流。常用穿刺部位:在鼻根后 10cm,中线右侧旁开 3cm(即额部),头皮局部浸润麻醉,颅骨钻孔或锥孔,穿刺额角,可以留置穿刺针,置入硅胶管更好,并在出头皮切口以前在头皮下穿行 3～5cm,这可减少颅内感染。这种引流可持续 5 天。

在脑积水病人病情允许情况下,应选择脑室分流术或切除颅内原发病变解除脑积水。近年来,随着神经影像的发展和显微外科技术的进步,更多地提倡切除原发病灶解除梗阻性脑积水。

曾有文献提出,肿瘤引起的梗阻性脑积水,可在肿瘤切除前做脑室分流术,可防止出现术前颅高压和术后脑室系统阻塞不缓解产生的危险,但是,也有研究表明:对肿瘤产生的脑积水,在肿瘤切除前分流与否,术后结果相近似,并且,小脑中线部位肿瘤较大时,分流后有出现小脑幕裂孔上疝的可能。如痫灶属于恶性肿瘤,有肿瘤细胞沿分流管扩散到其他部位的危险。在肿瘤切除手术时,先做脑室穿刺,放出脑脊液,这有利于术中的肿瘤暴露,并穿刺骨孔,也可为术后急性脑室穿刺放液,持续性外引流提供方便。

二、正常颅压性脑积水

正常颅压脑积水是指脑室内压力正常,有脑室扩大。临床表现步态不稳,反应迟钝和尿失禁为主要症状,在分流治疗后对步态不稳和智力障碍有一定效果。

【病因】

该病因可分为两类,一类是有明确病因的,如蛛网膜下腔出血和脑膜炎等。另一类是散发性无明显病因。该病主要的病理改变是脑室系统扩大,脑凸面或脑底的蛛网膜下腔粘连和闭塞。最常见的病因是蛛网膜下腔出血,其次是颅内肿瘤,也有家族性正常颅压性脑积水。Page 氏病有时产生脑底面的蛛网膜下腔广泛性阻塞。脑膜感染,如结核性脑膜炎,在病变后期易产生蛛网膜粘连;外伤性蛛网膜下腔出血和颅内手术出血流入蛛网膜下腔等均可产生脑积水。最近,有人认为,中脑导水管狭窄也是一种较常见的病因。

【病理生理】

正常颅压情况下,脑室扩大的机理尚不能完全清楚。目前,主要是脑脊液动力学变化学说。

1.脑内压力梯度形成,在蛛网膜颗粒内阻塞时,并不产生脑积水,而是发生良性颅压增高。

脑脊液在脑室系统和蛛网膜下腔流动阻力增加时,产生脑室扩大——脑积水。因而提出脑室和脑皮质表面压力梯度形成,是产生脑室扩大的原因。已有人用白陶土诱导的猫脑积水实验模型证明了这种压力梯度形成学说。

2.脑脊液搏动压增高,有人测定正常颅内脑积水平均脑脊液压不增高,但可有脑脊液搏动压增高,使脑室扩大。提出在正常情况下,脑实质中的小静脉、细胞间隙蛋白质和脂质有类似海绵样的弹性物质,其中的液体成分在颅压升高时可被挤出。在一定程度的压力下脑实质可被压缩,这种压力称脑组织生物弹性值。在该值以下的脑内压力只作用于脑组织内,而没有任何脑实质内的液体挤出,但脑室周围承受的压力比脑实质内的压力要大,这就产生脑室扩张。

3.密闭弹性容器原理,有人提出,正常颅压脑积水病人最初颅压增高,产生脑室扩大,根据Lapace原理,即在密闭弹性容器的液体压力(P)与容器壁的面积(A)的乘积等于容器壁承受力(F),(F=P·A)。这样,一旦脑室扩大后,虽然脑压恢复到正常,但作用于脑壁的压力仍增加。也有提出正常颅压脑积水是由于脑组织顺应性改变所表现的脑室扩大。Welch等报告,高血压动脉硬化脑血管病比同龄组病人高3倍以上,推测脑血管壁弹性的变化使脑组织顺应性增加,并可出现脑表面的压力梯度发生明显改变。

目前,研究正常颅压脑积水的脑组织病理生理改变主要有:①脑组织受压产生的脑血流减少。②脑组织内神经生化物质异常,如胶质纤维蛋白增加和血管肠肽类的减少。③继发性神经元损害。

【临床表现】

主要症状是步态不稳,记忆力障碍和尿失禁。多数病人症状呈进行性逐渐发展,有些在病情出现后,其病程为数月或几年。病人没有明显头痛,但有行为改变、癫痫或帕金森氏症。查体时,虽然眼外肌活动充分,但可有眼震、持续恒定走路困难,肢体活动缓慢,腱反射略增高,可有单侧或双侧 Babinski 氏征,晚期可出现摸索现象和强握反射。步态不稳常是首要的症状,多先于其他症状几个月或几年,有些病人步态不稳和智力改变可同时发生,也有在其他症状以后发生。其表现有从轻度走路不稳,到不能走路,甚至不能站立,并常有摔倒病史。病人抬腿困难,不能做抗重力活动,步幅小,步距宽,走路失衡,不能两足先后连贯顺序活动。Romberg 氏试验表现摇摆,但没有小脑共济失调。智力障碍在每个病人中差异较大,近期记忆丧失是最明显的特点,病人常表现呆滞,自发性或主动性活动下降,谈话、阅读、写作、爱好和创造性减弱,对家庭不关心、淡漠或冷淡、孤僻、工作效率差。有人把这些复杂活动异常,称为意志丧失性格。有试验发现,病人运用词汇能力基本保留,而非词汇运用能力,如画画、拷贝、表格排列以及难题的测试都有很大程度障碍,随着病情进展,对周围人提出的问题无反应,只做简短或部分回答,自主活动缓慢或延迟。在某些早期病人智力损害中,有焦虑和复杂性智力功能紊乱,如狂妄、幻想和语无伦次,也可有行动缓慢、动作僵硬,酷似 Parkinson 氏症状、尿失禁在某些病人表现很急,但多数病人表现为对排尿知觉或尿起动作的感觉减退,大便失禁少见。

【影像学检查】

头颅 CT 检查是正常颅压脑积水检查重要手段,它可确定脑室扩大和皮层萎缩的程度及引起脑积水的病因,同时,也是观察术后分流效果及并发症的手段。典型的 CT 扫描表现为脑室扩大而皮层萎缩不明显。MRI 影像可从矢、冠、水平全方位观察较小的颅内病变并优于

CT，同时，通过 MRI 可观察脑脊液的动力学变化，对脑积水进行评价。脑室周围 T_1 加权像低信号改变可表明脑积水呈进展趋势。

【腰椎穿刺】

病人侧卧位时，脑脊液压力通常不高于 $24kPaH_2O(180mmH_2O)$，在不伴有颅内其他病变时，脑脊液的糖、蛋白和细胞计算均在正常范围内。腰穿放液后，如症状改善可提示分流有效。

同位素脑池造影：用放射性同位素腰穿注入蛛网膜下腔，在进入脑和脑室时照像观察。最常用的是碘[131]I 标记人体血清蛋白（RISA），近来有用铟——二乙胺五醋酸（DTPA）作标记物，约 500UC 注入蛛网膜下腔，分别在 4 小时、24 小时、48 小时和 72 小时扫描观察。扫描可见到三种情况：

1.正常型　放射性同位素在大脑凸面，而不流入脑室内。

2.正常颅压脑积水　放射性同位素进入脑室内并滞留，72 小时内脑凸面不能显示。

3.混合型　多数病人为此型，即脑室和脑凸面在分期扫描均可显示。由于放射性同位素扫描对判断分流效果没有肯定的关系，这种检查对评价正常颅压脑积水没有太大的帮助，目前临床并不常用。

【其他检查】

颅骨平片一般无慢性颅高压征象；脑电图可见持续性广泛慢波；在正常颅压脑水病人中[131]Xe 可显示脑血流量的减少，脑血管造影侧位像可见大脑前动脉格外伸直，大脑中动脉侧裂点向外移位。有脑萎缩时，在毛细血管期见到小血管与颅骨内板之间距离增宽，气脑造影见全部脑室和不同程度的脑池扩大，以上这些在脑积水的临床检查中已不常用。

鉴别诊断：正常颅压脑积水主要与脑萎缩相鉴别。两者症状相似，前者可有自发性蛛网膜下腔出血史（如突然剧烈头痛、恶心、呕吐，颈强）、头外伤、脑膜炎和脑瘤术后等病史。病人症状多在发病后几周到几个月内出现，多数小于一年，后者发病年龄多在 50 岁左右，症状发展缓慢，有些见于腔隙性脑梗死或脑出血后病人，多数无明显病因。有时两种病可同时出现，脑活检对 Aezheimer 氏病及其他脑病有鉴别诊断价值。

【治疗】

根据正常颅压性脑积水基本发病机制是脑脊液循环途径阻塞，脑脊液聚积于脑室系统，从理论上讲，分流手术会有一定临床效果。目前，多以侧脑室腹腔分流术为首选，而脑室右心房分流术只有在病人因腹部病变不适合行腹腔分流时才实行，而其他的分流术临床应用甚少。根据正常颅压脑积水的脑压特点选择 $60\sim90mmH_2O$ 中压分流管为宜。术前应对分流效果给以估计，谨慎评价手术指征，达到手术最大效果。一般而言，对有明确病因者，如蛛网膜下腔出血、脑膜炎、外伤、颅脑手术后发病者，比非明确病因者手术效果好；病程短者（半年以内）比病程长者效果好；年轻者比年老者手术效果好。

【分流指征判定】

1.临床症状评价　走路不稳是评价分流效果的重要指征。步态不稳先于智力障碍者，对分流手术反应良好，而单纯以智力障碍为主要症状者，分流效果较差。有人认为，有 74% 的走路不稳者分流后可恢复,并把走路不稳作为正常颅压脑积水分流指征的基本条件,87.5％病人分流后症状明显恢复。也有作者将脑室扩大和步态不稳作为分流的标准,83％的病人在分流后可取得良好效果。

2.颅压测定　　正常颅压脑积水病人几次腰穿测压均在正常值上限者,24 小时连续监测颅压有波动性升高或腰穿放液后病人症状改善者,分流后多有明显的效果。有报告连续性监测颅内压有 B 波频繁活动,24 小时 B 波活动多于 50％者,分流术后可明显改善症状。

3.腰椎灌注试验　　以腰椎穿刺连接一个三通管,管的两头分别接压力连续描记仪和注射器,以脑脊液正常分泌两倍的速度(每分钟约 1.5ml)向腰部蛛网膜下腔注入盐水,正常时压力上升每分钟不高于 20mmH$_2$O,而正常颅压脑积水因脑底的蛛网膜下腔阻塞和吸收功能减退,其压力上升高于此值。也用腰穿灌注同时做脑室引流方法预测分流术效果,其方法是先做侧脑室穿刺置管确定脑脊液流出初压,然后以该压力值向腰穿灌注生理盐水,如果脑脊液流出阻力大于每分钟每 mmHg12.5ml,则分流术可有较好效果。

4.头颅 CT 扫描　　脑沟变浅,脑回缩小,蛛网膜下腔不宽,而脑室扩大明显和脑室周围水肿严重者分流后效果明显。

【分流失败分析】

对正常颅压脑积水选择合适压力的分流管至关重要,只有分流后使脑压尽可能降低才能达到脑室缩小、症状改善的效果。但脑压下降过度则会引起术后一些合并症。

1.硬膜下积液　　分流后发生硬膜下积液的机制有:

(1)分流后因颅压下降,由于虹吸效应引起颅压持续下降或皮质小静脉撕裂。

(2)分流管压力过低使颅压下降太低。

(3)脑脊液沿分流管周围渗入蛛网膜下腔。预防方法:应选择合适压力和附有抗虹吸装置的分流管,术中封闭分流周围的蛛网膜下腔防止脑脊液外渗。也有人提出,分流后的硬膜下积液并非与分流后虹吸现象和沿分流管外渗有关,硬膜下积液多发生在腰椎腹腔分流后和分流脑室的对侧,80％的病情可得到缓解。如 CT 扫描显示脑室扩大或有临床症状加重,则需结扎或更换较高压力分流管。

2.分流不足　　分流后脑室缩小不明显或临床症状不缓解提示分流不足,可用腰穿测压估计分流功能,如果脑脊液的压力接近分流管的压力,可推测分流管功能正常。此时,如脑室仍扩大,临床症状不改善,可换低压分流管。另外,正常颅压脑积水由于脑损伤的病因不同,并且是某些疾病过程的最后结果,有些病人因分流不足或分流过度而加重病情,因此,分流失败并不可认为原始诊断有误。除此以外,尚有以下合并症:分流管阻塞或分流无效、感染、引流过度引起的硬膜下血肿、癫痫和脑内血肿等。

正常颅压脑积水的治疗一般过程见如下。

对痴呆、步态不稳、尿失禁和脑室扩大或只有步态不稳和脑室扩大的病人腰穿:如脑脊液压力高于 24kPa(180mmHg),无需进一步检查,可行分流手术。

抽出 20ml 以上脑脊液,如走路不稳好转,则可行分流手术,症状不改善,则另行考虑。

24 小时颅内压监测,如有搏动性升高活动优势,可行分流手术。

如腰穿灌注试验阳性或放射性同位素和碘苯酯等脑脊液动力检查,脑室没能显影,则可行分流治疗。

分流效果评价：腰穿或颅内压监测确定颅压下降，三个月后复查 CT，如症状无改善，脑室仍扩大，则可考虑更换较低压分流管

（刘德华）

第十二节　儿童脑积水

【发病机理】

儿童脑脊液产生过程和形成量与成人相同，平均每小时 20ml。但其脑积水临床特点有所不同。儿童脑积水多为先天性和炎症性病变所致，而成人脑积水以颅内肿瘤、蛛网膜下腔出血和外伤多见。从解剖学上看，脑脊液通路上任何部位发生狭窄或阻塞都可产生脑积水。从生理功能上讲，脑积水是由于脑脊液的吸收障碍所致，这种脑脊液的形成与吸收失衡，使脑脊液增多，颅内压增高使脑组织本身的形态结构改变，产生脑室壁压力增高，脑室进行性扩大。有人用腰穿灌注方法研究交通性脑积水病人发现，在正常颅内压范围内，高于静息状态下的颅内压，脑脊液的吸收能力大于生成能力，称脑脊液吸收贮备能力。脑室的大小与脑脊液吸收贮备能力无关，而是脑室扩张引起，脑组织弹性力增加，继而产生脑室内脑脊液搏动压的幅度增大，这种搏动压产生脑室的进行性扩大。脑组织的弹性力和脑室表面积的增加与脑室扩张密切相关，另外，瞬间性脑室内搏动压增高冲击导水管部位，出现脑室周围组织损伤，产生继发性脑室扩大。正常颅压性脑积水主要原因是脑室内和蛛网膜下腔之间压力差不同，而非颅内压的绝对值增高，该类脑积水阻塞部位在脑脊液循环的末端，即蛛网膜下腔，这种情况虽有脑脊液的生成和吸收相平衡，但是，异常的压力梯度作用在脑层表面和脑室之间，仍可发生脑室扩张，如果损伤在脑脊液吸收较远的部位，矢状窦内，脑皮层没有压力梯度差，脑室则不扩大。这种情况表现在良性颅高压病人，此时，有脑脊液的吸收障碍和颅内压升高，没有脑室扩大。上矢状窦压力升高可产生婴幼儿外部性脑积水，此时，表皮层表面的蛛网膜下腔扩大，这是由于压力梯度差不存在于皮质表现，而是在脑室内和颅骨之间，产生颅骨的扩张，临床上巨颅症的患儿常伴有蛛网膜下腔扩大。有报告，儿童的良性颅高压和脑积水多与颅内静脉压升高有关，良性颅高压病人全部为 3 周岁以上，颅骨骨缝闭合儿童。在婴幼儿中，即使脑内严重积水，脑室扩大明显，前囟/穿刺压力仍在 $20 \sim 70mmH_2O$ 的正常范围之内，在容纳异常多的脑脊液情况下，颅内压变化仍很小，这与婴幼儿脑积水的颅骨缝和前囟未闭有关，有人认为这种代偿能力对保护婴幼儿的智力有重要意义。也提示婴幼儿脑积水不能以颅内压改变作为分流治疗的指征。脑积水一旦开始则会继发脑脊液的循环和吸收障碍。另外，多数伴有脊柱裂的脑积水患儿多由于原发性导水管狭窄引起，阻塞主要的部位在第三脑室下部，尤其是出口处，伴随脑室扩张，从外部压迫中脑，产生中脑的机械性扭曲，产生继发性中脑导水管阻塞。这种现象在脊髓畸形和其他原因的脑积水患儿中均可发生。交通性脑积水的儿童在分流一段时间后，由于脑组织本身的变化也会发生中脑导水管阻塞。

【病理】

脑积水的程度决定脑组织形态变化。由于枕、顶部脑室弧形凸度较大和额角的核团较多、

组织较韧等形态结构特征,积水后的顶部脑组织选择性变薄。先天性脑穿通畸形的脑积水表现脑内局部囊性扩大,在囊壁的顺应性超过脑室顺应性时,囊性扩大更加明显,这时病人可表现局灶性神经功能缺失和癫痫发作。

儿童脑积水活检发现,在早期阶段,脑室周围水肿和散在轴突变性,继而水肿消退,脑室周围胶质细胞增生,后期,随着神经细胞的脱失、脑皮质萎缩,并出现轴突弥散变性。同时,脑室周围的室管膜细胞易受到损伤,早期室管膜细胞纤毛脱落,呈扁平状,以后细胞连接断裂,最后室管膜细胞大部分消失,在脑室表面胶质细胞生长,这些变化往往同脑室周围水肿和轴索髓鞘脱失伴行,胼胝体的髓鞘形成延迟。皮层的神经原受累,锥体细胞树突分枝减少,树突小棘也少,并出现树突曲张,这些组织学变化导致儿童的智力低下,肢体的痉挛和智能的改变等临床表现。

脑脊液的生化分析有助于判断脑积水的预后。免疫电泳测定脑脊液中的总蛋白增加,提示脑室内、外梗阻,同时,也与脑室周围白质损伤和血脑屏障破坏有关,而没有变性疾病;脑脊液中脂肪酸的浓度与颅高压成比例升高,梗阻性脑积水解除后,脂肪酸浓度下降,如术后持续性升高,多提示预后不佳。黄嘌呤和次黄嘌呤在脑脊液中的浓度能反应颅高压性脑室扩大后脑缺氧的情况,在颅高压纠正后,次黄嘌呤浓度下降;神经节苷脂与儿童脑积水后严重智力障碍有关,智力正常的脑积水儿童,脑脊液中的神经节苷脂正常,环磷腺苷与脑积水儿童脑室内感染有关。

【临床表现】

与成人相比,儿童脑积水的临床表现是根据病人的发病年龄而变化。在婴儿急性脑积水,通常颅高压症状明显,骨缝裂开,前囟饱满、头皮变薄和头皮静脉清晰可见,并有怒张,用强灯光照射头部时有头颅透光现象。叩诊头顶,呈实性鼓音即"破罐音"称 Macewen 氏征。病儿易激惹,表情淡漠和饮食差,出现持续高调短促的异常哭泣,双眼球呈下视状态,上眼睑不伴随下垂,可见眼球下半部沉落到下眼睑缘,部分角膜在下睑缘以上,上睑巩膜下翻露白,亦称日落现象。双眼上、下视时出现分离现象,并有凝视麻痹、眼震等,这与导水管周围的脑干核团功能障碍有关。由于脑积水进一步发展,脑干向下移位、外展神经和其他颅神经被牵拉,出现眼球运动障碍在 2 周岁以内的儿童,由于眼球活动异常,出现弱视。视乳头水肿在先天性脑积水中不明显并少见,但视网膜静脉曲张是脑积水的可靠征。

运动异常主要有肢体痉挛性瘫,以下肢为主,症状轻者双足跟紧张,足下垂,严重时呈痉挛步态,亦称剪刀步态,有时与脑性瘫痪难以区别。由于三室前部和下视丘、漏斗部受累,可出现各种内分泌功能紊乱,如青春早熟或落后和生长矮小等及其他激素水平下降症状。另外,脊髓空洞症伴有脑积水者多出现下肢活动障碍,而脊髓空洞症状伴脊髓发育不全时,常有脊柱侧弯。

【诊断】

在婴幼儿期间,脑积水的诊断是头颅异常增大,头围的大小与年龄不相称为主要体征。定期测量婴儿的头围将有助于早期发现脑积水,并能在典型的体征出现前明确诊断,及时治疗。典型的体征是头大脸小、眼球下落、常有斜视。头部皮肤光亮紧张,前额静脉怒张,囟门和骨缝呈异常的进行性扩大。除智力发育迟缓外,因为日复一日的很微小变化,父母可能注意不到非正常的迹象。病情进行性发展,即所谓活动型脑积水,如不采取措施,许多婴儿将死亡。自然生存者转变静止型脑积水,表现为智力迟钝,出现各种类型痉挛,视力障碍,包括失明和许多其他异常。

在新生儿,虽然有脑室扩大或脑积水,前囟仍可陷入,特别是出生后体重较轻的婴儿,由于病儿脱水,可有头颅小于正常。另外,早产儿易有脑室内出血,常在新生儿期过后 6～14 周内脑室扩大,头围异常增大,但这个过程也有自限性。儿童的头围异常增大虽是脑积水的重要体征,但是,两者之间没有绝对关系,尚要了解包括胎儿围产期在内的临床全过程后,对脑室扩张连续观察,B 超是观察脑积水病人简单易行,无创伤和可重复的可靠方法,它能精确测量两个额角及整个侧室的大小,出生前胎儿的宫内超声检查脑积水仍是一种有效的早期诊断方法。

在进行性脑积水诊断确立后,可做头颅 CT 和核磁共振(MRI)的神经影像学检查,除外颅内肿瘤、先天性畸形和脑脊液阻塞性病变,水溶性造影剂和放射性同位素扫描有助于阻塞性脑积水的诊断,但一般要限制应用。

【先天性脑积水】

国外资料报告,先天性脑积水的发病率约在 4～10/10 万,是最常见的先天神经系统畸形疾病之一,所有先天性脑积水几乎都是由于脑脊液通道阻塞所致,尤其是中脑导水管和第四脑室出口部位的阻塞。先天性脑积水可伴有其他神经系统畸形,以脊柱裂多见。该病可存在以下情况:单纯性脑积水;伴有软骨发育不全的全身性疾病、胼胝体发育不全或 Dandy-walker 综合征等神经系统疾病,其病因多样复杂,其中散在发病、宫内感染、出血和血管内疾病占绝大多数,这类病因的死胎率可达 24%～60%。小部分是由遗传所致,如 X 染色体遗传产生的导水管狭窄。另外,也有人认为母亲的年龄、孕期的精神状态和环境对发病有一定关系。有家族脑积水的儿童中,男女之间均有同样高的发病率。先天性脑积水可与各种其他先天性疾患或遗传疾病并发,但病因关系尚未证实。

1.宫内胎儿脑积水　由于宫内胎儿临床观察困难,应用超声波技术做产前检查,是胎儿宫内脑积水的诊断可行性方法,这对脑积水的早期诊断有一定意义。研究证明:胎儿宫内脑积水的病因有异质性,约 75% 的宫内脑积水胎儿合并中枢神经系统疾病,约有 2/3 患脑积水的胎儿出生后死亡。只有 7.5% 的宫内脑积水的胎儿出生后可正常生长发育。超声波产前检查出胎儿宫内脑积水后,MRI 和 CT 扫描有助于进一步确定诊断:宫内胎儿脑积水常引起严重的神经系统功能的损害,如智力低下,语言障碍和发育异常,出生后的早期分流能防止和减轻神经系统继发损害,对宫内脑积水的胎儿,一旦离开母体能生存时,应行剖腹产术使胎儿娩出,给予及时分流治疗。目前尚未见有关胎儿脑积水在宫内治疗的报告。Click 等人报告 11 例宫内胎儿脑积水,1 例出生后进行性发展,1 例出生后脑积水消失,8 例脑室扩大但无明显进展。

2.宫内感染与先天性脑积水　母亲妊娠期间弓形体感染是胎儿脑积水常见病因,该病原体感染母体后穿过胎盘到胎儿中枢神经系统,产生脑实质内的血管炎性肉芽肿和室管膜炎,血管闭塞和导水管阻塞,产生脑积水,多与妊娠 3 个月时弓形体感染有关。并伴有其他神经系统损害。CT 扫描见胎儿脑积水的同时,多伴有脑组织结构缺损。柯萨奇病毒感染脑膜炎产生的蛛网膜粘连也是脑积水病因之一。病毒感染发生的先天性脑积水可伴有其他中枢神经系统缺陷和颅内钙化,但不如弓形体感染常见。

3.X染色体基因缺失阻塞性脑积水　1949年Bicker和Aclams首先发现在先天性脑积水部分病人,是由于隐性遗传性X染色体基因缺失产生的中脑导水管狭窄或阻塞。脑室扩大与智力障碍不成比例,在没有脑积水的家族男性中也可有智力低下,脑积水分流后,智力障碍无明显恢复。约有25%至50%的病人中,由于神经功能缺失,产生拇指内收肌屈曲畸形。因为属于X染色体隐性遗传性疾病,所以家族中50%男性发病,遗传基因咨询预防重于治疗。

4.脑积水与脊髓发育不全　先天性脑积水多与中枢神经系统发育异常有关,最常见是合并脑髓膜膨出。ChiariⅡ畸形为典型引起脑积水的病因。以往认为,该病形成原发性导水管狭窄是脑积水的原因,目前多认为,由于原发性脑室扩大,压迫中脑扭曲,引起导水管继发性改变。Yamacla报告54例脑脊膜膨出新生儿脑室造影表明,所有病儿中脑导水管均开通。而枕骨大孔水平的第四脑室下段疝入椎管内引起出口处狭窄或阻塞,其狭窄程度与脑室扩大相一致。并认为这是由于小脑扁桃体粘连阻塞枕骨大孔所致。脑积水与脑脊膜膨出有关,统计表明胸椎病变有95%脑积水,腰骶椎约60%。

5.脑积水与Dandy-Walker畸形　1941年Dandy等首先描述后颅窝囊肿和小脑蚓部畸形与脑积水的关系,以后Taggart和Walker报告第四脑室中孔和侧孔闭锁,因此,第四脑室囊状或憩室样扩大,缺乏第四脑室中孔和两侧孔及伴有闭塞或全部闭塞,导水管及各脑室均明显扩大为基本特征称Dandy-Walker畸形。该病约占儿童先天脑积水的2%～4%,但有些病也可没有脑积水。有些Dandy-Walker畸形也可发生其他发育异常,如胼胝体发育不全、腭裂、眼畸形和心脏病等,病人脑积水可在出生时存在,但多在出生后一周岁时发病,这与扩大的第四脑室与蛛网膜下腔之间不能充分交通有关。脑室造影和同位素扫描证明,约80%的病人属于交通性脑积水。为此在治疗方面用切除囊肿壁的方法不能缓解脑积水,而多数病人采取侧脑室分流方法。如发生小脑扁桃体上疝尚需要做囊肿分流术。

6.非遗传性导水管狭窄　在先天性脑积水中,有些发生在儿童期或以后出现导水管狭窄性脑积水。多为散发性,病因不清。通常组织学上可见导水管分叉或有胶质增生,分叉的导水管形成两个狭小的管腔,中间被正常组织分开,管腔不规则,多伴有脊髓发育异常。神经胶质增生表现为纤维胶质过度增生,围绕在导水管内,并伴有导水管内室管膜细胞脱落,这种改变在导水管腹侧端明显。也有人提出,病变可能在胎儿时期已经发生。散发性导水管狭窄,也可在儿童期或青春期出现进行性脑积水,临床表现有头痛、呕吐和视乳突水肿等颅高压症状。如有头围增大,提示在儿童早期已有无症状脑积水存在。诊断依据主要为影像学显示第四脑室大致正常而第三脑室扩大。

7.外部性脑积水　随着CT和MRI影像学的发展,临床发现有些头颅较大的儿童,伴有明显的蛛网膜下腔扩大,没有或仅有轻度脑室扩大,这种现象称外部性脑积水。这与颅外静脉阻塞引起颅内静脉压力增高,产生蛛网膜颗粒水平的脑脊液吸收障碍有关。绝大部分为良性病程,在出生后12～18个月,病情转归,一般不需要手术治疗,如有颅压增高症状可用多次腰穿放液缓解症状,但有必要用B超连续观察网膜下腔和脑室变化。也有报告认为外部性脑积水是交通性脑积水的早期阶段。总之该病原因不十分清楚。

【获得性脑积水】

儿童获得性脑积水是指出生后有明确病因产生的脑积水,常见以下几种情况:

1.脑室出血后脑积水　在脑室内出血的儿童中,有较高的脑积水发生危险,发病率约为25%～74%,早产儿脑室内出血发病率高于正常儿童,患呼吸窘迫症的婴儿脑室内出血发病率更高。

出血部位多在侧脑室内室管膜下或脑实质出血破入脑室,继而发生闭塞性蛛网膜炎,引起交通性脑积水。严重的脑室内出血也可因凝血块和碎组织阻塞脑室系统发生梗阻性脑积水。

出血后脑积水的病儿常有脑室扩大,但病情趋向稳定,有些病儿即使脑室扩大,颅压也可不高。对进行性脑室扩大,颅压较高和临床症状恶化者,可考虑为进行性脑积水。

2.感染性脑积水　颅内感染后,特别是细菌性脑膜炎如结核性脑膜炎,在任何年龄的儿童中均可引起脑积水。脑脊液循环阻塞部位多在脑底蛛网膜下腔,少数化脓性脑室炎,可见脑室内分隔成腔,有些腔隔可互相交通,内含脑脊液。

形成多腔脑室,有些即使感染已控制,但腔隔化仍可持续发展,当腔隔内脑脊液回流受阻塞时出现多腔性脑积水。这种情况,单纯 CT 扫描很难发现,脑室造影可做出诊断。如果分隔大而少、互不相通可做各腔分流,或在安置分流管时,穿破分隔使各腔相通。也有报告在分流术前用脑窥镜剥离分隔,但由于小儿脑皮质层薄,扩大脑室分流后有使皮层塌陷的危险。

3.外伤后脑积水　一般性头颅外伤引起的脑积水,其机制是颅内出血后引起脑底或凸面蛛网膜下腔粘连或腔室阻塞。

4.与肿瘤有关的脑积水　中枢神经系统肿瘤阻塞脑室系统产生的脑积水依病变性质而定。典型病例为三脑室前胶质瘤可阻塞 Monor 氏孔发生脑积水,相应的鞍上区肿瘤,如视神经胶质瘤、颅咽管瘤向上发展也可阻塞 Monor 氏孔,产生双侧脑室脑积水。丘脑或下丘脑肿瘤可发生第三脑室阻塞;松果体区肿瘤或鞍上肿瘤向后生长到导水管部位使之阻塞。中脑导水管周围较小胶质瘤和大脑大静脉瘤也可阻塞中脑导水管。常见阻塞第四脑室的脑瘤有:小脑的髓母细胞瘤、星形细胞瘤和室管膜细胞瘤,脑干外生性肿瘤突到第四脑室内,有时可产生脑积水。由脑瘤产生梗阻性脑积水,理想的方法应切除肿瘤解除梗阻。但在少数病例中,即使肿瘤切除后,脑室系统畅通、颅内压不高,病人仍可表现持续性脑积水,其机理尚不清楚,推测与术后无菌性脑膜炎有关。在后颅凹肿瘤切除术中,约有 19%～25% 的病儿有持续性脑积水。曾有人建议,对后颅凹肿瘤有脑积水者,术前常规做分流手术,以便在切除肿瘤前解除颅高压,稳定病情。目前随着对后颅窝肿瘤诊断和治疗技术的提高,人们对常规术前分流提出疑议,美国儿童神经外科协会研究 132 例后颅凹肿瘤病儿,发现术前分流没有益处,认为术前分流有造成肿瘤转移、颅内出血和小脑幕裂孔上疝的危险。但是对有脑积水威胁病人生命,需延迟手术及肿瘤切除仍不能缓解脑积水者,术前分流仍是合理治疗。

5.颅骨异常性脑积水　在颅软骨发育异常的巨颅症儿童中,常不伴有脑室扩大即脑积水。但是脑凸面蛛网膜下腔有扩张,仅有脑室轻度或中度扩大,属于外部性脑积水,目前认为,这种脑积水与颅底骨增生,包绕出颅静脉,引起静脉压升高有关,但随着颅底骨的增长,出颅静脉可开放,因此,该类型脑积水可有一定自限性,绝大多数病人无需分流。在少数颅骨软骨发育不良的病人中,由于颅底变形,枕骨大孔狭窄,第四脑室出口阻塞,产生非交通性脑积水,有严重的颅高压,则需要分流治疗。颅底骨过度生长的骨硬化病人也可产生类似的外部性脑积水。

【治疗】

1.药物治疗

(1)抑制脑脊液分泌药物:(如醋氮酰胺,每日 100mg/kg)是通过抑制脉络丛上皮细胞 Na＋K＋ATP 酶,减少脑脊液的分泌。

(2)利尿剂(速尿,每日 Img/kg)。以上方法对两周岁以内有轻度脑积水者应首选,约有50％的病人能够控制病情。

(3)渗透利尿剂:山梨醇和甘露醇。前者易在肠道中吸收并没有刺激性,半衰期为 8 小时,每天 1～2g/kg。该药多用于中度脑积水,作为延期手术短期治疗。另外,除药物治疗外,对于脑室出血或结核和化脓感染产生的急性脑积水,可结合反复腰椎穿刺引流脑脊液的方法,有一定疗效。对任何试图用药物控制脑积水者,都应密切观察神经功能状态和连续检查脑室大小变化。药物治疗一般只适用于轻度脑积水,虽然,有些婴儿或儿童没有脑积水症状,但病人可有进行性脑室扩大,这样一些儿童虽然有代偿能力,但终究也会影响儿童的神经系统发育。药物治疗一般用于分流手术前暂时控制脑积水发展。

2.非分流手术　1918 年 Dandy 首先用切除侧脑室脉络丛方法治疗脑积水,但是,由于产生脑脊液并非只限于脉络丛组织,而且第三脑室和第四脑室脉络丛没有切除,手术效果不确切,故停止使用。第三脑室造瘘术是将第三脑室底或终板与脚间池建立直接通道用来治疗中脑导水管阻塞。有开颅法和经皮穿刺法,前者由 Dandy 首先施行。术中将第三脑室底部穿破与脚间池相通或将终板切除使第三脑室与蛛网膜下腔形成直接瘘口。经皮穿刺法是Hoffman 等人(1980)首先用定向方法进行三脑室底切开,术中先做脑室造影显示出第三脑室底,在冠状缝前方做颅骨直径 10mm 孔,用立体定向方法导入穿刺针,当第三脑室底穿开时可见造影剂流入脚间池、基底池和椎管内。由于这类病人蛛网膜下腔和脑池中缺乏脑脊液,因而手术不能使造瘘口足够大,常有术后脑脊液循环不充分,脑积水不能充分缓解,目前应用这种方法不多。

3.脑室分流术　Torkldsen 首先报告用橡皮管做侧脑室与枕大池分流术,主要适用于脑室中线肿瘤和导水管闭塞性脑积水。以后 Dandy 对中脑导水管发育不良的患者施行扩张术,用橡皮导管从第四脑室向上插到狭窄的中脑导水管,由于手术损伤导水管周围的灰质,手术死亡率高。内分流术是侧脑室和矢状窦分流,这种方法从理论上符合脑脊液循环生理,但在实际中应用不多。

脑室颅外分流:该手术方法原则是把脑脊液引流到身体能吸收脑脊液的腔隙内。目前治疗脑积水常用的方法有脑室-腹腔分流术、脑室-心房分流术和脑室-腰蛛网膜下腔分流术,由于脑室心房分流术,需将分流管永久留置于心脏内,干扰心脏生理环境,有引起心脏骤停危险及一些其他心血管并发症,目前,只用于不能行脑室腹腔分流术病人。脊髓蛛网膜下腔-脑室分流只适用于交通性脑积水。目前仍以脑室腹腔分流是首选方法。另外,既往文献报告,脑室胸腔分流、脑室与输尿管、膀胱、胸导管、胃、肠、乳突和输乳管分流等方法,均没有临床应用价值,已经放弃。

脑室分流装置由三部分组成。①脑室管;②单向瓣膜;③远端管。但脊髓蛛网膜下腔—腹腔分流则是蛛网膜下腔管。近几年来一些新的分流管配有抗虹吸、贮液室和自动开闭瓣等附加装置。

手术方法：病人仰卧头转向左，背下垫高，暴露颈部，头部切口，从右耳轮上 4～5cm 向后 4～5cm，头颅平坦部切开 2cm 长口，牵开器拉开，钻孔，将脑室管从枕角插入到达额角约 10～12cm 长。一般认为分流管置入额角较为理想，其理由为额角宽大无脉络丛，对侧脑脊液经 Monor 氏孔流向分流管压力梯度小。并将贮液室或阀门置入头皮下固定。远导管自颈部和胸部皮下组织直至腹壁。腹部切口可在中腹部或下腹部正中线旁开 2.5～3.0cm 或腹直肌旁切开。把远端侧管放入腹腔。另有，用套管针穿刺腹壁，把分流管从外套管内插入腹腔。腹部管上端通过胸骨旁皮下组织到达颈部，在颈部与阀门管相接。

禁忌证：①颅内感染不能用抗生素控制者；②脑脊液蛋白过高，超过 50mg％ 或有新鲜出血者；③腹腔有炎症或腹水者；④颈胸部皮肤有感染者。

【分流术常见并发症及其处理】

1.分流系统阻塞　为最常见并发症，可发生在从手术室到术后数年的任何时间内，最常见于术后 6 个月。

(1)分流管近端(脑室端)阻塞：可因血凝块阻塞、脉络丛粘连或脑组织粘连所致。

(2)分流管远端(腹腔端或心房端)阻塞：常见原因有：①导管头端位置放置错误(如位于皮下)，未进入腹腔；②多次置换分流管及腹腔感染易形成腹腔假性囊肿，发生率为 1.7％～4.5％。可出现腹痛、分流装置处皮下积液。③导管头端裂隙被大网膜、血凝块等堵塞。

(3)脑室内出血、脑室炎和脑手术后的脑脊液蛋白或纤维素成分增高，可阻塞分流管阀门；导管连接处脱落等也是分流阻塞的常见原因。

一旦发生分流阻塞，病人的脑积水症状、体征就会复发，CT 检查示脑室再度扩大。主要表现为头痛、恶心、呕吐和嗜睡。起病的症状多种多样，可突然剧烈起病，也可缓慢起病，颅内压快速、严重升高可导致病人昏迷。慢性症状包括易激动、在学校的表现变差或生理发育期迟缓等。偶见新发癫痫或癫痫次数增加。

分流系统阻塞引起的体征与临床颅内压增高和分流管功能异常有关。对于脑室分流术后影像学检查显示脑室缩小的病人，复查显示脑室再次扩大时，提示分流系统阻塞。对于没有先期影像学资料的病人，虽然可能存在分流管阻塞，但脑室正常或轻度增大，此时判断是否存在分流系统阻塞较为困难。这种情况多见于处于生长发育期的病儿，由于先天畸形的因素，看似正常的脑室其实不正常。此时应先判断分流系统阻塞部位，再更换分流装置或加以矫正。判断方法：穿刺贮液囊抽不出脑脊液或压下阀门后不能再充盈，提示脑室端不通；若难于压瘪阀门，代表阀门本身或腹腔或心房端梗阻。对于因脑脊液蛋白及纤维素含量过高引起的分流系统阻塞应注意预防，如控制出血、炎症等，先进行脑脊液外引流，待化验正常后再进行分流术。疑有腹腔假性囊肿者，经腹部 B 超确诊后，应拔除引流管，切除假性囊肿，在腹腔其他部位重置引流管；若假性囊肿为感染所致，应在感染控制后再行分流术。

2.感染　感染仍然是脑脊液分流术后主要的并发症之一。感染可造成病人的智力损害、脑室内形成分隔腔，甚至死亡。尽管经过几十年的努力，许多医疗中心报道的感染率仍为 5％～10％。

依据受累部位将感染分为：伤口感染、脑膜炎、腹膜炎、分流管感染。多数感染发生在分流术后 2 个月内。

临床表现与感染的部位有关,伤口感染有发烧、切口或分流管皮下红肿,感染时间长时可有伤口流脓。对于慢性伤口感染,分流管可外露。婴幼儿皮肤薄,分流管易将皮肤磨破造成伤口感染。切口的脑脊液漏常引起污染,后形成感染。

脑膜炎或脑室炎的病人有发烧、头痛、易激惹和颈强直。腹膜炎比较少见,典型的表现有发烧、厌食或呕吐和腹部压痛。

常规血液检查常为多形核白细胞增高。对于脑室外腹腔分流术的病人做血培养无明确的意义,但对发烧的病人应做血培养。同时应做尿或其他感染部位如伤口的细菌培养。头颅 CT 或 MRI 检查可以明确脑室的大小,不仅可以判定分流管是否有阻塞,而且可以决定是否取出分流管或做脑室外引流。

对于所有没有伤口感染或皮下分流管外露的病人,应穿刺分流储液泵抽取脑脊液做细胞计数、革兰氏涂片或培养以明确感染的诊断。一旦确诊,应立即去除分流装置,改作脑室外引流,或经腰穿引流,并全身抗感染治疗或抗生素脑室内、鞘内用药。此外,还虚考虑真菌感染可能。待感染控制后,重行分流术。术中严格无菌操作是预防感染的关键环节。

3.分流过度或不足

(1)分流过度:儿童多见。病人出现典型的体位性头痛,立位时加重而卧位后缓解。CT 扫描显示脑室小,脑脊液测压可低于 $0.59kPa(60mmH_2O)$。此时最有效的治疗方法是将低压阀门更换成高压阀门(较原先高出 $0.196\sim0.294kPa(20\sim30mmH_2O)$)。

(2)慢性硬膜下血肿或积液:多见于正压性脑积水病人术后,原因多为应用低阻抗分流管导致脑脊液引流过度、颅内低压。常无明显的临床表现,复查 CT 或 MRI 时显示皮质塌陷和硬膜下血肿或积液。应用较大阻抗的分流装置或加装抗虹吸阀,避免过度引流,有可能预防本并发症。轻度硬膜下血肿或积液,可保守治疗;明显的或有症状的硬膜下血肿或积液,应进行手术治疗,前者可行钻孔引流,后者可行积液-腹腔分流术。

(3)分流不足:病人术后症状无改善,影像学检查发现脑室扩大依然存在或改善不明显。主要原因是使用的分流管阀门压力不适当,导致脑脊液排出不畅。需更换合适压力的阀门。术前判断病人的实际需要,选择合适压力的阀门是预防本并发症的关键。

4.裂隙脑室综合征　　裂隙脑室综合征发生率为 0.9%～55%,可以发生在交通性或非交通性脑积水病人的术后。

裂隙脑室综合征是指分流手术后数年(平均为 4.5～6.5 年)出现颅内压增高的症状,如头痛、恶心、呕吐以及共济失调、反应迟缓、昏睡等,CT 检查可发现脑室形态小于正常,检查分流管阀门为按下后再充盈缓慢,提示分流管脑室端阻塞。

发病机制是由于脑脊液长期过度引流所致:当脑脊液大量引流后,脑室缩小,分流管脑室端发生功能性阻塞。在脑室顺应性较好时,脑脊液积聚可引起脑室的扩大,从而解除了阻塞,恢复分流管功能;长期反复的分流管功能性阻塞可导致脑脊液向脑室周围室管膜下渗出和沿分流管外渗,受损的室管膜纤维化、室旁充血和胶质增生等,使得患者的脑室顺应性逐渐降低,这时尽管脑脊液不断产生,颅内压不断增高,但脑室不再扩大,分流管阻塞不能解除,而导致高颅内压。

使用抗虹吸装置、更换分流管对预防裂隙脑室综合征并无积极意义。有报道颞肌下减压可缓解病人的症状,减少其发生率。

5.其他并发症

(1)脑室端的并发症:分流管脑室端误插入视神经通路旁时,可引起单眼失明、同向偏盲或双颞侧偏盲等。也有脑室端移到视交叉背部和脑干等处的报道。应用神经内镜,在直视下放置分流管,可以避免误插。如分流术后出现视乳突水肿等急性颅内高压征,或出现视野、视力改变,应考虑脑室端分流管移位可能。一旦明确诊断,需重置分流管脑室端。

(2)腹腔端的并发症:

①脏器穿孔:多为结肠穿孔,可引起腹膜炎、脑膜炎或脑脓肿;也可刺破胃、阴道、膀胱等,可以不表现腹膜刺激征,而仅表现为分流管堵塞,或由于脑脊液流失引起的水、电解质失衡。如发现脏器穿孔,应立即手术拔除分流管,并更换分流方式。

②分流管移位:可移位至胸、腹壁及颈部皮下,或头皮帽状腱膜下。偶见穿破横膈,移到胸腔、心包,引起胸腔积液,甚至刺破心脏,造成心脏功能障碍。分流管移到皮下或帽状腱膜下时,可致分流管堵塞,应更换分流管或行分流矫正术;若胸部 X 线平片证实分流管移到胸腔或心脏,需立即手术取管。为预防移位可在分流管易活动处加以固定。

③其他:脑脊液肚脐漏、分流管腹腔端缠绕并引起肠梗阻等。

(3)癫痫:发生率约为 5%,额角穿刺者多于枕角穿刺者。应用抗癫痫药物控制发作,同时应排除颅内出血、炎症、脑积水复发颅内压增高等可能原因,并作相应处理。

(刘德华)

第十三节　脑积水的神经内镜治疗

内镜在脑积水的手术治疗中可以发挥良好的作用,常见的手术包括三脑室底造瘘、导水管成形、透明隔造瘘、脉络丛烧灼、不对称性脑积水、脑室脑池内囊肿引起的继发性脑积水的内分流。

一、三脑室底造瘘术

梗阻性脑积水是实行三脑室底造瘘最常见的适应证。本症可由多种因素引起。例如导水管狭窄可以导致幕上脑积水。导水管狭窄的原因包括先天遗传因素;后颅凹、三脑室后部占位性病变(包括肿瘤、血肿);脑室系统的炎症粘连(可有细菌性、化学性)。MRI、CT 可以明确诊断,MRI 头扫描可鉴别梗阻为膜性还是实质性,即狭窄的部位可能较长,占据部分或全部导水管。另外四脑室正中孔和侧孔阻塞可引起脑室扩大,MRI 可见导水管增宽,四脑室也扩大,部分病人同时伴有小脑扁桃体下疝,此类也适合采用三脑室底造瘘治疗。一般认为交通性脑积水不适合采用本手术。有放疗病史的应当慎重考虑。解剖学特征对选择手术适应证十分重要,例如三脑室底应足够宽,一般最好大于 7mm;中间块不宜过大,脑底池没有粘连闭塞。严重的三室底下疝可能致脚间池粘连,空间过小,使手术危险增加。

【手术方法】

早期的三脑室底造瘘为直接经皮穿刺，因并发症、死亡率极高，已经被废弃。应用立体定向穿刺的方法其死亡率也高于 5%。近年来应用神经内镜施行本手术，由于视野清晰、操作简单，体现出了明显的优势。手术的定位结合 MRI 头扫描，依据脑室变形的情况、室间孔的位置、大小来判断。通常是按体表标记测量定位，在冠状缝前 1～2cm，中线旁 2～3cm，钻骨孔直径 1cm，穿刺方向为两外耳孔假想连线略指向中线。内镜置入脑内的深度应依据脑室扩宽大张的情况决定。

用于施行三脑室造瘘术的内镜有多种，常用的为硬性腔道式工作镜。内镜的关键性技术要求是良好的清晰度，通畅的工作腔道，顺利进出水流。与内镜相应的手术器械也很重要。内镜专用双极电凝，最好是单长杆手柄，剪式头端，在水中电凝性能仍良好；内镜专用的活检钳、剪刀；扩张瘘口专用的球囊导管。是否需要固定支持臂来固定内镜，依据操作者的习惯和技术水平来决定。

手术切口与病人年龄、头皮状况有关。成年人一般选用直接切口并钻骨孔即可。儿童常常头皮颅骨很薄，如硬膜缝合不完整，易引起脑脊液漏，因此可采用小皮瓣，用铣刀做小骨瓣，硬膜用弧形口，以便于严密缝合。

在内镜下完成脑室内的操作是手术的关键。按穿刺针引导的方向置神经内镜于脑室内，经额角穿刺首先面对的解剖结构为室间孔和室间孔内上的隔静脉，外上的丘纹静脉，以及向后延伸的脉络丛。在室间孔完全阻塞时，这些静脉和脉络丛的走行方向就是识别室间孔的标记。越过室间孔，直达三脑室底。梗阻性脑积水病人的三脑室底常可以有几种形式：①三脑室底下疝，突出向下过鞍结节，也可以向鞍背后方突出至脚间池和桥前池，三脑室底部与这些结构可能粘连；②三脑室底平展，甚至薄而透明，有时可隐约见到下方的大脑后动脉，基底动脉的末端部，此类造瘘最容易；③三脑室底松弛呈皱褶样，此时操作应考虑到造瘘的足够大，以防粘连。要根据解剖标记选择造瘘部位，一般应位于前方的漏斗和后方的乳头体之间。可以通过三脑室底前部淡红色的血管网染色来定位漏斗，在三脑室底后方有两个乳白色椭圆型突起为乳头体。手术前认真研究 CT 和 MRI，对正确施行手术操作十分有益。入路应足够靠近中线，以利于顺利通过室间孔，在中线处抵达三脑室底。

如果术者入路太偏侧方，则可能因损伤三脑室侧方而增加动眼神经的损伤机会。造瘘工具可用内镜持物钳（或活检钳）轻轻扩张一个开口，然后小心逐渐扩大，也可以用球囊导管来扩张，偶尔有少量的漏口边缘出血，可以双极电凝止血。切记应避免动作粗暴，以免损伤穿通动脉，造成严重后果。瘘口直径不应小于 5mm，边缘不宜毛糙，可用双极电凝将毛糙的边缘烧灼平坦。通过瘘口可检查其下方蛛网膜情况，务必用钳子或球囊穿通蛛网膜，保证在镜下可清晰辨别基底动脉分支，斜坡。如果没有打开蛛网膜，将影响手术的效果，甚至造成手术的失败。造瘘后用 30°或 70°镜向后方探查可了解导水管状况。认真冲洗脑室系统，尤其是将穿刺和造瘘形成的组织残渣冲洗出来，以减少术后发烧和粘连的机会。皮层穿刺隧道用制成烟卷状的明胶海绵填塞。认真封堵硬膜（或缝合硬膜）骨孔（或复位骨瓣），防止脑脊液漏。

术后次日应腰穿适量放脑脊液（20～30ml），采用半坐位，以利新的脑脊液循环通路的建立。

【手术效果的评价】

手术前后神经系统症状体征的变化是主要依据,术后 CT 和 MRI 检查也是确认造瘘成功与否的指标。但大约有 60% 的病人表现为术后神经系统症状体征改善,而无脑室大小的变化和改善不明显。术后效果与脑脊液的吸收能力有关,超过 2/3 的病人在行三脑室底造瘘术后,不需要再行分流术。

【手术并发症及防治】

因造瘘口的位置不当或操作失误引起的并发症较多。造瘘口过于偏前,术后可能出现短暂尿崩;瘘口过于靠后,或电凝损伤乳头体,可能引起术后记忆力缺失;瘘口太偏外侧,易引起动眼神经麻痹;术中打通蛛网膜,沿着斜坡深在部位操作,有损伤外展神经的危险。50% 的病人术后有程度不同的头痛、头晕,快速变换体位时较明显,可能是由于病人对脑脊液动力学的改变还未适应,一般休息一周左右均可以恢复。52% 的病人术后体温偏高,个别病人有高热,经对症治疗,多数可自行降温。头皮切口愈合不良是继发感染的重要原因。认真封堵穿刺隧道,硬膜、颅骨头皮各层对防止这一并发症十分重要。

二、脉络丛烧灼术

以脑脊液吸收障碍为特征的交通性脑积水,可采用降低脑脊液分泌来控制。脉络丛烧灼是治疗方法之一。从技术上讲可以做到电灼整个侧脑室的脉络丛。在顶枕做双侧颅骨钻孔,经侧脑室体部达额角和颞角,用双极电凝烧灼脉络丛。应小心保护脉络丛附着的组织,因为其下方均为重要结构,如穹隆、丘脑、海马。烧灼脉络丛之后,应用大量的林格氏液冲洗,尤其应注意冲出烧灼脉络丛后的细胞碎屑。术后一般不置脑室引流管。由于脑脊液的分泌不单纯是由脉络丛产生,也可以由室管膜分泌,同时四脑室的脉络丛可分泌脑脊液,因此治疗效果常因此受到影响。

三、几种特殊类型脑积水的处理

1.非对称性脑积水　非对称性脑积水多是由于左右侧脑室之间没有交通的时候(如单侧室间孔阻塞),可以在内镜引导下,选择透明隔上的无血管区,做透明隔造瘘。只要瘘口足够大小(5～10mm 直径),一般术后效果均较好。

2.特殊类型脑积水的治疗

(1)脑室内、脑室旁的囊性病变:位于脑室内、脑室旁的囊性病变,可以引起脑脊液循环通路的梗阻,常见的有源于深在部位的蛛网膜囊肿,如四叠体池、视交叉池、桥前池,这些囊肿常常无任何症状,可终生不用治疗。但是对于出现局灶性症状,或产生高颅压,神经系统非特异性症状,癫痫等则应当手术治疗。治疗方式应结合 CT、MRI 定位,明确手术入路,以减轻囊肿压迫,恢复脑脊液循环为目的。常可施行内镜引导下的囊肿脑室造瘘和囊肿脑池造瘘。瘘口应在不损伤重要结构的情况下,尽量开大,以便于使囊液进入正常脑脊液循环,防止早期闭塞。

(2)炎症粘连致脑室分隔:各种原因的炎症粘连致脑室内分隔形成多腔,脑室系统不规则扩张,在治疗上很困难,手术原则是在神经内镜下尽可能打通分隔,恢复脑脊液循环。手术中应格外小心,因为炎症后的脑组织新生小血管多,结构质脆,操作中的撕、刮均易引起出血。

四、脑室内寄生虫

脑室内寄生虫尤其是脑囊虫,可以引起脑脊液循环通路的梗阻。多数情况下脑室内囊虫是游离的囊泡,头节位于囊壁,随着体位漂浮,阻塞脑脊液循环。内镜下取出囊虫,可以达到治疗目的。但操作中务必防止囊泡破溃,引起化学性脑膜炎,更应仔细寻找头节,防止其遗落于脑室内。

五、内镜在脑室分流术中的辅助作用

在脑室腹腔分流术中,将脑室端的分流管置于正确的位置是手术成功的关键。以往的手术中造成分流管位置不佳的发生率很高。在内镜的引导下置管可以克服这一缺点。另外,神经内镜在脑室端分流管的调整中也可以发挥好的作用。

（刘德华）

第十四节 疼痛及肌张力障碍的治疗

一、癌痛

【定义】

因身体各部位的癌肿压迫或侵犯神经、神经干、骨膜及骨的神经束而导致相应部位的顽固性疼痛,称为癌痛。对于每一个癌痛患者都应仔细地进行生理及心理方面的评估,大致了解其生存期,认真进行体格检查,对疼痛性质做出明确诊断,选择最适宜的手术方法来治疗。

【治疗原则】

对于癌性疼痛的患者应先进行规范的三阶梯镇痛治疗,如疗效不佳或副作用过大,可考虑手术治疗。目前应用较广泛的癌痛止痛手术有:

1.破坏性手术

（1）脊髓后根（感觉根）切断术:适用于疼痛较局限的病例。手术应包括疼痛水平上下各两个神经根方可保证止痛效果。后根切断术后各种感觉均消失,对肢体运动功能及膀胱排尿功能能有影响。术前应行椎旁阻滞,以判断该部位感觉根切断后能否达到预期止痛效果。

（2）脊髓后根进入区毁损术:采用显微外科技术在后根进入区的外侧区制造一处破坏性损伤。这种手术方式至少能够部分保留后根进入区中的抑制性纤维（即到达后角的丘系纤维和走行于后外侧束外侧部的胶状质脊髓固有的联络纤维）,并能够防止触觉和本体觉的完全丧失和避免神经传入阻滞现象。

（3）脊髓前外侧束（背丘束）切断术：是目前止痛效果最肯定的一种。但在高颈段不宜行双侧脊丘束切断术，以免引起术后呼吸功能障碍。如确有必要时，可行一侧高颈段、对侧下颈段或上胸段脊丘束切断术，一侧 T_2 段对侧 T4 的联合手术可用于下半身双侧止痛。目前使用更广泛的是经皮穿刺脊丘束射频毁损术，有前侧入法、后入法和前入法。适于体衰的患者，操作简便，安全性大，并发症少。如疼痛部位位于肩或颈部，可在延髓或中脑将脊丘束切断，以达止痛效果。手术主要并发症有呼吸功能抑制、排尿困难、同侧肢体无力、术后感觉异常等。

（4）脊髓联合切开术：颈至腰的各脊髓节段均可采用此术式。由于止痛效果不能持久，对于生存期较长的患者，不宜行此术式。这种术式亦可分为机械切割法及射频毁损法。

（5）颈髓后联合毁损术：采用立体定向或开放射频毁损，止痛效果不持久。

（6）丘脑破坏术：应用立体定向术毁损丘脑中央中核.束旁核复合体，可缓解定位不清的癌性疼痛，手术需双侧进行。

（7）扣带束切断术：用立体定向术，射频电凝破坏，手术应行双侧。

2.刺激性手术

（1）经皮硬脊膜外脊髓刺激术：适用于肿瘤压迫引起的神经病理性疼痛。手术在 C 型臂或 CT 引导下通过穿刺置入刺激电极，亦可以通过外科手术方式置入电极，经过体外测试有效后，再植入脉冲发生器（IPG）。脊髓电刺激术具有不破坏正常的神经组织、可程控等优势，已在国外广泛开展，逐渐取代了脊髓破坏性手术。

（2）丘脑刺激术：采用立体定向术，植入深部刺激电极刺激中脑被盖外侧、丘脑内侧后下部、室周灰质及丘脑腹后外侧核等部位，可治疗顽固性癌痛。

（3）尾核头部刺激术：通过立体定向术将深部刺激电极植入尾核头部。

3.中枢神经系统内注射吗啡类止痛药物

（1）椎管内注射吗啡类药物：经皮将特制的导管插入硬脊膜外腔，并与埋藏在皮下的药物储存器连接，间隙性或持续注入止痛药物，适用于吗啡类药物敏感但药物用量较大、副作用多的患者。持续性注入吗啡类药物可通过皮下植入程控泵的方式实现，具有药物注入速度稳定可程控的优势。

（2）皮下埋藏 Ommaya 储药囊将导管连接至鞘内或脑室内注射吗啡类药物：每天向 Ommaya 囊内注射 1～4mg 吗啡，药物缓慢透过 Ommaya 囊向鞘内或脑室内释放，止痛效果可持续 10～14 小时。

二、偏头痛

【定义】

偏头痛是一种周期性发作的头痛，多在青春期起病。偏头痛的原因可能为头颅血管的变化及神经递质的改变。偏头痛发作时，颅内动脉收缩，相应的供血区出现缺血症状，继之颅外动脉主要是头皮动脉扩张而发生剧烈头痛。偏头痛发作时血中 5-羟色胺含量明显下降，其含量下降时导致颅外动脉扩张。

【诊断依据】

1.临床表现为周期性的一侧前额、颞、眼眶部位的跳痛或胀痛,可有先兆症状,如眼前闪光、黑蒙等。疼痛时可伴有面色苍白、畏光、畏声、恶心、呕吐等。偏头痛患者可有家族史。

2.神经系统检查无阳性体征。

3.神经电生理检查(脑电图、诱发电位等)和脑血流检查(TCD 等)正常或轻度异常改变。

4.头颅影像学检查(头颅 CT 或 MRI)无阳性发现。

【治疗原则】

1.首选药物治疗　　主要药物有麦角胺制剂、镇痛剂、氟芬那酸等。预防性用药可用抗 5-羟色胺制剂、β 受体阻滞剂、血管张力稳定剂、抗抑郁剂、阿司匹林、钙通道阻滞剂、前列腺素拮抗剂以及丙戊酸钠等。

2.药物治疗　　无效者可考虑手术治疗。手术方式有患侧颞浅动脉主干及颞、额分支一段切除,同时切除耳颞神经;根据疼痛部位分别在枕大神经点、耳颞神经点及眶上神经点切开探查,切断该处可能存在的异常血管,切除局部可能存在的瘢痕或肿物,解除局部神经的压迫等。近年来外周神经电刺激开始用于偏头痛的治疗,将刺激电极放置在枕大神经或眶上神经分布区,取得了良好的治疗效果。

三、灼性神经痛

【定义】

灼性神经痛是指周围神经干部分性损伤后引起的疼痛综合征。常见于战时,以正中神经和坐骨神经部分性损伤时发生率较高。神经遭受损伤后,在神经支配区出现营养性改变,敏感性极高,很轻微的刺激、情绪激动、声光影响等都能诱发灼性神经痛发作。发病机制不明确,多认为与周围神经中的交感纤维损伤,致神经传导产生短路,病理性冲动反馈至丘脑与大脑皮质感觉区,引起剧烈的发作性疼痛。灼性神经痛于伤后短时间即可出现,有时在伤后数日出现。

【诊断依据】

在周围神经损伤的基础上,出现受损神经分布区的烧灼样疼痛,有时扩展到该侧整个肢体。每次发作持续数分钟或稍长时间,有间歇期。疼痛发作时还有情绪激动、不安、出汗多、瞳孔扩大等交感神经兴奋的表现。

【治疗原则】

1.首先应用药物治疗,主要药物有氯丙嗪、苯妥英钠、卡马西平以及其他镇痛药物。

2.药物治疗效果不佳,可试用交感神经封闭术。上肢痛,作星状神经节封闭;下肢痛作腰交感神经封闭。如有效而不能持久,可采用胸交感神经或腰交感神经切除。同时,应对周围神经损伤作适当的处理,如神经瘤、周围神经粘连的切除与分解。

3.脊髓电刺激术。术前需行测试试验,对敏感者可行永久电极植入。

四、幻肢痛

【定义】幻肢痛是截肢痛的一种，患者因创伤，虽已截肢，但仍出现该侧肢体发作性剧痛，因此，称之为幻肢痛。截肢痛中另一种呈残肢痛，是因末端神经痛以致该残端十分敏感所致。幻肢痛则不一定存在残端神经痛。患者不仅感觉幻肢痛，同时，仍感到已截去的肢体存在。疼痛性质如闪电刺激样，非常剧烈。精神不安时发作更加频繁。发病机制不明。

【治疗原则】

此症一般给予镇静药物后，有自然缓解之趋势。如有截肢末端神经痛，可予切除。交感神经封闭有效者可重复采用。脊髓电刺激术也可试用，如无效，可考虑行脊髓后根进入区切开术。

五、雷诺综合征

【定义】

雷诺综合征是肢端小动脉痉挛引起的一组局部缺血性症状与征象，多因寒冷诱发。多发生于青年妇女，并以两手指为主，两脚很少累及。发病原因不完全明了，有人认为系自身免疫性疾病的范畴，以及血管运动调节所致。由于动脉痉挛，导致指端缺血与缺氧，所以发作时，常有其特殊的过程与表现。指端先是发白，继之发冷、麻木、发绀、疼痛，随之潮红，而后症状缓解。发作持续数分钟至数小时不等。根据此症见于妇女以及特殊的疼痛与指端变色的特点，易于诊断。硬皮病、红斑狼疮等有时也出现类似的指端缺血发作。

【治疗原则】

治疗此症应对肢体保温、减少寒冷刺激加重发作。酌用血管扩张药物。可以试用交感神经封闭术，必要时作交感神经切除术。也可采用脊髓电刺激术。尚需针对症状采用免疫抑制剂等治疗方法。

六、红斑肢痛病

【定义】

红斑肢痛病是一种发作性肢端小动脉扩张引起的肢端疼痛性疾病。肢端受热为起病诱因，但有时并无明确诱因。病因不明确。可能与自主神经中枢紊乱，血管运动调节异常有关。

【诊断依据】

1.多发生于下肢，常见于青年人。上肢发作者较少。

2.发作时，两足及小腿部发胀、发热、红晕，伴以剧烈的烧灼痛与跳痛，数分钟至数小时后缓解。抬高肢体，手足置于冷处，疼痛能够减轻。

3.一般均无感觉与运动障碍。

根据本病是发作性及发作的特点,临床诊断易于确定。

【治疗原则】

治疗可用促血管收缩药物,如麦角制剂。药物治疗效果不佳可试用交感神经封闭术,必要时采用交感神经切除术,也可采用脊髓电刺激术。

七、血栓闭塞性脉管炎

【定义】

血栓闭塞性脉管炎是肢体中、小动脉和静脉的慢性炎症,血栓形成,使血管腔逐渐狭小、闭塞所致的肢体缺血性疾病。多见于中青年,男性多见,而且多数是吸烟者。病因不明确。下肢疼痛较上肢为多,尚有累及腹腔血管者。

【诊断依据】

1.症状 常为肢体远端发凉,麻木与肌肉疼痛,尤以步行之后为重。日久,血管病变加重,出现间隙性跛行。肢体缺血性改变始于两侧足趾。肢端发凉发绀.发生营养性变,并常破溃形成慢性溃疡。双足逐渐萎缩。久之发生双足坏疽,皮肤颜色变暗、变黑,而坏疽之上部皮肤紫红。坏疽常由远端向近端扩展。腹腔动脉受累者,常出现腹痛发作。

2.查体 可见双足背动脉搏动减弱或完全消失,抬高下肢,肢端颜色即刻变白,显示缺血征。

3.多普勒超声检查或肢体动脉造影可发现局部动脉闭塞征象。

【治疗原则】

1.绝对戒烟。

2.应用血管扩张剂。

3.手术治疗可采用交感神经封闭术,还可采用交感神经切除术、大网膜移植术、脊髓电刺激术等。有研究表明脊髓电刺激手术除了能够缓解疼痛外,还能一定程度上改善肢体循环情况,推迟截肢的时间。

八、难治性心绞痛

【定义和诊断】

难治性心绞痛是一种常见疾病,据估计至少 2/3 的患者其疼痛难以获得充分缓解。在欧洲,其发患者数达 3 万~5 万,意味着有许多患者因不能获得疼痛的缓解而遭受巨大痛苦。这些患者也给社会增加了负担。难治性心绞痛的定义、诊断标准及鉴别诊断参考内科有关书籍。

【治疗原则】

对于难治性心绞痛,可以采用脊髓电刺激术使之缓解。其确切机制目前尚不清楚。有研究证明脊髓电刺激术除了可以缓解心脏性疼痛外,还能改善冠状动脉缺血情况,改善心脏乳酸代谢,使心电图回复,并能使运动实验出现心绞痛的时间延长。用于脊髓电刺激的多极电极中

心常置于 T_1 和 T_1 周围,在 C_2 水平刺激也可获得很好的疗效。进行脊髓电刺激手术后,患者心绞痛发作的频率显著降低,疼痛程度也显著降低,对速效硝酸盐的需求也显著降低,而生活质量改善。

九、糖尿病性周围神经病的外科治疗

【定义】

糖尿病性周围神经病(DPN)是指糖尿患者中出现的一系列远端感觉和运动神经系统功能紊乱的神经病变。在糖尿病众多的并发症中最常见的是糖尿病性周围神经病。尽管血糖控制良好,DPN 也会发生。随着病情进展,30%～85%的糖尿病患者会发生 DPN。一旦发生,它会逐渐加重。目前,其发病机制尚未完全明了,并且没有任何方法可以预防它发生。临床缺乏特异性治疗 DPN 的有效方法。

【临床表现】

1.早期症状有指或足趾的麻木或刺痛,起初这些症状会间断发生,之后症状会持续存在并且会导致患者失眠或从睡梦中惊醒。经过一段时间后这些症状会加重并出现感觉缺失。出现四肢末端手套、袜套样分布区域的发凉、麻木、疼痛及感觉异常。症状以夜间为重。上肢症状晚于下肢。

2.四肢肌力减退。足部肌力减弱会导致患者摔倒或足弓塌陷。手部肌力减弱,患者会出现手的协调性变差和经常掉东西,不能启开瓶子或用钥匙开门。

3.糖尿病性周围神经病是糖尿病患者足部溃疡和感染发生的主要原因。同时也是患者截趾甚至截肢的主要原因。

【辅助检查】

主要包括神经感觉量化试验、神经传导速率和定量自主功能测试,必要时可采用神经活检。

【治疗方法】

1.保守治疗　包括控制血糖、镇痛、神经营养以及理疗等。

2.手术　外周神经松解术是治疗神经受压常采取的手术,通过它来恢复感觉和肌力。手术可以在手臂、手、腿和脚上进行,通过切开韧带或纤维组织松解神经通路上的受压部位。这使神经所受的压迫减轻,改善神经的血供,并使神经可以随邻近关节的运动而滑动。周围神经松解术并不能解决因糖尿病代谢异常导致的神经病变。但是如果在神经受压的早期即接受手术,可以恢复神经的血运,使麻木和刺痛的症状消失,并使肌力得到恢复。如果在神经受压晚期进行手术,虽然这时神经纤维已经开始死亡,手术仍然能有助于神经的再生。如果到病变很晚期才进行手术,则很难恢复。如果患者已经出现足部溃疡,或是已经因此行了截趾或截肢手术,那么感觉基本上不可能恢复,因为这时候神经的损伤已经是不可逆的了。

(1)手术方式:腓总神经、腓深神经及胫后神经等多处外周神经松解术。

(2)手术适应证:糖尿病患者出现四肢末端麻木、疼痛及异常感觉时。经肌电图或神经感觉量化试验明确 DPN 诊断。无严重四肢血管并发症。

(3)手术的风险主要有出血、感染、瘢痕形成、神经再生时症状加重和伤口愈合延迟。

(4)手术疗效:总体来说,85％的接受此项神经减压术的糖尿病患者的疼痛减轻,感觉运动及平衡能力得到改善。78％的下肢神经受累的患者的感觉功能得到改善。

十、面肌痉挛

【定义】

面肌痉挛是不自主的阵发性一侧面部肌肉抽搐,可分为原发性和继发性两种。继发性见于桥小脑角区肿瘤、蛛网膜炎、BeU 面瘫恢复期等。原发性为面神经出脑干处受血管压迫所致。

【诊断要点】

1.多为中年以后起病,女性稍多于男性。

2.首发症状多为一侧眼轮匝肌不自主收缩,逐渐累及同侧面部其他肌肉。

3.典型症状表现为单侧面肌不随意、阵发性抽搐,严重时呈强直性发作,发作间歇期完全正常。

4.情绪波动、劳累等可能为诱发因素。

5.病程长者,神经系统查体可有患侧面瘫。

6.影像学检查除外桥小脑角区占位性病变。

【鉴别诊断】

1.继发性面肌痉挛　从病史、体检常可鉴别,CT 和 MRI 是重要的鉴别手段。

2.局限性运动型癫痫　为大脑半球病变所致的运动性癫痫发作,程度轻时仅表现为一侧口角处抽搐,需要与面肌痉挛相鉴别。脑电图可见到尖波发放,CT 和 MRI 也可明确病灶部位和性质。

3.眼肌痉挛　常见原因是用眼过度或劳累、精神过度紧张,如操作电脑时间过长、用眼太久、精神压力过大等。此外眼睛屈光不正、近视、远视或散光也可引起眼肌痉挛。这些症状主要是神经末梢受刺激的表现,因此症状往往局限于一侧的上眼睑或下眼睑。只要通过缓解压力、适当休息就可得到恢复。与面肌痉挛早期较难鉴别。

【治疗】

药物治疗:常用的药物有抗癫痫药物及各种镇静药,仅对少数症状较轻的患者起到减轻症状的作用。

手术治疗:常用微血管减压术,解除近脑干处面神经受压。

十一、舌咽神经痛

【诊断要点】

1.疼痛局限于舌咽神经及迷走神经耳支、咽支支配区,咽后壁、扁桃体窝、舌根和外耳道深部等。

2.诱发疼痛的原因包括吞咽、谈话、咳嗽。

3.疼痛性质及持续时间类似于三叉神经痛。

4.咽部、扁桃体处表面麻醉能够明显缓解疼痛。

5.无神经系统阳性体征。

【鉴别诊断】

1.三叉神经　痛疼痛性质相似,但疼痛位置不同。

2.继发性舌咽神经痛　继发于扁桃体肿瘤、鼻咽癌、颅底肿瘤等疾病,往往伴有以上肿瘤的其他临床表现。CT 和 MRI 多可协助诊断。

【治疗】

治疗原则同于三叉神经痛:适用于原发性三叉神经痛的药物也适用于舌咽神经痛;用法和剂量基本相同。

手术治疗:首选微血管减压术,少部分行舌咽神经根切断术。

十二、肌张力障碍

【定义】

肌张力障碍是一种以肌肉持续收缩、扭转、重复运动和姿势异常为特点的运动障碍疾病。可以按病因或者受累躯体部分来分类。没有明显病因的肌张力障碍被称为原发性或特发性肌张力障碍。有明确的病因的如外伤、代谢异常、变性疾病、药物或者卒中的肌张力障碍称为继发性肌张力障碍。肌张力障碍还可以按受累躯体部分来分类。例如局部肌张力障碍、节段肌张力障碍,偏身肌张力障碍,全身肌张力障碍。

【诊断依据】

肌张力障碍的诊断主要依靠临床症状,目前无特异的影像学或实验室检查,部分原发性肌张力障碍可以检测到 DYT-1 基因的突变。典型的特发性肌张力障碍病例常以肢体的某一部分出现不自主运动起病,先后扩展到同侧及对侧肢体,发生不自主扭曲运动;肌张力障碍运动发作是缓慢的、不随意和无目的的四肢及躯干的强烈扭转运动,往往造成步行缓慢,步履困难。随后,即使安静休息时扭转痉挛状态仍持续存在,通常表现为踝关节跖屈、旋转,膝关节伸展或屈曲,髋关节轻度屈曲,肘关节伸展,前臂内旋,拇指旋外屈曲。这样的扭转痉挛姿势很难被意志控制或被动地纠正,仅在睡眠中方消失。晚期,由于肌腱挛缩及肌肉纤维化引致固定畸形,虽睡眠中也持续存在。本病患者的肌力并不减弱,但往往因不自主运动或肌肉挛缩而影响随意运动。深反射无改变,无病理反射,深浅感觉正常。常可因不自主运动引起肌肉肥大,但晚期往往出现废用性萎缩。

【鉴别诊断】

肌张力障碍严格意义上是一种症状,原发性肌张力张力障碍需要与其他锥体外系疾病如亨廷顿病、舞蹈症、面肌痉挛等相鉴别。

【治疗原则】

肌张力障碍患者行手术治疗前,必须行药物治疗试验。主要的药物是抗胆碱药物(例如安坦和普罗昐胺),其通常和苯二氮䓬类药物(例如地西泮、劳拉西泮、氯硝西泮)、多巴胺抑制剂(例如,四苯喹嗪)以及抗惊厥药和肌松药(例如,卡马西平、巴氯芬)等联合运用。安坦是治疗肌张力障碍最有效的口服药,对于不同病因的肌张力障碍均有疗效。治疗局部肌张力障碍可考虑使用肉毒毒素,对于痉挛性斜颈最有效的治疗是肉毒毒素,它通过使肌肉瘫痪而起效。药物或者肉毒毒素治疗效果不佳的肌张力障碍患者应该考虑外科治疗。手术治疗包括:外周神经减压术、脊髓背根刺激、苍白球毁损术和脑深部电刺激术(DBS)。近年来,DBS已经逐渐成为首选的手术方式。

【手术指征】

对于 DBS 手术治疗肌张力障碍,目前尚无统一的手术指征,但学者们普遍认同以下观点,可以为选择合适的患者提供一定的帮助。

伴有或不伴有 DYT-1 基因阳性的原发性肌张力障碍患者适合 DBS 手术,特别是颈部受累的肌张力障碍。

肢体症状为主的肌张力障碍患者比躯干症状为主的患者更适合 DBS 手术。

继发性肌张力障碍的患者一般 DBS 疗效不理想,特别是存在颅内结构性异常的患者。

少量迟发性肌张力障碍的患者可能对 DBS 有良好的效果。

(王常贞)

第十四章　中枢神经系统感染性疾病

第一节　化脓性脑膜炎

化脓性脑膜炎指的是由化脓性细菌所引起的脑膜炎。由于此类感染主要波及蛛网膜下腔,所以脑、脊髓、颅神经以及脊神经均可受累,而且还常常伴有脑室壁及脉络丛的炎症。

【病因】

化脓性脑膜炎可由任何化脓性细菌引起。最常见的致病菌为脑膜炎双球菌、嗜血流感杆菌和肺炎球菌。其次为金黄色葡萄球菌、链球菌、大肠杆菌、变形杆菌、沙门氏菌及绿脓杆菌等。其他较为少见。新生儿脑膜炎以大肠杆菌和溶血性链球菌为多见。开放性颅脑损伤所引起的多数为葡萄球菌、链球菌和绿脓杆菌。感染途径:

1.由邻近的化脓性病灶所引起的,包括副鼻窦炎、中耳炎、乳突炎、扁桃体炎、颈部的化脓性病灶、颅骨骨髓炎、硬脑膜外、硬脑膜下脓肿以及脑脓肿等。

2.由颅脑损伤所引起的,包括开放性颅脑损伤和颅底骨折等。

3.由远离的化脓性病灶经血行感染所引起的,包括细菌性心内膜炎、肺部的化脓性感染、菌血症以及其他远处的化脓性病灶。

4.某些先天性的病变,如脑膨出或脊膜、脊髓膨出破溃时,感染也可直接进入蛛网膜下腔。皮样囊肿如果与外界相沟通时,也可引起直接感染。

5.由于神经外科手术后感染所引起,包括颅脑和脊髓的手术。

【病理】

各种致病菌所致的化脓性脑膜炎的病理变化大体上相似。早期只有大脑表面的血管扩张、充血,随之炎症迅速沿蛛网膜下腔扩展,且有大量脓性渗出物覆盖于脑表面和沉积于脑沟、脑池和脑的基底部。有时炎症也可波及脑室内。脓液的颜色与致病菌种类有关,如脑膜炎双球菌,金黄色葡萄球菌、大肠杆菌及变形杆菌的脓液常为灰或黄色;肺炎双球菌脓液为淡绿色;绿脓杆菌的脓液为草绿色等。发病数周后,由于脑膜粘连致使脑脊液的吸收障碍和循环受阻,从而引起交通性或非交通性脑积水。如并发脑动脉炎,可引起脑缺血或脑梗死。此外,还可引起颅内静脉窦血栓形成、硬脑膜外、硬脑膜下脓肿或脑脓肿等。显微镜下可见脑膜甚至室管膜及脉络丛有炎症细胞浸润,以多形核白细胞为主。有时还可发现致病菌。此外,还可见脑膜及脑皮层的血管充血或血栓形成,脑组织有水肿,神经元变性及神经胶质细胞增生等表现。

【临床表现】

本病通常为爆发性或急性起病,少数为隐袭性发病。初期常有全身感染症状,如畏冷、发热、全身不适等。并有咳嗽、流涕、咽痛等上呼吸道症状。头痛比较突出,伴呕吐、颈项强直、全身肌肉酸痛等。精神症状也较常见,常表现为烦躁不安、谵妄、意识朦胧、昏睡甚至昏迷。有时可出现全身性或局限性抽搐,在儿童尤为常见。检查均可发现明显的脑膜刺激征,包括颈项强直、克尼氏征及布鲁金斯基征阳性。视乳头可正常或充血、水肿。由于脑实质受累的部位与程度不同,可出现失语、偏瘫、单瘫,及一侧或双侧病理征阳性等神经系统的局灶性体征。由于脑基底部的炎症常累及颅神经,故可引起睑下垂、瞳孔散大固定、眼外肌麻痹、斜视、复视、周围性面瘫、耳聋及吞咽困难等。颅内压增高也较常见,有时可致脑疝形成。

【诊断】

化脓性脑膜炎的诊断除根据病史和临床表现外,实验室检查也十分重要。急性期间周围血象中白细胞总数增高,中性粒细胞占 $80\% \sim 90\%$。脑脊液检查早期即有炎症性改变,压力增高,外观混浊,甚至为脓性,细胞数可高达$(1000 \sim 10000) \times 10^6/L (1000 \sim 10000/mm^3)$以上,且以多形核白细胞为主。恢复期才以淋巴细胞为主。脑脊液中蛋白含量增高,但糖与氯化物明显降低。50%病例经过脑脊液涂片检查及细菌培养可查到致病菌。脑脊液的免疫蛋白测定可发现 IgG 或 IgM 均明显增高。乳酸脱氢酶含量也增高。特别是免疫萤光抗体染色、免疫对流电泳测定抗原及乳酸凝集实验等均有助于病原等的诊断。放射学检查:虽然头颅 X 线拍片及各种造影很少发现阳性改变,头颅 CT 扫描在病变早期也可无异常发现,但随着病变的进展,CT 增强扫描时可见脑膜呈线状强化。如并发硬脑膜下积液,CT 片上可见于颅骨内板下方出现新月形低密度区。包膜形成时,其内膜可被强化。炎症波及室管膜及脉络丛时,可显示脑室壁线状强化。如并发脑积水则可见脑室扩大等。如脑实质受累则显示低密度区和占位效应。MRI 检查依病变的不同阶段而有不同表现,在病变早期可见脑膜及脑皮层呈条状信号增强、脑组织广泛水肿、脑沟裂及脑回变小。在病变中期,可在皮层及皮层下出现缺血性病灶以及脑室周围出现间质性水肿。后期,可见脑积水、硬脑膜下积液或脑萎缩。

【鉴别诊断】

根据发热、头痛、脑膜刺激征以及脑脊液中多形核白细胞增多为主的炎症性变化等,诊断不难。但应与下列疾病相鉴别。

1.非化脓性脑膜炎 因为不论是结核性、病毒性、真菌性和其他病原体所引起的非化脓性脑膜炎也会出现发热、头痛及脑膜刺激征,所以应鉴别,非化脓性脑膜炎的脑脊液细胞反应多为淋巴细胞,而化脓性脑膜炎的脑脊液中细胞增多以多形核白细胞为主,加上糖含量降低和乳酸脱氢酶增高可排除非化脓性脑膜炎。

2.机械、化学、中毒性脑膜损害以及癌性脑膜病 这些情况也会出现与化脓性脑膜炎类似的临床表现,但通常凭详细的病史、原发病的确定,对疾病转归的观察以及试验性治疗等可使诊断得以澄清。

3.出血性脑血管病 出血性脑血管病,特别是蛛网膜下腔出血往往突然发病,也可有发热、头痛及脑膜刺激征等,但腰椎穿刺脑脊液呈血性可证实诊断。

【治疗】

化脓性脑膜炎的诊断一经确定,即应立即采用相应的抗生素进行治疗。若病原体明确者应针对病原菌选用敏感的药物。若一时无法明确者,可按一般发病规律选用药物,如脑膜炎双球菌、肺炎双球菌感染可首选青霉素 G;嗜血流感杆菌应首选氨苄青霉素及四环素;肺炎球菌首选头孢菌素、氯霉素或卡那霉素;大肠杆菌首选氨苄青霉素及头孢菌素;厌氧杆菌和变形杆菌首选卡那霉素及庆大霉素;沙门菌属则首选氨苄青霉素及氯霉素;绿脓杆菌首选多粘菌素及庆大霉素。如果全身给药效果欠佳,可结合鞘内给药。若临床上考虑为多种致病菌混合感染,则需联合用药。使用抗菌素的同时尚须注意营养,水是解质平衡,防治脑水肿和加强护理。在充分使用抗菌素的情况下投予肾上腺皮质激素类药,有助于控制脑水肿和减轻炎症反应。

【并发症及后遗症】

化脓性脑膜炎的常见并发症包括硬脑膜下积液、积脓、脑脓肿、脑梗死、静脉窦血栓形成等颅内化脓性感染性疾病以及细菌性心内膜炎、肺炎、化脓性关节炎、肾炎、眼睫状体炎甚至弥漫性血管内凝血等颅外病变。后遗症包括癫痫、脑积水、失语、肢体瘫痪以及颅神经麻痹。

【预后】

本病的预后在磺胺类药特别是抗菌素问世以后已大为改观。若诊断及时、治疗恰当,预后均较好。但年老或新生儿以及存在严重并发症和神志昏迷者预后则较差。

（王常贞）

第二节　脑脓肿

化脓性细菌侵入脑组织内,引起局限性炎症,脓液积聚在脑实质内。临床上出现颅内压增高及局灶性症状。多见于头部外伤、邻近组织感染及远隔部位的感染直接或血性播散,进入脑组织内。

病原菌:多为厌氧菌所致,如厌氧链球菌(消化道链球菌)、拟杆菌、消化道球菌及需氧的葡萄球菌、链球菌、肠杆菌、嗜血杆菌、肺炎球菌等。因感染源不同,脑脓肿发生的位置各有不同。

一、额叶脑脓肿

发生在额叶,位于额叶底前部脑组织内脓肿。多见于额窦及筛窦部的炎症、外伤,直接播散或远隔感染部位的血性播散。病原菌见于链球菌、肺炎球菌及原发病灶菌等。

【诊断依据】

1.临床表现

(1)有原发性感染病史或局灶性感染病史。

(2)近期有发热、头痛、全身不适的症状。

(3)颅内压增高症状:头痛,持续性,阵发性加重,伴恶心,呕吐,视神经乳头水肿。

(4)局灶性体征:性格改变、表情淡漠、记忆力减退、对侧肢体偏瘫、运动性失语、局限性或全身性癫痫发作。

2.辅助检查

(1)实验室检查:①周围血象,白细胞数增高;②血培养,有时可呈阳性。

(2)影像学检查:①头颅 CT 可见脑组织内大片低密度区,可有不全环形增高区,中线移位。注药后,肿物中心低密度,环状增强。周边大片低密度区,中线移位。②MRI 显示 T_1 加权像上脓肿周围高信号环行带和中心低信号区,外周低信号区。T_2 加权像上水肿区域信号显著增强,病灶中心与脑灰质相同或稍有增高;脓肿壁显示清晰、低信号。

【鉴别诊断】

1.脑胶质细胞瘤　有局灶性症状及颅内压增高症状;无感染病史。CT 显示肿物呈不规则的低密度或混杂密度影,边缘不清,增强后肿物实质内或有或无强化改变。

2.脑转移瘤　见于肿瘤晚期患者或高龄患者,未找到原发病灶者。CT 显示颅内单发或多发性占位病灶,组织水肿明显,注药后瘤体增强。

【治疗原则】

1.一般治疗

(1)抗感染治疗:选择一些病原菌敏感药物。

(2)降颅内压治疗。

2.手术治疗

(1)脑脓肿穿刺:抽吸脓液或引流,对于单房性、深部、病重及老年人较好。

(2)脑脓肿切除术:脓肿完整切除术;用于脓肿反复穿刺未治愈者,外伤后脑脓肿内有异物者,脓肿破溃造成脑疝者应急诊手术。

二、颞叶脑脓肿

发生于颞叶脑组织内炎症,脓液在脑实质内积聚形成脓肿。见于口腔、中耳等头面部的炎症,直接或逆行性感染,也可见于远隔部位的血播散性感染。其中,变形杆菌或链球菌多为致病菌,也可见其他菌类。

【诊断依据】

1.临床表现

(1)有局部感染病灶或有炎症感染病史。

(2)近期有发热,头痛,全身不适症状。

(3)颅内压增高症状:头痛、持续性,阵发性加重现象,伴恶心、呕吐、视乳头水肿。

(4)局灶性症状:①癫痫发作,颞叶钩回发作性癫痫;②位于主半球者有语言障碍:感觉性,命名性或混合性失语;③一侧肢体无力或不完全性瘫痪;④视野障碍:同向性偏盲。

2.辅助检查

(1)实验室检查:同额叶脑脓肿。

(2)影像学检查:同额叶脑脓肿。

【鉴别诊断】

同额叶脑脓肿。

【治疗原则】

1.一般治疗

(1)抗感染治疗:选择病原菌敏感药物。

(2)降颅压治疗。

2.手术治疗

(1)脑脓肿穿刺:抽吸脓液或引流,对于单房性、深部、病重及老年人较好。

(2)脑脓肿切除术:脓肿完整切除术;用于脓肿反复穿刺未治愈者,外伤后脑脓肿内有异物者,脓肿破溃造成脑疝者应急诊手术。

三、顶叶脑脓肿

发生于顶叶脑组织内的炎症,脓液积聚在脑内。多因脓毒血症或远处感染经血行播散到脑内、致病菌多和原发病菌相同或为混合菌致病。

【诊断依据】

1.临床表现

(1)有原发病灶感染史。

(2)近期出现头痛、发热、恶心、全身不适症状。

(3)有颅内压增高症状:头痛,持续性、阵发性加重,伴恶心、呕吐、视神经乳头水肿。

(4)局灶性症状:对侧肢体不全瘫,有深/浅感觉障碍。失读、失写、失认,计算不能。可出现感觉性癫痫发作。

2.辅助检查

(1)实验室检查:同额叶脑脓肿。

(2)影像学检查:同额叶脑脓肿。

【鉴别诊断】

同额叶脑脓肿。

【治疗原则】

1.一般治疗

(1)抗感染治疗:选择一些针对病菌原敏感药物。

(2)降颅压治疗。

2.手术治疗

(1)脑脓肿穿刺:抽吸脓液或引流,对于单房性、深部、病重及老年人较好。

(2)脑脓肿切除术:脓肿完整切除术;用于脓肿反复穿刺未治愈者,外伤后脑脓肿内有异物者,脓肿破溃造成脑疝者应急诊手术。

四、小脑脓肿

化脓性细菌侵入小脑内,引起局限性化脓性炎症,继而形成脓肿。多见于中耳炎,直接侵入或血性播散所致,致病菌多为变形杆菌或链球菌或混合感染。

【诊断依据】

1.临床表现

(1)有原发性感染病灶(中耳炎、乳突炎)或远隔部位的感染病史。

(2)近期有发热,头痛、恶心及全身不适病史。

(3)颅内压增高:患者头痛,持续性伴阵发性加重,恶心、呕吐、视神经乳头水肿,颈部僵硬。

(4)局灶性症状:两眼球有水平性震颤。肢体共济失调。强迫头位,脑膜刺激征阳性。严重者出现枕大孔疝。

2.辅助检查

(1)实验室检查

1)周围血象,血细胞数增高。

2)血培养,有时可呈阳性。

(2)影像学检查

1)头颅 CT 可见小脑内大片低密度区,可有不完全环形增高区。中线移位。增强扫描显示肿物中心低密度,环状增强。周边大片低密度区,中线移位。

2)MRI:T_1 加权像上脓肿周围高信号环行带和中心低信号区,外周低信号区。T_2 加权像上水肿区域信号显著增强,病灶中心与脑灰质相同或稍有增高;脓肿壁显示清晰、低信号。

【鉴别诊断】

同额叶脑脓肿。

【治疗原则】

1.一般治疗

(1)抗感染治疗:选择一些针对病原菌敏感药物。

(2)降颅压治疗。

2.手术治疗

(1)脑脓肿穿刺:抽吸脓液或引流,对于单房性、深部、病重及老年人较好。

(2)脑脓肿切除术。

（王常贞）

第三节　硬脑膜下脓肿和硬脑膜外脓肿

一、硬脑膜下脓肿

硬脑膜下脓肿是指颅内发生化脓性感染后脓液聚积于硬脑膜和蛛网膜之间的硬脑膜下腔。虽然这是一种比较少见的颅内感染性疾病，但由于硬脑膜下腔缺乏任何间隔的解剖特点，致使一旦发生硬脑膜下脓肿，脓肿的扩展范围常比较广泛，脓液不仅沿一侧大脑表面扩展，有时还可通过大脑脚下缘蔓延到对侧，甚至侵犯到脑底面，从而产生严重的后果，所以值得引起高度重视。

【病因】

硬脑膜下脓肿常见的致病菌为链球菌和葡萄球菌，但婴幼儿常为流行性感冒杆菌或肺炎球菌所致。感染途径多数为邻近感染病灶扩展的结果，尤其是副鼻窦炎、中耳炎或乳突炎和慢性颅骨骨髓炎，偶尔也发生在开放性颅脑损伤，或硬脑膜下血肿手术后。脑脓肿自行破溃或手术所引起的破溃也可引起硬脑膜下脓肿。由败血症和菌血症以及远处的感染经血行播散所引起的硬脑膜下脓肿较为少见。

【病理】

硬脑膜下脓肿的病理变化主要是硬脑膜的内层发生炎症性改变，所以过去也常被称作硬脑膜内层炎。早期即可见硬脑膜的内面有纤维脓性渗出液，渗出液多位于大脑凸面，先在额叶，然后向内扩展到顶部和向下到大脑外侧裂。病变更广泛时可继续向下侵犯额叶。但此种脓性渗出物不易在额叶眶面发现，因为额叶眶面与眶顶紧附。脓性渗出物亦可沿外侧裂扩展到视交叉区，亦可沿大脑镰扩展到额叶内侧面，甚至到对侧的大脑凸面。当脓性渗出物积聚到相当数量时，不仅使脑受压，同时还会引起颅内压增高，当炎症扩展到其下面的软脑膜和脑组织时则更有临床意义。进入慢性期，在硬脑膜和蛛网膜之间，在蛛网膜和脑之间形成粘连，而且硬脑膜下脓肿具有较厚的包膜，此时抗生素很难进入脓肿包膜内。

【临床表现】

硬脑膜下脓肿的临床表现除原发性感染灶的症状外，病人常有头痛、畏冷、发热、恶心、呕吐、嗜睡，甚至昏迷以及明显的脑膜刺激征。由于硬脑膜下脓肿压迫脑皮层的功能区或由于感染引起大脑表面静脉的血栓性静脉炎等，可造成失语、偏瘫、癫痫或癫痫持续状态等。两侧性硬脑膜下脓肿可引起两侧性神经系统症状。如硬脑膜下脓肿范围较大可引起颅内压增高，甚至引起脑疝。若硬脑膜下脓肿位于大脑镰旁，则较早出现偏瘫，且以下肢为重，来源于额窦炎和颅骨骨髓炎者，可见病灶部位的头皮有浮肿及压痛。婴幼儿化脓性脑膜炎并发的硬脑膜下脓肿，常在脑膜炎发病后1～2周内发生，经抗菌素治疗，脑脊液细胞数趋向正常，但神经症状不见改善，反而出现癫痫、呕吐、头颅增大、前囟膨隆等。

【诊断】

本病的诊断除根据病史和临床表现外,还可借助于各种辅助检查。腰椎穿刺除发现颅内压增高外,脑脊液检查可见细胞数增多,蛋白含量增高,糖和氯化物正常或稍降低。脑血管造影可显示颅骨与脑之间的无血管区。头颅 CT 扫描,若为一侧大脑凸面的硬脑膜下脓肿则表现为靠近颅骨内板范围广泛的,可跨越颅缝的新月形或豆状形的低密度区,CT 值为 0～16Hu,为硬脑膜下脓肿的早期脓液。常伴有邻近脑组织水肿或白质内梗塞所引起的大片低密度区。有时硬脑膜下积脓范围较小,而脑水肿区却很大,占位效应显著,中线结构移位较多。但累及两侧大脑凸面的硬脑膜下脓肿,中线结构移位不显著。增强后 CT 扫描可出现边界清楚、厚度均匀的细强化带,位于硬脑膜下积脓处和脑表面之间,这是由于脓肿所处的软脑膜表面有肉芽组织形成,加之脑皮质感染所致。当伴有静脉栓塞和脑炎时,脓肿处的脑表面出现脑回状强化,此时可使脓肿内缘的强化带变得密度不均匀,厚度不规则。大脑半球内侧面纵裂的硬脑膜下脓肿,多呈梭形。MRI 检查:大脑凸面的硬脑膜下脓肿在 T_1 像上为信号低于脑实质而高于脑脊液,T_2 像上信号高于脑实质而略低于脑脊液,覆盖于大脑半球表面,呈新月形,偶为长梭形,并向脑裂特别是外侧裂延伸,新月形的内缘不出现低信号的弧形带。冠状面图像可显示脑底部的硬脑膜下积脓,病灶邻近脑组织可显示脑水肿的信号。

若在婴幼儿施行前囟穿刺时在硬脑膜下抽出脓液或成人经钻孔探查在硬脑膜下发现脓肿,便可确定诊断。

【鉴别诊断】

硬脑膜下脓肿除了应与其他颅内感染性疾病相鉴别外,还应着重与硬脑膜外脓肿相鉴别。一般说来,脑膜外脓肿症状轻,CT 扫描病灶局限,呈梭形,增强扫描脓肿内缘的强化带显著。脓肿内缘在 MRIT_1 或 T_2 像上均为低信号的弧形环带。而硬脑膜下脓肿症状重、CT 扫描病灶范围较广泛,覆盖于大脑半球表面,常向大脑纵裂延伸,增强扫描脓肿内缘的强化带纤细,呈新月形,MRI 图像不出现低信号的环带,鉴别并不难。但当硬脑膜外脓肿位于一侧大脑半球表面而硬脑膜下积脓较局限时,鉴别就会发生困难。

【治疗】

硬脑膜下脓肿的治疗除了全身使用抗菌素外,还应当及时进行脓肿引流手术,必要时应行开颅切除脓肿的包膜。待病情稳定后施行原发病灶的根治手术。

【合并症及后遗症】

硬脑膜下脓肿常见的并发症为脑血栓性静脉炎与静脉窦炎,有时可穿破蛛网膜而引起化脓性脑膜炎或脑脓肿。后遗症包括癫痫、失语、偏瘫及脑积水等。

【预后】

硬脑膜下脓肿的预后取决于病情的严重程度与病变波及的范围。大脑镰旁的硬脑膜下脓肿,由于手术处理较难,所以预后较差。由于不断出现各种新的,更加有效的抗菌素以及 CT 和 MRI 检查在临床上的应用,使本病的预后有了明显的改善。

二、硬脑膜外脓肿

硬脑膜外脓肿亦称硬脑膜外层炎,是较为少见的一种颅内感染。脓肿局限于颅骨与硬脑膜之间。

【病因】

硬脑膜外脓肿的致病菌与硬脑膜下脓肿相类似。常见的为葡萄球菌和链球菌,有时为革兰氏阴性杆菌。感染途径:

1.直接感染　如颅骨骨髓炎破坏颅骨内极,额窦炎破坏额窦的后壁,中耳炎和乳突炎破坏岩骨的鼓室盖,岩骨尖或乙状窦部的骨质等均可引起各相应部位的硬脑膜外脓肿。

2.血行感染　如头面部的感染,细菌可通过颅骨导静脉进入颅内而发生硬脑膜外脓肿。也可由全身各处的感染或败血症等,细菌经血行播散而引起,但均较为少见。

【病理】

硬脑膜外脓肿的病理改变取决于细菌的毒力、机体的抵抗力和感染的期限。其立即反应为硬脑膜外层轻度充血和渗出液的局部受累,继而纤维蛋白的沉积或脓肿形成。若细菌毒力小和机体抵抗力强时,局部可形成肉芽组织,甚至转变成致密的纤维组织疤痕。

【临床表现】

急性期常有周身不适、畏冷、发热和局限性头痛。局限性头痛的位置与硬脑膜外脓肿所在的部位往往是一致的。严重感染者有寒战、高热、谵妄、抽搐和脑膜刺激症状。颅内压增高的症状常不明显,脑脊液检查多无改变。进入慢性期症状反而减轻。各种原因所引起的硬脑膜外脓肿均具有一定的临床特点。如继发于颅骨骨髓炎者局部常形成脓肿或窦道。当脓液大量排出后症状可获明显好转。继发于额窦炎者常有额部头皮浮肿以及额部头痛与叩打痛。继发于中耳炎、乳突炎者,可有乳突部皮肤的浮肿与压痛。若脓肿较大而压迫脑皮层运动区可发生对侧偏瘫。若病变累及岩骨尖,可引起同侧三叉神经和外展的损害。

【诊断】

硬脑膜外脓肿的诊断主要根据病史与上述的临床表现。对有颅骨骨髓炎、额窦炎、中耳炎、乳突炎或颅腔邻近部位感染的病人,若出现全身感染症状、局限性头痛、局部皮肤肿胀压痛,甚至出现脑膜刺激症状或脑部症状时,应考虑本病的可能。脑血管造影可显示本病的无血管区。CT扫描在颅骨内板下方、脑外出现梭形低密度区,范围比较局限,增强扫描其内缘有明显的带状强化,同时伴有邻近脑水肿及占位效应。此外,还可发现颅骨骨髓炎等原发感染病灶。MRI检查显示颅骨内板下边界清楚的梭形异常信号区,T_1像呈介于脑组织与脑脊液之间的信号,T_2像呈高于脑组织的信号。若脓肿的蛋白含量高,则信号加强,梭形区的内缘在T_1、T_2像均呈高信号的弧形带,为内移的硬脑膜。若脓肿内含有气体,则出现液平面,上方的气体在T_1及T_2像上均为黑色的低信号区。必要时行钻孔探查可获确诊。

【鉴别诊断】

本病除了应与其他颅内化脓性感染性疾病进行鉴别外,应着重与硬脑膜外血肿和硬脑膜外积液进行鉴别。硬脑膜外血肿一般可追问到外伤病史,CT 表现急性期血肿为高密度病灶, CT 值在 $40\sim70Hu$ 之间,比脓液的 CT 值高。亚急性期血肿可为高、低或混合密度,但增强后 无包膜样强化。血肿在 $MRIT_1$、T_2 像上均呈高信号,而积脓在 T_1 像上呈低或中等信号,T_2 像呈略高信号。硬脑膜外积液一般无临床症状,水样密度,CT 值为 $-5\sim+15Hu$ 之间,增强扫 描无强化;$MRIT_1$ 像呈低信号,T_2 像呈高信号,周围脑组织信号正常。而积脓 CT 值偏高, $MRIT_1$ 像的信号显著高于积液的信号。

【治疗】

硬脑膜外脓肿的治疗也应当进行钻孔引流术以彻底排除脓肿。由于外伤或开颅术后引起 的,若发现有碎骨片或异物残存者应当手术予以去除。对颅骨骨髓炎引起的应当切除死骨,对 其他各种原发病灶同样应当进行根治手术。

【并发症及后遗症】

硬脑膜外脓肿也可并发其他各种颅内感染,但由于硬脑膜对化脓性炎症的扩散有阻挡作 用,所以多数炎症只局限在硬脑膜外间隙,其后遗症也较硬脑膜下脓肿少见。如果脓肿较大, 有肉芽组织形成并压迫脑组织时也可后遗癫痫及其他局限性神经症状。

【预后】

硬脑膜外脓肿如果处理及时、恰当,一般预后较好。

（王常贞）

第四节　脑结核瘤

【概述】

颅内结核瘤即颅内结核性肉芽肿,是脑实质或脑膜的一种局灶性结核,多数由身体其他部 位的结核病灶播散到颅内形成的肉芽肿性病变,少数为弥散性结核性脑膜炎残留感染所致。 近年来,由于生活水平的提高和抗结核药物的应用,脑结核瘤的发病率呈下降趋势,据京、津、 沪等地的统计大约占同期颅内肿瘤的 $1\%\sim2.5\%$。多见于青少年和儿童,男女比例相当。

【病理】

本病常继发于肺部、骨或泌尿系统结核病。结核菌经血液播散至脑引起三个相关的发展 过程,即局灶性结核性脑炎、结核瘤、结核性脑脓肿。结核是一个小的上皮细胞核,围以淋巴细 胞。局灶性结核性脑炎含有数个小的结核。真正的结核瘤由许多结核结节组成,中心为干酪 性坏死区,周围为朗格罕氏巨细胞及异物巨细胞,再外为上皮样细胞、纤维组织囊及反应性胶 质增生形成的包膜,围绕以脑水肿。少数有钙化。极少数结核瘤进展为厚壁结核性脑脓肿,机 理为免疫功能缺陷,脑内结核瘤呈干酪样改变,继之病灶软化伴有多核白细胞侵润及大量结核 杆菌生长,最后形成脓肿。

颅内任何部位均可发生,多数位于大脑或小脑半球的浅皮质内或略深处.表面呈结节状或 较硬质肿块,血供少,偶见于脑干。单发多见,小儿幕下发生率高,常合并结核性脑膜炎。成人 则以幕上多见。

【临床表现】

临床上脑结核瘤可以分为全身型和局限型两类。

1.全身型　病人同时有其他脏器活动性结核病灶,如肺、淋巴结甚至全身粟粒性结核。结核瘤往往多发,常伴有结核性脑膜炎。因此,全身状况比较差,出现发热、咳嗽、盗汗、消瘦等征象。此型病例少见,应以抗结核治疗为主,慎行手术。

2.局限型　只有颅内结核瘤而无其他器官结核病表现,易被诊为脑肿瘤。常常表现为颅内压增高和局限性病征。幕上结核瘤的首发症状常为头痛和癫痫,然后出现进行性局灶症状和颅内压增高症状。幕下结核瘤常以颅内压增高为首发症状,继而出现小脑症状,严重时可有小脑性强直发作。大多数病人全身情况尚可,少数表现结核病的全身征象如低热、盗汗、消瘦和血沉快等。

【诊断】

1.实验室检查　部分患者红细胞沉降率加快。脑脊液检查压力可有不同程度升高,其他指标多正常或轻微改变。结核菌素试验阴性并不能排除结核瘤,只表明其可能性小。

2.CT检查

分期及结果如下:

(1)早期(炎症反应期):胶原纤维少,呈等密度,不显示肿块,周围为低密度脑水肿,在额叶呈"漏斗状",在颞枕顶区呈"三手指状",强化不均匀。

(2)中期(炎症消退期),胶原组织增殖,内含干酪样物质,呈小盘状高密度,周围是低密度脑水肿,呈明显环状强化。

(3)晚期(结核瘤钙化结节期):病变呈圆形或卵圆形,平扫为高密度影,无脑水肿;增强后呈现"靶征",即环形强化包绕着中心结节状钙化或增强的病灶,这是典型的结核瘤的表现。

(4)硬脑膜结核瘤可导致颅骨过度骨化,很象脑膜瘤。

(5)结核性脑脓肿,中心区表现为典型的低密度区。

3.MRI检查　结核瘤在 T_1 加权图像上表现为低信号或略低信号, T_2 加权图像上多数为信号不均,呈低、等或略高信号;包膜在 T_1 加权像上呈等或略高信号;在 T_2 加权像上呈低信号,结核性脑脓肿的 MRI 同一般化脓性脑脓肿。

【治疗】

目前多数作者主张在获得临床诊断的基础上,应首先试用抗结核药物治疗 4～8 周,并采用 CT 或 MRI 随诊复查,如症状不改善、结核瘤不缩小,再考虑活检以确定诊断或外科手术切除。

1.药物治疗

(1)异烟肼:为治疗的首选药物,成人剂量为 300～400m/d,严重病例用 600～900mg/d,儿童一般为 10～15mg/kg·d,重者为 20～25m～kg·d。可采用口服、顿服、肌注等给药方式。病情严重的病人还可用 5% 的异烟肼静点或静推,成人剂量为 600mg/d,用 5% 的葡萄糖溶液稀释至 20～40ml 静推。昏迷病人还可鞘内注射,成人剂量为 100mg/d,3～6 次/周。为预防发生周围神经病变,在用药期间应加用维生素 B_6,口服 3 次/日,每次 20mg,或每日肌注 100mg。

(2)利福平，也是首选药物。易从胃肠道吸收，杀菌能力强。成人剂量 900mg/d，儿童一般为 15mg/kg·d。适合于治疗初期与异烟肼合用，用药期间注意肝脏功能。

(3)链毒素：适合于脑结核瘤的急性炎症反应期，成人剂量 1/d，小儿 20～30mg/kg，分两次肌注，疗程不少于 6 个月，开始每日注射，2 个月后改为隔日 1g 或每周 2g 肌注。应密切观察毒性反应，以便及时停药。

(4)乙胺丁醇，其在治疗中的主要作用是"防止结核菌发生抗药性"。因此本药不能单独使用。成人剂量为 15～25mg/kg·d，儿童 15mg/kg·d，口服。其毒性作用主要是引起球后视神经炎，导致视力减退、中央暗点和绿色视觉丧失，最好不用于 13 岁以下儿童。

常规的治疗方案仍然以异烟肼为主要药物，联合采用链毒素和利福平或乙胺丁醇，或异烟肼、利福平和乙胺丁醇，如果治疗后症状减轻，3 个月后改为二联疗法，如异烟肼和乙胺丁醇，其总疗程为 1.5～2 年。由于肾上腺素具有减轻脑水肿、抗炎、溶解渗出物等作用，故可以与抗结核药物同时应用。对于有严重颅内压增高的病例同时给予甘露醇静点。

在抗结核药物治疗过程中，发现个别病例在临床症状及脑脊液变化改善的同时，反而颅内病变体积增大，有时还伴有体表淋巴结增大，称为"反常性膨胀"，认为是免疫功能异常所致，或肾上腺皮质激素调理了结核杆菌的敏感性所致，或可能在治疗过程中，类似合成的肽聚糖和粘肽糖或异物蛋白从结核杆菌的细胞壁上释放出来，引起颅内病灶和体表淋巴结膨胀。此类病人不需要改变治疗方案，但可恢复停用的肾上腺皮质激素或调整某些抗结核药物，病变最终可治愈，但有的病例延至一年后病变才消失。

2.手术治疗　采用开颅术切除脑结核瘤的方法。手术指征是有严重的颅内压增高症状、视力减退或威胁生命者，在 CT 或 MRI 上结核瘤体积过大，且为成熟的结核瘤，抗结核药物治疗不易取得效果者。

(1)手术前准备：病情允许时，术前应用抗结核药物治疗 2 周，以减少术后发生结核性脑膜炎的可能性。

(2)手术方法：争取完整摘除结核瘤，分块切除易造成结核杆菌的扩散并发结核性脑膜炎；对多发性脑结核瘤，只切除引起颅内高压的主要病变；对位于重要功能区的脑结核瘤可做部分切除或仅做活检，残余的病变可望使用抗结核药物治愈，但应根据病情需要做到充分减压，手术结束前术野用稀释的链霉素溶液彻底冲洗，并可保留少许链霉素溶液于瘤床内，链霉素溶液的浓度为 0.5mg/ml。

脑积水是脑结核瘤最常见的并发症，它可以是并存的结核性脑膜炎或脑结核瘤梗阻脑室系统所引起，在治疗脑结核瘤的同时对脑积水应同时行脑室腹腔分流术以缓解颅内压增高。

（王常贞）

第五节　脑真菌性肉芽肿

【定义】

脑真菌性肉芽肿是由引起深部组织的真菌侵入脑内而形成。引起发病的真菌很多,包括隐球菌、念珠菌、放线菌、曲霉菌、新型隐球菌、球孢子菌、诺卡放线菌等,多为血行播散进入颅内,脑组织内。感染后临床上可出现脑膜炎、脑炎、脑脓肿、脑肉芽肿。

【诊断依据】

1.临床表现

(1)见于任何年龄,30～50岁多见。病史长或亚急性起病。有低热、头痛、恶心、呕吐,脑膜刺激征明显。

(2)颅内压增高,出现头痛、恶心、呕吐、视神经乳头水肿。

(3)局灶性症状:颅底神经损害,如展神经麻痹,面神经麻痹。肢体感觉,运动障碍,癫痫发作。

2.辅助检查

(1)实验室检查

1)腰椎穿刺:脑脊液压力增高,脑脊液无色透明或浑浊,白细胞增多,以淋巴细胞为主。

2)脑脊液涂片:墨汁染色可找到隐球菌。

3)脑脊液补体试验或乳胶凝集实验:呈阳性反应。

(2)影像学检查

1)CT:显示脑基底池模糊变形、不对称,强化明显。脑室扩大,硬膜下水肿形成;脑实质内肉芽肿呈等密度或高密度;强化后可见大小不一、多发、边界清晰的强化结节,或呈不均匀强化环形。

2)MRI:显示基底池及脑白质区单发或多发类圆形结节,呈长 T_1、长 T_2 信号。注药后结节呈明显强化。

【鉴别诊断】

与结核性脑膜炎相似,脑脊液反复查找真菌,可与其他病鉴别。

【治疗原则】

1.药物治疗有两性霉素 B、氟康唑、氟胞嘧啶等。对不同真菌应用不同药物,可合并用药。

2.立体定向穿刺取活检。

3.手术治疗切除病灶组织。

(刘庆利)

第六节 脑蛛网膜炎

【概述】

脑蛛网膜炎是常见的颅内非化脓性感染性疾病,发病率大约为颅内肿瘤的 1/10。好发于青年和中年人,性别上无大差异。主要病变是局限或多发的蛛网膜增厚与粘连。此外,炎症变化还见于软脑膜、室管膜、脑组织和脑血管,又被称为浆液性脑膜炎、粘连性蛛网膜炎、假性脑瘤和良性颅内压增高症等。

【病因】

脑蛛网膜炎的常见原因如下:

1.感染

(1)颅内感染:由细菌、病毒和寄生虫等感染所致的各种类型脑膜炎、脑脊髓膜炎、脓肿等均可能引起蛛网膜炎。其中,结核性脑膜炎是最常见的病因。

(2)颅外感染:中耳炎、乳突炎、副鼻窦炎是比较常见的病因。另外,颜面感染、盆腔炎、口腔炎等也可以成为致病因素。

2.颅脑损伤或手术 也是脑蛛网膜炎的重要病因。

3.某些鞘内注射的药物 抗菌素、抗毒素、麻醉剂、造影剂和蛛网膜下腔出血均可能成为致病因素。

4.颅内原发性病变 如脑肿瘤、脱髓鞘疾病和脑血管硬化等均可并发局部蛛网膜炎。

【病理】

主要病变是局限或多发的蛛网膜及软膜的增厚和粘连,此外,部分脑组织、脑血管、室管膜等均可并发局部蛛网膜炎。可分为三种类型:

1.斑点型 蛛网膜单纯增厚、浑浊、有白色斑点或花纹。蛛网膜未与邻近的脑组织粘连,蛛网膜下腔通畅。此型在蛛网膜炎中普遍存在。

2.粘连型 蛛网膜不但有不规则增厚,而且与邻近软脑膜、脑血管、脑表面和颅神经之间有条索状或片状粘连。粘连可广泛可局限,使蛛网膜下腔不通畅或闭塞。

3.囊肿型 蛛网膜粘连形成囊肿,内含清亮或黄绿色囊液,有时形成间隔或逐渐增大,易压迫脑组织和颅神经。此三种类型的共同的组织学改变为:小圆细胞和炎性细胞侵润,蛛网膜内皮细胞增殖,网状层的纤维化,使蛛网膜正常结构受到破坏。

【临床表现】

发病有急性、亚急性或慢性的不同过程。故病人表现程度不同的发热和全身症状。由于脑蛛网膜炎主要侵犯的部位是后颅凹、视交叉和大脑半球凸面等处,现分述如下:

1.视交叉部蛛网膜炎 是脑底部蛛网膜炎最常见的类型。炎症主要侵犯视神经颅内段及视交叉周围,形成致密或微细的结缔组织网将其包围,视神经常显苍白、缺血、萎缩状态,与周围结构难以分离。在视交叉部形成压迫神经的蛛网膜囊肿者也不少见。病人常有副鼻窦炎病史,少数有前颅凹骨折病史。一般颅内压增高征不明显。最早期和主要的症状是慢性头痛和视力障碍。头痛多在前额、颞部或眼眶部。常伴有一眼缓慢进行性视减退,数月后波及对侧,少数两侧同时减退,仅累及一侧视神经者较少。视力减退大多早期出现并发展较快,往往有反复,经抗炎等药物治疗后可好转,而在劳累、感冒、副鼻窦炎发作、过量饮酒后又再发而逐渐加重,严重者1～2周内失明。视缺损方面,由于粘连损害视神经的部位和程度不同,视野可出现多样化和不典型改变。其特点是早期出现中心暗点或旁中心暗点。周边视野不规则,如向心性视野缩小,两颞侧偏盲和鼻侧视野缩小等不典型改变。眼底检查早期可无改变,逐渐出现原发性或继发性视神经萎缩、视神经乳头炎和一侧原发性视神经萎缩与另一侧视乳头水肿等改变。较广泛的脑底部蛛网膜炎,还可出现1～6对颅神经损害的征象,少数下丘脑受累者可有尿崩症、嗜睡症、肥胖、性机能减退等症状。

2.颅后凹蛛网膜炎　　此区蛛网膜粘连很常见。大约占所有蛛网膜炎的三分之一,与颅后凹肿瘤的比例大约为7:1。颅后凹蛛网膜炎容易使脑脊液循环障碍,引起颅内压增高症状。按病变的不同部位,又可分为三种类型:

(1)中线型:在颅后凹中最常见。主要粘连病变在正中孔、侧孔、枕大池和枕骨大孔区。最易引起梗阻性脑积水和早期颅内压增高症状。病人早期头痛显著,继而出现呕吐和视力减退等症状。神经系统检查除视乳头水肿或继发性萎缩、外展神经麻痹、颈项强直等颅内压增高的症状和体征外,局限病征多不明显。但发病较快、病情较重,少有缓解。

(2)小脑凸面型:病程较缓慢,一般大约1～3年。蛛网膜炎所形成的囊肿可压迫小脑半球出现一侧小脑共济失调和眼球震颤,但不如小脑肿瘤那样显著。

(3)小脑桥脑型:主要病变在脑干腹侧区。常有一侧不同程度的颅神经损害,包括三叉神经、面神经、听神经的不全麻痹和偶有面肌抽搐。同侧小脑性共济失调和眼球震颤较轻或缺如。颅内压增高症状出现较晚。当炎症粘连波及颈静脉孔区时,则可有同侧舌咽、迷走和副神经损害的征象。此型病情发展较慢,症状可有较长期缓解,病程可长达数年。

3.大脑半球凸面蛛网膜炎

炎症病变常在大脑外侧裂周围,少数在大脑半球之间、胼胝体前上方或大脑表面其他部位。最早期的主要症状是头痛、癫痫发作或精神症状。头痛属持续弥漫性钝痛,程度较轻。癫痫多为局限性发作。很少出现偏瘫、偏身感觉障碍、失语等病征,即使存在也较轻。视乳头水肿较少见。一般病程较长,发展缓慢,时好时坏,长达数月至数年。颅内压增高出现慢,且远比颅后凹型为轻。

【诊断】

各种类型的脑蛛网膜炎都有其病变主要部位的独特的临床表现,但是临床上有以下共同特点可作为诊断上的参考:

1.病人多有全身性或脑邻近结构感染的病史或颅脑外伤史;

2.急性或亚急性起病,逐渐转为慢性,病程中有较长的症状缓解期或经抗炎等药物治疗好转,遇一定诱因如感冒、感染、疲劳等而再发加重,但部分病人属慢性起病。

3.颅内压增高症状为主,局灶症状轻微或呈多灶性或弥漫性,脑或颅神经损伤程度多不完全;

4.脑脊液压力在有明显梗阻性脑积水者可显著增高,早期压力可正常,细胞数常在 $50 \times 10^6/L$(50 个/mm³)以下,且以淋巴细胞增多为主,蛋白定量可稍微增高。

5.颅骨 X 线片在慢性颅内压增高者可显示鞍背骨质吸收,脑回压迹增多等一般颅内压增高征象,年轻病人可有骨逢分离。脑血管造影仅显示脑积水征或正常血管影像。CT 或 MRI 显示脑室系统缩小,正常或一致性扩大,局部囊肿形成者可有特殊表现。

【鉴别诊断】

1.视交叉部蛛网膜炎与该区疾病鉴别　视神经炎和球后视神经炎的视力减退均迅速且严重,眼球常有压痛及转动痛,无颅内压增高症状。垂体瘤和多数颅咽管瘤的视野及眼底改变比较典型,绝大多数有内分泌障碍且出现早而明显。颅咽管瘤儿童多见,多有鞍上钙化斑。鞍结节脑膜瘤长期表现视神经受压引起的视力减退和视野障碍,后期出现视乳头原发性萎缩。鞍部 X 线片、颈动脉造影、CT 及 MRI 均有独特的改变。

2.颅后凹中线型蛛网膜炎与该区肿瘤的鉴别　小脑蚓部或近中线肿瘤、第四脑室肿瘤多见儿童,病程进行性发展,颅内压增高症状如头痛、呕吐明显,早期出现小脑半球及蚓部损害的体征,严重者可出现脑干受压征象,呈现两侧锥体束征。

3.桥小脑角蛛网膜炎与该区肿瘤的鉴别　后者大多为听神经瘤,早期耳鸣、听力下降、眩晕等第 8 颅神经损害症状,随后出现面神经、三叉神经及小脑损害症状。颅骨平片可见内听道破坏与扩大,脑脊液蛋白高。脑血管造影、CT 或 MRI 可确定诊断。

【治疗】

1.非手术治疗　一般早期或急性期病例应先采用各种药物或措施进行综合治疗,其目的在于控制蛛网膜炎症、松解炎性粘连和降低颅内压力,并对原发感染病灶进行治疗。

(1)抗生素:对非特异性蛛网膜炎不是特效的,但在治疗可能存在于颅内或身体其他部位的隐性或显性细菌性感染,特别在蛛网膜炎活动期,可收到一定效果。

(2)肾上腺皮质激素:对防治蛛网膜粘连和炎症有较好的效果,初期应用效果较好。用药期间应注意补充氯化钾。如经过一个疗程有效,必要时可重复使用。

(3)降低颅内压力:可以采用 20% 的甘露醇、甘油果糖、利尿药等。

(4)其他药物:如神经营养药和血管扩张剂等。

2.手术治疗

(1)后颅凹探查术:对小脑半球和桥小脑角的蛛网膜粘连和囊肿进行剥离和切除,可收到一定效果。对中线型第四脑室正中孔和小脑延髓池的粘连和囊肿可行剥离和切除,并使中孔开放。如第四脑室中孔保持通畅,以保证正中孔畅通。如枕大池广泛粘连影响脑脊液循环吸收,可先行枕肌下减压术,以后再考虑做脑室腹腔分流术。

(2)视交叉部探查术:适用于视交叉部蛛网膜炎视力减退和视野缺损,经积极对症治疗不见好转甚至不断恶化时,可施行粘连与囊肿分离和切除。按常规垂体手术入路,最好在手术显微镜下小心地分离视神经和视神经交叉部的蛛网膜粘连,切除绞窄性的纤维带和压迫性的蛛网膜囊肿,使视神经和视交叉部得到缓解,但不可强行分离,以免增加损害。一般有效率大约 30%～40%,故术后仍应继续各种综合治疗。

（3）幕上开颅探查术。大脑凸面蛛网膜炎经过长期的综合治疗，症状无好转，相反有进行性的颅内压增高和视力逐渐减退、有失明危险者，可开颅分离粘连和切除囊肿，应用双侧颞肌下减压或去骨瓣减压，常可使颅内压力得到缓解，视力获得稳定或好转。

（4）对不典型的弥漫性脑蛛网膜炎，出现较明显的梗阻性或交通性脑积水时，均可先行脑室腹腔分流术，术后继续前述非手术疗法。

（刘庆利）

第七节　脑囊虫病

脑囊虫是猪绦虫（链状绦虫）的幼虫（囊尾蚴）寄生于人体组织中所引起的疾病。本病发生率高，约占囊虫病的 50% ~ 80%。囊虫病广泛分布于世界各地，以南美洲和远东地区为主。我国主要流行于东北、华北、西北和华东等地区。

【感染途径】

人类是链状绦虫唯一的终末宿主，而猪是主要的中间宿主。人体被感染有三个途径：

1.外源性异体感染，即食入被绦虫感染的猪肉以及被其虫卵污染的食物；

2.外源性自身感染，即病人手指污染虫卵，自己吞食而感染；

3.内在自身感染，即患者肠道发生逆向蠕动，使肠内绦虫的妊娠节片回流于胃内而致感染，绦虫卵经小肠消化液作用，六钩蚴脱囊逸出而穿入肠壁，随血液循环及淋巴液到达体内各组织，逐渐发育成囊尾蚴。寄生于脑部者为脑囊虫。囊尾蚴能存活 3~10 年。存活的囊尾蚴可引起较轻的脑组织反应，当濒死时释放大量抗原物质，导致机体免疫状况急剧变化，引起较强的脑组织反应。由于其在脑内寄生的部位及局部脑组织的反应程度不同，临床表现则复杂多样。

【病理】

根据囊虫在脑内寄生的部位可以分为三型：

1.脑实质型　最常见，约占脑囊虫的一半。囊虫数目少则几个多则数百个。大小如豌豆，在灰质者较白质为多，可能与灰质内血管较丰富有关。光镜下可见囊虫壁分三层：内层为纤维结缔及囊虫固有的体壁；中层为炎性细胞层，主要是淋巴细胞、嗜酸性细胞、浆细胞等；外层邻近脑组织，有胶质细胞增生，血管内膜增生与淋巴细胞浸润，有时形成血栓使管腔闭塞，成为癫痫发作的病理因素。

2.脑室型　一般较大，单发多见，直径可达 1~3cm，乃因囊虫内液高渗作用，不断吸入脑脊液使囊腔变大。透过乳白色半透明的囊虫壁可见腔内虫头。囊虫多在脑室内游动，有时与脑室壁相连，引起室管膜炎和室管膜下胶质及结缔组织增生，从而阻塞正中孔、外侧孔、导水管，甚至室间孔。

3.脑池蛛网膜下腔型　发生率仅次于脑实质型，存在于脑底池和蛛网膜下腔的软脑膜上，常多发，并聚集成葡萄状粘附脑底诸池，可以引起蛛网膜炎、蛛网膜的粘连和增厚，产生颅神经损害和梗阻性脑积水。

【临床表现】

由于囊虫侵入神经组织的数目、部位不同,故临床症状极为复杂。而且,囊虫的发育过程不一,死亡先后不一,病情时有波动。一般情况下,本病病程缓慢,多在 5 年以内,按病变部位可分为下列类型:

1.脑实质型　根据症状可以分为三个亚型:

(1)癫痫型:可以表现为各种类型的癫痫发作,约半数表现为大发作。同一病人可以具有两种以上的发作形式,且极易转换。发作形式的多样性及易转换性为本病的特征之一。

(2)脑瘤型:此型患者由于脑内多发或较大的囊虫病灶引起周围脑组织炎性反应造成脑水肿,可导致颅内压升高。出现类似颅内占位性病变的症状和体征。查体可见眼底有视乳头水肿及局灶的脑组织损害。

(3)精神障碍型:有进行性加剧的精神异常及智力减退,晚期可表现为痴呆,与囊虫引起广泛脑组织破坏和脑皮质萎缩有关。

2.脑室型　大多数在第四脑室。由于囊虫沉着于脑室壁上或浮游于脑脊液中,导致脑室变形、脑脊液循环障碍,同时由于脉络丛受到囊虫毒素的影响分泌增加,故产生严重的颅内压增高与脑积水。病人在急速转动头部时出现眩晕、恶心、呕吐及循环呼吸功能紊乱,即 Bruns 综合征。部分病人有轻度眼震和共济失调。

3.脑池和蛛网膜下腔型　根据症状可以分为两个亚型:

(1)颅内压增高型,因囊虫阻塞脑池或蛛网膜下腔导致交通性脑积水和慢性颅内压增高。

(2)脑膜炎型:以急性或亚急性脑膜刺激症为特点,长期持续或反复发作。是由于寄生于软脑膜或蛛网膜的囊虫死亡或囊壁破溃而引起。起病时有发热,一般在 38℃ 左右,持续 3~5 天。有脑膜刺激征。易被误诊为结核性脑膜炎或病毒性脑膜炎。

(3)颅神经受损型,按囊虫侵犯部位出现不同颅神经损害,如桥小脑角区则产生 5~8 颅神经轻瘫。

【检查】

1.查体　皮下结节。一般皮下或肌肉结节如黄豆大小,触诊较硬,可移动,切除活检可证实诊断。

2.常规化验

(1)血常规,末梢血嗜酸性粒细胞计数增加,超过正常的 20% 时高度怀疑寄生虫感染。

(2)大便常规,可发现脱落的成虫节片,光镜下可以查到绦虫卵。

3.脑脊液检查　压力常增高。细胞计数白细胞增多,以淋巴细胞和嗜酸性粒细胞为主。细胞学检查呈变态反应性改变。生化检查可见蛋白轻度或中度增高,糖含量低,氯化物正常或减低。

4.免疫学检查　脑囊虫病人细胞免疫异常与体液免疫异常并存。常用两种方法检测病人血或脑脊液中抗囊虫抗体:

(1)间接血细胞凝集试验,血清<1:128 为阴性,脑脊液<1:8 为阴性。

(2)酶联免疫吸附试验:血清<1:64 为阴性,脑脊液<1:8 为阴性。尽管这两种方法有很高的敏感性和特异性,阳性率可达到 90% 左右。

5.影像学检查　CT 和 MRI 能清晰地显示出囊虫的形态、大小、数量、分布范围等,检出率在 90％以上。在 MRI 上常常可以看到脑室内囊虫的头节,据此可以做出比较准确的定性诊断。

【诊断】

具备下列三项中的两项者可以诊断为脑囊虫病。

1.有局灶或弥散的脑症状和体征,如头痛、癫痫发作、颅内压增高、精神症状者,并排除了其他原因所造成的脑损害;

2.脑脊液囊虫免疫学试验阳性;

3.头部 CT、MRI 显示有典型的囊虫改变。

如果仅具备上述第一项,则应具备下列三项中的两项:

1.病理检查证实皮下结节为猪囊尾蚴,或者眼内、肌肉内发现囊虫,或血囊虫免疫学试验阳性;

2.脑脊液淋巴细胞增多或蛋白含量增高,或找到嗜酸粒细胞;

3.头颅 X 线平片显示多数典型的囊虫钙化影。

【治疗】

1.药物治疗

(1)吡喹酮(PZQ):为广谱抗寄生虫药,对全身各部位的囊虫均有杀灭作用。能通过血脑屏障直接杀死囊虫。但是本药在脑脊液中浓度较低,故对脑室系统囊虫疗效较差。给药方法有两种,一是小剂量给药:总量 120～180m～kg,3～6 天服完,3 次/d;二是大剂量给药:200～300mg/kg,每日 50mg/kg。应注意,在用药过程中,由于颅内囊虫大量死亡,囊液和虫体蛋白释出,引起周围脑组织反应,出现颅内压增高、癫痫等局灶性脑组织受损害,因此应联合应用皮质类固醇。

(2)丙硫咪唑:能抑制囊尾蚴对葡萄糖原的吸收,导致虫体糖元耗竭。用法:15～18mg/d,分两次吞服,10 天为一疗程。间隔 15～20 天再进行下一个疗程,可用 2～3 个疗程。用药过程中注意颅内压增高反应,如出现可用皮质类固醇和甘露醇。

(3)南瓜子与槟榔子联合治疗:早晨空腹口服 50～90g 南瓜子粉,经 2 小时后加服槟榔煎剂 150～200ml,又过半小时再服 50％硫酸镁 50～60ml。一般在 3 小时有完整虫体排出。

(4)中药雷神丸或囊虫丸疗效也很好。

2.手术治疗

(1)颞肌下减压术:脑实质内多发性囊虫因个数太多,无法一一摘除,如果并发颅内压增高,危及病人生命或影响视力而又不能用药物控制时,根据情况可施行一侧或双侧颞肌下减压术。

(2)分流术:对于脑池和蛛网膜下腔型病例出现交通性脑积水者,可按病情行三脑室或终板造漏术和侧脑室腹腔分流术。

(3)囊虫摘除术:①内窥镜囊虫摘除术:内窥镜适合摘除脑室系统的囊虫,尤其适合于侧脑室内的多发囊虫,近年来应用较多,疗效较好。②开颅囊虫摘除术:对于脑室内囊虫尤其是四脑室的囊虫、脑实质中单发并形成占位效应的囊虫可以采用开颅摘除。摘除囊虫时尽量将其完整取出，切忌使其破裂，摘除后还要反复冲洗。

【预防】

切熟食和生食的砧板要分开；烹饪时猪肉要熟透；提倡圈养猪，而不是散养。

（王常贞）

第八节　脑型肺吸虫

肺吸虫侵入人体脏器主要在肺部，脑组织占第二位。根据国内资料，脑型肺吸虫约占活动性肺吸虫病的 10%～20%。多见于我国东北、华北、华东和四川等地，但现在已少见。

【感染途径】

肺吸虫虫卵经宿主（人或其他动物）的痰和粪便排出，到水中长为毛蚴，寄居于第一中间宿主淡水螺内，发育成尾蚴后进入第二中间宿主（淡水蟹和喇蛄）内变为囊蚴，此时为传染期。当人食入带有肺吸虫囊蚴的蟹或喇蛄后，囊蚴在肠腔脱囊，穿过肠壁入腹腔，幼虫可侵入纵隔，沿颈动脉周围软组织上行，经颈动脉管和破裂孔人颅腔，侵犯附近脑组织。病变多位于大脑颞枕叶内侧面的底部，还可累及邻近的白质、基底结等结构。

【病理】

脑内病变根据其发展过程可以分为三期：一是侵润和组织破坏期，不仅虫体在脑内迁移对脑组织造成直接损害，而且虫体代谢或分解产物对脑组织的刺激还可引起脑膜炎、脑炎；二是肉芽肿或囊肿期，大量虫卵沉积引起异物反应，形成界限不清的肉芽肿，在肉芽外周形成包膜，其中心逐渐发生坏死，形成青灰色或棕褐色粘稠液，内部可有虫体和虫卵；三是机化钙化期，此期虫体已经死亡或迁移他处，囊液被吸收，肉芽组织机化或钙化。受累的皮质或皮质下结构出现脑萎缩、脑沟及脑室扩大。由于虫体的迁移，在脑内可以发现不同时期的病理改变同时存在。

【临床表现】

感染肺吸虫后最早出现的是腹部症状，如腹痛、腹泻等；然后是肺部症状，持续最久，有咳嗽、吐铁锈样痰、胸痛等，大约在 2 个月至 5～6 年后才发生脑部病变，其症状很凶险，需要及时处理。按临床表现可以分为如下四型：

1.脑膜炎型　急性起病，以头痛、呕吐、发热、颈强直等为主要表现，克氏征阳性。有时脑脊液检查可查到虫卵。相当于虫体刚侵入颅内阶段。

2.脑瘤型　表现为局限陛瘫痪、偏瘫、偏身感觉障碍等，为脑组织中虫体和虫卵的沉积形成占位性肉芽肿所致。

3.癫痫型　本病可有各种癫痫发作，其中以部分性发作和全身大发作多见，早期癫痫的发生为虫体迁移所致，晚期癫痫与脑组织坏死、神经胶质细胞增生形成致病灶有关。

4.萎缩型　主要表现为智能衰退、精神症状。相当于疾病的晚期。

【诊断】

1.病史和症状　生食淡水蟹或喇蛄的经历。先有肺部症状，然后出现头痛、呕吐、癫痫、视乳头水肿等中枢神经系统症状和体征。

2.脑脊液异常　在病变活动期,脑脊液中嗜酸性粒细胞增多,蛋白含量增高,偶可检出虫卵。在组织破坏期可出现血性脑脊液。在囊肿形成期脑脊液压力升高、蛋白增加等。

3.周围血中嗜酸性细胞百分比绝对值增高,白细胞增多,血沉加快等为脑型肺吸虫活动期的征象。

4.在痰液、大便、胃液及其他体液中可发现虫卵,或在任何组织标本中发现肺吸虫,可供诊断。

5.CT 平扫在急性期主要为脑水肿,脑实质中可见到大小不一、程度不等的低密度水肿区、脑室狭小、不强化。在肉芽肿囊肿形成期,出现高密度的占位性表现。机化钙化期,头颅 X 线片可见到钙化斑。

【预防与治疗】

1.预防　避免生食淡水蟹和喇蛄,切断传播途径。

2.治疗

(1)药物治疗:①阿苯达唑,每天 8mg/kg,分 1～2 次口服,连用 7 天;②吡喹酮,每天 25mg/kg,分 3 次口服,连服 3 天。③硫氯酚,每天 50mg/kg,分三次口服,连服 10～15 天。有严重肝病、肾病和心脏病及孕妇应暂缓应用。

(2)外科治疗:病变呈占位性,有颅内压增高可以施行一侧或双侧颞肌下减压术,若头部 CT 扫描显示病灶局限或已有包膜形成的囊肿和肉芽肿,可施行开颅术切除病灶。

(王常贞)

第九节　脑型血吸虫

血吸虫病多发生在亚洲和热带地区,在我国流行的血吸虫为日本血吸虫。血吸虫病人中有 2%～4%出现脑部症状。

【感染途径】

随粪便排出的血吸虫卵在水中孵化成毛蚴,进入中间宿主钉螺体内发育成尾蚴后,离开钉螺,在水面游动。人接触到这种疫水后,尾蚴可经皮肤钻入人体内,成虫主要寄生于门静脉系统,排出大量虫卵,使肝脏及肠系膜的静脉阻塞而产生一系列消化系统受损的临床症状,还可以在其他部位引起病变,以脑和肺常见。

【病理】

寄生在门静脉系统的血吸虫排出的虫卵随血流沉积于脑组织和脑膜中,引起脑血吸虫病,病变主要集中在大脑,引起脑组织炎症细胞侵润,组织水肿、变性、血管炎,伴有胶原纤维增生,形成单个或多个黄色、或灰白色小肉芽肿,以及神经细胞退变和干酪样坏死,有时形成钙化。寄生在门静脉系统的成虫和虫卵还可以分泌毒素或代谢产物作用于中枢神经系统,导致中枢神经系统发生中毒或过敏反应。

【临床表现】

感染血吸虫后数周至数年出现脑部症状。根据临床表现可分为急性和慢性两大类。

1.急性型　潜伏期为 6 周左右,常见于青壮年人初次进入流行区,多次与疫水接触,表现为弥散性脑炎症状,可有高热、畏寒、持续性头痛、呕吐,定向力障碍、意识不清、精神症状等。重者可昏迷,瘫痪、锥体束征、脑膜刺激征等。随着体温恢复正常,这些症状一般都能逐渐好转或完全恢复,极少有后遗症。应注意与其他感染性疾病引起的中毒性脑病相区别。

2.慢性型　多发生于感染后 3～6 个月,最长可达 4 年,多见于流行区居民。临床上分三型:

(1)癫痫型:临床最多见。临床上可出现各种类型的癫痫发作,但以部分性发作 Jackson 型最多见。

(2)脑瘤型:系由颅内血吸虫肉芽肿占位和弥漫性脑水肿所致。以颅内压增高伴局限性定位体征为主要表现。

(3)脑卒中型:系由脑血管急性虫卵栓塞引起。主要表现为,起病急,突然昏迷、偏瘫、失语。

【实验室检查】

1.粪便检查　粪便中可找到虫卵或孵化出毛蚴。

2.血常规检查　患者的白细胞总数多在(10～30)×10⁹/L 之间,可见类白血病反应。嗜酸性细胞明显增多,一般占 20％～40％,嗜酸性细胞增多为本病的特点之一。

3.脑脊液检查　有时在脑脊液中可以找到虫卵。白细胞数在每升几亿至几十亿之间,以淋巴细胞为主。

4.免疫学检查　皮内试验、环卵沉淀试验(COPT)、间接血凝试验(IHA)、酶联免疫吸附试验(ELISA)等检查都可以应用,其中 COPT 是国内最常用的方法,有较高的敏感性和特异性。而 ELISA 为免疫学中最敏感和特异的方法,阳性率为 95％。

【影像学检查】

CT 平扫在急性型主要为脑水肿,于脑实质内可见大小不一、程度不等的低密度灶,无强化表现。慢性型表现为局限性肉芽肿,呈等或略高密度,有占位表现,边界不清,周边水肿,增强扫描可见病灶有强化现象。

【诊断】

诊断标准有:

1.首先确定患过日本血吸虫,可根据:

(1)疫源接触史;

(2)临床特点;

(3)粪便检查;

(4)免疫学检查。

2.脑部症状出现于血吸虫感染之后。

3.排除其他疾病引起的脑部症状。

4.锑剂、吡喹酮治疗有效。有时需要在手术中发现虫卵方能确诊。

【预防与治疗】

1.预防　加强粪便管理、水源管理,消灭中间宿主钉螺,避免接触疫水。加强疫区劳动保护和检查治疗病人。

2.治疗　杀虫治疗普遍采用锑剂。锑剂以小剂量长程疗法为宜,或从小剂量开始逐渐增加至足量。用药期间应注意肝、肾功能。手术治疗的适应证为:大的肉芽肿,有明显的临床症状者,可施行开颅手术切除。对脑部炎症水肿反应,造成急性颅内压增高,有脑脊液循环阻塞或脑疝形成,而脱水降压疗效不能持续或无效时,根据病情可施行一侧或双侧颞肌下减压术。术后仍然要用锑剂治疗。

（王常贞）

第十节　脑包虫病

【概述】

人体感染包虫病是细粒棘球绦虫棘球蚴引起的一种慢性脑、肝、肺、心肾等部位的寄生虫病,脑包虫占包虫病病人的1%左右。本病为自然疫源性疾病,分布广泛,遍及全世界,主要流行于畜牧区。国外见于澳大利亚、新西兰、阿根廷、蒙古、日本、印度尼西亚、菲律宾等地。在我国则主要分布于甘肃、宁夏、青海、新疆、内蒙古等畜牧地区和西藏、四川西部、陕西、河北等地。儿童多见,约为成人的7倍,通常男性比女性多。临床表现与一般颅高压相同,因此,在包虫流行区对颅压增高的病例应警惕本病。

【病因】

感染方式,本病的传染源为狗。在流行地区的羊群常感染有包虫病,当地人们常以羊或其他家畜的内脏喂狗,包虫在狗的小肠内发育为成虫即细粒棘球绦虫。虫卵随狗粪排出体外,人和狗接触密切,借污染的手指或饮食吞入虫卵而感染。

【发病机理】

细粒棘球绦虫的虫卵随狗的粪便排出,污染牧场、蔬菜、饮水、土壤、皮毛。人吞食污染虫卵的食物后,虫卵在十二指肠孵化成六钩蚴,经肠内消化,六钩蚴脱壳逸出,借助六个小钩吸附于肠黏膜,然后穿过肠壁静脉而进入门静脉系统,随血流到肝脏及肺中发育成包虫囊。

由于颈动脉较粗,因此,幼虫常易进入颅内,特别在大脑中动脉分布区,其中,以顶叶、额叶为最多,小脑、脑室及颅底少见。包虫囊有微白色半透明包膜,其中充满无色透明的囊液,外观与脑脊液极为类似。

【病理】

包虫囊分内外两层,内囊即包虫囊,外囊为脑组织形成的一层纤维包膜,二者之间轻度粘连,其中含有血管,供给营养。多数幼虫5年左右死亡,但不少则继续生长成巨大囊肿,容积从数百至数千毫升不等。囊壁由角皮层与生发层两层组成,前者具弹性,状如粉皮,由生发层分泌物组成,起保护生发层细胞,吸收营养物质等作用。生发层由一排细胞组成,实属寄生虫本体,具明显繁殖能力。生发层向囊内长出许多育囊、子囊(脱落的育囊)和原头蚴。子囊内部结构与母囊相似,又可产生原头蚴。包虫囊穿破而囊液溢出时,原头蚴可在附近组织形成新囊肿。生发层偶亦可通过囊壁较弱处芽生囊肿,是为外生囊,如此祖孙三代可见于同一包虫囊内。囊液含有毒白蛋白,囊肿破裂、囊液漏出时,常产生不同程度过敏性反应。包虫死亡后,囊液浑浊,囊壁钙化。

颅内包虫有两种类型:

1.原发棘球蚴,幼虫经肝、肺、颈内动脉至颅内产生包虫囊。

2.继发棘球蚴,系原发包虫破裂,包虫囊碎片、子囊、原头蚴等进入循环系统而到达颅内种植。此型一般多发。

包虫囊壁四周脑组织胶质增生,形成胶质性假囊壁,这层假囊壁与包虫囊极少粘连,手术时很易分离。

【临床表现】

1.原发型　棘球蚴逐渐增大,造成颅内占位效应,并对脑室系统压迫和梗阻,以致颅内压增高。由于包虫囊肿扩张性生长,刺激大脑皮层,引起癫痫发作,囊肿较大的出现头痛、恶心、呕吐,视力减退和视乳头水肿等。依囊肿所在部位产生局灶性症状如偏瘫、失语、偏身感觉障碍等。主要的临床特点是颅内压增高和癫痫发作。

2.继发型　症状比较复杂,一般分原发棘球蚴破入心内期,潜伏静止期和颅压增高期。继发棘球蚴破入心内,由于大量棘球蚴的内容物突然进入血流,可出现虚脱,呼吸急迫,心血管功能障碍以及过敏性反应等症状。由于棘球蚴不断长大,且系多个,分布广泛,所以该型临床特点与脑转移瘤相似。

血液:半数病人噬酸性白细胞增多,偶可达70%。包虫囊肿破裂或手术后,噬酸性白细胞常可显著增高。

皮内试验:囊液抗原0.1ml注射前臂内侧,15～20分钟后观察反应,阳性者局部出现红色丘疹,可有伪足(即刻反应)。若血内有足量抗体,延迟反应不出现。皮内试验阳性率在80%～95%之间,但可出现假阳性。

补体结合试验:70%～90%包虫病呈阳性反应,人或羊包虫囊液作为抗原(含头节的包虫囊液效果较好),囊液抗原性较低或包虫囊外膜甚厚至抗原不易溢出时,可呈假阴性反应。囊肿穿破、手术近期或继发感染,阳性率可提高。囊肿完全摘除后数月补体结合试验即可转阴。如果包虫囊手术摘除后一年,本试验仍阳性,可视为复发。

本病与血吸虫病及囊虫病之间存在着交叉反应。

头颅X线平片:颅骨包虫病病变从板障开始,破坏颅骨,并且容易破出骨板,形成颅内、外软组织肿块。颅骨为局限或广泛的多囊或单囊形态的膨胀性病变。多囊型葡萄串样,单囊型内板移位、硬脑膜移位及钙化,囊肿本身也可钙化。局限于颅底者缺少单囊或多囊特点,而呈骨质硬化表现,一般均无骨膜反应。

脑包虫囊肿产生颅内压增高,后床突骨质吸收,蝶鞍扩大,小儿尚可出现指压痕,颅骨菲薄,甚至可致颅骨缺损,包虫囊肿疝出颅外。还可见松果体移位。浅表囊肿致邻近颅骨局限外凸,骨板变薄。有时平片上显示弧线状、环形或蛋壳状及团块状钙化,如发现这种征象,可以定性。

脑血管造影：脑包虫囊肿常见于大脑中动脉供应区，尤以顶叶多，脑血管造影最能显示这种幕上的囊肿病变，造成周围血管弧状移位。一般表现为：

(1)囊肿部位无血管区。

(2)囊肿周围血管弧形受压、移位、环绕无血管区呈"手抱球"征象。

(3)脑血管牵直变细，管径一致，似"蜘蛛足"样征。

(4)颅内压增高。对中线及幕下包虫定位征不如脑室造影。

科学技术发展与进步，CT 扫描和 MRI 检查逐步取代了气脑和脑室造影，尤其是 CT，甚至于西部边远地区的县医院都装备了这种设备。CT 扫描对脑包虫的检查，影像清晰，定性、定位准确，费用也能被广大患者所接受。

脑 CT 扫描：脑内圆形或类圆形囊肿。边界锐利(偶尔有不完整的薄壳状钙化)。无囊周水肿，无周边强化，占位征象明显，囊内容物水样密度，一般不能分辨子囊(若感染，母囊液与子囊液密度不一，子囊则粒粒可数，子囊密度低于母囊具有诊断意义)。邻近部位出现多个囊肿应考虑囊肿破裂。

MRI 扫描检查：MRI 的图像质量比 CT 扫描更加清晰，其影像特点是：断层形态同 CT，壳状钙化无信号，囊内液体信号同脑脊液或稍高于脑脊液。含有较大子囊的包虫囊肿，因子囊液较母囊液密度低，显示出母囊内子囊的数量及排列情况，可以确诊。MRI 在密度的分辨上优于 CT。

【诊断】

多见于牧区，病人有与狗、羊密切接触史，临床症状以慢性颅内压增高和癫痫为特征。血象噬酸性白细胞增多，皮内试验阳性率 80%～95%，但可有假阳性。补体结合试验及间接血凝试验阳性及脑血管造影的特征性表现有助于诊断。CT 或 MRI 检查是确诊脑包虫病的最好方法。

【鉴别诊断】

1.颅内肿瘤　脑包虫病所致的颅内压增高和定位征状与颅内肿瘤相似，故常误诊为颅内肿瘤而手术，故对来自流行区有颅内压增高的病人，应提高警惕，须作详细而全面的体检，特别应注意有否伴发肝脏或肺脏包虫。必要时作包虫卡松尼皮内试验和各种免疫学检查。CT 及 MRI 检查可以确定诊断。

2.颅内蛛网膜囊肿　蛛网膜囊肿一般认为是胚胎期蛛网膜发育不良所致，在儿童和青壮年中发病率高，常好发于脑池相关部位，如侧裂池等，CT 和 MRI 检查表现为边界光滑的低密度、低信号囊性病变，密度或信号与脑脊液相同，无钙化，囊内长 $T_{1长}$ T_2，无强化。

3.脑部其他寄生虫病

(1)脑囊虫病一般具有共同的临床症状如颅内压增高、癫痫发作和定位性体征等。但本病可伴发皮下结节，切取标本进行切片镜检便明确诊断。粪便检查到节片、虫卵，亦可作为诊断的佐证。脑 CT 及 MRI 检查对绝大部分囊虫能作出准确的诊断。但对于囊泡型脑囊虫，尤其是巨大的单发囊泡型囊虫，因其 CT 及 MRI 的表现与脑包虫基本一致，容易误诊为脑包虫。但囊泡型脑囊虫有时可见合并有其他类型囊虫影像。脑包虫囊肿较囊虫囊肿形状更圆，几成正圆形。术中可见脑包虫囊壁呈乳白色、粉皮样，厚约 2mm 左右，脑囊虫囊泡壁菲薄、透明。

（2）脑肺吸虫病大都伴有肺及其他部位的病变。通常腹部征状出现最早，肺部症状次之。而肺部的症状持续时间较长，常受到病人及医师的重视。从铁锈色痰中可找到虫卵和夏克雷登氏结晶，结合肺部 X 线片，块状典型肺吸虫改变，不难鉴别。

（3）脑血吸虫病：晚期病人表现为血吸虫性肉芽肿，及其反应性广泛性脑水肿。颅内压明显增高，常伴有偏瘫、偏身感觉障碍、失语等定位体征，有类似脑包虫病之处。病人一般来自流行区，有涉水历史，肝及肠道受累较著。粪便沉淀和孵化可查到虫卵和毛蚴。乙状结肠镜检查可见结肠黏膜浅表溃疡、息肉、疤痕等病变。取活组织，查到虫卵阳性率极高。

【治疗】

目前尚无杀灭包虫的特效药物。手术为根治的唯一疗法。根据 CT 或 MRI 定位，将包虫囊小心分离后完整摘除。注意勿将囊壁弄破，以免囊液外溢，使囊内头节种植造成复发或过敏性休克。为保证手术成功，术前定位精确，手术切口和骨窗要足够宽大。硬脑膜张力高时要用脱水剂，分离囊壁前用棉条仔细保护周围组织，分离时必须轻柔小心，以防囊肿破裂，必要时可用漂浮法切除，即将病人头位放低，用洗创器轻轻插入分离囊壁四周，冲注大量生理盐水，可将包虫囊漂浮起来，完整摘除。手术残腔过大时，腔内留置一根硅胶管，关闭硬膜前，注满生理盐水，防止术后脑移位及颅内积气。如术中包虫囊肿破裂，可用过氧化氢、大量盐水冲洗，术后应用吡喹酮或丙硫咪唑口服，以防止种植病灶的出现。

【并发症及后遗症】

可并发囊内感染，造成脑脓肿。外伤可引起脑包虫破裂，导致过敏性休克死亡。棘球蚴可引起脑梗死。术前或术中包虫囊肿破裂，术后可有多发种植病灶出现。后遗症可有轻偏瘫或单瘫、失明、癫痫等。

【预后】

临床预后取决于包虫囊肿多少、大小、部位以及手术是否及时，若手术完全摘除可以根治，预后良好。

（王常贞）

第十一节　艾滋病的神经系统损害

【概述】

AIDS 又称获得性免疫缺陷综合征，是由人类免疫缺陷病毒（HIV）引起的具有传染性的疾病。1981 年美国发现首宗 AIDS 病人，我国两例病人是在 1989 年和 1991 年先后报告的。通常将已经发病者称为 AIDS 病人，而未发病者称为 AIDS 感染者。他们都是本病的传染源。

HIV 感染可以累及全身各器官和组织，10%～20% 的 AIDS 病人首发症状为神经系统损害，30%～40% 的病人随病情进展而出现中枢神经系统症状，AIDS 死亡者尸检中 90% 以上有神经病理异常。即使对于没有神经系统异常主诉者，经过详细的神经系统检查也常能发现 HIV 感染者中枢或周围神经功能异常的证据。而且，HIV 感染后神经系统病变范围广，任何部位的神经都可以被累及。

【病理】

HIV 是逆转录病毒科慢病毒亚科中的一种,包括 HIV-1 和 HIV-2 两种,HIV-1 的毒性与致病性均较 HIV-2 为强,是主要的病原微生物。目前,HIV-2 感染主要限于西非一些国家的 AIDS 患者,而且引发 AIDS 的机制仍然不清楚。HIV-1 病毒本身和其代谢产物均具有直接的致病作用。HIV-1 活性的主要特点是将染色体组的 RNA 逆转录成双链 DNA,然后移入宿主细胞核内,通过整合酶将它整合入宿主染色体中成为长久的构筑,机体无法将其清除。它可以没有活动保持静止,也可具有较高的基因表达性能而积极参与病毒生产。HIV-1 还具有嗜神经的特点,可依靠突变而获得亲神经的特异性变种。HIV 可在中枢神经系统内长期存活,并直接感染而造成许多损害。同时,HIV-1 不总导致细胞死亡,因此神经组织可以作为病毒储存的地方。

AIDS 的特征性的病理生理变化是重度的免疫功能缺陷,HIV-1 通过其膜上的一种糖蛋白 gp120 与 CD4 阳性的细胞结合,CD4 是 gp120 的受体。在人类 CD4 阳性的细胞主要为辅助性 T 细胞(TH)。HIV-1 进入该种细胞后,随着病毒的不断复制,通过细胞凋亡机制使之破坏,导致体内 TH/TS 比例倒置,造成严重的免疫缺陷,使机体对许多机会性感染和某些肿瘤的易感性增加,最终病人死去。

目前证实只有血液、精液和宫颈分泌物可以传染 AIDS,所以主要传播途径为:①性接触传播;②经血液传播;③母婴传播。其中,同性恋和静脉药瘾者占绝大多数。

【临床表现】

HIV 是嗜神经性病毒,在疾病的早期就可侵犯神经系统,所以 AIDS 的中枢神经系统表现主要是 HIV 直接侵犯造成的;其次,HIV 感染后入体免疫机制受抑制或免疫缺陷后造成病毒、细菌、真菌等易感染或产生继发性肿瘤。以上两种原因合并在一起则更容易罹患疾病。

1.AIDS 的原发性神经疾病　　HIV 所引起的中枢神经系统可以是炎症性的、脱髓鞘性的或退行性的,其中有几种被认为是 AIDS 的确定性病变。

(1)HIV 无菌性脑膜(脑)炎:见于 AIDS 早期为多,也见于晚期。病人的主要症状为头痛、怕光、恶心、呕吐、发热、咽痛、食欲不振、腹泻等,有的尚可有明显的脑炎症状,如抽搐、失语等,常有全身强直-阵挛发作。脑脊液中可有淋巴细胞增多,蛋白质增高,糖正常。EEG 显示弥漫性异常。有的病人可有脑神经麻痹,最多见的为面神经,其次为三叉神经或听神经。

(2)AIDS 痴呆综合征:以前又称为亚急性或慢性 HIV 脑炎,在临床上最常见。一般发生于本病晚期,主要表现为进行性认知功能减退,注意力不集中,记忆力减退,时间及空间定向障碍,运动功能减弱,行为异常。由于共济失调及震颤使步履困难,书写不能。平衡功能不良等。如脊髓受累时,可出现肌张力增高,腱反射亢进,感觉障碍。晚期可出现大小便失控,行为改变如淡漠、缺乏兴趣、消沉、缄默等。随着病情发展,病人逐步向植物性生存方向发展。与中毒或代谢障碍引起的痴呆不同的是以上症状的出现都是在意识清醒的情况下发生的。本综合征无特殊诊断标准,对病人轻微的认知力减弱能较早察觉很重要。头部 CT 和 MAI 检查常见脑萎缩。脑脊液中查到 HIV 病毒可确诊。本综合征无特效治疗。

(3)急性肉芽肿性脑血管炎:广泛的大脑前、中、后动脉及其近端分支呈肉芽肿炎症改变,引起多数脑梗死灶,涉及基底结、内囊、皮质下白质、顶叶及枕叶皮层以及桥脑被盖部。临床症状有高热、精神症状、阵发性意识障碍及相应的局灶症状。CT 显示有进行性脑萎缩及多发性低密度病灶。脑脊液和脑活检 $HT_1 V-III$ 培养阳性。但是血培养和三次血清 $HT_1 V-III$ 抗体阴性,提示感染只限于中枢神经系统。

(4)空泡性脊髓病:可单独发生也可与 AIDS 痴呆综合征合并发生,特点是脊髓白质发现空泡,主要侵及侧索及后索,以胸髓为最明显,表现为类似亚急性联合变性,为进行性痉挛性截瘫、共济失调和尿失禁。部分病人在脑部亦有空泡样改变,临床上有进行性痴呆表现。

(5)周围神经病(多发性神经根炎、多发性神经炎和神经病):AIDS 中约 15% 合并有周围神经损害。常表现为远端对称性感觉运动性神经病,可有痛性感觉异常,也有表现为慢性格林-巴利型神经病者,部分病例伴亚急性脑病。脑脊液正常或蛋白增高,肌电图显示肢端感觉运动神经病,以脱髓鞘为主者,有轻度神经传导速度减慢。

2.继发于 AIDS 的中枢神经系统机会性感染　中枢神经系统是除肺以外的第二个易受条件感染侵犯的器官。

(1)脑弓形体病:弓形体是细胞内的原虫,可以造成中枢神经系统的多灶性、散在的坏死和炎性脓肿,基底结处多见。为潜伏于中枢神经系统内的弓形体再激活所致,在其他免疫抑制状态时也可出现。表现为低热、意识状态改变、抽搐和局限性体征。但是症状和体征不典型,须与其他颅内占位性病变和淋巴瘤鉴别。影像学发现增强的多发性环状病灶,周围有水肿和占位效应,基底结受累最常见。血清学诊断常无特异性,但是滴度<1:4 时应考虑其他诊断。MRI 最敏感,但不能用以鉴别诊断。脑组织活检可迅速确诊。每日用乙胺嘧啶和磺胺嘧啶并辅以叶酸(防止贫血)进行治疗;慎用激素,因为它能抑制已经受损的免疫功能。

(2)巨细胞性脑炎和视网膜炎:发病率不确定,在临床表现上可与 HIV 脑炎混淆。但病情进展快,出现明显的脑室周围炎或在巨细胞病毒性视网膜炎和全身播散性感染的条件下出现脑炎症状时应考虑。病理改变程度不一,从只有少量巨细胞病毒包涵体到明显的脑炎和脑膜脑炎。活检能够发现脑内有病毒存在的证据,但很少能分离出,脑脊液培养也常阴性。影像学检查显示脑室周围白质的异常,增强扫描可显示皮层及皮层下病灶。巨细胞性视网膜炎是 AIDS 病人常见的眼科感染,20% 出现出血性视网膜炎,60% 为双侧性,不经治疗可导致失明。

(3)新隐球菌脑膜炎:该菌经肺入全身,最后到达脑部。临床表现为进行性头痛加重及意识障碍,伴发热和癫痫大发作,颈强直不常见。脑脊液细胞常不增高。CT 所见为非特异性,轻至中度脑室扩张,无脑膜增强,有时可见脑萎缩、肉芽肿或脓肿的影像。诊断依靠脑脊液墨汁染色找到病原菌,如不治疗可在数周内死亡。如能早期诊断,可用两性霉素和 5-氟胞嘧啶联合治疗。

(4)细菌感染:以分支杆菌感染稍多见。现已认识到,结核病是血清 HIV-1 阳性病人最常见的机会性感染。在合并感染 HIV 和结核的病人,其临床表现异常。结核进展加快,但肺结核常无痰。由于反应能力减弱,HIV 病人对结核菌素试验无反应者明显增加,其肺外结核类型与一般结核病人不同,以淋巴结肿大及粟粒性结核最常见。

3.继发于 AIDS 的中枢神经系统肿瘤

(1)原发性中枢神经系统淋巴瘤:原发性中枢神经系统恶性淋巴瘤极为少见,正常人群发病率估计为 0.0001％,而 AIDS 病人却高达 2％,美国原发性中枢神经系统淋巴瘤每年约有 225 例,因此,该病将成为 AIDS 病人的主要疾病,瘤细胞侵润脑实质血管周围间隙或软脑膜。临床表现多为亚急性起病,有精神状态改变、头痛、意识模糊、视觉障碍、局灶性神经功能障碍等。脑膜转移者可有颅神经损害以多发性神经根损害等。CT 显示脑深部、脑室周围有间质性结节或环形增强病变,与其他肿瘤或感染难以鉴别。侵及脑膜者可有脑膜增厚及增强。通常需要脑活检确诊。最近的实践证明,该肿瘤对放疗敏感,故应尽早行积极的放射治疗,可延长病人的生存期。

(2)Ka POsi 肉瘤:为 AIDS 病人最常见的恶性肿瘤,但是中枢神经系统很少发生。中枢神经系统受累时多已合并其他内脏受累及肺部广泛转移。临床上可有局灶症状。CT 有局灶性损害,而且易合并中枢神经系统感染。虽然它对放射线敏感,但病人最终死亡于广泛转移的 Ka POsi 肉瘤。

4.继发性脑血管意外　10％～20％的 AIDS 病人可有脑血管意外。最乡见的是多发性局灶性缺血性脑梗死,也可表现为出血性脑梗死、肿瘤内出血、短暂性脑缺血发作及硬脑膜外、硬脑膜下血肿、蛛网膜下腔出血、脑出血等。最近从某些 AIDS 感染者的血中分离出可产生高凝状态的血液因子,它可能是造成这些年轻的 AIDS 病人频发缺血性脑梗死的原因。

【诊断】

美国疾病控制中心对 AIDS 的申报标准为:

既往健康,除 HIV 感染外无已知的潜在因素而发生细胞免疫缺陷,以致并发机会性感染(卡氏肺囊虫或其他特定的机会性感染)或某些恶性肿瘤(最常见的为 Ka POsi 肉瘤)。换言之,一个完全的 AIDS 除了有 HIV 感染造成细胞免疫缺陷外,病人必须具备一至数项由细胞免疫缺陷造成的继发疾病才能诊断。临床上还常有一些患者,虽然具备了 HIV 感染和细胞免疫缺陷的一些表现,例如不明原因的发热、隐袭的体重下降、严重的口咽部念珠菌病等,但尚无其他继发疾病,称作获得性免疫缺陷相关综合征(ARC)或 AIDS 前期。

1990 年我国卫生部的诊断标准为:

1.HIV 感染者　受检血清经过出筛试验,如免疫酶法或间接免疫荧光试验等方法检出阳性,再经过 Westernb10t 等方法复核确诊。

2.确诊病例

(1)HIV 抗体阳性,又具有下述任何一项者,可为实验确诊的艾滋病病人:①近期(3～6 个月)体重减轻 10％以上,且持续发热 38℃以上至少 1 个月;②近期(3～6 个月)体重减轻 10％以上,且持续腹泻(每天达 3～5 次)1 个月以上;③卡氏肺囊虫肺炎,卡波氏肉瘤;④明显的霉菌或其他条件致病菌感染。

(2)如抗体阳性者体重减轻,发热,腹泻症状接近上述第一项标准且具有以下一项时,可为实验确诊的艾滋病病人:①CD_4^+/CD_8^+ 淋巴细胞计数比值<1,CD_4^+ 细胞计数下降;②淋巴结肿大;③明显的中枢神经系统占位性病变的症状和体征,出现明显痴呆,辨别能力丧失,或运动神经功能障碍。

主要的实验室检查有:①HIV 抗体的检测:HIV 感染后最早表达 P24 抗原,持续数周后逐渐消失,但逐渐出现针对 P24 和 gP41 等病毒表面蛋白的抗体,当检查到抗体时即可认为有病毒存在。②抗原检测：ELISA 双抗夹心法可检测血清和脑脊液中 P24 抗原，前者有利于确定急性感染者的抗原血症，后者有利于痴呆综合征的诊断。此外，PCR 技术可检测出微量的病毒 DNA，放射自显影方法还可以观察到病毒存在的部位。

【治疗】

1.药物治疗　目前尚未发现能够治愈 HIV 感染的特异性的治疗药物。主要针对 HIV 感染、复制、结合 T 辅助细胞和引起其死亡的各个环节的不同机制来进行治疗和预防。

主要药物有：

(1)叠氮脱氧胸苷可以减少血浆中的 HIV-1 的 P24 抗原，使 CD_4^+ 细胞短暂增加，延长患者的生存期，早期应用可减少痴呆的发生。应用指征是：HIV/AIDS 患者的 $CD_4^+ < 500 \times 10^9/$ L 时，剂量是 $300\sim600mg/d$。主要不良反应为白细胞和中性粒细胞减少、贫血和肌炎等。

(2)双脱氧肌苷：可减少 HIV-1 的 P24 抗原，增加 CD4＋细胞数，可持久增加白细胞和中性粒细胞。应用指征为：对 AZT 不能耐受或治疗后病情加重者，发生耐药较 AZT 少，剂量为 $250mg$，每天 2 次。不良反应为胰腺炎和周围神经炎，后者停药后可逆转。

(3)双脱氧胞苷的活性与 AZT 和 ddl 相似，但疗效较 AZT 差，应用指征为对 AZT 和 ddl 耐药的患者，可和 AZT 联合应用，剂量为 $0.75mg$，每天 $2\sim3$ 次。不良反应为周围神经炎，与剂量有关，停药后可逆转。上述药物单独应用容易产生耐药性，联合应用可减少剂量，不良反应也降低，且有协同抗病毒的作用。目前倾向于 AZT 加 ddl 或 ddC 治疗。

(4)Zidovudine，本药是胸腺嘧啶核苷的同类药物，进行长期小剂量治疗可以减少感染和神经系统的并发症，增加 CD_4^+ T 淋巴细胞的数量，减少血液中 HIV-1 抗原的增加。

HIV 是一种慢性感染过程，病毒可出现比较明显的变异，所以单一药物治疗容易产生耐药性并需要大剂量。1996 年加拿大的何大一医生提出 AIDS 的鸡尾酒疗法，把大部分的治疗 AIDS 药物联合应用，可以大大提高疗效。

2.外科治疗　颅脑手术对于 AIDS 的中枢神经系统损害并非是主要的治疗手段。对于单发的无颅外转移的淋巴瘤、KaPOsi 肉瘤及 AIDS 相关病原体感染造成的肉芽肿或脓肿可行开颅手术切除。感染造成的脑积水也可考虑作脑室腹腔分流术。应用立体定向活检对于明确诊断有重要的意义。

3.放射治疗　与 AIDS 相关的颅内肿瘤对放射线相当敏感，因此放射治疗是重要而有效的手段。

【预后】

AIDS 中枢神经系统损害的预后不容乐观。尽管采用综合治疗，但在明确诊断后大多数 AIDS 病人的生存期不超过 2 个月。单纯中枢神经系统感染似乎好一些，少数合并弓形体病的 AIDS 病人可存活 1 年。

（魏可欣）

第十二节　椎管内脓肿

【定义】

化脓性细菌侵入椎管内引起化脓性炎症,可以形成硬脊膜外、硬脊膜下及脊髓内的脓肿。

【诊断依据】

1.临床表现

(1)一般病史和症状:可有高热、寒战等周身感染及中毒症状,腰背部相当于病变水平可有明显的压痛及叩击痛,常常向胸腹部及下肢出现放射性疼痛、可有双下肢无力和大小便的功能障碍。

(2)查体:主要检查全身有无感染病灶,腰背部有无肿胀、压痛和叩击痛,检查感觉障碍平面及肢体肌力的等级、肌张力及腱反射情况,了解有无病理反射。

2.辅助检查

(1)血液检查:血常规,血细菌培养及药物敏感试验。

(2)脑脊液检查:常规、生化及细菌培养和药物敏感试验。

(3)影像学检查:MRI 是目前诊断椎管内脓肿的最准确和可靠的方法,病变可以呈长 T_1 长 T_2 信号,增强扫描有时可见周边的强化。

【治疗原则】

1.全身应用大剂量抗生素治疗。

2.手术治疗　临床一旦怀疑,并经影像学证实有占位效应后,应尽快行椎管探查,吸除脓液并清除脓肿,予以充分冲洗和引流,达到充分减压。

3.术后继续应用大剂量抗生素,根据细菌培养及药物敏感试验结果选用抗菌药物。要达到长程、足量。

(魏可欣)

第十三节　颅骨骨髓炎

【诊断标准】

颅骨对炎症的抵抗力很强,血源性感染很少见。大多数感染由邻近扩散而来(如:来自感染的气窦、头皮脓肿)或者穿通伤(包括手术)。如果感染迁延,致局部肿胀、水肿。

【治疗原则】

1.单用抗生素很少能治愈,常需外科切除感染的颅骨,用咬骨钳彻底咬除感染的颅骨,直到正常颅骨的边缘。

2.对开颅骨瓣感染的病例,骨瓣必须取下。咬除骨窗边缘直到正常颅骨。

3.清除感染颅骨的手术同时不做颅骨成型。

4.术后需用较长时间的抗生素。开始1～2周静脉给药,然后口服给药。一旦耐甲氧西林金黄色葡萄球菌被排除，可用万古霉素加一种三代头孢菌素。大多数治疗失败的病例是由于外科处理后用抗生素少于 4 周所致。

5.如无感染迹象，可在术后 6 个月后再做颅骨成型。

（丁攀峰）

第十四节　神经外科手术后感染

神经外科手术后感染率约为 4.3％，脊髓手术为 0.9％，复发性胶质瘤可高达 11％。由于很多抗菌药物不能通过血脑屏障，达不到有效治疗浓度因此治疗困难，死亡率高。

【诊断标准】

1.神经外科手术后感染原因

(1)脑脊液鼻漏、耳漏及切口漏使感染危险性增加 13 倍以上。

(2)术后切口外引流。

(3)手术放置异物(如分流管、颅骨修补材料、电极板等)易发生感染。

(4)伴有其他部位感染(呼吸道、泌尿系统等感染)，使术后感染危险性增加 6 倍。

(5)违反外科无菌操作和原则。

(6)手术持续时间长(4 小时以上)，以及再次手术者。

(7)头皮消毒不彻底。

(8)患者本身存在不明原因感染。

(9)伤口本身存在的感染(如开放性颅脑损伤)。

2.开颅手术后感染的时限　早期可发生于手术后 48 小时～15 天内，迟者可见于术后数月，通常为急性炎症性病变。1991 年 Ronald 认为，手术后感染时限为 30 天；体内植入异物者，术后 1 年发生感染者均属手术后感染。

3.神经外科手术后感染种类

(1)开颅术后切口感染：发生率 0.7％～1.2％。帽状腱膜缝合不良、皮下缝线残端过长、遗留头皮缝线未拆、手术后去骨片减压、特别在经岩骨入路或儿童枕下中线开颅，如果硬脑膜缝合不严，手术后脑脊液外溢，都与伤口感染有关。切口感染分为浅表感染，即切口皮肤或皮下组织的感染；深部感染为帽状腱膜下、颅骨膜或骨组织。

致病菌来源于术者和患者皮肤，特别是术者手或脸部及患者皮肤脱屑；革兰阴性菌来源于各种冲洗液或引流系统，而金黄色葡萄球菌引起术后感染，多是在手术过程中。

此类感染早期症状多不明显，数日后头皮出现红肿。如头皮下积脓，可致患者发热、白细胞计数增高。通常多需穿刺抽吸放出脓(积)液并行细菌培养，一般不需切开引流。

(2)细菌性脑膜炎：与手术室环境、无菌手术技术紧密相关。病原菌可来自皮肤、手术器械、术中异体组织的植入如放置脑室分流管或手术区留置引流管。开颅时副鼻窦和乳突气房开放，潜伏的细菌可能成为感染源。术后化脓性脑膜炎多发生在术后 3 天，患者表现为突然高热、颈强直、精神淡漠等。

(3)硬脑膜外积脓：少见。脓汁局限于硬脑膜外腔，多伴游离骨瓣骨髓炎。如硬脑膜缝合不严,感染可向硬脑膜下扩散。对开颅手术后切口长期不愈合者,须拍头部 X 平片,除外颅骨骨髓炎。CT 检查可见硬脑膜外有积脓征象。除抗菌药物治疗外,应手术清除硬脑膜外积脓,刮除炎性肉芽组织彻底清创,必要时需去除受累骨瓣。

(4)术后脑脓肿:罕见。多与脑室引流管和硬脑膜下引流放置时间较长有关。术后患者发热、癫痫,脑脊液有炎症改变应及时行 CT 或 MRI 检查。确诊后可先抗感染治疗,待脓肿局限后、可行脓肿穿刺吸出脓汁,腔内注入抗生素;或行手术切除脓肿。

(5)无菌性脑膜炎:或称为非细菌性脑膜炎。在各种开颅术后均可能发生,占儿童颅后窝手术后 30%。临床表现为头痛、颈抵抗、恶心和呕吐或精神状态改变,与细菌性脑膜炎相似,但无菌性脑膜炎病例中,脑脊液的白细胞计数较低。与细菌性脑膜炎鉴别的参考依据是血和脑脊液是否培养出现细菌;术后 3~4 天血和脑脊液 C 反应蛋白浓度水平较高者长提示细菌感染的可能;聚合酶链反应也有参考价值。

(6)败血症:上述各种感染均可导致败血症,静脉和动脉插管维持时间过长亦可发生败血症。对保留在患者体内的静脉通道,必须每隔 3~7 更换导管。一旦出现不明原因发热应立即拔除通道,并对导管顶端进行细菌培养,可有助于判断感染原因。

4.实验室检查

(1)脑脊液细胞学和生化变化:细菌性脑膜炎脑脊液中白细胞总数多在 $1000/mm^3$ 以上,中性多核球可达 99%。脑脊液氯化物、糖定量降低、蛋白量增高。细菌性脑膜炎者在腰椎穿刺前使用过抗菌药物,脑脊液细胞数改变可类似病毒性脑膜炎。

(2)脑脊液细菌学检查

①涂片检查细菌:平均每个油镜视野发现 1 个以上细菌,涂片检查 10% 假阳性,需注意的是,用过抗菌药物者 40% 查不出细菌。

②细菌培养脑脊液细菌:培养 90% 可获明确诊断,血培养可能阴性,对诊断帮助不大,特别由肺炎链球菌、奈瑟菌属引起的感染。

(3)抗原抗体结合试验

①免疫对流电泳测定抗原。

②乳胶凝集试验。

③间接荧光试验。

【治疗原则】

1.抗菌药物与血脑屏障

(1)抗菌药物通过血脑屏障进入脑脊液的能力,受多种因素影响,正常条件下,大多数抗菌药物不能通过血脑屏障;脑膜炎时,尤其是化脓性脑膜炎时,由于细菌酸性代谢产物,导致脑脊液 pH 值下降,引起血/脑脊液的 pH 值梯度升高,而有利于抗菌药物向脑脊液中移动,故脑膜炎越严重,血/脑脊液 pH 值梯度越大,越有利于抗菌药物通过血脑屏障。

(2)根据通过血脑屏障的能力,抗菌药物分 3 类。

①能通过血脑屏障抗菌药物:氯霉素、磺胺嘧啶、复方磺胺甲基异口恶唑、甲硝唑。

②大剂量时部分通过血脑屏障抗生素:青霉素类、头孢菌素类、万古霉素、磷霉素、氟喹诺酮类。

③不能通过血脑屏障抗菌药物：氨基糖苷类、多黏菌素、大环内酯类、四环素类和克林霉素。

（3）经腰椎穿刺鞘内注射抗菌药物注入蛛网膜下隙不易均匀分布于脑室系统，毒性反应大，疗效欠理想，剂量过大可引起脑膜或神经根刺激症状，蛛网膜下隙粘连，甚至惊厥、昏迷、死亡，故一般不主张鞘内用药。但特殊情况下，如肠道革兰阴性杆菌、金黄色葡萄球菌和绿脓杆菌感染，鞘内用药仍有其适应证，脑室内用药，更应严格掌握使用药物的种类、剂量及浓度。

2.常见病原菌　神经外科感染常见的细菌主要为革兰阳性菌，以金黄色葡萄球菌占首位，次之为表皮葡萄球菌、链球菌、肠球菌等，革兰阴性菌或混合感染。

在开放性脑外伤或开颅术后引起的脑膜炎，多由金黄色葡萄球菌、链球菌引起；闭合性脑外伤或伴有颅骨骨折、脑脊液漏常见肺炎球菌；分流术后则常由表皮葡萄球菌引起。

3.抗菌药物的选用

（1）经验性应用抗菌药物：抗菌药物的选择应根据每个医院药物敏感试验分别对待。常用的经验性抗菌药物如下。

①青霉素、哌拉西林、阿莫西林、磺胺类、对 β-内酰胺类敏感的葡萄球菌有效。

②万古霉素、氯霉素对 β-内酰胺类耐药的金黄色葡萄球菌有效。

③庆大霉素对革兰阴性菌有效（常和万古霉素合同）。

（2）病原未明的化脓性脑膜炎

①引起化脓性脑膜炎常见细菌为脑膜炎双球菌、肺炎双球菌（二者占 90%）和嗜血流感杆菌。

②对上述 3 种细菌有效的抗菌药物首选氯霉素、氨苄西林，对病原菌未明常联合使用；青霉素针对肺炎双球菌、氯霉素针对嗜血流感杆菌和磺胺嘧啶针对脑膜炎双球菌。

③氨苄青霉素：成人 150～200mg/（kg·d），儿童 300mg/（kg·d）。

（3）脑膜炎双球菌脑膜炎

①除外过敏，青霉素为首选。成人 1000 万 U/d，儿童 20 万 U/（kg·d），分 2～4 次给药，静脉滴注，速度不能超过 50 万 U/min，防止因钠盐的摄入过快而致颅内压升高。

②氨苄西林：氨苄西林-舒巴坦成人 12～14g/d，儿童 300mg/（kg·d），分 4 次，静脉滴注。

③对青霉素过敏者使用氯霉素：成人 2～3g/d，儿童 100mg/（kg·d），静脉滴注。

（4）肺炎双球菌脑膜炎

①首选青霉素 G；氨苄青霉素至少用 10～14 天，热退后给药 3～5 天。

②对青霉素过敏的头皮感染：可用红霉素，红霉素成人 4g/d，儿童 20～40mg/（kg·d）；亦可用头孢一代。

（5）革兰阴性杆菌脑膜炎

①氯霉素：为唯一能通过血脑屏障抗菌药物，组织弥散性好，对革兰阳性、革兰阴性菌杀灭效果俱佳，用量：成人 2～3g/d，静脉滴注。

②氨苄青霉素：脑脊液中浓度相当于血清值 20%～30%，临床上凡致病菌未明者可选用，大肠埃希菌感染者常用氨苄青霉素、氯霉素、庆大霉素。

③美洛西林：主要用于革兰阴性菌株。成人 5g/d 或更大，静脉滴注，儿童 100～300mg/

（kg·d）。

④第三代头孢菌素：头孢噻肟：抗菌谱广，对革兰阴性菌、部分革兰阳性菌、吲哚阳性变形杆菌、厌氧菌均有效。成人 2～6g/d，最高计量不超过 12g/d，分 2～3 次静脉滴注，儿童 80～100mg/（kg·d），分 2～3 次。

拉氧头孢羟羧氧酰胺菌素：成人 1～2g/d，静脉滴注；儿童 50～100mg/（kg·d），分 2～3 次静脉滴注。

头孢曲松：抗菌作用同 0.5～2g/d。最高剂量 4g/d，静脉滴注；儿童 50～100mg/（kg·d），静脉滴注。

头孢他啶：第三代超广谱头孢菌素，抗菌谱同上，对铜绿假单孢菌作用非常强，绝大多数病原菌对本品敏感（包括对氨基糖苷类、青霉素类及其他头孢菌素耐药）。成人 1.5～6g/d，分 2～3 次，静脉滴注。儿童 50～100mg/（kg·d），肾功能有损害时，要适当调节剂量。

氨曲南：革兰阴性菌产生的 β-内酰胺酶稳定，尤其对铜绿假单孢菌敏感，成人每次 1～2g，每日 2～3 次；儿童 40～80mg/（kg·d），可免皮试。

（6）葡萄球菌脑膜炎：致病菌以表皮葡萄球菌和金黄色葡萄球菌多见。

①氯霉素：成人 2～3g/d，分 2 次，静脉滴注。必要时要监测其血药浓度。

②复方磺胺甲恶唑：成人每次 1g，每日 2 次，静脉滴注或口服，首次加倍。磺胺嘧啶 100mg/d，一日 2 次，静脉滴注。

③磷霉素：较易进入脑脊液，脑膜炎时脑脊液中浓度可达血清浓度 50%，对金黄色葡萄球、克雷白菌属、肠细菌、沙雷菌、天命杆菌属 80% 菌株、假单胞菌属的 70% 菌株有高效（MIC 为 6～8μg/ml），可选用治疗金黄色葡萄球菌感染，成人 8～16g/d，分次静脉滴注，儿童 100～300mg/（kg·d）。易产生耐药性，加用 β-内酰类或氨基糖苷类起协同作用。

④苯唑西林类：通过血脑屏障差，新青Ⅱ、Ⅲ吸收较好，但 75%～80% 须与血清蛋白结合，故疗效亦不够理想。

（7）铜绿假单胞菌脑膜炎

①青霉素类：羧噻吩青霉素对铜绿假单胞体外 MIC 为 16μg/ml，虽比羧苄青强 2 倍，但仍需大剂量而治疗效果欠理想。

MIPC（MIC：8μg/ml）、苯咪唑青霉素、哌拉西林，以及萘啶青霉素，对铜绿假单胞菌有强大的抗菌活力均可选用。MZPC 成人 5g 每 8 小时 1 次，儿童 100～200mg/（kg·d）。苯咪唑青霉素成人 Sg，每 8 小时 1 次，儿童 100～200mg/（kg·d）。哌拉西林成人 4～6g/d 儿童 80～100mg/（kg·d）。萘啶青霉素成人 2～3g，每 8 小时 1 次。

②头孢菌素类：对铜绿假单胞菌有特效（MIC0.78～1.56μg/ml），因其抗菌谱太窄，如有混合感染，宜加用其他抗生素如噻乙胺磺唑头孢菌素，头孢替安 0.5～2g/d，CFS 成人用量 2～4g/d，儿童 30～60mg/（kg·d）。第三代头孢菌素以其强大的抗铜绿假单胞菌著称，头孢哌酮成人 2～4//d，儿童 100～200mg/（kg·d）；头孢噻肟成人 2～4g/d，儿童 80～100mg/（kg·d）；头孢他啶，成人 1g 每 8 小时 1 次，儿童 100～150mg/（kg·d）；其抗菌活性相当于 CFS，且抗菌谱广。

（8）厌氧菌感染

①厌氧菌脑脓肿：常继发于慢性中耳炎、慢性副鼻窦炎，致病菌大多为脆弱拟杆菌；其次继发于肺胸膜感染，致病菌大多为梭菌族（15％），经血行途径入颅。

②厌氧菌脑膜炎：常伴有脑脓肿，脑脊液培养大多阴性，多见于中耳炎、颅脑外伤和开颅术后。

③硬脑膜下积脓：颅内厌氧菌感染大多为混合性或为革兰阳性和革兰阴性厌氧菌混合感染，或为厌氧菌和需氧菌混合感染。

革兰阳性厌氧菌对下列抗菌素敏感。MIC 分别为青霉素 $0.1 \sim 1 \mu g/ml$，氨苄西林 $4 \sim 8 \mu g/ml$，哌拉西林 $8 \mu g/ml$，头孢噻肟 $1 \sim 16 \mu g/ml$，头孢哌酮，以及氯霉素 $0.1 \sim 16 \mu g/ml$。

革兰阴性厌氧菌（脆弱拟杆菌、梭菌属等）对 5-硝基咪唑的衍生物如甲硝唑（灭滴灵、甲硝羟乙唑、美曲硝唑）、氯甲硝咪唑、甲硝磺酰乙唑均极敏感。氯甲硝咪唑口服或静脉滴注后 1 小时，血中浓度可达 $9 \mu g/ml$，甲硝唑在脑脊液中的浓度可达 $6 \sim 22.7 \mu g/ml$，相当于血清值的 88％，并易通过血脑屏障。

其他敏感抗菌素还有氯霉素、拉氧头孢羟羧氧酰胺菌素（MIC 为 $4 \mu g/ml$）、哌拉西林（MIC 为 $20 \mu g/ml$）、头孢西丁、头孢噻肟。

厌氧菌感染可先给青霉素 G30 万 $U \sim 50$ 万 $U/(kg \cdot d)$，静脉滴注；和甲硝唑 500mg 每 8 小时 1 次静脉滴注，或甲硝唑片 $400 \sim 600mg$，口服，每日 3 次；儿童 $30 \sim 40mg/(kg \cdot d)$ 每 8 小时 1 次静脉滴注，或用氯硝咪唑 500mg 每 8 小时 1 次静脉滴注或 500mg 口服，每日 3 次，儿童 $20 \sim 40mg/(kg \cdot d)$，以及氯霉素 $2 \sim 3g$ 静脉滴注，然后根据细菌培养药敏选用磺唑氨苄青霉素、哌拉西林、拉氧头孢羟羧氧酰胺菌素、头孢哌酮等抗菌药物。

4.神经外科手术抗菌药物预防性应用

（1）应用时间：要使抗菌药物在组织中达到最大浓度，应在手术即将开始时用药（麻醉后或切开皮肤前），手术时间较长，应在 $2 \sim 3$ 小时后重复给药 1 次，术后不必要继续使用预防性抗菌药物。

（2）用药方案：罗氏芬 $1 \sim 2g$，加入葡萄糖注射液 100ml 半小时内静脉滴注，或氧哌嗪青霉素 2g 加入 5％ 葡萄糖注射液，静脉滴注。

（3）在神经外科清洁手术中，围手术期应用预防性抗菌药物有减少术后感染的作用，但必须指出抗菌药物不能取代严格的无菌操作和轻柔对待组织，以及减少组织坏死，产生死腔等外科原则。

（丁攀峰）

第十五节　中枢神经系统感染的抗生素治疗

近年来由于抗生素使用的混乱，神经外科感染的主要病原菌耐药情况严重。如革兰阳性菌中，金黄色葡萄球菌和凝固酶阴性葡萄球菌对甲氧西林耐药率分别高达 68％ 和 93.3％，不过多数菌种对万古霉素、替考拉宁、利奈唑胺尚保持高度敏感性。革兰阴性病原菌中，肠杆菌产生 ESBL 的比例可高达 75％，大肠埃希菌、肺炎克雷伯菌对阿莫西林、环丙沙星、庆大霉素、多数第三代及第四代头孢菌素均显示较高的耐药率,对碳青霉烯类、头孢哌酮-舒巴坦、哌拉西林-他唑巴坦、阿米卡星等耐药率低。铜绿假单胞菌对碳青霉烯类、头孢哌酮-舒巴坦、哌拉西林-他唑巴坦、头孢拉定、阿米卡星、环丙沙星的类耐药率低。不过近年来对碳青霉烯和第三代头孢菌素的耐药率逐渐提高,部分地区亚胺培南的耐药率高达 36.4%。鲍曼不动杆菌对多数临床常用抗生素的耐药率均超过 30%,仅对头孢哌酮-舒巴坦,米诺环素和替加环素等保持较低的耐药率。神经外科预防用药和经验性治疗选择抗菌药物应考虑主要病原菌的药物敏感性。

神经外科手术部位感染中,颅内感染的病原菌以革兰阳性菌为主,以葡萄球菌属最为常见,手术切口感染病原菌主要为金黄色葡萄球菌和凝固酶阴性葡萄球菌。有数据显示外科患者脑脊液常见分离菌依次为凝固酶阴性葡萄球菌(28%)、金黄色葡萄球菌(21.5%)、不动杆菌属(14%)、肺炎克雷伯菌(5.6%)、大肠埃希菌(5.6%)、铜绿假单胞菌(6.1%)等。

选择抗菌药物治疗原则:

1.病原检测,明确诊断。在脑脊液或血标本送检后立即开始抗菌药物经验治疗,再根据革兰染色涂片及病原学培养结果,结合药敏及临床疗效为病原菌目标资料药物选择提供依据。

2.药物应对所怀疑或已经证实的细菌有良好的抗菌活性。药物能通过血-脑脊液屏障,进入脑脊液。常用抗菌药物根据通过脑膜通透性可分为 3 类:

(1)通过性较好:氯霉素,磺胺嘧啶,甲硝唑,利奈唑胺;

(2)大剂量时能通过:青霉素、头孢菌素、氨曲南、美罗培南、万古霉素、磷霉素、氟喹诺酮类(可引起中枢神经系统不良反应);

(3)不能通过:氨基糖苷类、多黏菌素、大环内酯、四环素、克林霉素。

3.经验性治疗　根据细菌流行病学分析,神经外科颅内感染主要致病菌中革兰阳性菌以葡萄球菌为主,革兰阴性菌以不动杆菌、铜绿假单胞、肺炎克雷伯菌为主。前者对万古霉素、利奈唑胺、替考拉宁敏感、后者对第三代、第四代头孢,头孢哌酮-舒巴坦,哌拉西林-三唑巴坦敏感性高;大肠杆菌对碳青霉烯类高度敏感。其他可参考上表。经验治疗应联合使用覆盖革兰阳性和阴性菌的药物。

(马军强)

第十六节　中枢神经系统感染的预防

【预防原则】

中枢神经系统手术感染预防用药的目的是预防术后切口感染,以及术后手术部位感染和可能发生的全身性感染预防用药应根据手术野有否污染或污染可能,决定是否预防用抗菌药物。

1.清洁手术　手术野为人体无菌部位,局部无炎症、无损伤,也不涉及人体与外界相通的器官。手术野无污染,通常不需预防用抗菌药物。如有以下情况时可考虑预防用药:

(1)手术范围大、时间长、污染机会增加。

(2)手术涉及部位深,一旦发生感染将造成严重后果者。

(3)异物植入手术,如颅骨修补,V-P 分流等。

(4)婴幼儿、高龄或免疫缺陷者等高危人群。

2.清洁-污染手术 手术部位和与外界通,如经鼻-蝶窦手术,额窦开放,外耳道相通的胆脂瘤等。该类手术时可能污染手术野引致感染,故此类手术需预防用抗菌药物。

3.污染手术 如脑脓肿,开放性颅脑损伤等。此类手术需预防用抗菌药物。

【给药方法和种类】

接受清洁手术者,在术前 0.5～2 小时内给药,或麻醉开始时给药,使手术切口暴露时局部组织中已达到足以杀灭手术过程中入侵切口细菌的药物浓度。如果手术时间超过 3 小时,或失血量大(>1500ml),可手术中给予第 2 剂。抗菌药物的有效覆盖时间应包括整个手术过程和手术结束后 4 小时,总的预防用药时间不超过 24 小时,个别情况可延长至 48 小时。手术时间较短(<2 小时)的清洁手术,术前用药一次即可。接受清洁-污染手术的患者术前预防用药时间亦为 24 小时,必要时延长至 48 小时。污染手术可依据患者情况酌量延长。对手术前已形成感染者,抗菌药物使用时间应按治疗性应用而定。

头颈部手术通常选择头孢菌素,以第一、第二代头孢为主,特殊情况下可选用头孢曲松等第三代头孢,避免选用超广谱抗菌药物。临床常用药物包括头孢唑啉,头孢拉定和头孢曲松。

【术后切口感染的预防和治疗】

术中确保手术野周围敷料干燥,减少不必要冲水。严格遵循无菌操作,术后瘤腔、硬膜应采用过氧化氢冲洗。术后伤口勤换药,如有感染征象应及时送细菌培养并及时加强抗菌治疗。若术后出现头皮感染,应加强换药,保证伤口敷料干燥。可采用庆大霉素＋高渗生理盐水湿敷,局部如有伤口裂开或脑脊液漏应该立即消毒并二次缝合。局部细菌送培养,根据药敏结果选择抗生素使用。如果培养结果未出,可先行经验用药。出现颅骨感染、脑脓肿、硬膜下积脓等处理见相应章节。

【特殊感染与防护】

1.克雅病(CJD) 又称疯牛病(BSE)。是一种罕见的主要发生在 50～70 岁的可传播脑病。受感染的人可出现睡眠紊乱、个性改变、共济失调、失语症、视觉丧失、无力、肌肉萎缩、肌阵挛及进行性痴呆等症状,并且会在发病的一年内死亡。该病常有染色体家族遗传倾向,并且有一个新的克雅病的报道(该病与牛海绵状脑病有潜在的联系)。病理学特征包括以小脑和大脑皮质为主的海绵样变性和朊病毒的出现。

目前由于常规的消毒方法对致病因子(朊毒体)无效,感染后血清学无法检出,在潜伏期时组织已具有传染性,所以 BSE 和变异型克雅病(vCJD)以预防为主,包括禁止用牛羊等反刍动物的内脏骨肉粉作为饲料添加剂喂养牛等反刍动物;防止经献血或捐献器官而传播;防止在外科手术特别是神经外科和眼科等手术时因污染的手术器械和用具消毒灭菌不彻底而引起医源性感染。

2.艾滋病(AIDS) 即获得性免疫缺陷综合征(AIDS)。是人类因为感染人类免疫缺陷病毒(HIV)后导致免疫缺陷,并发一系列机会性感染及肿瘤,严重者可导致死亡的综合征。预防HIV 感染,应对高危人群应定期检测 HIV 抗体。严格检查血液制品,推广一次性注射器的使用。医务人员严格遵守医疗操作程序,避免职业暴露。出现职业暴露后应该积极处理,清洗伤口,消毒包扎并及时上报并到相关防疫站行预防用药治疗。预防用药为双汰芝,1 片/次,每日 2 次,连续服用 28 天。

3.梅毒　是由梅毒螺旋体感染人体而发生的常见性传播疾病,目前在世界范围均有分布,是十分重要的性传播疾病。近年来该病的发病率有显著升高趋势。此外输血、手术甚至衣物等也可出现间接传染。

早期梅毒的预防:青霉素。

(1)苄星青霉素 G240 万 U,分两侧臀部肌内注射,1 次/周,共 2～3 次。

(2)普鲁卡因青霉素 G80 万 U,1 次/天,肌内注射,连续 10～15 天,总量 800 万～1200 万 U。

4.真菌　由于广谱抗生素及类固醇激素在神经外科患者中的广泛应用,真菌感染的发生率有逐年上升趋势。因此早期治疗和预防具有重要意义。对于免疫力低下患者应注意抗生素和激素的使用时间和剂量,及时调节增强患者营养和免疫力。各种侵入性操作应加强消毒和预防感染。一旦发生真菌感染,应根据患者病情及时停药或调整抗生素、激素使用,即时、规律、足量的应用抗真菌药物治疗。

【分流术后感染的预防】

脑脊液分流手术是目前治疗脑积水最常用的方法,颅内感染是脑积水分流术后最常见,也是最严重的并发症之一,合并颅内感染常可导致严重后果甚至威胁患者生命。其感染途径包括手术时污染、血源性播散、逆行感染、分流材料消毒不严格等,手术时细菌的直接接种是引起感染的主要途径。许多因素与分流感染有关,如外科医师的经验、原发病、分流材料的选择、患者的一般情况等。

1.分流术后感染的预防　手术的无菌操作是预防分流感染的关键。手术时必须待一切准备工作就绪,手术者洗手后再开器械包,分流装置应在置入前才打开,避免长时间暴露于空气中可能导致的感染,手术过程中手术者要尽可能地减少用手接触分流管。另外,围手术期抗菌药物的使用、提高患者的抗感染能力、保持分流管通畅,对控制分流感染也有重要意义。分流管阻塞也是导致感染的常见原因,与脑脊液的性状以及穿刺部位关系密切,如果脑脊液蛋白含量过高,我们建议先行脑室外引流,待脑脊液蛋白含量降到<500mg/L 时再行分流手术。

2.分流术后迁延性感染的治疗

(1)抗菌药物的使用:抗菌药物的使用是分流感染最主要的基础治疗。在治疗起始阶段使用抗菌药物必须是广谱和强效的,待脑脊液培养及药敏结果再作调整。静脉用药疗效不佳时可考虑脑室内给药。一般采用万古霉素 10～20mg/d,通过脑室外引流管给药 1～2 周,对革兰阴性致病菌的严重感染可加用庆大霉素 5～10mg/d。

(2)分流术后感染的外科治疗:华中科技大学同济医学院附属同济医院通常采用首先及时将分流管腹腔端外置,使脑脊液引流通畅,同时检测脑脊液常规、生化、培养及药敏,针对用药,同时明确致病菌特点及对抗菌药物的治疗反应后,再决定拔管时间。一般腹腔端外置时间相对可较长,同时它能使腹腔假性囊肿的干扰失效,待连续 3 次细菌培养阴性后可换对侧边行脑室-腹腔分流。对于凝固酶阴性葡萄球菌,由于其附壁性较强,建议引流 2～3 周后尽早拔管,同时行脑室外引流,待 3 次细菌培养阴性后再行脑室-腹腔分流。

(马军强)

第十五章　先天性疾病

先天性疾病是指在出生之前即已存在的疾病,其原因分为两大类:发育缺陷和胎儿发育障碍。神经系统先天性疾病叉分为颅骨和脊柱畸形、神经组织发育缺陷、神经外胚层发育不全等。

第一节　先天性脑积水

先天性脑积水又称婴儿脑积水,系指婴幼儿时期由于脑脊液循环受阻、吸收障碍或分泌过多使脑脊液大量积聚于脑室系统或蛛网膜下隙,导致脑室或蛛网膜下隙扩大,形成头部扩大、颅内压力过高和脑功能障碍。先天性脑积水主要由畸形引起,较大儿童和成人的脑积水无头部扩大表现。

【诊断标准】

1.临床表现

(1)头部扩大:出生后数周到12个月的脑积水患儿表现为前囟大、颅缝增宽、头围增大,先天性脑积水的患儿头围可为正常的2～3倍。

(2)头发稀少,额颞部头皮静脉怒张。晚期出现眶顶受压变薄和下移,使眼球受压下旋以至上半部巩膜外翻,呈"落日征"。

(3)可出现反复呕吐、视力障碍及眼内斜,进食困难;终致头下垂、四肢无力、或痉挛性瘫痪、智力发育障碍,甚至出现惊厥与嗜睡。较大儿童表现为颅内压增高,常伴有视盘水肿。

2.辅助检查

(1)头部X线:可见颅腔扩大、颅面比例失调、颅骨变薄、颅缝分离、前后囟扩大或迟延闭合,尚可见蝶鞍扩大、后床突吸收等颅高压征。

(2)头部CT:可直接显示各脑室扩大程度和皮质厚度,判断梗阻部位;若为中脑导水管狭窄引起者,仅有侧脑室和第三脑室扩大,而第四脑室正常。

(3)头部MRI:除能显示脑积水外,能准确地显示各脑室和蛛网膜下隙各部位的形态、大小和存在的狭窄,显示有无先天畸形或肿瘤存在。

(4)放射性核素:脑池造影显示放射性显像剂清除缓慢,并可见其反流到扩大的脑室。

【治疗原则】

1.手术治疗

(1)手术方法及手术种类较多,目前有减少脑脊液生成外分流术、脑室系统梗阻远近端的旁路手术和解除梗阻病因的手术。对于病因不明的病例，目前以侧脑室—腹腔分流术为宜。

（2）分流术禁忌证

①脑脊液检查提示颅内感染者。

②近期内曾做过开颅手术或引流术，颅内有积气或血性脑脊液者。

（3）分流手术并发症与处理

①颅内感染明确时，需要取出分流装置，并选用合适的抗生素。

②分流装置功能障碍应判断梗阻的具体部位，再酌情做分流矫正术或更换分流管。

③颅内血肿多继发于颅内压过低，因此，术中释放脑脊液不宜过多或选用高压泵型分流管。

2.非手术治疗　目的在于暂时减少脑脊液的分泌或增加机体的水分排出。因此，一般常用的利尿药物如氢氯噻嗪（双氢克尿噻）、醋氮酰胺和氨苯蝶啶等。

（郭小记）

第二节　蛛网膜囊肿

蛛网膜囊肿是一种先天性囊腔，位于脑脊液池和主要脑裂中，其边界由蛛网膜构成。囊肿内充满了无色澄清的、几乎与脑脊液一致的液体。应用 CT 和 MRI 可诊断蛛网膜囊肿。治疗方案建立在解剖和临床表现的基础上。所有年龄组中的有症状患者确诊后均推荐手术治疗。

【发病原因】

胚胎学研究中，蛛网膜囊肿的产生原因可能有以下两种：

1.蛛网膜下腔形成的早期，脑脊液流动发生改变，这可能导致正在发育的网状蛛网膜破裂，此时出现了内陷的小囊并有脑脊液流入此囊中，形成蛛网膜囊肿。

2.在蛛网膜发育过程中，蛛网膜从硬膜上分离，此时可发生分裂从而形成蛛网膜囊肿。蛛网膜囊肿可能伴有大脑静脉和胼胝体的发育异常。

另外，创伤也可能是发病原因。婴儿期创伤可能导致未发育完全的脑池内的蛛网膜撕裂，从而使脑脊液流入并形成蛛网膜囊肿。

【病理学】

蛛网膜囊肿的囊壁与正常的蛛网膜相似，包含层状胶原束。膜上可能含有明显的静脉和毛细血管丛、室管膜或柱状上皮。极少见到炎症细胞或含铁血黄素沉着物。毗邻蛛网膜囊肿的大脑皮质基本上是正常的。大多数蛛网膜囊肿内是静态的液体，但也有一些可因以下原因增大并导致占位效应。

1.囊肿内可能存在残余脉络膜丛、蛛网膜颗粒或硬膜下神经上皮，可活动性分泌脑脊液（CSF）从而导致囊肿增大。

2.蛛网膜囊肿内液的蛋白浓度可高于正常 CSF，正常 CSF 可因此内流而使囊肿膨胀。MRI 上可观察到囊肿内液呈 T_2 高信号。

3.蛛网膜囊肿可与蛛网膜下腔交通并形成单向活瓣，在 Valsalva 动作或短时颅内压升高期间 CSF 可进入囊内，从而导致囊肿增大。

【临床表现及治疗原则】

蛛网膜囊肿大约占颅内占位性病变的 10%。多数囊肿是偶然发现的。蛛网膜囊肿多在 20 岁前发现,近 3/4 的患者在儿童期出现症状,男女发病比例超过了 2∶1。大多数囊肿内的液体保持静止状态,但也有一些囊肿呈进行性增大,对相邻的神经结构产生占位效应。有极少数囊肿随着时间进程出现退化和消失。蛛网膜囊肿可能因创伤而发生破裂,导致硬膜下水囊瘤及颅内压升高,可合并急性或慢性创伤性硬膜下血肿。

蛛网膜囊肿可在蛛网膜下腔内的任何位置出现,与蛛网膜池密切相关。在成人和儿童中,近一半囊肿发生在大脑外侧裂,幕上囊肿的数量远远超过幕下囊肿。较少发生于大脑纵裂和斜坡区。鞍区蛛网膜囊肿儿童较成人更常见。

对于无症状或偶然发现的蛛网膜囊肿患者,应密切观察并规律随访影像学检查。若患者出现局灶神经体征或颅高压症状,应及时行外科治疗。对于儿童患者,若出现进行性头围增大及囊肿相关的癫痫发作,应考虑进行治疗。外科治疗的目标是减少蛛网膜囊肿对周围脑组织的占位效应。囊肿的外科治疗技术包括开颅囊壁切除术、立体定向抽吸术、囊肿腹腔分流术以及内镜下囊肿-蛛网膜下腔或脑室开窗术。上述每一种手术都各有明显的优势和缺陷。

囊肿.腹腔分流术(CP)的优点为操作相对简单、分流的致病率较低。常见并发症为:感染、过度引流、枕骨大孔疝、低颅压头痛综合征和分流失败。蛛网膜囊肿与脑皮质,血管结构可能紧密粘连,这可限制开颅囊肿切除术中囊壁的完全切除。随着内镜设备和外科技术的改进,蛛网膜囊肿在内镜下切除可能成为供选择的治疗。无论治疗方式,手术后囊肿总体复发率可达 25%。

【影像学检查】

1.头颅 X 线平片　大脑外侧裂的囊肿可使中颅窝膨胀或蝶骨移位上抬,导致毗邻的颅骨呈局部增大。大脑凸面和前颅窝的巨大囊肿常导致颅骨变薄。鞍上或四叠体池囊肿可导致脑积水,间接导致骨缝分离及鞍背、颅盖骨变薄。

2.头颅 CT　蛛网膜囊肿在 CT 上表现为边界平滑、充满囊液的占位。囊液密度与 CSF 几乎一样,增强 CT 显示囊壁不增强;骨窗像显示颅顶及颅底可出现骨性改变。蛛网膜下腔注射造影剂后行增强 CT 可显示孤立囊肿或囊肿与正常蛛网膜下腔有交通。

3.MRI　是蛛网膜囊肿的首选检查。T_1 像能清晰显示囊肿位置及与皮质、血管的关系。囊液呈长 T_1 短 T_2 信号,与 CSF 相近。增强 MRI 扫描、FLAIR、T_1 像和质子像可用以鉴别囊性肿瘤、皮样囊肿、室管膜瘤、表皮样囊肿以及脂肪瘤。MRI 还可以轻易显示所有的相关畸形,例如胼胝体发育不全或前脑无裂畸形。

【常见蛛网膜囊肿】

1.大脑外侧裂囊肿　近一半成人患者及约 1/3 儿童患者的蛛网膜囊肿位于大脑外侧裂。囊肿的大小不等,巨大囊肿可压迫颞极和岛叶并使中线移向对侧。大脑外侧裂囊肿可在任何年龄出现症状,常见于儿童和青少年。男女患病的比例是 3∶1,左侧大脑半球受累比右侧更常见。最常见的症状是单侧头痛,以眶上或颞区的疼痛最典型。1/4 以上的患者可以出现各种类型的癫痫发作,包括局灶、复杂-局部或全面发作。造成蛛网膜囊肿患者癫痫发作的原因尚不明确，但可能与囊肿相邻的颞叶皮质受压、发育不良或软膜下胶质增生有关。蛛网膜囊肿患者很少出现发育延迟或学习困难。

幼儿巨大外侧裂囊肿可以导致巨颅症和骨缝分离。在很多患者中可见颞骨局部隆起，颅骨X线片显示颞骨鳞部变薄和蝶骨翼移位。CT显示在外侧裂内颞尖处存在不被增强的CSF聚集。外侧裂囊肿分为3个亚型：

（1）Ⅰ型囊肿在颞尖处呈椭圆形，中颅窝无结构异常。这些囊肿可与蛛网膜下腔的CSF自由交通。

（2）Ⅱ型囊肿是巨大的四边形囊肿，对相邻的神经和骨性结构有一定的占位效应。

（3）Ⅲ型囊肿呈巨大圆形，造成岛盖和岛叶皮质严重受压，使侧脑室变形和中线偏移。这些囊肿不与蛛网膜下腔的CSF相交通。

MRI影像中囊液均不强化，并与CSF的信号相似。MRA和MRV可观察到大脑中动脉及皮质静脉的分支因囊肿的占位效应而变形、伸长。

根据患者临床症状及影像学分型决定治疗方案。典型的Ⅰ型囊肿一般无临床症状，无需外科手术治疗。建议保守治疗，每年定期行神经影像学随访检查；对于儿童患者，每6个月应行神经影像学随访检查，持续18个月。巨大且有症状的Ⅲ型囊肿的成人或儿童患者需外科手术治疗。Ⅱ型囊肿患者若出现严重的或与囊肿体积不相符的临床症状，也应行外科手术治疗。

外科治疗包括CP分流术、开颅囊肿切除术及神经内镜下囊肿开窗术。CP分流术可在超声或导航辅助下置入分流管，导管侧孔有助于分流管的长期开放，并能促进囊肿不同分隔内的液体引流，推荐使用带低压瓣膜的分流管；在分流术后，移位的皮质和中线可迅速回位。在放置分流管时囊壁上的桥静脉可能损伤，导致囊肿内或蛛网膜下腔出血。其他并发症包括感染、囊肿复发和低颅压头痛。开颅手术可切除囊肿的侧壁并将囊液引流至基底池，可在导航辅助下定位开颅的范围。神经内镜下可行囊肿-脑池造瘘术，并用球囊导管扩张，在基底池放置脑室引流管。

2.鞍上囊肿　最常见的鞍旁区囊肿发生在鞍上池内。近50%的病例是5岁以下的儿童，其中1岁以下的占大约20%。最常见的症状包括脑积水、视力损害和内分泌功能障碍。鞍上巨大囊肿可压迫中脑使其抬高和后移，并可能出现局灶神经系统体征，包括步态共济失调和角弓反张。男女发病比例为2:1。

在婴儿期，囊肿向上迅速增大可抬高第三脑室且阻塞Monro孔（室间孔）及CSF循环，因此产生脑积水，可导致大头畸形和骨缝分离。眼科检查可发现视神经萎缩、视神经乳头水肿、单侧或双侧视力下降和视野变窄。内分泌功能障碍包括性早熟和身材矮小。内分泌检查提示生长激素和促肾上腺皮质激素缺乏，少数情况下可出现全垂体功能减退。

超声及CT可发现鞍上池囊性占位，伴第三脑室、蝶鞍受压。鞍上囊肿可伴脑积水和脑干移位。MRI扫描可清晰显示囊肿与周围脑组织的关系，并可鉴别颅咽管瘤、皮样囊肿、表皮样囊肿和Rathke囊肿。

治疗方面，对没有脑积水的患者可以采用CP分流术。脑室-腹腔分流术（VP）可以控制脑积水，但约40%的患者囊肿体积可继续增大。Y形连接管可以连接囊肿和脑室，普通低压分流系统可引流每个腔内的液体。越来越多的鞍上囊肿使用内镜下神经外科治疗。鞍上囊肿合并脑积水可行神经内镜下脑室-囊肿造瘘术。

（郭小记）

第三节 神经管肠源性囊肿

神经管肠源性囊肿,也称为肠源性囊肿、神经上皮细胞囊肿、内胚层囊肿或前肠囊肿,是发育过程中因为胚层罕见的变异畸形形成,主要发生在颅内或椎管内。颅内神经管肠源囊肿常位于腹侧及轴线上,脊柱神经源性囊肿可伴随脊柱的发育畸形(半椎体、椎体缺如、椎体融合、蝶形椎、脊髓纵裂等)。下颈椎上胸椎的脊柱神经源性囊肿发病率较颅内高。

【临床表现】

神经管肠源性囊肿可在任何年龄段出现症状。该病无性别趋势。临床表现主要取决于病变位置及与周围组织的关系。成人患者病情发展隐匿、缓慢,儿童患者进展迅速:出现瘘管时,患者可反复出现脑膜炎症状。患者可能出现胸膜痛、肋肌痛等症状,但无明确定位体征。

【影像学检查】

MRI 是首选检查方法。神经管肠源性囊肿在 MRI 上表现为脑脊液信号,有时也表现为混杂信号。增强扫描囊肿不强化,部分囊肿壁可强化。囊肿可浸润周围组织。颅内神经管肠源性囊肿常位于后颅窝、中线四脑室腹侧或桥小脑脚。脊柱神经管肠源性囊肿可位于脊髓腹侧或背侧,极少出现在髓内。需与表皮样囊肿、皮样囊肿、蛛网膜囊肿、室管膜囊肿、胶质囊肿、Rathke 囊肿及其他囊性占位相鉴别。

【治疗原则】

主要治疗方式为手术治疗。手术目的是彻底切除肿瘤。但囊肿与周围组织明显粘连,手术常难以彻底切除。勉强切除囊肿壁可导致神经症状进一步加重-若无法完整切除囊肿壁,可行囊液吸出术、囊壁缝合造袋术、囊肿蛛网膜下腔分流术。术后可出现无菌性脑膜炎。即使肉眼完整切除囊肿,仍有复发可能。该病对放疗及化疗均不敏感。

（郭小记）

第四节 寰枕部畸形

本病也称枕骨大孔区畸形,主要是指枕骨底部及第一、第二颈椎先天发育异常:此病包括多种多样的畸形,除骨骼为主的发育异常外还合并有神经系统和软组织发育的异常。其中有:扁平颅底、颅底陷入、寰枕融合、颈椎分节不全、寰枢椎脱位、小脑扁桃体下疝畸形。

一、扁平颅底及颅底陷入

【定义】

1.扁平颅底 蝶骨体长轴与枕骨斜坡构成的颅骨基底角变大。基底角是蝶鞍中心点和鼻根部及枕大孔前缘边线连线所构成的角度。基底角小无临床意义,该角超过 145°即为扁平颅底。

2.颅底陷入　也称颅底凹陷,是寰枕区畸形中最常见的类型,主要是以枕大孔为中心的颅底骨组织内翻,寰椎向内陷入,枢椎齿状突向前、向上突出进入枕大孔。颅底陷入常伴有其他畸形及小脑扁桃体下疝。

【诊断依据】

1.临床表现

(1)扁平颅底:刻苦平颅底畸形单独存在时一般不出现临床症状。

(2)颅底陷入:由畸形程度来决定。多数为青壮年,在 18 岁以后才出现症状,病情进展缓慢,进行性加重。表现为:①头颈偏斜,面部不对称、颈短、后发际低和脊柱侧弯;②颈神经根刺激症状:颈项部疼痛,活动受限及强迫头位。部分患者出现上肢麻木、疼痛,肌萎缩及腱反射减弱等;③第Ⅸ～Ⅻ对脑神经受累时出现:声音嘶哑、吞咽困难、喝水发呛、舌肌萎缩;④严重者累及第 V、Ⅶ、Ⅷ对脑神经出现:面部感觉减弱、眩晕、听力下降等症状;⑤小脑症状:眼球震颤,步态蹒跚,Romberg 征阳性等;⑥椎动脉供血障碍:突然发作性眩晕、视力障碍、呕吐和假性球麻痹等;⑦晚期出现颅内压增高表现:头痛、呕吐、双侧视神经乳头水肿。

2.辅助检查

(1)头颈部 X 线检查:自硬腭后缘至枕骨大孔的后上缘做一连线,如枢椎齿状突起在此线 3mm 以上,即可确诊为颅底凹陷。其中有七种测量方法:钱氏线、麦氏线、Bull 角、Fishgold 线、Klous 高度指数、外耳孔高度指数。

(2)过去常用脊髓碘油造影、气脑造影及脑室造影来诊断,目前已很少施行,现基本被 CT 和 MRI 代替。

(3)CT 扫描:可见脑室的大小、导水管是否通畅、第四脑室及枕大池的改变。

(4)MRI 检查:是目前最好的检查手段,在矢状位可以清楚地看到导水管、第四脑室和脑干的改变,小脑扁桃体下疝的程度和颈髓受压的情况,便于决定手术方式。

【鉴别诊断】

1.脊髓空洞症　此病常与颅底陷入同时存在。临床表现主要是颈胸段有明显的痛温觉分离,手部肌肉萎缩和畸形,MRI 检查及颅颈部 X 线检查多可鉴别。

2.枕大孔区或上颈段脊髓肿瘤　可有颈部疼痛、活动受限或四肢上运动神经元性瘫痪。MRI 检查可鉴别。

3.原发性侧索硬化　主要是双侧锥体束受累,表现为上运动神经元性瘫痪,但无感觉障碍,颅颈部 X 线检查正常。

【治疗原则】

1.扁平颅底单独存在、不出现临床症状,无需特殊处理。

2.颅底陷入若无明显神经系统症状、体征,也不需特殊治疗,但需防止颈部外伤,禁做颈部按摩及强制性颈部旋转活动,以免出现突然的延髓压迫、导致呼吸中枢衰竭。

3.有神经结构受压症状和(或)颅内压增高症状时需手术治疗,目的在于消除压迫和降低后颅窝压力。

4.手术在手术麻醉及安放患者体位时,应避免头部过伸,以免出现小脑扁桃体疝加重延髓损害而致呼吸停止或死亡。

二、寰枕融合

寰枕融合即寰椎枕化,是胚胎期枕骨和寰椎发育异常,使寰椎的一部分或全部与枕骨融合在一起。单纯寰枕融合,虽然枢椎齿状突位置也上升,但一般没有临床症状,无需特殊处理。如与颅底陷入等其他畸形同时存在,尤其是并发寰枢脱位出现延髓和脊髓症状时,需行检查及手术治疗。

三、颈椎分节不全

此病又称颈短畸形,临床可见颈椎数目比正常的七节少,又有颈椎不同程度的融合。表现为颈部短,活动受限,后发际低,头颈部倾斜。单纯颈椎分节不全可没有神经系统症状。如合并颈肋、脊椎裂、颅底陷入或其他枕大孔区畸形,可出现临床症状。一般无需特殊治疗。

四、寰枢椎脱位

【定义】

枢椎齿状突发育不良和寰椎横韧带发育不全是先天性寰枢椎脱位的基础,若有轻度外伤、头颈部活动过度、反复多次损伤,即可发生脱位,使寰椎向前、枢椎向后脱位,形成该处椎管腔变窄。

【诊断依据】

1.临床表现　脱位本身可引起颈项部疼痛,头部活动受限,枢椎棘突有压痛,可出现强迫性头位;脊髓受压时可出现上颈段脊髓压迫症状。多数患者是在较轻外伤后出现四肢麻木或疼痛,根据脊髓受压程度可出现四肢不同程度的瘫痪、在寰椎脱位时可使椎动脉迂曲,发生椎基底动脉供血不全的症状。

2.辅助检查颈部　正位张口 X 线检查:显示齿状突与寰椎两侧间距不对称;在侧位片上,寰椎前弓与枢椎齿状突间距成人超过 25mm,儿童超过 45mm,有时可见游离的齿状突。

【鉴别诊断】

需与之鉴别的疾病:颈椎病、颈部肌肉劳损等,常可因缺乏典型表现使得临床诊断相当困难;故鉴别诊断应结合 X 线的异常表现进行全面分析。MRI 显示各个方向的断层,提供清晰的解剖图像,对颈椎病的诊断最为有利。

【治疗原则】

1.对于无神经系统体征或轻微体征的轻度半脱位患者,可使用领枕带行颈椎牵引。

2.对于先天性齿状突分离或齿状突发育不全患者应采用颅骨牵引。

3.对于脱位久及脊髓压迫症状严重者，经牵引不能复位或中枢神经系统症状改善不明显的患者，需行手术减压治疗。

五、小脑扁桃体下疝畸形

【定义】小脑扁桃体下疝畸形是指小脑扁桃体下疝到椎管内或伴延髓和第四脑室延长下移，从而引起一系列症状。主要临床表现有神经损害症状和颅内压增高症状。病情发展缓慢，多在青年期才出现神经损害症状。该病主要手术减压治疗，预后大多良好，但症状出现越早（如在婴幼儿期），预后越差。

临床上分三型：

1.轻型　仅小脑扁桃体下疝到椎管内。

2.重型　小脑扁桃体下疝到椎管内，并伴脑桥、延髓和第四脑室延长下移。

3.最重型　在重型基础上伴有腰脊椎裂和脊膜膨出，并发梗阻性脑积水。

【诊断依据】

1.临床表现

(1)声音嘶哑、吞咽困难、颈项部疼痛及活动受限。这是由于小脑扁桃体下疝致使脑神经和颈神经根受压所引起。

(2)延髓和脊髓上颈段受压迫可出现肢体运动障碍、偏瘫、四肢瘫、四肢感觉障碍，腱反射亢进，病理反射，大小便障碍。

(3)合并有脊髓空洞时可出现感觉分离（痛温觉消失，触觉正常）或双上肢肌肉萎缩。

(4)小脑受累出现共济失调，表现为走路不稳、眼球震颤。

(5)脑脊液循环受阻可出现脑积水，表现为头痛、呕吐，视神经乳头水肿等颅内压增高症状。

2.辅助检查　在头颈部矢状位 MRI 上，小脑扁桃体下缘超过枕骨大孔 5mm 以上即可确诊；同时显示有无延髓及第四脑室下疝，脑干的移位，有无脊髓空洞和脑积水等。

【鉴别诊断】

该病可与颅内肿瘤或颈椎管内占位相鉴别，行头颈部 MRI 检查即可确诊。

手术目的是解除枕大孔及颈椎对小脑、脑干、脊髓、第四脑室及其他神经组织的压迫。并发脑积水者，应作脑脊液分流术。

由小脑扁桃体下疝畸形引起的空洞，在枕大孔减压术后仍未改善者，可考虑行空洞分流手术。

（邱会斌）

第五节　颅裂及脑膜脑膨出

【概述】

颅裂纯属先天颅骨发育异常，表现为颅缝闭合不全而遗有缺损，形成一个缺口。凡颅缝遗有缺损处均可发生。一般多发生在颅盖骨或颅底骨的中线，少数偏于一侧。如果从裂孔处无组织外溢，则称隐性颅裂。反之，有组织外溢则称囊性颅裂，为较常见的先天畸形。天津脑系科中心医院收治的囊性颅裂共95例，其中，枕部占53例，鼻根部占28例，顶部10例，额部3例，颞部1例。看来与文献报告相同，好发于枕部及鼻根部。隐性颅裂，因无症状，很少就医。有时只能在头颅X线片上发现。

有人报告，脑膜膨出的发生率，在新生儿中占万分之一，其中枕叶占71％，顶叶占10％，鼻咽部占10％，额叶占9％。就其发生率来讲，颅裂及脑膜脑膨出比脊柱裂及脊膜膨出要低，据某院统计5266名新生儿中，颅裂仅占2例，脊柱裂占20例。前者可能与生后死亡有关，实际上比统计的要高些。从胎次来讲，第一及第二胎居多，除此之外，常同时伴有脑积水，也可合并其他器官的畸形。如腭裂、唇裂、先天性心脏病、脊柱及手足指趾畸形等。

【病因】

目前尚不够明确，但普遍认为为先天发育异常。一般认为与胚胎时期神经管发育不良有关。正常在妊娠数周后，外胚叶即有神经管形成，同时中胚叶发育成骨、软骨、纤维组织、脂肪、血管等。约在胚胎第四周末时神经管已完全闭合，如神经管在闭合过程中发育不良或闭合不全时，在该处由中胚叶形成的颅骨、脑膜及蛛网膜下腔等发育发生障碍，则形成此种畸形，闭合时间越晚的部位，发生率越高。

【病理分类】

按其临床病理改变，可分三型。

1.隐性颅裂　此型比较少见，在临床上多无症状，很少就医。仅有部分病例达到一定年龄后才出现症状。在X线检查时发现有颅骨缺损，颅缝间合不全而确诊，除了合并有皮肤瘘管及较大的脂肪瘤外，真正住院治疗的病例罕见。

2.囊性颅裂　此类型临床上较多见，神经组织及被膜经裂孔膨出。囊膨出内容物仅为脑脊液者称为脑膜膨出；囊内容物含有脑组织者称脑膜脑膨出；膨出的脑组织中尚含有部分脑室者称脑膜脑室膨出。

3.露脑畸形　此症罕见，常于出生后数小时内死亡。主要是颅骨大片缺损（多见于枕骨、顶骨）及发育不全的脑组织外露，没有头皮等软组织，仅有不完整的包膜。

总之，颅骨缺损的大小、形状各异，一般的裂孔均较小，膨出物内为脑脊液。如裂孔较大者，其囊内多含有脑组织。膨出之囊状物多为圆形或椭圆形，其大小相差较大。

【临床表现】

隐性颅裂多无明显症状及体征。少数病例到达一定年龄后，可能有相应的局部及神经、脑的受损表现，故在此不作赘述。仅将囊性颅裂之临床表现分述如下：

1.局部症状　一般多为圆形或椭圆形的囊性膨出包块,如位于鼻根部多为扁平状包块,其大小各异,大者近似儿头,小者直径可几厘米,有的生后即较大,有的逐渐长大。覆盖之软组织,厚薄程度相差悬殊,个别者可薄而透明甚至破溃漏脑脊液而发生反复感染,导致化脓性脑膜炎。厚者软组织丰满,触之软而有弹性感,有的表面似有瘢痕状而较硬。其基底部可为细的蒂状或为广阔基底。有的可触及骨缺损的边缘。囊性包块一般较软而有弹性,触压时可有波动感及颅压增高,当患儿哭闹时包块增大而张力增高。透光试验阳性,在脑膜脑膨出时有可能见到膨出的脑组织阴影。

2.神经系统症状　轻者无明显神经系统症状,重者与发生的部位及受损的程度有关,可表现智力低下,抽搐及不同程度的瘫痪,腱反射亢进,不恒定的病理反射。如发生在鼻根部时,可一侧或双侧嗅觉丧失,如膨出突入眶内,可有Ⅱ、Ⅲ、Ⅳ、Ⅵ颅神经及第Ⅴ颅神经的第一支受累。如发生在枕部的脑膜脑膨出,可有皮质性的视觉障碍及小脑受损的表现。

3.邻近器官的受压表现　膨出位于鼻根部者,常引起颜面畸形,鼻根扁宽,眼距加大,眶腔变小,有时眼睛呈三角形,双眼球被挤向外侧,可累及泪腺致泪囊炎。突入鼻腔可影响呼吸或侧卧时才呼吸通畅。膨出突入眶内时,可致眼球突出及移位,眶腔增大。膨出发生在不同部位,可有头形的不同改变,如枕部巨大膨出,由于长期侧卧位导致头的前后径明显加大而成舟状头。有时局部可有毛发异常。

【诊断】

根据病史及临床表现,肿物的部位、性质、外观,透光试验阳性,一般作出正确诊断并不难。颅平片可发现裂孔大小、范围。

1.CT表现　可显示颅骨缺损及由此向外膨出具有脑脊液同样密度的囊性肿物,如合并脑膜脑膨出则可见与脑同样密度的表现,可见脑室的大小、移位、变形等。

2.MRI表现　可见颅骨缺损及由此膨出的脑脊液、脑组织、脑血管及硬脑膜组织信号的肿物,可见颅内其他结构的改变及畸形的表现。

【鉴别诊断】

鼻咽部脑膜膨出,应与该部位的肿瘤鉴别,颅平片上即可见到颅裂孔及前颅凹底为漏斗样畸形表现。有条件者作CT及MRI检查,发现与颅内相通及与颅内不同组织的密度影像表现。如无条件者,可行局部穿刺,若抽出脑脊液即可注入氧气或过滤空气后拍片,气体进入颅内即可诊断。

眶内脑膜膨出,应与眶内肿物鉴别,经X线片、CT、MRI检查即可作出诊断。

头部肿物,拍颅片可见软组织及颅骨病变的局部表现而无颅裂孔即可诊断。

【治疗】

单纯颅裂一般无需特殊治疗。当合并膨出者一般均需手术治疗。手术时间最好在出生后6～12个月为宜。手术目的是切除膨出囊,还纳膨出的脑组织等内容物,修补不同层次的裂孔。特殊情况则例外,如膨出之囊壁菲薄欲破或者已破裂有脑脊液溢出而无感染者,需急症手术。如巨型脑膜脑膨出或脑膜脑室膨出,合并神经系统症状,智力低下及明显的脑积水者,无需手术治疗。

一般可不作颅骨裂孔修补,但鼻额部较大的裂孔可行颅骨修补。其材料可应用局部的硬脑膜、有机玻璃、钛板、硅胶板等。

枕部、顶部的脑膜脑膨出修补时,可选择直线或梭形切口,切除范围应适度,防止缝合后张力过大,不好愈合。沿切口直达囊壁,分离至囊颈及裂孔处,切开囊壁,探查囊内容物,无脑组织膨出且裂孔小,可行荷包缝合结扎,切除多余的膨出囊,再逐层重叠加固缝合。如有少量脑组织,应分离后还纳颅内,余同前操作即可。

鼻根部、眶部、鼻咽部脑膜脑膨出修补时,多为二期手术。第一期手术,应行双额冠状开颅,切开硬脑膜,结扎前部矢状窦并切断,掀起额叶即可发现膨出囊颈部,如膨出少量脑组织,分离后还纳颅内。如膨出脑组织较多时,可分离后电凝切断。裂孔小者利用翻转硬膜修补即可。如裂孔较大,可用事先准备好的材料,成形后修补,再用硬膜重叠后加固修补,逐层关颅。第二期手术,主要是整形术,将鼻根部萎缩的多余囊壁切除并整形,使其外观达到理想美容。

【并发症】

正常掌握手术适应证及操作规程,可相对减少并发症。其主要并发症为:伤口感染、脑积水、手术局部皮肤坏死、伤口脑脊液漏等。

【预后】

单纯的脑膜脑膨出,经过手术治疗后,一般效果较好,可降低死亡率,降低脑积水的发生率,减少或缓解神经系统的损害症状,而脑膜脑室膨出,脑膜脑膨出,一般均合并有神经功能障碍及智能低下和其他部位畸形,预后差。手术不能解决其他畸形及改善智力。

(邱会斌)

第六节 狭颅症

一条或多条颅缝的早期闭合,从而影响脑和颅骨的正常发育,出现各种头颅畸形和颅压高的症状为狭颅症。

【病因学】

到目前为止,本病的病因不明,尚无圆满的解释。有的学者发现本病有家族性,故认为本病与遗传有关。病变部位多集中在冠状缝或多条骨缝骨化。有的学者将原因不明,出生时就存在的颅缝骨化称为原发性狭颅症,而将继发于身体其他疾病的颅缝早期骨化称为继发性狭颅症,如伴随过度使用甲状腺激素替代治疗的克汀病病人出现的早期颅缝骨化。

【临床表现】

婴儿出生后脑发育非常快,到1岁时脑重量增加135%,3岁时约达成人的80%。通过X线发现,颅缝的骨化从6岁时开始,至30岁时基本完成,当颅骨和脑的发育不同步,不协调时,如颅缝的早期骨化、闭合,就限制了脑组织的发育,而出现各种临床症状,本病男、女患者比例为3:1,主要表现为:

1.**头颅畸形** 某一颅缝的早期骨化,造成与骨缝垂直方向的颅骨成长不全,而顺骨缝方向的其他颅缝周围的颅骨代偿性过度生长,根据闭合的颅缝不同,出现各种不同形状的头颅畸形,另有部分病人在患狭颅症的同时常合并有面部畸形。

(1)舟状头畸形:头颅的前后径增长,而横径缩短,一般为矢状缝早期闭合。

(2)短头畸形:主要表现为颅腔的前后径缩短,横径代偿性增长,额骨后缩,多由冠状缝早期闭合造成。

(3)尖头畸形:额骨扁平、后缩,颅腔穹隆顶部凸起,多见于冠状缝伴其他颅缝的早期闭合。

(4)斜头畸形:由一侧冠状缝早期骨化所致,表现为一侧额骨扁平,两侧不对称。

(5)三角头畸形:因额缝早期闭合所致,额骨呈三角形。

人字缝早期闭合少见,表现为枕部扁平。

2.颅内压增高　颅缝早期骨化闭合,颅腔的容积变小不能适应脑组织生长发育的需要,而产生颅压高,颅腔越小,颅压高就越明显。X光片检查不仅可见骨缝的闭合,还可显示指压痕,提示有颅内高压,而颅内压监护直接观察到颅压增高的程度。一般认为矢状缝和额缝早期闭合的病人无颅压增高,因矢状缝早闭头呈舟状,前后径增大,其头围和颅腔容积不小于正常人,甚至有报道超过正常人。

3.眼部症状　眼球突出、视力下降和视神经萎缩,常见于冠状缝早闭的病人,这主要是因为颅压高和眼眶发育异常所致。另有合并面部畸形的病人可有眼距的改变及斜眼等。

4.精神障碍　脑组织发育受阻,受压和慢性颅内压增高均可产生精神障碍,特别是额叶发育受限者更易出现。

【诊断与鉴别诊断】

本病多在婴儿出生时或出生后一月内,通过观察头颅形态即可做出诊断,在骨化的骨缝处可能摸到骨化隆起的骨嵴,X光片可显示骨缝的闭合和邻近骨边缘的硬化,同时可出现颅内压增高的征象,如指压痕等。

本病诊断困难时,主要与小头畸形相鉴别,小头畸形的头颅虽小,但形态正常,X光片可显示无骨缝早期闭合。

【治疗】

狭颅症主要靠外科手术治疗,其目的一是给脑组织正常生长、发育的空间;另一是改善头颅畸形,为整容性的,减少头颅形状异常给病人心理上带来的痛苦。

1.手术时机　因小儿在1岁内大脑生长发育非常旺盛,因此,手术越早越好,一般认为出生后4~6周可实施急症手术,而早期手术的适合年龄为6~9月。3岁以后,大脑生长旺盛期已经结束,晚期手术的主要目的是整复颅面部畸形。

2.手术方法　切开头皮后,首先辨认出已骨化的骨缝,然后在骨缝处线状切开,并超过邻近的正常骨缝,在骨缝中镶入聚乙烯塑料,以延长两侧颅骨彼此愈合的时间。另一种方法是在原骨缝处开一条沟槽,宽约1cm,切除早闭的骨缝,两侧颅骨断端,用聚乙烯薄膜包裹,骨槽和包膜的长度均要超过相邻的骨缝,此种方法效果比较肯定。

(1)额缝早闭手术:手术时面向上,发际后冠状皮切口,从一侧颞弓到另一侧,皮瓣前翻,露出鼻根部,从冠状缝到鼻根部沿额缝切除3cm宽骨膜,切除1cm宽的颅骨,其中包括额缝,妥善止血。也有的学者在此基础上,用咬骨钳或锯自冠状缝中点向两侧咬开颅骨经颞部转向眶上,在鼻根部汇合,游离双额骨。额缝和眶上缘处颅骨用聚乙烯薄膜包裹,复位,每侧眶上固定

1～2 针,两骨片之间也松散地固定 1 针,这样骨瓣既不会移位,又可随脑组织生长向前膨出,维持头颅正常形态。

(2)冠状缝早闭手术:体位和手术切口同上,沿冠状缝剥离切除 3cm 宽骨膜,切除 1cm 宽颅骨,长度超过两侧鳞缝,然后用聚乙烯薄膜包裹两侧颅骨。

(3)矢状缝早闭手术:侧卧位,沿矢状缝切开头皮,沿矢状缝剥离,切除 3cm 宽骨膜,切除 1cm 宽颅骨,前部要超过冠状缝,后部要超过人字缝。因骨槽下方即为上矢状窦,故手术需十分小心、细致,防止窦破裂、出血。也可不在矢状缝处开骨槽,可在矢状缝两侧各开一 1cm 宽的骨槽,要超过冠状缝和人字缝,骨边缘均用聚乙烯薄膜包裹,这可避免上矢状窦损伤造成的大出血。

(4)人字缝早闭手术:俯卧位,切口从矢状缝的最后方至两侧鳞缝的后方,同样切除 3cm 骨膜,咬开或锯开一 1cm 宽的骨槽,最好在上矢状窦两侧各打一孔,后咬开,避免上矢状窦的损伤,两侧乳突附近需小心,以避免损伤导静脉,骨缘用聚乙烯膜包裹,骨槽必须经过上矢状窦,并超过两侧鳞缝。

(5)多发骨缝早闭手术:方法同上,根据骨缝的位置确定手术步骤,可一次完成,也可分次完成。如额缝伴冠状缝早闭,可通过冠状切口,一次完成;冠状缝伴矢状缝早闭,需冠状和矢状切口,两次完成;矢状缝伴人字缝早闭,需做矢状和后顶切口,也需分两次完成;所有的骨缝均闭合,分两次手术,做冠状切口和一侧耳部至另一侧的后顶切口。二次手术时间至少要相隔一周以上。

术后如再出现颅压高和 X 光片检查显示颅骨再次融合,可在术后 6 个月行二次手术。

近些年,有的医生对狭颅症病人行全颅再造术,先将额骨截断拆下,矫正后再固定在正常的位置,这样可以有效地矫正额骨、眶上缘及额鼻角的畸形。游离大块颅骨骨瓣后作随心所欲的重新排列,可以塑造出一个符合正常解剖的头颅,从而为手术治疗狭颅症开辟了一条新的、切实可行的途径。

(王常贞)

第七节　脊柱脊髓先天性疾病

一、隐性脊柱裂与脊髓栓系综合征

【定义】

1.胚胎早期椎弓发育障碍、椎管闭合不全称脊柱裂,若椎板裂隙不大,无椎管内容物通过缺损向椎管外膨出,称为隐性脊柱裂。

2.由于各种先天和后天原因引起脊髓或圆锥受牵拉,产生一系列神经功能障碍和畸形的综合征,称为脊髓栓系综合征(TSC)。由于圆锥常受到牵拉而发生异常低位,又称为低位脊髓。引起 TCS 的原因包括:脊髓脊膜膨出、脊椎裂、脊髓裂、藏毛窦、圆锥肿瘤、脊髓术后及脊髓与硬脊膜粘连等。

【诊断依据】

1.临床表现　隐性脊柱裂的症状因受累节段的脊髓与脊神经损害引起,与是否合并脊髓栓系、受压和神经损害的程度相关。主要有以下几大类症状:疼痛、鞍区感觉障碍、下肢运动障碍、膀胱和直肠功能障碍、腰骶部皮肤异常等。

(1)轻症:下肢力弱,轻度肌萎缩,麻木、遗尿,有时腰痛或腿痛。多为一侧下肢受累。检查时有周围神经损害表现,如:肌张力低,下肢及会阴部浅、深感觉减退。

(2)中症:上述运动与感觉障碍加重,常见马蹄内翻足,有时尿失禁。

(3)重症:上述运动与感觉障碍进一步减退,甚至出现下肢瘫痪,感觉明显减退或消失,神经营养性差,下肢发凉、发绀及营养性溃疡。骶尾部也出现营养性溃疡,久之下肢失用发生挛缩,出现截瘫、尿失禁。

2.辅助检查

(1)X线脊柱平片:可显示椎板缺损,棘突缺如,有时尚为多处脊柱裂或同时合并椎体畸形、脊柱侧弯。

(2)CT 和 MRI 检查:MRI 检查对脊柱裂合并脊髓栓系的显示更准确、清晰。可看到脊髓末端位置很低,达到腰骶交界或骶管内,局部存在粘连。

【鉴别诊断】

本病与腰椎间盘突出、腰肌劳损、肌痛、脊髓占位、椎管狭窄、表皮样瘤、皮样囊肿及畸胎瘤相鉴别。行 MRI 检查可明确诊断。

【治疗原则】

脊柱裂合并脊髓栓系者,适于手术治疗。有症状的 TCS 有手术指征,无症状者是否应该手术有争议。手术应尽早进行,在不可逆神经功能丧失前手术。手术目的是松解栓系、去除引起栓系的原因、矫正畸形、保护神经功能。

二、脊膜膨出及脊膜脊髓膨出

【定义】

先天性椎板闭合不全为脊柱裂。如果脊膜、脊髓、脊神经由脊柱裂即椎板缺损处膨出,单纯硬脊膜膨出,内含脑脊液,称为脊膜膨出;膨出的囊内有脊髓组织,称为脊膜脊髓膨出。

【诊断依据】

1.临床表现

(1)局部包块:婴儿出生时,背部中线、颈、胸或腰骶部可见一囊性肿物,大小不等,呈圆形或椭圆形,多数基底较宽,大多表面皮肤正常。有感染及溃破者,表面呈肉芽状,已破溃则有脑脊液流出。

婴儿哭闹时包块增大,压迫包块则前囟门膨隆。单纯脊膜膨出,透光程度高,若内含脊髓和神经根者,有时可见包块内有阴影。若合并有脂肪瘤者,其外表为脂肪包块,其深面为脊膜膨出囊。

(2)神经损害症状:单纯脊膜膨出,可无神经系统症状。脊膜脊髓膨出,有脊髓末端发育畸形,形成脊髓空洞者,症状较严重。可出现不同程度的双下肢瘫痪及大小便失禁。腰骶部病变引起的严重神经损害症状要远多于颈、胸部病变。若合并有脊髓栓系,随年龄增长,脊髓栓系综合征也更加重。

(3)其他症状:少数脊膜膨出到胸、腹、盆腔内,出现包块及压迫内脏的症状。合并脑积水和其他畸形,出现相应症状。

2.辅助检查

(1)脊柱 X 线平片:显示脊柱裂改变,膨出囊伸向胸、腹腔者,椎间孔多见扩大。突入盆腔者骶管扩大。

(2)CT 及 MRI 检查:可显示脊柱裂,脊髓、神经畸形以及局部粘连情况。

【鉴别诊断】

本病需与颈、胸、腰骶后中线部位表皮肿物鉴别。行 X 线、CT 及 MRI 检查多可鉴别。

【治疗原则】

手术是主要的治疗手段,切除脊膜膨出囊和修补软组织缺损。尤其是单纯脊膜膨出效果良好。若膨出囊内有脊髓或神经,应予以游离分离,使之还纳于椎管内,绝不能盲目切除。合并有脑积水并出现颅压高症状时,宜先行分流术,二期再行脊膜膨出切除修补术。

向胸、腹、盆腔突出的膨出包块,常需行椎板切开及胸、腹、盆腔内联合手术。

三、脊髓空洞症

【定义】

脊髓空洞症是一种缓慢进展的脊髓退行性病变,其病理特点是由多种因素影响形成管状空腔以及空洞周围的神经胶质增生。脊髓空洞常发生于颈段及上胸段的中央管附近,靠近一侧后角,形成管状空洞。分两种类型:一种为交通性脊髓空洞,即空洞与第四脑室蛛网膜下腔脑脊液相通,常合并小脑扁桃体下疝。反之为另一种,即非交通性脊髓空洞症。

【诊断依据】

1.临床表现

(1)感觉症状:因空洞多发生于颈段及上胸段,故出现单侧或双侧上肢和上胸段的节段性感觉障碍,以分离性感觉障碍为特点,即痛、温觉减退或消失,触觉正常,深感觉存在。

(2)运动症状:颈胸段脊髓空洞影响前角,出现一侧或双侧上肢弛缓性不全瘫痪,表现为肌无力、肌张力低下,双手鱼际肌、骨间肌萎缩最为明显,严重者可呈爪形手畸形。而一侧或双侧下肢发生上运动神经元性部分瘫痪,肌张力亢进,病理反射阳性。晚期病例瘫痪加重。

(3)自主神经损害症状:若空洞累及脊髓侧角之交感神经脊髓中枢,则出现霍纳综合征。由于痛、温觉消失,易发生烫伤与损伤。晚期患者出现大小便障碍。

2.MRI 扫描 显示脊髓空洞及其范围大小。

【鉴别诊断】

需与脊髓内肿物、颈肋、麻风、寰枕畸形相鉴别。MRI 检查可明确诊断。

【治疗原则】

可采取手术治疗。手术治疗包括原发病的治疗和空洞的治疗；病因治疗包括颅颈交界处畸形的治疗、脑积水的治疗；空洞的治疗包括枕大孔减压术、颅后窝容积扩大术。

四、脊髓分裂症

【定义】

脊髓分裂症是少见的脊髓畸形，分为两型：Ⅰ型称为双干脊髓；Ⅱ型称为脊髓纵裂畸形。

【诊断依据】

1.双干脊髓指脊髓当中的几个阶段分裂为 2 支，每一支都被分开的硬脑膜腔所分隔，2 个硬脑膜腔之间又被一个纵向骨障所隔开。

2.脊髓纵裂畸形指分裂的 2 个脊髓在 1 个硬脑膜腔中间。

3.辅助检查　MRI 扫描显示脊髓分裂症，以及其间的骨嵴或骨刺。

【鉴别诊断】

应与脊柱裂相鉴别，行 MRI 检查可明确诊断。

【治疗原则】

双干脊髓以手术为主，手术目的是解除栓系，同时切除分裂脊髓之间的骨性或软骨中隔及其中的纤维带，重建单个硬脊膜腔。

五、颈肋

【定义】

为先天性畸形肋骨，多由 C_6、C_7 发出，与第一肋相连，称为颈肋。

【诊断依据】

1.临床表现

(1)神经型

1)手、肩钝痛是常见的首发症状，为间歇性。当上肢、肩向下牵引或手拿重物时，疼痛加重。第Ⅷ颈神经和第一胸神经支配的肌肉肌力减弱，如握、捏及细小力弱。晚期可见骨间肌、(小)鱼际肌肌肉萎缩，尺神经分布区为主的感觉障碍。

2)因交感神经受压出现血管舒缩功能障碍，如手下垂时皮肤变色，呈灰蓝色、出汗、水肿，上举后则消失，遇冷手指变苍白。有时出现颈交感神经麻痹综合征。

3)颈肋有时可触及，压迫该处可引起局部疼痛，并向手臂放射。

(2)血管型：较少见。可表现为间歇性上肢皮肤颜色改变或静脉怒张，严重者发生溃疡或坏疽，伴随疼痛或痛觉障碍。最重要的体征是锁骨上窝常能听到杂音，有时双侧均可听到，患侧声大。牵引上肢时上述症状加重。Adson 试验（＋），即前斜角肌试验：患者取坐位，臂自然下垂，头用力转向病侧并后伸，嘱其深吸气并屏气，病侧桡动脉搏动减弱或消失为阳性。

（3）神经血管型：指神经型与血管型混杂的病例。

2.辅助检查　颈椎 X 线检查可显示颈肋的大小、位置，但有时因异常纤维束压迫引起症状者，X 线可无异常发现。

【鉴别诊断】

1.肋锁综合征　肋锁试验为阳性，即当肩部受重压，使肩关节向后向下时，由于第一肋骨与锁骨间隙变小，桡动脉搏动变弱或消失，是鉴别本征的依据。

2.胸小肌综合征　是胸小肌与胸壁挤压神经束而引起的综合征。可依据超外展试验阳性（即肩外展、后伸，牵引胸小肌而出现桡动脉搏动消失）做出诊断。

3.椎间盘脱出症　多发生于壮年，发病较急，常有外伤史，经牵引后症状可缓解。必要时行 X 线或 MRI 检查可鉴别。

4.颈椎关节病　颈椎 X 线片显示椎间孔狭窄或椎体后缘有骨质增生。

5.腕管综合征　压迫腕管时，正中神经分布区出现感觉障碍。

【治疗原则】

1.非手术治疗　按摩、理疗、止痛，肩胛肌锻炼，避免手提重物，减少患侧上肢过度外展活动，适当休息。颈牵引无效。

2.手术治疗　非手术治疗无效，疼痛剧烈者可考虑手术治疗。

手术适应证：

（1）持续性剧烈疼痛者；

（2）上肢或手的神经征或血管征进展者；

（3）锁骨下动脉明显受压而引起手指苍白及青紫的短暂发作，甚至有栓塞现象出现者；

（4）臂丛神经下束受压出现感觉障碍或手的小鱼际肌肉萎缩者。

3.手术方法　颈肋切除，第一肋骨切除。

（刘春雷）

第八节　头颅异常

一、颅缝早闭

颅缝早闭颅缝早闭指因一条或多条颅缝早期融合钙化造成的颅腔狭窄畸形。其主要特征为头颅及面容的形态异常，绝大多数伴有颅内压增高和智能发育障碍。男女性均可发生，但男婴比女婴的发病率约高 1 倍。

【病因和分类】

颅缝早闭与胚胎期中发育障碍或缺乏某些物质、内分泌障碍、维生素 D 缺乏症（佝偻病）、发生异位骨化中心、产伤等有关。临床上有几种分类方法。例如,可以根据颅缝封闭的数目分为单缝颅缝早闭亦即孤立性颅缝早闭,和复杂性颅缝早闭。还可以根据其头颅形态表型进行分类,分为:

1.矢状缝早闭　最常见的类型,矢状缝位于前囟和后囟之间,该缝提前闭合导致船形头,婴儿往往前额凸出,头颅细长;

2.额中缝早闭　该缝位于前囟和鼻根之间,该缝早闭常形成三角形头颅,婴儿前额呈山脊样外形,中间尖突,眼距狭小;

3.冠状缝早闭　可以一侧或双侧发生,婴儿眼窝提高,眉弓扁平,外鼻畸形;

4.人字缝早闭　临床罕见,容易与睡姿成形混淆,它亦可单侧或双侧发生。或者根据其合并颅面综合征的与否进行分类。若不合并颅外畸形,称为非综合征型或"孤立型"的颅缝早闭。若合并有颅外器官的畸形,如涉及肢体、心脏、中枢神经系统或呼吸道等,则为综合征型,临床上大约有超过 180 种的综合征型颅缝早闭。

【临床表现】

1.头颅畸形　由于颅缝过早融合,而融合的颅缝又可为一条或多条,其余颅缝仍正常发育、融合,结果形成各种畸形头。矢状缝过早融合形成舟状头,两侧冠状缝过早融合则形成扁头畸形,一侧冠状缝过早融合形成斜头畸形,所有颅缝均过早融合则形成尖头畸形。尖头畸形合并面颅畸形则称颅面头发育不全症。其主要特征为前头部大而陡直,眼大而眶距增宽、鼻根平坦及鼻呈钩形、上颌短缩而下颌前突。

2.眼部症状　眶顶部在发育过程中受畸形发育影响,眼眶变浅、狭窄而引起眼球突出,并使眼球移向外侧,成为分离性斜眼。因常合并颅内压增高而引起视乳头水肿、视神经萎缩,故视力减退,视野缺损乃至失明。

3.脑发育受限及颅内压增高征象　因颅腔狭小而妨碍脑的发育,故智能发育落后。精神活动异常,并可致癫痫发作和其他神经症状,同时发生慢性颅内压增高症状。

【诊断】

婴儿头颅变形,如不能以分娩原因做解释,或长期畸形不消失及见头颅过小等,应及早行头颅 X 线检查及三维 CT 成像扫描检查。颅缝过早融合者,可见颅缝消失,并代之以骨密度增加,有的尚略微向外或向内高起。此外,几乎均有明显颅内压增高征象,如脑回压迹特别清楚,鞍背变薄或消失等。

【治疗】

一般主张在出生后 6 个月至 1 岁时手术为佳,因此时患儿的耐受力稍强。原则上手术方法可分两类:

1.颅缝再造术　切除已融合的颅缝。为了防止骨质迅速再生,需将颅缝处的骨质切去,使之成为 1～1.5cm 宽的骨缺损带,同时将两旁骨膜各切除宽约 2～3cm,并对骨切除处的骨缘和显露在外的硬脑膜,用不含醋酸的 Zenker 液、6％碘酊或无水乙醇涂布,最后用聚乙烯膜、钽箔或硅胶膜等包住两侧的骨切除缘。根据同一原理和方法,也可以形成几个适当的浮动骨瓣,而不一定在颅缝处切除一条颅骨。对矢状缝融合者,只允许在其两旁分别各切除一条颅骨,以免引起矢状窦出血。

2.颅骨切除术　大体上可分为：

(1)大块切除颅盖骨。其中应用较广的是在颅缝再造术时，切除一块颞部的骨板——颞肌下减压术。同时可将硬脑膜切开。

(2)广泛切除两侧的额骨、颞骨和顶骨，或者同时将前颅窝和中颅窝的骨质大部切除，眶顶也包括在内。因为将来还将形成新颅骨，手术中应尽力保护骨膜和硬脑膜，避免用电凝器止血。

上述各种方法应根据病情和患儿年龄选用。婴幼儿手术时左右两侧应分次进行，并在整个治疗过程中，包括手术中，给予皮质激素。术后定期拍片复查。有的需要再次手术或再扩大切除颅骨的范围。随着微创技术的发展，近年来，有学者开始行内镜下颅缝再造术，这一技术缩小了皮肤切口、减少了术中出血、缩短了手术时间及患儿住院时间。

二、小头畸形

小头畸形的特点是头颅狭小和脑发育不全。

【临床表现】

患儿脑的体积和重量都小，颅囟、颅缝又过早融合，不仅头小，而且额部和枕部还显得格外狭小、平坦，头顶呈尖锥形，颜面却似过大。在病理标本上观察脑回、脑沟仍然存在，蛛网膜下腔比较宽敞。脑回细如鸡肠，其表面积远与相应年龄不符。本病与颅缝早闭的区别，主要是不存在颅内压增高征象。患儿可成长，但智能低下，有的常有无意识的好动。

目前无特别疗法。可考虑实施行脑组织移植术。

三、二体连头畸形

二体连头畸形是双胎头彼此相连。两头相连部位和两脑之间的关系各不相同。

【临床表现】

在解剖关系有利的条件下可将两头通过手术分开。如相连部位与上矢状窦密切相关，手术分离十分困难，有时可能要放弃其中一个患儿，但也有两个患儿均获得成功的病例报告。

（刘春雷）

第九节　颅脊区畸形

颅底陷入症为枢椎齿突或第一颈椎高出正常水平。

【临床】

婴幼儿常不显症状。多数到 20～30 岁时，甚至中年以后才出现症状。头颅重量对枕颈的长期压力作用、反复的患者未察觉的头部外伤以及头部的过度活动累积起来的损伤作用加重了原有畸形的发展。加上枕骨大孔区的软组织(筋膜、韧带、硬脑膜和蛛网膜)的增厚结疤、粘连施加于枕颈部神经组织和血管,使之显示出相应的症状来,包括颈神经根受刺激、后组脑神经受牵拉、颈髓和延髓功能障碍、小脑功能障碍以及椎动脉供血不足等。严重者有颅内压增高的症状,甚至因小脑扁桃体疝而导致死亡。这些症状常缓慢加重,偶尔又自行缓解。可因外伤等原因突然加剧,也可因合并其他畸形更加复杂。

【诊断】

1.除上述症状外,尚需特别注意患者外貌,表现有颈项粗短、枕下发际低、头颅歪斜、面颊和耳不对称等。

2.颅骨 X 线片　测定与本病有关的标志和数据,如 Chamberlain 线。此线系在侧位片上,从硬腭后缘至枕骨大孔后上缘连线,枢椎齿突高出此线 3mm 即可诊断此症(图 15-1)。

3.CT 及 MRI 扫描　可明确诊断及合并异常。

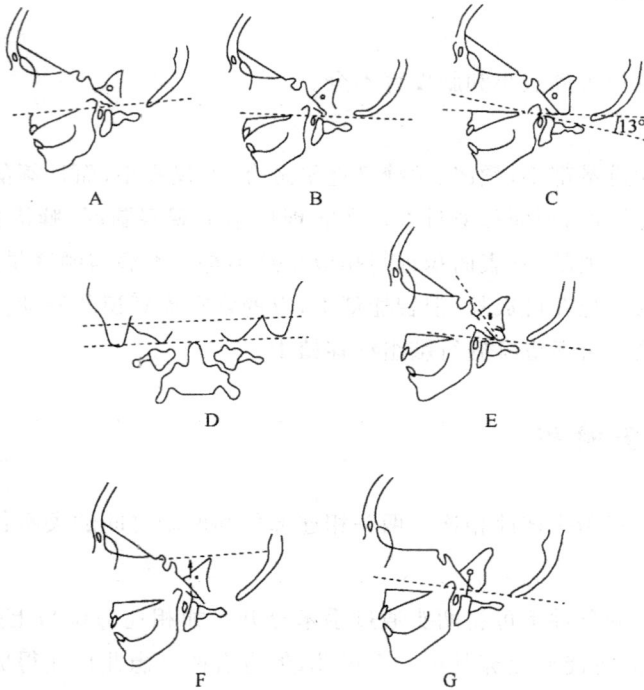

图15-1　颅底凹陷症的几种 X 线片测量(续)

A. Chamberlain 线;B. McGregor 线;C. Bull 角;D. Fischgold 角;
E. Boogaard 角;F. Klaus 高度指数;G. 外耳孔高度指数

【治疗】

1.无明显神经症状,嘱患者注意防止外伤,不必手术。

2.手术治疗。避免在麻醉或安置手术体位时头部过伸,因为有潜在小脑扁桃体疝,可因此加重延髓损害,导致呼吸停止或死亡。

3.治疗应做枕下广泛减压术。必要时需切除第 1~3 颈椎椎板。

4.在可能条件下,尽量分离、切除硬脑膜下的粘连,做广泛硬脑膜减压。

5.术后注意颈椎固定。

一、寰枕融合畸形

寰枕融合畸形为环椎前弓与枕骨大孔前缘融合、后弓缺损的畸形,同时颈部可能有脊柱裂。融合常是不均匀的,可能部分融合,部分仍具原来的形态。后弓可有缺损。仅有寰枕融合畸形,一般不产生临床症状,只是在 MRI 扫描时偶然发现,无需特殊治疗。

二、寰枢椎脱位

先天性环椎向前脱位的畸形称寰枢椎脱位。这是一种先天性畸形,CT 和 MRI 可显示环椎的前弓与枢椎的齿突间的距离增宽。还合并齿突发育不全与寰椎横韧带缺损,向前脱位的寰椎后弓与枢椎齿突可能挤压颈髓而产生症状。一般症状要在成年后才显现出来。因其症状与多发性硬化症相似,要注意避免误诊。治疗可经口腔进路行寰椎前弓与齿突融合术,或经后面正中切日入路行椎板固定术。

三、颈椎融合综合征

颈椎融合综合征为多个有缺陷的颈椎融合在一起,一般常见的是第 2、3 颈椎,可超过两个以上的椎骨融合在一起。最常见的临床表现是颈短、头活动受限制。此病本身不引起神经系统症状,但与颅底陷入症均发生时,可同时具有两病的特征。

（刘春雷）

第十节 神经皮肤综合征

由于组织发生的障碍,引起神经系统的细胞和组织的异常增生形成肿块,其组织的结构与正常的神经组织类似者,称为错构瘤。在中枢神经系统形成病变或肿瘤之前或同时在皮肤上出现色素性和(或)无色性的斑痣,常称为斑痣性错构瘤病。这一类疾病常是家族性的和遗传性的,也是一种先天畸形。常见的有如下数种。

一、脑结节性硬化

脑结节性硬化是脑组织内有神经胶质结节,面部有蝴蝶形的皮肤损害(皮脂腺瘤)及并发癫痫和精神障碍的疾病。脑结节性硬化一般认为是先天性的遗传病。1880 年和 1908 年先后为 Bourneville 和 Pringle 所报道,故又名为 Bourneville-Pringle 病。此病在皮肤上还可出现珍珠样皮斑.白痣(无色痣)、甲下纤维瘤、咖啡牛奶色斑(褐色斑)、皮下结节等损害。在中枢有脑皮质内结节和室管膜下结节。后者常在侧脑室下角和体部。室管膜下结节有时围绕 Monro 孔,为星形细胞瘤。还经常合并其他系统的损害,如心脏横纹肌瘤。还可能有骨骼、肾上腺、卵巢、肝脏及甲状腺损害等。

【临床】

MRI、CT 扫描能发现颅内肿瘤部分,有钙化和增强现象。脑室扩大,Monro 孔阻塞时可见到脑积水,结节应与脉络膜和颅内感染性疾病相鉴别。星形细胞瘤应做手术切除。并发脑积水的病例可考虑行分流术。

二、神经纤维瘤病

神经纤维瘤病指皮肤表面存在褐色斑和多发的皮肤神经纤维瘤。因 Von Recklinghausen1822 年首先报道,故又名 Von Recklinghausen 病。新生儿发病为 1/3000～1/2000,25%～50% 的患儿有同类病的家族史。对孤立散发病例,一般认为是自发性的基因突变的结果。神经纤维瘤可能就是神经鞘膜瘤的一种,是神经外胚层过度增生的结果,多发生在躯干、四肢皮肤的周围神经,但也有累及脑神经(如听神经、三叉神经)和脊神经根(椎管内)者。皮肤上的褐色斑是表皮内基底细胞层色素沉积之故。有脑和脊髓的神经胶质增生及室管膜的过度增长。常伴发神经系统的其他先天性疾病,如脑脊膜瘤和蛛网膜囊肿等等。

【临床】

通常男性比女性多,约为 2:1。瘤生长缓慢,很少恶变。在婴幼儿除皮肤上出现褐色斑之外,很少有其他症状。

1.皮肤褐色斑　面部、躯干及四肢皮肤上散在分布或十分密集的大小不等的褐色斑,不痛不痒,随年龄增长着色加深,数量也增加。有人称此斑为咖啡牛奶斑。斑点小的如大头针帽,大的可占据半边背部。斑点与周围皮肤的界限清楚。Crowe 提出,有 6 个以上,直径超出 1.5cm 的斑点确定为此病。腋窝有广泛雀斑也可为本病的特征。

2.皮肤结节或肿瘤　多在较大的儿童发病,在颈部、躯干、胸腹有大小不等的皮肤疣、皮肤结节或肿瘤。数目从 5～6 个乃至数百个或上千个。

3.神经系统肿瘤　脑神经均可发病,但以听神经及视神经多见。神经纤维瘤多见于一侧,也可见于两侧。这类肿瘤常与多发脑膜瘤、大脑半球星形细胞瘤等伴发。

【诊断】

根据特有的皮肤多发褐色斑(或腋窝雀斑)及皮肤的瘤结节,大多数患者可做出正确诊断。中枢神经系统肿瘤、脑神经及脊髓肿瘤,如果皮肤改变不多或不典型,则尚需进行相应的放射学检查、CT 扫描或 MRI 以确诊。

【治疗】

外周神经纤维瘤,体积小而数目多的,无需治疗。有中枢神经系统缺失症状的,则在确定诊断之后,考虑手术切除肿瘤以改善临床症状。颅骨缺损(如蝶骨大翼)则行颅骨修补。

三、脑面血管瘤病

半面部皮肤血管瘤（相当于三叉神经分布区）及相应大脑半球表面亦有类似的血管瘤者称脑面血管瘤病。1879 年和 1929 年先后为 Sturge 及 Weber 做了描述，故名 Sturge-Weber 病。

【临床】

有半边面部葡萄酒色痣或有皮肤血管瘤病（火焰痣）。儿童精神发育迟缓，早期出现癫痫发作、儿童青光眼、同侧偏盲及偏瘫。

脑血管瘤下面的脑皮质因血液循环障碍，常形成脑回状钙化，此种钙化呈双轨迹状，儿童在 2 岁后才出现。

【检查】

MRI 及 CT 片病灶明确。脑血管造影可显示脑血管畸形，静脉由表层流向深静脉。软脑膜由于血管异常增强而显得模糊。脑皮质萎缩且不对称，颅骨可有增厚。

【治疗】

手术治疗适用于严重癫痫药物不能控制的患者，其目的是切除脑血管瘤，也有人主张做大脑半球切除，可能对癫痫有较好的控制效果。

四、小脑视网膜血管瘤病

小脑视网膜血管瘤病是小脑的成血管细胞瘤和视网膜血管瘤同时并存的先天性异常。1904 和 1926 年先后由 VonHippel 及 Lindau 所描述故名。

【临床】

外周血液红细胞增多，小脑中线旁囊性损害，囊内含黄色液体，囊壁有瘤结节。可有脊髓空洞症、脑脊膜瘤、副神经节瘤（嗜铬细胞瘤），有颅内压增高和小脑损害的体征。视网膜的损害引起视觉障碍。其他脏器损害包括肾上腺髓质嗜铬细胞瘤、脾和肾囊肿或血管瘤、骨囊肿、皮肤及黏膜上的血管性和色素痣。

【检查】

CT 扫描及 MRI 扫描可见小脑中线旁单发或多发的低密度（或等密度）囊肿区，囊壁有高密度瘤结节，囊壁周围环状增强。肿块引起第四脑室梗阻时，并发脑积水。CTA 和 MRA 可见血供丰富征象。

【治疗】

手术切除小脑的囊肿或肿瘤。

五、其他少见的斑痣性错构瘤病综合征

其他少见的斑痣性错构瘤病综合征，见表（15-1）。

这里有多种中枢神经系统先天畸形曾予以描述，它们中有的虽大多临床少见且无特殊疗法，但作为神经外科医生需对这类病例有所认识（因为外科的任务并非全在手术），有时还得进行鉴别诊断。

表 15-1　少见的斑痣性错构瘤病综合征的症状与体征

	特征	并发特征	临床表现
神经皮肤黑变病	皮肤着色痣,软脑膜黑变病,脑内黑色素着色	脑积水	抽搐,精神发育迟缓,脑性脑膜刺激,脑神经麻痹,颅内压增高,局灶神经体征,脑膜出血。CSF:蛋白↑,包含黑色素细胞
色素失调症	皮肤损害的早期:躯干和肢体大疱;中期:疣痂;末期:色素残痕	在水疱液中和周围血液中嗜酸粒细胞增多,眼、骨、大脑畸形	精神发育迟缓,癫痫,大脑性麻痹
多发性痣样基底细胞癌	多发痣样基底细胞癌,骨畸形,特异面容,颌骨的牙源性角质囊肿	先天性脑积水;成髓细胞瘤,眼畸形;内分泌异常;内脏囊肿、肿瘤和畸形;肠系膜淋巴囊肿	精神发育迟缓,神经性耳聋,先天盲,性腺发育不全,异常的钙和(或)磷代谢
皮肤脑膜脊髓血管瘤	皮肤血管痣,脊髓瘤相应节段皮肤痣,椎骨血管瘤,内脏血管瘤	骨畸形,先天性心脏病	癫痫进行性发作,波动或突然;疼痛,运动和感觉缺失,括约肌障碍;蛛网膜下腔出血,脊髓及血管造影的特征表现
血管瘤病骨肥大	皮肤痣和血管瘤病,血管曲张和肢体骨肥大	皮肤血管营养性的催汗热障碍,多毛,骨和小头畸形	精神发育迟缓,周围神经病变,精神障碍
全身性血管瘤病	中枢神经系统海绵状和毛细血管扩张血管病及内脏、皮肤血管瘤	生殖发生障碍囊肿,肿瘤和内脏畸形	癫痫,脑出血,蛛网膜下腔出血,颅内压增高
眼脑血管瘤病	眼眶血管瘤病,丘脑血管瘤,皮肤血管瘤		无搏动、不能压缩的突眼,畏光,流泪,偏头痛,癫痫,精神发育迟缓
多发性外周局限脂肪过多症	多发性皮肤无痛脂肪瘤	皮肤着色痣,皮肤纤维瘤,书写障碍,小脑萎缩	精神发育迟缓,神经损害,肌萎缩
神经皮肤脂肪瘤病	颅内和脊髓内脂肪瘤,软脑膜脂肪瘤病,面和躯干脂肪瘤,颅骨脂肪瘤	脑和脊髓畸形,内脏畸形,眼肿瘤和畸形,颅畸形	精神发育迟缓,癫痫,局灶性神经体征
纤维发育不良	多发性骨纤维囊肿,骨发育不良,不规则褐色斑,家族性性早熟	内分泌紊乱,钙磷碱性磷酸酶异常	精神发育迟缓,癫痫,视觉损害,头痛,听神经损害,内分泌紊乱如性早熟、甲状旁腺功能亢进糖尿病,"毛玻璃样"放射学骨表现

（刘春雷）

参 考 文 献

1.王忠诚.王忠诚神经外科学.[M].武汉:湖北科学出版社,2012

2.刘恩重.现代颅脑显微外科学.[M].北京:中国协和医科大学出版社,2003

3.中国医师协会神经外科医师分会,中国神经创伤专家委员会.中国颅脑创伤病人脑保护药物治疗指南.[J].中国神经外科杂志,2008,24(10):723—724

4.赵世光.神经外科危重症诊断与治疗精要.[M].北京:人民卫生出版社,2011

5.周建新.神经外科重症监测与治疗.[M].北京:人民卫生出版社,2013

6.赵继宗.神经外科手术精要与并发症.[M].北京:北京大学医学出版社,2004

7.柯开福.神经重症监护管理与实践.[M].北京:科学出版社,2013

8.杨华.神经系统疾病血管内介入诊疗学.[M].北京:科学出版社,2013

9.李建民.脑外伤新概念.[M].北京:人民卫生出版社,2013

10.袁尚贤.损伤导致精神损伤程度评定标准的研究.[J].健康心理学杂志,2002.3:179—180

11.雷霆.神经外科疾病诊疗指南.第三版.[M].北京:科学出版社,2013

12.北京协和医院.神经外科诊疗常规.第二版.[M].北京:人民卫生出版社,2012

13.赵继宗,周定标.神经外科学.第三版.[M].北京:人民卫生出版社,2014

14.周良普.现代神经外科学.第二版.[M].上海:复旦大学出版社,2015

15.中华医学会.临床诊疗指南神经外科学分册.第二版.[M].北京:人民卫生出版社,2013

16.刘玉光.简明神经外科学.[M].济南:山东科学技术出版社,2010

17.王任直.尤曼斯神经外科学.[M].北京:人民卫生出版社,2009

18.张亚卓.内镜神经外科学.[M].北京:人民卫生出版社,2012

19.杨树源.神经外科学.[M].北京:人民卫生出版社,2008

20.刘大为.实用重症医学.[M].北京:人民卫生出版社,2010

21.邱海波.现代重症监护诊断与治疗.[M].北京:人民卫生出版社,2011

22.张庆荣,周建新.神经外科加强监护病房镇静剂的应用.[J].中国微侵袭神经外科杂志,2006.11(12):573—576

23.黎介寿.临床肠外及肠内支持.[M].北京:人民军医出版社,2003

24.高亮.颅脑创伤和脑科重症治疗学.[M].上海:上海科技出版社,2012

25. Allan H POpper. Neurological and neurosurgical intensive care. Lippincott Willans Wikins, 2004

26. Christopher M Lofus. Neurosurgical emergencies. Thieme, 2008

27. Jallo J Loftus CM. Neurotrauma and Critical Care of the Brain. New York : Thieme Medical Publishers , 2009:331—332

28. The Brain Trauma Foundation. Guidelines for the management of severe traumtic brain Injury. J Neurotrauma, 2007, 24(suppl 1):S1—S62

29. Wakai A, Roberts I, Schierhout G. Mannitol for acute traumatic brian injury. Cochrane Database Syst Rev, 2007, 24(1):CD001049

30. Stocchetti N, Zanaboni C, Ghisoni L, et al. Refractory intracranial hypertension and "second—tier" therapies in traumatic brian injury. Intensive Care Med, 2008, 34(3): 461—467